Manual de
trasplante renal

Editado por

Gabriel M. Danovitch, M.D.

Medical Director, Kidney and Pancreas Transplant Program
Ronald Reagan Medical Center at UCLA
John J. Kuiper Chair of Nephrology and Renal Transplantation
Distinguished Professor of Medicine
David Geffen School of Medicine at UCLA
Los Angeles, California

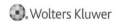
Philadelphia · Baltimore · New York · London
Buenos Aires · Hong Kong · Sydney · Tokyo

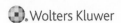

Av. Carrilet, 3, 9.ª planta, Edificio D - Ciutat de la Justícia
08902 L'Hospitalet de Llobregat
Barcelona (España)
Tel.: 93 344 47 18
Fax: 93 344 47 16
Correo electrónico: consultas@wolterskluwer.com

Revisión científica
Dr. Francisco Lozano Soto
Consultor Senior, Servicio de Inmunología, Hospital Clínic de Barcelona
Profesor Titular, Departamento de Biomedicina, Universidad de Barcelona. Barcelona
(España)

Dr. Federico Oppenheimer Salinas
Director del Instituto Clínico de Nefrología y Urología
Hospital Clínico de Barcelona. Barcelona (España)

Dra. Anna Vila Santandreu
Adjunta al Departamento de Trasplante Renal
Fundación Puigvert. Barcelona (España)

Traducción
Dra. M.ª Jesús del Sol Jaquotot
Lda. Medicina y Cirugía. Traductora médica, España

Dirección editorial: Carlos Mendoza
Editora de desarrollo: Núria Llavina
Gerente de mercadotecnia: Juan Carlos García
Cuidado de la edición: M.ª Jesús del Sol Jaquotot
Diseño de portada: Jesús Esteban Mendoza
Maquetación: Lanchuela
Impresión: C&C Offset Printing Co. Ltd./Impreso en China

Dedicado al Programa de Trasplante Renal de la UCLA,
que ha sido mi residencia clínica y académica
durante más de tres décadas, y a mis numerosos amigos
y compañeros de esta Universidad, con quienes
es un permanente placer y privilegio trabajar.

Se puede afirmar que la era moderna del trasplante comenzó con dos acontecimientos trascendentales a principios de la década de 1950. En 1953, Peter Medawar y sus colegas del University College de Londres describieron la tolerancia inmunológica adquirida de forma activa en ratas, anunciando así la ciencia de la inmunología del trasplante y una búsqueda continua de un fenómeno similar y reproducible en humanos. La era moderna del trasplante clínico empezó el 23 de diciembre de 1954, cuando Joseph Murray y sus colaboradores de Harvard realizaron el primer trasplante renal entre gemelos idénticos. Estos pioneros fueron galardonados, ambos, con el Premio Nobel por sus aportaciones. En muchos aspectos, el presagio de estos descubrimientos se ha cumplido en los más de 60 años que han transcurrido desde entonces. El mero hecho de que el trasplante de órganos sea el objeto de una serie de manuales como éste refleja hasta qué punto se ha convertido en una práctica médica normativa. Se han salvado cientos de miles de vidas, y años de calidad han sustituido a años de sufrimiento. La comprensión de la compleja inmunobiología de la respuesta inmunitaria ha avanzado y ha proporcionado amplios beneficios que llegan mucho más allá del ámbito del trasplante de órganos. En la actualidad, se dispone de un amplio arsenal de fármacos inmunosupresores, y las técnicas quirúrgicas innovadoras sirven para ampliar el número (conjunto) de donantes y minimizar la morbilidad. Las organizaciones nacionales e internacionales para compartir órganos constituyen una parte reconocida de la escena del mundo desarrollado.

En la época actual, el trasplante de órganos puede contemplarse como un edificio complejo que se sustenta sobre una base triangular: en una de las esquinas se encuentra la investigación básica que es la esencia (el alma) del progreso y la innovación; en otra esquina se sitúa la medicina del trasplante clínico, una subespecialidad médica relativamente nueva que requiere una atención clínica exigente y detallista, y una experiencia médica amplia y de órganos específicos; en la tercera de las esquinas se encuentran los puntales éticos y culturales de toda la labor del trasplante, una tarea que depende enteramente de un espíritu bien desarrollado de comunidad y humanidad compartidas, y de una confianza absoluta entre el personal médico, los pacientes y las familias. La confianza es la base de la aceptación social del trasplante de órganos, tanto de vivos como de cadáver. La generosidad y el altruismo de los donantes de órganos y de sus familias pueden proporcionar un enriquecedor y edificante antídoto contra nuestro, a veces, cruel y fragmentado mundo.

Sin embargo, el éxito del trasplante clínico (con escasa mortalidad, gran supervivencia del injerto y una incidencia escasa de episodios de rechazo) ha dificultado, paradójicamente, la demostración del beneficio de nuevos enfoques y métodos. Debido a que la demanda de órganos supera considerablemente la oferta, los pacientes con nefropatía avanzada que no disponen de un donante vivo pueden enfrentarse a una espera interminable (con frecuencia mórbida) de un órgano de donante cadáver. Por un lado, la necesidad de donantes vivos ha proporcionado un estímulo para desarrollar nuevos e ingeniosos métodos para facilitar la donación, y por otro lado, ha generado un mercado global, abusivo e ilegal de compra de órganos. La *Declaration of Istambul on Organ Traficking and Transplant Tourisme* (Declaración de Estambul sobre el tráfico de órganos y el turismo de trasplantes) (v. Capítulo 23) sirve para codificar la protección de la salud y el bienestar de los donantes vivos, al tiempo que se promueve la práctica efectiva y saludable de la donación de cadáver por todo el mundo. No es probable que la escasez crónica de órganos trasplantables se solucione sin que se produzcan avances espectaculares en la prevención del fallo orgánico terminal. El xenotrasplante clínico, un procedimiento que prometía proporcionar la respuesta final a la escasez de donantes de órganos, sigue siendo algo aún remoto. Las técnicas regenerativas y la «impresión de órganos» pueden llegar a proporcionar un aporte inagotable de órganos, ¡pero no por ahora!

Esta sexta edición del *Manual de trasplante* renal ha sido actualizada y revisada exhaustivamente para reflejar los conocimientos y la práctica más actuales en este campo. Al igual que sus antecesores, su misión es lograr que la práctica clínica del trasplante renal sea totalmente accesible a todos los que se encargan de la atención y el cuidado de nuestros sufridos pacientes.

Gabriel M. Danovitch, Marzo 2017

Basmah Abdalla, M.D.
Assistant Professor
Kidney and Pancreas Transplant Program
Department of Medicine
David Geffen School of Medicine at UCLA
Los Angeles, California

Suphamai Bunnapradist, M.D.
Director of Research
Kidney and Pancreas Transplant Program
Professor Department of Medicine
David Geffen School of Medicine at UCLA
Los Angeles, California

J. Michael Cecka, Ph.D.
Professor Emeritus
Department of Pathology and Laboratory Medicine
David Geffen School of Medicine at UCLA
UCLA Immunogenetics Center
Los Angeles, California

Eileen Tsai Chambers, M.D.
Associate Professor of Pediatrics
Duke University Medical Center
Pediatric Kidney Transplant Medical Director
Durham, North Carolina

Nick G. Cowan, M.D.
Fellow in Kidney Transplantation
Department of Urology
David Geffen School of Medicine at UCLA
Los Angeles, California

Hehua Dai, M.D.
Research Instructor
Department of Surgery
Thomas E. Starzl Transplantation Institute
University of Pittsburgh
Pittsburgh, Pennsylvania

Gabriel M. Danovitch, M.D.
Medical Director
Kidney and Pancreas Transplant Program
Distinguished Professor, Department of Medicine
David Geffen School of Medicine at UCLA
Los Angeles, California

Itai Danovitch, M.D., M.B.A.
Chair Department of Psychiatry Clinical Services
Associate Professor
Department of Psychiatry and Neurobehavioral Sciences
David Geffen School of Medicine at UCLA
Cedars-Sinai Medical Center
Los Angeles, California

Francis L. Delmonico, M.D.
Academician
Pontifical Academy of Sciences
World Health Organization
Advisory for Human Transplantation
Professor of Surgery Harvard Medical School
Massachusetts General Hospital
Chief Medical Officer
New England Donor Services
Boston, Massachusetts

Susan Weil Ernst, R.D., C.S.R.
Renal Dietitian Emeritus
Kidney Transplant Program
David Geffen School of Medicine at UCLA
Los Angeles, California

Robert B. Ettenger, M.D.
Director Emeritus
Renal Transplantation Service
Professor Emeritus
Department of Pediatrics
Mattel Children's Hospital at UCLA
Los Angeles, California

Fabrizio Fabrizi, M.D.
Staff Nephrologist
Division of Nephrology and Dialysis
Maggiore Hospital
Milan, Italy

Rudolph A. García-Gallont, M.D.
Surgical Director
Transplant Units
San Juan de Dios and Roosevelt Hospital
Guatemala City, Guatemala

Prasad Garimella, M.D.
Chief Operating Officer
OneLegacy
Organ Procurement Organization
Los Angeles, California

Mareena George, M.S., R.D.
Renal Dietitian
Kidney Transplant Program
David Geffen School of Medicine at UCLA
Los Angeles, California

Alexandra Glazier, J.D., M.P.H.
President and CEO
New England Donor Services
Boston, Massachussetts

H. Albin Gritsch, M.D.
Surgical Director
Kidney and Pancreas Transplant Program
Professor Department of Urology
David Geffen School of Medicine at UCLA
Los Angeles, California

Mark Haas, M.D.
Professor of Pathology
David Geffen School of Medicine at UCLA
Cedars-Sinai Medical Center
Los Angeles, California

Mara Hersh-Rifkin, M.S.W.
Clinical Social Worker
Department of Medical Center Care Coordination
Kidney and Pancreas Transplant Program
Los Angeles, California

Edmund Huang, M.D.
Associate Professor
Kidney Transplant Program
Cedars Sinai Medical Center
Los Angeles, California

Rami Jandali, B.A., M.H.A.
OneLegacy
Organ Procurement Organization
Los Angeles, California

Bertram L. Kasiske, M.D.
Professor and Chair
Division of Renal Diseases and Hypertension
University of Minnesota Medical School
Minneapolis, Minnesota

Bernard M. Kubak, M.D., Ph.D.
Professor
Department Medicine/Infectious Diseases
David Geffen School of Medicine at UCLA
Los Angeles, California

Fadi G. Lakkis, M.D.
Frank and Athena Sarris Chair in Transplantation Biology
Professor of Surgery, Immunology, and Medicine
Scientific Director
Thomas E. Starzl Transplantation Institute
University of Pittsburgh
Pittsburgh, Pennsylvania

Gerald S. Lipshutz, M.D., M.S.
Professor of Surgery
Director Pancreas Transplant Program
Departments of Surgery and Urology
David Geffen School of Medicine at UCLA
Los Angeles, California

Erik L. Lum, M.D.
Assistant Professor, Division of Nephrology
Department of Medicine
Kidney and Pancreas Transplant Program
David Geffen School of Medicine at UCLA
Los Angeles, California

Paul Martin, M.D.
Professor and Chief
Division of Hepatology
Center for Liver Diseases
Leonard M. Miller School of Medicine at the University of Miami
Miami, Florida

Suzanne McGuire, R.N., B.S.N.
Senior Living Donor Coordinator
Connie Frank Kidney Transplant Clinic
Ronald Reagan Medical Center at UCLA
Los Angeles, California

Tom Mone, B.A., M.S.
CEO
OneLegacy
Organ Procurement Organization
Los Angeles, California

Elmi Muller, M.D.
Professor and Chair
Department of Surgery
Groote Schuur Hospital
University of Cape Town
Cape Town, South Africa

Cynthia C. Nast, M.D.
Professor of Pathology
David Geffen School of Medicine at UCLA
Cedars-Sinai Medical Center
Los Angeles, California

Helen M. Nelson, R.N., B.S.N.
Senior Vice President
Organ Donation Services
New England Donor Services
Boston, Massachusetts

Meghan H. Pearl, M.D.
Clinical Instructor
Department of Pediatrics
David Geffen School of Medicine at UCLA
Los Angeles, California

Phuong-Thu T. Pham, M.D.
Professor of Medicine
Director of Outpatient Services
Kidney Transplant Program
Department of Medicine
David Geffen School of Medicine at UCLA
Los Angeles, California

Nagesh Ragavendra, M.D.
Professor Emeritus
Department of Radiological Sciences
David Geffen School of Medicine at UCLA
Los Angeles, California

Rajalingam Raja, Ph.D.
Professor of Clinical Surgery
Department of Surgery
Director Immunogenetics and Transplantation Laboratory
University of California, San Francisco
San Francisco, California

Steve S. Raman, M.D., F.S.A.R., F.S.I.R.
Professor of Radiology, Urology, and Surgery
Director of Abdominal Imaging Fellowship
David Geffen School of Medicine at UCLA
Los Angeles, California

Anjay Rastogi, M.D., Ph.D.
Medical Director
Living Kidney Donor Evaluation Program
Professor
Department of Medicine
David Geffen School of Medicine at UCLA
Los Angeles, California

Uttam Reddy, M.D.
Assistant Professor
Medical Director, Kidney Transplant Program
University of Irvine Medical Center
Irvine, California

Elaine F. Reed, Ph.D.
Professor
Department of Pathology and Laboratory Medicine
Director, UCLA Imunogenetics Center
David Geffen School of Medicine of UCLA
Los Angeles, California

Joanna M. Schaenman, M.D., Ph.D.
Associate Professor
Division of Infectious Diseases
David Geffen School of Medicine at UCLA
Los Angeles, California

Akhil Shenoy, M.D., M.P.H.
Assistant Professor
Department of Psychiatry
Mount Sinai School of Medicine
New York, New York

Theodore M. Sievers, D. Pharm
Clinical Transplant Pharmacist
UCLA Medical Center
Los Angeles, California

Jeffrey L. Veale, M.D.
Associate Professor
Department of Urology
Director Paired Donation Program
David Geffen School of Medicine at UCLA
Los Angeles, California

Amy Waterman, Ph.D.
Associate Professor in Residence
Division of Nephrology
Director Transplant Research and Education Center
David Geffen School of Medicine at UCLA
Los Angeles, California

Qiuheng Jennifer Zhang, Ph.D.
Associate Professor
Department of Pathology
UCLA Immunogenetics Center
David Geffen School of Medicine at UCLA
Los Angeles, California

ÍNDICE DE CAPÍTULOS

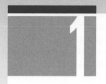

Opciones para los pacientes con enfermedad renal avanzada

Gabriel M. Danovitch

Antes de 1970, las opciones terapéuticas para los pacientes con nefropatía terminal eran bastante limitadas. Sólo algunos pacientes se trataban con diálisis de forma regular porque existían pocos centros de diálisis. Los pacientes se sometían a exhaustivos procesos de cribado médico para determinar su elegibilidad para la terapia continua, y sólo se ofrecía tratamiento a aquellos en los que la insuficiencia renal era el objeto terapéutico clínico predominante. El trasplante renal se encontraba en sus etapas iniciales de desarrollo como opción terapéutica viable. La inmunología del trasplante y el tratamiento inmunosupresor estaban en su fase inicial, y para la mayoría de los pacientes, un diagnóstico de enfermedad renal crónica (ERC) suponía una sentencia de muerte.

En las siguientes décadas, la disponibilidad de cuidados para los pacientes con insuficiencia renal aumentó rápidamente en todo el mundo desarrollado. En Estados Unidos, el paso de la legislación en 1972 del derecho a Medicare para pagar por el tratamiento renal sustitutivo (TRS: diálisis de mantenimiento y trasplante renal) proporcionó el principal estímulo para esta expansión. En el denominado mundo desarrollado, se dispone actualmente de servicios de TRS, en principio no siempre en la práctica, para todo aquél que lo precise. En los países en vías de desarrollo, estos servicios siguen siendo esporádicos. Se ha calculado que en el sur de Asia más del 90 % de los pacientes con ERT fallecen en los meses siguientes al diagnóstico, y en la mayoría de las regiones de África, la realidad es incluso más dura (v. Capítulo 22).

A pesar de los numerosos avances médicos y técnicos, los pacientes con insuficiencia renal tratados con diálisis suelen seguir enfermos. Los síntomas generales de astenia y malestar persisten a pesar del mejor tratamiento de la anemia con estimulantes de la eritropoyetina. Incluso en los pacientes que se considera que reciben un tratamiento adecuado con diálisis, es frecuente la enfermedad cardiovascular (ECV) progresiva, la neuropatía periférica y autónoma (vegetativa), la afectación ósea y la disfunción sexual. Los pacientes pueden llegar a tener que depender de familiares u otras personas para recibir asistencia física, emocional y económica. La rehabilitación, particularmente la rehabilitación profesional, sigue siendo escasa. Sin embargo, estos hallazgos no son inesperados, porque incluso las pautas de hemodiálisis eficientes proporcionan menos del 15 % de la eliminación de solutos pequeños de la que proporcionan dos riñones que funcionan normalmente. La eliminación de solutos de mayor peso molecular es incluso menos eficiente.

En la mayoría de los pacientes con insuficiencia renal, el trasplante renal es el tratamiento con mayor potencial para recuperar una vida sana y productiva. No obstante, el trasplante renal no se produce en un vacío clínico. Prácticamente todos los receptores de trasplante se han visto expuestos a las consecuencias adversas de la enfermedad renal crónica. Los profesionales dedicados al trasplante renal deben tener en cuenta el impacto clínico de la nefropatía crónica sobre el estado de salud general de los candidatos a trasplante renal cuando esta opción terapéutica se considera por primera vez. También deben ser conscientes de las posibles consecuencias a largo plazo de la nefropatía crónica previa y actual (v. Capítulo 8) durante lo que puede ser décadas de seguimiento clínico tras un trasplante renal con éxito (v. Capítulo 11). Para acceder a las revisiones actualizadas de la bibliografía médica relacionada con la nefropatía terminal y la diálisis y el trasplante, se remite a los lectores al American Society of Nephrology Self-Assessment Program (NephSAP) (v. «Lecturas seleccionadas»).

ETAPAS DE LA ENFERMEDAD RENAL CRÓNICA: VISIÓN GENERAL

En la figura 1-1, se muestra la nomenclatura, la estadificación y el pronóstico de la enfermedad renal crónica según la definición de las directrices Kidney Disease: Improving Global Outcomes (KDIGO) Clinical Practice Guidelines de 2012. La National Kidney Foundation Disease Outcome Quality Initiative (K/DOQI) ha definido una clasificación similar. El objetivo de estas clasificaciones es permitir valoraciones más exactas y precisas de la frecuencia y la gravedad de la ERC en la población general, permitiendo un enfoque más efectivo de las recomendaciones terapéuticas. Hay que señalar que las clasificaciones se basan en valores estimados de la tasa de filtración glomerular y la albuminuria, y que los términos *insuficiencia renal* y *enfermedad renal terminal (ERT)* se usan para pacientes con valores inferiores a 15 ml/min.

El United States Renal Data System (USRDS) informa anualmente de la prevalencia de ERC en la población estadounidense, analizando datos del National Health and Nutrition Examination Survey (NHANES). Se ha

Pronóstico de la ERC según las categorías de TFG y albuminuria: KDIGO 2012			Categorías de albuminuria persistente Descripción e intervalo de valores		
			A1	**A2**	**A3**
			Normal a ligeramente aumentada	Moderadamente aumentada	Muy aumentada
			< 30 mg/g < 3 mg/mmol	30-300 mg/g 3-30 mg/mmol	> 300 mg/g > 30 mg/mmol
Categorías de TFG (ml/min/1,73 m²) Descripción e intervalo de valores	**G1**	Normal o elevada	≥90		
	G2	Ligeramente disminuida	60-89		
	G3a	Ligeramente a moderadamente disminuida	45-59		
	G3b	Moderadamente a intensamente disminuida	30-44		
	G4	Intensamente disminuida	15-29		
	G5	Insuficiencia renal	<15		

☐ Escaso riesgo (si no hay otros marcadores de enfermedad renal, no ERC); ☐ riesgo moderadamente aumentado; ■ riesgo elevado; ■ riesgo muy elevado.

FIGURA 1-1. Nomenclatura actual de la enfermedad renal crónica (ERC) usada por la KDIGO. La ERC se define como la presencia de alteraciones de la estructura o la función renal durante > 3 meses, con repercusiones en la salud, y se clasifica según la causa, la categoría de la tasa de filtración glomerular (TFG) y la categoría de la albuminuria. (Reimpreso de Kidney Disease: Improving Global Outcomes (KDIGO) CKD Woek Group. KDIGO 2012 Clinical Practice Guideline for the Evaluation and Management of Chronic Kidney Disease. Kidney Inter Suppl 2013;3:1-150, con autorización de Elsevier.)

calculado que la prevalencia global de la ERC en la población general es de aproximadamente el 15 %, documentando en casi la mitad un diagnóstico de diabetes o de enfermedad cardiovascular (ECV), o ambas cosas. En la figura 1-2 se muestra la prevalencia de la ERC con respecto a sus etapas. Desde 2016, aproximadamente 700 000 personas sufrían una insuficiencia renal manifiesta, o enfermedad renal terminal, una cifra que representa sólo la «punta del iceberg» de la ERC progresiva. Afortunadamente, la incidencia de nefropatía terminal ha disminuido algo en la última década, y la incidencia de nuevos diagnósticos de diabetes ha descendido en un 20 %. En la figura 1-1 se demuestra también que la mayoría, si no todos, los receptores de trasplante renal pueden contemplarse como afectados por un cierto grado de ERC, ya que su función renal casi nunca es normal, mientras que los donantes de riñón vivos, cuya tasa de filtración glomerular puede estar ligeramente reducida, tienen escaso riesgo de desarrollar una ERC (v. Capítulo 7).

La exposición del tratamiento de la ERC en la población general va más allá del objetivo de esta obra. La práctica habitual consiste en mantener un control estricto de la presión arterial y en el uso de inhibidores de la enzima conversora de la angiotensina y bloqueantes de receptores, tanto en pacientes diabéticos como en los pacientes con proteinuria por otras glomerulopatías. Sin embargo, existe menos certeza sobre los beneficios de estos agentes en pacientes sin proteinuria significativa. Las dietas hipoproteicas, con o sin suplementación con aminoácidos, pueden retrasar el inicio de la insuficiencia

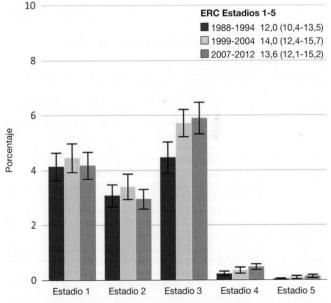

FIGURA 1-2. Prevalencia de la ERC por estadio entre participantes del estudio NHANES, de 1988 a 2012. Fuente de los datos: participantes de edad ≥ 20 años en el National Health and Nutrition Examination Survey, 1988 a 1994, 1999 a 2004 y 2007 a 2012. Las líneas con bigotes indican intervalos de confianza del 95 %. (Reimpreso de Saran R, Li Y, Robinson B, et al. US Renal Data System 2015 Annual Data Report: epidemiology of kidney disease in the United States. Am J Kidney Dis 2016;67(3,suppl 1):S1-S434, con autorización de Elsevier.).

renal o la muerte en pacientes con ERC establecida, pero no se dispone de suficiente evidencia para recomendar la restricción del aporte proteico en la dieta a menos de 0,8 g/kg/día de forma sistemática, y la malnutrición es una preocupación real (v. Capítulo 20). Los hipolipemiantes y los cambios en el estilo de vida, particularmente el cese del tabaquismo, y la reducción del consumo de carnes rojas puede enlentecer la progresión de la enfermedad. Fármacos nuevos, como la empaglifozina, un inhibidor del cotransportador 2 de sodio-glucosa, pueden enlentecer la aparición de ERC en la diabetes de tipo 2. Muchos de los problemas y recomendaciones terapéuticas correspondientes al tratamiento prolongado de los receptores de trasplante renal, que se exponen en el capítulo 11, también se aplican a pacientes con ERC.

Estimación de la tasa de filtración glomerular

La medición de la tasa de filtración glomerular (TFG) proporciona una valoración global de la función renal tanto en el contexto del trasplante como fuera de él. El mejor método para medir la TFG es el aclaramiento (eliminación) de un marcador de filtración ideal como la inulina o con marcadores de filtración radiomarcados (v. Capítulo 14). En la práctica clínica, la TFG suele estimarse a partir de mediciones del aclaramiento de creatinina o niveles de creatinina sérica para evitar la necesidad de recogidas de muestras de orina programadas. Se han desarrollado varias ecuaciones para calcular la TFG tras considerar variaciones en cuanto a la edad, el sexo, el peso corporal y la raza. Entre ellas, se encuentran las ecuaciones Cockcroft-Gault, Modification of Diet in Renal Disease (MDRD) y la 2009 CKD-EPI. Puede lograrse una mayor precisión añadiendo la medición del nivel sérico de cistatina C. Aunque estas ecuaciones tienen valor en grandes cohortes de pacientes, su validez en pacientes concretos es irregular.

DEMOGRAFÍA DE LA POBLACIÓN CON ENFERMEDAD RENAL TERMINAL: ESTADOS UNIDOS

Cada año, el USRDS (United States Renal Data System) proporciona información demográfica actualizada sobre pacientes con nefropatías tratados con diálisis o trasplante renal en Estados Unidos. Anualmente se publican fragmentos de este enorme informe, presentados de un modo fácilmente accesible, en el volumen de enero de la *American Journal of Kidney Diseases* (v. «Lecturas seleccionadas»). Según el informe de 2015, desde diciembre de 2013 unos 470 000 pacientes estaban siendo tratados con diálisis en Estados Unidos, y unos 200 000 portaban un trasplante funcional (Tabla 1-1). El aumento del número de pacientes en diálisis se ha ralentizado algo, y este número aumenta actualmente a un ritmo anual de aproximadamente un 4 %. Se espera que para el año 2020 el número de pacientes en diálisis se aproxime a 500 000. Los que viven con una nefropatía terminal constituyen el 1 % de la población estadounidense de Medicare, pero suponen el 7 % del presupuesto de este programa de seguro médico.

Aproximadamente el 40 % de los pacientes tratados de forma regular con diálisis tienen más de 65 años, y la media de edad de los que empiezan el tratamiento es superior a 60 años; se prevé que estas cifras aumenten en la próxima década. Este fenómeno ha sido descrito como la «gerontologización» de la nefrología, y explica la frecuencia de pacientes de edad avanzada que se están evaluando para trasplante renal, que esperan y que son sometidos a éste (v. Capítulo 8). En la población con nefropatía terminal los hombres superan ligeramente a las mujeres, y más del 30 % son de origen afroamericano. La prevalencia de los afroamericanos en esta población con nefropatía terminal triplica así su porcentaje en la población general estadounidense. Gran parte de esta mayor incidencia se debe a la frecuencia

TABLA 1-1	Número y porcentaje de casos prevalentes de hemodiálisis, diálisis peritoneal y trasplante por edad, sexo, raza, etnia y diagnóstico primario de ERT en la población estadounidense, 2013

		HD		DP		Trasplante	
	Total	*n*	%	*n*	%	*n*	%
Edad							
0-21	9 979	1 993	20,0	1 206	12,1	6 780	67,9
22-44	100 836	50 973	50,6	8 751	8,7	41 112	40,8
45-64	292 344	174 610	59,7	20 051	6,9	97 683	33,4
65-74	149 225	102 609	68,8	9 368	6,3	37 248	25,0
75+	107 485	91 164	84,8	5 882	5,5	10 439	9,7
Sexo							
Masculino	378 185	238 277	63,0	24 602	6,5	115 306	30,5
Femenino	281 604	183 009	65,0	20 651	7,3	77 944	27,7
Raza							
Caucásica	407 377	239 192	58,7	30 323	7,4	137 862	33,8
Negra/ afroamericana	202 843	153 406	75,6	11 169	5,5	38 268	18,9
Nativo americano	7 188	5 000	69,6	438	6,1	1 750	24,3
Asiática	36 882	22 548	61,1	3 195	8,7	11 139	30,2
Otra/desconocida	5 579	1 203	21,6	133	2,4	4 243	76,1
Etnia							
Hispana	111 622	76 790	68,8	6 901	6,2	27 931	25,0
No hispana	548 247	344 559	62,8	38 357	7,0	165 331	30,2
Causa primaria de ERT							
Diabetes	247 257	187 520	75,8	16 060	6,5	43 677	17,7
Hipertensión	165 634	122 624	74,0	11 962	7,2	31 048	18,7
Glomerulonefritis	107 853	45 012	41,7	8 557	7,9	54 284	50,3
Riñón quístico	30 977	9 810	31,7	1 990	6,4	19 177	61,9
Otra/desconocida	108 148	56 383	52,1	6 689	6,2	45 076	41,7
Total	659 869	421 349	63,9	45 258	6,9	193 262	29,3

Datos de: Special analyses, USRDA ESRD Database. Los númerdos de esta tabla excluyen «Otra DP» y «Diálisis dudosa».
ERT, enfermedad renal terminal; HD, hemodiálisis; DP, diálisis peritoneal.
(Reimpreso de Saran R, Li Y, Robinson B, et al. US Renal Data System 2015 Annual Data Report: epidemiology of kidney disease in the United States. Am J Kidney Dis 2016;67(3, suppl 1):S1–S434, con autorización de Elsevier.)

del gen *APOLI*, que sólo se observa en afroamericanos y que se asocia a una disminución más rápida de la TFG. Se cree que el gen se ha perpetuado por la resistencia que proporciona a los tripanosomas causantes de enfermedad.

La evidencia también asocia la pobreza a la ERC, ya sea como un efecto directo sobre ella o bien indirectamente a través del mayor coste de la asistencia sanitaria ligada a la diabetes y la hipertensión asociadas a los escasos recursos económicos. Las personas pobres y socialmente desfavorecidas tienen una mayor prevalencia de nefropatía terminal. El acceso a la asistencia, la diálisis y el trasplante renal también puede verse afectado por las carencias sociales. La pobreza y las carencias sociales están emergiendo como principales marcadores de riesgo de ERC tanto en los países en vías de desarrollo como en los países desarrollados (v. Capítulo 22). Gran parte del exceso de riesgo de ERC atribuido a la raza tiene una naturaleza esencialmente económica.

A pesar de los avances en el tratamiento clínico de la diabetes mellitus y de la hipertensión, estas dos categorías diagnósticas siguen siendo, con diferencia, las causas más habituales de nefropatía terminal. En pacientes de origen hispano, nativos americanos y de las islas del Pacífico, la importancia de la diabetes es particularmente notable. Los pacientes de edad avanzada y los diabéticos tienen más probabilidad de ser admitidos para tratamiento con diálisis en Estados Unidos que en otros países. Además, los pacientes que empiezan actualmente la diálisis en Estados Unidos tienen más afecciones médicas simultáneas que los que se aceptaban para este tratamiento en la década de 1980. En algunos artículos publicados se observa la existencia de insuficiencia cardíaca congestiva en el 35 % de la población en diálisis, mientras que hasta en el 40 % de esta población pueden detectarse coronariopatías.

Se ha observado un aumento lento, pero constante, del número de trasplantes renales de cadáver realizados cada año: aproximadamente 8 500 en 2002 y más de 12 000 en 2016. Este aumento refleja los esfuerzos del Organ Donation and Transplantation Breakthrough Collaborative (v. Capítulo 5), el registro estatal para donación de órganos, de forma que el 60 % de los adultos estadounidenses son donantes de órganos registrados, y mensajes repetidos de opinión pública de que el 95 % de la población adulta estadounidense manifiesta su aprobación para el concepto de donación de órganos de personas fallecidas. La cifra anual de trasplantes de donantes vivos se ha mantenido estable entre 2011 y 2016, en torno a 5 600, a pesar de existir un aumento en el número de trasplantes de donantes vivos que no están relacionados biológicamente con el receptor (Fig. 1-3 y Capítulo 7). El número de pacientes a la espera de un trasplante renal de cadáver aumenta progresivamente, llegando a ser de aproximadamente 100 000 hacia mediados de 2016. Alrededor de un tercio de estos pacientes se han designado «inactivos», y la lista de espera de trasplante «activo» se ha mantenido relativamente estable (v. Capítulo 5).

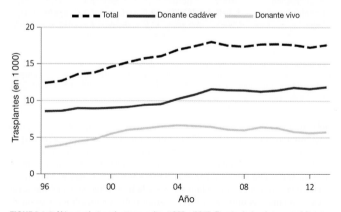

FIGURA 1-3. Número de trasplantes renales, 1996 a 2013. Fuente de los datos: participantes de edad ≥ 20 años en el National Health and Nutrition Examination Survey, 1988 a 1994, 1999 a 2004 y 2007 a 2012. (Reimpreso de Saran R, Li Y, Robinson B, et al. US Renal Data System 2015 Annual Data Report: epidemiology of kidney disease in the United States. Am J Kidney Dis 2016;67(3,suppl 1):S1-S434, con autorización de Elsevier.).

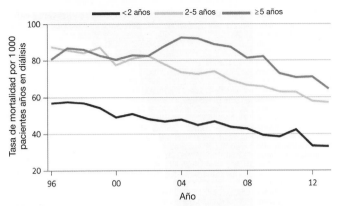

FIGURA 1-4. Tasas de mortalidad anual para pacientes en diálisis en la lista de espera de trasplante renal, 1966 a 2013. Tasas de mortalidad anual de pacientes en diálisis en la lista de espera de trasplante renal por 1 000 pacientes años en diálisis en riesgo por época del paciente. (Reimpreso de Saran R, Li Y, Robinson B, et al. US Renal Data System 2015 Annual Data Report: epidemiology of kidney disease in the United States. Am J Kidney Dis 2016;67(3,suppl 1):S1-S434, con autorización de Elsevier.).

Probablemente existan muchos pacientes con nefropatía terminal que son posibles candidatos a trasplante, pero que no han sido derivados a programas de trasplante, por lo que existe una diferencia enorme entre el aporte y la demanda de riñones de donante cadáver. Por tanto, el tiempo de espera promedio para un trasplante de donante cadáver ha aumentado considerablemente, y actualmente se mide en años para la mayoría de los pacientes (v. Capítulos 5 y 8). La creciente incidencia de ERC y nefropatía terminal, en un entorno de una «epidemia» nacional de obesidad, diabetes e hipertensión tratada de forma inadecuada, hace improbable que se vaya a erradicar el tiempo de espera para un trasplante si no existe una prevención más eficaz para la ERC y avances radicales en el desarrollo de órganos artificiales. La tasa de mortalidad de los pacientes en lista de espera aumenta al mismo tiempo que la lista se alarga (Fig. 1-4), y cuanto mayor es la espera, peor es el resultado del trasplante (v. Capítulo 8).

DEMOGRAFÍA DE LA POBLACIÓN CON ENFERMEDAD RENAL TERMINAL: MUNDIAL

Se estima que la población con nefropatía terminal a nivel mundial supera los 2 millones de personas. Las mayores tasas de incidencia y prevalencia se han documentado en Taiwán, Japón, México y Estados Unidos. La tasa elevada en este último país (Fig. 1-5) refleja, en parte, la elevada incidencia de nefropatía terminal entre los afroamericanos. También intervienen otros factores, sobre todo las limitaciones en la disponibilidad de la diálisis. La edad es un factor importante para la selección de los pacientes en algunos países, mientras que en Estados Unidos no existe limitación por la edad a la hora de administrar diálisis, y ello explica fundamentalmente el constante aumento en la edad promedio de la población estadounidense en diálisis. Las modalidades para el tratamiento de la nefropatía terminal varían entre países. Por ejemplo, en Reino Unido, Australia y Canadá se usa ampliamente la diálisis domiciliaria, mientras que este enfoque terapéutico es inusual en

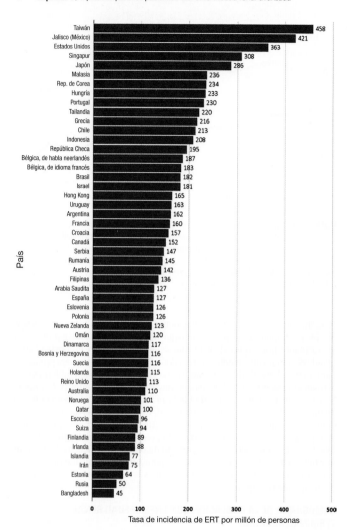

FIGURA 1-5. Incidencia de ERT tratada, por millón de personas, por país, 2013. Fuente de los datos: Special analyses, USRDS ESRD Database. Se presentan datos sólo para países de los que se disponía de información relevante. Todas las tasas están sin ajustar. (Reimpreso de Saran R, Li Y, Robinson B, et al. US Renal Data System 2015 Annual Data Report: epidemiology of kidney disease in the United States. Am J Kidney Dis 2016;67(3,suppl 1):S1-S434, con autorización de Elsevier.).

Japón y en Estados Unidos. Las tasas de trasplante renal, tanto de donante vivo como de donante cadáver varían considerablemente entre los países desarrollados (v. Capítulo 22 y Fig. 22-1). Las limitaciones legales y las barreras culturales para la aceptación de los criterios de muerte cerebral o donación en vida son factores determinantes importantes de las tasas de trasplantes a nivel nacional.

OPCIONES TERAPÉUTICAS PARA LA ENFERMEDAD RENAL TERMINAL: HEMODIÁLISIS

La hemodiálisis es la técnica predominante para tratar la enfermedad renal terminal (ERT) en todo el mundo. En Estados Unidos, la mayoría de los pacientes inician con hemodiálisis el tratamiento de esta afección. El procedimiento puede realizarse tanto en un centro médico específicamente destinado a este fin o en el domicilio del paciente. Cuando se realiza en un centro de diálisis, la duración del tratamiento de hemodiálisis oscila típicamente entre 2,5 h y 5 h, y suele efectuarse tres veces a la semana. Los pacientes muy motivados con un entorno vital adecuado y una persona dispuesta a ayudar, generalmente el cónyuge, pueden realizar la hemodiálisis en el domicilio, liberando al paciente de la necesidad de acudir a un centro de diálisis y tener que cumplir un programa terapéutico rígido y estricto.

Durante la diálisis, los solutos se eliminan por difusión a través de una membrana semipermeable en un dializador, o riñón artificial, de la sangre que circula a través de un circuito extracorpóreo. El líquido retenido durante el intervalo entre tratamientos se elimina regulando la presión hidrostática a través de la membrana del dializador. La mayor parte de las máquinas de hemodiálisis controlan hoy en día la eliminación de líquido, o ultrafiltración, mediante sistemas volumétricos controlados por microcircuitos electrónicos para asegurar unos resultados precisos y previsibles.

La hemodiálisis suele tolerarse bien, aunque la ultrafiltración puede causar hipotensión, náuseas y calambres musculares. La tolerancia puede ser peor en los pacientes de edad avanzada y los que presentan una enfermedad cardiovascular. El fracaso en el acceso vascular por repetidos procesos de canulación y la necesidad de heparinización intermitente para evitar la coagulación en el circuito extracorpóreo son problemas adicionales, sobre todo en los pacientes diabéticos. La naturaleza intermitente de la hemodiálisis, que provoca cambios rápidos en el volumen de líquido extracelular, en las concentraciones sanguíneas de solutos y en la osmolalidad plasmática, puede contribuir al cansancio y al malestar tras el tratamiento. Esta realidad ha llevado a tratar de aumentar la frecuencia y así las capacidades globales de la hemodiálisis para eliminar líquido y solutos. El aumento del número de tratamientos a cinco o seis a la semana, el aumento de la duración de cada tratamiento y el uso de diálisis nocturna diaria son métodos que se encuentran sometidos actualmente a intenso estudio. Estos métodos suelen realizarse en el domicilio porque no se acomodan fácilmente en el programa de un centro de diálisis. La mayor parte de las membranas de diálisis son actualmente sintéticas y logran una eliminación razonablemente eficiente de solutos de bajo peso molecular.

Durante la hemodiálisis se alcanzan fácilmente aclaramientos de urea de 180-200 ml/min. A pesar de la favorable permeabilidad al agua de las membranas sintéticas, la eliminación de toxinas de peso molecular medio y elevado sigue siendo una fracción de lo logrado con sustancias pequeñas. Aunque la eliminación minuto a minuto de solutos de bajo peso molecular durante la hemodiálisis puede realmente exceder a la proporcionada por la función renal endógena normal, la naturaleza intermitente de la hemodiálisis como se emplea en la práctica clínica merma considerablemente la eficiencia global de esta forma de terapia sustitutiva renal. Incluso en los pacientes tratados con 12-15 h de hemodiálisis a la semana, se proporciona un aclaramiento de solutos adecuado durante menos del 10 % de una semana de 168 h. Durante las restantes 153 h a 156 h de cada semana, no se consigue eliminar más solutos salvo que exista alguna función renal endógena residual.

Hay que tener en cuenta esta función residual cuando se recomienda la nefrectomía del riñón nativo antes del trasplante (v. Capítulo 8).

Las normas para aplicar y controlar las prescripciones de diálisis en Estados Unidos han reconocido cada vez más el papel esencial de la duración semanal acumulada del procedimiento como un elemento clave para mantener la idoneidad de la hemodiálisis. La magnitud de diálisis lograda puede medirse de forma objetiva mediante el término Kt/V, donde K representa la tasa de aclaramiento de urea por el dializador, t representa la duración, en minutos, de la sesión de tratamiento, y V representa el volumen de distribución de la urea. Se ha documentado que las sesiones de diálisis más prolongadas y los tratamientos más frecuentes proporcionan un mejor control metabólico, de la presión arterial y del volumen extracelular en los pacientes con insuficiencia renal. Más diálisis reduce la sustancial disparidad entre la magnitud de la eliminación de solutos proporcionada por la pauta de hemodiálisis estándar de tres veces a la semana y la que se logra mediante la función renal endógena normal. Se desconoce el impacto de otras pautas de diálisis sobre la evolución clínica a largo plazo. Se remite a los lectores a las directrices K/DOQI, publicadas y actualizadas por la National Kidney Foundation, que son un inestimable recurso para el tratamiento de los pacientes con ERT.

El procedimiento de hemodiálisis requiere el acceso a la circulación del paciente para proporcionar un flujo de sangre continuo al circuito extracorpóreo de diálisis. Para el tratamiento de hemodiálisis continuado, una fístula arteriovenosa (A-V) autóloga es el tipo más fiable de acceso vascular y el asociado al mejor pronóstico. La permeabilidad prolongada es mayor con las fístulas arteriovenosas, y las tasas de incidencia de trombosis e infección son bajas. En pacientes ancianos y en pacientes diabéticos cuyos propios vasos sanguíneos pueden no ser adecuados para la creación de una fístula A-V funcional que llegue a ser un acceso operativo (funcional), suelen colocarse injertos A-V que usan materiales sintéticos. Sin embargo, las tasas de complicaciones suelen ser considerablemente mayores con los injertos que con las fístulas. La trombosis es un problema recurrente, que sucede con frecuencia debido a la estenosis del extremo venoso del injerto, donde forma una anastomosis con la vena propia del paciente. Las infecciones y la formación de pseudoaneurismas son más habituales con los injertos que con las fístulas. Cuando la hemodiálisis debe iniciarse urgentemente, se utilizan catéteres temporales de diálisis venosa para establecer el acceso vascular. Otros catéteres venosos, destinados a usarse durante períodos más prolongados, suelen utilizarse con frecuencia como método para proporcionar un acceso vascular en pacientes tratados con hemodiálisis regular, sobre todo cuando el tratamiento se empieza por primera vez o cuando los puntos de acceso permanente requieren revisión quirúrgica. Sin embargo, la confianza en estos métodos debe ser limitada, y se debe establecer un acceso permanente con fístulas A-V o injertos A-V tan pronto como se considere que la ERT es inevitable.

Las lesiones estenóticas en grandes venas proximales en el tórax son una complicación cada vez más reconocida de los catéteres permanentes de acceso venoso para diálisis. Pueden afectar a las venas subclavia e innominada (tronco venoso braquiocefálico) y a la vena cava superior. Su presencia puede interferir en la colocación adecuada de un acceso vascular permanente al producir hipertensión venosa que interfiere en el retorno de sangre venosa de injertos o fístulas A-V. Se debe evitar el uso prolongado de catéteres de acceso venoso de diálisis. La rápida derivación de los pacientes con ERC a nefrología y la colocación programada de la vía de acceso para diálisis, preferiblemente en forma de una fístula arterial autóloga, reduce la morbilidad. Esto es particularmente importante en los pacientes que no disponen de un donante renal vivo y que, por tanto, pasarán por una espera prolongada en la lista de espera para el trasplante de un órgano procedente de un donante cadáver (v. Capítulo 8). Como norma, una fístula debe colocarse al menos 6 meses antes del inicio previsto de los tratamientos de hemodiálisis.

Diálisis peritoneal

La diálisis peritoneal es una alternativa a la hemodiálisis que aprovecha las características de transporte de líquidos y solutos del peritoneo como una membrana de diálisis endógena. En Estados Unidos, aproximadamente el 10 % de los pacientes empiezan la diálisis con esta técnica. En muchos países, la diálisis peritoneal es más generalizada. La denominación de diálisis peritoneal «asistida» se refiere a la popularización del procedimiento, sobre todo para los ancianos, mediante visitas diarias por un profesional sanitario preparado. La diálisis peritoneal puede realizarse como *diálisis peritoneal continua ambulatoria* DPCA o como *diálisis peritoneal cíclica continua* (DPCC) (o diálisis peritoneal automatizada). El acceso a la cavidad peritoneal se consigue colocando quirúrgicamente un catéter de silastic (denominado a menudo catéter Tenckhoff) de diseño variable a través de la pared abdominal. La cirugía se realiza varias semanas antes de iniciar el tratamiento, y después se enseña a los pacientes a realizar por sí mismos los procedimientos de diálisis.

La diálisis peritoneal se efectúa instilando un volumen específico de líquido de diálisis peritoneal, típicamente entre 1 500 ml y 3 000 ml, en la cavidad abdominal mediante flujo inducido por gravedad (lo que permite que el líquido permanezca en el abdomen durante un período definido), y a continuación drenándolo y desechándolo. Durante cada período de «permanencia», se consigue la eliminación y ultrafiltración de solutos. La eliminación de solutos se produce por difusión según un gradiente de concentración desde el líquido extracelular al dializado peritoneal, y la membrana peritoneal actúa como una membrana de diálisis semipermeable funcional. La eficacia de la eliminación de solutos pequeños es relativamente baja en comparación con la hemodiálisis, mientras que el aclaramiento de solutos de mayor peso molecular es algo mejor. La ultrafiltración se consigue mediante desplazamiento osmótico de agua desde el compartimento del líquido extracelular al dializado peritoneal hipertónico que contiene una concentración elevada de glucosa, que oscila entre 1,50 y 4,25 g % (g de glucosa por 100 ml). Las menores tasas de eliminación de solutos que caracterizan a la diálisis peritoneal se compensan con tiempos de tratamiento prolongados. En la DPCC, se usa un dispositivo ciclador automatizado para regular y controlar el flujo de dializado que entra y sale de la cavidad abdominal.

Durante 8 h a 10 h por la noche, se realizan cuatro a diez intercambios de diálisis, cada uno de 1 a 3 litros. Durante el día, se deja una cantidad variable de dializado en el abdomen para proporcionar una eliminación adicional de líquido y solutos. En la DPCA, se realiza la diálisis durante 24 h al día, 7 días a la semana, usando intercambios manuales de dializado peritoneal cuatro o cinco veces al día. La diálisis peritoneal tiene ciertas ventajas sobre la hemodiálisis, entre ellas el mantenimiento de niveles sanguíneos y séricos relativamente constantes de urea, nitrógeno, creatinina, sodio y potasio. Las cifras del hematocrito suelen ser más elevadas que en los pacientes tratados con hemodiálisis, y la ultrafiltración gradual y continua puede proporcionar un mejor control de la presión arterial. Dado que se trata de una forma de autocuidado, la diálisis peritoneal favorece y promueve la independencia del paciente. La principal complicación de este método es la peritonitis bacteriana, cuya frecuencia varía considerablemente entre los pacientes y entre los centros de tratamiento, pero que en promedio suele ser de un episodio por paciente y año. Cuando la peritonitis bacteriana se

TABLA 1-2	Comparación de la hemodiálisis y la diálisis peritoneal	
Ventajas		**Inconvenientes**
Hemodiálisis		
Tiempo de tratamiento breve		Necesidad de heparina
Muy eficaz para la eliminación de solutos de pequeño tamaño		Necesidad de un acceso vascular
En el centro de diálisis se produce socialización		Hipotensión al eliminar líquido
Contacto más frecuente con profesionales sanitarios		Control deficiente de la presión arterial
		Necesidad de seguir un plan terapéutico y dietético
Diálisis peritoneal		
Datos bioquímicos estables		Peritonitis
Mayor hematocrito		Obesidad
Mejor control de la presión arterial		Hipertrigliceridemia
Fuente de nutrición del dializado		Malnutrición
Administración de insulina intraperitoneal		Formación de hernias
Forma de tratamiento flexible y de autocuidado		Dolor lumbar
Muy eficaz para la eliminación de solutos grandes		Cansancio del cuidador
Liberalización de la dieta		

diagnostica pronto y se inicia inmediatamente el tratamiento, las infecciones no son generalmente graves y se resuelven en pocos días con un tratamiento antibiótico adecuado. Sin embargo, los episodios de peritonitis son una amenaza continua para el éxito a largo plazo de la diálisis peritoneal, y pueden conducir a la aparición de cicatrices de la cavidad peritoneal y a la pérdida del peritoneo como membrana de diálisis eficaz. Anteriormente, los responsables de la mayor parte de los casos de peritonitis eran microorganismos grampositivos, como *Staphylococcus epidermidis* y *Staphylococcus aureus*, pero en la actualidad casi la mitad de los episodios están causados por bacterias gramnegativas. La peritonitis fúngica produce típicamente una extensa cicatrización y fibrosis intraabdominal, y con frecuencia conduce al fracaso de la diálisis peritoneal como modalidad terapéutica eficaz.

Con pocas excepciones, la hemodiálisis carece de ventajas médicas sobre la diálisis peritoneal. Ambas tratan de un modo eficaz la consecuencia de la uremia. Al seleccionar un modo concreto de diálisis, hay que tener en cuenta los datos sobre el estilo de vida del paciente y otros temas psicosociales (Tabla 1-2). La hemodiálisis domiciliaria proporciona una oportunidad de independencia y rehabilitación, pero puede ser una causa de estrés emocional importante para la persona que ayuda con la diálisis y para otros miembros de la familia. En algunos entornos domiciliarios, no es aconsejable ni la hemodiálisis ni la diálisis peritoneal. La hemodiálisis realizada en un centro puede proporcionar una estructura y una interacción social constante a los pacientes solos, de edad avanzada, que tienen pocos amigos o familiares que puedan proporcionarles apoyo.

Complicaciones a largo plazo de la diálisis

A medida que la supervivencia de los pacientes en diálisis regular mejora, pueden aparecer algunas complicaciones debilitantes de la insuficiencia renal prolongada o de la diálisis dilatada, incluso en pacientes con una buena rehabilitación y que cumplen con el tratamiento médico. A medida que el tiempo de espera de los trasplantes renales de donante cadáver aumenta inexorablemente (v. Capítulo 5 y Fig. 1-4), es más probable que estas complicaciones se manifiesten clínicamente. Su presencia puede afectar a las indicaciones médicas para el trasplante, y puede influir en la elección del trasplante renal como una opción terapéutica (v. Capítulo 8). Cuanto mayor sea el tiempo durante el cual los pacientes se traten con diálisis, mayor será el riesgo de morbilidad, mortalidad y pérdida del injerto tras el trasplante. La siguiente exposición se centra en las complicaciones a largo plazo más importantes en la evolución tras el trasplante,

Enfermedad vascular

Se ha descrito que la incidencia de enfermedad cardiovascular (ECV) en la población afectada por ERC está alcanzando proporciones epidémicas. Incluso en las primeras etapas de la ERC, pueden identificarse factores que contribuyen al riesgo excesivo de ECV. En algún momento de su evolución clínica casi todos los pacientes presentan hipertensión, y muchos necesitan fármacos antihipertensores. La incidencia de hipertensión y diabetes como causas primarias de ERC está aumentando con mayor rapidez que la de otros diagnósticos. Tanto los factores tradicionales como otros nuevos son la causa de la elevada incidencia de ECV que se considera responsable de casi el 50 % de todas las muertes de pacientes en diálisis.

Los pacientes con nefropatía tienen un mayor riesgo de desarrollar una hipertrofia del ventrículo izquierdo (HVI) que la población general, incluso en las primeras etapas de la ERC. La prevalencia de la HVI varía directamente con el grado de disfunción renal. En el momento en que se inicia la diálisis regular, el 50 % al 80 % de los pacientes tienen HVI, y la prevalencia de coronariopatía puede alcanzar el 40 %. Los pacientes tratados con diálisis regular presentan una tasa de muerte ajustada por todas las causas que se calcula que es 3,5 veces mayor que en la población general, y la tasa de mortalidad global en el primer año de pacientes en hemodiálisis en Estados Unidos es superior al 20 %. La ECV es responsable del 50 % de esta mortalidad, con una tasa que es 10 a 20 veces mayor que la de la población general. Los pacientes hipertensos tienen evoluciones peores tras la diálisis, y los pacientes con HVI tienen una tasa de mortalidad doble o triple por causas cardíacas.

Durante los años de tratamiento con diálisis, se produce una calcificación progresiva de las arterias coronarias, que puede reconocerse incluso en adultos jóvenes en diálisis. La calcificación de tejidos blandos puede afectar también a las válvulas cardíacas, y a la vascularización pélvica y periférica. Cada vez se reconoce más la calcificación vascular como una complicación de la diálisis prolongada. Las tasas de mortalidad tras un infarto de miocardio en pacientes en diálisis son considerablemente mayores que en la población general, un hallazgo que probablemente refleje la gravedad de la ECV subyacente. El paso del tiempo en los pacientes tratados con diálisis regular refleja la exposición continua a múltiples factores de riesgo cardiovascular, y se ha descrito un empeoramiento de la función miocárdica, particularmente durante el primer año de tratamiento. Aunque se presta una gran atención a la manifestación cardíaca de la enfermedad vascular, el 10 % de los pacientes en diálisis tienen vasculopatía periférica y el 15 % tienen enfermedad cerebrovascular. Todas estas observaciones pueden explicar el hallazgo constante de que el pronóstico tras el trasplante empeora cuanto mayor haya sido el tiempo de tratamiento con diálisis antes del trasplante renal.

Anemia

La administración sistemática de eritropoyetina recombinante (epoetina alfa) para tratar la anemia de la ERC y la ERT ha tenido un efecto enormemente beneficioso sobre la morbilidad. Con el tratamiento de la anemia mejora el cansancio, la depresión, la alteración cognitiva, la disfunción sexual y la HVI. El grado de corrección de la anemia está, en gran medida, determinado en Estados Unidos por políticas de reembolso de Medicare que determinan el nivel objetivo de hemoglobina. Para las recomendaciones actuales, se remite a los lectores a las directrices K/DOQI sobre la anemia. El éxito del tratamiento de la anemia en los pacientes en diálisis está estrechamente relacionado con la reposición de los depósitos de hierro. La darbepoetina alfa es una proteína que estimula la eritropoyesis y que está íntimamente relacionada con la eritropoyetina. Debido a que su semivida (vida media) final es unas tres veces más prolongada que la de la epoetina alfa, la darbepoetina alfa puede administrarse con menos frecuencia.

Osteodistrofia renal

En los pacientes con ERT se observa con frecuencia un hiperparatiroidismo secundario y una osteopatía de recambio elevado. En los pacientes con insuficiencia renal, varios factores contribuyen a la secreción excesiva de hormona paratiroidea (PTH). Estos factores son: hipocalcemia, disminución de la producción de calcitriol renal, resistencia esquelética a las acciones calcémicas de la PTH, alteraciones en la regulación de la transcripción del gen *pre-pro-PTH*, reducción de la expresión de receptores para la vitamina D y calcio en las glándulas paratiroideas, e hiperfosfatemia causada por disminución de la excreción renal de fósforo. Se produce con frecuencia una hiperplasia progresiva de las glándulas paratiroideas. Los pacientes con afectación grave presentan dolor óseo, fracturas óseas y discapacidad importante. Puede desarrollarse hipercalcemia y calcificaciones vasculares y en tejidos blandos. El tratamiento con uno de los diversos esteroles de vitamina D puede reducir los niveles plasmáticos de PTH y restaurar la formación ósea y las tasas de remodelamiento óseo hacia la normalidad. Sin embargo, durante el tratamiento con vitamina D se producen con frecuencia episodios de hipercalcemia e hiperfosfatemia. Los nuevos agentes terapéuticos, como los compuestos calcimiméticos, pueden ofrecer una alternativa para controlar la secreción excesiva de PTH en los pacientes en diálisis sin agravar los trastornos en el metabolismo del calcio y del fósforo.

Las lesiones por escaso recambio de la osteodistrofia renal consisten en osteomalacia y adinamia ósea. Antiguamente, se observaba osteomalacia en pacientes con acumulación tisular de aluminio, pero la afectación ósea relacionada con el aluminio es hoy en día inusual. La mayoría de los pacientes con ERT con osteomalacia muestran signos de déficit de vitamina D, deficiencia de minerales o ambas cosas. La lesión adinámica de la osteodistrofia renal se produce en pacientes con niveles séricos de PTH normales o sólo ligeramente elevados. También puede ser una manifestación de la toxicidad por aluminio, y los pacientes afectados tienen dolor óseo intenso, debilidad muscular y fracturas. Los adultos con adinamia ósea pueden tener un mayor riesgo de sufrir fracturas vertebrales. El efecto del trasplante sobre la enfermedad ósea urémica se expone en el capítulo 11.

Neuropatía urémica

La neuropatía periférica es una característica de la insuficiencia renal crónica, y si no se inicia el tratamiento sustitutivo renal adecuado, se producirá encefalopatía. Es habitual una ligera neuropatía sensorial estable incluso en los pacientes en diálisis no diabéticos; suele ser fundamentalmente sensorial y se detecta clínicamente por la alteración de la sensibilidad vibratoria y postural. Puede ser una fuente de dolor y de «piernas inquietas». La neuropatía puede recuperarse espectacularmente tras un trasplante eficaz, y también puede mejorar considerablemente tras intensificar el tratamiento de diálisis.

No es habitual que se produzca una encefalopatía grave en los pacientes tratados con niveles adecuados de diálisis. Las alteraciones en la capacidad de concentración y una leve pérdida de memoria representan manifestaciones más sutiles de una alteración cognitiva en los pacientes en diálisis, y la mejora después del trasplante es satisfactoria. La neuropatía autónoma en pacientes no diabéticos tratados con diálisis puede reconocerse por la alteración de la variabilidad de la frecuencia cardíaca, y puede ser la causa de variaciones en la presión arterial durante los procedimientos de diálisis. La disfunción autónoma también es reversible tras el trasplante renal. La neuropatía contribuye a la disfunción sexual en muchos pacientes en diálisis. Aproximadamente la mitad de los hombres sufren disfunción eréctil; en las mujeres son frecuentes los trastornos menstruales y la infertilidad. La mejoría tras el trasplante es variable, y se expone en el capítulo 11.

Enfermedad quística adquirida y cáncer renal y de las vías urinarias

Los pacientes tratados con todas las formas de diálisis de mantenimiento tienen mayor riesgo de sufrir cáncer, especialmente cáncer renal y de las vías urinarias, y es un riesgo que aumenta con el tiempo. Las tasas de cáncer renal casi se cuadruplican. El patrón de riesgo es compatible con la relación causal por enfermedad quística adquirida. El riesgo de cáncer urotelial está aumentado aproximadamente un 50 %, presumiblemente debido a los efectos carcinógenos de determinadas enfermedades renales primarias. La incidencia de enfermedad quística adquirida se incrementa progresivamente con el aumento de la duración de la ERC y el tiempo de diálisis. Se ha documentado que la incidencia de múltiples quistes es del 7 % en los pacientes con ERC y del 22 % en los pacientes en diálisis de mantenimiento. La afección se caracteriza por la presencia de múltiples quistes renales, generalmente bilaterales, en unos riñones pequeños y contraídos, por lo que es fácilmente distinguible de la enfermedad renal poliquística del adulto. Los quistes pueden infectarse, sangrar o provocar dolor localizado, y pueden sufrir transformación maligna. Los quistes sospechosos deben controlarse mediante técnicas de imagen a intervalos regulares, y la preocupación por una posible transformación maligna puede ser una indicación para la nefrectomía antes del trasplante. Durante el período posterior al trasplante no debe olvidarse la capacidad de transformación maligna.

Falta de acceso vascular para la diálisis

La derivación precoz antes de iniciar la hemodiálisis regular es algo necesario y esencial para establecer un acceso vascular duradero óptimo. En los pacientes tratados con hemodiálisis, la disponibilidad de un acceso vascular fiable es un aspecto vital de la asistencia médica. La falta de un acceso vascular no sólo amenaza el bienestar a corto plazo de los pacientes, sino que también tiene implicaciones a largo plazo con respecto al éxito del tratamiento sustitutivo renal continuo. La morbilidad relacionada con el acceso es causa de casi el 25 % de todas las estancias hospitalarias de los pacientes con ERT y cerca del 20 % del coste de la asistencia a los pacientes con esta afección. Como se mencionó anteriormente, las fístulas A-V son lo mejor para el acceso vascular prolongado para la hemodiálisis. Los injertos A-V sufren trombosis casi invariablemente; se ha calculado que su tasa acumulada de permeabilidad a los 3 años se sitúa en torno al 50 %. Debido a que el número de localizaciones que pueden usarse para la colocación de un acceso vascular permanente es limitado, la elección de injertos A-V para el acceso vascular prolongado conlleva el riesgo de perder finalmente todos los restantes lugares para acceso vascular, haciendo técnicamente imposible más hemodiálisis.

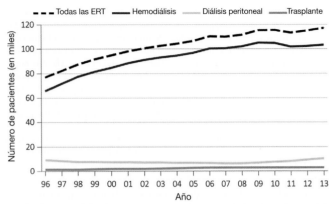

FIGURA 1-6. Tendencias en la cifra anual de casos incidentes de ERT (en miles) por modalidad, en la población estadounidense, de 1996 a 2013. Fuente de los datos: Special analyses, USRDS ESRD Database (Reimpreso de Saran R, Li Y, Robinson B, et al. US Renal Data System 2015 Annual Data Report: epidemiology of kidney disease in the United States. Am J Kidney Dis 2016;67(3,suppl 1):S1-S434, con autorización de Elsevier.).

OPCIONES TERAPÉUTICAS PARA LA ENFERMEDAD RENAL TERMINAL: TRASPLANTE

En la figura 1-6 se muestra la prevalencia relativa de las principales opciones terapéuticas para la ERT entre 1996 y 2013 en Estados Unidos. El trasplante de donante cadáver constituye alrededor de la mitad de todos los trasplantes renales en ese país, y el resto procede de donantes vivos (Fig. 1-3). Las tasas de trasplante renal varían considerablemente entre grupos de pacientes, y son menores en los pacientes de edad avanzada, que representan un grupo de riesgo relativamente elevado (v. Capítulo 8). Las tasas de trasplante has mostrado una tendencia a ser menores en los pacientes con ERT afroamericanos, en parte por motivos que limitan el acceso a órganos de donantes cadáver (v. Capítulo 5). La supervivencia media de los injertos al cabo de 1 año para todos los tipos de trasplantes de donante vivo es de más del 95 %. En muchos centros, es superior al 90 % para todos los grados de compatibilidad de trasplantes de donante cadáver. La pregunta que frecuentemente realizan los pacientes («¿cuánto tiempo va a durar mi trasplante?») es muy difícil de responder. En términos de vida media, es de aproximadamente 10 años para un trasplante de un donante cadáver y de 15 años para un trasplante de un donante vivo (Fig. 1-7). Sin embargo, proporcionar estimados de vida media a los pacientes puede causar confusión y ansiedad, ya que el intervalo de supervivencia es tan amplio y los pacientes tienden a «aferrarse» a estimados numéricos que puede no ser relevante para ellos.

Supervivencia de los pacientes
Dificultades con el análisis de los datos
Para ayudar a seleccionar la opción terapéutica más adecuada para los pacientes con ERC avanzada, los médicos y los pacientes muestran un comprensible interés en las tasas de supervivencia comparativas entre varias modalidades terapéuticas. Sin embargo, estas comparaciones son difíciles porque los datos de la bibliografía a menudo no reflejan el hecho

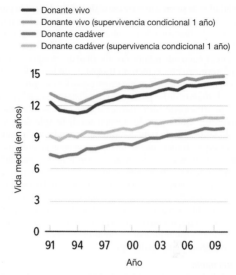

FIGURA 1-7. Vidas medias de los receptores de trasplante renal adultos. Fuente de datos: véase Hart A, Smith M, Skeans A, et al. OPTN/SRTR Annual Data Report 2014: kidney. Am J Transplant 2016;(suppl 1):18. (Reimpreso de Matas AJ, Smith JM, Skeans MA, et al. OPTN/SRTR 2012 Annual Data Report: kidney. Am J Transplant 2014;14(suppl1):11-44, con autorización.)

de que los pacientes cambien frecuentemente las modalidades terapéuticas y que las características de los pacientes seleccionados para cada modalidad pueden diferir considerablemente cuando se inicia el tratamiento. En los pacientes en diálisis, un gran número de factores comórbidos pueden afectar de forma adversa a la supervivencia, entre ellos la edad, la diabetes, las coronariopatías, la enfermedad vascular periférica, la enfermedad pulmonar obstructiva crónica y el cáncer. En general, los afroamericanos tienen una tasa de supervivencia mejor con la diálisis que los que no son afroamericanos, al igual que sucede con los pacientes obesos, mientras que determinados diagnósticos renales, como la amiloidosis, el mieloma múltiple y el cáncer de células renales, se asocian a pronósticos más desfavorables. Un estado nutricional deficiente, determinado por los niveles séricos de albúmina y prealbúmina, cada vez se reconoce más como un importante factor predictivo de supervivencia durante la diálisis prolongada (v. Capítulo 20). No tener en cuenta estos factores limita la exactitud de las comparaciones entre modalidades terapéuticas. El concepto de *epidemiología inversa* describe el fenómeno por el que factores asociados a un pronóstico desfavorable en personas sin nefropatía (p. ej., obesidad, hiperlipidemia e hipertensión) pueden asociarse a un mejor pronóstico en los pacientes en diálisis.

Comparación de modalidades terapéuticas

La mayor parte de los datos que comparan tasas de supervivencia para pacientes tratados con hemodiálisis, DPCA y trasplante renal de cadáver sugieren que el factor más importante para determinar la supervivencia es el estado de salud del paciente antes del tratamiento, en lugar de la modalidad terapéutica en sí. Los pacientes más saludables sometidos a diálisis tienen más probabilidades de pasar a formar parte de la lista de espera para el trasplante. La tasa de mortalidad anual para los pacientes en diálisis que esperan un trasplante está en torno al 6 %, un valor que es varias veces menor que la tasa de mortalidad global entre todos los pacientes en diálisis. Los pacientes en lista de espera tienen una reducción adicional del riesgo relativo de fallecimiento si posteriormente reciben un trasplante en lugar de continuar en diálisis. En la figura 1-6 se ilustra gráficamente este fenómeno, que registra el riesgo relativo de muerte de los pacientes en diálisis que se incluyeron en una lista de espera para trasplante de donante cadáver. Las tasas de supervivencia a largo plazo eran mejores para los receptores de trasplante que recibían un riñón de donante «ideal» o de donante «marginal» (v. Capítulo 5). Este beneficio en la supervivencia puede reconocerse en el primer año después del trasplante a pesar de las mayores tasas de mortalidad asociadas al procedimiento quirúrgico y al tratamiento inmunosupresor. La magnitud del beneficio sobre la supervivencia varía según la calidad del riñón trasplantado y de las características del paciente en el momento de incluirle en la lista de espera. Es más notable en pacientes jóvenes diabéticos. Como aproximación general, se puede decir que con un riñón de donante de buena calidad tiene una capacidad de aproximadamente el doble del período de vida previsto de un paciente en diálisis y en lista de espera.

Coste del tratamiento

El coste anual de la atención médica de los pacientes tratados de forma crónica con hemodiálisis en Estados Unidos es de unos 75 000 dólares. Los costes médicos durante el primer año tras el trasplante renal son considerablemente superiores y se calculan próximos a los 100 000 dólares. El coste de la atención médica es menor tras el primer año del trasplante comparado con el coste de la diálisis a pesar del coste anual (unos 10 000 dólares) del tratamiento inmunosupresor (v. Capítulo 21). Los costes acumulados promedio de la diálisis y del trasplante son aproximadamente los mismos durante los primeros 4 años de tratamiento. A partir de ese momento, los costes globales son menores tras el trasplante renal con éxito.

Calidad de vida. En la mayoría de los estudios se demuestra que la calidad de vida de los pacientes tratados con diálisis peritoneal supera la de los pacientes tratados con hemodiálisis en un centro de diálisis. Los pacientes en diálisis domiciliaria tienen supuestamente una buena calidad de vida, aunque factores de selección como el nivel de motivación del paciente y el estado de salud general de éste al principio del tratamiento dificultan la atribución de este beneficio sólo a la modalidad terapéutica. La mayoría de los pacientes en diálisis eligen el trasplante renal con la esperanza de mejorar su calidad de vida, y los receptores de trasplante con éxito refieren sistemáticamente una mejor calidad de vida de la que refieren los pacientes tratados con diálisis peritoneal o hemodiálisis domiciliaria. La satisfacción vital, el bienestar físico y emocional, y la capacidad para volver a trabajar son significativamente mejores en los receptores de un trasplante que en los pacientes en diálisis. El trasplante a menudo corrige o mejora algunas complicaciones de la uremia que no revierten por completo con la diálisis, entre ellas la anemia, la neuropatía periférica, la neuropatía autónoma y la disfunción sexual (v. Capítulo 11). La calidad de vida de los receptores de trasplante de donante vivo es más favorable si se compara con la observada en la población general. Los estudios sobre calidad de vida de pacientes en diálisis y con trasplante sugieren que, aproximadamente, los pacientes en diálisis valoran un año de vida en diálisis en un 80 % de un año de vida con un trasplante funcional.

INICIO DEL TRATAMIENTO DE LA ENFERMEDAD RENAL TERMINAL

No entra dentro del objetivo de esta obra realizar una exposición en profundidad de las indicaciones para iniciar el tratamiento renal sustitutivo. La mayoría de los pacientes con insuficiencia renal progresiva desarrolla síntomas de insuficiencia renal y necesitará tratamiento por ERT cuando la tasa de filtración glomerular descienda por debajo de 15 ml/min o el nivel de creatinina sérica aumente a más de 10 mg/dl. Muchos pacientes, sobre todo aquellos con diabetes, presentan síntomas con niveles inferiores de creatinina y con valores de filtración glomerular más elevados. El acceso a la hemodiálisis o la diálisis peritoneal deben disponerse con suficiente anticipación, de forma que el tratamiento pueda iniciarse cuando sea necesario, en lugar de tener que hacerlo de forma urgente. Se puede preservar así a los pacientes del sufrimiento y el riesgo que se asocian inevitablemente a la ERC avanzada. Dado que el acceso vascular permanente para la hemodiálisis necesita 4-8 semanas para madurar, debe colocarse pronto, por lo que puede evitarse el uso de catéteres venosos temporales para el acceso de la diálisis. En la diálisis peritoneal, la colocación del catéter peritoneal puede retrasarse hasta que la diálisis sea más inminente, porque sólo se necesitan 2 a 4 semanas antes de que se pueda usar el acceso. La derivación precoz de los pacientes con ERC a un nefrólogo duplica aproximadamente la posibilidad de entrar en la lista de espera y de recibir un trasplante antes de empezar con la diálisis. Los pacientes que empiezan la diálisis de forma urgente, o que no han sido atendidos por un nefrólogo antes de la diálisis tienen un pronóstico peor.

Sin embargo, la decisión de iniciar la diálisis es clínica, y debe basarse en los niveles de creatinina, nitrógeno ureico y determinados electrólitos, así como en la evaluación rigurosa de los síntomas urémicos. En el capítulo 8 se expone el trasplante preventivo o prediálisis. Es la modalidad terapéutica de elección para la ERT en lo que respecta a morbilidad, mortalidad y supervivencia a largo plazo del injerto, pero sólo el 6 % de los pacientes con ERT reciben un trasplante preventivo. El algoritmo de asignación de los trasplantes de donante cadáver (v. Capítulo 5) permite a los pacientes que aún no han iniciado la diálisis acumular puntos de tiempo de espera cuando su tasa de filtración glomerular (TFGe) es ≤ 20 ml/min. Sin embargo, el tiempo tan prolongado de espera para órganos de donantes fallecidos hace improbable que se adjudique un riñón a un paciente en prediálisis sin un donante vivo. Debe advertirse explícitamente a los pacientes en prediálisis que se incluyen en la lista de espera para un trasplante de donante cadáver y a los preparados para un trasplante de donante vivo que no demoren el establecimiento de una vía de acceso vascular de diálisis si fuera necesario antes de disponer de un órgano de donante. Este enfoque evita la necesidad de una preparación previa al trasplante indebidamente apresurada, que puede ser peligrosa y emocionalmente estresante tanto para el paciente como para los cuidadores.

Lecturas seleccionadas

Choi M, Fried L. Chronic kidney disease and progression. NephSAP 2015;14:5.

Hart A, Smith M, Skeans A, et al. OPTN/SRTR Annual Data Report 2014: kidney. Am J Transplant 2016;(suppl 1):18.

Inker L, Astor B, Fox C, et al. KDOQI US Commentary on the 2012 KDIGO Clinical Practice Guideline for the Evaluation and Management of CKD. Am J Kidney Dis 2014;63:713–735.

Iyasere O, Brown E, Johansson J, et al. Quality of life and physical function in older patients on dialysis: a comparison of assisted peritoneal dialysis with hemodialysis. Clin J Am Soc Nephrol 2016;11:423–430.

Kidney Disease: Improving Global Outcomes (KDIGO) CKD Work Group. KDIGO 2012 Clinical Practice Guideline for the Evaluation and Management of Chronic Kidney Disease. Kidney Inter Suppl 2013;3:1–150.

Radhakrishnan J, Remuzzi G, Saran R, et al. Taming the chronic kidney disease epidemic: a global view of surveillance efforts. Kidney Int 2014;86:246–250.

Salomon D. A CRISPR way to block PERVs—engineering organs for transplantation. N Engl J Med 2016;374:1089–1091.

Saran R, Li Y, Robinson B, et al. US Renal Data System 2015 Annual Data Report: epidemiology of kidney disease in the United States. Am J Kidney Dis 2016;67(3, suppl 1):S1–S434.

Thomas B, Wulf S, Bibkov B, et al. Maintenance dialysis throughout the world in years 1990 and 2010. J Am Soc Nephrol 2015;26:2621–2633.

Vella J, Wiseman A. Transplantation. NephSAP 2015;14:5.

Wetmore J, Collins A. Meeting the world's need for maintenance hemodialysis. J Am Soc Nephrol 2015;26:2601–2603.

2

Inmunobiología del trasplante

Hehua Dai y Fadi G. Lakkis

La inmunología del trasplante es el estudio de los mecanismos en los que se basa el rechazo al injerto. Debe sus raíces científicas al descubrimiento de los grupos sanguíneos, a principios de la década de 1900, por Karl Landsteiner en Viena y al esclarecimiento, menos de 50 años después, de los mecanismos celulares del rechazo al injerto por parte de Peter Medawar, en Londres, y Jacques Miller, en Melbourne. Sus descubrimientos básicos prepararon el camino para lograr el primer trasplante renal con éxito entre gemelos idénticos en Boston en 1954 y, poco después, para el desarrollo de fármacos para combatir el rechazo, que facilitaron el trasplante renal entre individuos genéticamente distintos. El resto, por supuesto, es historia.

El objetivo de este capítulo es describir las principales vías inmunológicas que causan el rechazo del injerto. En primer lugar, se presentarán los conceptos y definiciones básicos, y a continuación se expondrán los protagonistas celulares y moleculares responsables de iniciar y mediar en el proceso de rechazo. Los conocimientos adquiridos deberán ayudar al lector a comprender los principios fundamentales de las pruebas de histocompatibilidad (tipificación tisular y pruebas cruzadas, v. Capítulo 3), el diagnóstico y la clasificación del rechazo (v. Capítulos 10, 11 y 15) y los mecanismos de acción de los fármacos inmunosupresores (v. Capítulo 6).

CONCEPTOS Y DEFINICIONES BÁSICOS

Las células, los tejidos o los órganos trasplantados entre individuos genéticamente indistinguibles (gemelos idénticos) no sufren rechazo alguno. Sin embargo, la más mínima diferencia entre el donante y el receptor es suficiente para causar el rechazo del injerto, y será necesaria la administración de inmunosupresión continua al receptor. Cuanto mayor sea la disparidad genética, mayor será la probabilidad y la gravedad del rechazo. Por tanto, el rechazo es el resultado final de la respuesta inmunitaria del receptor contra elementos genéticamente determinados presentes en el órgano trasplantado. Estos elementos suelen ser proteínas, que son diferentes entre el donante y el receptor, y que se conocen como antígenos de trasplante o *aloantígenos*. El órgano trasplantado se denomina injerto o trasplante alogénico o, de forma más simple, *aloinjerto* o *alotrasplante,* y la respuesta inmunitaria desencadenada contra él se denomina respuesta *aloinmunitaria.* Ya que, en griego antiguo, «*allo*» significa «otro», este prefijo se usa en el trasplante clínico para representar todos los aspectos relacionados con órganos trasplantados entre miembros de la misma especie. Por el contrario, el prefijo «xeno», que significa «extraño o ajeno», se usa para designar el trasplante entre miembros de especies diferentes (p. ej., de cerdos a humanos). De ahí los términos *xenoantígenos, xenoinjertos* y *xenotrasplante (o heterotrasplante).*

Órganos distintos muestran tendencias diferentes al rechazo, ya sea porque provocan respuestas aloinmunitarias distintas o bien porque tienen una predisposición diferente a la lesión por mecanismo inmunológico. Esto se refleja en el grado de inmunosupresión que se requiere para mantener la supervivencia y la función del injerto (trasplante) a largo plazo. Los aloinjertos hepáticos son los que necesitan la menor inmunosupresión y los que tienen una mayor duración; los aloinjertos pulmonares y de intestino delgado son los que requieren la mayor inminusupresión y los que duran menos; y los trasplantes cardíaco y renal se sitúan en algún punto intermedio de ambas situaciones. También se ha observado que los aloinjertos renales trasplantados al mismo tiempo que un hígado (o corazón) del mismo donante tienden menos al rechazo que los riñones trasplantados de forma aislada o los trasplantados tras un órgano de un donante diferente. Asimismo, los aloinjertos renales obtenidos de donantes vivos no emparentados alcanzan una función y una supervivencia superiores que riñones igualmente compatibles de donante cadáver. Estas curiosas, pero importantes, observaciones clínicas se deben a características fundamentales de la respuesta aloinmunitaria, que se expondrá a continuación.

GENERALIDADES DEL RECHAZO DE UN ALOINJERTO

Entender los mecanismos del rechazo de aloinjertos puede parecer a primera vista una tarea titánica, debido a la infinidad de tipos de células y moléculas que participan en la respuesta inmunitaria y que inundan las páginas de los libros de inmunología como los jeroglíficos de una tumba del antiguo Egipto. Sin embargo, la realidad del tema es que el rechazo del trasplante gira en torno a una única célula clave o esencial, el *linfocito T*. Los animales de experimentación que carecen de linfocitos T no rechazan aloinjertos. Del mismo modo, la depleción intensa de linfocitos T en los humanos evita el rechazo hasta que estos linfocitos, aunque sean sólo unos pocos, han retornado a la circulación. Así pues, no sorprende que los fármacos inmunosupresores que han alcanzado un gran éxito en el trasplante de órganos, los inhibidores de la calcineurina (CNI, *calcineurin inhibitors*: ciclosporina y tacrolimus) y los antimetabolitos (azatioprina y ácido micofenólico), vayan dirigidos a la activación y la proliferación de los linfocitos T. Una excepción a la necesidad de linfocitos T para el rechazo de injertos es el rechazo inmediato, hiperagudo, de órganos entre individuos con incompatibilidad ABO. En este caso, la lesión del aloinjerto la producen anticuerpos preexistentes del receptor contra antígenos del grupo sanguíneo del donante, que se producen de forma independiente a los linfocitos T. Más adelante se comentará de nuevo este tipo de rechazo.

Los linfocitos T actúan como soldados y como orquestadores de la respuesta aloinmunitaria. Tras el reconocimiento de aloantígenos del donante introducidos (presentados) por el injerto, los linfocitos T del receptor se diferencian en linfocitos *citotóxicos* o *colaboradores* (*helper*). Los primeros destruyen directamente las células del injerto que presentan aloantígenos en su superficie, mientras que los segundos ayudan a otras células inmunitarias a través de receptores de membrana especializados o de proteínas secretadas conocidas como *citocinas*. Los linfocitos T colaboradores inducen a los *linfocitos B* a producir anticuerpos contra el aloinjerto (*aloanticuerpos*), y causan inflamación reclutando y activando células mieloides como los *neutrófilos* y los *monocitos*. Los aloanticuerpos dañan el injerto desencadenando la cascada del *complemento*, o estimulando los *macrófagos* y las *células citolíticas naturales* (*natural killer, NK*), otro tipo de célula linfoide. Por tanto, el rechazo del aloinjerto es una cascada de acontecimientos lesivos que se inician en primer lugar y principalmente por el reconocimiento de aloantígenos extraños del donante por parte de linfocitos T del receptor.

En las secciones siguientes se explicará qué son los aloantígenos, y el modo en que son presentados a los linfocitos T, los pasos necesarios para la activación y la diferenciación de los linfocitos T, y los posteriores procesos celulares y moleculares que finalmente provocan el rechazo del injerto. Por último, se explicará el modo en que subgrupos de *linfocitos reguladores* controlan las respuestas inmunitarias, y se expondrá el concepto de *tolerancia inmunológica*, que ojalá llegue a utilizarse algún día para minimizar el uso de la inmunosupresión farmacológica en los receptores de trasplante de órganos.

ANTÍGENOS DE TRASPLANTE (O DE HISTOCOMPATIBILIDAD)

Antígenos leucocitarios humanos

Los principales aloantígenos responsables de desencadenar la activación de los linfocitos T son los *antígenos leucocitarios humanos (HLA, human leukocyte antigens)*, también conocidos con el nombre genérico de moléculas del *complejo principal de histocompatibilidad (MHC, major histocompatibility complex)*. Los antígenos HLA son glucoproteínas codificadas por una familia de genes adyacentes (contiguos) en el cromosoma 6 (Fig. 2-1). Constan de dos familias: HLA de clase I y HLA de clase II. Las moléculas HLA de clase I comprenden varios grupos, HLA-A a HLA-G, pero las más relevantes clínicamente o *clásicas* son las HLA-A, HLA-B y HLA-C. Se encuentran en la superficie de todas las células nucleadas y de las plaquetas, pero no en los eritrocitos. Por otro lado, la expresión de las células HLA de clase II se limita a los linfocitos B, determinadas células mieloides y un subgrupo de linfocitos T activados. Los grupos clínicamente más relevantes son HLA-DP, HLA-DQ y HLA-DR. Las células mieloides que expresan moléculas HLA de clase II son *células presentadoras de antígenos (APC, antigen-presenting cells)* preparadas para captar y procesar antígenos para su presentación a los

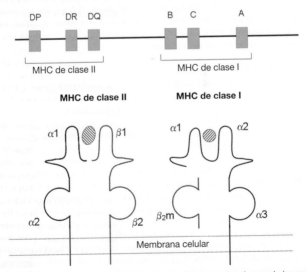

FIGURA 2-1. Estructura MHC/HLA. En la parte superior se muestra el mapa de los genes HLA localizados en el cromosoma 6 de los humanos. En la parte inferior, se muestran representaciones esquemáticas de moléculas de clase I MHC/HLA y moléculas MHC de clase II. Los círculos sombreados representan péptidos unidos a las hendiduras (surcos) peptídicas de péptidos de moléculas MHC/HLA.

linfocitos T. Incluyen *células dendríticas* y macrófagos, y se expondrán con detalle más adelante. Las células endoteliales humanas también expresan HLA de clase II durante la inflamación, sobre todo en respuesta a la citocina *interferón gamma (IFN-γ)*.

Las proteínas HLA se encuentran entre las más *polimórficas* de los humanos. Cualquier gen HLA determinado, p. ej., HLA-A, existe en muchas formas diferentes o *alelos* en la población humana, y cada alelo codifica una proteína HLA-A distinta; por ejemplo, HLA-A1, -A2, -A3, etc. En el último recuento, se han identificado más de 14 000 alelos HLA (> 3 000 sólo en el locus HLA-A), lo que hace que la probabilidad de que dos individuos no emparentados compartan las mismas moléculas HLA sea bastante escasa. Dado que una persona hereda dos alelos de cada gen HLA de clase I y de clase II, uno del padre y otro de la madre, y que ambos alelos se expresan como proteínas (*herencia codominante*), los hijos comparten el 50 % de sus moléculas HLA con cada progenitor (lo que se denomina compatibilidad de o para un haplotipo). Por otro lado, los hermanos tienen una probabilidad del 25 % de ser HLA idénticos (compatibilidad de o para dos haplotipos), el 50 % de probabilidad de ser compatibles para un haplotipo y el 25 % de ser totalmente incompatibles. Los episodios de recombinación (entrecruzamiento génico) durante la meiosis hacen que estas proporciones sean menos exactas. La herencia codominante de genes HLA y el hecho de que la mayoría de las personas son heterocigotas en los locus HLA implica que en la mayoría de los individuos las células llevarán dos moléculas distintas de cada tipo HLA. Por ejemplo, si se tipificaron los locus HLA-A, -B y -DR en una pareja donante/receptor prospectiva, como suele suceder en la práctica clínica (v. Capítulo 3), el donante y el receptor serían incompatibles en algún punto entre 0 y 6 de los alelos HLA tipificados. Por tanto, la naturaleza tan polimorfa del HLA y su expresión ubicua (generalizada) en el organismo son razones importantes por las que los antígenos HLA son los antígenos de histocompatibilidad por excelencia, en cierto modo la huella dactilar del injerto. Finalmente, llegará a aclararse por qué también son estimuladores tan potentes de la respuesta aloinmunitaria.

Función del HLA

Aunque se descubrió inicialmente por su papel en la histocompatibilidad, la principal función del MHC o HLA es presentar antígenos proteicos a linfocitos T en forma de fragmentos peptídicos unidos a ellos. Se trata de una función esencial en la inmunidad, porque los linfocitos T no reconocen antígenos proteicos enteros, no procesados, pero sí detectan péptidos derivados de ellos que están fijados a moléculas HLA. Los péptidos antigénicos se unen a una región específica de la molécula HLA conocida como *surco* o *hendidura peptídico/a* (Fig. 2-1 y cubierta). Los antígenos exógenos que entran en las células son hidrolizados a péptidos en endosomas y lisosomas, mientras que los antígenos endógenos son procesados por proteasomas. La carga de péptidos en las moléculas HLA se produce en el retículo endoplásmico con la ayuda de proteínas especializadas, conocidas como *transportadores asociados al procesamiento de antígenos (TAP, transporters associated with antigen processing)*. Generalmente, pero no de forma exclusiva, péptidos derivados de antígenos intracelulares se cargan en moléculas HLA de clase I, mientras que péptidos derivados de antígenos exógenos se unen a moléculas HLA de clase II. El complejo HLA-péptido resultante sufre una translocación a la membrana celular, donde es reconocido por linfocitos T. Las moléculas HLA no cargadas con péptidos son degradadas en el interior de la célula. La unión del complejo HLA-péptido al receptor clonotípico específico de los linfocitos T (el *receptor de antígenos de los linfocitos T [TCR, T-cell receptor for antigen]*) desencadena la activación de los linfocitos T (se proporciona más información más adelante). Suele aceptarse que las moléculas MCH (HLA) han ido ganando variabilidad (polimorfismo) a lo largo de la evolución para maximizar la posibilidad de presentar el conjunto más amplio posible de péptidos microbianos, confiriendo así inmunidad frente a la mayoría de las infecciones, lo que es, claramente, una ventaja selectiva para el huésped. Sin embargo, un inconveniente no deseado del polimorfismo del MHC es la creación de una sólida barrera frente al trasplante. Variando la secuencia de aminoácidos, las moléculas del MHC (HLA) se han convertido ellas mismas en antígenos de trasplante, actuando como iniciadores y dianas (objetivos) de la respuesta aloinmunitaria.

Estructura del HLA

Las moléculas HLA de clase I constan de una cadena polipeptídica polimórfica denominada *alfa* (también conocida como cadena pesada por su elevado tamaño relativo y grado de glicosilación) codificada por genes en el complejo HLA, y una cadena monomórfica β_2-*microglobulina* codificada por un gen en el cromosoma 15 lejos del complejo HLA (Fig. 2-1). Los dominios más amino-terminales de la cadena alfa (α_1 y α_2) forman el pequeño surco o hendidura donde se unen los péptidos antigénicos. Éstos, limitados a una longitud de 8-10 aminoácidos, junto con las regiones circundantes del surco de MHC de clase I son reconocidos por los TCR en los *linfocitos T CD8+*. Estos linfocitos T CD8+ constituyen el subgrupo de linfocitos responsables con mayor frecuencia de funciones citotóxicas, por lo que también se conocen como *linfocitos T citotóxicos (LTC)*. La molécula CD8 es una proteína transmembrana en los linfocitos T que se une al dominio monomórfico de la cadena alfa (α_3) y estabiliza la interacción entre el complejo HLA de clase I-péptido y el TCR. Por otro lado, la cadena β_2-microglobulina estabiliza la estructura de la propia molécula HLA de clase I. Ratones diseñados genéticamente con déficit de β_2-microglobulina carecen de moléculas MHC de clase I en sus células.

Las moléculas HLA de clase II constan de dos cadenas polimórficas *alfa* y *beta*, codificadas por genes en el complejo HLA (Fig. 2-1). El surco para la unión de péptidos está formado por los dominios amino-terminales (α_1 y β_1) de ambas cadenas, pero tiene una configuración abierta que permite la unión de péptidos de 14-20 aminoácidos de longitud. Los complejos HLA de clase II-péptido son reconocidos por TCR de *linfocitos T CD4+*, que son los linfocitos responsables con mayor frecuencia de funciones colaboradoras (*helper*): también se conocen como linfocitos *T colaboradores (T helper, Th)*. Uniéndose al dominio α_2, la molécula CD4 refuerza la interacción entre el complejo HLA de clase II-péptido y el TCR. Debido a que los linfocitos T CD4+ desempeñan un papel esencial en la orquestación de la respuesta aloinmunitaria, incluyendo la prestación de ayuda para la producción de aloanticuerpos, la compatibilidad en los locus HLA de clase II entre donantes y receptores es particularmente favorable para la supervivencia del aloinjerto a largo plazo.

HLA no clásico

Las moléculas HLA no clásicas son proteínas similares a las HLA de clase I que tienen polimorfismo limitado. Han despertado el interés de los especialistas en trasplante renal porque modulan la función de las células NK y, además, son dianas de aloanticuerpos. Un ejemplo importante es *HLA-G*, que se expresa intensamente en la placenta, donde contribuye a la tolerancia fetal inhibiendo células NK maternas. HLA-G se une a un receptor inhibidor de las NK que pertenece a la familia de *receptores tipo inmunoglobulina de las células NK*

(KIR, killer cell immunoglobulin-like receptor). Los niveles elevados de HLA-G circulante en receptores de trasplante renal se asocian a un menor riesgo de rechazo del injerto. Por el contrario, las moléculas HLA no clásicas *MICA* y *MICB* (*MHC class I polypeptide-related sequence A and B*, respectivamente) estimulan las células NK y algunos subgrupos de linfocitos T. La presencia de anticuerpos anti-MICA y anti-MICB en el receptor se correlaciona con el aumento de la incidencia de rechazo y pérdida del injerto.

Antígenos menores de histocompatibilidad

Incluso los órganos trasplantados entre individuos con compatibilidad HLA (p. ej., entre hermanos con compatibilidad para dos haplotipos) no están libres de sufrir rechazo, y ello se debe a que cualquier proteína presente en el injerto pero no en el receptor, o que sea lo suficientemente distinta (polimorfa) entre el injerto y el receptor, se comportará como un antígeno de trasplante, extraño. Estos antígenos de trasplante no HLA se denominan antígenos menores de histocompatibilidad (*mHA*). Una sola diferencia mHA no es tan potente en la inducción de aloinmunidad como una sola diferencia o disparidad HLA (de ahí la denominación «menor»), pero dado que existen numerosas discordancias mHA entre donantes y receptores, la respuesta anti-mHA acumulada sí es importante. Un mHA particular que ha captado la atención en el trasplante es el antígeno H-Y, que se encuentra sólo en los miembros masculinos de las especies. Los datos clínicos sugieren que posiblemente compromete la supervivencia de aloinjertos renales masculinos trasplantados a receptoras del sexo femenino. El papel de los mHA en la enfermedad de injerto contra huésped está bien establecido, ya que la inmensa mayoría de los trasplantes de células progenitoras hematopoyéticas se realizan entre individuos con compatibilidad HLA, lo que destaca más la contribución de los mHA. Las proteínas mitocondriales polimórficas constituyen otro tipo de mHA que puede desencadenar aloinmunidad. Esto es particularmente importante para las células progenitoras pluripotentes inducidas por el trasplante (iPS, *induced pluripotent stem*) generadas por transferencia nuclear, en donde el núcleo es «propio» pero las mitocondrias son extrañas.

Antígenos de los grupos sanguíneos

La incompatibilidad ABO constituye una potente barrera para el trasplante de órganos por dos razones. En primer lugar, los antígenos ABO no se limitan a los eritrocitos, sino que se encuentran en todas las células. En segundo lugar, los humanos generan anticuerpos contra antígenos de grupos sanguíneos extraños en la primera infancia. Estos anticuerpos surgen en respuesta a antígenos carbohidratos tipo ABO que se encuentran en comensales intestinales. Además, los anticuerpos anti-ABO, que son del isotipo IgM, los produce el subgrupo de *linfocitos B1* o *linfocitos B innatos*, que actúa de forma independiente de la ayuda de los linfocitos T. Por tanto, la existencia previa de anticuerpos anti-A o anti-B en el receptor (p. ej., en un paciente de grupo sanguíneo O) provoca el *rechazo hiperagudo* de injertos trasplantados procedentes de donantes con grupos sanguíneos A, B o AB. Este tipo de rechazo mediado por anticuerpos se caracteriza por destrucción celular endotelial y necrosis hemorrágica del injerto, en cuestión de minutos u horas tras el trasplante. Hoy en día, es una entidad clínica extremadamente inusual debido a la rigurosa comprobación de la compatibilidad ABO y la desensibilización de receptores renales de grupos ABO incompatibles antes del trasplante. Obsérvese que los anticuerpos preexistentes contra el HLA del donante también pueden causar rechazo hiperagudo, si bien el esmerado cribado (*screening*) de la presencia de estos anticuerpos en los receptores ha erradicado este problema. No obstante, como se expondrá más adelante, los anticuerpos preexistentes anti-HLA del donante (denominados anticuerpos específicos de donante o DSA, *donor-specific antibodies*) o los que se forman *de novo* tras el trasplante son una causa importante de lesión y pérdida del injerto posteriores.

La regla de la incompatibilidad ABO presenta dos excepciones. La primera es el trasplante de riñones A2 a través de barreras ABO, porque las personas de grupo sanguíneo A2 expresan niveles bajos del antígeno A en sus tejidos. La segunda es el trasplante de hígados o corazones a lactantes, porque los lactantes tienen títulos bajos de anticuerpos anti-A o anti-B y, además, se vuelven tolerantes a estos antígenos tras el trasplante. A diferencia del sistema ABO, la incompatibilidad Rh no supone una barrera de histocompatibilidad, dado que el principal antígeno Rh responsable de alosensibilización tras la exposición a la sangre (RhD) no se encuentra en células no eritroides.

ALORRECONOCIMIENTO (RECONOCIMIENTO ALOGÉNICO)

El acontecimiento central en el inicio de la respuesta aloinmunitaria es el reconocimiento de aloantígenos del donante por linfocitos T del receptor, un fenómeno que, en el ámbito de los trasplantes, se denomina *reconocimiento alogénico* o *alorreconocimiento*. Este fenómeno depende de la presencia en el receptor de linfocitos T *alorreactivos* que expresen receptores clonotípicos (TCR) capaces de interaccionar con aloantígenos y de la presentación de dichos aloantígenos por células presentadoras de antígenos (APC, *antigen-presenting cells*) especializadas.

Alorreconocimiento por linfocitos T

Los linfocitos T expresan, en sus membranas, receptores clonotípicos (TCR) que reconocen péptidos antigénicos unidos a moléculas HLA. Los TCR se generan de forma aleatoria durante la ontogenia a través de un proceso de reordenamiento génico, que da lugar a un repertorio muy diverso de TCR suficiente para reconocer millones de antígenos extraños. Sin embargo, un determinado linfocito T expresa un puñado de TCR diferentes en su superficie, lo que le permite responder a un número limitado de moléculas de antígeno. Normalmente, entre el 0,01 % y el 0,1 % o menos de los linfocitos T circulantes de un individuo reconocen y responden a un determinado antígeno microbiano, pero en el ámbito del trasplante, aproximadamente el 2 % al 10 % de los linfocitos T reaccionan ante el órgano no compatible. Dos son las principales razones para la elevada prevalencia (*frecuencia precursora*) de linfocitos T alorreactivos. En primer lugar, los TCR reconocen aloantígenos a través de dos vías: directa e indirecta (Fig. 2-2). El *alorreconocimiento directo* se refiere al reconocimiento, por parte de los TCR, de proteínas HLA intactas del donante que son extrañas (alogénicas) para el receptor, mientras que el *alorreconocimiento indirecto* se refiere al reconocimiento por los TCR de aloantígenos del donante (ya sean HLA o mHA), que son procesados por APC del receptor y presentados como pequeños péptidos unidos a moléculas HLA propias (receptor), la misma vía responsable de la presentación de antígenos microbianos. Los linfocitos T que reconocen aloantígenos a través de la vía directa son bastante prevalentes (superan en unas 100 veces a los linfocitos T alorreactivos generados por la vía indirecta), debido a un sesgo intrínseco del sistema inmunitario para generar TCR que reconocen moléculas HLA en general, y debido a la reactividad cruzada de los TCR. El sesgo se produce durante el desarrollo de los linfocitos T en el timo, donde se favorece la supervivencia de linfocitos T inmaduros que reconocen moléculas HLA y sufren una posterior selección y maduración. El término *reactividad cruzada* se refiere al hecho de que muchos linfocitos T que portan TCR específicos para antígenos microbianos (péptidos microbianos unidos

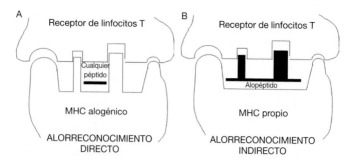

FIGURA 2-2. Vías de alorreconocimiento. El receptor de linfocitos T (TCR) reconoce moléculas MHC/HLA alogénicas intactas (**A:** alorreconocimiento directo) o alopéptidos unidos al surco (hendidura) de moléculas MHC/HLA propias (**B:** alorreconocimiento indirecto). Los linfocitos T capacitados para el alorreconocimiento directo representan la mayor parte de los linfocitos T del receptor que responden al órgano trasplantado.

a MHC/HLA propio) también reconocen moléculas MHC/HLA no propias (alogénicas), intactas, que forman complejos con péptidos propios o no propios (Fig. 2-2). La segunda razón para la elevada frecuencia y potencia de los linfocitos T alorreactivos es la presencia evidente de *linfocitos T de memoria* en el repertorio de linfocitos T alorreactivos de los humanos. Los linfocitos T de memoria comparten la misma especificidad antigénica que sus precursores inactivados, pero se presentan con una frecuencia mucho mayor y tienen una capacidad proliferativa muy superior una vez activados por el antígeno. Se comentarán más adelante, en otra sección del capítulo, debido al importante papel que desempeñan en la aloinmunidad.

Células presentadoras de antígenos

La activación de los linfocitos T depende del estrecho contacto entre la APC y el linfocito T, ya que la APC no sólo proporciona los medios por los que los complejos HLA-péptido se presentan a los TCR, sino que, como se expondrá en la siguiente sección, proporciona las señales necesarias que se requieren para la proliferación y la diferenciación de los linfocitos T. Se sabe que tanto las *células dendríticas (DC)* como los macrófagos, los linfocitos B y las células endoteliales humanas activadas actúan como APC, pero las células dendríticas son, con diferencia, las más potentes. Son células mieloides que derivan de un precursor en la médula ósea, pero también derivan de monocitos durante la inflamación. Las células dendríticas se encuentran en un estado quiescente (inmaduro) por todo el cuerpo, en órganos linfoides primarios (médula ósea) y secundarios (bazo, ganglios linfáticos y tejido linfoide asociado a mucosas), así como en los órganos que suelen trasplantarse: riñón, hígado, pulmón y páncreas. Tras encontrarse con estímulos microbianos o inflamatorios, las células dendríticas entran en un proceso de maduración durante el cual aumenta la expresión del HLA, la maquinaria necesaria para captar antígenos proteicos y procesarlos en péptidos pequeños y encajarlos en los surcos peptídicos de las moléculas HLA, de las proteínas de membrana que coestimulan linfocitos T y de las citocinas necesarias para la diferenciación de éstos. Por tanto, las células dendríticas se transforman en un dispositivo celular excelente para la activación de linfocitos T. Los linfocitos T vírgenes (*naive*) interaccionan con y son activados por células dendríticas presentadoras de antígenos en los tejidos linfoides secundarios (ganglios linfáticos, bazo y tejidos linfoides asociados a mucosas). Por el contrario, los linfocitos

T de memoria pueden activarse por células dendríticas en cualquier parte del organismo. La opinión general actual es que las células dendríticas desempeñan un papel esencial en la aloinmunidad, aunque también contribuyen otras APC como los linfocitos B y los macrófagos, por ejemplo, durante las fases tardías de la respuesta aloinmunitaria.

El trasplante supone un escenario inmunológico interesante porque existen dos tipos de células dendríticas que pueden activar linfocitos T del receptor: las del donante presentes en el órgano trasplantado y, por supuesto, las propias del receptor. Durante muchos años, se ha supuesto que las células dendríticas del donante eran responsables de la mayor parte de la activación aloinmunitaria porque llevan moléculas HLA intactas del donante y, por tanto, estimulan la población altamente prevalente de linfocitos T directamente alorreactivos. Por otro lado, a las DC del receptor se les asignó el papel menos central de presentar indirectamente antígenos procesados del donante a una población mucho menos prevalente de linfocitos T alorreactivos. Sin embargo, los datos recientes indican que las DC del donante, que salen del injerto en bloque y migran a los órganos linfoides secundarios del receptor en cuestión de horas tras el trasplante, tienen de hecho una vida extremadamente breve, pero transfieren rápidamente su carga antigénica que consta fundamentalmente de HLA del donante a las DC del receptor. Las DC del receptor asumen entonces la tarea de activar linfocitos T de éste a través tanto de la vía de alorreconocimiento directo como indirecto. Las DC del receptor también pueden adquirir HLA del donante a partir de microvesículas liberadas desde el injerto a la circulación en el momento del trasplante. El proceso de transferir moléculas HLA intactas del donante a las DC del receptor se denomina *cross-dressing*. La presentación por parte de DC «*cross-dressed*» del receptor de HLA donante a linfocitos T directamente alorreactivos se denomina *vía de alorreconocimiento semidirecto*. Por tanto, las DC del donante son como fletar buques de carga que proporcionan HLA de donante y otros aloantígenos a DC del receptor, que a continuación estimulan la respuesta aloinmunitaria tanto a través de la vía de alorreconocimiento directo como de la vía de alorreconocimiento indirecto. A los pocos días del trasplante, los aloinjertos se repueblan con DC derivadas de monocitos del receptor. Los datos experimentales recientes sugieren que estas DC siguen desempeñando un papel en el proceso de rechazo captando linfocitos T efectores que entran en el injerto.

ACTIVACIÓN DE LOS LINFOCITOS T

La activación plena de los linfocitos T alorreactivos depende de tres señales (Fig. 2-3). La *señal 1* se proporciona por la unión de los TCR de linfocitos T a complejos HLA-péptido de APC, y es una señal necesaria, pero no suficiente, para la proliferación y la diferenciación de los linfocitos T. La *señal 2* se produce por la unión de moléculas accesorias especializadas de las APC a sus receptores en los linfocitos T. Junto con la señal 1, la señal 2 causa la proliferación y la diferenciación de los linfocitos T. Finalmente, las citocinas producidas por APC proporcionan la *señal 3*, que determina la vía de diferenciación de los linfocitos T en subtipos especializados. A continuación, se describen estas señales y los tipos y funciones de los subtipos de linfocitos T que se generan.

Señal 1: señalización de TCR

La unión del antígeno (complejo HLA-péptido) al TCR desencadena una cascada de señalización que conduce a la activación de los linfocitos T. Estas señales no se transducen a través del TCR propio, sino a través del *complejo*

CD3 adosado, un grupo de cadenas proteicas invariables (no polimórficas) que se asocian al TCR. Los correceptores CD4 y CD8 sobre los linfocitos T también participan en la señal de activación mediada por el complejo TCR-CD3 interaccionando con la misma molécula MHC reconocida por el TCR. Los anticuerpos que se dirigen contra una o más proteínas del complejo CD3 bloquean la activación de los linfocitos T. Un ejemplo es OKT3, el primer anticuerpo monoclonal usado en medicina clínica, y que se retiró (v. Capítulo 6), que se utilizó para tratar el rechazo agudo y grave del aloinjerto. La señal de activación transducida por el grupo TCR-CD3 depende de *tirosina-cinasas* (*Lck, ZAP-70* y *Fyn*) que provocan el reclutamiento y la activación de la enzima *fosfolipasa C-γ 1 (PCL-γ1)*. Esta enzima cataliza la rotura del lípido de membrana fosfatidilinositol bifosfato (PIP$_2$) para generar dos segundos mensajeros: diacilglicerol (DAG) e inositol 1,4,5-trifosfato (IP$_3$). El DAG activa las vías de la *proteína-cinasa C (PKC)* y de la *proteína-cinasa activada por mitógenos (MAPK, mitogen-activated protein kinase)*, mientras que IP$_3$ activa la vía de la *calcineurina* previo aumento de la concentración intracelular de calcio. Juntas, las vías de la PKC, la MAP-cinasa y la calcineurina, activan finalmente *factores de transcripción* esenciales (*NFkB, AP-1* y *NFAT,* respectivamente), que inducen la transcripción de genes de citocinas necesarios para la proliferación y la diferenciación de los linfocitos T. La vía de la calcineurina es el objetivo de los inhibidores de la calcineurina (CNI, *calcineurin inhibitor*) (v. Capítulo 6), que se unen a proteínas especializadas en la célula conocidas como *inmunofilinas*: *ciclofilina,* en el caso de la ciclosporina, y *proteína fijadora de FK (FKBP),* en el caso del tacrolimus. El complejo fármaco-inmunofilina bloquea entonces la activación de la calcineurina mediante la *calmodulina,* una enzima dependiente del calcio.

Señal 2: coestimulación

Además de la señal 1, los linfocitos T deben recibir una segunda señal para sufrir una proliferación y diferenciación completa en linfocitos *efectores*, que incluyen células citotóxicas o células colaboradoras. La señal 2 se produce por la interacción de *receptores coestimuladores* de linfocitos T con sus ligandos en las APC (Fig. 2-3). Si no se proporciona la segunda señal, la activación de los linfocitos T se ve abortada, lo que produce *deleción* (destrucción) de linfocitos T o *anergia*. Esta última es un estado prolongado de refractariedad a la estimulación por el antígeno. En los linfocitos T vírgenes (*naive*), las moléculas coestimuladoras faltan o bien se expresan de forma constitutiva, pero son inducidas o incrementadas por la activación de los linfocitos T con el antígeno. Esto asegura que la estimulación de linfocitos T que ya han encontrado antígenos se amplifica más, mientras que la activación accidental de linfocitos T pasajeros no. A continuación, se presenta un resumen de las principales vías coestimuladoras que intervienen en la activación de los linfocitos T.

Integrinas

Para lograr una señalización constante de los TCR, se necesita la interacción prolongada entre las células dendríticas que presentan el aloantígeno y el linfocito T alorreactivo. La interacción estable, prolongada, entre ambos la posibilitan las moléculas de adhesión celular conocidas como *integrinas*. La integrina *LFA-1* y la molécula *CD2* de los linfocitos T se unen a sus ligandos *ICAM-1/ICAM-2* y *CD58 (LFA-3)*, respectivamente, sobre la superficie de células dendríticas (Fig. 2-3). LFA-1 y CD2 median en la adhesión inicial, transitoria, entre linfocitos T inactivos y células dendríticas, pero una vez que un linfocito T se encuentra con la célula dendrítica que presenta el antígeno que reconoce, la señalización a través del TCR altera la

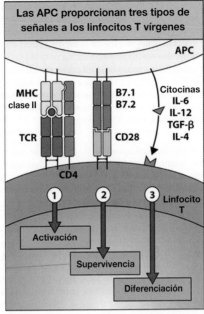

Las APC proporcionan tres tipos de señales a los linfocitos T vírgenes

FIGURA 2-3. Señales necesarias para la activación, la proliferación y la diferenciación de los linfocitos T. La *señal 1* la proporciona la unión del TCR de los linfocitos T al complejo MHC-péptido de las APC. El CD4 o el CD8 en los linfocitos T refuerza esta interacción por la fijación a una región no polimorfa de MHC de clase I o de clase II, respectivamente. La señal 1 es necesaria, pero no suficiente, para la proliferación y la diferenciación de los linfocitos T. La *señal 2* se proporciona por la unión de moléculas coestimuladoras especializada en las APC a sus receptores en los linfocitos T. Junto con la señal 1, la señal 2 provoca la proliferación de linfocitos T. Finalmente, las citocinas producidas por APC proporcionan la *señal 3*, que determina la vía de diferenciación de linfocitos T en subtipos especializados (v. Fig. 2-4). Las moléculas coestimuladoras y las citocinas que se muestran son sólo algunos ejemplos de otras varias. (Reimpreso de Murphy K, Weaver C. *Janeway's Immunobiology.* 9th ed. New York: Garland Science;2016, con autorización.)

conformación molecular de las integrinas (*señalización desde dentro hacia fuera o «inside-out»*), y aumenta su afinidad y avidez por sus ligandos. LFA-1 y CD2 también proporcionan señales intracelulares (*señalización desde fuera hacia dentro o «outside-in»*) que contribuyen a la activación de los linfocitos T, con lo que actúan como auténticas moléculas coestimuladoras. Los anticuerpos contra LFA-1 o CD2 retrasan el rechazo del trasplante renal en primates no humanos y, en el caso de CD2, reducen el número de linfocitos T de memoria aloreactivos. El desarrollo y la comercialización de anticuerpos anti LFA-1 (efalizumab) y anti CD2 (alefacept) para el uso clínico en la autoinmunidad y el trasplante se han interrumpido debido a la observación de graves efectos secundarios como la leucoencefalopatía multifocal progresiva (LMP) causada por reactivación del virus JC.

B7-CD28

CD28 es un receptor coestimulador que se encuentra en todos los linfocitos T vírgenes, y que interacciona con las moléculas coestimuladoras B7.1 (CD80) y B7.2 (CD86) expresadas en APC maduras, es decir células dendríticas. Un linfocito T vírgen (*naive*) debe captar ambos ligandos, antígeno y coestimulador, en la misma APC. La señalización intracelular mediante CD28 aumenta la activación de la misma enzima desencadenada por el grupo TCR, la PLC-γ, y potencia los efectos de la estimulación antigénica sobre la transcripción de genes esenciales necesarios para la proliferación de los linfocitos T, por ejemplo, los genes de la interleucina 2 (IL-2) y de la cadena α del receptor de IL-2 (IL-2R α). El belatacept (CTLA4-Ig), que se une con gran afinidad a moléculas B7 e impide que interaccionen con CD28, se usa en la práctica clínica para la prevención del rechazo del aloinjerto en receptores de trasplante renal (v. Capítulo 6).

CD40-CD154

CD154, también conocido como ligando CD40 (CD40L), se expresa en linfocitos TCD4+ activados, mientras que CD40 se encuentra fundamentalmente en linfocitos B, células dendríticas y macrófagos. CD154 se descubrió en primer lugar por su papel en la inducción de cambio de isotipo de anticuerpos en los linfocitos B. El cambio de isotipo es el proceso por el que linfocitos B cambian de isotipos productores de IgM a los isotipos productores de anticuerpos IgG, más efectivos. Por tanto, la interacción de CD40 con CD154 es un mecanismo importante por el que los linfocitos T CD4+ proporcionan ayuda a los linfocitos B. CD154 es también un potenciador esencial de la estimulación de los linfocitos T, si bien de una forma indirecta. Uniéndose a CD40, aumenta la expresión de B7 y fomenta la producción de citocinas por las células dendríticas, lo que, a su vez, conduce a una coestimulación adicional de los linfocitos T, especialmente del subtipo CD8+. Algunos estudios preclínicos han demostrado que los anticuerpos que bloquean la vía CD40-CD154 son agentes anti-rechazo muy eficaces. Sin embargo, al probarse en humanos, los anticuerpos anti-CD154 causaron efectos secundarios tromboembólicos graves debido a la expresión de CD154 en las plaquetas. Otro método, probablemente más seguro, para bloquear la vía CD40-CD154 es el uso de anticuerpos anti-CD40, actualmente sometidos a pruebas clínicas en receptores de trasplante renal.

Otras vías coestimuladoras

Otras vías coestimuladoras que contribuyen a la señal 2 en los linfocitos T son las vías *41BBL-41BB (CD137), OX40L-OX40, CD70:CD27* e *ICOSL-ICOS*. Excepto CD27, que se encuentra de forma constitutiva en linfocitos T *naive*, 41BB, OX40 y CD70 se inducen tras la activación de los linfocitos T, lo que subraya su papel para sostener la activación de estas células. En animales de experimentación, el bloqueo de estas vías inhibe el rechazo del aloinjerto en diversos grados.

Señal 3: citocinas

Las citocinas que intervienen en la activación de los linfocitos T son proteínas secretadas por APC maduras o por los propios linfocitos T. En el contexto de la activación de los linfocitos T actúan con dos fines principales: estimulan la proliferación de linfocitos T e inducen la diferenciación de éstos a múltiples subtipos efectores con fenotipos y funciones distintos. Sin embargo, las citocinas también pueden regular los linfocitos T, o actuar sobre otras células inmunitarias o no inmunitarias para potenciar o suprimir la inflamación. A la mayoría de las citocinas se las conoce por el término *interleucina* (IL) seguido de un número que se refiere al orden en el que se descubrieron. Aquí se resumirán las características importantes de las citocinas esenciales que intervienen en la activación y la diferenciación de los linfocitos T.

Interleucina 2 (IL-2)

La IL-2 es el primer mitógeno de linfocitos T descubierto gracias a su gran capacidad para inducir la proliferación de linfocitos T en cultivo (*in vitro*). La IL-2 está producida por linfocitos T activados por antígenos, y actúa sobre los mismos linfocitos que la producen (acción autocrina) o sobre linfocitos vecinos (acción paracrina). Los linfocitos T inactivos expresan una forma de baja afinidad del *receptor de interleucina 2 (IL-2R)*, que consta de dos cadenas proteicas: gamma (γ) y beta (β). Tras la activación por el antígeno y moléculas coestimuladoras, los linfocitos T expresan una tercera cadena, la cadena alfa (α) o *CD25*, que aumenta unas 1 000 veces la afinidad del IL-2R. La unión de la IL-2 al IL-2R de alta afinidad provoca la proliferación (*expansión clonal*) de linfocitos T activados por antígenos (Fig. 2-3). Los anticuerpos monoclonales anti-CD25 que bloquean la cadena α del IL-2R son potentes inhibidores de la proliferación de linfocitos T *in vitro,* pero cuando se usan en humanos (p. ej., basiliximab utilizado como tratamiento de inducción en receptores de trasplante renal, v. Capítulo 6), son agentes inmunosupresores relativamente moderados. Una explicación a esta paradoja es la presencia de otras citocinas que también apoyan la proliferación y la supervivencia de los linfocitos T, entre ellas *IL-4, IL-7, IL-9, IL-15* e *IL-21*. Los receptores para estas citocinas contienen la misma cadena γ que se encuentra en el IL-2R y, por tanto, se denominan *familia de receptores de citocinas de cadena γ común* (γ$_c$). Los anticuerpos cuyo objetivo es la cadena γ_c deben ser muy inmunosupresores, pero probablemente causarían una linfopenia grave porque también se necesitan IL-7 e IL-15 para el mantenimiento homeostático de linfocitos T *naive* y de memoria. Los humanos portadores de mutaciones en el gen ligado al cromosoma X que codifica la cadena γ_c común tienen inmunodeficiencia combinada grave (IDCG), el síndrome del «niño burbuja», que se caracteriza por cifras muy bajas de linfocitos T y NK, y una función deficiente de los linfocitos B. La señalización a través de la familia de receptores de citocinas de cadena γ_c está mediada por una tirosina-cinasa de la proteína *cinasa Janus (JAK), Jak3*. Las mutaciones que inactivan Jak3 también causan IDCG en humanos. JAK3 fosforila y activa factores de transcripción específicos conocidos como transductores de señal y activadores de la transcripción (*STAT*). Se dispone actualmente del tofacitinib, un inhibidor de JAK3, para el tratamiento de la artritis reumatoide y la psoriasis. Aunque se ha demostrado que no es inferior a la ciclosporina para evitar el rechazo, su uso no ha sido autorizado en el trasplante, posiblemente a causa de la mayor incidencia de infecciones cuando se combina con otros inmunosupresores. Otra razón por la que el bloqueo de IL-2Rα no resultó tan eficaz como se esperaba en los receptores de trasplante es que también se necesita la IL-2 para la proliferación y el mantenimiento de un subgrupo de linfocitos CD4+ que tienen funciones reguladoras. Los linfocitos T reguladores, o *Treg*, expresan niveles elevados de IL-2Rα, y son necesarios para evitar la autoinmunidad. En el ámbito de los trasplantes, es probable que eviten el rechazo. Se comentarán más adelante.

Citocinas y subgrupos de linfocitos T

Las citocinas producidas por APC o por linfocitos T activados dirigen la diferenciación de los linfocitos T proliferantes a múltiples poblaciones efectoras (Fig. 2-4). Los *linfocitos T CD4+* se diferencian en cuatro subpoblaciones *colaboradoras (helper)* principales (*Th1, Th2, Th17, T$_{FH}$*) y una subpoblación *reguladora* (*Treg*), mientras que los *linfocitos T CD8+* se diferencian en *linfocitos T citotóxicos (CTL, cytotoxic T cells)*. Los linfocitos T CD8+ también pueden

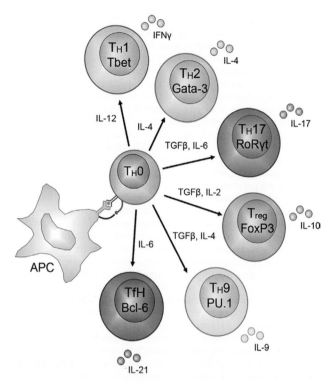

FIGURA 2-4. Subtipos de linfocitos T colaboradores (T$_H$, *T helper*).Tras la activación por células presentadoras de antígenos (APC), los linfocitos T CD4+ (T$_H$) se diferencian en múltiples
subtipos según qué citocinas se encuentran en el entorno y según la expresión de factores
de transcripción específicos en el núcleo celular (Tbet, Gata3, etc….). T$_H$9, no explicado en el
texto, representa una subpoblación de linfocitos T que produce la citocina IL-9. Interviene en la
inmunidad o en la tolerancia, pero no está clara la función que desempeña en el trasplante. (De
Russ BE, Prier JE, Rao S, et al. T-cell immunity as a tool for studying epigenetic regulation of
cellular differentiation. Font Genet 2013;4:218. Copyright © 2013 Russ, Prier, Rao and Turner.
https://creativecommons.org/licenses/by/3.0/legalcode).

adquirir funciones colaboradora o reguladora análogas a las de linfocitos
T CD4+ y, a su vez, los linfocitos T CD4+ también pueden ser citotóxicos. Las
citocinas también ayudan a los linfocitos T efectores en la transición a *linfocitos
T de memoria (T$_M$)* de vida más prolongada. A continuación, se muestra un
breve resumen de subtipos de linfocitos T y de las citocinas necesarias para
su diferenciación y función. Es importante señalar que todos los subtipos de
linfocitos T efectores participan en el rechazo del aloinjerto, algunos con un
papel más dominante que otros.

Los **linfocitos Th1** constituyen la subpoblación prototípica de linfocitos
responsables del rechazo. Su diferenciación está dirigida por la *IL-12* y el
interferón gamma (*IFNγ*). La IL-12 está producida por células dendríticas
activadas, mientras que el IFNγ es secretado por los propios linfocitos Th1,
así como por otras células como los linfocitos B. Para la diferenciación de los
Th1 son necesarios los factores de transcripción *STAT1* y *T-bet*. Los linfocitos

Th1 producen cantidades abundantes de IFN-γ, *factor de necrosis tumoral alfa (TNF-α, tumor necrosis factor-alpha)* y *linfotoxina (LT)*, que promueven el rechazo del aloinjerto activando macrófagos, lesionando directamente las células endoteliales del injerto, induciendo la producción de anticuerpos IgG fijadores del complemento por los linfocitos B y estimulando la diferenciación de linfocitos T CD8+ en linfocitos T citotóxicos. Bloquear únicamente el IFNγ no es una estrategia terapéutica útil, ya que el IFNγ también tiene funciones reguladoras. En los ratones, estimula los Treg y limita la proliferación de linfocitos T. La FDA ha autorizado el uso de ustekinumab, un anticuerpo monoclonal contra la subunidad p40 de la IL-12 (IL-12p40) que también es compartida con la IL-23 (v. más adelante), para el tratamiento de la psoriasis. Su utilidad en el trasplante no se ha comprobado todavía.

Los **linfocitos Th2** constituyen el subtipo de linfocitos responsable de las reacciones alérgicas, y también contribuyen al rechazo del aloinjerto. Su diferenciación depende de la *IL-4*, producida por diversas células, y de los factores de transcripción *STAT6* y *GATA3*. Los linfocitos Th2 producen *IL-4, IL-5, IL-9, IL-10 e IL-13*, que activan eosinófilos, basófilos y mastocitos, y estimulan la producción de isotipos de anticuerpos concretos, generalmente los que no fijan el complemento. La IL-10 también tiene propiedades inmunorreguladoras que amortiguan el rechazo. Los linfocitos Th2 son adecuados para mediar en el rechazo del aloinjerto en roedores de experimentación, pero son mucho menos potentes que los linfocitos Th1. En algunas circunstancias, los lonfocitos Th2 inhiben la formación de linfocitos Th1 y retrasan el rechazo.

Los **linfocitos Th17** son una subpoblación particularmente capaz de responder a infecciones fúngicas. Se denominan por la citocina característica que producen, *IL-17*, y contribuyen al rechazo del aloinjerto promoviendo la inflamación. La diferenciación de linfocitos T inactivos estimulados por antígenos al fenotipo Th17 depende de *TGFβ*, *IL-6* e *IL-21*, y de los factores de transcripción *STAT6* y *RORγT*. La citocina IL-23 estabiliza el fenotipo de los linfocitos Th17 asegurando la producción continua de IL-17. Las interleucinas IL-6 e IL-23 son producidas por células dendríticas y otras células mieloides activadas. IL-23 comparte una cadena proteica, la subunidad IL-12p40, con IL-12. IL-21 es producida por linfocitos Th17 y actúa como un factor de crecimiento autocrino. Los linfocitos Th17 promueven la inflamación secretando IL-17, lo que estimula la producción de factores quimiotácticos de neutrófilos por células epiteliales y otras células del estroma en el injerto. Los linfocitos Th17 también participan en la formación de *tejidos linfoides terciarios* en los puntos de inflamación crónica. Estos tejidos linfoides terciarios, que comparten una arquitectura similar con los ganglios linfáticos, se han observado en aloinjertos renales que sufren rechazo crónico, lo que sugiere que podrían intervenir en la respuesta inmunitaria local. Se dispone del secukinumab, un anticuerpo monoclonal anti IL-17, para su uso en pacientes con psoriasis y artritis reumatoide. La aprobación de anticuerpos que bloqueen el IL-17R es algo probablemente inminente. Actualmente se está evaluando un anticuerpo monoclonal anti-IL-21 en pacientes con enfermedades autoinmunitarias. Sigue sin determinarse si alguno de los nuevos agentes biológicos proporciona algún beneficio a los receptores de trasplante renal.

Los **linfocitos T_FH** (*follicular helper,* **colaboradores foliculares**) desempeñan un papel esencial en la producción de anticuerpos ayudando a los linfocitos B. Su generación depende de la IL-21 y del factor de transcripción *Bcl6*. Expresan el receptor de quimiocinas *CXCR5*, que dirige su migración a folículos de linfocitos B en tejidos linfoides secundarios, donde inducen la diferenciación de linfocitos B activados a células plasmáticas productoras de anticuerpos a través de interacciones CD40L-CD40 y la secreción de citocinas, en concreto IL-4 e IL-21. En los trasplantes, los T_{FH} son importantes para conducir la producción de aloanticuerpos que son nocivos para la supervivencia del injerto. Por tanto, se espera que la interrupción de interacciones CD40L-CD40 sea doblemente beneficiosa mediante el bloqueo de la activación de linfocitos T, así como la ayuda de los linfocitos T a los linfocitos B.

Los **linfocitos T citotóxicos (CTL, *cytotoxic T lymphocytes*)** se unen, a través de sus TCR, a células diana que expresan complejos MHC-péptido no propios, e inducen la destrucción de células diana a través de la secreción de *perforina* y *granzimas*. La perforina es una proteína formadora de canales, mientras que las granzimas son proteasas de serina que desencadenan la muerte celular programada mediante la activación de caspasas. Para la diferenciación de los CTL a partir de linfocitos CD8+ activados, se necesita IFNγ secretado por linfocitos Th1 y el factor de transcripción Tbet.

Vía de la diana de la rapamicina en células de mamífero (mTOR) o diana mecanicista de la rapamicina

Una importante vía de señalización intracelular que interviene en la proliferación de los linfocitos T es la vía de mTOR(*mammalian target of rapamycin*), que es inhibida por la rapamicina, un fármaco inmunodepresor (también conocido como sirolimus), y por el everolimus, un fármaco estrechamente relacionado (v. Capítulo 6). mTOR es una proteína-cinasa que se encuentra en muchos tipos de células, entre ellas los linfocitos T. Interviene en la progresión del ciclo celular desde la fase G1 a la fase S (proliferación), en la supervivencia celular, en el crecimiento celular y en la autofagia celular. mTOR actúa mediante la asociación a otras proteínas para formar dos complejos: mTORC1 y mTORC2. El primero (mTORC1), el objetivo principal de la rapamicina, es un sensor de nutrientes que desempeña un papel esencial en la regulación del metabolismo celular y, por tanto, en la homeostasis y la proliferación celulares. mTORC2, que se inhibe ante concentraciones más elevadas de rapamicina, interviene en la organización de la actina y la supervivencia celular. Las funciones pleiotrópicas de mTOR y su expresión ubicua en muchos tipos celulares son las posibles explicaciones por las que el uso clínico de la rapamicina en el trasplante se ha visto limitado por su eficacia variable y por la elevada incidencia de efectos secundarios. Por ejemplo, la rapamicina inhibe la proliferación de linfocitos T, pero paradójicamente aumenta la generación de linfocitos T de memoria. Sin embargo, la rapamicina se administra a veces a receptores de trasplante para sustituir a los inhibidores de la calcineurina (CNI) o como adyuvante de éstos, o en los pacientes con una neoplasia simultánea. En el futuro, nuevos inhibidores selectivos de mTORC1 y mTORC2 pueden llegar a mostrarse más útiles.

LINFOCITOS T DE MEMORIA

Durante una respuesta inmunitaria, se genera un gran número de linfocitos efectores, pero la mayor parte sufre *una muerte celular inducida por activación* (AICD, *activation-induced cell death*) por apoptosis a medida que la respuesta evoluciona. Los escasos linfocitos efectores que sobreviven dan origen a *linfocitos T de memoria (T_M)*. La diferenciación de efector a memoria depende de las citocinas IL-7 e IL-15. Los T_M retienen la especificidad antigénica y a menudo el fenotipo funcional de sus precursores. En los humanos, constan de dos subgrupos principales: *memoria central (T_{CM})* y *memoria efectora (T_{EM})*. Los linfocitos T_{CM}, que expresan el receptor de quimiocinas CCR7, circulan a través de tejidos linfoides secundarios y tejidos periféricos no linfoides, y tienen una gran capacidad de proliferación, mientras que T_{EM}, que expresa el receptor de quimiocinas CXCR3, pero carece de CCR7, circula predominantemente a través de tejidos no linfoides y el bazo, y tienen una mayor capacidad para funciones efectoras inmediatas caracterizadas por la liberación de IFNγ, perforina y granzima. Recientemente, se han descrito poblaciones de linfocitos T de memoria residentes (T_{RM}) que permanecen en tejidos no linfoides en la piel, los pulmones y el intestino en ratones y humanos, pero todavía no se ha determinado su importancia en el trasplante.

Los linfocitos T_M ofrecen algunas ventajas sobre sus equivalentes naturales o «vírgenes». Se encuentran con mucha más frecuencia y viven durante más tiempo, tienen un patrón de migración más amplio (migran hacia y residen en órganos linfoides o no linfoides) y reducen el umbral para la activación de sus predecesores que aún no han sido activados («vírgenes»). Tras reencontrarse con el antígeno, los linfocitos T_M generan una respuesta inmunitaria mucho más potente (respuesta de recuerdo) que la de los linfocitos T aún no activados (respuesta primaria). La respuesta de recuerdo o memoria depende sólo parcialmente de vías coestimuladoras tradicionales como B7-CD28 (por tanto, resistente a la inhibición por CTLA4-Ig [belatacept] y no sólo es estimulada por células dendríticas, sino también por células endoteliales. Estas propiedades de los linfocitos T de memoria proporcionan una ventaja significativa de protección frente a la infección, pero son nocivas para los órganos trasplantados si los linfocitos T_M son aloreactivos. De hecho, los linfocitos T_M constituyen aproximadamente la mitad del conjunto de linfocitos T aloreactivos en los humanos, incluso en personas que no han estado expuestas previamente a aloantígenos. Los humanos albergan o adquieren linfocitos T_M aloreactivos por tres motivos. En primer lugar, los T_M generados en respuesta a la vacunación o infección presentan con frecuencia una *reacción cruzada* con aloantígenos, es decir, reconocen moléculas HLA intactas no propias en células del donante además de sus antígenos microbianos diana (péptidos microbianos unidos al HLA propio). En segundo lugar, los T_M aloreactivos, surgen tras la exposición a aloantígenos en transfusiones sanguíneas, trasplantes de órganos previos o la gestación. En tercer lugar, los linfocitos T_M aloreactivos surgen durante la recuperación de la linfopenia; por ejemplo, tras la administración de terapia de inducción, que provoca eliminación de linfocitos, en el momento del trasplante.

La presencia generalizada de T_M aloreactivos y las ventajas funcionales que presentan sobre los linfocitos no expuestos a antígenos los convierten en una extraordinaria barrera para la aceptación del aloinjerto. Los pacientes que albergan mayores frecuencias de T_M frente a aloantígenos del donante presentan una mayor incidencia de rechazo agudo. Del mismo modo, los pacientes tratados con CTLA4-Ig (belatacept) sufren episodios de rechazo más graves que los pacientes tratados con tacrolimus, probablemente porque CTLA4-Ig no inhibe de forma adecuada la activación de los T_M. Además, dado que los T_M se generan durante la recuperación de la linfopenia, los receptores de trasplantes inducidos con timoglobulina o anti-CD52 (alemtuzumab) tienen, en promedio, más T_M circulantes que los pacientes que no han sufrido depleción. El aumento de los T_M durante muchos años tras la depleción linfocítica podría explicar por qué estos agentes de inducción, si bien son eficaces para evitar el rechazo en el período inmediato al trasplante, no facilitan la retirada segura del CNI en un período posterior.

MIGRACIÓN DE LOS LINFOCITOS T

Los linfocitos T que no han sido activados por antígeno alguno («vírgenes o *naive*») circulan entre la sangre y órganos linfoides secundarios, pero no entran en tejidos no linfoides. Se activan en órganos linfoides secundarios. Su migración desde la sangre a las zonas de linfocitos T de los ganglios linfáticos se produce a través de *vénulas entoteliales* especializadas, y depende tanto de moléculas de adhesión (L-selectina y LFA-1) como de receptores de quimiocinas (CCR7). La *L-selectina (CD62L)* media la adhesión lábil o rodamiento (*rolling*) de linfocitos T «vírgenes» por la unión a *adresinas* sobre las células endoteliales, mientras que CCR7 y LFA-1 median la adhesión firme (*spreading*) y la migración transendotelial a través de la unión a la quimiocina *CCL21* y a las moléculas de adhesión ICAM-1 y 2, respectivamente. *CCL19*, otro ligando de CCR7, ayuda a dirigir a los linfocitos T «vírgenes» a las zonas de linfocitos T de los ganglios linfáticos. Al igual que en los ganglios linfáticos, los linfocitos T «vírgenes» entran en el bazo a través de la sangre, y son dirigidos a las zonas de linfocitos T (vainas linfoides periarteriolares de la pulpa blanca esplénica) por las quimiocinas CCL21 y CCL19. Los linfocitos T «vírgenes» que encuentran células dendríticas que presentan los aloantígenos que reconocen quedan retenidos en órganos linfoides secundarios, donde proliferan y se diferencian en linfocitos T efectores y de memoria. Los que no continúan su viaje regresan a la sangre a través de conductos linfáticos eferentes y, finalmente, al conducto torácico, en el caso de los ganglios linfáticos, y regresan a la sangre directamente en el caso del bazo. Las células dendríticas que llevan aloantígenos alcanzan los ganglios linfáticos, a través de linfáticos aferentes, y el bazo, a través de la sangre. Su migración depende ahí de CCR7. Los aloantígenos vertidos por el injerto, habitualmente en forma de exosomas, también alcanzan los ganglios linfáticos y el bazo a través de linfáticos aferentes o la sangre, respectivamente, donde son captados por las células dendríticas residentes. Tanto el bazo como los ganglios linfáticos son suficientes para iniciar la activación de los linfocitos T «vírgenes» tras el trasplante renal.

Una vez generados, los linfocitos T efectores y de memoria abandonan los órganos linfoides y migran al aloinjerto a través del torrente circulatorio. Su salida a la sangre depende de receptores de esfingosina 1 (S1P). El bloqueo de S1P con el inmunodepresor *FTY720* produce la retención de linfocitos T efectores y de memoria en órganos linfoides secundarios, evitando que se dirijan al injerto. A diferencia de los linfocitos T «vírgenes o inactivos», los linfocitos T efectores y de memoria expresan niveles elevados de la molécula de adhesión *VLA-4* y el receptor de quimiocinas *CXCR3*. La molécula VLA-4, que se une a VCAM-1 en células endoteliales inflamadas, es esencial para la firme adhesión de los linfocitos T efectores y de memoria, y para la transmigración a través de los vasos del injerto. No existe acuerdo sobre el papel de CXCR3 y sus ligandos de quimiocinas. Datos de experimentación recientes muestran que el reconocimiento de antígenos del donante por el TCR, y no de quimiocinas por receptores de quimiocinas, es el desencadenante inicial para la migración de linfocitos T efectores y de memoria a los órganos trasplantados. Obsérvese que, a diferencia de los linfocitos T «vírgenes», los linfocitos T de memoria pueden activarse fuera de órganos linfoides secundarios, por ejemplo, en el propio injerto.

El antagonismo de quimiocinas o los receptores de éstas no ha superado las pruebas preclínicas como una estrategia útil para evitar el rechazo. El uso de natilizumab contra VLA-4, aunque parece muy prometedor, presenta un riesgo inaceptable de LPM, porque la VLA-4 es esencial para la vigilancia inmunológica de virus latentes mediante linfocitos T de memoria. Aunque se ha autorizado el uso de FTY720 para el tratamiento de la esclerosis múltiple, no está aprobado para su uso en el trasplante, debido a la aparición de efectos secundarios graves, entre ellos edema macular, bradicardia y mayor riesgo de infección. Por tanto, ninguno de los agentes dirigidos contra la migración de los linfocitos T está disponible actualmente para evitar o tratar el rechazo del aloinjerto en el ámbito clínico.

LINFOCITOS B Y ANTICUERPOS

Los linfocitos B y su descendencia, las células plasmáticas, son las células inmunológicas responsables de la producción de anticuerpos. El interés en los linfocitos B y los anticuerpos como agentes causantes en el rechazo al trasplante data de los comienzos del trasplante renal, cuando se reconoció que los injertos sufrían un rechazo hiperagudo por parte de receptores que tenían anticuerpos ya formados previamente contra antígenos del donante. Como se ha comentado anteriormente, el rechazo hiperagudo está causado por anticuerpos anti-ABO o anti-HLA. La comprobación rigurosa de la compatibilidad ABO de donantes y receptores, y la verificación cuidadosa de la presencia o no de anticuerpos en el suero del receptor contra el HLA del donante antes de realizar el trasplante han eliminado la aparición clínica del rechazo hiperagudo. Sin embargo, más recientemente, se ha desvelado la importancia de los anticuerpos específicos de donante (DSA, *donor-specific antibodies*) que surgen tras el trasplante. Estos anticuerpos, generalmente contra el HLA del donante, pero en ocasiones no dirigidos contra el HLA, se asocian a evoluciones desfavorables del aloinjerto renal provocando un rechazo agudo o crónico mediado por anticuerpos (ABMR, *antibody-mediated rejection*), a menudo en combinación con un rechazo progresivo mediado por linfocitos T. Por tanto, la comprensión de la biología de los linfocitos B es un paso necesario para abordar los DSA y la ABMR.

Activación y diferenciación de los linfocitos B

La activación de los linfocitos B «vírgenes» depende del reconocimiento del antígeno por el *receptor de linfocitos B (BCR, B-cell receptor)* y de la ayuda esencial del subgrupo T_{FH} de linfocitos T CD4+ en los órganos linfoides secundarios. Tras la unión al antígeno, el BCR envía señales hacia el interior de la célula para desencadenar programas de expresión génica esenciales y, además, internaliza el antígeno. El antígeno internalizado (interiorizado) pasa a compartimentos endosómicos, donde se degrada en péptidos que, a continuación, se unen a moléculas MHC de clase II, y se exporta hacia la superficie del linfocito B. Estos complejos MHCII-péptido son reconocidos por linfocitos T CD4+, lo que supone el contacto estable entre el linfocito B y el linfocito T que le proporciona ayuda. Dado que el linfocito T *helper* es activado por el mismo antígeno que el linfocito B, la interacción entre linfocitos T y B se denomina «análoga» o «relacionada». Los receptores de quimiocinas CCR7, en los linfocitos B, y CXCR5, en linfocitos T_{FH}, son esenciales para llevar las dos células juntas en la interfaz entre zonas de linfocitos B (o folículos) y zonas de linfocitos T en órganos linfoides secundarios. La ayuda que proporcionan los linfocitos T es en forma de ligandos coestimuladores (p. ej., CD40L en linfocitos T activados interacciona con CD40 en linfocitos B activados) y citocinas (p. ej., IL-4, IL-5 e IL-6). Los linfocitos B reciben señales de estimulación adicionales de citocinas derivadas de células mieloides como BAFF (también conocido como BLys) para las que se han desarrollado anticuerpos monoclonales para usar en el lupus eritematoso diseminado en los humanos. Los linfocitos B que reciben todas las señales estimuladoras necesarias confluyen en los folículos para formar *centros germinales,* donde proliferan ampliamente, su afinidad madura, y se diferencian en células plasmáticas y linfocitos B de memoria. La *maduración de afinidad* es el proceso por el que genes de inmunoglobulinas sufren una amplia hipermutación somática que mejora la afinidad del anticuerpo resultante con respecto a su antígeno. Las *células plasmáticas* son fábricas de anticuerpos y, junto con los linfocitos B de memoria, mantienen la inmunidad humoral a largo plazo. El represor de la transcripción *BLIMP-1* es esencial para la diferenciación de los linfocitos B en células plasmáticas. Éstas salen de los órganos linfoides secundarios y residen durante largo tiempo en la médula ósea. Dependen de la IL-6 para su supervivencia. Por otro lado, los *linfocitos B de memoria* pueblan tejidos linfoides secundarios y circulan por la sangre. En los humanos, se caracterizan por la expresión de la proteína de superficie *CD27*. Al igual que los linfocitos T de memoria, los linfocitos B de memoria responden mucho más intensamente que sus homólogos vírgenes al antígeno para el que son específicos y producen anticuerpos de mayor afinidad.

Anticuerpos

Los anticuerpos o *inmunoglobulinas (Ig)* son moléculas proteicas glucosiladas presentes en la superficie de linfocitos B y, por tanto, actúan como BCR para el antígeno o son secretados como linfocitos B y células plasmáticas al espacio extracelular, donde se pueden unir a antígenos diana. Una molécula de anticuerpo consta de cuatro cadenas proteicas, dos «pesadas» y dos «ligeras», unidas entre sí por puentes disulfuro. En las regiones N-terminal de las cadenas pesadas y ligeras es donde reside la variabilidad entre una molécula de anticuerpo y otra y, por tanto, forman en conjunto la región de unión al antígeno. Existen cinco *isotipos* o clases de anticuerpos (IgM, IgD, IgG, IgA e IgE), que se distinguen basándose en las regiones C-terminal de las cadenas pesadas, que son no variables (constantes) y que, por tanto, no participan en la unión al antígeno. En cambio, estas regiones son importantes para las funciones efectoras de los anticuerpos: los mecanismos por los que los anticuerpos eliminan patógenos o provocan lesión tisular. Los anticuerpos que se unen a antígenos de donante pueden dar lugar a un *rechazo mediado por anticuerpos (ABMR, antibody-mediated rejection)*. Causan lesión del aloinjerto de dos maneras principales: activan la vía clásica del sistema del complemento, y estimulan macrófagos y otras células inmunitarias mediante la unión a *receptores Fc (FcR)* que reconocen las regiones constantes de clases de anticuerpos específicos. La activación del complemento a través de la vía clásica provoca la acumulación de *C4d*, un componente inactivo del complemento, en los tejidos, contribuyendo así al diagnóstico histológico del ABMR. El isotipo de la cadena pesada es el que determina cuál es el mecanismo efector que domina. Por ejemplo, IgM, IgG3 e IgG2 (en orden decreciente de potencia) activan el complemento, mientras que IgG1 e IgG3 también se unen a FcR para estimular macrófagos y células NK. Obsérvese que los anticuerpos IgM, producidos precozmente en la respuesta inmunitaria, tienen menor afinidad para sus antígenos que los anticuerpos IgG que se originan más tarde; así pues, los aloanticuerpos IgG son los más preocupantes en los trasplantes. El cambio de anticuerpos IgM a IgG se denomina *cambio de isotipo*, y está mediado por la ayuda de linfocitos T a través de la vía CD40L-CD40 y la acción de citocinas. Observaciones recientes sugieren que la unión de aloanticuerpos humanos al HLA de donante en células endoteliales contribuye a la lesión del injerto a través de otro mecanismo: la activación de las propias células endoteliales.

Funciones de los linfocitos B que no dependen de los anticuerpos

Además de producir anticuerpos, los linfocitos B contribuyen directamente a la inmunidad celular (linfocitos T) a través de tres mecanismos conocidos: *1)* actúan como células presentadoras de antígenos (APC) que estimulan la diferenciación de linfocitos T en linfocitos T de memoria; *2)* actúan como efectores celulares auténticos (*bona fide*) que producen citocinas inflamatorias (p. ej., TNFα), y *3)* un subgrupo de ellos, conocidos como linfocitos B reguladores (Breg) y caracterizados por la secreción de IL-10, modulan negativamente respuestas inmunitarias. Algunas observaciones recientes en animales de experimentación y en humanos sugieren que las funciones «celulares» de los linfocitos B contribuyen significativamente a la patogenia del rechazo del aloinjerto, especialmente el rechazo crónico, o, por el contrario, amortiguan la respuesta aloinmunitaria y favorecen que la evolución del aloinjerto sea mejor en algunos pacientes.

Linfocitos B y células plasmáticas como dianas en el trasplante

Debido a que todos los linfocitos B humanos expresan el marcador de superficie CD20, los anticuerpos monoclonales contra CD20 (rituximab) son bastante eficaces en la depleción de linfocitos B circulantes y, en menor medida, de los órganos linfoides. Sin embargo, las células plasmáticas no expresan CD20, lo que explica por qué el rituximab no ha mostrado un particular éxito en la inversión de DSA o el ABMR en los receptores de trasplante renal. Más recientemente, se han utilizado inhibidores del proteasoma (desarrollados originalmente para el tratamiento del mieloma múltiple) para inhibir la función de las células plasmáticas en pacientes sensibilizados o en aquellos con DSA/ABMR. Finalmente, la reducción de linfocitos B en el momento del trasplante puede aumentar la incidencia de rechazo agudo debido a la depleción no selectiva de linfocitos B tanto patogénicos como reguladores. Antes de poder conseguir una interrupción más precisa de la función de los linfocitos B, se necesita una mayor comprensión de la activación de los linfocitos B, de la producción de aloanticuerpos y de las interacciones entre linfocitos B y T. En la figura 2-5 se muestra una visión más amplia de cómo focalizarse terapéuticamente en los linfocitos B, las células plasmáticas o el complemento que se basa en los conocimientos actuales de la inmunobiología del ABMR.

Células citolíticas naturales (*natural killer*)

Otro de los participantes en la respuesta aloinmunitaria es la *célula citolítica natural* o *célula NK* (*natural killer*). Las células NK son células linfoides que no tienen TCR ni BCR, pero que en cambio expresan receptores de activación e inhibidores complementarios. Los receptores de activación reconocen ligandos inducidos en muchos tipos celulares durante la inflamación o la infección, mientras que los receptores inhibidores se unen a moléculas MHC de clase I propias. Las células NK se estimulan cuando el equilibrio entre las señales de activación e inhibición se inclina a favor de las primeras. Dado que los aloinjertos expresan proteínas MHC no propias, no interaccionan con receptores inhibidores de células NK del donante, lo que provoca la activación de las células NK. Por tanto, a diferencia de los linfocitos T y B alorreactivos que responden a lo «no propio», las células NK responden a lo *propio ausente*. Las células NK que infiltran aloinjertos también pueden activarse por la unión de sus receptores FcR a aloanticuerpos fijados al aloinjerto. Una vez activadas, las células NK destruyen sus dianas celulares secretando las mismas moléculas usadas por CTL (perforina, granzima e IFNγ), y se diferencian en células de memoria. A pesar de sus funciones citotóxicas y de memoria, las células NK parecen desempeñar un papel secundario en el rechazo del aloinjerto. Su papel más destacado en la inmunidad se sitúa en el ámbito de la infección vírica. Las células infectadas son detectadas rápidamente por células NK debido a la menor expresión de moléculas MHC de clase I y a la mayor expresión de ligandos de activación.

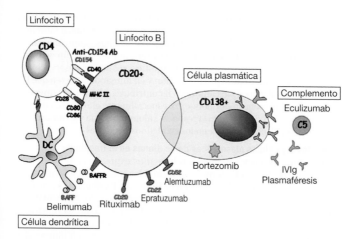

FIGURA 2-5. Posibles formas de evitar o tratar el rechazo mediado por anticuerpos basadas en mecanismos inmunológicos subyacentes. En la vía que conduce a la producción de aloanticuerpos participan múltiples componentes de los sistemas inmunitarios innato y adaptativo. Puede dirigirse a uno o más de estos componentes para evitar o tratar el ABMR. El abordaje de los linfocitos B también puede llegar a atenuar las respuestas de los linfocitos T, porque los linfocitos B actúan también como células presentadoras de antígeno. (Reimpreso a partir de Zarkhin V, Chalasani G, Sarwal MM. The yin and yang of B cells in graft rejection and tolerance. Transplant Rev 2010;24(2):67-78, con autorización de Elsevier.)

SISTEMA INMUNOLÓGICO INNATO

El sistema inmunológico consta de dos ramas integradas, la innata y la adaptativa; esta última ha sido el objeto de estudio de este capítulo hasta aquí. El sistema inmunitario adaptativo consta principalmente de linfocitos T y B que, como se ha explicado anteriormente, expresan receptores clonotípicos que reconocen antígenos extraños con gran especificidad molecular, se expanden clonalmente tras la detección del antígeno, y sufren maduración de su afinidad (sólo los linfocitos B) y posterior diferenciación en células efectoras y de memoria. Estas características adaptativas de los linfocitos (expansión clonal, maduración, diferenciación y memoria) dieron a los linfocitos el sobrenombre (o apelativo) bien justificado de *inmunidad adaptativa*. Aunque es muy eficaz proporcionando al huésped una protección prolongada frente a agentes extraños, el sistema inmunitario adaptativo es relativamente lento en su respuesta, y necesita entre unas horas y varios días para generar cantidades suficientes de células efectoras, e incluso varias semanas para generar títulos elevados de anticuerpos (IgG).

Por otro lado, el *sistema inmunológico innato* consta de células inflamatorias (neutrófilos, monocitos, macrófagos y células dendríticas, entre otras) y mediadores solubles (el sistema del complemento es un excelente ejemplo), que responden de forma instantánea al agente extraño. Las células inmunológicas innatas expresan receptores no reordenados codificados por línea germinal que reconocen amplios patrones no propios habitualmente presentes en microorganismos (p. ej., LPS, y ADN o ARN víricos), pero también responden a moléculas liberadas por células estresadas o en destrucción (p. ej., ácido úrico, proteínas nucleares, y ADN derivado de cromosomas o mitocondrias). Esta respuesta innata rápida tiene tres finalidades: moviliza mecanismos de defensa de primera línea, como la fagocitosis y la liberación de mediadores inflamatorios agudos, que van desde moléculas pequeñas a citocinas; provoca la activación y la maduración de APC que a continuación activan la respuesta adaptativa de linfocitos T y participa en la fase efectora de la mayor parte de las respuestas inmunitarias más adaptativas, proporcionando los «soldados de infantería» que eliminan antígenos extraños y producen lesión tisular o fibrosis en respuesta a citocinas y anticuerpos liberados por linfocitos. Para ilustrar las contribuciones del sistema inmunitario innato al rechazo al trasplante, se expondrá el ejemplo de la lesión por isquemia-reperfusión y el papel que desempeña en la evolución de los injertos renales.

LESIÓN POR ISQUEMIA-REPERFUSIÓN

El proceso de privar de aporte sanguíneo a los órganos obtenidos, colocarlos en hielo, y volver a conectarlos al árbol vascular del receptor provoca una respuesta inflamatoria inmediata, conocida como lesión por isquemia-reperfusión, que está mediada por el sistema inmunitario innato, aunque se ha demostrado que los linfocitos también intervienen (v. Capítulo 10). El tiempo durante el cual el órgano está fuera del cuerpo humano se denomina *tiempo de isquemia fría,* mientras que el tiempo necesario para completar la revascularización completa del órgano en el receptor se denomina *tiempo de isquemia caliente* (v. Capítulo 4, Parte II). La respuesta inflamatoria que se produce se caracteriza por la lesión y la destrucción de las células del injerto, la activación del sistema del complemento, y la infiltración del parénquima del injerto por neutrófilos y monocitos. Se considera que las especies reactivas de oxígeno liberadas por células hipóxicas del injerto y células inmunitarias infiltrantes desempeñan un papel esencial en el proceso de la lesión.

La lesión por isquemia-reperfusión es la causa principal del retraso de la función del injerto tras el trasplante renal. Posteriormente, se asocia a una mayor incidencia de rechazo agudo y a una disminución de la supervivencia del injerto a largo plazo. Todo ello proporciona quizá el argumento más sólido de por qué los aloinjertos renales de donante vivo no emparentado evolucionan significativamente mejor que los riñones procedentes de cadáver con la misma incompatibilidad. También destaca la necesidad de minimizar el tiempo de isquemia. Últimamente, se ha prestado una especial atención no sólo al acortamiento del tiempo de isquemia fría, sino también al uso de perfusión con máquina, para maximizar el aporte de oxígeno y nutrientes al parénquima del injerto. Estudios actualmente en curso están explorando si la perfusión con máquina a temperatura ambiente o la inhibición de la activación del complemento reducirían la lesión por isquemia-reperfusión en el momento del trasplante.

TOLERANCIA E INMUNORREGULACIÓN

El término tolerancia se refiere ampliamente a la ausencia de respuestas inmunitarias frente a antígenos específicos. Durante el desarrollo, una de las funciones esenciales del sistema inmunitario es evitar respuestas dirigidas hacia autoantígenos, evitando así la enfermedad autoinmunitaria. Esto se consigue gracias a la *tolerancia central* en el timo y la *tolerancia periférica* en el tejido linfoide extratímico. Durante el desarrollo de los linfocitos T, la mayoría de los linfocitos T que se encuentran en el timo tienen reactividades inadecuadas (indeseables), por lo que son eliminados o inactivados mediante selección negativa. Los linfocitos T que reconocen un antígeno extraño en el contexto del MHC propio son seleccionados positivamente y se les permite pasar a la circulación sanguínea. El proceso de selección negativa es imperfecto, por lo que pueden encontrarse linfocitos T autorreactivos en la periferia. La autoinmunidad suele evitarse mediante el proceso de tolerancia periférica.

La *tolerancia periférica* se mantiene por diversos mecanismos, entre ellos la regulación por subgrupos de linfocitos especializados conocidos como T_{REG} y B_{REG}, la anergia y el agotamiento. Se han identificado poblaciones de T_{REG} y B_{REG} en roedores y humanos. Los linfocitos reguladores suprimen reacciones aloinmunitarias *in vitro*, y prolongan la supervivencia del aloinjerto en modelos de trasplante en roedores. Los mecanismos por los que los linfocitos reguladores suprimen respuestas inmunitarias son diversos, entre ellos las citocinas (p. ej., IL-10 y TGFβ) y moléculas de membrana inhibidoras (p. ej., CTLA-4). En los humanos, los T_{REG} son linfocitos CD4+ que expresan niveles elevados de CD25 y del factor de transcripción Foxp3. La anergia y el agotamiento se refieren al estado en el que los linfocitos T o B se convierten en refractarios a la reestimulación con el antígeno. La *anergia* se produce cuando linfocitos vírgenes (inactivos) se encuentran al antígeno en ausencia de las señales esenciales de coestimulación o ayuda necesarias para su activación completa. El *agotamiento* se produce cuando linfocitos T efectores o de memoria se encuentran repetidamente con un antígeno persistente, como ocurriría durante una infección vírica crónica o en el caso de un aloinjerto. La estimulación antigénica repetida induce la expresión de moléculas inhibidoras que mantiene a los linfocitos T en una situación de respuesta escasa o sin respuesta. Un ejemplo de estas moléculas inhibidoras es *PD-1*, que en los roedores ha demostrado que suprime los linfocitos T efectores alorreactivos.

En el marco del trasplante, la *tolerancia* puede definirse como la ausencia de una respuesta inmunitaria destructiva frente a un injerto, en un huésped con una inmunidad por lo demás intacta. Esto generalmente implica que el paciente no presenta una inmunosupresión crónica ya que mantiene una función excelente del injerto. Este es un objetivo importante porque los receptores de trasplante están sometidos a inmunodepresión global que hace que tengan un mayor riesgo de aparición de infecciones y de neoplasias malignas. Además, las pautas actuales de inmunosupresión crónica no garantizan la supervivencia indefinida, ni siquiera excelente, del aloinjerto a largo plazo. Mediante diversos métodos y enfoques experimentales se ha tratado de aprovechar mecanismos básicos de tolerancia, en un intento por inducir tolerancia al trasplante. La estrategia que parece más prometedora hasta la fecha ha consistido en inducir tolerancia específica de donante mediante ablación o casi ablación del sistema inmunitario del receptor, y la reconstitución con células progenitoras hematopoyéticas (médula ósea) de donante, generando así un sistema inmunitario quimérico, de forma transitoria o de forma permanente, que no rechace órganos de donante. Los mecanismos de tolerancia en estos pacientes parecen ser una combinación de deleción central (tímica) de linfocitos T alorreactivos y regulación periférica.

Lecturas seleccionadas

Espinosa JR, Samy KP, Kirk AD. Memory T cells in organ transplantation: progress and challenges. Nat Rev Nephrol 2016;12:339–347.

Ferrer IR, Hester J, Bushell A, et al. Induction of transplantation tolerance through regulatory cells: from mice to men. Immunol Rev 2014;258:102–116.

Ford ML, Adams AB, Pearson TC. Targeting co-stimulatory pathways: transplantation and autoimmunity. Nat Rev Nephrol 2014;10:14–24.

Fuchs E. Transplantation tolerance: from theory to clinic. Immunol Rev 2014;258:64–79.

Hoffman W, Lakkis FG, Chalasani G. B cells, antibodies, and more. Clin J Am Soc Nephrol 2016;11:137–154.

Hu M, Wang YM, Wang Y, et al. Regulatory T cells in kidney disease and transplantation. Kidney Int 2016;90:502–514.

Laplante M, Sabatini DM. mTOR signaling in growth control and disease. Cell 2012;149:274–293.

Liu Z, Fan H, Jiang S. CD4[+] T-cell subsets in transplantation. Immunol Rev 2013;252:183–191.

Mori DN, Kreisel D, Fullerton JN, et al. Inflammatory triggers of acute rejection of organ allografts. Immunol Rev 2014;258:132–144.

Murphy K, Weaver C. *Janeway's Immunobiology.* 9th ed. New York: Garland Science; 2016.

Oberbarnscheidt MH, Lakkis FG. Innate allorecognition. Immunol Rev 2014;258:145–149.

Sheen JH, Heeger PS. Effects of complement activation on allograft injury. Curr Opin Organ Transplant 2015;20:468–475.

Woodle ES, Rothstein DM. Clinical implications of basic science discoveries: janus resurrected—two faces of B cell and plasma cell biology. Am J Transplant 2015;15:39–43.

Yatim KM, Lakkis FG. A brief journey through the immune system. Clin J Am Soc Nephrol 2015;10:1274–1281.

Zarkhin V, Chalasani G, Sarwal MM. The yin and yang of B cells in graft rejection and tolerance. Transplant Rev 2010;24:67–78.

Zhang Q, Lakkis FG. Memory T cell migration. Front Immunol 2015;6:504.

Zhuang Q, Lakkis FG. Dendritic cells and innate immunity in kidney transplantation. Kidney Int 2015;87:712–718.

3 Pruebas de histocompatibilidad, pruebas cruzadas, monitorización inmunológica

J. Michael Cecka, Qiuheng Jennifer Zhang,
Raja Rajalingam y Elaine F. Reed

Los tejidos y órganos de un individuo trasplantados a otro que es genéticamente dispar son rechazados salvo que se administren fármacos inmunosupresores. Los linfocitos del receptor reconocen proteínas de la superficie celular del tejido injertado que difieren de las del receptor, y desencadenan respuestas inmunitarias que conducen al rechazo. Los antígenos leucocitarios humanos (HLA) expresados en la superficie del injerto provocan el rechazo inmunológico más grave, y a la familia de genes que codifica moléculas HLA se la ha denominado complejo principal de histocompatibilidad (MHC, *major histocompatibility complex*). La similitud entre la constelación de antígenos HLA del donante y del receptor (el grado de histocompatibilidad) afecta a la supervivencia del injerto a largo plazo, y por esa razón, la compatibilidad HLA se ha incorporado a la asignación renal. Los anticuerpos dirigidos contra antígenos HLA de donante no compatibles que podrían originarse debido a embarazos, transfusiones de sangre o trasplantes previos causan un rechazo hiperagudo o un rechazo agudo acelerado del injerto si existen antes del trasplante. Además, datos recientes indican que su aparición tras el trasplante tiene que ver con el rechazo agudo acelerado, y con la disfunción crónica y la pérdida del injerto. En este capítulo se describen los antígenos HLA y su genética, los métodos para identificarlos, los anticuerpos anti-HLA, y los medios para detectarlos y caracterizarlos, así como las funciones importantes que cada uno desempeña en el trasplante renal.

COMPLEJO PRINCIPAL DE HISTOCOMPATIBILIDAD

Grupo génico del MHC humano

El MHC humano consta de unas 3,6 Mb de ADN (0,1 % del genoma) localizado en el cromosoma 6p21.31. El MHC es la región más densa de genes del genoma humano y comprende más de 220 genes. La densidad promedio de genes en toda la región MHC es de un gen por cada 16 kilobases (kb). Sólo el 50 % de los genes de la región MHC parece expresarse; el resto son seudogenes no expresados. Una posible explicación para el mantenimiento de estos niveles elevados de seudogenes podría ser que intervienen en la generación de nuevos alelos por conversión génica, un fenómeno que se ha observado en otros locus inmunitarios humanos. Alrededor del 40 % de los genes expresados desempeñan alguna función en el sistema inmunitario.

El MHC humano se ha dividido físicamente en tres regiones: clase I (telomérica), clase II (centromérica) y clase III (Fig. 3-1). La región HLA de clase I comprende tres genes de clase I clásicos (*HLA-A, HLA-B* y *HLA-C*), tres genes de clase I no clásicos (*HLA-E, HLA-F* y *HLA-G*), dos genes similares a los de clase I o clase I-*like* (MICA y MICB, por *MHC class I–related chain*

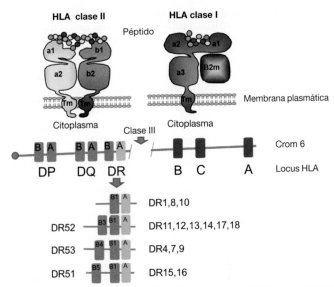

FIGURA 3-1. Esquema de la organización genómica de los genes *HLA* clásicos y estructura molecular de clase I y clase II.

A and B) y varios seudogenes. Los genes de clase I clásicos se expresan de forma constitutiva por todas las células nucleadas, y controlan la activación y la función de linfocitos T citotóxicos. La expresión de antígenos de clase I no clásicos se limita a tejidos específicos, mientras que los genes clase I-*like* se expresan en algunas situaciones de estrés fisiológico. Tanto los productos de los genes no clásicos como de los genes clase I-*like* actúan como ligandos para receptores que controlan la función de células citolíticas naturales (NK, *natural killer*). La región HLA de clase II comprende genes de clase II clásicos (*HLA-DR, HLA-DP* y *HLA-DQ*), genes de clase II no clásicos (*HLA-DM* y *HLA-DO*) y varios seudogenes. Los genes HLA-DR se componen de un gen funcional para la cadena α (*DRA*), pero tienen uno o dos genes funcionales para la cadena β, dependiendo del tipo de HLA-DR. Todos los genes HLA-DR tienen el gen *DRB1*, y algunos contienen un gen adicional *DRB* funcional, *DRB3, DRB4* o *DRB5*, que forma un segundo heterodímero de superficie celular con la cadena α codificada por *DRA* (Fig. 3-1). Las moléculas HLA de clase II son expresadas de forma constitutiva por células presentadoras de antígenos (células dendríticas, macrófagos y monocitos) y linfocitos B, pero estos antígenos pueden inducirse en linfocitos T activados y células endoteliales, incluido el endotelio glomerular, las células tubulares renales y los capilares. Los genes de clase II no clásicos no se expresan sobre la superficie celular, sino que forman complejos heterotetraméricos que intervienen en el intercambio de péptidos y su carga en moléculas de clase II clásicas. La región de clase III comprende genes que codifican moléculas que intervienen en funciones inmunológicas esenciales, como los que codifican factores de necrosis tumoral, proteínas del complemento y proteínas del shock térmico.

Estructura y función de las moléculas HLA

Aunque las moléculas MHC son importantes barreras para el trasplante, su función principal es proporcionar protección frente a los patógenos. Las moléculas HLA desarrollaron una estructura apropiada para realizar esta función especializada de presentación de antígenos de un modo eficaz. Aunque las moléculas HLA de clase I y de clase II están codificadas por genes diferentes y comprenden estructuras con subunidades distintas, son notablemente similares en cuanto a sus estructuras cristalográficas tridimensionales.

Los antígenos de clase I (HLA-A, HLA-B y HLA-C) constan de una cadena pesada α de 45 kDa con tres dominios globulares externos (α_1, α_2 y α_3), una región transmembrana y un dominio intracelular (Fig. 3-1). La estructura es estabilizada por la microglobulina β_2 codificada por un gen fuera del MHC (localizado en el cromosoma 15) y asociada al dominio α_3. Los antígenos de clase II (HLA-DR, -DQ y -DP) constan de dos cadenas unidas de forma no covalente: una cadena α de 35 kDa (codificada por DRA, DQA1 o DPA1) y una cadena β de 31 kDa (codificada por DRB1, DRB3, DRB4, DRB5, DQB1 o DPB1). Ambas son cadenas transmembrana con dos dominios globulares extracelulares. Los dominios α_1 y α_2 de las moléculas de clase I se pliegan juntos en una única estructura que consta de dos hélices α_1 segmentadas sobre una lámina de ocho cadenas β antiparalelas. El plegamiento de los dominios α_1 y α_2 crea una larga hendidura o surco que mira hacia el exterior de la célula, en donde se fijan péptidos. Del mismo modo, los dominios más distales a la membrana α_1 y β_1 de las moléculas de clase II forman el surco peptídico. Las moléculas de clase I y de clase II difieren en cuanto a los extremos del surco, que están cerrados en las moléculas de clase I y abiertos en las moléculas de clase II, lo que permite la acomodación de péptidos más largos en las moléculas de clase II. Los antígenos HLA (propios) cargados con sus péptidos (no propios) se exponen a los linfocitos T, que reconocen estas estructuras compuestas (propio + no propio) a través de sus receptores de linfocitos T, y desencadenan la activación inmunitaria contra los antígenos extraños. Su papel central en la activación del sistema inmunitario también hace de los antígenos HLA potentes aloantígenos, como se describe en el capítulo 2.

Naturaleza del polimorfismo del sistema HLA

Los genes de clase I y de clase II clásicos codifican moléculas HLA, las proteínas más polimórficas conocidas hasta la fecha en los humanos. Estudios anteriores que usaban métodos de tipificación serológica identificaron un número extraordinario de alelos HLA en cada locus. La secuenciación del ADN reveló un polimorfismo aún mayor, ya que los antígenos serológicamente definidos incluían múltiples variantes alélicas que podían diferir por una sola sustitución nucleotídica. Las diferencias entre proteínas HLA se localizan en el dominio de interacción con el antígeno, particularmente en las posiciones que interaccionan con péptidos antigénicos o con el receptor de linfocitos T. Los polimorfismos de clase I se encuentran predominantemente en los 180 primeros aminoácidos de la cadena pesada, y los polimorfismos de clase II se encuentran en los primeros 90 a 95 aminoácidos de las cadenas α, β o ambas. Se cree que este polimorfismo extremo está regido y mantenido por la prolongada batalla por la supremacía entre nuestro sistema inmunitario y los patógenos infecciosos.

Incluso cuando la discusión se limita a los productos de los locus HLA-A, HLA-B y HLA-DR, que son los analizados con mayor frecuencia en el trasplante renal clínico, existen 88 antígenos reconocidos (definidos por anticuerpos) codificados por casi 7 000 alelos distintos, y el número de nuevos alelos sigue aumentando. Aunque el número de antígenos HLA, alelos y combinaciones es muy grande, las frecuencias en una población concreta varían considerablemente. El antígeno HLA más frecuente es A2, que se encuentra en aproximadamente el 50 % de los individuos de poblaciones de todo el mundo. Aproximadamente el 96 % de las personas de raza blanca con antepasados europeos que expresan HLA-A2 tienen el alelo HLA-A*02:06. El alelo HLA-B8 se encuentra en el 30 % de los escoceses, y la frecuencia disminuye a medida que se analizan poblaciones en Europa y en áreas más distantes, salvo en aquellas zonas que fueron colonizadas por los británicos (Sudáfrica, India, Australia), donde la frecuencia es mayor. Por tanto, determinados antígenos y alelos son frecuentes, mientras que otros son muy inusuales. Algunos antígenos HLA están circunscritos a determinadas razas. Así, el alelo HLA-B54 se encuentra casi exclusivamente en personas de Japón y países asiáticos próximos, y el alelo HLA-A36 es relativamente frecuente entre personas de raza negra, pero muy inusual en otras poblaciones.

El polimorfismo adicional del HLA revelado mediante la aplicación de tecnologías de ADN ha proporcionado datos interesantes sobre el papel del HLA en muchas enfermedades autoinmunitarias, si bien todavía está por ver la importancia que tiene en el trasplante renal clínico. Las diferencias de alelos entre el donante y el receptor de un trasplante de médula ósea provoca la enfermedad de injerto contra huésped. Los limitados análisis de incompatibilidades a nivel de alelos HLA entre receptores de trasplante renal sugieren un efecto añadido de las incompatibilidades HLA a nivel de alelos sobre las tasas de supervivencia del injerto, aunque todavía no se ha determinado el efecto de la compatibilidad a este nivel de un modo prospectivo. Entre candidatos renales sensibilizados, hay casos en los que se producen reacciones por anticuerpos alelo-específicos, lo que plantea problemas para la asignación o en la interpretación de anticuerpos donante-específicos postrasplante cuando se desconoce el tipo HLA a nivel de alelo del donante.

Nomenclatura HLA

Es evidente que para llevar un control o registro de esta diversidad se requiere una nomenclatura especializada. Los antígenos HLA se identificaron y caracterizaron durante un período de 50 años, que empezó por el descubrimiento del antígeno MAC (hoy denominado HLA-A2) realizado por Dauset en París en 1958. Una serie de estudios y jornadas internacionales, que empezaron en 1964 y se mantuvieron aproximadamente cada 4 años hasta 1987, establecieron una nomenclatura para los antígenos HLA, dando nombre a antígenos únicos (característicos) por el orden en el que fueron reconocidos oficialmente: A1, A2, A3, Bw4, B5, Bw6, B7, B8, etcétera. Los antígenos se identificaron utilizando antisueros obtenidos fundamentalmente de mujeres multíparas. A medida que el campo se desarrolló, se descubrieron nuevos antisueros que podían «dividir (*split*)» algunos antígenos HLA en especificidades más estrechas. Así, por ejemplo, HLA-A9 se subdividió en HLA-A23 y HLA-A24, y HLA-A10 se dividió en HLA-A25, -A26, -A34 y –A66. En la tabla 3-1 se ofrece una lista de los amplios antígenos originales con sus subdivisiones en paréntesis junto con las frecuencias de dichos antígenos entre los donantes de órganos de Estados Unidos.

La ya complicada nomenclatura del HLA se hizo más compleja cuando, a mediados de la década de 1980, se desarrollaron nuevas tecnologías de tipificación de HLA basadas en el ADN. Para albergar el creciente número de alelos que podían identificarse por sus secuencias características de nucleótidos en las designaciones de antígenos, se modificó la nomenclatura serológica establecida para asociar alelos con antígenos siempre que fuera posible (Fig. 3-2). El primer alelo para HLA-A1 es HLA-A*01:01, que incluye el

TABLA 3-1	Especificidades HLA reconocidas

Antígeno	Frecuencia de antígenos de donante	Antígeno	Frecuencia de antígenos de donante
HLA-A		B56(22)	1%
A1	24%	B57(17)	7%
A2	48%	B58(17)	4%
A3	22%	B59	<1%
A11	10%	B60(40)	8%
A23(9)	7%	B61(40)	4%
A24(9)	17%	B62(15)	11%
A25(10)	3%	B63(15)	1%
A26(10)	3%	B64(14)	1%
A29(19)	7%	B65(14)	4%
A30(19)	8%	B67	<1%
A31(19)	5%	B71(70)	1%
A32(19)	5%	B72(70)	2%
A33(19)	5%	B73	<1%
A34(10)	1%	B75(15)	<1%
A36	1%	B76(15)	<1%
A43	<1%	B77(15)	<1%
A66(10)	2%	B78	<1%
A68(28)	11%	B81	1%
A69(28)	<1%	B82	<1%
A74(19)	2%	**HLA-DR**	
A80	1%	DR1	17%
HLA-B		DR4	30%
B7	21%	DR7	32%
B8	17%	DR8	9%
B13	4%	DR9	3%
B18	9%	DR10	3%
B27	7%	DR11(5)	19%
B35	18%	DR12(5)	4%
B37	2%	DR13(6)	22%
B38(16)	3%	DR14(6)	7%
B39(16)	5%	DR15(2)	26%
B41	2%	DR16(2)	4%
B42	2%	DR17(3)	18%
B44(12)	24%	DR18(3)	2%
B45(12)	3%	DR 51	29%
B46	<1%	DR 52	62%
B47	1%	DR 53	50%
B48	1%	**HLA-DQ**	
B49(21)	3%	DQ2	37%
B50(21)	2%	DQ4	10%
B51(5)	10%	DQ5	36%
B52(5)	2%	DQ6	46%
B53	4%	DQ7	39%
B54(22)	<1%	DQ8	24%
B55(22)	2%	DQ9	13%

Basado en calculador CPRA, octubre 2015.

HLA-A*02:01:01:01

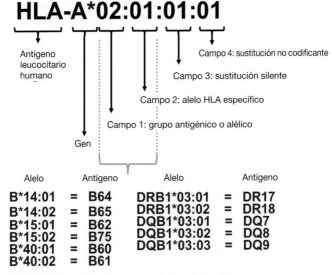

Antígeno leucocitario humano

Campo 4: sustitución no codificante

Campo 3: sustitución silente

Campo 2: alelo HLA específico

Campo 1: grupo antigénico o alélico

Gen

Alelo		Antígeno	Alelo		Antígeno
B*14:01	=	B64	DRB1*03:01	=	DR17
B*14:02	=	B65	DRB1*03:02	=	DR18
B*15:01	=	B62	DQB1*03:01	=	DQ7
B*15:02	=	B75	DQB1*03:02	=	DQ8
B*40:01	=	B60	DQB1*03:03	=	DQ9
B*40:02	=	B61			

FIGURA 3-2. Nomenclatura molecular actual para antígenos HLA.

locus (*A*), un asterisco (*) para indicar que la tipificación se realizó mediante métodos basados en ADN, el antígeno serológico (*01*) y el número de alelo (*01*), separado por dos puntos. Se pueden incluir dos campos adicionales (también separados por dos puntos) para acomodar sustituciones sinónimas que no afectan a la secuencia proteica y para indicar sustituciones de ácidos nucleicos en los intrones o las secuencias flanqueantes 3' o 5' no traducidas en los genes, respectivamente.

Existen algunas excepciones a la convención de nomenclatura que pueden dar lugar a confusión. La serie de alelos HLA-B14, -B15, -B40 y HLA-DRB1*03 incluye diferentes antígenos que son tanto inmunógenos como antigénicos. El antígeno HLA-B62, por ejemplo, está codificado por HLA-B*15:01, 15:04, 15:05, 15:06, 15:07 y otros muchos alelos B15, mientras que HLA-B75 está codificado por HLA-B*15:02, 15:08, 15:11, etcétera. HLA-DRB1*03:01 es HLA-DR17, mientras que HLA-DRB1*03:02 es HLA-DR18. La correlación entre alelos y antígenos se actualiza periódicamente en el HLA Dictionary (http://www.ebi.ac.uk/ipd/imgt/hla/dictionary.html) y en la serie «Nomenclature for factors of the HLA system (Nomenclatura para factores del sistema HLA)», publicada en la revista *Tissue Antigens*. La denominación de los antígenos HLA de clase II es similar incluso aunque dos polipéptidos distintos codificados por genes separados se combinen para formarlos. Los antígenos HLA-DR se distinguen por su subunidad DRβ$_1$; por tanto, el primer alelo de DR1 es DRB1*01:01. Los antígenos HLA-DQ y HLA-DP comprenden dos cadenas polimórficas, α y β, que pueden reaccionar individualmente o en combinación. Así, se denominan DQA1*01:01, DQB1*02:01, DPA1*01:01 y DPB1*01:01.

Las convenciones de nomenclatura para los antígenos DQ y DP varían continuamente en lo que respecta a los trasplantes de órganos sólidos. Los antígenos DQ2-6 corresponden a DQB1*02-DQB1*06, y los antígenos DQ7, 8 y 9 son DQB1*03:01, 03:02 y 03:03, respectivamente. La cadena DQ$_α$ y las especificidades combinatorias carecen de correlaciones serológicas. Los antígenos DP1-6 que se describieron serológicamente pueden no corresponderse exactamente con las especificidades DP que pueden identificarse con los test de anticuerpos actuales, y muchas especificidades pueden asignarse de acuerdo a secuencias aminoacídicas polimórficas de la cadena DPβ que parecen representar epítopos principales. En el momento de escribir este texto, los especialistas en histocompatibilidad están trabajando para establecer convenciones que permitirán predicciones exactas de especificidades de anticuerpos frente a heterodímeros HLA-DQ y DP.

Lamentablemente, la tecnología existente no permite aún realizar una tipificación precisa del sistema HLA a nivel de alelo dentro de los tiempos limitados para donantes fallecidos y, debido a ello, la nomenclatura HLA para los trasplantes de órganos sólidos sigue siendo una mezcla de números de antígenos a nivel serológico y tipificación molecular de nivel intermedio para identificar los alelos más probables para cadenas codificadas por HLA-DRB1, -DQA1, -DQB1 y -DPB1, y los correspondientes antígenos HLA que se han identificado.

Segregación familiar de haplotipos HLA

Cada cromosoma 6 parental proporciona a la descendencia un haplotipo o serie relacionada de genes MHC (Fig. 3-3). Los haplotipos suelen heredarse intactos de cada progenitor, aunque en aproximadamente el 2 % de la descendencia se produce entrecruzamiento entre el locus A y el B, dando lugar a una recombinación (y un nuevo haplotipo). El hijo lleva un antígeno representativo de cada uno de los locus de clase I y de clase II de cada progenitor. Un niño es, por definición, compatible para un haplotipo de cada progenitor salvo que se haya producido recombinación.

Los haplotipos HLA se heredan siguiendo un patrón mendeliano. Estadísticamente, existe una probabilidad del 25 % de que los hermanos compartan los mismos haplotipos (compatibilidad para dos haplotipos), una probabilidad del 50 % de que compartan un haplotipo (compatibilidad para un haplotipo) y una probabilidad del 25 % de que ni un haplotipo ni el otro sean iguales (compatibilidad para cero haplotipos). Incluso en el caso de hermanos que compartan ambos haplotipos HLA, el 25 % al 100 % de otros cromosomas progenitores pueden ser diferentes, y estos cromosomas incluyen otros antígenos de histocompatibilidad «menores», que también pueden iniciar reacciones de rechazo.

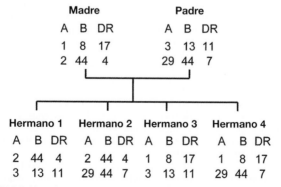

FIGURA 3-3. Herencia de haplotipos y perfil HLA en cuatro hermanos teóricos. El hermano 1 es compatible para un haplotipo con los hermanos 2 y 3, y presenta compatibilidad para cero haplotipos con el hermano 4.

Definición de haplotipos y fenotipos

Considérese un individuo con el siguiente perfil o fenotipo HLA: A1, A24, B8, B44, DR4, DR15. A partir de esta información fenotípica solamente no es posible identificar haplotipos porque se desconocen los antígenos que están vinculados en cada cromosoma. Considérese otro individuo con el siguiente fenotipo HLA: A1, A3, B7, B8, DR4, DR12. Si este segundo individuo es el progenitor biológico, el descendiente o el hermano del primer individuo, será posible identificar un haplotipo compartido de la familia como A1, B44, DR4. El primer individuo también tiene un haplotipo no compartido A24, B44, DR15, y el segundo de los individuos tiene un haplotipo no compartido A3, B7, DR12. Estos haplotipos deben aparecer en los progenitores y en otros hermanos. Un trasplante renal entre estos dos individuos sería un injerto con compatibilidad para un haplotipo, y los antígenos A1, B8 y DR4 serían genotípicamente idénticos en el donante y en el receptor porque están codificados por los mismos genes heredados.

Si estos dos individuos no están emparentados, no es posible identificar los haplotipos. Así, en los trasplantes de donantes fallecidos o donantes vivos no emparentados, se desconocen los haplotipos, y sólo puede determinarse la identidad fenotípica de antígenos HLA concretos. Las dos personas con los fenotipos HLA anteriormente mencionados se denominarían como una compatibilidad para tres antígenos o una incompatibilidad para tres antígenos (v. «Compatibilidades e incompatibilidades HLA», más adelante). Compartir antígenos de histocompatibilidad menores es algo casual.

Desequilibrio de ligamiento

Aunque no es posible identificar haplotipos de un individuo a partir únicamente de la información de la tipificación HLA fenotípica, en poblaciones de determinada raza o etnia algunos determinantes HLA se heredan juntos con más frecuencia de lo que cabría esperar que sucediera por casualidad. Por ejemplo, si HLA-A1 y HLA-B8 se producen con frecuencias génicas del 16 % y el 10 %, respectivamente, en una población, la probabilidad de hallarlos juntos debiera ser del 1,6 %. Sin embargo, la tasa real de aparición de la combinación HLA-A1-B8 es significativamente mayor que la incidencia prevista (8 %). Este fenómeno representa la herencia de haplotipos en grupos raciales. Los datos disponibles sugieren que está actuando una selección positiva sobre el haplotipo y que los locus vinculados confieren una particular ventaja selectiva para el huésped.

Compatibilidad e incompatibilidad HLA

No siempre es posible identificar dos especificidades HLA en cada locus HLA. Considérense los fenotipos HLA para los siguientes individuos no emparentados:

1. A2, — ; B27, B13; DR17, DR4
2. A2, A3; B8, B14; DR17, —

La ausencia del segundo antígeno del locus A en el individuo 1 y del segundo antígeno en el locus DR en el individuo 2 podría deberse a un fallo en la identificación del segundo antígeno. Sin embargo, con mayor frecuencia refleja la herencia del mismo antígeno (A2 y DR17 en estos casos) de ambos progenitores (los individuos son homocigotos en estos locus). Un riñón trasplantado entre estos dos individuos se describiría como compatibilidad para un A y un DR, pero esta terminología no tiene en cuenta la homocigosidad en los locus A y DR de los individuos 1 y 2, respectivamente. Si el individuo 1 fuera un donante para el individuo 2, proporcionaría más información la descripción de la combinación como incompatibilidad cero A, dos B y un DR.

Si el individuo 2 fuera un donante para el individuo 1, la combinación sería una incompatibilidad para un A, dos B y cero DR. Las diferencias antigénicas en el riñón del donante son posibles dianas del rechazo; por tanto, la convención de contar el número de antígenos HLA del donante que *no* se comparte con el receptor proporciona una estimación de la dosis de antígeno.

Gemelos idénticos y fraternos (dicigóticos)

La diferenciación entre gemelos idénticos y gemelos fraternos (hermanos que comparten los dos haplotipos) con compatibilidad para dos haplotipos es importante porque el receptor de un trasplante de un gemelo idéntico no requiere inmunosupresión. El procedimiento es inmunológicamente equivalente a un autotrasplante. Los hermanos con compatibilidad para dos haplotipos, ya sean gemelos dicigóticos o no, difieren en sus antígenos de histocompatibilidad menores, y sí es necesaria la inmunosupresión. Los gemelos monocigóticos, o idénticos, comparten una única placenta y saco amniótico al nacer. Sin embargo, puede disponerse o no de esta información cuando se evalúa al paciente y al donante adultos. Se han usado diversos métodos para identificar gemelos monocigóticos, entre ellos injertos cutáneos del posible donante gemelo al receptor (si los gemelos fueran dicigóticos, el injerto se rechazaría). Actualmente, pueden aprovecharse varios polimorfismos genéticos para determinar la identidad en muchos locus genéticos que proporcionan un grado elevado de confianza de que los gemelos son idénticos. Los grupos sanguíneos ampliados incluyen marcadores que están determinados por muchos genes en cromosomas diferentes. El análisis de repeticiones cortas en tándem (STR, *short tandem repeats*) que, como su nombre indica, son secuencias cortas de nucleótidos que se repiten un número variable de veces, proporciona una gran probabilidad de identificar diferencias entre individuos. Estas repeticiones cortas en tándem suelen usarse para monitorizar injertos de trasplantes de médula ósea HLA idénticos, por lo que son excelentes marcadores de individualidad.

TÉCNICAS DE TIPIFICACIÓN HLA

Prueba de microcitotoxicidad

La prueba de microcitotoxicidad, desarrollada por Terasaki y McClelland en 1964, fue la prueba estándar internacional para la tipificación HLA durante más de 30 años. Esta prueba serológica se realiza en pequeñas placas de plástico con una gradilla de pocillos de fondo plano, cada uno de los cuales contiene un antisuero seleccionado al que se añaden linfocitos del individuo a tipificar y se incuban. Se añade complemento y, tras otra incubación, se incorpora un colorante vital para indicar la proporción de células muertas (lisadas) en cada pocillo cuando se examina con el microscopio. El uso de productos de una respuesta inmunitaria (anticuerpos) para medir los objetivos (dianas) de una respuesta inmunitaria (antígenos HLA) tiene una cierta lógica inherente. Si un antígeno ha provocado una respuesta de anticuerpos su importancia inmunológica queda demostrada. Sin embargo, los antisueros para la tipificación de HLA casi nunca son monoespecíficos (no reconocen una sola especificidad particular), por lo que, en la mayor parte de los casos, es necesario examinar el patrón de reactividad con varios anticuerpos para determinar el tipaje de HLA.

Métodos de tipificación basados en ADN

Aunque algunos laboratorios siguen usando la tipificación serológica del HLA como técnica complementaria, hoy en día es más habitual tipificar a los individuos mediante métodos basados en ADN. En Estados Unidos, se exige que los laboratorios determinen los tipos HLA de candidatos a trasplante y donantes cadáver mediante métodos basados en ADN. Basándose en la gran cantidad de secuencias de ADN disponibles, se han desarrollado cebadores y sondas de oligonucleótidos que hibridan específicamente con sitios que son únicos (característicos) para un locus, alelo o grupo de alelos del HLA, y se han comercializado para la tipificación HLA. Tres métodos básicos usados junto con la reacción en cadena de la polimerasa (PCR, *polymerase chain reaction*) emplean sondas de oligonucleótidos de secuencias específicas (SSOP, *sequence-specific oligonucleotide probe*), cebadores específicos de secuencia (SSP, *sequence-specific primer*) y tipificación basada en la secuenciación (SBT, *sequencing-based typing*). La SSOP se basa en amplificar en primer lugar ADN genómico usando cebadores específicos de locus o específicos de grupo y, a continuación, detectar la hibridación de sondas de oligonucleótidos específicas marcadas con marcadores enzimáticos o fluorescentes con el producto amplificado. En los kits comercializados, el proceso se invierte a menudo, fijando las sondas a micropartículas que pueden hibridarse con el producto de la PCR marcado, para producir una serie de partículas fluorescentes diferentes cuando se produce la hibridación. Las micropartículas se leen en un citómetro de flujo o máquina Luminex®, y programas de software sofisticados ayudan a interpretar los patrones para determinar el tipaje HLA. El SSP depende de la amplificación de ADN usando cebadores específicos de grupo o específicos para alelos, y detectando un producto amplificado del tamaño correcto mediante electroforesis en gel. El tamaño se determina en un gel de agarosa que separa los productos de la PCR según su tamaño. La SBT usa cebadores para un gen concreto para secuenciar regiones polimórficas del mismo, y los alelos pueden asignarse según los nucleótidos identificados en posiciones clave de la secuencia. Incluso con estos métodos moleculares para la tipificación HLA, es difícil producir reactivos que sólo reconozcan a cada antígeno individual del HLA. Al igual que sucede con la serología, con frecuencia es necesario identificar patrones de reactividad de cebadores y sondas, con el fin de determinar el tipaje HLA. Hay programas informáticos que ayudan a analizar patrones de cebadores y sondas, que resultan más difíciles de analizar sin ayuda debido a la complejidad añadida de los genes *HLA*. Es difícil identificar alelos HLA sin realizar una SBT, porque las diferencias entre alelos pueden determinarse mediante diferencias de un único nucleótido. Sin embargo, SSP y SSOP pueden proporcionar fácilmente tipificaciones de resolución baja o intermedia, identificando los antígenos HLA reconocidos y grupos principales de alelos, respectivamente. En la mayoría de los casos, este nivel de tipificación es suficiente para el trasplante renal.

La tecnología cambia rápidamente, y el desarrollo de secuenciación de siguiente generación proporcionará finalmente una tipificación HLA de mayor resolución en todos los locus a menor coste. Sin embargo, las plataformas actuales están limitadas en cuanto a la velocidad con la que se pueden realizar la tipificación y su análisis, y no serían aplicables a la tipificación en donantes cadáver.

EL PACIENTE SENSIBILIZADO

Más de un tercio de los pacientes que esperan un trasplante renal en Estados Unidos están sensibilizados frente a antígenos HLA. Tienen anticuerpos circulantes que se desarrollaron por la exposición a antígenos HLA alogénicos durante embarazos, por la exposición a transfusiones de sangre o, cada vez más, por un trasplante previo fallido. Los pacientes con anticuerpos HLA circulantes tienen un riesgo elevado de sufrir rechazo hiperagudo (destrucción inmediata e irreversible del riñón trasplantado) o rechazo agudo acelerado (un rechazo precoz y rápido mediado por anticuerpos que no se controla fácilmente con inmunosupresión). La presencia de anticuerpos HLA preformados limita el número de donantes compatibles para el paciente sensibilizado a aquellos que no expresan los antígenos HLA para los que el paciente está sensibilizado. Con frecuencia, estos pacientes deben esperar bastante más para conseguir un riñón compatible. La atención frecuente que se presta a la compatibilidad de linfocitos antes del trasplante ha eliminado prácticamente el rechazo hiperagudo como amenaza clínica. Las pruebas con anticuerpos en fase sólida de gran sensibilidad y la prueba cruzada virtual (v. más adelante) hacen que actualmente sea posible que muchos pacientes (incluso aquellos ampliamente sensibilizados frente a muchos antígenos HLA) eviten completamente los anticuerpos reactivos contra el donante.

Orígenes de los aloanticuerpos

Durante el embarazo, el feto semialogénico se desarrolla y es tolerado en el interior de la madre durante 9 meses. Al nacer y durante la gestación, la madre está expuesta a antígenos HLA paternos del feto, y puede inmunizarse y producir anticuerpos anti-HLA frente a los antígenos HLA incompatibles derivados del padre. Los reactivos que permitieron definir inicialmente el sistema HLA fueron sueros de mujeres multíparas. Entre los pacientes que esperan un trasplante renal, se observa sensibilización hasta en el 40 % de las mujeres con antecedentes de embarazo, y suele ser mayor en aquellas con múltiples embarazos. El fracaso del trasplante, especialmente cuando se acompaña de la retirada precoz de la inmunosupresión, produce sensibilización en aproximadamente el 75 % de los pacientes que se incluyen de nuevo en la lista para repetir el trasplante. Esta cifra puede infraestimarse, ya que muchos pacientes no entran de nuevo en lista de espera tras la pérdida de un injerto. La exposición a antígenos HLA alogénicos también se produce tras la transfusión de sangre o plaquetas, y el nivel de anticuerpos HLA preformados puede aumentar a causa de infecciones bacterianas o víricas y otros episodios proinflamatorios.

La especificidad de los anticuerpos HLA que un individuo produce tras la exposición a moléculas HLA alogénicas está influida por los antecedentes inmunológicos del individuo y por su propio tipaje HLA. Generalmente no se producen anticuerpos contra antígenos HLA propios. Los anticuerpos HLA pueden dirigirse contra especificidades denominadas «privadas» como HLA-A1, o contra especificidades «públicas» como Bw6. Los anticuerpos frente a especificidades privadas reconocen un epítopo que es característico (único) de una molécula HLA concreta o una familia o grupo limitado de alelos estrechamente relacionados, mientras que los anticuerpos contra especificidades públicas reconocen un epítopo que es compartido por más de una molécula HLA. Los epítopos públicos son los responsables de la reactividad cruzada observada en aloantisuero HLA. Los antígenos HLA que comparten epítopos pueden agruparse en los principales grupos de reactividad cruzada (CREG, *cross-reacting group*), que se muestran en la tabla 3-2.

Los abundantes datos de secuencia nucleotídica disponibles sobre alelos HLA se han usado para identificar otros muchos posibles «epítopos» comparando aminoácidos o grupos de aminoácidos compartidos por algunos (pero no todos) los alelos que podrían expresarse en un área accesible de la molécula HLA. Ya se han descrito antisueros que se ajustan al patrón de reactividad antigénica para alguno de estos epítopos, y puede usarse la herramienta disponible en http://allelefrequencies.net/hlaepitopes/hlaepitopes.asp como ayuda para analizar patrones de reactividad en antisueros complejos de pacientes sensibilizados. Las especificidades Bw4 y Bw6 son ejemplos bien definidos de antígenos públicos. Casi todos los antígenos HLA-B expresan Bw4 o Bw6.

TABLA 3-2	CREG de antígenos HLA
A1C	A1 3 11 29 30 31 32 36 74 80
A2C1	A2 B17 57 58
A10C	A25 26 29 30 31 32 33 34 66 74
A9C	A2 23 24 68 69
A28C	A2 68 69
B5C	B18 35 37 51 52 53 58 78
B7C	B7 8 13 41 42 48 60 61 81
B8C	B8 16 18 38 39 64 65
B12C	B13 37 44 45 47 49 50 60 61
B21C	B49 50 51 52 53 57 58 62 63 70 71 72 73 75 76 77 78
B22C	B7 27 42 46 54 55 56 73 81 82
B27C	B7 13 27 41 42 47 60 61
Bw4	A23 24 25 32 B13 27 37 38 44 47 49 51 52 53 57 58 59 63 77
Bw6	B7 8 18 35 39 41 42 45 46 47 48 50 54 55 56 60 61 62 64 65 67 71 72 73 75 76 78 81

El determinante antigénico que define estas especificidades está afectado por aminoácidos en las posiciones 80 y 83 de las secuencias de moléculas de clase I localizadas en la parte expuesta de la hélice α_1. Las moléculas de clase I con arginina en la posición 83 y treonina o isoleucina en la posición 80 son reconocidas por antisueros anti-Bw4, e incluyen los antígenos HLA-B13, -B17, -B27, -B37, -B38, -B44, -B47, -B49, -B51, -B52, -B53, -B57, -B58, -B59, -B63 y -B77. Los antígenos HLA-A23, -A24, -A25 y -A32 también tienen la arginina característica en la posición 83, y reaccionan con anticuerpos anti-Bw4. El resto de antígenos del locus B tienen glicina en la posición 83 y asparagina en la posición 80, y reaccionan con anticuerpos anti-Bw6. Una consecuencia del patrón «mosaico o *patchwork*» del polimorfismo HLA es que un anticuerpo generado contra un antígeno determinado puede reaccionar frente a un número de antígenos HLA que comparten los mismos motivos de secuencia, lo que provoca la «reactividad cruzada» del anticuerpo. Por ejemplo, el suero de un paciente con anticuerpos HLA-A2 puede reaccionar con HLA-A2 así como con A68, A69, B57 y B58, ya que estos antígenos comparten motivos de la secuencia de aminoácidos con HLA-A2, pero no con otros antígenos HLA.

PRUEBA DE REACTIVIDAD CRUZADA

Los primeros resultados de pruebas de reactividad cruzada (*crossmatch*) los documentaron Patel y Terasaki en 1968, quienes demostraron que de 30 pacientes trasplantados con una prueba cruzada por citotoxicidad positiva, 24 sufrieron un rechazo hiperagudo y en otros tres casos el injerto fracasó en los primeros 3 meses. La prueba cruzada fue ampliamente adoptada por los programas de trasplante, y a principios de la década de 1970 el rechazo hiperagudo era inusual. Los autores también documentaron que los pacientes que estaban sensibilizados para antígenos HLA podían identificarse previamente comprobando el suero del paciente frente a un panel de linfocitos de individuos sanos representativos de la reserva de donantes local. El resultado de estas pruebas frente al panel de linfocitos proporcionaría también un estimado de la frecuencia con que el paciente tendría una prueba cruzada positiva frente a donantes que estuvieran disponibles. El porcentaje de anticuerpos reactivos frente al panel (PRA, *panel-reactive antibody*) fue la primera medida de sensibilización. Las pruebas cruzadas y los métodos usados para medir la sensibilización han llegado a ser más sensibles y más precisos con el tiempo, logrando evitar más anticuerpos preformados y mejores resultados iniciales de los trasplantes.

La prueba de linfocitotoxicidad dependiente del complemento (CDC, *complement-dependent lymphocytotoxicity*) fue el primer método para el cribado de anticuerpos HLA. Se incubó el suero del paciente por separado con linfocitos B y linfocitos T de paneles de donantes seleccionados para representar los antígenos HLA de clase I y de clase II conocidos, respectivamente. Los anticuerpos IgG (inmunoglobulina G) reactivos frente a antígenos HLA de clase I y de clase II son los más importantes, por lo que con frecuencia se incluía tratamiento para reducir anticuerpos IgM, especialmente en pacientes con enfermedades autoinmunitarias. La prolongación del tiempo de incubación con complemento o la adición de antiglobulina humana (AHG, *antihuman globulin*) aumentó la sensibilidad de la prueba e incrementó la detección de anticuerpos con títulos bajos. Los resultados se expresaban habitualmente como el porcentaje de células del panel destruidas por anticuerpos del suero. Así, en un panel de 50 células, una reacción positiva contra 30 donantes representa un PRA del 60 %.

Citometría de flujo

La prueba cruzada mediante citometría de flujo (FCXM, *flow citometry crossmatch test*) es una prueba cruzada muy sensible. Se mezcla el suero del paciente con células diana; se lavan las células y luego se incuban con anticuerpos anti-CD3 monoclonales de ratón (un marcador de todos los linfocitos T), y anti-CD19 o anti-CD20 (marcadores ambos de linfocitos B) conjugados con colorantes fluorescentes (fluorocromos) como la ficoeritrina (PE, *phycoerythrin*) o la proteína peridinina clorofila (PerCP, *peridinin chlorophyll protein*), respectivamente, y un anticuerpo anti-IgG humana conjugado con fluoresceína. Los linfocitos T que se tiñen de color rojo-anaranjado y los linfocitos B que se tiñen de color rojo pueden distinguirse usando un citómetro de flujo, haciendo que la cantidad de fluorescencia amarilla-verde sea proporcional a la concentración de anticuerpos anti-linfocitos T o anti-linfocitos B presentes en el suero. Generalmente, un resultado positivo de la prueba cruzada linfocitotóxica supone una contraindicación para el trasplante renal, mientras que una prueba cruzada mediante citometría de flujo positiva no se considera necesariamente un obstáculo para el trasplante. La prueba mediante citometría de flujo puede detectar niveles muy bajos de anticuerpos circulantes. Los resultados positivos mediante esta prueba se asocian a una tasa superior de episodios de rechazo agudo precoz y a una tasa inferior de supervivencia del injerto al año. Sin embargo, no se han documentado casos de rechazo hiperagudo, y algunos trasplantes que se realizan con una FCXM positiva no presentan problemas precoces (si la prueba cruzada citotóxica es negativa). La FCXM de linfocitos T es particularmente útil para candidatos sensibilizados y retrasplantados cuyos niveles de anticuerpos pueden haber descendido, pero que pueden organizar una rápida respuesta de memoria tras el estímulo. Los bajos niveles de anticuerpo circulante tienen un efecto más nocivo cuando el donante fallecido es de edad avanzada o cuando la calidad del riñón es dudosa. La posibilidad de reacciones positivas falsas es responsable de gran parte de la duda sobre el papel que desempeña la prueba cruzada mediante citometría de flujo. Los resultados positivos, sobre todo los débilmente positivos, deben ir apoyados por el antecedente de sensibilización del paciente o concordar con una determinación de que el paciente tiene anticuerpos HLA basada en los resultados de análisis en fase sólida. Cuando la prueba por citometría de flujo detecta anticuerpos HLA contra el donante, existe un riesgo considerable de que la evolución tras el trasplante sea desfavorable.

Tratamiento con pronasa de las células del donante

Con frecuencia, los resultados positivos falsos de la FCXM se deben a la unión de inmunoglobulina inespecífica a receptores Fc de inmunoglobulinas en los linfocitos, y el grado de unión puede variar entre donantes. Los pacientes que han sido tratados con anticuerpos como rituximab (anticuerpo anti-CD20) también pueden presentar resultados positivos falsos en la FCXM debido a la presencia del anticuerpo administrado en su suero. La pronasa es una peptidasa inespecífica que digiere preferentemente receptores Fc y otras proteínas de la superficie celular (entre ellas, CD20) sin destruir significativamente moléculas HLA bajo determinadas situaciones. Tratar previamente los linfocitos del donante con pronasa reduce la unión inespecífica del suero del paciente a los linfocitos y también reduce la incidencia de reacciones positivas falsas en la FCXM. Sin embargo, hay que tener precaución porque un tratamiento prolongado o una cantidad excesiva de la enzima provocarán la pérdida de antígenos HLA. Incluso en condiciones óptimas, muchas células y núcleos pueden lisarse durante el tratamiento, liberando ADN, lo que produce aglutinación y pérdida de células. Esto se puede evitar incluyendo ADNasa en el tratamiento.

Prueba cruzada virtual

La introducción generalizada de las pruebas de fase sólida para anticuerpos HLA en el año 2003 produjo un rápido cambio en la forma de identificar y evaluar a pacientes sensibilizados. Actualmente, una prueba cruzada virtual puede predecir los resultados de la prueba cruzada real según la especificidad y la potencia de los anticuerpos detectadas mediante análisis de fase sólida como se describe en las secciones siguientes (Fig. 3-4). La predicción exacta se basa fundamentalmente en pruebas actualizadas de anticuerpos HLA de los receptores y la tipificación completa de donantes, incluyendo HLA-A, HLA-B, HLA-C, DRB1, DRB3/4/5, DQA1, DQB1, DPA1 y DPB1. Debido a la extraordinaria sensibilidad y especificidad de los análisis en fase sólida, una prueba cruzada virtual tiene una precisión elevada. Esta prueba virtual ha mejorado significativamente la eficacia para la asignación de órganos,

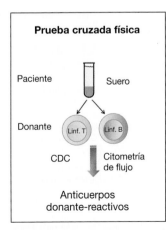
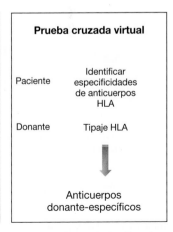

FIGURA 3-4. Comparación de la prueba cruzada real y la prueba cruzada virtual basada en la determinación del perfil de sensibilización de un paciente usando pruebas de fase sólida con antígenos HLA purificados y un examen del tipo HLA del donante para identificar DSA.

ha reducido los costes de las pruebas y, en muchos casos, ha reducido el tiempo de isquemia fría, disminuyendo la duda y el tiempo necesario para las pruebas una vez que el órgano llega al centro de trasplante. Es importante señalar que la precisión de la prueba cruzada virtual ha facilitado los programas de donación renal pareada (KPD, *kidney paired donation*) en los que intervienen múltiples centros de trasplante (v. Capítulo 7, Parte IV).

Análisis en fase sólida

Los análisis en fase sólida que usan antígenos HLA purificados por afinidad o generados mediante ingeniería molecular son las principales pruebas que la mayoría de los laboratorios utilizan hoy en día para detectar anticuerpos HLA. Actualmente, las pruebas se dividen en tres grupos principales (Fig. 3-5): una mezcla de antígenos HLA de clase I o clase II purificados por afinidad usados para detectar la presencia o la ausencia de anticuerpos HLA; antígenos de clase I o de clase II purificados por afinidad de donantes concretos usados como paneles de células donantes para evaluar la reactividad con fenotipos de donante concretos, pero con la ventaja de una clara separación de antígenos de clase I y de clase II; y antígenos HLA únicos recombinantes fijados a soportes sólidos, lo que permite una determinación muy precisa de la especificidad. La plataforma más versátil usa como dianas de los anticuerpos micropartículas o microesferas recubiertas con antígenos HLA de clase I o de clase II purificados. Las micropartículas están coloreadas para permitir la distinción de más de 100 microesferas simultáneamente, cada una de ellas con antígenos HLA distintos, fijados por medios químicos. El suero del paciente se incuba con una mezcla de microesferas, se lava, y el anticuerpo fijado se detecta añadiendo anti-IgG humana marcada con una sustancia fluorescente y midiendo la fluorescencia en un citómetro de flujo Luminex® o un dispositivo similar (Fig. 3-6). La interpretación de los resultados de la prueba se basa en comparaciones de mediciones de la intensidad media de fluorescencia (MFI, *median fluorescence intensity*) del suero de prueba con las de sueros controles positivos y negativos. No se requiere ni linfocitos viables ni fijación del complemento, y las pruebas son robustas.

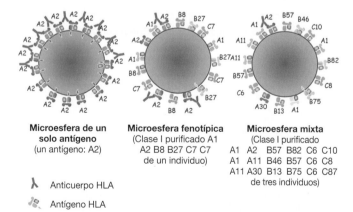

Microesfera de un solo antígeno
(un antígeno: A2)

Microesfera fenotípica
(Clase I purificado A1
A2 B8 B27 C7 C7
de un individuo)

Microesfera mixta
(Clase I purificado
A1 A2 B57 B82 C6 C10
A1 A11 B46 B57 C6 C8
A11 A30 B13 B75 C6 C87
de tres individuos)

λ Anticuerpo HLA

🦴 Antígeno HLA

FIGURA 3-5. Formatos de pruebas de anticuerpos en fase sólida. Los tres formatos ofrecen antígenos HLA purificados fijados a microesferas en combinaciones diferentes que van desde un solo antígeno en cada microesfera a una mezcla de antígenos del mismo donante y a antígenos HLA de una mezcla de diferentes donantes.

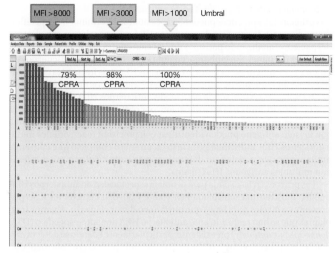

FIGURA 3-6. Los umbrales de anticuerpos determinan el estado de sensibilización. Este histograma es el resultado de una prueba con microesferas con un solo antígeno HLA de clase I. El eje X representa microesferas individuales, cada una de ellas conteniendo un solo antígeno HLA-A, -B o –C (aparecen bajo el histograma) y el eje Y indica la intensidad de fluorescencia asociada a cada microesfera tras la fijación de anticuerpos del suero de un paciente y el revelado con un anticuerpo anti-IgG marcado con un fluorocromo. La determinación del umbral entre una reacción positiva y negativa puede ser problemática en los casos en los que no existe un límite brusco entre microesferas reactivas y no reactivas.

Los tres formatos de la prueba tienen aplicaciones diferentes. La prueba de cribado con múltiples microesferas es la menos sensible y la menos informativa. Se usa para detectar, en donantes de sangre, posibles anticuerpos HLA que producen TRALI (*transfusion-related acute lung injury*, lesión pulmonar aguda relacionada con la transfusión), que son muy potentes y ampliamente reactivos. Es probable que esta prueba no detecte anticuerpos débiles y anticuerpos con una especificidad limitada (sólo B7), y es cuestionable su utilidad como herramienta de cribado para determinar el estado de sensibilización en un candidato a un trasplante renal, pero podría usarse para cribados posteriores de pacientes que se sabe que no están sensibilizados basándose en una prueba más sensible. Las microesferas de un fenotipo concreto llevan una mezcla de antígenos HLA (clase I o clase II) y son más parecidas a la comprobación de los linfocitos de un individuo. Estas microesferas son más sensibles que las microesferas de cribado mixtas, pero no permiten asignar especificidades de anticuerpos porque los antígenos pueden estar enmascarados en sueros ampliamente reactivos. La prueba con microesferas con un solo antígeno detecta reactividad con antígenos HLA concretos y algunos alelos frecuentes con gran sensibilidad, y se usa para caracterizar con precisión el perfil de sensibilización de un paciente, incluso cuando la reactividad de anticuerpos es muy amplia. Las estrategias para usar estas pruebas en la identificación y la caracterización del perfil de sensibilización, y para monitorizar cambios antes y después del trasplante se describen más adelante, en el apartado «Evaluación inmunológica de candidatos a trasplante».

Determinación de la especificidad de anticuerpos HLA

Las pruebas PRA precoces pueden, en ocasiones, determinar las especificidades diana HLA (una lista de antígenos HLA que reaccionan con el suero del paciente) analizando patrones de reacción contra los tipajes HLA de los donantes del panel. Sin embargo, cuando existen múltiples anticuerpos en un suero, los anticuerpos contra los antígenos HLA más frecuentes enmascaran el reconocimiento de anticuerpos frente a antígenos menos frecuentes. Las tecnologías en fase sólida para medir anticuerpos HLA representan un cambio importante en la identificación, por parte de los laboratorios, de la sensibilidad y la precisión de la identificación de anticuerpos. Microesferas con un solo antígeno pueden identificar con precisión reactividades frente a antígenos HLA individuales incluso en un suero complejo que contenga anticuerpos que podrían no determinarse usando células o microesferas con múltiples antígenos HLA fijados.

Las pruebas en fase sólida para definir la especificidad de anticuerpos HLA pueden mostrar una sensibilidad excelente y pueden detectar anticuerpos presentes a niveles muy bajos que pueden no dañar el injerto. Algunos trasplantes que se han realizado ante anticuerpo HLA donante-específico (DSA, *donor-specific antibody*) preexistente, particularmente cuando se detecta mediante una prueba en fase sólida, pero no con una prueba cruzada mediante citometría de flujo, tienen éxito y muestran evoluciones sin problemas tras el trasplante, mientras que otros presentan una función retardada del injerto y un rechazo precoz mediado por anticuerpos. La prueba con sueros con múltiples diluciones muestra que el nivel de variación de la fluorescencia es proporcional al título del anticuerpo, algo que es importante para determinar qué antígenos HLA de donante deben evitarse para impedir la aparición de rechazos hiperagudos o agudos acelerados mediados por anticuerpos o una lesión crónica del injerto. Los laboratorios han intentado relacionar la intensidad de las reacciones con niveles de anticuerpos que podrían causar resultados manifiestamente adversos. Evidentemente, los antecedentes inmunológicos del paciente también desempeñan su papel en la valoración del riesgo de anticuerpos con niveles bajos. Un paciente con una pérdida previa de un injerto o con múltiples embarazos puede haber desarrollado memoria para antígenos HLA incompatibles, y anticuerpos débiles pueden representar la posibilidad de que se produzca un rápido aumento de los niveles de anticuerpos tras el trasplante con epítopos HLA previamente incompatibles. Los motivos para la duda en la identificación de anticuerpos que son clínicamente importantes pueden estar relacionados con la cantidad y la especificidad de los anticuerpos, los niveles de expresión de antígenos en el donante, aspectos técnicos de la producción de los propios reactivos en fase sólida, o con características asociadas a la clase y la subclase de los anticuerpos, aunque es algo que todavía no está bien estudiado.

Fijación del complemento y subclase de inmunoglobulinas

La prueba con microesferas con un solo antígeno ha sido modificada para comprobar la unión del componente C1q del complemento, la escisión del componente C3 del complemento a C3d y, cambiando el indicador desde un anti-IgG genérico a un segundo anticuerpo específico de subclase, para identificar subclases IgG dominantes en un entorno específico para el antígeno. Estas pruebas pueden revelar un patrón más complejo de anticuerpos HLA-específicos, que podría distinguir los anticuerpos con mayor importancia clínica debido a su capacidad de fijación del complemento o alguna otra función de la subclase dominante. La mayoría de las respuestas incluyen anticuerpos de todas las subclases IgG, y la fijación del complemento puede reducirse o potenciarse mediante dilución o concentración de los sueros, respectivamente.

La fijación del complemento se asocia generalmente a títulos más elevados de anticuerpos. Sin embargo, estas pruebas pueden ser útiles para identificar anticuerpos que pueden constituir en cierto modo un problema, o anticuerpos que podrían eliminarse más fácilmente mediante desensibilización.

Antígenos inaceptables

Cuando un paciente tiene anticuerpos HLA bien definidos que podrían dar lugar a un resultado positivo en la prueba cruzada frente a donantes que expresan las especificidades HLA diana, la United Network for Organ Sharing (UNOS) permite la inclusión de esos antígenos HLA para evitarlos (inaceptables) como parte del perfil de lista de espera del paciente. Si un paciente tiene un anticuerpo claramente definido frente a HLA-A1, los posibles donantes que expresen HLA-A1 no serían aceptables, y los riñones de esos donantes no se ofrecerían a ese paciente, evitando así una prueba cruzada previsiblemente positiva. La mayor parte de los centros de trasplante no realizan trasplantes ante una prueba cruzada CDC o AHG positivas, debido al alto riesgo de rechazo hiperagudo. Sin embargo, los resultados del trasplante con niveles inferiores de anticuerpos pueden ser favorables para el paciente muy sensibilizado a pesar de la previsión de que los anticuerpos causen una mayor incidencia de función retardada del injerto, rechazo humoral acelerado y disfunción crónica del aloinjerto. Así, los centros de trasplante pueden diferir en cuanto a su preferencia para incluir en la lista antígenos inaceptables que no producirían un resultado positivo en la prueba cruzada CDC o AHG, pero que dan lugar a una prueba cruzada positiva usando citometría de flujo u otra prueba cruzada muy sensible. No existe un nivel MFI uniformemente establecido en el que un nivel de anticuerpos se correlacione con una prueba cruzada positiva. Más bien, la probabilidad de que se produzca ese resultado positivo aumenta al aumentar el MFI, de modo que en pruebas con un solo antígeno la probabilidad de obtener un resultado positivo en la prueba con citometría de flujo es escasa por debajo de un valor umbral de 2 500 del MFI, y muy probable por encima de un umbral de MFI de 5 000, por ejemplo. Los umbrales MFI pueden establecerse de modo diferente para antígenos de los distintos locus HLA o para antígenos asociados a grandes CREG o según los antecedentes del paciente (trasplantes previos, embarazos).

PRA calculado

En diciembre de 2007, la UNOS desarrolló un PRA calculado, diseñado para abordar la variabilidad en la documentación de PRA que se había desarrollado con los años mediante el uso de paneles celulares diferentes y distintas pruebas para anticuerpos HLA. El PRA calculado (*calculated panel-reactive antibody*, CPRA) se calcula determinando la frecuencia de fenotipos HLA de donante incompatibles según los antígenos de clase I y clase II inaceptables registrados para cada candidato. Dado que, para calcular las frecuencias antigénicas, se usaron los tipos HLA-A, -B, -C, -DR y -DQ de donantes renales fallecidos reales, el CPRA refleja la probabilidad real de un donante incompatible basándose en los antígenos inaceptables que se han registrado para un paciente. Un CPRA del 80 % significa que el 80 % de riñones de donante fallecido expresará al menos un antígeno HLA inaceptable, y no se ofrecerán para ese paciente. Un CPRA calculado usando una «reserva» de donantes nacionales puede no siempre reflejar la distribución de antígenos HLA de una población local de donantes que la de regiones distintas, porque difieren en cuanto a la composición racial y étnica, aunque estas variaciones no suelen dar lugar a CPRA considerablemente diferentes.

El mismo paciente podría presentar un CPRA diferente en centros de trasplante distintos que usaran umbrales diferentes para asignar antígenos inaceptables. El umbral afecta al CPRA como se muestra en la figura 3-6. Un centro conservador que desee evitar donantes con antígenos HLA para los que un paciente presente DSA podría elegir un umbral MFI de 1 000 como inaceptable, en cuyo caso el paciente tendría un CPRA del 100 %. Otro centro, dispuesto a aceptar cierto riesgo de rechazo mediado por anticuerpos (ABMR) en el intercambio de más ofertas de donantes y quizá una espera más corta para sus pacientes, podría establecer un umbral MFI de 8 000 y basar la decisión de trasplantar en el resultado de la prueba cruzada final. Con el umbral más elevado, el CPRA es del 79 %, pero existen anticuerpos con niveles bajos que podrían dañar un injerto que exprese uno o más de los antígenos HLA correspondientes. La cifra también ilustra un posible problema con el uso de umbrales estrictos para la asignación de antígenos HLA inaceptables. La diferencia de valores MFI para antígenos justo por encima y por debajo de los umbrales puede no ser importante y, tras una nueva comprobación, los valores MFI para algunos de estos antígenos podrían variar lo suficiente como para pasar el umbral. La interpretación de estas pruebas no siempre es sencilla, y a menudo requiere la comparación de pruebas realizadas usando dos o más plataformas de pruebas para determinar si las reacciones débiles son uniformes entre pruebas diferentes.

Limitaciones de la prueba cruzada virtual

La prueba cruzada «virtual», que compara el perfil de anticuerpos del paciente con el tipaje HLA del donante, ha reducido considerablemente la necesidad de realizar una prueba cruzada «física» final. Actualmente, el CPRA proporciona una prueba cruzada virtual para la mayoría de los candidatos estadounidenses a un trasplante renal. Cuando se han identificado antígenos inaceptables de un candidato y se han introducido en la base de datos electrónica de la UNOS (UNET), los antígenos inaceptables predicen qué donantes presentarán una prueba cruzada positiva. Dado que la UNOS no ofrece a los candidatos riñones de donante si se prevé un resultado positivo de la prueba cruzada, es el ordenador el que realiza la prueba. Lamentablemente, hay casos en los que la información proporcionada por la UNET es incompleta y la prueba cruzada virtual no es definitiva. Los pacientes que producen anticuerpos contra antígenos HLA que no pueden considerarse inaceptables o aquellos a los que se ofrecen órganos de donante cuya tipificación no es completa no pueden basarse en la selección de donante realizada por ordenador.

Prueba cruzada final

Cuando los sueros de pacientes en lista de espera se recogen y comprueban periódicamente y están disponibles en el laboratorio, suele poder realizarse una prueba cruzada final sin obtener una muestra reciente del paciente. Esto permite al laboratorio realizar pruebas cruzadas para un riñón de donante cadáver antes de obtener el órgano en la mayoría de los casos, evitando retrasos en el trasplante. Cuando los intervalos entre la comprobación periódica de la muestra son superiores a unos meses, aumenta el riesgo de que se hayan producido cambios no detectados en la sensibilización. Algunos centros permiten usar sueros antiguos para la prueba cruzada final si el paciente no está sensibilizado y no ha recibido una transfusión sanguínea reciente.

En muchos casos, la prueba cruzada virtual puede servir como prueba final. Siempre que el estado de sensibilización del paciente esté actualizado y no existan anticuerpos ambiguos ni antígenos de donante, la prueba cruzada virtual debe predecir el resultado de la prueba cruzada física. Si se evita una prueba de histocompatibilidad de última hora, se puede ganar tiempo para completar el trasplante, reducir la isquemia fría y permitir una programación mejor. En los pacientes no sensibilizados con antecedentes claros, la prueba cruzada virtual debe ser absolutamente predictiva. Sin embargo, cada vez existe más riesgo de renunciar a una prueba cruzada física en pacientes que no han sido comprobados en los 3 meses anteriores a la oferta, debido a la posibilidad de intervención de agentes sensibilizantes o a cambios en los niveles de anticuerpos que fueron determinados en su momento. Del mismo modo, los pacientes con dos o más anticuerpos donante-específicos presentes en niveles bajos (especialmente, por debajo del umbral para ser considerados inaceptables para ese individuo) obtendrán beneficios de la realización de una prueba de histocompatibilidad final. Muchos pacientes muy sensibilizados tienen anticuerpos que reaccionan con cadenas DQα, antígenos DP, y combinaciones de cadenas α y β que no pueden evitarse de un modo eficaz en la prueba cruzada virtual. Por ejemplo, existen muchos más tipos DP que especificidades DP que puedan distinguirse en pruebas con microesferas con un solo antígeno. A un paciente con anticuerpos frente a HLA-DPB1*04:01 podría ofrecerse un donante cuyo tipo DP fuera DPB1*40:01 y DPB1*105:01, ninguno de los cuales puede comprobarse directamente en el panel de microesferas de un solo antígeno. Las secuencias predicen que la prueba cruzada será positiva porque DPB1*04:01 es similar a DPB1*40:01, pero no a DPB1*105:01. Se han identificado equivalencias basándose en homologías de secuencia HLA-DP para permitir una conjetura bien fundamentada de cómo los anticuerpos DP conocidos reaccionarían con un antígeno DP diferente, pero puede que no siempre lo predigan con exactitud.

TRASPLANTE EN EL PACIENTE SENSIBILIZADO

Los pacientes sensibilizados siguen constituyendo un problema para la mayor parte de los programas de trasplante porque su acceso a donantes compatibles está limitado por su grado de sensibilización, los anticuerpos preformados son difíciles de disminuir o eliminar, y los tratamientos para el rechazo mediado por anticuerpos tienen una eficacia limitada (v. Capítulo 6). El grupo sanguíneo ABO del paciente limita aún más el acceso a donantes de grupos sanguíneos idénticos o compatibles. La mejor solución para estos pacientes es encontrar un donante compatible, lo que requiere más donantes potenciales o esperar más a que con el tiempo aparezcan posibles donantes. Las alternativas se exponen a continuación y en los capítulos 6 y 7.

Compatibilidad de grupo sanguíneo ABO

Los antígenos de los grupos sanguíneos ABO se comportan como potentes antígenos de trasplante, y el trasplante con obstáculos ABO suele causar un rechazo hiperagudo irreversible. En principio, los mismos criterios determinan tanto la distribución renal según el grupo ABO como las transfusiones sanguíneas con grupo O (donante universal) y grupo AB (receptor universal). El desproporcionado porcentaje de pacientes en espera cuyo grupo sanguíneo es O o B es lo que generalmente obliga a que sea la identidad del grupo sanguíneo, en lugar de la compatibilidad de grupo sanguíneo, la que determine la distribución de riñones de donante cadáver. Se hacen excepciones para los pacientes de grupo sanguíneo AB, a quienes se puede ofrecer riñones A o AB, y para los riñones con incompatibilidad cero para antígenos HLA, que pueden ofrecerse a receptores con compatibilidad ABO si no se dispone de un receptor idéntico para el tipo ABO. Bajo el nuevo sistema de asignación renal (KAS, v. más adelante y en el Capítulo 5), a los pacientes muy sensibilizados (CPRA del 98 % al 100 %) también se les puede ofrecer un riñón compatible. En el trasplante de donante vivo emparentado, la compatibilidad ABO es adecuada.

Con frecuencia, pueden saltarse las barreras de los grupos sanguíneos cuando existe un donante vivo con incompatibilidad ABO dispuesto

TABLA 3-3	Distribución de porcentajes de grupos sanguíneos ABO entre donantes renales cadáver en 2014 y según la etnia en la lista de espara para trasplante

Grupo sanguíneo	Donantes	Lista de espera*	Raza blanca	Raza negra	Hispanos	Asiáticos
O	47	52	49	53	62	42
A	37	30	37	22	26	22
B	12	16	11	22	10	31
AB	4	2	3	3	2	5
n	7,763	133.817	39.980	36.892	21.080	8.814

*La lista de espera que incluye todas las etnias y tipos ABO de donante fue confeccionada por el departamento de investigación de la UNOS a 16 de octubre de 2015.

eliminando las isoaglutininas del grupo sanguíneo con plasmaféresis o inmunoabsorción, a menudo junto con inmunosupresión (v. Capítulo 6). Los trasplantes con incompatibilidad ABO pueden realizarse con éxito en determinadas circunstancias, pero siempre se acompañan de un cierto nivel elevado de coste y riesgo.

En las poblaciones de raza blanca, aproximadamente el 20 % de los individuos del grupo A pueden definirse como A_2; son pacientes con niveles reducidos de antígeno A en el endotelio del injerto. Ello permite una excepción a la barrera de la incompatibilidad ABO porque los riñones A_2 pueden trasplantarse con seguridad a receptores O o B con títulos bajos de isoaglutininas antes de la intervención. El trasplante de riñones A_2 a receptores B o AB es habitual en algunos centros, y se está fomentando en el nuevo sistema KAS (v. Capítulo 5).

En la tabla 3-3 se muestra una lista de la distribución de los principales grupos ABO en donantes cadáver y diferentes grupos étnicos de posibles receptores de trasplante renal. Si todos los grupos étnicos contribuyeran por igual a la reserva de donantes y todos los grupos étnicos sufrieran nefropatía terminal en proporción directa a su representación en la población general, los tiempos de espera para los diferentes grupos étnicos y categorías de grupos sanguíneos serían los mismos. De hecho, los individuos de raza blanca contribuyen desproporcionadamente al grupo donante y los de raza negra lo hacen del mismo podo al grupo de receptores, porque la enfermedad renal es más frecuente entre las personas de raza negra. Debido a ello, los pacientes con grupo sanguíneo O o B esperan más para obtener un donante con grupo sanguíneo idéntico.

Sistema de asignación renal

Los pacientes sensibilizados se han visto beneficiados por los recientes cambios en la política de asignación en Estados Unidos (v. Capítulo 5). La introducción de CPRA y la prueba cruzada virtual hacen que la asignación sea más eficiente, evitando ofertas inútiles de riñones a pacientes con anticuerpos donante-específicos. Con este sistema, los pacientes que llegan a lo alto de la lista para cada riñón de donante son los que no tienen anticuerpos dirigidos contra antígenos HLA de donante. Las ofertas de riñones declinadas debido a una prueba cruzada final positiva disminuyeron más del 90 % desde la introducción de la prueba cruzada virtual. Según el KAS que entró en vigor en diciembre de 2014, los pacientes sensibilizados con un CPRA superior al 20 % reciben cada vez más prioridad para donantes compatibles en una escala progresiva. Para la mayoría de los pacientes más sensibilizados, los que presentaban sensibilización para el 98 %, el 99 % o el 100 % de donantes recibían prioridad máxima para un riñón compatible de la reserva de donantes local, regional o nacional, respectivamente. Los pacientes pueden recibir un riñón con compatibilidad ABO si no se han identificado candidatos ABO idénticos. Este cambio supuso que un gran número de pacientes ampliamente sensibilizados fueran trasplantados durante los primeros meses tras la introducción del nuevo sistema KAS. Hasta el 17 % de los trasplantes se asignaron a receptores con CPRA del 100 %. Los trasplantes a los pacientes muy ampliamente sensibilizados se estabilizaron tras los primeros 6 meses, hasta aproximadamente el 10 % de los trasplantes, una cifra que refleja el porcentaje de espera para un trasplante. El beneficio puede disminuir más, ya que los pacientes cuyas posibilidades están más próximas a 1 entre 100 son trasplantados, y el resto de pacientes tienen una probabilidad mucho menor de encontrar un donante con prueba cruzada compatible.

Desensibilización del paciente sensibilizado

Más del 25 % de los candidatos a trasplante renal están muy sensibilizados. Para reducir la alosensibilización HLA y facilitar el trasplante en estos pacientes, actualmente se utilizan dos métodos principales basados en el uso de inmunoglobulina intravenosa (IGIV). El primer tratamiento se basa en la infusión de una dosis elevada de IGIV (2 g/kg), que ha demostrado ser un inhibidor potente de anticuerpos HLA y permitir el trasplante con un riesgo mínimo de rechazo. La IGIV también puede utilizarse como terapia en el tratamiento de pacientes que presentan rechazo humoral (v. Capítulo 6). La IGIV se administra con frecuencia junto con plasmaféresis, para reducir la carga de anticuerpos circulantes, y con medicación biológica e inmunosupresora como rituximab y bortezumab, para limitar la reaparición del anticuerpo. En los pacientes muy sensibilizados, se han propuesto varios mecanismos de acción de la IGIV en dosis elevada, entre ellos la inhibición del anticuerpo HLA de un modo idiotípico, la eliminación de linfocitos T o B HLA-reactivos, la inhibición de citocinas que intervienen en la síntesis de inmunoglobulinas y el bloqueo de la activación de los linfocitos T.

Un segundo método usa un régimen combinado de tratamiento con IGIV y plasmaféresis. La plasmaféresis elimina rápidamente el anticuerpo donante-específico y la administración de IGIV bloquea la resíntesis de anticuerpos HLA. El tratamiento se continúa hasta que ya no se detectan anticuerpos HLA donante-específicos (DSA) en el suero del paciente. Este método combinado de IGIV y plasmaféresis también es eficaz para reducir la alosensibilización HLA en pacientes muy sensibilizados, así como para el tratamiento del rechazo humoral. También se ha documentado la eficacia de la combinación de plasmaféresis e IGIV para eliminar isoaglutininas anti-A o anti-B antes de lograr un trasplante con éxito ante obstáculos por grupo sanguíneo ABO. Se desconocen los mecanismos inmunomoduladores exactos del tratamiento combinado, pero parece que actúa a largo plazo y de forma donante-específica.

Donación renal pareada

La donación renal pareada (KDP, *kidney paired donor*; v. Capítulo 7, Parte IV) ha alcanzado un éxito considerable en el trasplante a pacientes sensibilizados haciendo hincapié en el emparejamiento de estos pacientes con donantes compatibles. Sugerida originalmente como una opción en la que dos parejas (pares) donante-receptor con incompatibilidad ABO podrían intercambiar sus riñones donantes para el receptor compatible del otro par, el concepto ha evolucionado para incluir parejas con incompatibilidad e incluso parejas que son compatibles, pero que podrían beneficiarse de contar con otro donante más equiparable en cuanto a tamaño o antígenos HLA o edad. En Estados Unidos existen varios programas que facilitan estos intercambios, que van desde centros únicos a asociaciones (consorcios) de diversos tamaños y algunos programas nacionales. El programa más productivo hasta la fecha, The National Kidney Registry, ha manejado casi 2 000 trasplantes en 2016, más del 30 % de los cuales afectaban a pacientes con CPRA > 80 % y el 15 % de los cuales implicaban a pacientes con CPRA > 95 %.

Un elemento clave para lograr el éxito en el intercambio renal pareado ha sido la colaboración activa entre el equipo de trasplante, los coordinadores y el laboratorio HLA. La prueba cruzada virtual adquiere mayor importancia cuando en los intercambios intervienen parejas (pares) de varios centros de trasplante diferentes. Los fallos en las pruebas cruzadas, cuando se detecta a última hora que el paciente es incompatible, son extremadamente problemáticos. El intercambio renal pareado ofrece a los programas que participan una oportunidad para personalizar la prueba cruzada virtual. En lugar de un planteamiento uniforme (único) generalmente usado para pacientes que esperan un riñón de cadáver, los umbrales para antígenos inaceptables pueden ampliarse dependiendo de la probabilidad de encontrar parejas de donantes y receptores equiparables en la reserva de participantes. Al tener un mayor acceso a los donantes disponibles con sus tipos HLA, los centros y sus laboratorios pueden identificar posibles emparejamientos, evaluar su idoneidad, y aceptar o declinar donantes de forma anticipada, antes de realizar ofertas de emparejamiento. Si se necesitan pruebas adicionales, esto también puede a menudo proporcionarse antes de realizar un ofrecimiento.

La KPD también se usa junto con el trasplante incompatible ABO y la desensibilización en algunos centros. En estos casos, los pacientes sensibilizados pueden no encontrar un donante compatible en el plazo oportuno, pero puede identificarse un donante menos incompatible.

EVALUACIÓN INMUNOLÓGICA DE LOS CANDIDATOS AL TRASPLANTE

Hoy en día, los candidatos a un trasplante renal se incluyen en una de dos categorías: los que cuentan con un posible donante vivo y los que no. En la figura 3-7 se esboza la evaluación inmunológica inicial de estos candidatos. Una vez que un paciente ha sido identificado como un candidato adecuado para el trasplante, se realizan pruebas de tipificación HLA y de cribado de anticuerpos,

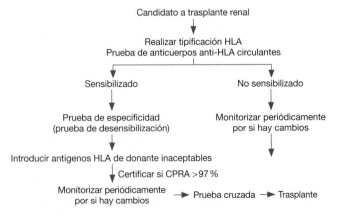

FIGURA 3-7. Estrategia para la monitorización inmunitaria de pacientes en lista de espera.

usando las pruebas mencionadas anteriormente. El tipaje HLA permite evaluar parejas de donantes y posibles receptores según el grado de histocompatibilidad, así como evaluar los resultados de sensibilización y pruebas cruzadas. Se necesitan los tipajes HLA-A, -B, -C, -DR y –DQ para incluir a un paciente en la lista de candidatos para recibir un riñón de donante cadáver con la Organ Procurement and Transplantation Network (OPTN) nacional estadounidense, mantenida actualmente por la UNOS. El estado de sensibilización del paciente también se determina antes del trasplante, para identificar a los pacientes en situación de riesgo de sufrir rechazo hiperagudo o rechazo agudo acelerado. El nivel CPRA del paciente es otro elemento importante para incluir a un candidato renal con la UNOS, porque los pacientes con CPRA superior al 20 % reciben una puntuación especial en la asignación de órganos, y los que presentan un CPRA superior al 97 % reciben prioridad para riñones compatibles a nivel local (CPRA 98 %), regional (CPRA 99 %) y nacional (CPRA 100 %). Es importante investigar y caracterizar pronto la sensibilización, para evitar perder una oferta compatible infrecuente para un paciente muy sensibilizado.

La prueba inicial del estado de sensibilización debe ser la más sensible, la prueba para un solo antígeno en fase sólida, a fin de detectar y caracterizar los anticuerpos HLA o para confirmar su ausencia. Otras pruebas pueden ser útiles para confirmar la presencia de anticuerpos con nivel bajo o reactividades específicas para alelos concretos. La caracterización fenotípica con microesferas suele ser útil para aclarar estos resultados.

Antes del trasplante, deben identificarse los autoanticuerpos y otros anticuerpos que no suponen un riesgo importante de rechazo hiperagudo o agudo acelerado. En los pacientes que van a esperar un riñón de donante cadáver o cuando el trasplante de donante vivo se va a retrasar, es necesario monitorizar los cambios en los patrones de sensibilización y evaluar de nuevo a los pacientes periódicamente para estar al día de su estado de sensibilización actual.

En los pacientes con un donante vivo adecuado se puede realizar una prueba cruzada con su(s) donante(s) y, si es negativa, se puede proceder al trasplante. Cuando existen múltiples donantes posibles, la evaluación de cada uno de ellos puede adaptarse para determinar si los anticuerpos van dirigidos contra los antígenos HLA específicos del donante incompatible, y si los procedimientos de desensibilización pueden permitir un trasplante con éxito con uno o más posibles donantes.

Papel de la compatibilidad HLA en el trasplante

Los antígenos HLA son potentes antígenos de trasplante que pueden comprometer una gran cantidad de linfocitos T (se han documentado estimados de hasta 100 veces tantos linfocitos T como antígenos proteicos teóricos). Se pueden producir respuestas inmunitarias celular o humoral secundarias frente a antígenos HLA como consecuencia de exposiciones previas a HLA alogénico durante la gestación, por transfusión sanguínea o por trasplantes previos. Los estudios han demostrado uniformemente un aumento escalonado en los rechazos tempranos y una disminución de la supervivencia del injerto a largo plazo con cifras crecientes de incompatibilidades de antígenos HLA entre el donante cadáver y el receptor. Los estudios renales pareados también muestran que cuando se trasplanta un riñón a un receptor HLA-compatible, incluso si ha sido trasladado una gran distancia, y el otro se trasplanta localmente a un receptor con incompatibilidad HLA, el riñón HLA-compatible tiene una mayor supervivencia a largo plazo.

El reconocimiento del estado inmunológico especial de trasplantes con compatibilidad HLA llevó al desarrollo de una distribución nacional de órganos para compartir riñones de donantes para receptores con compatibilidad HLA. Entre 1987 y 2009, riñones compatibles para los antígenos HLA-A, -B, -DR con un candidato ABO compatible en cualquier punto de Estados Unidos se compartían obligatoriamente para aumentar el número de trasplantes bien pareados, y para reducir fracasos y regresos de pacientes a la lista de espera. En el mejor momento, aproximadamente el 15% de trasplantes renales se realizaron con riñones con incompatibilidad HLA-A, -B, -DR cero. Los puntos de asignación fueron adjudicados a candidatos con ventaja cuando también se dispuso de un riñón mínimamente incompatible. El énfasis en la compatibilidad HLA fue modificado varias veces en respuesta a los datos de resultados del Scientific Registry of Transplant Recipients (SRTR). El KAS actual otorga prioridad para candidatos con incompatibilidad HLA-A, -B, -DR cero que están sensibilizados (CPRA > 20%) cuando no hay candidatos compatibles muy sensibilizados, y adjudica uno o dos puntos de asignación para candidatos con incompatibilidad HLA-DR cero o uno, respectivamente.

Sin embargo, entre los entre los receptores de trasplante de donante vivo, el efecto de la compatibilidad HLA sobre la supervivencia del injerto a largo plazo difiere del efecto sobre los trasplantes de donante cadáver. Aunque los trasplantes entre hermanos HLA idénticos proporcionan las mejores tasas de éxito a largo plazo (el 77% de estos injertos sobrevivirán a los 10 años), el número de incompatibilidades de antígenos HLA tiene escaso efecto sobre la supervivencia de injertos no compatibles. Curiosamente, los riñones de donantes genéticamente no emparentados han tenido casi las mismas tasas de supervivencia a largo plazo que los injertos entre hermanos con compatibilidad para un haplotipo o entre padres y sus descendientes (aproximadamente, el 64% a los 10 años). Esta observación ha fomentado un rápido aumento en el número de trasplantes de donante vivo no emparentado durante la pasada década. Los resultados de los trasplantes de donante vivo son superiores a los de trasplantes de cadáver, incluso en los receptores de riñones HLA-compatibles.

MONITORIZACIÓN INMUNITARIA

Los métodos que se usan actualmente para diagnosticar el rechazo de un aloinjerto renal dependen de cambios en marcadores químicos sanguíneos, como los niveles de creatinina o de nitrógeno ureico en sangre (BUN, *blood urea nitrogen*). Sin embargo, estos marcadores son, en el mejor de los casos, marcadores de rechazo alternativos, y claramente el rechazo debe preceder al deterioro de la función del injerto. Aunque el diagnóstico de rechazo mediante el examen histopatológico de biopsias renales sigue siendo el método de referencia (v. Capítulo 15), se necesita un método menos invasivo para la detección precoz de acontecimientos inmunológicos que conducen al rechazo. Un área que parece prometedora en el estudio del rechazo de aloinjertos renales es la identificación de biomarcadores no invasivos de alorreactividad inmunológica al injerto en la orina y la sangre de los receptores. La monitorización de la respuesta inmunitaria al aloinjerto permitirá la identificación precoz de pacientes con riesgo de rechazo y de pérdida del injerto, la optimización de las pautas farmacológicas y la monitorización de las respuestas al tratamiento tras la intervención, y guiará el desarrollo de nuevas terapias inmunosupresoras. La monitorización inmunológica podría ayudar a diferenciar el rechazo de otras formas de disfunción del injerto como la ausencia de funcionamiento primaria y la toxicidad farmacológica. A continuación, se esboza parte de los estudios celulares, humorales, genómicos y proteómicos habituales y recientemente desarrollados para evaluar el estado inmunológico del receptor de un trasplante.

Monitorización de los anticuerpos HLA tras el trasplante

El rechazo agudo mediado por anticuerpos se produce durante el postrasplante precoz, y puede conducir al rápido deterioro de la función del injerto (v.

Capítulo 10). El rechazo agudo mediado por anticuerpos también aumenta el riesgo de rechazo crónico. El desarrollo de DSA frente a antígenos de clase I o de clase II (o de ambos tipos) tras el trasplante renal parece ser un marcador específico de lesión vascular dependiente de los anticuerpos. La principal característica histopatológica es la inflamación microvascular, que puede ir acompañada por el depósito de complemento en el injerto (v. Capítulo 15). La producción de DSA también identifica receptores de trasplante con riesgo de sufrir rechazo crónico del aloinjerto. La monitorización inmunitaria sistemática de anticuerpos HLA puede usarse para dirigir la inmunoterapia y permite la intervención precoz. Los receptores trasplantados con un nivel bajo de DSA o que fueron desensibilizados se deben comprobar poco después del trasplante, para monitorizar sus niveles de DSA. Un aumento importante de DSA tras el trasplante se asocia a una evolución desfavorable, mientras que una disminución sostenida o la desaparición de los DSA son buenas noticias. El DAS que persiste tras el trasplante puede ser nocivo para el injerto, aunque algunos pacientes con DSA persistente no desarrollan signos clínicos de lesión del injerto. Los receptores de riñones con más incompatibilidades HLA (particularmente para antígenos HLA-DR y HLA-DQ), y los que tienen antecedentes de falta de cumplimiento terapéutico tienen más probabilidad de desarrollar DSA, y la monitorización más frecuente puede identificar respuestas de anticuerpos en desarrollo en estos pacientes antes de la aparición de síntomas clínicos. En la tabla 3-4 se sugiere un protocolo para la monitorización de DSA en diferentes cohortes de riesgo inmunológico postrasplante, que en algunos programas se complementa con biopsia de protocolo.

La prueba de antígeno único proporciona información para la monitorización tras el trasplante, porque identifica anticuerpos que son reactivos contra los antígenos HLA del donante incompatibles. Por otro lado, los DSA pueden monitorizarse realizando directamente pruebas cruzadas con sueros de receptor con linfocitos de donante (si se dispone de ellos) usando métodos de linfocitotoxicidad dependiente del complemento o con citometría de flujo.

Monitorización de anticuerpos distintos a los HLA tras el trasplante

Cada vez se reconoce más la importancia clínica de anticuerpos no-HLA tras el trasplante de todos los tipos de órganos sólidos. Muchos de estos anticuerpos van dirigidos contra células endoteliales o epiteliales, y representan un grupo heterogéneo de anticuerpos que comprenden tanto subclases IgM como subclases IgG. Son anticuerpos que se clasifican como aloanticuerpos tales como autoanticuerpos MICA o específicos de tejido, dependiendo de si van dirigidos contra antígenos polimórficos que difieren entre el huésped y el donante, o si representan una respuesta inmunitaria frente a antígenos propios, respectivamente. Los anticuerpos específicos para aloantígenos como MICA y autoantígenos como agrina, receptor de angiotensina II tipo I (AT1R) se han implicado en la lesión aguda y/o crónica del aloinjerto renal.

	Protocolo sugerido para la monitorización de DSA postrasplante

Frecuencia del estado de la monitorización de DSA

DSA positivo: semanas 2,4 y 8; 6 meses; 1 año; y anualmente
Pacientes desensibilizados: día 4, semana 2, 4 y 8; 6 meses; 1 año y anualmente
DSA negativo y poco sensibilizados: 6 meses, 1 año y anualmente
Pacientes muy sensibilizados: 4 semanas, 6 meses, 1 año y anualmente

Puede complementarse con biopsia de protocolo (v. Capítulo 15).

Conocidos objetivos (dianas) no-HLA como los anticuerpos AT1R pueden medirse mediante ELISA (análisis de inmunoadsorción enzimática), mientras que las pruebas cruzadas basadas en células que usan células endoteliales pueden utilizarse para identificar anticuerpos no-HLA en los sueros de receptores de trasplante. Las ventajas son la posibilidad de detectar anticuerpos específicos para nuevos antígenos, en particular, antígenos polimórficos, que pueden diferir entre donantes de células. Sin embargo, el conocimiento incompleto de las dianas no-HLA dificulta la comprensión del significado clínico de la prueba.

Base biológica de los estudios de monitorización inmunológica para aloinjertos
No se conocen totalmente los mecanismos subyacentes al rechazo de aloinjertos (v. Capítulo 2). Los linfocitos T del receptor se activan por reconocimiento directo de complejos HLA/péptido presentes en la membrana de células dendríticas pasajeras de origen donante. Esta respuesta intensa, que parece violar la norma de restricción del MHC propio, está dirigida fundamentalmente por mimetismo antigénico. Se considera que los linfocitos T activados por la vía de reconocimiento directo son importantes para iniciar el rechazo agudo precoz. Sin embargo, estos linfocitos T desempeñan un papel menos importante tras la marcha de células dendríticas del injerto donante, porque tras el reconocimiento de moléculas HLA del donante en células presentadoras de antígenos (APC) «no profesionales» que carecen de elementos coestimuladores, pueden entrar en anergia. Los estudios indican que la vía de reconocimiento indirecto, que es estimulada por alopéptidos presentados por APC profesionales originadas en el huésped, es un contribuyente importante al rechazo, especialmente al rechazo crónico. Los linfocitos T colaboradores que intervienen en las vías directa e indirecta proporcionan linfocinas necesarias para la proliferación y la maduración de linfocitos T citotóxicos y de linfocitos B productores de anticuerpos HLA. Los linfocitos T colaboradores también pueden producir citocinas, activando una respuesta de hipersensibilidad de tipo retardado. También se ha identificado una vía semidirecta de presentación de antígenos, en la que las APC del receptor adquieren complejos MHC-péptido de donante mediante captura o intercambio de membrana, y los presentan a linfocitos T del receptor a través de vías de reconocimiento directas e indirectas. Se han desarrollado estudios de monitorización inmunitaria para evaluar respuestas aloinmunitarias del repertorio de linfocitos y funciones. Éstos incluyen: marcadores de activación celular, proliferación, producción de citocinas, producción de quimiocinas y citotoxicidad.

Ensayos de linfólisis mediada por células y de cultivo linfocitario mixto
Se considera que la vía de reconocimiento directa es el mediador principal del rechazo agudo del aloinjerto, y puede medirse *in vitro* por la intensidad de la prueba de cultivo infocitario mixto (MLC, *mixed lymphocyte culture*) antidonante y la reactividad de linfólisis mediada por células (CML, *cell-mediated lympholysis*) exhibida por parte de los linfocitos T del receptor. La prueba CML mide la reactividad de linfocitos T citotóxicos frente a antígenos HLA de clase I incompatibles de donante. La prueba MLC mide también la capacidad de los leucocitos del receptor para responder a las diferencias HLA de clase II expresadas por leucocitos de donante. La secuenciación del repertorio de receptores de linfocitos T de linfocitos T alorreactivos generados en el MLC puede usarse como biomarcadores para rastrear clones de linfocitos T donante-específicos nocivos en la sangre periférica de receptores de trasplante, mientras que una reducción de los linfocitos T alorreactivos tras el trasplante puede identificar receptores que son adecuadamente inmunosuprimidos o tolerantes. La respuesta inmunitaria celular

global también puede medirse por niveles de ATP intracelular en linfocitos T CD4+ en sangre periférica tras la estimulación inespecífica con mitógenos *in vitro* en pacientes que han recibido un trasplante de un órgano sólido. Aunque no se ha encontrado asociación alguna con el rechazo agudo, esta prueba ha sido de utilidad para identificar pacientes con infección, y puede usarse para monitorizar el cumplimiento del tratamiento inmunosupresor.

Análisis de la frecuencia de precursores de linfocitos T alorreactivos

Se considera que la vía de alorreconocimiento mediante reconocimiento indirecto desempeña un papel importante en la mediación del rechazo crónico de aloinjertos. Los pacientes con riesgo de rechazo crónico de aloinjertos cardíaco, renal, pulmonar y hepático pueden identificarse por un aumento de la capacidad para el reconocimiento indirecto de alopéptidos HLA de donante. La reactividad persistente a alopéptidos y la ampliación a otros epítopos (*epitope spreading*) son características del rechazo crónico de aloinjertos. La frecuencia de precursores de linfocitos T alorreactivos que reconocen antígenos HLA de donante incompatibles, medida por análisis de dilución limitante (LDA, *limiting dilution analysis*), proporciona un medio para evaluar la vía indirecta. El succinimidil éster de carboxifluoresceína (CFSE, *carboxyfluorescein succinimidyl ester*) es un marcador fluorescente intracelular que se divide por igual entre células hijas tras la división celular. Se ha descrito una combinación de LDA y marcaje con CFSE para medir frecuencias de linfocitos T con especificidad antigénica con gran sensibilidad y reproducibilidad.

La frecuencia de precursores de linfocitos T también puede medirse mediante un análisis de inmunoadsorción enzimática de puntos (ELISPOT, *enzyme-linked immunosorbent spot assay*), que tiene la ventaja de detectar células con especificidad antigénica que secretan citocinas concretas. Recientemente, se ha desarrollado un múltímero MHC (tetrámero, pentámero o dextrámero) para detectar directamente, mediante citometría de flujo, linfocitos T y B antígeno-específicos. La tinción multiparamétrica de citocinas intracelulares mediante citometría de flujo también se ha usado ampliamente para cuantificar la producción de citocinas por subpoblaciones de linfocitos que incluyen linfocitos T específicos para antígenos y linfocitos T de memoria. Este método presenta ventajas con respecto a ELISPOT, ya que permite simultáneamente la detección de factores de transcripción, la producción de citocinas y el fenotipo de superficie de la misma célula.

Análisis del perfil de expresión génica

Los avances tecnológicos en el campo de la genética molecular permiten medir la expresión de la activación inmunológica y de moléculas efectoras que intervienen en el rechazo del trasplante. En el trasplante cardíaco, se ha usado el análisis AlloMap basado en PCR a tiempo real (una prueba no invasiva, que permite determinar el perfil de expresión de 11 genes en una muestra de sangre) para identificar pacientes con un valor predictivo negativo de rechazo, que se ha observado que es equivalente a la biopsia endomiocárdica sistemática. Del mismo modo, recientemente se ha desarrollado el Kidney Solid-Organ Response Test (kSORT), un análisis del perfil de expresión de 17 genes centrado en receptores de trasplante renal, para conseguir una predicción exacta en pacientes con y sin rechazo. Estos marcadores de expresión génica incluyen citocinas, quimiocinas, citotoxicidad celular y proliferación celular. La principal limitación de la monitorización de la expresión de genes de activación inmunológica para el diagnóstico del rechazo es que estos mismos marcadores también pueden estar elevados durante infecciones víricas y bacterianas.

También se han usado *microarrays* para proporcionar información sobre los mecanismos de disfunción y rechazo de aloinjertos, así como de la tolerancia. Aunque el coste de esta tecnología impide su uso como herramienta de monitorización habitual en este momento, el análisis extensivo del genoma mediante *microarrays* tiene la posibilidad de identificar nuevos marcadores alternativos de rechazo de injertos que pueden validarse en un número mayor de muestras clínicas usando PCR a tiempo real. Actualmente, se han utilizado con frecuencia nuevas técnicas, como la secuenciación de nueva generación, para secuenciar directamente el ARN, lo que ofrece un método alternativo a los análisis del transcriptoma mediante *microarrays*. La ventajas sobre la tecnología con *microarrays* son: mayor resolución, descubrimiento de nuevos transcritos, e identificación de expresión alélica, variantes por procesamiento (*splicing*) alternativos, mutaciones postranscricionales e isoformas. Además, los recientemente desarrollados paneles de proteínas (*protein arrays*) ofrecen opciones para medir un gran número de proteínas o anticuerpos en un único análisis.

Análisis proteómico

La proteómica se define como el estudio del proteoma, que incluye todas las proteínas codificadas por genes de un organismo. La evaluación proteómica de biomarcadores del rechazo del trasplante y/o la tolerancia se ha basado típicamente en métodos inmunológicos como el Western blot, ELISA y análisis con Luminex®. En varios estudios se ha demostrado la utilidad de medir proteínas solubles y secretadas, para identificar pacientes con riesgo de rechazo del trasplante. Por ejemplo, se ha documentado que la monitorización de los niveles de CD30 soluble en receptores de aloinjertos renales es un factor independiente y muy predictivo de riesgo inmunológico. Se han desarrollado nuevos métodos de descubrimiento usando espectrometría de masas que permiten un método sin sesgos para analizar simultáneamente numerosas proteínas y péptidos asociados a procesos patológicos. En estudios recientes que emplearon esta tecnología, se detectaron proteínas como β_2-microglobulina y α_1-antiquimiotripsina aumentadas en pacientes con rechazo agudo de un aloinjerto renal.

La respuesta inmunitaria al trasplante es dinámica, y es improbable que un solo análisis llegue a valorar con precisión el estado inmunológico del paciente. Los autores del capítulo sugieren que se use un panel de análisis para monitorizar diferentes componentes de la respuesta inmunitaria (humoral y celular), con el fin de proporcionar un perfil exacto del paciente. La monitorización de la expresión génica y los perfiles proteómicos debe aumentar la comprensión de la fisiopatología del trasplante y contribuir a identificar nuevos biomarcadores de rechazo, tolerancia y terapias dirigidas.

Lecturas seleccionadas

Genética, estructura y función

Bjorkman PJ, Saper MA, Samraoui B, et al. Structure of the human class I histocompatibility antigen, HLA-A2. Nature 1987;329:506–512.

Germain RN, Margulies DH. The biochemistry and cell biology of antigen processing and presentation. Annu Rev Immunol 1993;11:403–450.

Parham P, Adams EJ, Arnett KL. The origins of HLA-A,B,C polymorphism. Immunol Rev 1995;143:141–180.

The MHC Sequencing Consortium. Complete sequence and gene map of a human major histocompatibility complex. Nature 1999;401:921–923.

Nomenclatura

Holdsworth R, Hurley CK, Marsh SGE, et al. The HLA Dictionary 2008: a summary of HLA-A, -B, -C, -DRB1/3/4/5, -DQB1 alleles and their association with serologically defined HLA-A, -B, -C, -DR and -DQ antigens. Tissue Antigens 2009;73:95–170.

Marsh SG. Nomenclature for factors of the HLA system, update September 2015. Tissue Antigens 2015;86(6):469–473.

Tipaje HLA

Erlich H. HLA DNA typing: past, present, and future. Tissue Antigens 2012;80(1):1–11.

Terasaki PI, McClelland JD. Microdroplet assay of human serum cytotoxins. Nature 1964;204:998–100.

Anticuerpos frente a HLA

Bartel G, Wahrmann M, Exner M, et al. In vitro detection of C4d-fixing HLA alloantibodies: associations with capillary C4d deposition in kidney allografts. Am J Transplant 2008;8(1):41–49.

Cecka JM. Calculated PRA (CPRA): the new measure of sensitization for transplant candidates. Am J Transplant 2010;10:26–29.

Jordan SC, Vo AA, Peng A, et al. Intravenous gammaglobulin (IVIG): a novel approach to improve transplant rates and outcomes in highly HLA-sensitized patients. Am J Transplant 2006;6(3):459–466.

Konvalinka A, Tinckam K. Utility of HLA antibody testing in kidney transplantation. J Am Soc Nephrol 2015;26(7):1489–1502.

Patel R, Terasaki PI. Significance of the positive crossmatch test in kidney transplantation. N Engl J Med 1969;280:735–739.

Sarabu N, Hricik DE. HLA-DQ mismatching: mounting evidence for a role in kidney transplant rejection. Clin J Am Soc Nephrol 2016;11:759–760.

Warren DS, Zachary AA, Sonnenday CJ, et al. Successful renal transplantation across simultaneous ABO incompatible and positive crossmatch barriers. Am J Transplant 2004;4(4):561–568.

Winters JL, Gloor JM, Pineda AA, et al. Plasma exchange conditioning for ABO-incompatible renal transplantation. J Clin Apher 2004;19(2):79–85.

Zachary AA, Montgomery RA, Ratner LE, et al. Specific and durable elimination of antibody to donor HLA antigens in renal-transplant patients. Transplantation 2003;76(10):1519–1525.

Monitorización inmunológica

Gloor JM, Sethi S, Stegall MD, et al. Transplant glomerulopathy: subclinical incidence and association with alloantibody. Am J Transplant 2007;7(9):2124–2132.

Hricik DE, Augustine J, Nickerson P, et al. Interferon gamma ELISPOT testing as a risk-stratifying biomarker for kidney transplant injury: results from the CTOT-01 multicenter study. Am J Transplant 2015;15(12):3166–3173.

Loupy A, Lefaucheur C, Vernerey D, et al. Complement-binding HLA antibodies and kidney-allograft survival. N Engl J Med 2013;369(13):1215–1226.

Mizutani K, Terasaki P, Bignon JD, et al. Association of kidney transplant failure and antibodies against MICA. Hum Immunol 2006;67(9):683–691.

Naesens M, Sarwal MM. Molecular diagnostics in transplantation. Nat Rev Nephrol 2010;6(10):614–628.

Safinia N, Afzali B, Atalar K, et al. T-cell alloimmunity and chronic allograft dysfunction. Kidney Int Suppl 2010;(119):S2–S12.

Terasaki PI, Junchao C. Humoral theory of transplantation: further evidence. Curr Opin Immunol 2005;17:541–545.

Viglietti S, Loupy A, Vernerey D, et al. Value of donor-specific anti-HLA antibody monitoring and characterization for risk stratification of kidney allograft loss. J Am Soc Nephrol 2017;28(2):702–715.

Wiebe C, Gibson IW, Blydt-Hansen TD, et al. Rates and determinants of progression to graft failure in kidney allograft recipients with de novo donor-specific antibody. Am J Transplant 2015;15(11):2921–2930.

Wiebe C, Nickerson P. Posttransplant monitoring of de novo human leukocyte antigen donor-specific antibodies in kidney transplantation. Curr Opin Organ Transplant 2013;18(4):470–477.

Sitios web

http://allelefrequencies.net/hlaepitopes/hlaepitopes.asp

http://hla.alleles.org/dictionary/index.html

www.ashi-hla.org

www.unos.org

www.ustransplant.org

4. La ciencia del trasplante renal de cadáver

Helen M. Nelson, Francis L. Delmonico, Jeffrey L. Veale y Nick G. Cowan

Aunque el análisis de la muerte y sus probabilidades para la donación de órganos en este capítulo es objetivo y puede parecer frío, de hecho es todo lo contrario. Las circunstancias de la muerte repentina son siempre profundamente emotivas. La donación de órganos puede hacer que quienes la autorizan por sí mismos sepan que su muerte no será en vano. A los deudos afligidos les puede proporcionar más consuelo saber que, de algún modo, la generosidad final de sus seres queridos permite que otros vivan más y mejor. Nada de esto pasa desapercibido para los profesionales cuyo privilegio es facilitar el proceso de donación.

La biología exige que todos muramos. Pero la mayoría de las personas no fallece en circunstancias que permiten la donación. Sólo aproximadamente el 0,5 % de todos los fallecimientos llegan a ser elegibles para la donación de órganos, y es a ese 0,5 % a quienes va dedicado este capítulo. La Parte I se centra en la *ciencia* de la donación de órganos de cadáver, para incluir la evaluación de datos de forma categórica y uniforme, registrando los donantes posibles, elegibles, reales y utilizados. La valoración del rendimiento puede realizarse en cada hospital retrospectivamente por estas categorías, para facilitar después mejoras prospectivas para alcanzar un programa sostenible de donación de órganos de cadáver. La Parte I se centra inicialmente en el proceso de donación de órganos de cadáver: la determinación de la muerte por el cese de actividad neurológica y circulatoria, la identificación del posible donante, y el posterior proceso de autorización. Esta sección también incluye parámetros o medidas del rendimiento de la donación, para evaluar si se están maximizando las oportunidades de ésta. En la Parte II se revisa brevemente el manejo del donante fallecido y la técnica quirúrgica para la obtención de órganos de éste.

La Organización Mundial de la Salud (OMS) estima que se realizan aproximadamente 80 000 trasplantes renales cada año en los 112 estados miembros de la Asamblea Mundial de la Salud (*World Health Assembly*) con servicios de trasplante renal. Alrededor del 60 % de estos trasplantes renales se realizan usando riñones obtenidos de un donante cadáver. La disponibilidad de riñones de donante cadáver ha aumentado, aunque no lo suficiente (por mucho), para abastecer la creciente demanda. Se ha calculado que en todo el mundo sólo se realizan el 10 % de los trasplantes renales que se necesitan anualmente. En Estados Unidos, en el año 2016 se realizaron 13 430 trasplantes de donante cadáver, un aumento del 25 % con respecto a la década anterior: una mejora, pero todavía muy lejos de lo que se necesita. Gran parte de este aumento se debió a muertes por un consumo de drogas y por la adicción epidémica a los opiáceos. Durante el mismo período, la cifra de candidatos a trasplante en lista de espera para trasplante renal aumentó un 25 %, pasando de 80 000 en el año 2009 a más de 100 000 en 2014. En la Parte B del capítulo 8 se proporcionan más detalles sobre la lista de espera y su gestión.

Parte I: Diagnóstico de muerte, identificación, selección y preparación de los donantes fallecidos

¿CUÁNDO SE CONSIDERA QUE UNA PERSONA HA MUERTO?

Durante milenios no existió la necesidad de definir la muerte con exactitud: la ausencia de respiración y latido cardíaco bastaba. La necesidad de determinar el momento en que se produce la muerte es un fenómeno de la segunda mitad del siglo XX, que trajo con él las unidades de cuidados intensivos, la capacidad para la reanimación y el trasplante de órganos de donante cadáver.

En 1981, la National Conference of Commissioners on Uniform State Laws estableció en Estados Unidos una definición de muerte, y formuló la Uniform Determination of Death Act ([UDDA], v. también el Capítulo 19). La UDDA establece que: **«Una persona que presenta de forma constante un cese irreversible de las funciones circulatoria y respiratoria, o bien el cese irreversible de todas las funciones encefálicas incluido el tronco encefálico, ha fallecido»**. Actualmente, en Estados Unidos, los 50 estados y el Distrito de Columbia siguen la UDDA como norma legal y médica para determinar el fallecimiento. La UDDA proporciona un importante entramado de mecanismos de fallecimiento que pueden aplicarse universalmente.

Los criterios de la UDDA para la muerte encefálica evalúan la función de todo el encéfalo, tanto el cerebro como el tronco encefálico. La importancia conceptual de evaluar la función del tronco encefálico radica en asegurar que un individuo que respira espontáneamente no se declare fallecido. En la definición original del coma irreversible del Ad Hoc Harvard Committee en 1968 el concepto incluía una ausencia de respiración espontánea.

El Dr. William Sweet, el prestigioso neurocirujano del Massachusetts General Hospital, escribió posteriormente en la *New England Journal of Medicine* que «está claro que una persona no ha fallecido hasta que no lo ha hecho su cerebro». Los criterios, consagrados por el tiempo, de cese del latido cardíaco y de la circulación sólo indican el fallecimiento cuando persisten lo suficiente como para que el cerebro muera.

El paradigma para la donación y el fallecimiento se ha destacado finalmente como la necesidad de ausencia de circulación (como lo estipula la UDDA; y, por tanto, no sólo por el latido cardíaco) y por subrayar la función vital del tronco del encéfalo como un criterio esencial de vida. A diferencia de otros órganos, el encéfalo no puede mantenerse ni sustituirse por tecnología médica alguna.

Determinación de la muerte

La determinación de la muerte es un hecho cotidiano que tiene consecuencias sociales, legales, religiosas y culturales que necesitan unas normas legales para la declaración de muerte. La muerte es un proceso que suele determinarse basándose en criterios cardiorrespiratorios, pero hoy en día es evidente que finalmente todos morimos cuando nuestra función cerebral y todas las funciones del tronco encefálico (incluso la capacidad de respirar espontáneamente) desaparecen irreversiblemente. La razón para realizar una evaluación funcional final concreta de la función encefálica se debe a que cuando se pierde (irreversiblemente), no se puede reemplazar. Si no puede recuperar la conciencia y no puede respirar espontáneamente (es decir, sin un respirador), esa persona ha fallecido. Por el contrario, la función circulatoria del corazón puede sustituirse mediante un trasplante cardíaco o mantenerse mediante aparatos extracorporales que proporcionan la circulación; por ello, la pérdida de la función del corazón y de otros órganos que pueden remplazarse no supone únicamente la muerte.

Determinación de la muerte por una ausencia de función neurológica
El criterio definitivo de muerte es la pérdida irreversible de la función encefálica, que puede ocurrir por una lesión encefálica catastrófica o por la ausencia de circulación. En la tabla 4-1 se muestran los criterios clínicos para el diagnóstico de muerte mediante criterios neurológicos. En la situación clínica de una lesión encefálica devastadora, como una hemorragia cerebral o por un traumatismo o un tumor, el encéfalo edematoso se hernia a través del tentorio, impidiendo la circulación de sangre oxigenada al tronco encefálico y al cerebro. La muerte puede declararse cuando se cumplen los criterios de muerte encefálica, pero la determinación debe incluir la razón conocida del coma. Se considera que el coma es irreversible ante una ausencia, actual o futura posible, de conciencia, estado de vigilia, interacción y capacidad de percepción sensorial, o una ausencia de respuesta al entorno externo. Existe una pérdida de la capacidad de respirar espontáneamente, que se evidencia por la ausencia de reflejos del tronco encefálico y se confirma mediante una prueba de apnea. El término «muerte encefálica o cerebral», habitualmente utilizado, es un término poco afortunado que puede causar confusión a la gente en general (no familiarizada con ello), ya que puede sugerir que la persona fallecida puede estar «viva» de alguna otra forma. Sería preferible el término «muerte determinada por criterios neurológicos», pero es improbable que se cambie en el lenguaje habitual.

Determinación de la muerte por una ausencia de circulación
La ausencia irreversible de circulación no sólo es relevante para la función de órganos vitales como el corazón y los pulmones, sino también para el encéfalo. La ausencia permanente de circulación conducirá a la pérdida irreversible de la función encefálica. Si no se va a considerar la donación de órganos durante la asistencia al final de la vida, la muerte puede entonces declararse por la ausencia de circulación y respiración, porque sin circulación la pérdida de la función encefálica es inevitable. Cuando la donación discurre de este modo, se habla actualmente de donación tras muerte circulatoria (DCD, *Donation after Circulatory Death*). Los términos

TABLA 4-1	Criterios clínicos para el diagnóstico de muerte encefálica

Prerrequisitos de la evaluación clínica
- Establecer la causa inmediata e irreversible del coma
- Descartar la presencia de fármacos o drogas sedantes, paralizantes o tóxicos
- Alcanzar una temperatura central normal o casi normal
- Ausencia de alteración electrolítica, acidobásica o endocrina grave
- Lograr una presión arterial sistólica normal > 100 mm Hg

Evaluación clínica (valoración neurológica)
- Coma: el paciente no presenta signo alguno de respuesta
- Ausencia de reflejos del tronco encefálico
  - Ausencia de respuesta pupilar
  - Ausencia de reflejo oculocefálico
  - Ausencia de reflejo corneal
  - Ausencia de movimiento facial ante un estímulo nocivo
  - Ausencia de reflejo traqueobronquial
- Apnea en respuesta a acidosis o hipercapnia

anteriores de «donación tras muerte cardíaca» o «donación en asistolia» han sido abandonados.

Diagnóstico de muerte circulatoria. Sigue existiendo una carencia de datos científicos sobre la duración exacta de la ausencia de circulación que puede causar una pérdida irreversible de la función encefálica. Debido a ello, las intervenciones *postmortem* que se han realizado con el objetivo de la donación de órganos (DCD) han sido controvertidas, y lo siguen siendo en algunos países. La función encefálica y la actividad eléctrica se pierden con unos segundos de ausencia de circulación; lo que es dudosa es la duración de la ausencia de circulación que evitaría el restablecimiento de la actividad encefálica si se restableciera la circulación. Incluso en condiciones de normotermia, el encéfalo podría ser capaz de tolerar hasta 10-11 min de parada circulatoria sin secuelas a largo plazo si se restableciera la perfusión. Alguna actividad encefálica puede restablecerse tras largos períodos de parada circulatoria, quizá hasta 60 minutos.

Todos los casos inusuales documentados de autorreanimación se han producido en el contexto de abandono de la RCP, en lugar de en situaciones de retirada del tratamiento. Cuando ha sucedido mientras se monitorizaba continuamente el ECG, el mayor intervalo registrado entre la asistolia y la reanudación espontánea de la circulación fue de 7 minutos.

Regla del donante fallecido y donación de órganos

La extracción de órganos para trasplante no debe causar la muerte de un donante. Esta regla es un axioma ético de la donación de órganos: *ninguna extracción de órganos debe preceder a la declaración de muerte*. La confianza de la gente en la donación de órganos depende de la garantía de que el profesional médico priorizará los cuidados al paciente que está falleciendo por encima de cualquier otro objetivo, aunque éste sea noble o bueno.

Antes de que se aceptaran, en la década de 1970, los criterios para la muerte encefálica (mejor que muerte cerebral), todos los órganos de donantes fallecidos se extraían de los pacientes tras la muerte cardíaca y circulatoria. Cuando se aceptaron ampliamente los criterios de muerte encefálica, los donantes de órganos DCD disminuyeron, debido a los riesgos asociados a la lesión isquémica en los riñones y al desarrollo de extracciones de múltiples órganos. Con la continua escasez de donantes de órganos de cadáver, los programas de trasplante y las OPO (organizaciones de procuración u obtención de órganos) necesitaron evaluar de nuevo esta práctica. En el año 2006, tuvo lugar una conferencia de consenso nacional (National Consensus conference) sobre DCD que contribuyó a la promoción de la DCD en Estados Unidos.

Existen cuatro categorías básicas, denominadas de Maastricht, de donantes DCD (Tabla 4-2). Los donantes DCD de las categorías I y II, también denominados *donantes no controlados,* carecen de pulso y están en asistolia tras intentos adecuados, pero sin éxito, de reanimación. Algunos centros de traumatología han desarrollado protocolos para minimizar la isquemia en estas circunstancias mediante la colocación rápida de cánulas intravenosas para enfriar los órganos una vez que se ha declarado la muerte del paciente. La opción de donar se respeta hasta que la familia puede ser informada del fallecimiento y asesorada después por el personal de obtención de órganos. Si se logra el consentimiento para la donación, se extraen rápidamente los órganos para evitar una lesión isquémica adicional.

La DCD no controlada constituye la forma más habitual de DCD en España (v. el modelo español, más adelante). En Estados Unidos, la DCD suele ser de categoría III o *«controlada»*. Estos donantes están en coma, con lesión encefálica irreversible y dependiendo de un respirador, pero no se encuentran en

T A B L A 4-2	Categorías de Maastrich para donantes en asistolia

Categoría I: muerte a la llegada
Categoría II: reanimación infructuosa
Categoría III: en espera de muerte cardíaca
Categoría IV: muerte cardíaca en un donante en muerte encefálica

situación de muerte encefálica según la definición estricta. En este punto de decisión, el personal de la OPO y la UCI colabora para planificar la presentación de la opción de la donación a la familia. En estas circunstancias, la decisión de retirar las medidas de soporte la toma la familia y el equipo médico principal, y se obtiene el consentimiento adecuado para la donación de órganos *después* de tomar la decisión de retirar las medidas de soporte. El soporte del respirador se retira en el quirófano o en una unidad de cuidados intensivos, se monitoriza la función cardíaca, y se declara el fallecimiento por criterios cardíacos habituales (estándar) tras un período predeterminado (habitualmente de 5 min) de asistolia. A continuación, se procede inmediatamente a la extracción de órganos. *El equipo de extracción de órganos no interviene en modo alguno en el diagnóstico de la muerte ni en el tratamiento médico del paciente antes de la asistolia.* Los donantes DCD de la categoría IV de Maastricht también reciben el nombre de «donantes acelerados (*crashing*)», que con frecuencia pasan a estar hemodinámicamente inestables en el trayecto a la extracción de órganos tras un diagnóstico de muerte encefálica. Se remite al lector a la referencia de Thuong et al., en el apartado de «Lecturas seleccionadas», donde encontrará nuevas clasificaciones de DCD desarrolladas para considerar las diversas circunstancias de muerte circulatoria controlada y no controlada.

Durante los últimos 10 años, se ha producido un aumento constante de la cifra de donantes DCD en Estados Unidos (Fig. 4-1). Si la familia apoya la donación y el paciente se encuentra próximo a la muerte encefálica, la conversación puede hacer que la donación se produzca como una donación tras muerte encefálica (DBD, *donation after brain death*). Un sólido programa de DBD puede ampliar la oportunidad para realizar más trasplantes renales y añadir más donantes a la cifra de donantes de órganos DBD.

PROCESO DE DONACIÓN DE RIÑONES DE UN PACIENTE FALLECIDO

El proceso de donación de órganos de cadáver es un continuo desde la identificación del posible donante hasta el trasplante de aloinjertos renales (y otros) en el centro de trasplantes, y se resume en la tabla 4-3. Para maximizar la donación y la calidad de la reserva de riñones de donante cadáver, se debe optimizar cada uno de los pasos de este continuo.

Identificación del donante y derivación de posibles donantes fallecidos

En Estados Unidos, el Center for Medicare and Medicai Services (CMS) exige a los hospitales que identifiquen y deriven todos los fallecimientos inminentes a la Organ Procurement Organization ([OPO], v. Capítulo 5). La regulación del CMS requiere la notificación oportuna a la OPO en el momento de muerte inminente en la hora siguiente a uno o más desencadenantes clínicos especificados (Tabla 4-4). Esta regulación se conoce como «derivación requerida» o «notificación sistemática o de rutina», y representa una práctica especial única a nivel internacional, exigida por la ley. Se define como «muerte inminente» la situación de un paciente en coma profundo, con ventilación mecánica, ingresado en una UCI con una lesión encefálica devastadora de causa conocida.

Extracción de donantes de órganos como DCD en Estados Unidos

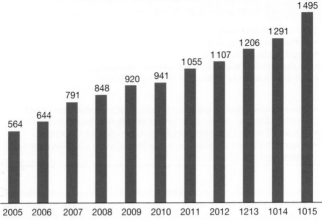

FIGURA 4-1. Extracción de donantes de órganos como DCD en Estados Unidos. (Datos de OPTN.transplant.hrsa.gov.)

TABLA 4-3	Proceso del donante cadáver: desde la identificación del donante hasta el trasplante

Identificación del donante
Desencadenantes clínicos
Derivación a la organización de adquisición (procuración) de órganos
Valoración de la idoneidad médica del donante
Autorización para la donación
Manejo del donante de órganos
Asignación de órganos
Cirugía de extracción de órganos
Conservación y transporte de órganos
Trasplante de órganos

Las OPO colaboran con los hospitales para proporcionar formación y servicios que aseguren la realización de cada oportunidad de donación. Las oportunidades formativas incluyen la identificación de muertes inminentes y el momento para derivarlas a la OPO, el establecimiento de un proceso de donación con colaboración eficaz y directrices clínicas para mantener la opción de la donación de órganos. Estas directrices terapéuticas son para pacientes en los que se espera la muerte encefálica, y se efectúan para mantener la función del órgano mientras la familia acepta el diagnóstico y considera la posibilidad de la donación. El mantenimiento de la función de los órganos durante este tiempo proporciona la mayor posibilidad de lograr una evolución favorable en el receptor de los órganos. Las OPO también proporcionan datos de rendimiento al hospital sobre tasas de derivación, tasas de notificación, tasas de conversión y todos los posibles donantes de órganos que no se identificaron. Los hospitales usan esta información para mejorar su programa de donación.

La identificación rápida de todos los posibles donantes de órganos es esencial en los esfuerzos que se realizan para maximizar esta donación y los

TABLA 4-4	Cuándo ponerse en contacto con la Organización para la obtención de órganos

Cualquier muerte inminente
- Lesión encefálica aguda grave
- Dependencia de respirador
- En una unidad de cuidados intensivos o sala de urgencias
- Puntuación de la escala del coma de Glasgow (GCS) < 5

O
- En la indicación inicial de que un paciente ha sufrido una lesión neurológica irrecuperable (p. ej., pérdida documentada de reflejos de los nervios craneales)
- Tan pronto como se contemple un examen de posible muerte encefálica
- Antes de iniciar una discusión que puede llevar a la retirada del tratamiento de soporte vital

trasplantes, así como para poder cumplir los deseos de los pacientes fallecidos y sus seres queridos. Los posibles donantes de órganos pueden identificarse en la sala de urgencias o en la unidad de cuidados intensivos. La notificación oportuna, como exige la ley, proporciona tiempo a la OPO para evaluar la idoneidad médica del paciente para la donación. Esta notificación temprana también permite a la OPO desarrollar un plan de colaboración con el equipo de intensivistas para acercarse a la familia después de que ellos expliquen los cuidados paliativos (formando una «piña»). Parte del plan de colaboración consistirá en determinar si el paciente está incluido en un registro de donantes. Más del 50 % de los adultos estadounidenses están registrados como donantes, registros que han realizado en el momento de la renovación del carnet (licencia) de conducir o a través de Internet. El posible donante registrado ya ha tomado la decisión de la donación, y la familia no puede invalidarla, si bien siempre es preferible contar con el acuerdo de ésta,

Ruta crítica de la OMS

La Ruta crítica de la OMS para la donación de órganos de donante cadáver proporciona un método uniforme y sistemático para el proceso de la donación tras la DBD y la DCD. Es una herramienta reproducible para valorar la posibilidad de la donación de un paciente fallecido, evaluar el rendimiento en este proceso de donación e identificar áreas que puedan mejorarse (Fig. 4-2). La Ruta crítica también proporciona un escenario o desencadenante habitual en el que puedan llevarse a cabo la identificación y derivación prospectivas de un posible y potencial donante de órganos fallecido. Las definiciones de posibles y potenciales donantes de órganos, como se muestra en la Ruta crítica, son referencias importantes de la situación clínica para comprender la identificación y la derivación a tiempo (oportuna) para la donación de órganos.

Evaluación de un potencial donante cadáver

El proceso de evaluación de un donante empieza con una valoración de la idoneidad médica. Por ejemplo, una neoplasia maligna con enfermedad metastásica actual hace que el donante sea médicamente inadecuado. Ante la persistente escasez de riñones de donante cadáver, se deben sopesar estos riesgos de transmisión de una neoplasia maligna o una enfermedad infecciosa del donante frente al riesgo de continuar en diálisis del paciente que espera un trasplante. Es esencial consultar con la OPO local y con los hospitales para asegurarse de que no se descartan inadecuadamente potenciales donantes de órganos.

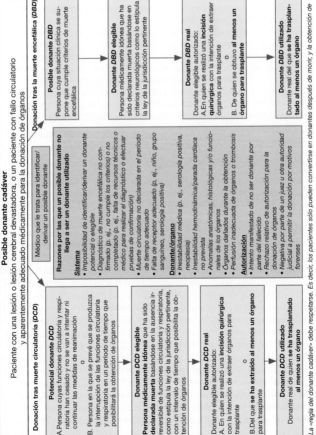

Rutas críticas para la donación de órganos*

Posible donante cadáver

Paciente con una lesión o lesión cerebral devastadora, o un paciente con fallo circulatorio y aparentemente adecuado médicamente para la donación de órganos

Médico que le trata para identificar/ derivar un posible donante

Donación tras muerte circulatoria (DCD)

Potencial donante DCD
A. Persona cuyas funciones circulatoria y respiratoria han cesado y no se van a intentar ni continuar las medidas de reanimación

o

B. Persona en la que se prevé que se produzca la interrupción de las funciones circulatoria y respiratoria en un período de tiempo que posibilitará la obtención de órganos

Donante DCD elegible
Persona médicamente idónea que ha sido declarada muerta basándose en la ausencia irreversible de funciones circulatoria y respiratoria, como estipula la ley de la jurisdicción pertinente, con un intervalo de tiempo que posibilita la obtención de órganos

Donante DCD real
Donante elegible autorizado:
A. En quien se realizó una incisión quirúrgica con la intención de extraer órganos para trasplante

o

B. Del que se ha extraído al menos un órgano para trasplante

Donante DCD utilizado
Donante real de quien se ha trasplantado al menos un órgano

Razones por las que un posible donante no llega a ser un donante utilizado

Sistema
- *Imposibilidad de identificar/derivar un donante potencial o elegible*
- *Diagnóstico de muerte encefálica no confirmado (p. ej., no cumple (los criterios) o no completado (p. ej., falta de recursos técnicos o médico para realizar el diagnóstico o efectuar pruebas de confirmación)*
- *Muerte circulatoria no declarada en el período de tiempo adecuado*
- *Falta de receptor adecuado (p. ej., niño, grupo sanguíneo, serología positiva)*

Donante/órgano
- *Inestabilidad médica (p. ej., serología positiva, neoplasia)*
- *Inestabilidad hemodinámica/parada cardíaca no prevista*
- *Anomalías anatómicas, histológicas y/o funcionales de los órganos*
- *Órganos dañados durante la obtención*
- *Perfusión inadecuada de órganos o trombosis*

Autorización
- *Intento manifestado de no ser donante por parte del fallecido*
- *Rechazo relativo de autorización para la donación de órganos*
- *Negativa por parte de un juez u otra autoridad judicial a permitir la donación por motivos forenses*

Donación tras la muerte encefálica (DBD)

Posible donante DBD
Persona cuya situación clínica se supone que cumple criterios de muerte encefálica

Donante DBD elegible
Persona médicamente idónea que ha sido declarada muerta basándose en criterios neurológicos como lo estipula la ley de la jurisdicción pertinente

Donante DBD real
Donante elegible autorizado:
A. En quien se realizó una incisión quirúrgica con la intención de extraer órganos para trasplante

o

B. De quien se obtuvo al menos un órgano para trasplante

Donante DBD utilizado
Donante real del que se ha trasplantado al menos un órgano

La «regla del donante cadáver» debe respetarse. Es decir, los pacientes sólo pueden convertirse en donantes después de morir, y la obtención de órganos no debe causar la muerte de un donante.

FIGURA 4-2. Ruta crítica para la donación de órganos. (De Domínguez-Gil B, Delmonico FL, Shaheen FA, etal. The critical pathway for deceased donation: reportable uniformity in the approach to deceased donation. Transpl Int 2011;24(4):373-378, with permission from John Wiley and Sons.)

T A B L A 4-5	Directrices del Public Health Service estadounidense (2013) para la disminución de la transmisión del VIH, el VHB y el VHC a través del trasplante de órganos

Los donantes que cumplen uno o más de los 11 siguientes criterios deben identificarse como en situación de riesgo aumentado por infección reciente por VIH, VHB y VHC

- Personas que han mantenido relaciones sexuales en los últimos 12 meses con una persona con una infección presunta o diagnosticada por VIH, VHB o VHC
- Hombres que han mantenido relaciones sexuales con otros hombres en los últimos 12 meses
- Mujeres que han mantenido relaciones sexuales con un hombre con antecedente de conducta homosexual en los últimos 12 meses
- Personas que han intercambiado sexo por dinero o drogas en los últimos 12 meses
- Personas que han mantenido relaciones sexuales con personas que han intercambiado sexo por dinero o drogas en los últimos 12 meses
- Personas que han mantenido relaciones sexuales con una persona que se ha inyectado drogas por vía intravenosa, intramuscular o subcutánea por razones no médicas en los últimos 12 meses
- Niño de 18 meses nacido de madre con infección diagnosticada o con mayor riesgo de infección por VIH, VHB o VHC
- Niño con lactancia materna en los 12 meses anteriores y cuya madre tiene infección diagnosticada o mayor riesgo de estar infectada por el VIH
- Personas que se han inyectado fármacos o drogas por vía intravenosa, intramuscular o subcutánea por razones no médicas en los últimos 12 meses
- Personas que han estado encarceladas o en centro de internamiento de menores durante más de 72 h consecutivas en los últimos 12 meses
- Personas recién diagnosticadas o que han sido tratadas de sífilis, gonorrea, infección por clamidias o úlceras genitales en los últimos 12 meses

Los donantes que cumplen los siguientes criterios deben identificarse como en situación de mayor riesgo de infección reciente por VHC solo:

- Personas que han estado en hemodiálisis en los últimos 12 meses

(De Seem DL, Lee I, Umscheid CA, et al. PHS Guideline for reducing human immunodeficiency virus, hepatitis b virus, and hepatitis c virus transmission through organ transplantation. Public Health Rep 2013;128(4):247-343. Reimpreson con autorización de SAGE Publications, Inc.)

La evaluación serológica de los donantes de órganos incluye el cribado para hepatitis C (VHC), VIH, virus de la hepatitis B (VHB), citomegalovirus (CMV), virus de Epstein-Barr (VEB) y sífilis. La prueba para ácidos nucleicos (NAT, *nucleic acid testing*) acorta el «período ventana o margen» (entre la exposición y la detección) para determinadas infecciones víricas como las causadas por el VIH y el VHC, y es especialmente útil cuando el donante tiene factores de riesgo de exposición conocidos según el Public Health Service (PHS). El uso de órganos de donantes seropositivos para el VIH está contraindicado en pacientes seronegativos para este virus, debido al riesgo de transmisión.

En 2013, el Public Health Service estableció una serie de directrices para reducir la transmisión del VIH, el VHB y el VHC a través del trasplante de órganos (Tabla 4-5). En los grupos con comportamiento de alto riesgo, se recomendó el uso de la prueba de amplificación de ácidos nucleicos (NAT, *nucleic-acid amplification test*) para reducir el riesgo de transmisión del VIH y para aumentar potencialmente la utilización de órganos. Las OPO deben realizar de forma sistemática pruebas NAT para VIH, VHB y VHC en esta población para compartir los resultados con los programas de trasplante.

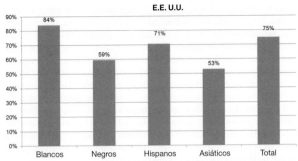

FIGURA 4-3. Variación en las tasas de autorización según la etnia en Estados Unidos. (Datos de Seem DL, Lee I, Umscheid CA, et al. PHS Guideline for reducing human immunodeficiency virus, hepatitis b virus, and hepatitis c virus transmission through organ transplantation. Public Health Rep 2013;128(4):247-343.)

Estos programas están obligados a informar al posible receptor de los factores de riesgo, y de los posibles riesgos y beneficios de la aceptación del órgano (v. Capítulo 8).

En 2015, el Department of Health and Human Services estadounidense anunció que modificaría la OPTN Final Rule (42 CFR Parte 121) para permitir la obtención de órganos trasplantables de donantes seropositivos para VIH. Esto supone un hito en apoyo de la HIV Organ Policy Equity Act federal (conocida también como HOPE Act), que exige el estudio de la viabilidad, la efectividad y la seguridad del trasplante de órganos de donantes VIH positivos para usarlos en candidatos VIH positivos (v. Capítulo 12). La selección del receptor puede verse influida por el perfil serológico del donante; por ejemplo, pueden seleccionarse riñones de donantes seropositivos para el VHC para su uso en pacientes seropositivos para el VHC (v. Capítulo 13).

Autorización para la donación

Las tasas de autorización (antes denominadas «tasas de consentimiento») para la donación de órganos han aumentado en Estados Unidos durante los últimos 15 años en aproximadamente el 20%, con una tasa de más del 75% en todo el país (a nivel nacional) en 2015. En algunas regiones se alcanzan tasas de autorización cercanas al 90%. Existe una variación considerable en cuanto a estas tasas según la etnia (v. Fig. 4-3), y tienden a ser superiores entre los angloparlantes en comparación con los grupos de población no angloparlante, y superiores en los inmigrantes de segunda generación en comparación con los de la primera generación. El éxito en la obtención de la autorización para la donación de órganos se asocia a un personal bien formado, capacitado y sensible, que puede pasar el tiempo que sea necesario para apoyar a la familia del donante a lo largo de todo el proceso. Las tasas de autorización también son superiores cuando existe una colaboración entre el equipo sanitario y el personal de la OPO, para asegurar que la conversación sobre la donación se produce cuando la familia ha aceptado que la muerte es inminente y está preparada para tomar decisiones en ese final de la vida. Los datos sociodemográficos familiares (raza, edad y causa de la muerte) y el conocimiento previo de los deseos de un potencial donante de donar sus órganos afectan de forma significativa a la disposición de la familia hacia la donación. Con la «autorización en primera persona» (autorización previa realizada por los propios fallecidos, en lugar de por los familiares más próximos), existe un aumento del número de casos en los que el donante potencial ya ha dejado registrado su deseo de donar. Es algo que se puede hacer a través de un registro estatal, nota en una licencia de conducción o una disposición anticipada. Actualmente, el 50 % de los adultos estadounidenses son donantes de órganos registrados y, en algunos estados, cerca del 50 % de los donantes de quienes se obtuvieron órganos estaban autorizados a través de un registro estatal. Aunque la autorización en primera persona proporciona a la OPO el permiso para llevar a cabo los deseos del potencial donante, el equipo médico y la OPO deben mostrar sensibilidad al tratar con las familias de los donantes. Con el creciente número de donantes registrados, el equipo médico y la OPO deben estar preparados para un posible conflicto si la familia no está de acuerdo con su decisión de donar. Los miembros del equipo quirúrgico que intervienen en la obtención de órganos están totalmente protegidos por la ley en el caso de la autorización en primera persona.

Adhesión y exclusión

En los 40 años desde la puesta en marcha de la donación de órganos de cadáver organizada en Estados Unidos, el consentimiento para la donación se ha realizado sobre una base «de adhesión» o «consentimiento voluntario», lo que significa que el donante ha autorizado intencionadamente la donación o bien que lo han hecho los familiares más cercanos. Si no existe consentimiento, la donación no puede seguir adelante. La «exclusión» o «presunto consentimiento» se basa, *a priori*, en la presunción de que el potencial donante estaría de acuerdo con que se procediera a la donación, salvo que haya manifestado formalmente una negativa. Hay quien ha sugerido que un sistema de adhesion aumentaría las tasas de donación de cadáver y en algunos países europeos (el más reciente Francia, en 2017) tienen leyes que lo permiten. Estados Unidos tiene una tasa de autorización que es la segunda, a nivel internacional, sólo tras España (v. más adelante), y aunque España tiene el «presunto consentimiento» legalizado, no lo aplica. Si se practica, el presunto consentimiento puede generar una interacción contradictoria con familias afligidas, que se evita con la otra opción. Una vez que una persona se ha excluido, se ha perdido esencialmente para el concepto de donación de órganos. Las personas que no se han manifestado a favor todavía pueden elegir hacerlo, al igual que sus familiares próximos en el caso de fallecimiento repentino. ¡Se prefiere el consentimiento voluntario al presunto consentimiento!

El modelo español

Los elevados índices de donación de órganos documentados en España se atribuyen al denominado «Modelo español» de donación de órganos, que suele usarse como ejemplo de programa efectivo de obtención de órganos de donante cadáver. El modelo español supone un método sistemático y muy estructurado para maximizar la identificación, la derivación, la tasa de consentimientos y el tratamiento de posibles donantes de órganos fallecidos. Los elementos clave de este modelo incluyen un personal médico remunerado y bien formado, con una responsabilidad claramente definida para la eficacia en el control de donantes, y la derivación y búsqueda intensiva de donantes de edad más avanzada. Los coordinadores de trasplantes en cuidados intensivos, a menudo los propios médicos, se encuentran en el lugar de la donación. Las DCD no controladas constituyen una práctica habitual. La Organización Nacional de Trasplantes de España (http:/www. ont.es) trabaja intensamente para extender las prácticas de control eficaz de donante cadáver, sobre todo en todo el mundo hispanohablante.

Medidas del rendimiento

Al comparar las medidas de rendimiento de donaciones entre distintas áreas geográficas, se ha usado con frecuencia el indicador «donantes por millón de población» (DMP). Un método mucho más significativo para evaluar y comparar las tasas de donación de órganos utiliza el número de posibles donantes de órganos médicamente adecuados en un área geográfica como denominador, y el número de donantes de órganos reales en esa área en el numerador. La «*tasa de donación*» para esta medida es muertes elegibles, definida como donantes de edad igual o inferior a 70 años que cumplen los criterios de muerte según los criterios neurológicos. Sin embargo, esto sólo representa un subgrupo del total posible. Una medida mejor es el parámetro conocido como «*tasa de conversión colaborativa, CMS*». Al calcular la tasa, esta medida incluye todos los donantes DCD y los donantes de más de 70 años tanto en el numerador como en el denominador. El uso de esta medida ha supuesto una herramienta eficaz para monitorizar la mejora en donación de órganos en las 58 OPO estadounidenses. La tasa de conversión media en Estados Unidos varía entre las regiones, y oscila entre el 60 % y el 90 %, y en 2016 la media nacional se situó próxima al 80 %.

La medida *órganos trasplantados por donante* (OTPD) es una medición de la eficacia de los esfuerzos por recuperar múltiples órganos. Cada donante fallecido es, teóricamente, una fuente de dos riñones, corazón y pulmones, un hígado, un páncreas e intestinos. Sin embargo, esta medida no se ajusta por características del donante como la hipertensión arterial, la diabetes o las hepatopatías, que pueden afectar a la posibilidad de que un órgano sea trasplantado. Una medida mejor es la medición de un cociente «observado/esperado» (O:E) usado actualmente por la OPTN, que se ajusta según las características del donante.

Parte II: Manejo del donante cadáver y técnica quirúrgica para la recuperación de órganos de donante cadáver

En Estados Unidos y en la mayoría de los países con una infraestructura avanzada de donación de órganos, el manejo del donante cadáver, quien ha sido declarado muerto según los criterios neurológicos (muerte encefálica) pasa desde el personal de la unidad de cuidados intensivos al personal de la OPO. Legalmente, el donante cadáver ya no es una «persona» (v. Capítulo 19), y el personal no necesita ser dirigido por médicos, sino que típicamente son coordinadores especialmente preparados que trabajan, directamente o indirectamente, bajo supervisión médica. El manejo de los donantes es complejo y está diseñado para maximizar la función, no sólo de los riñones, sino de órganos situados tanto por encima como por debajo del diafragma. Un objetivo principal es evitar o minimizar la lesión por isquemia-reperfusión (v. Capítulo 10), que se ve dificultada por la liberación masiva de citocinas en el momento del fallecimiento («tormenta de citocinas»). Se remite a los lectores al artículo Kotloff et al. sobre el manejo del posible donante de órganos en la UCI, en la sección de «Lecturas seleccionadas», donde hallarán una explicación detallada del manejo del donante cadáver.

Complementos farmacológicos

Los donantes fallecidos pueden sufrir una alteración de la fisiología hormonal, hipoxia tisular y un aumento de la respuesta inflamatoria sistémica. Se han creado objetivos para el manejo de donantes (DMG, *Donor Management Goals*) para ayudar a mitigar el efecto de estas respuestas, y los complementos farmacológicos tienen su función en la ayuda para lograr estos objetivos. La mayoría de los donantes fallecidos han recibido grandes dosis de corticoides para reducir los linfocitos circulantes y atenuar las vías inflamatorias inducidas por la muerte encefálica. Se administran sistemáticamente tratamientos hormonales adicionales, incluyendo vasopresina y T3 o T4, si bien los datos de estudios aleatorizados sugieren que el beneficio es mínimo. En los adultos, suelen administrarse 25 g de manitol para asegurar la diuresis y, posiblemente, para minimizar la lesión isquémica. Existen algunos datos que señalan que la dopamina administrada por vía intravenosa antes de la manipulación de los riñones puede reducir las tasas de retraso de la función del injerto. En el momento de la colocación de la cánula se lleva a cabo una heparinización sistémica con dosis de 10 000 a 30 000 unidades.

El estudio sobre el tratamiento óptimo del donante cadáver ha sido considerablemente difícil debido a las barreras logísticas y legales. Las variaciones entre las OPO sobre el manejo no se han comparado rigurosamente. Una excepción es el estudio de Niemann et al. (v. «Lecturas seleccionadas»), que demostró, en un estudio controlado, que la hipotermia leve, en comparación con la normotermia, en donantes de órganos tras la declaración de muerte determinada por criterios neurológicos reducía significativamente la tasa de retraso de la función del injerto entre los receptores. Este estudio representa un acontecimiento en la investigación sobre el manejo del donante de órganos que seguramente preparará el camino para alcanzar otros avances terapéuticos.

Técnica quirúrgica

Los principios de la cirugía para extraer órganos de donantes fallecidos son similares independientemente de los órganos que se vayan a extirpar. Se realiza una amplia exposición quirúrgica. Si se van a extraer múltiples órganos, la secuencia de elección es: el corazón en primer lugar, los pulmones en segundo, el hígado (intestino delgado), en tercer lugar, el páncreas en cuarto y los riñones los últimos. Cada órgano que se va a extraer se diseca con su vascularización intacta. Se coloca una cánula en la parte distal de la aorta para el enfriamiento *in situ*. En el momento del pinzamiento aórtico empieza el enfriamiento de perfusión y superficial. Se movilizan medialmente tanto el colon derecho como el izquierdo, exponiendo cada riñón, que también se movilizan medialmente en la fascia de Gerota. Los uréteres se dividen distalmente cerca de su punto de inserción en la vejiga, y se movilizan en dirección craneal. Se preserva aproximadamente 1 cm de tejido periureteral circundante, que contiene la delicada vascularización que aporta sangre al uréter. La aorta distal se divide por debajo de la cánula, y la vena cava inferior se divide en la confluencia de las venas ilíacas comunes o primitivas. Para evitar dañar la vascularización renal y para evitar el retraso de la función del injerto debido a vasoespasmo, se evita realizar la disección en el hilio renal. Hay que suponer también que existen múltiples arterias renales, ya que una lesión frecuente en la extracción es la división inadvertida de una arteria renal accesoria. Con frecuencia, los riñones se extraen *en bloque* con la aorta y la vena cava, y se separan en la mesa auxiliar (Fig. 4-4). Sin embargo, si los riñones donados son de un niño pequeño, no deben separarse. Los riñones se protegen contra la isquemia caliente mediante lavado frío y enfriamiento superficial con hielo durante el tiempo que se tarda en extraer el resto de los órganos.

Tiempos de isquemia

El *tiempo de isquemia caliente* es el período entre la interrupción de la circulación del órgano y el inicio de la conservación en frío. Con las técnicas modernas de perfusión *in situ*, el tiempo de isquemia caliente es esencialmente cero en donantes en muerte encefálica, aunque sí existe isquemia

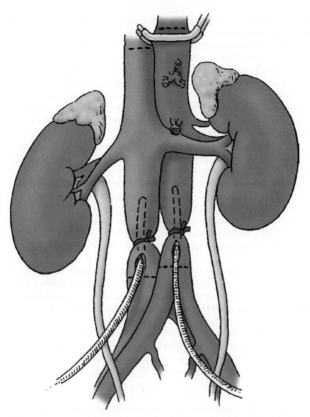

FIGURA 4-4 Disección en bloque de donante renal cadáver con cánulas colocadas para perfusión *in situ*. Se ha dejado la grasa perihiliar y periureteral.

caliente si se produce deterioro hemodinámico o parada cardíaca antes de la extracción. Un riñón puede funcionar después de 60 min de isquemia caliente, y de 90 min en un donante joven; sin embargo, las tasas de DGF y de ausencia de función aumentan considerablemente después de 20 min.

El *tiempo de isquemia fría* es el período de preservación en frío o con máquina de perfusión hipotérmica. Se prefiere que los tiempos de isquemia fría sean breves. Un tiempo inferior a 12 h se considera ideal, y un tiempo inferior a 24 h se considera aceptable. En la mayoría de los centros se prefiere no usar riñones que hayan permanecido preservados en frío durante más de 40 h, si bien los riñones procedentes de jóvenes fallecidos por traumatismo pueden funcionar bien tras la conservación en frío durante períodos más prolongados. El *tiempo de recalentamiento* es el período que transcurre desde la retirada del riñón de la preservación en frío hasta la reperfusión. Puede eliminarse esencialmente envolviendo el riñón en hielo hasta completar la anastomosis vascular.

Conservación de órganos

Los dos métodos principales para preservar los aloinjertos renales para trasplante son la conservación en frío y la perfusión pulsátil. En ambos métodos, se emplea la hipotermia para mantener la viabilidad celular y para minimizar la lesión isquémica *ex vivo*. Las soluciones para preservación en frío incluyen la solución de la Universidad de Wisconsin (UW) y la solución de histidina-triptófano-cetoglutarato (HTK), entre otras. Los riñones así preservados se perfunden *in situ* a través del sistema de aporte sanguíneo arterial con la solución de preservación de elección, enfriada hasta unos 4 °C, se extraen, se separan y se envuelven (empaquetan). Los riñones se bañan en la misma solución en contenedores estériles, y se colocan en neveras con hielo para mantener la hipotermia durante la preservación y el transporte hasta el trasplante.

La máquina de perfusión hipotérmica pulsátil proporciona un flujo dinámico de líquido de perfusión frío al aloinjerto durante el tiempo de preservación, y permite monitorizar parámetros de perfusión como el flujo, la temperatura, la presión y la resistencia vascular renal. La evaluación seriada de los datos de la perfusión puede ayudar a orientar la decisión de trasplantar o descartar esos riñones, y también puede predecir los resultados. En general, se consideran óptimas unas tasas de flujo de 100-150 ml/ min o superiores y una resistencia vascular de 0,20 a 0,40. Los aloinjertos con flujo persistentemente bajo (< 75 ml/min) y resistencia elevada (> 0,40) suelen desestimarse.

El uso de la perfusión pulsátil sigue siendo irregular y controvertido. En un estudio clínico controlado y aleatorizado, realizado en 2009 (v. Moers et al., en «Lecturas seleccionadas»), se demostró una reducción absoluta del retraso de la función del injerto del 6 % y una mejora de la supervivencia del injerto al cabo de 1 año del 4 % en el grupo en el que se usó la máquina de perfusión, en comparación con el grupo en que se realizó la conservación en frío. Los datos de seguimiento a los 3 años de este estudio confirmaron la mejoría de la supervivencia del injerto en los riñones en los que se usó la máquina de perfusión (91 % frente a 87 %). La ventaja en la supervivencia del injerto fue más importante en los donantes con criterios ampliados, y no se observó ventaja alguna en el subgrupo de los riñones donados tras muerte circulatoria. Las tasas de uso de la máquina de perfusión han aumentado constantemente en la última década en Estados Unidos, pero siguen siendo muy variables entre los centros de trasplante. Los elementos disuasorios o inconvenientes para la perfusión pulsátil son los importantes costes de recuperación añadidos y la mayor posibilidad de error técnico, junto con las dudas persistentes en cuanto a su eficacia en entornos de obtención de órganos tan complejos como en Estados Unidos.

Lecturas seleccionadas

Ad Hoc Committee. A definition of irreversible coma: report of the Ad Hoc Committee of the Harvard School to Examine the Definition of Brain Death. JAMA 1968;205:337–340.

Bernat JF, D'Alessandro AM, Port FK, et al. Report of a national conference on donation after cardiac death. Am J Transplant 2006;6:281.

Dominguez-Gil B, Delmonico FL, Shaheen FAM, et al. The critical pathway for deceased donation: reportable uniformity in the approach to deceased donation. Transpl Int 2011;24:373–378.

Feng S. Optimizing graft survival by pretreatment of the donor [published online ahead of print February 17, 2017]. Clin J Am Soc Nephrol. pii: CJN.00900117; doi: 10.2215/CJN.00900117.

Hart A, Smith J, Skeans N. OPTN/SRTR Annual Data Report 2014: kidney. Am J Transplant 2016;16(suppl 2):11.

Hornby K, Hornby L, Shemie SD. A systemic review of autoresuscitation after cardiac arrest. Crit Care Med 2010;38(5):1246–1253.

Jochmans I, Watson C. Taking the heat out of organ donation. N Engl J Med 2015;373:5.

Kotloff R, Blosser S, Fulda G, et al. Management of the potential organ donor in the ICU: Society of Critical Care Medicine/American College of Chest Physicians/Association of Organ Procurement Organizations Consensus Statement. Crit Care Med 2015;43:1291.

Mundt H, Yard B, Kramer B, et al. Optimized donor management and organ preservation before kidney transplantation. Transpl Int 2016;29:974.

Murphy P, Boffa C, Manara A, et al. In-hospital logistics: what are the key aspects for succeeding in each of the steps of the process of controlled donation after circulatory death. Transplant Int 2016;29:760–770.

Nelson HM, Glazier AK, Delmonico FL. Changing patterns of organ donation: brain dead donors are not lost by donation after circulatory death. Transplantation 2016;100:446.

Niemann C, Feiner J, Swain S, et al. Therapeutic hypothermia in deceased organ donors and kidney-graft function. N Engl J Med 2015;373:405.

Patel M, Zataria J, De La Cruz S, et al. The impact of meeting donor management goals on the number of organs transplanted per expanded criteria donor: a prospective study from the UNOS Region 5 Donor Management Goals Workgroup. JAMA 2014;149:969.

Robertson J. The dead donor rule. Hastings Cent Rep 1999;29(6):6–14.

Shemie SD. Clarifying the paradigm for the ethics of donation and transplantation: was "dead" really so clear before organ donation? Philos Ethics Hummanit Med 2007;2:18.

Summers D, Watson C, Pettigrew G, et al. Kidney donation after circulatory death (DCD): state of the art. Kidney Int 2015;88:241.

Third WHO Global Consultation on Organ Donation and Transplantation: striving to achieve self-sufficiency, March 23–25, 2010, Madrid, Spain. Transplantation 2011;91(suppl 11):S27.

Thuong M, Ruiz A, Evrard P, et al. New classification of donation after circulatory death donors definitions and terminology. Transpl Int 2016;29:749.

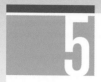

Asignación de riñones de donante cadáver

Tom Mone, Rami Jandali
y Prasad Garimella

Los orígenes de la asignación renal pueden remontarse hasta los primeros días del trasplante con donantes fallecidos, en la década de 1960, cuando nuevos programas de trasplante renal obtenían órganos para sus pacientes y, en ocasiones, disponían de órganos sin receptor alguno. Esto dio lugar al intercambio voluntario entre programas dentro de la misma ciudad y regionalmente adyacentes, con algo más que compañerismo profesional para gestionar el intercambio de órganos. Cuando se presentó la Uniform Anatomical Gift Act (UAGA) en cada uno de los 50 estados (Estados Unidos) en 1968 (v. Capítulo 19), se definieron los criterios para la donación y la obtención de órganos, así como la designación de médicos especialistas en trasplante como un «beneficiario» legal de estos órganos para posibilitar el trasplante a sus pacientes. Este principio reconocía el concepto ético de «beneficiencia»: «Al atender a un paciente, el médico contemplará la responsabilidad hacia el paciente como primordial». Sin embargo, este principio no orienta sobre el modo de compartir de forma equitativa los órganos cuando la necesidad de éstos supera la disponibilidad, y salvar la vida de un paciente perjudicaba a otro que había sido descartado.

UNITED NETWORK FOR ORGAN SHARING (UNOS)

El establecimiento de la Organ Procurement and Transplantation Network (OPTN, Red de Obtención y Trasplante de órganos) mediante la National Organ Transplant Act de 1984 (NOTA, v. Capítulo 19) requirió el desarrollo de políticas nacionales homogéneas para describir cómo se distribuirían los órganos de donantes fallecidos entre los receptores. Se hizo así para asegurar que los pacientes en espera de un trasplante en cualquier lugar de Estados Unidos recibirían el trasplante siguiendo un orden establecido. La United Network for Organ Sharing (UNOS) gestiona la OPTN bajo un contrato con la Health Resources and Services Administration (HRSA) del gobierno estadounidense. La denominada «normativa final (*final rule*)» publicada en el año 2000 especifica las responsabilidades concretas de la OPTN (v. McDiarmid et al. en «Lecturas seleccionadas»).

A través de la UNOS, la OPTN trabaja para equilibrar los principios éticos de «justicia», «utilidad», «respeto hacia las personas» y «autonomía», que han seguido siendo los fundamentos de la política de asignación de órganos. Mientras que la *justicia* persigue la igualdad y equidad en la distribución de órganos, la *utilidad* reconoce que los problemas clínicos y logísticos dificultan y limitan los beneficios pretendidos de la justicia, y acentúa la necesidad de que el sistema de asignación sea eficiente y maximice el uso de todos los órganos que sean viables para el trasplante. El *respeto a las personas* engloba las exigencias morales de honestidad y fidelidad a los compromisos contraídos, y abarca el concepto de respeto a la *autonomía*, que sostiene que las acciones o prácticas tienden a ser justas en la medida que respetan o reflejan el ejercicio de autodeterminación. Otros componentes esenciales de la asignación de órganos, que se aplican en todo el mundo, son la *transparencia*, que requiere que los datos de todos los trasplantes de órganos realizados en un país o una región concretos estén disponibles para el público general a través de una organización gubernamental o una organización designada por una autoridad gubernamental para este fin (UNOS, en el caso de Estados Unidos), y la *trazabilidad*, con facilidad para identificar el origen de los órganos donados, lo que es una condición necesaria para la seguridad, no sólo del receptor, sino de la población en general, en el caso de transmisión, o sospecha de transmisión, de una enfermedad infecciosa o neoplasia maligna.

La asignación de órganos es la principal responsabilidad de la UNOS. Para gestionar el sistema de asignación de órganos, el país se divide en regiones y áreas de obtención de órganos (Fig. 5-1), con Organ Procurement Organizations (OPO) independientes que actúan siguiendo criterios de intercambio y de distribución acordados. Un área de servicio de donaciones (DSA) es el área geográfica atendida por la OPO con sus hospitales de donación y programas de trasplante.

Las dependencias de la UNOS se encuentran en Richmond, Virginia. Además de su personal administrativo permanente, la UNOS cuenta con una junta de gobierno y diversos subcomités con miembros que representan a profesionales médicos especializados en trasplante, receptores de trasplante y familiares de donantes, y público profano que trabajan de forma voluntaria. El Members and Professional Standards Committee (MPSC) de la UNOS controla las actividades de programas de trasplante individuales y está facultado para iniciar la acción correctora necesaria en caso de problemas relacionados con la actividad trasplantadora.

Se remite a los lectores a la abundante información que puede encontrar en las páginas web de la OPTN y la UNOS en https://optn.transplant.hsra.gov/ y www.unos.org.

Registro científico de receptores de trasplante

El Scientific Registry of Transplant Recipients (SRTR, Registro científico de receptores de trasplante), en www.srtr.org, es una base de datos nacional de estadísticas de trasplantes en constante ampliación. Creado en 1987, el registro existe para permitir la evaluación progresiva de la situación científica y clínica del trasplante de órganos sólidos, incluyendo riñones, corazón, hígado, pulmones, intestino y páncreas. Los datos del registro los obtiene y recoge la OPTN de los hospitales y OPO de todo el país. El SRTR

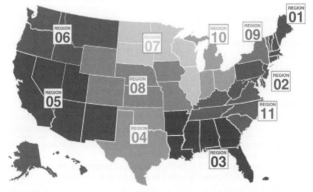

FIGURA 5-1. Regiones de la United Network for Organ Sharing (UNOS) estadounidense. (De UNOS Facts and Figures. Copyright © 2015 United Network for Organ Sharing. www.unos.org.)

contiene información actual y antigua sobre la progresión completa de la actividad del trasplante, relacionada con la donación de órganos y los candidatos en lista de espera, los receptores de trasplante y las estadísticas de la supervivencia. Esta información se usa para ayudar a desarrollar políticas basadas en la evidencia, para apoyar análisis de programas de trasplante y OPO, para proporcionar datos específicos de los programas al MPSC (p. ej., «resultados observados frente a los esperados») y para facilitar la investigación de temas importantes para la comunidad del trasplante.

El SRTR es independiente de la UNOS y es administrado por el grupo Chronic Renal Disease de la Minneapolis Medical Research Foundation (MMRF).

SISTEMA DE PUNTUACIÓN PARA LA ASIGNACIÓN DE RIÑONES DE DONANTE FALLECIDO

Para entrar en la lista de espera de trasplante, un paciente debe cumplir determinados criterios (v. Capítulo 8). Los receptores de trasplante renal deben estar recibiendo diálisis crónica o, si no están en diálisis, tener una tasa de filtración glomerular estimada de 20 ml/min o inferior.

El orden por el que cada riñón disponible se ofrece a los pacientes en lista de espera está determinado por un algoritmo de conjunto, y los pacientes se priorizan a través de un ordenador central que se localiza en las dependencias de la UNOS. A través de un programa on-line, denominado DonorNet, los programas de trasplante pueden acceder a información importante sobre un posible donante. La decisión final sobre si aceptar una oferta para un paciente determinado corresponde al médico o cirujano responsable; sin embargo, siempre que se rechaza una oferta, se debe proporcionar una razón o «código de renuncia» a la UNOS. En la tabla 5-1 se muestra el sistema de puntuación que se usa para jerarquizar a los pacientes en espera que estuvo vigente desde 2009 hasta diciembre de 2014.

TABLA 5-1	Sistema de puntuación de UNOS para la asignación de riñones de donantes fallecidos desde 2009 a diciembre de 2014	
Factor	Puntos	Situación
Tiempo de espera[*]	1 por cada año de tiempo de espera	
Calidad de la compatibilidad HLA	2	Ninguna discordancia DR
incompatibilidad 0-A, B, DR[**]	1	Una discordancia DR
Panel de anticuerpos reactivos (PAR)	4	>80 % PRA y prueba cruzada negativa
Prioridad de receptores pediátricos para donantes de edad inferior a 35 años		
Donante del órgano[***]	4	Paciente con mayor tiempo de espera para donante de criterios expandidos (v. texto)

[*]Definido por el momento en que se activa a un paciente en el sistema informático de UNOS. En algunas regiones, se define por tiempo en diálisis.
[**]Los órganos con incompatibilidad 0-A, B y DR participan en un programa de intercambio obligatorio nacional si el receptor está hipersensibilizado o en un programa de intercambio local si el receptor no está sensibilizado.
[***]Donante vivo que actualmente necesita un trasplante renal.
(Adaptado de https://optn.transplant.hrsa.gov/.)

Desde el principio, la medición cuantitativa de la utilidad comparativa de los trasplantes renales ha sido un reto. En los primeros años, estos obstáculos se debían en parte a la escasez de datos sobre los resultados y a que la diálisis equiparaba esencialmente los beneficios en los pacientes cuyas vidas no estaban inmediatamente en peligro sin un trasplante, a diferencia de lo que ocurre con un trasplante hepático o cardíaco que salva la vida al paciente. Así pues, las normas para la asignación de un riñón se basaban, en principio, en la compatibilidad (*utilidad*) y en el tiempo de espera (*justicia*). Sin embargo, reconociendo que el beneficio de la supervivencia prolongada era uno de los objetivos esenciales del trasplante, la concordancia antigénica entre donante y receptor añadió rápidamente un «efecto lotería» a la asignación, dando prioridad a la ausencia de disparidad antigénica HLA (v. Capítulo 3), y por este criterio se asignaba un riñón a un receptor «con una concordancia perfecta» independientemente del tiempo de espera. Así, la utilidad jugó su papel en parte del 17% de pacientes receptores de un trasplante renal que tuvieron la fortuna de recibir un riñón con nula discordancia o "incompatibilidad cero" y, al mismo tiempo, la concordancia antigénica siguió utilizándose para priorizar a los pacientes que llevaban mucho tiempo esperando en lista cuando se disponía de un riñón para trasplante. Los potenciales receptores que tenían mayor concordancia antigénica con un donante tenían prioridad sobre otros que tenían un tiempo de espera en lista similar pero con menor concordancia.

Con el tiempo, las políticas de asignación de órganos se han ido modificando para ajustarse al principio de justicia en referencia al desigual acceso al trasplante de determinados grupos de población. Por ejemplo, en el año 2003, la política de asignación de riñones de la OPTN se cambió para eliminar puntos de prioridad por HLA-B, lo que conllevó un aumento del 37 % en la probabilidad de que los pacientes afroamericanos recibieran un trasplante a igualdad de tiempo en la lista de espera el mismo día que un paciente de raza blanca, lo que refleja una mayor justicia.

Otro reajuste de la justicia y la utilidad se produjo al establecerse, en el año 2004, una «prioridad pediátrica», que se incorporó cuando la disponibilidad de riñones de donantes jóvenes se reducía debido a la disminución de muerte por traumatismo a diferencia de los riñones «marginales» o «de donantes con criterios ampliados» (ECD, *extended criteria donor*; v. a continuación y en el Capítulo 4), que aumentó debido a políticas para fomentar su trasplante. La prioridad pediátrica pretendía inclinar simultáneamente la balanza hacia la justicia, fomentando el acceso de los niños al trasplante, mientras aumentaba la utilidad, facilitando el acceso de los pacientes pediátricos a los riñones (de donantes fallecidos de menos de 35 años) con una mayor supervivencia prevista del injerto. Un efecto inesperado de la regla de prioridad pediátrica fue que, aunque el número de riñones de donante cadáver de alta calidad trasplantados en niños aumentó, la cifra de trasplantes de donantes vivos (fundamentalmente progenitores) disminuyó, y la cifra neta de trasplantes en los niños siguió siendo aproximadamente la misma.

Donantes con criterios ampliados

El término riñón de *donante con criterios ampliados* (ECD, *expanded criteria donor*) ha sido retirado del léxico habitual que se usa para describir la calidad y determinar la asignación de riñones de donantes fallecidos, pero permanece en el vocabulario no oficial. En su momento, era preferible al término utilizado habitualmente de «riñón marginal». Un riñón ECD procede de un donante fallecido de más de 60 años de edad, o de una edad comprendida entre 50 y 59 años y con dos factores de riesgo adicionales, entre ellos antecedente de hipertensión, muerte a causa de un accidente cerebrovascular o una creatinina sérica terminal elevada. Estos riñones, que suponían aproximadamente el 15 %

de los riñones de donante cadáver, tenían estadísticamente un mayor riesgo de fracaso, de cómo mínimo un 70%, en los dos primeros años, en comparación con los riñones de donantes con criterios estándar o habituales (SCD, *standard criteria donor*) (expresado positivamente, esto significa que si un riñón SCD tiene una supervivencia del injerto a los 2 años del 88%, un riñón ECD tiene una supervivencia estimada a los 2 años de aproximadamente el 80%). En 2003, se modificó la asignación de riñones ECD, en un esfuerzo por acelerar su adjudicación en un receptor adecuado para reducir el tiempo de isquemia fría y la tasa de descartes. Los riñones ECD se ofrecían sólo a los pacientes que estaban de acuerdo en aceptarlos, que estaban informados del riesgo y que entendían que eran riñones con mayor probabilidad de fallar. Los riñones ECD se asignaban únicamente según el tiempo de espera. Debido a ello, era posible prever cuándo los pacientes estaban a punto de recibir uno de estos riñones y asegurarse de que estaban preparados para el procedimiento.

Las políticas pediátricas y de «ECD» de 2004 centraron a comunidad en el tema de la supervivencia relativa del injerto, y dieron lugar a un esfuerzo de investigación y deliberación política de 10 años para desarrollar el sistema de asignación «LYFT» (Life-Years From Transplant, Años de vida tras el trasplante). Este análisis se basó en datos de más de 20 años de donación y trasplante, para identificar variables de donante y receptor que predijeran los años de vida del injerto a partir de la compatibilidad entre donante y receptor, siendo la edad el factor predominante. El sistema LYFT se regía básicamente por la utilidad, y si la asignación se hubiera basado exclusivamente en él, predecía 10 000 años de vida adicionales a partir de un año del donante. Sin embargo, aunque estaba previsto que LYFT mejoraba significativamente la supervivencia del injerto y los años de vida, y era relativamente neutral entre tipos de enfermedad y grupos étnicos, la mayor parte de sus beneficios se debían a un cambio al trasplante de órganos más jóvenes a receptores más jóvenes, y reducía el trasplante en candidatos de edad más avanzada. El Department of Health and Human Services (HHS) Office of Civil Rights del gobierno estadounidense consideró inconstitucional la asignación de órganos basada en la edad. Debido a ello, la Junta de la UNOS y la comunidad de trasplantes abordaron el reequilibrio de los principios éticos subyacentes a la asignación de órganos, de forma que no se descompensara excesivamente hacia la utilidad por encima de la justicia y el respeto a las personas.

Sistema de asignación de riñones de donante fallecido y clasificación de los candidatos a trasplante

El Sistema de asignación renal (KAS, *Kidney Allocation System*) resultante se incorporó a la práctica en diciembre de 2014, y pretende fundamentalmente aumentar la supervivencia del injerto. Para ello, asigna riñones con una menor puntuación del Kidney Donor Profile Index (KDPI) (función estimada más prolongada) a receptores con puntuaciones EPTS (Expected Post-Transplant Survival) bajas (mayor supervivencia tras el trasplante). En la tabla 5-2 se muestran las variables usadas para determinar las puntuaciones KDPI y EPTS. La puntuación KDPI es un porcentaje que proporciona una estimación más detallada de la calidad del riñón que la clasificación binaria SCD/ECD. La puntuación estima el tiempo que es probable que el riñón funcione en comparación con otros riñones. Una puntuación KDPI del 20% indica que es probable que el riñón funcione durante más tiempo que el 80% de otros riñones disponibles. Una puntuación KDPI del 60% indica que es probable que el riñón funcione durante más tiempo que el 40% de otros riñones disponibles (v. Fig. 5-2).

La puntuación EPTS estima durante cuánto tiempo el candidato necesitará un trasplante renal funcional en comparación con otros candidatos.

T A B L A 5-2	Factores que determinan el Kidney Donor Profile Index (KDPI) y el Expected Pos-Transplant Survival (EPTS)*	
FDPI	**EPTS**	
Edad	Edad	
Talla y peso	Diabetes actual	
Etnia/raza	Número de trasplantes previos	
Antecedente de hipertensión	En diálisis crónica	
Antecedente de diabetes		
Causa de muerte		
Creatinina sérica		
Estado con respecto al VHC		
El donante cumple criterios de DCD		

*Los sistemas para calcular las puntuaciones KDPI y EPTS se encuentran en las páginas web de la UNOS y OPTN. Obsérvese que las cifras más bajas reflejan riñones de mayor calidad y una expectativa de vida más larga, respectivamente.

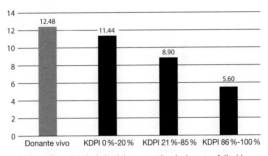

FIGURA 5-2. Vida media estimada de los injertos renales de donantes fallecidos con diversas puntuaciones KDPI y de donantes vivos. (De Barrois B. Identification of a patient population previously not considered for organ donation. Cureus 2016;8(9):e805. Copyright © 2016, Barrois.)

Una persona con una puntuación EPTS del 20 % es probable que necesite un riñón que funcione durante más tiempo que el 80 % de los demás candidatos. Alguien con una puntuación EPTS del 60 % necesitará probablemente un riñón que dure más que el 40 % de las demás personas.

En el sistema KAS, el 20 % de los riñones que se espera que duren más (los que tienen una puntuación KDPI del 20 % o inferior) se ofrecerán en primer lugar a pacientes que probablemente necesiten un trasplante más duradero (aquellos con una puntuación EPTS del 20 % o menor). Si un riñón con una puntuación FDPI del 20 % o menor no es aceptado por ninguno de estos pacientes, se ofrecerá entonces a cualquier otra persona que sea compatible, independientemente de su puntuación EPTS. Los riñones con una puntuación FDPI del 20 % al 85 % se asignan según el tiempo de espera, de un modo similar al sistema que existía antes de 2015, salvo que el «tiempo de espera» no se define actualmente por el momento en que los pacientes se incluyeron en la lista de trasplante, sino por su *fecha de inicio de la diálisis*, en pacientes prediálisis, cuando su TFGc es < 20 ml/min.

Las puntuaciones KDPI ≥ 85 % son similares a los anteriormente denominados riñones «ECD» y, al igual que éstos, se consideran viables para trasplante en receptores adecuados (v. Capítulo 8), típicamente pacientes de edad avanzada, aquellos que no pueden tolerar la diálisis durante un período de tiempo prolongado y los receptores con puntuación EPTS elevada. Además, Una puntuación KDPI ≥ los hace disponibles para una región geográfica más amplia que todos los demás riñones, en un intento por localizar un candidato adecuado lo antes posible. El modelo del KAS predijo que el uso en tándem de las puntuaciones KDPI y EPTS daría lugar a un aumento significativo en la «mediana promedio prevista de longevidad tras el trasplante», así como del «tiempo con un aloinjerto funcionante».

El sistema KAS también prioriza a los pacientes hipersensibilizados (con un panel reactivo de anticuerpos calculado [CPRA] muy elevado; v. Capítulo 3), pretendiendo asegurar que reciben un trasplante. Debido a ello, los pacientes hipersensibilizados tienen prioridad en el sistema de asignación, con lo que los centros de trasplante aumentan sus procedimientos de cribado de anticuerpos anti-HLA para asegurar que los pacientes sensibilizados reciben riñones con mayor rapidez, en un giro desde la utilidad hacia la justicia. El sistema KAS también proporciona un mayor acceso a riñones de donantes fallecidos para candidatos de grupo sanguíneo B, quienes pueden recibir con seguridad un riñón de un donante cuyo grupo sanguíneo sea A2 o A2B.

El sistema KAS se implementó en diciembre de 2014, con objetivos ambiciosos como el de obtener algunos de los beneficios del sistema LYFT, de compensar algunas de las desigualdades de políticas anteriores y de evitar perjuicios no previsibles al receptor. La comparación de los datos de los 12 meses anteriores y posteriores a la introducción del sistema KAS demuestra las tendencias siguientes:

- El volumen de trasplantes renales de donantes fallecidos realizados aumentó aproximadamente un 5 % debido a un importante aumento de la donación de pacientes fallecidos en 2015.
- Los trasplantes para pacientes con un CPRA muy alto se multiplicó aproximadamente por cinco. Los trasplantes para receptores con CPRA del 99 % al 100 % fueron más frecuentes en los primeros 6 meses, y han disminuido algo desde entonces, lo que refleja, probablemente, un efecto de inicio.
- Debido al componente de equiparación de longevidad del KAS, se han producido menos trasplantes en los que se predijo que el riñón sobreviviría al receptor. Antes del KAS, el 14 % de los riñones que potencialmente podían durar más (con una puntuación KDPI del 0 % al 20 %) se destinaban a receptores de edad ≥ 65 años, pero esto descendió al 5 % después del KAS. Aunque han disminuido los trasplantes de pacientes de los grupos de edad de 50-64 años y ≥ 65 años, más de la mitad de los receptores de riñones de donante fallecido bajo el sistema KAS tenían 50 años o más.
- Han aumentado considerablemente los trasplantes de pacientes en diálisis crónica durante más de 5 años, debido al retroceso al tiempo de diálisis para determinar puntos en la lista de espera con el KAS.
- Han aumentado los trasplantes para pacientes afroamericanos, que tienden a permanecer durante tiempos desproporcionadamente más prolongados en diálisis antes de incluirse en la lista para trasplante. En comparación con otros candidatos, estos pacientes también tienen una mayor probabilidad de ser de grupo sanguíneo B, por lo que la multiplicación por cinco del número de trasplantes A2/A2B a B también puede contribuir al mayor acceso al trasplante de esta población. Sin embargo, sólo el 3 % de los pacientes con grupo sanguíneo B se han considerado elegibles para estos riñones con compatibilidad de subtipo, lo que sugiere que puede llegar a alcanzarse un mayor crecimiento en este campo.
- La tasa de descartes renales ha permanecido en torno al 19 %. La mayor parte de los riñones descartados tenían una puntuación KDPI entre el 86 % y el 100 %. La tasa de descarte es un motivo de preocupación, ya que pueden estar desechándose riñones potencialmente funcionales (v. Steward et al., en «Lecturas seleccionadas»).

■ Los trasplantes para pacientes pediátricos (0 a 17 años) disminuyeron ligeramente; sin embargo, esta diferencia no es estadísticamente significativa, y el acceso de los niños a los trasplantes sigue siendo cinco veces mayor que para la mayoría de los adultos. Los receptores pediátricos también reciben con mayor frecuencia riñones que se espera duren más (menor puntuación KDPI) según el sistema KAS en comparación con lo que sucedía anteriormente.

■ Las tasas de trasplante para el reducido número de los que fueron donantes vivos previamente que estaban incluidos en la lista de espera no han variado estadísticamente, y siguen siendo considerablemente mayores que las de otras subpoblaciones.

■ Actualmente se están compartiendo más riñones sobrepasando los límites del área de servicio de donaciones (DSA). Anteriormente, alrededor del 20 % de los riñones se trasplantaban fuera del DSA de la OPO de recuperación de órganos, y esto ha aumentado a más del 30 % con el KAS. Se produjo un considerable incremento en la aceptación de ofertas de órganos de fuera del DSA de las OPO para candidatos con CPRA del 99 % al 100 %.

■ El porcentaje de receptores de trasplante que sufren una función retardada del injerto ha aumentado del 25 % al 29 %, lo que puede reflejar el aumento de receptores que han permanecido en diálisis durante mucho tiempo. La tasa de supervivencia del injerto a los 6 meses no ha variado significativamente y sigue siendo superior al 95 %.

Estos primeros hallazgos se basan en datos limitados, y deben interpretarse con precaución y someterse a un control de seguimiento, para valorar si se van a mantener las tendencias observadas. El efecto del KAS sobre la supervivencia a largo plazo aún no puede valorarse, y probablemente será la prueba final del cambio de estrategia.

Durante 50 años, las comunidades de donación y trasplante se han esforzado por lograr un equilibrio entre los principios éticos y la práctica clínica, que será lo que proporcione a todos los receptores de trasplante los máximos beneficios del procedimiento. Este reto seguirá ligado a mejoras en la práctica clínica, pero también a la escasez de órganos disponibles para trasplante. En ese sentido han sido de ayuda, y lo seguirán siendo, los esfuerzos para reducir esa escasez mediante el aumento de las tasas de autorización a la donación, así como la donación dirigida, en cadena y de donante vivo emparejado. Sin embargo, el trasfondo de equilibrio ético permanecerá hasta que la tecnología proporcione métodos de curación para las enfermedades renales o alternativas a la donación humana.

Lecturas seleccionadas

Formica R. Allocating deceased donor kidneys to sensitized candidates. Clin J Am Soc Nephrol 2016;11:377–378.

Gebel H, Kasiske B, Gustafson S, et al. Allocating deceased donor kidneys to candidates with high panel reactive antibodies. Clin J Am Soc Nephrol 2016;11:505–511.

Hall E, Massie A, Wang J, et al. Effect of eliminating priority points for HLA-B matching on racial disparities in kidney transplant rates. Am J Kidney Dis 2011;58:813–816.

Leichtman A. Improving the allocation system for deceased-donor kidneys. N Engl J Med 2011;364:1287–1289.

Massie A, Luo X, Lonze B, et al. Early changes in kidney distribution under the new allocation system. J Am Soc Nephrol 2016;27(8):2495–2501.

Stewart D, Kucheryavaya A, Klassen D, et al. Changes in deceased donor kidney transplantation one year after KAS implementation. Am J Transplant 2016;16(6):1834–1847.

Stewart D, Garcia V, Rosendale J, et al. Diagnosing the decades-long rise in the deceased donor kidney discard rate in the US [published online ahead of print October 19, 2016]. Transplantation. doi:10.1097/TP.0000000000001539

Tambur A, Haarberg K, Friedewald J, et al. Unintended consequences of the new national kidney allocation policy in the United States. Am J Transplant 2015;15:2465–2469.

6 Fármacos inmunosupresores y protocolos para el trasplante renal

Theodore M. Sievers, Erik L. Lum
y Gabriel M. Danovitch

BREVE HISTORIA DE LA INMUNOSUPRESIÓN EN EL TRASPLANTE

Para entender la estructura del protocolo inmunosupresor y el uso de fármacos inmunosupresores según la práctica habitual (estándar) actual del trasplante, es útil observar el desarrollo del trasplante de órganos y, en particular, del trasplante renal, desde la década de 1950. Aunque se efectuaron intentos esporádicos en trasplante renal durante la primera mitad del siglo XX, la era actual del trasplante se inició en 1954 en Harvard por Joseph Murray con el éxito del trasplante de donante vivo, ganador del Premio Nobel, entre los gemelos idénticos Herrick, Aunque este caso proporcionó la evidencia de que podían superarse los problemas técnicos del trasplante, fue necesario el inicio de la inmunosupresión para lograr el éxito del trasplante en la mayor parte de los pacientes con nefropatías, la inmensa mayoría de los cuales son genéticamente distintos de sus donantes.

Los primeros intentos de inmunosupresión usaron la irradiación corporal total; la azatioprina se introdujo a principios de la década de 1960 y pronto se acompañó de forma sistemática por la prednisolona. A mediados de la década de 1970, se pudo contar con los preparados de antisueros policlonales globulina antitimocítica (ATG) y globulina antilinfocítica (ALG). La azatioprina y la prednisolona se convirtieron en el tratamiento basal para la inmunosupresión de mantenimiento tras el trasplante renal, y la ATG o la ALG se usaron para la inducción o para el tratamiento del rechazo resistente a los corticoides. Con este protocolo, la tasa de éxitos del trasplante renal era de aproximadamente el 50 % al cabo de 1 año, las tasas de rechazo agudo eran de alrededor del 60 % y la tasa de mortalidad se situaba típicamente entre el 10 % y el 20 %.

La situación cambió a principios de la década de 1980 con la incorporación de la ciclosporina. Debido a que los resultados del trasplante renal eran deficientes antes de su introducción, no fue difícil reconocer el beneficio espectacular de la ciclosporina, que produjo una mejora estadísticamente significativa en las tasas de supervivencia del injerto hasta por encima del 80 % al cabo de 1 año, y una notable disminución de las tasas de rechazo hasta el 30-40 %. Las tasas de mortalidad disminuyeron con una inmunosupresión más efectiva, la disminución del uso de corticoides, y las mejoras y avances globales en la asistencia médica y quirúrgica. La pauta inmunosupresora habitual (estándar) consistía en ciclosporina y prednisona, con frecuencia combinada con azatioprina, que se usa actualmente como fármaco complementario en lo que se denominó *triple terapia*. Aunque los beneficios de la ciclosporina eran claros, pronto se reconoció que su capacidad para producir nefrotoxicidad (tanto aguda como crónica) era un inconveniente importante. En 1985, se introdujo el muromonab-CD3 (OKT3), el primer anticuerpo monoclonal usado en medicina clínica, basándose en su capacidad para tratar los primeros episodios de rechazo agudo, si bien los efectos adversos del fármaco tendían a limitar su uso a episodios de rechazo que fueron resistentes a dosis elevadas de corticoides y, en algunos programas, para uso como agente de inducción. Con este limitado arsenal de fármacos (ciclosporina, azatioprina, corticoides y los preparados de anticuerpos), la comunidad del trasplante entró en la década de 1990 logrando, con orgullo justificado, tasas de éxito de hasta el 90 % en muchos centros y una mínima mortalidad. Debido a que el número de fármacos inmunosupresores disponibles era reducido, la variación entre las opciones de protocolos usadas en diferentes programas era relativamente escasa.

A continuación, se produjeron dos importantes avances. Se incorporó el tacrolimus en el trasplante hepático y, finalmente, en el trasplante renal, como una alternativa a la ciclosporina, debido a su capacidad para lograr una supervivencia del injerto y del trasplante equivalente, y se observó que el micofenolato mofetilo (MMF) era un fármaco más eficaz que la azatioprina por su capacidad para reducir la incidencia de episodios de rechazo agudo cuando se usaba con ciclosporina (y posteriormente con tacrolimus) y corticoides. Se autorizó el uso del basiliximab y el daclizumab (dos anticuerpos monoclonales humanizados) tras el trasplante renal, también por su capacidad para reducir la incidencia de los episodios de rechazo agudo, y se aprobó en Estados Unidos el uso de timoglobulina, disponible en Europa durante varios años, para el tratamiento del rechazo agudo. En la pasada década, los fabricantes de OKT3 y daclizumab han interrumpido la producción de cada uno de estos fármacos, que ya no están disponibles para su uso clínico.

En 1999, se presentó una clase de nuevos inmunosupresores, los inhibidores mTOR. Inicialmente, la FDA aprobó el sirolimus; el everolimus, un fármaco similar, se introdujo posteriormente en Europa y fue autorizado por la FDA en 2010. El último fármaco inmunosupresor que obtuvo la autorización de la FDA para uso en trasplante renal fue el belatacept, en el año 2011. El arsenal terapéutico para la inmunosupresión en el trasplante ha seguido ampliándose y se ha vuelto más complejo, al igual que la variedad de posibles combinaciones de fármacos y protocolos.

Para orientar esta complejidad, este capítulo se divide en cinco secciones. En la Parte I se revisan los fármacos de uso clínico actual, haciendo hincapié en la ciclosporina, el tacrolimus, el MMF, el sirolimus y los corticoides. En la Parte II se revisan los agentes biológicos actualmente disponibles cuyo uso en el trasplante está autorizado. En la Parte III se expone el proceso de estudio clínico usado para desarrollar nuevos fármacos inmunosupresores, y se revisan los datos disponibles sobre nuevos y prometedores fármacos en diferentes etapas de desarrollo. En la Parte IV se muestran combinaciones de estos fármacos en forma de protocolos inmunosupresores clínicamente aplicados, tanto convencionales como innovadores. En la Parte V se expone el tratamiento de las diversas formas de rechazo en el trasplante renal.

Parte I: Fármacos inmunosupresores de uso clínico en la actualidad

MECANISMO DE ACCIÓN DE LOS FÁRMACOS INMUNOSUPRESORES: MODELO DE LAS TRES SEÑALES

En el capítulo 2 se exponen con detalle los mecanismos moleculares que constituyen el objetivo de los fármacos inmunosupresores. El modelo de las tres señales de activación de los linfocitos T y la posterior proliferación celular, que se ilustra en la figura 6-1, es una valiosa herramienta para comprender los puntos de acción de los fármacos que se exponen a continuación. En resumen, la *señal 1* es una señal específica de antígeno proporcionada por la estimulación de los receptores de linfocitos T por células presentadoras de antígeno (APC) y se transduce por el complejo CD3. La *señal 2* es una señal coestimuladora y sin especificidad antigénica, proporcionada por la interacción de B7 en la APC con CD28 en el linfocito T. Estas dos señales activan las vías intracelulares que conducen a la expresión de interleucina 2 (IL-2) y otras citocinas promotoras del crecimiento. La estimulación del receptor de de IL-2 de alta afinidad (CD25+) conduce a la activación de mTOR (diana de la rapamicina en células de mamíferos) y proporciona la *señal 3*, que desencadena la proliferación celular. Aunque cada uno de los fármacos inmunosupresores se comentan a continuación, es útil acudir a la figura 6-1 para revisar sus puntos relativos de acción.

Inhibidores de la calcineurina: ciclosporina y tacrolimus

El término *inhibidores de la calcineurina* (CNI, *calcineurin inhibitors*) es útil porque destaca la similitud en el mecanismo de acción de ambos fármacos, la *ciclosporina* y el *tacrolimus*, que han actuado como eje central de la inmunosupresión en el trasplante de órganos sólidos durante los últimos 30 años. Aunque son distintos desde el punto de vista bioquímico, son notablemente similares, no sólo por su mecanismo de acción, sino también en lo que respecta a su eficacia clínica y el perfil de efectos secundarios. Se consideran,

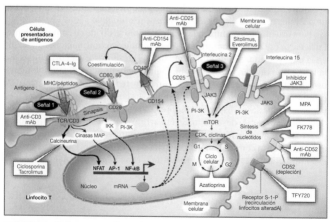

FIGURA 6-1. Anticuerpo anti-CD154, FTY720 y FK 778 se han retirado de ensayos clínicos. MPA, ácido micofenólico. (De Halloran PF. Immunosuppressive drugs for kidney transplantation. N Engl J Med 2004;351:2715-2729, con autorización.)

por lo tanto, juntos; discretas diferencias entre ellos se exponen en el texto y se resumen en la tabla 6-1. En la Parte IV se explica la elección del fármaco.

Se comentarán las propiedades farmacodinámicas y farmacocinéticas de cada fármaco. La *farmacodinámica* describe el efecto que el fármaco ejerce sobre el organismo, y eso incluye la actividad terapéutica del fármaco (su mecanismo de acción) y todos los efectos adversos que pueda causar (su perfil de efectos adversos). La *farmacocinética* comprende los efectos que el organismo ejerce sobre el fármaco (absorción, distribución, metabolismo, eliminación, monitorización del nivel terapéutico del fármaco e interacciones entre fármacos).

La ciclosporina es un pequeño polipéptido cíclico de origen fúngico, que consta de 11 aminoácidos y que tiene un peso molecular de 1 203 g/mol. Es neutro e insoluble en agua, pero soluble en disolventes orgánicos y lípidos.

TABLA 6-1	Algunas características comparativas de la ciclosporina y el tacrolimuss	
Característica	**Ciclosporina**	**Tacrolimus**
Modo de acción	Inhibición de la calcineurina	Inhibición de la calcineurina
Dosis de mantenimiento diaria	Alrededor de 3-5 mg/kg	Alrededor de 0,15-0,3 mg/kg
Administración	v.o. e i.v.	v.o., i.v. y s.l.[*]
Dependiente de la absorción de bilis	Sandimmune®, sí; Neoral®, no	No
Disponible dosis oral (cápsulas)	100 mg; 25 mg	5 mg; 1 mg; 0,5 mg
Interacciones farmacológicas	Similar	Similar
Capacidad para evitar el rechazo	+	++?
Uso con MPA	+	+[**]
Uso con sirolimus, everolimus	+[***]	+[***]
Formulaciones de liberación prolongada	−	+
Nefrotoxicidad	+	+
Ahorro de esteroides	+	++?
Hipertensión y retención de sodio	++	+
Toxicidad sobre los islotes pancreáticos	+	++
Neurotoxicidad	+	++
Hirsutismo	+	−
Alopecia	−	+
Hipertrofia gingival	+	−
Efectos secundarios gastrointestinales	−	+
Motilidad gástrica	−	+
Hiperpotasemia	+	+
Hipomagnesemia	+	+
Hipercolesterolemia	+	−
Hiperuricemia, gota	++	+

Los datos se basan en bibliografía disponible y en experiencia clínica.
-, efecto escaso o ausente; +, efecto conocido; ++, efecto más pronunciado; ++?, probable efecto mayor; i.v., intravenoso; MPA, ácido micofenólico; v.o., por vía oral; s.l, sublingual.
[*]Casi nunca se necesita la vía i.v., porque la absorción sublingual es buena.
[**]La dosis de MMF puede ser menor cuando se usa con tacrolimus.
[***]La nefrotoxicidad puede ser exagerada cuando se usa en dosis completa.

Los aminoácidos en las posiciones 11, 1, 2 y 3 forman el sitio inmunosupresor activo, y para este efecto inmunosupresor es necesaria la estructura cíclica del fármaco. El tacrolimus, denominado aún con frecuencia por su sobrenombre FK (*Eff-Kay*) por su designación de laboratorio *FK506*, es un compuesto antibiótico macrólido aislado de *Streptomyces tsukubaensis*. Es un macrólido con un anillo de lactona de 23 átomos con un peso molecular de 804 y prácticamente insoluble en agua, fácilmente soluble en etanol, y muy soluble en etanol y cloroformo. Debido a su tamaño molecular y a sus propiedades físicas, estos fármacos no se dializan con facilidad, y ambos pueden administrarse durante el tratamiento de diálisis sin tener que ajustar la dosis.

Farmacodinámica

Mecanismo de acción. Los CNI difieren de sus inmunosupresores predecesores por su inhibición selectiva de la respuesta inmunitaria. No inhiben la actividad fagocítica neutrófila, como hacen los corticoides, ni son mielosupresores. Los acontecimientos en la superficie celular y el reconocimiento de antígenos también permanecen intactos (v. Capítulo 2). Su efecto inmunosupresor depende de la formación de un complejo con proteínas receptoras citoplásmicas, la ciclofilina para la ciclosporina y la proteína fijadora de tacrolimus (FKBP) para el tacrolimus (v. Fig. 6-1). Estos complejos se unen con la calcineurina, cuya función normal es actuar como una fosfatasa que defosforila determinadas proteínas reguladoras (p. ej., factor nuclear de linfocitos T activados o NFAT) y, por tanto, facilita su paso a través de la membrana nuclear (v. Capítulo 2). La inhibición de la calcineurina altera así la expresión de varios genes de citocinas esenciales que promueven la activación de linfocitos T, entre ellos los de IL-2, IL-4, interferón gamma (IFN-γ) y factor de necrosis tumoral alfa (TNF-α). También se altera la transcripción de otros genes, como el ligando CD40 y los protooncogenes H-ras y c-myc. La importancia de estos factores en la activación de los linfocitos T se expone con más detalle en el capítulo 2, pero debido a la inhibición de la calcineurina, existe una limitación cuantitativa de la producción de citocinas y la proliferación subsiguiente de linfocitos.

La ciclosporina estimula la expresión del factor transformador del crecimiento beta (TGF-β), que también inhibe IL-2 y la generación de linfocitos T citotóxicos, y puede ser responsable del desarrollo de fibrosis intersticial, una característica importante de la nefrotoxicidad de los CNI. También se ha implicado al TNF-β como un factor importante en la proliferación de células tumorales, lo que puede ser relevante para la evolución de determinadas neoplasias tras el trasplante (v. Capítulo 11). Los efectos *in vivo* de la ciclosporina se bloquean por anti-TGF-β, lo que indica que el TGF-β puede ser un elemento central para la mediación tanto de los efectos beneficiosos de los CNI como de sus efectos nocivos.

Los pacientes en los que la inmunosupresión basada en CNI es eficaz mantienen un grado de respuesta inmunitaria que sigue siendo suficiente para mantener la defensa del huésped. Esta inmunosupresión relativa puede ser un reflejo del hecho de que, con niveles terapéuticos de estos fármacos, la actividad de la calcineurina se reduce sólo alrededor del 50 %, permitiendo que señales intensas desencadenen la expresión de citocinas y generen una respuesta inmunitaria eficaz. En pacientes estables tratados con ciclosporina, los linfocitos T CD4+ han reducido la producción de IL-2 hasta un grado en que se correlaciona de manera inversa con los niveles del fármaco. El grado de inhibición de la actividad de la calcineurina y la producción de IL-2 puede estar en el eje del frágil equilibrio que existe entre una inmunosupresión excesiva o escasa.

Efectos adversos

Nefrotoxicidad. La nefrotoxicidad es la principal «piedra en el camino» de estos importantes fármacos. Más adelante se exponen las teorías que relacionan el mecanismo de inmunosupresión y la nefrotoxicidad. Los términos *toxicidad por ciclosporina* y *por FK* suelen usarse de manera general, y es importante señalar que estos términos engloban varios síndromes diferentes que se superponen (Tabla 6-2).

Disminución funcional del flujo sanguíneo renal y la tasa de filtración. Los CNI producen una vasoconstricción renal, reversible y relacionada con la dosis, que afecta particularmente a la arteriola aferente (Fig. 6-2). También disminuye el coeficiente de ultrafiltración capilar glomerular (Kf), posiblemente a causa del aumento de la contractilidad de las células mesangiales. La mayor parte de los estudios sobre el mecanismo de este efecto han usado ciclosporina en lugar de tacrolimus. El cuadro recuerda a la disfunción «prerrenal», y en la fase aguda la función tubular está intacta.

TABLA **6-2**	Síndromes de nefrotoxicidad por inhibidores de la calcineurina

Exageración de la disfunción precoz postrasplante del injerto
Disminución aguda reversible de la TFG
Enfermedad microvascuar aguda
Disminución crónica no progresiva de la TFG
Disminución crónica progresiva de la TFG
Hipertensión y alteraciones electrolíticas
    Retención de sodio y edema
    Hiperpotasemia
    Hipomagnesemia
    Acidosis hiperclorémica
Hiperuricemia

TFG, tasa de filtración glomerular.

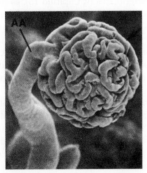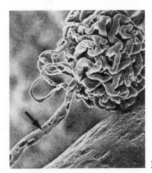

A   **B**

FIGURA 6-2. Vasoconstricción arteriolar aferente inducida por ciclosporina. **A.** Rata control mostrando la arteriola aferente (AA) y el ovillo glomerular. **B.** Constricción de la arteriola aferente (flecha) y ovillo glomerular tras 14 días de ciclosporina a 50 mg/kg/día. (De English J, Evan A, Houghton DC, et al. Cyclosporine-induced acute renal dysfunction in the rat: evidence of arteriolar vasoconstriction with preservation of tubular function. Transplantation 1987;44:135-141, con autorización.)

La regulación normal de la microcirculación glomerular depende de un equilibrio complejo, de mediación hormonal, entre vasoconstricción y vasodilatación. La vasoconstricción inducida por la ciclosporina está causada, al menos en parte, por la alteración del metabolismo del ácido araquidónico a favor del vasoconstrictor tromboxano. La ciclosporina es también un potencial inductor de la endotelina, un potente vasoconstrictor, y los niveles de endotelina están elevados en su presencia. Los cambios en la hemodinámica glomerular inducidos por la ciclosporina pueden revertirse por inhibidores de la endotelina específicos y por anticuerpos anti-endotelina. También está activado el sistema nervioso simpático.

En algunos estudios *in vivo* e *in vitro*, se ha sugerido que las alteraciones en la vía de la L-arginina-óxido nítrico (NO) pueden estar implicadas en la vasoconstricción renal inducida por CNI. El NO provoca la relajación de arterias preglomerulares y mejora el flujo sanguíneo renal. La óxido nítrico sintasa (o sintetasa) endotelial (NOS), una enzima constitutiva, la producen las células endoteliales renales y regula el tono vascular. Tanto la toxicidad aguda como la crónica de la ciclosporina pueden aumentar por la inhibición de NOS con *N*-nitro-L-arginina-metil éster y mejorar complementando con L-arginina. Curiosamente, el sildenafilo aumenta la tasa de filtración glomerular (TFG) en los pacientes de trasplante, presumiblemente al revertir este efecto.

La vasoconstricción renal inducida por CNI puede manifestarse clínicamente como una demora de la recuperación de los injertos que inicialmente funcionan mal o como una elevación de la concentración de la creatinina sérica, transitoria, reversible, dependiente de la dosis y dependiente del nivel sanguíneo, que puede ser difícil de distinguir de otras causas de disfunción del injerto. La vasoconstricción puede ser un componente reversible de la toxicidad crónica de los CNI, que puede aumentar la gravedad funcional de los cambios histológicos crónicos observados con el uso prolongado. La vasoconstricción puede ser más pronunciada con la ciclosporina que con el tacrolimus, y también ayuda a explicar la hipertensión y la tendencia a la retención de sodio que suelen asociarse al uso de la ciclosporina.

Fibrosis intersticial crónica. La fibrosis intersticial, que puede ser irregular o segmentada, y se asocia a lesiones arteriolares (v. Capítulo 15), es una característica habitual del uso prolongado de CNI. Esta lesión puede producir insuficiencia renal crónica en los receptores de trasplante renal y de trasplante de otros órganos; sin embargo, en varios estudios a largo plazo se muestra que en las pautas de dosificación que se utilizan actualmente, la función renal puede permanecer estable, aunque con frecuencia alterada, durante muchos años. El mecanismo de la fibrosis intersticial inducida por CNI sigue estando poco clara.

La evidencia de modelos de experimentación sugiere que la nefropatía crónica supone un aumento (dependiente de la angiotensina) de moléculas que son importantes en el proceso de cicatrización, como el TGF-β y la osteopontina. El aumento de la producción de TGF-β en linfocitos T normales puede proporcionar la vinculación entre los efectos inmunosupresores de los CNI y su nefrotoxicidad, y la variación de la expresión génica fibrogénica puede ayudar a explicar la consistencia variante de este efecto. La hipomagnesemia inducida por CNI puede inducir inflamación intersticial y fomentar la producción de TGF-β, con lo que se perpetúan las lesiones fibróticas crónicas. La fibrosis intersticial también puede ser un reflejo de vasoconstricción intensa y prolongada de la microcirculación renal. La ciclosporina también puede alterar la capacidad regeneradora de las células del endotelio microvascular e inducir apoptosis. La isquemia renal crónica resultante puede potenciar la síntesis y la acumulación de proteínas de la matriz extracelular en el intersticio.

Enfermedad microvascular aguda. La microangiopatía trombótica (MAT) (v. Capítulos 10 y 15) es una forma clara de toxicidad vascular inducida por CNI que puede manifestarse como afectación renal únicamente o como una enfermedad sistémica. Produce un síndrome que recuerda la púrpura trombocitopénica trombótica (PTT). En la PTT, se han detectado anticuerpos inhibidores potencialmente patogénicos contra la proteasa que escinde el factor de Von Willebrand (vWF), ADAMTS13, una metaloproteasa dependiente de cinc. Se ha descrito un mecanismo similar en la MAT inducida por CNI.

Alteraciones electrolíticas e hipertensión. La alteración de la excreción de sodio es un reflejo del efecto vasoconstrictor renal de los CNI. Los pacientes tratados de forma prolongada con ciclosporina tienden a ser hipertensos (v. Capítulo 11) y a retener líquido. Los estudios muestran la activación del sistema renina-angiotensina-aldosterona y del sistema nervioso simpático, y la supresión del factor natriurético auricular, que produce la atenuación de la respuesta natriurética y diurética a una carga de volumen aguda. La producción de NO está alterada. La hipertensión tiende a ser menos intensa (o la necesidad de fármacos antihipertensores puede ser menor) en los pacientes tratados con tacrolimus, posiblemente porque produce menos vasoconstricción periférica que la ciclosporina.

La hiperpotasemia es frecuente y en ocasiones requiere tratamiento, aunque casi nunca es potencialmente mortal mientras la función renal sigue siendo buena. No es inusual que los pacientes tratados con CNI presenten niveles elevados de potasio a los cinco años. La hiperpotasemia suele asociarse a una leve *acidosis hiperclorémica* y una capacidad intacta para excretar orina ácida. El cuadro clínico recuerda por tanto a la acidosis tubular renal de tipo IV. Los pacientes tratados con ciclosporina pueden tener alterada la capacidad para excretar una carga aguda de potasio, y existen datos que sugieren una producción alterada de aldosterona, una respuesta renal alterada adquirida a su acción y una inhibición de los canales secretores de potasio del conducto (túbulo) colector cortical. La hiperpotasemia puede verse exagerada por la administración simultánea de bloqueantes β, inhibidores de la enzima conversora de angiotensina y bloqueantes de los receptores de angiotensina. Con la administración de tacrolimus se ha descrito un defecto de la secreción de hidrogeniones en el túbulo colector. Ambos fármacos son hipercalciúricos y magnesúricos, y suele asociarse hipomagnesemia a su utilización. En el trasplante hepático, la hipomagnesemia puede predisponer a la aparición de convulsiones en los pacientes; esto casi nunca se ha observado en los receptores renales. La pérdida urinaria de calcio y magnesio se debe a la disminución de proteínas de transporte específicas. Con frecuencia, se prescriben suplementos de magnesio, pero pueden ser ineficaces debido a una disminución del umbral renal de magnesio (v. Capítulo 20). Debido a la disminución del aclaramiento renal de ácido úrico, la hiperuricemia es una complicación habitual del uso de CNI, particularmente cuando también se usan diuréticos. Mientras que tanto la ciclosporina como el tacrolimus pueden producir hiperuricemia, sólo la primera se ha asociado a la aparición de gota, que se ha documentado hasta en el 7 % de los pacientes. Esto puede resolverse cuando se cambia la ciclosporina por tacrolimus. El tratamiento se comenta en el capítulo 11.

Métodos de mejora. El preocupante tema de la nefrotoxicidad de los CNI ha dado lugar a diversos enfoques clínicos y experimentales diseñados para modificar los efectos renales de estos fármacos, sobre todo su capacidad para producir vasoconstricción. En algunos centros se usan dosis bajas de dopamina en el período postoperatorio inmediato para «estimular» la diuresis. Los bloqueantes de los canales de calcio (antagonistas del calcio) administrados tanto al donante (v. Capítulo 4) como al receptor (v. Parte IV) pueden reducir la incidencia y la gravedad del retraso de la función del injerto. Se consideró que la administración de ácidos grasos omega-3 en forma de 6 g de aceite de pescado cada día aumentaba el flujo sanguíneo renal y la TFG corrigiendo el desequilibrio inducido por la ciclosporina entre la síntesis de prostaglandinas vasodilatadoras y vasoconstrictoras, pero los estudios a largo plazo no han demostrado tal beneficio. El misoprostol, un antagonista de las prostaglandinas, y los inhibidores de la tromboxano-sintetasa pueden tener un efecto similar. Varios ajustes del protocolo, que se exponen más adelante en este capítulo, también pueden emplearse para minimizar la toxicidad (efectos adversos) de los CNI.

Efectos adversos (toxicidad) no renales de los inhibidores de la calcineurina

Gastrointestinales (digestivos). En casi la mitad de todos los receptores de trasplante renal tratados con ciclosporina pueden producirse episodios de disfunción hepática, que se manifiestan típicamente como ligeras elevaciones, subclínicas, autolimitadas y dependientes de la dosis, de las concentraciones séricas de transaminasas con una leve hiperbilirrubinemia; en los pacientes tratados con tracrolimus, los episodios son menos frecuentes. No se han descrito lesiones histológicas hepáticas específicas en los humanos, y la hiperbilirrubinemia es un reflejo de una alteración de la secreción biliar. En lugar de una lesión hepatocelular. La ciclosporina no produce por sí misma hepatopatía progresiva; deben considerarse otras causas, frecuentemente hepatitis víricas. El tratamiento con ciclosporina se asocia a un aumento de la incidencia de colelitiasis, probablemente debido a un aumento de la litogenicidad de bilis que contiene ciclosporina. Hasta en el 75 % de los pacientes tratados con tacrolimus se producen diversos grados de anorexia, náuseas, vómitos, diarrea y malestar abdominal, que se observan con menos frecuencia en los pacientes tratados con ciclosporina.

Estéticos. Es importante tratar las complicaciones estéticas de la ciclosporina, sobre todo en las mujeres y los adolescentes, debido al sufrimiento que pueden producir y a la tentación de resolverlas con comportamientos que no se cumplen. Las complicaciones estéticas son a menudo exageradas por el uso simultáneo de corticoides. Son menos prominentes en los pacientes tratados con tacrolimus.

En casi todos los pacientes tratados con ciclosporina aparece hipertricosis en diversos grados, que es particularmente evidente en niñas (chicas) y mujeres de cabello oscuro. En los niños y los adultos jóvenes se observa tosquedad de rasgos faciales, con engrosamiento de la piel y prominencia de la frente. El tacrolimus puede causar caída del cabello y alopecia manifiesta. En los pacientes tratados con ciclosporina puede aparecer hiperplasia gingival, que puede ser grave y que se acentúa por una higiene dental deficiente y, posiblemente, por el uso simultáneo de bloqueantes de los canales de calcio. La azitromicina, un antibiótico macrólido que típicamente no afecta al metabolismo de la ciclosporina, puede reducir la hiperplasia gingival. En ocasiones, puede estar indicada la gingivectomía, y suele ser eficaz cambiar la ciclosporina por tacrolimus. Las complicaciones estéticas tienden a ser menos prominentes con el tiempo. Se requiere un asesoramiento estético comprensivo. La ciclosporina puede aumentar los niveles de la prolactina, produciendo en ocasiones ginecomastia en los hombres y aumento mamario en las mujeres.

Hiperlipidemia. Se ha considerado a la ciclosporina como uno de los diversos factores responsables de la generación de hipercolesterolemia tras el trasplante (v. Capítulo 11). El mecanismo de este efecto puede estar relacionado con un control retroalimentado anómalo de las lipoproteínas de baja densidad por el hígado, a la alteración de la síntesis de ácidos biliares o a la ocupación por la ciclosporina de los receptores de lipoproteínas de baja densidad. Hasta dos tercios de los pacientes presentan hiperlipidemia *de novo* en el primer año tras el trasplante. El efecto es menos intenso con el tacrolimus, y los niveles de lípidos pueden disminuir cuando se cambia la ciclosporina por tacrolimus en estos pacientes.

Intolerancia a la glucosa. En el capítulo 11 se expone la intolerancia a la glucosa tras el trasplante y la aparición de diabetes mellitus tras el trasplante (NODAT, *new-onset diabetes mellitus after transplantation*). Los CNI dañan los islotes pancreáticos, aunque el tacrolimus es más lesivo, posiblemente debido al aumento de la concentración de FKBP con respecto a la ciclofilina en las células de los islotes. El efecto está relacionado con la dosis y puede exagerarse por el uso simultáneo de corticoides. Los cambios morfológicos que se observan en los islotes son: tumefacción citoplásmica, vacuolización y apoptosis, con inmunotinción anómala para la insulina. La obesidad, el origen afroamericano o hispano, los antecedentes familiares de diabetes y la infección por el virus de la hepatitis B pueden predisponer a la NODAT. En la figura 6-2 se muestra la incidencia de diabetes antes y después del trasplante según el tipo de CNI tal como documenta el Renal Data System estadounidense.

Neurotoxicidad. En los pacientes tratados con CNI se ha observado un espectro de complicaciones neurológicas, que suelen ser más importantes con tacrolimus. Son frecuentes el temblor grueso, las disestesias, la cefalea y el insomnio, que pueden estar relacionados con la dosis y con el nivel en sangre. Los pacientes pueden referir ligeras dificultades cognitivas que coinciden con niveles máximos del fármaco. El uso de formulaciones de liberación prolongada de tacrolimus (v. más adelante) puede reducir la neurotoxicidad inducida por este fármaco gracias a sus características farmacocinéticas de presentar concentraciones Cmáx menores. Además, con el tacrolimus de liberación inmediata, la administración por la noche de una dosis superior a la administrada por la mañana (3 mg por la mañana y 4 mg por la noche) también puede provocar una mejoría de los síntomas neurológicos debido a la reducción de los niveles máximos (pico) por la mañana (Fig.6-3).

En los receptores de trasplante renal no es habitual la aparición de complicaciones más graves, si bien en ocasiones se producen crisis convulsivas aisladas, y se ha descrito una leucoencefalopatía franca tanto clínicamente como en las pruebas de imagen encefálicas. También se ha descrito dolor óseo en huesos largos.

Infección y neoplasias malignas. La inmunosupresión se acompaña inevitablemente de infección y neoplasias malignas, que se mencionan con detalle en los capítulos 10 y 11. A pesar de su potencia inmunosupresora, la incidencia de infecciones y neoplasias habituales *de novo* no ha aumentado significativamente desde la introducción de los CNI, si bien la evolución de los tumores malignos puede estar acelerada.

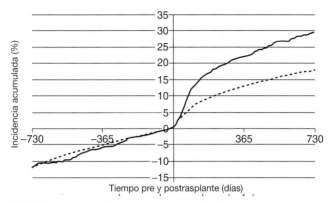

FIGURA 6-3. Incidencia de diabetes antes y después del trasplante según el tipo de inhibidor de calcineurina (*línea continua,* tacrolimus; *línea discontinua,* ciclosporina). Obsérvese que la incidencia incrementada de la diabetes por la ciclosporina fue del 9,4 % al cabo de 1 año y del 8,4 % a los 2 años. La incidencia incrementada de la diabetes por tacrolimus fue del 15,4 % al año y del 17,7 % a los 2 años. (De Woodward RS, Schnitzler MA, Baty J, et al. Incidence and cost of new onset diabetes mellitus among U.S. wait-listed and transplanted renal allograft recipients. Am J Transplant 2003;3:590-598, con autorización.)

Tromboembolismo. *In vitro,* la ciclosporina aumenta la agregación plaquetaria inducida por difosfato de adenosina, la generación de tromboplastina y la actividad de factor VII. También reduce la producción de prostaciclina endotelial. Estos hallazgos pueden tener una relación causal con el ligero aumento de la incidencia de episodios tromboembólicos que se han observado en receptores de trasplante renal tratados con ciclosporina. El hallazgo de microtrombos glomerulares como parte de la microangiopatía inducida por CNI se expuso anteriormente.

Farmacocinética
Formulaciones
Ciclosporina. La formulación original de la ciclosporina, Sandimune® de base oleosa, ha sido ampliamente sustituida por la formulación en microemulsión, Neoral®. Se dispone de ambas formulaciones en dos formas: una solución de 100 mg/ml que la prepara el paciente en una jeringa graduada, y se administra en zumo de naranja o leche, y cápsulas de gelatina blanda de 25 mg y 100 mg. Los pacientes suelen preferir la comodidad de la cápsula, que se administra dos veces al día. Debido a la naturaleza de la formulación en microemulsión, estas cápsulas de gelatina deben mantenerse en el envase original lo más posible antes de la administración. Las cápsulas de gelatina que se han expuesto al calor o que se han extraído del blíster durante más de 14 días pueden mostrar una eficacia menor debido a la pérdida de emulsificantes por evaporación.

El desarrollo de formulaciones genéricas de ciclosporina y otros inmunosupresores es controvertido debido a la vital importancia de estos fármacos para el éxito del trasplante y por las consecuencias económicas e institucionales de su introducción. Si se usa una formulación genérica, es obligatorio un producto con una codificación AB. Estos fármacos son entidades moleculares que cumplen los estándares de *bioequivalencia* establecidos por la Food and Drug Administration (FDA). Ésta se establece en estudios con voluntarios sanos, usando una dosis para determinar si los parámetros farmacocinéticos clave (esenciales) se encuentran en el 80 % al 125 % del fármaco comercializado, y se determina por métodos estadísticos relativamente sencillos. Si una formulación genérica demuestra propiedades fármacocinéticas dentro de estos parámetros, se supone que la misma entidad molecular, en concentraciones similares y con características de eliminación similares, mostrará une eficacia y un perfil de efectos adversos similares a los del fármaco con nombre comercial. Esta suposición ahorra al fabricante del fármaco genérico la realización de las mismas evaluaciones clínicas necesarias de los fármacos nuevos, y no siempre se dispone de información sobre ligeras diferencias en su farmacocinética en distintos grupos étnicos. Debido a las propiedades farmacocinéticas de la ciclosporina, que muestra una variabilidad inherente, y a que la diferencia entre concentraciones terapéuticas y tóxicas o ineficaces son muy pequeñas, se considera que el fármaco tiene una *ventana (margen) terapéutica estrecha*. Aunque las normas para demostrar la bioequivalencia de formas genéricas son más rigurosas en algunos países, no sucede así en Estados Unidos. No obstante, las formulaciones genéricas de ciclosporina, como la cápsula *ciclosporina USP Modified* y la cápsula *Gengraf*, se usan ampliamente en Estados Unidos; fuera de este país se dispone de otras formulaciones genéricas. Suele afirmarse que las formulaciones genéricas cuentan con un perfil de absorción que es muy similar al de Neoral*. Debido a que son fármacos con código AB, en Estados Unidos pueden sustituirse por la ciclosporina Neoral* sin la autorización de quien la prescribe. En algunos estudios a pequeña escala se demuestra una reducción del nivel de ciclosporina de aproximadamente el 15 % al 20 % cuando se usa una conversión 1:1 entre el nombre comercial y el genérico. Si se usan formulaciones genéricas, probablemente sea mejor usarlas continuamente y evitar cambios de formulaciones. Si se realizan conversiones entre las diferentes formulaciones, es prudente controlar los niveles del fármaco y la función renal (v. Parte IV). Hay que asesorar a los pacientes en cuanto al uso de medicamentos inmunosupresores genéricos, para aliviar cualquier posible inquietud sobre el uso de formas no comerciales y para fomentar el cumplimiento del tratamiento. La amplia experiencia con formulaciones genéricas de ciclosporina no ha demostrado que sean inferiores al fármaco con nombre comercial.

Tacrolimus. El tacrolimus se encuentra disponible en formulación intravenosa y en forma de cápsulas de 5 mg, 1 mg y 0,5 mg de liberación inmediata. Puede componerse una fórmula en suspensión, pero no está comercializada. Los productos de liberación inmediata se administran dos veces al día. También se han comercializado varias marcas genéricas. Al igual que la ciclosporina, los estudios de conversión demuestran una reducción de aproximadamente el 15 % en los niveles de tacrolimus con un cambio de una marca comercial a un genérico. Estos estudios señalan que la conversión es segura, si bien debe monitorizarse rigurosamente a los pacientes durante el proceso. El cambio entre formulaciones que puede producirse durante reingresos hospitalarios y altas necesita especialmente un control riguroso.

Además, se dispone actualmente de dos formulaciones de acción prolongada que se administran una vez al día (Astagraf XL, Astellas, y Envarsus XR, Alexion). La primera se presenta en cápsulas de liberación prolongada de 0,5 mg, 1 mg y 5 mg, y está autorizada para su uso *de novo* en receptores de trasplante renal. La segunda se presenta en comprimidos de liberación prolongada de 0,75 mg, 1 mg y 4 mg, y la FDA sólo autoriza su uso para el cambio desde el tacrolimus de liberación inmediata en receptores de trasplante renal. Es importante señalar que estas formas de dosificación una vez al día no son bioequivalentes con respecto a las formulaciones de una vez al día ni entre ellas, y que el cambio inadvertido puede causar problemas (Fig. 6-3).

Absorción y distribución

Ciclosporina. La biodisponibilidad (F) de la formulación en microemulsión es mejor que la de Sandimmune®, y existe menos variabilidad en la farmacocinética de la ciclosporina. Los niveles máximos (pico) de ciclosporina ($Cmáx$) de la ciclosporina Neoral® son mayores, y la concentración mínima (valle) ($Cmin$) se correlaciona mejor con la exposición sistémica, como lo refleja el *área bajo la curva* (AUC, *area under the curve*).

La mejor absorción gastrointestinal de la microemulsión y la menor dependencia de la bilis para la absorción pueden reducir la necesidad de la administración intravenosa de ciclosporina. En comparación con la infusión intravenosa, la biodisponiilidad del fármaco administrado por vía oral se sitúa entre el 30 % y el 45 %. La conversión entre las formas oral e intravenosa del fármaco en el perioperatorio requiere una proporción de la dosis de 3:1, y se administra dos veces al día diariamente en forma de infusiones de 4 h. La biodisponibilidad de la ciclosporina oral aumenta con el tiempo, posiblemente debido a las propiedades inhibidoras de la glucoproteína P (P-gp) del fármaco. Como resultado de ello, la cantidad de ciclosporina necesaria para alcanzar una concentración sanguínea determinada tiende a descender con el tiempo, y suele llegar a un nivel constante en 4 a 8 semanas. En general, los alimentos tienden a disminuir la absorción de la ciclosporina, si bien algunos de ellos pueden aumentarla (v. «Metabolismo», más adelante, y el Capítulo 20).

La fórmula de ciclosporina en microemulsión alcanza concentraciones sanguíneas máximas en aproximadamente 2 h. El volumen de distribución es de 3 a 5 litros/kg, y la mayor parte del fármaco se localiza en los eritrocitos. También muestra una gran fijación a las proteínas en el plasma, especialmente a lipoproteínas. Así, la matriz preferida para la determinación de la concentración es la sangre total. La vida media (semivida) varía de 6 h a 27 h, con un aclaramiento de 5 a 7 ml/min/kg, En pacientes prepúberes, el aclaramiento es aproximadamente un 25 % mayor. El fármaco se elimina fundamentalmente por la bilis, con sólo un 6 % de la dosis eliminado en la orina, y con sólo un 0,1 % eliminado intacto. El sistema CYP3A4 es el principal sistema enzimático que metaboliza la ciclosporina. Aunque se han identificado más de 30 metabolitos, tres son los principales que se han encontrado en sangre, orina y bilis. Estos metabolitos pueden ser farmacológicamente activos, y las concentraciones plasmáticas de M17, el principal metabolito de la ciclosporina, pueden ser similares a las del compuesto original. Sin embargo, no está clara la importancia clínica de esta actividad.

En la sangre, una tercera parte de la ciclosporina absorbida e infundida se localiza en el plasma, fundamentalmente fijada a lipoproteínas. La mayor parte del resto del fármaco se fija a los eritrocitos. Los niveles del fármaco en la sangre total (v. «Monitorización del nivel terapéutico del fármaco», más adelante) triplican, por tanto, los niveles plasmáticos. La fijación de la ciclosporina a las lipoproteínas puede ser importante en la transferencia del fármaco a través de las membranas plasmáticas, y los efectos tóxicos de la ciclosporina pueden verse acentuados por niveles bajos de colesterol y disminuidos por niveles de colesterol elevados. La unión de la ciclosporina al receptor de lipoproteínas de baja densidad puede explicar la hiperlipidemia asociada a su uso.

Tacrolimus.   La absorción gastrointestinal no depende de las sales biliares. A pesar de su relativamente escasa biodisponibilidad, casi nunca se requiere el uso de la formulación intravenosa. Si es necesario, el fármaco puede administrarse a través de una sonda nasogástrica o por vía sublingual. La dosis intravenosa es aproximadamente la tercera parte de la dosis diaria total necesaria por vía oral, y se administra mediante una infusión continua de 24 h. La dosis sublingual es más variable, pero suele ser la mitad de la necesaria por vía oral. Esta dosis se alcanza abriendo la cápsula y permitiendo que el contenido se disuelva bajo la lengua, o bien usando una suspensión compuesta que se mantiene igualmente bajo la lengua. Esta última forma puede tolerarse mejor debido a los aditivos saborizantes en la suspensión especialmente compuesta.

Con las formas de dosis de liberación inmediata, el fármaco se absorbe principalmente en el intestino delgado, y su biodisponibilidad por vía oral es de aproximadamente el 25 %, con una gran variabilidad entre pacientes y en el mismo paciente, sobre todo en aquellos con una enfermedad gastrointestinal. En 1-3 h se alcanzan las concentraciones sanguíneas máximas. El vaciado gástrico de sólidos es más rápido en pacientes tratados con tacrolimus que en los que reciben ciclosporina, una propiedad que puede ser beneficiosa para pacientes con trastornos de la motilidad gástrica. La diarrea puede provocar un aumento de la absorción de tacrolimus desde la zona inferior del tracto gastrointestinal, lo que provoca niveles tóxicos. Curiosamente, el tacrolimus de liberación inmediata presenta variación diurna en su perfil de absorción. Las concentraciones $C_{máx}$ tras la dosis de la mañana son típicamente superiores a las observadas con la dosis vespertina, lo que puede tener implicaciones para el uso de estrategias de dosificación como una herramienta para el tratamiento de efectos adversos (v. más adelante).

La formulación de liberación prolongada, Astagraf XL®, tiene una $C_{máx}$ que se alcanza aproximadamente al cabo de 2 h, mientras que la de Envarsus XR®, se produce en torno a las 6 h. El AUC_{0-24} de ambas formulaciones es similar en el paciente de trasplante renal estable durante 6 meses del postoperatorio; en el seguimiento de la dosis diaria de aproximadamente 5 mg tras 14 y 7 días de dosificación, respectivamente, ambas formulaciones proporcionan un AUC_{0-24} de aproximadamente 220 ng•h/ml. Sin embargo, las curvas de concentración-tiempo de 24 h de ambas formulaciones fácilmente muestran las diferencias en las tecnologías de liberación prolongada que cada una de ellas emplea (Fig. 6-4). Las principales diferencias son los niveles de $C_{máx}$ alcanzados; la formulación Envarsus XR proporciona un perfil más aplanado y prolongado, mientras que Astagraf XL alcanza valores de $C_{máx}$ más elevados. Los alimentos tienen el mismo efecto sobre la absorción con ambas formulaciones (de liberación inmediata y prolongada) que con la ciclosporina; hay que aconsejar a los pacientes que sean constantes en el modo en que toman estos fármacos con respecto a las comidas.

El tacrolimus también tiene una gran afinidad por los elementos de la sangre, pero difiere de la ciclosporina en que, si bien está sólidamente fijado a proteínas, no se asocia significativamente a las lipoproteínas, y tiene un efecto menos desfavorable sobre el nivel del colesterol que la ciclosporina. Aproximadamente el 95 % del fármaco se une a eritrocitos de forma secundaria a la elevada concentración de FKBP que se encuentra en estas células. Ambos fármacos traviesan la placenta y pasan a la leche materna; no se recomienda la lactancia materna en las receptoras de trasplante renal que han logrado embarazos con éxito tras el trasplante.

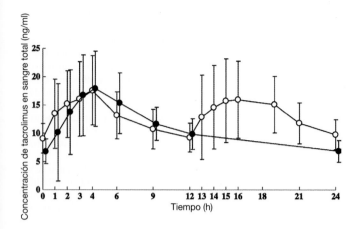

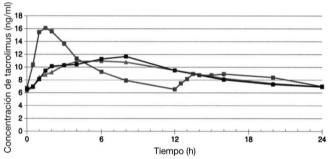

—■— IDía 7- Cápsulas Prograf dos veces al día por vía oral

—▲— IDía 14- Comprimidos LCP-Tacro una vez al día por vía oral

—●— IDía 21- Comprimidos Tacro-LCP una vez al día por vía oral

FIGURA 6-4. Perfil farmacocinético de las dos nuevas formulaciones de liberación prolongada de tacrolimus frente al tacrolimus de liberación inmediata. **A.** Los círculos blancos son datos de liberación inmediata; los círculos negros datos de liberación piprolongada. Curva concentración-tiempo de tacrolimus en sangre total en pacientes de trasplante renal tratados con Tac dos veces al día (círculo blanco, n=47) y Tc una vez al día (Círculo negro, n=25). Cada punto y barra representa la media +/- DE. (De Niioka T, Satoh S, Kagaya H, et al. Comparison of pharmacokinetics and pharmacogenetics of once- and twice-daily tacrolimus in the early stage after renal transplantation. Transplantation 2012;94(10):1013-1019, con autorización.) **B.** Concentración media de tacrolimus en sangre total en pacientes los días 7, 14 y 21 con el tiempo. (De Gaber AO, Alloway RR, Bodziak K, et al. Conversion from twice-daily tacrolimus capsules to once-daily extended-release tacrolimus (LCPT): a phase 2 trial of stable renal transplant recipients. Transplantation 2013;96(2):191-197.

Metabolismo y excreción. Tanto la ciclosporina como el tacrolimus se metabolizan ampliamente por las enzimas del sistema del citocromo P450 (CYP)·A, específicamente 3A4 y 3A5. Esto se produce fundamentalmente en el intestino delgado, el hígado y, en cierta medida, en los riñones. Ambos fármacos y sus metabolitos son también sustratos para bombas de expulsión de glucoproteína P (P-gp). La P-gp es un miembro dela familia de transportadores ABC (*ATP binding cassette*), que se codifica en el gen *ABCB1*. Estas bombas dependientes de ATP se encuentran en los hepatocitos, las células tubulares renales distales y proximales, el epitelio intestinal y la superficie luminal de células endoteliales capilares en el encéfalo. Las diferencias entre pacientes en cuanto a la expresión de CYP3A4/5 y *ABCB1* producen grandes variaciones en la absorción, el metabolismo y la distribución de los CNI. Es importante señalar que esto puede causar diferencias en la concentración de los fármacos en los puntos diana, lo que tiene la posibilidad de influir en la eficacia y la toxicidad, así como en interacciones entre fármacos.

En el intestino, los CNI son reiteradamente captados y transportados fuera de los enterocitos intestinales por la P-gp permitiendo la recaptación y la exposición repetida al sistema CYP3A4/5, que conduce a un importante metabolismo presistémico. Debido a ello, estos fármacos pueden mostrar una biodisponibilidad relativamente escasa. Algunos productos tienen propiedades inhibidoras de CYP3A4 y/o P-gp que pueden disminuir espectacularmente este metabolismo presistémico y provocar concentraciones elevadas de CNI. Curiosamente, ambos fármacos son sustratos e inhibidores de P-gp; sin embargo, sólo la ciclosporina es un potente inhibidor de P-gp en los enterocitos intestinales. Igualmente, sólo la ciclosporina tiene propiedades inhibidoras de la proteína transportadora de aniones orgánicos 1 (OATP1B1) en el hígado. Esta propiedad de la ciclosporina tiene ramificaciones en su perfil de interacción entre fármacos, por lo que la ciclosporina tiene la capacidad de alterar el metabolismo de otros agentes farmacológicos que son sustratos de P-gp y/o de OATP; esta propiedad no se observa con el tacrolimus.

El sistema CYP3A5 desempeña un papel más importante en el metabolismo de tacrolimus que en el de la ciclosporina; presenta un aclaramiento intrínseco dos veces mayor que con CYP3A4. Esto produce cuatro metabolitos principales, algunos de los cuales pueden tener potencial inmunosupresor y nefrotóxico, pero en las concentraciones que se alcanzan no es clínicamente significativo. Las variaciones genéticas de *CYP3A5* pueden causar cambios de la actividad de la proteína CYP3A5. Hay que señalar que las personas homocigotas para el alelo G en el polimorfismo de un solo nucleótido (SNP) rs776746 (CYP3A5*3/*3) tienen una proteína CYP3A5 no funcional y unas necesidades de dosificación considerablemente reducidas para alcanzar concentraciones terapéuticas, en comparación con portadores del alelo CYP3A5*1. Las pruebas farmacogenéticas para determinar la presencia de polimorfismos de CYP3A4/5 pueden desempeñar un papel futuro en la individualización y optimización de las dosis de CNI.

Dado que ambos CNI se excretan en la bilis con una mínima excreción renal, no es necesario modificar las dosis de los fármacos cuando existe disfunción renal. Los parámetros farmacocinéticos de ambos fármacos pueden variar entre grupos de pacientes, y estas variaciones pueden tener consecuencias clínicas. Los niños y los pacientes afroamericanos receptores de trasplante pueden necesitar dosis relativamente superiores e intervalos menores entre dosis. Los intervalos mayores entre dosis pueden ser necesarios en pacientes de más edad y cuando existen hepatopatías.

Monitorización del nivel terapéutico del fármaco

La medición de los niveles de ciclosporina y tacrolimus es una parte intrínseca del tratamiento de los pacientes de trasplante debido a la variación en el metabolismo entre pacientes y en el propio paciente. También existe una relación, si bien no uniforme, entre las concentraciones sanguíneas del fármaco y episodios de rechazo y toxicidad. El control del nivel de los fármacos es la causa de gran confusión debido a los diversos estudios clínicos disponibles y a la opción de usar diferentes matrices (bases) (plasma o sangre entera) para du medición.

Cuando se introdujo Sandimmune®, se medía el nivel valle (mínimo) de ciclosporina (obtenido inmediatamente antes de la siguiente dosis, o Cmin), en lugar del nivel máximo, porque su cronología era más uniforme y parecía correlacionarse mejor con complicaciones tóxicas. Se sugirieron técnicas más sofisticadas de monitorización mediante las cuales se construye un perfil farmacocinético completo, o abreviado, para calcular el área bajo la curva, lo que refleja la biodisponibilidad del fármaco y puede, teóricamente, permitir un tratamiento más exacto e individualizado del paciente. Aunque atractivas, estas técnicas nunca demostraron ser populares debido a su coste e inconvenientes.

La evidencia sugiere que debido a la absorción más uniforme de ciclosporina Neoral®, su nivel máximo (típicamente 2 h después de la administración de la dosis) puede correlacionarse mejor con la exposición al fármaco y episodios clínicos que el nivel mínimo o valle. En algunos centros y estudios clínicos, se aplica de forma sistemática el denominado control o monitorización C_2. En el caso del tacrolimus, los niveles mínimos (valle) suelen usarse para el control, y este nivel es una aproximación adecuada de la exposición al fármaco; algunos programas usan niveles máximos de tacrolimus. En la Parte IV se exponen las recomendaciones de los niveles sanguíneos objetivo (diana) en diferentes etapas tras el trasplante.

Las concentraciones de ciclosporina pueden medirse en el plasma o en sangre total. Esta última (anticoagulada con ácido etilenodiaminotetraacético [EDTA]) es el tipo de muestra recomendada porque la distribución de la ciclosporina entre el plasma y los eritrocitos depende de la temperatura. El médico no puede empezar a valorar la importancia de un nivel de ciclosporina sin saber qué tipo de análisis se está realizando. Actualmente, se dispone de varios métodos para medir la ciclosporina, y cada uno de ellos difiere en cuanto a la especificidad para el compuesto original. La *cromatografía líquida de alto rendimiento* (HPLC, *high-performance liquid chromatography*) es el método más específico para medir la ciclosporina no metabolizada, y se considera el método de referencia. Sin embargo, se trata de un método caro y laborioso, y no todos los centros disponen de él. Los inmunoanálisis, que usan anticuerpos monoclonales contra la ciclosporina, se utilizan ampliamente y han sustituido en gran medida a la HPCL porque pueden realizarse en analizadores químicos automáticos. El inmunoanálisis usado con más frecuencia para medir ciclosporina en muestras de sangre total es el inmunoanálisis por polarización fluorescente Abbott (FPIA, *fluorescence polarization immunoassay*), que presenta una importante reactividad cruzada con metabolitos de la ciclosporina y sobrevalora la ciclosporina hasta en un 45 %. Las muestras para la cuantificación de los niveles máximos de ciclosporina deben identificarse claramente cuando se envían al laboratorio y se deben registrar como. Estas muestras pueden superar la linealidad del análisis y será necesario diluirlas para que la cuantificación sea exacta. Para monitorizar las concentraciones de tacrolimus, la mayoría de los laboratorios usan el *inmunoanálisis enzimático de micropartículas* (MEIA, *microparticle enzyme immunoassay*) basado en anticuerpos monoclonales, que puede realizarse en un instrumento automático (IMx). Este análisis permite la estimación precisa de los niveles de tacrolimus de hasta tan sólo 2 ng/ml. Abbott también ha desarrollado un *inmunoanálisis de micropartículas quimioluminiscente* (CMIA) Que se encuentra disponible en la familia ARCHITECT de instrumentos con un límite de detección documentado de menos de 1 ng/ml. Nuevas metodologías usan técnicas de *inmunoanálisis de electroquimioluminiscencia* (ECLIA) similares al CMIA, con un límite de detección documentado de 0,5 ng/ml, que usan un tamaño muestral de 300 μl. Es importante señalar que comunicaciones de niveles de tacrolimus falsamente elevados han aclarado un posible inconveniente de técnicas de inmunoanálisis magnéticas con anticuerpos conjugados, y que cualquier sospecha clínica de valores de laboratorio anómalos debe confirmarse usando un método diferente.

También se ha descrito que las técnicas de cromatografía líquida/espectrometría de masas en tándem (LC-MS/MS) permiten la cuantificación de varios fármacos inmunosupresores en un solo recorrido analítico; sin embargo, la naturaleza enormemente técnica del método y el equipo necesario limitan su aplicación a centros con laboratorios clínicos muy desarrollados únicamente. Usando estas potentes técnicas de CL-MS/MS, las concentraciones de tacrolimus pueden determinarse a partir de una gota de sangre seca (una muestra obtenida por punción capilar), que puede proporcionar a los médicos una estrategia de monitorización más cómoda para el paciente, que también puede ayudar a controlar el cumplimiento de la pauta terapéutica. Los niveles objetivo de ciclosporina (pico y valle o máximo y mínimo) y de tacrolimus (valle) se exponen en la sección sobre protocolos de inmunosupresión.

Interacciones farmacocinéticas entre fármacos

La interacción de los CNI con muchos fármacos que se usan habitualmente exige prestar una atención constante a los regímenes farmacológicos y el conocimiento de las posibles interacciones. Los nuevos fármacos deben introducirse con precaución, y se debe advertir a los pacientes para que consulten los prospectos y que los médicos estén familiarizados con el uso de la ciclosporina y el tacrolimus antes de considerar un nuevo tratamiento farmacológico. Algunas de las interacciones farmacológicas que se comentan más adelante son uniformes y están bien establecidas (y se destacan con texto en **negrita**); otras se han descrito en series pequeñas e informes de casos, o se prevén basándose en las propiedades farmacológicas de los fármacos. Cualquier fármaco que afecte a la actividad de CYP3A4 o P-gp en el hígado o el tracto gastrointestinal, o que interactúe con un fármaco que lo haga, debe contemplarse como un fármaco que puede presentar una interacción con los CNI. Algunos fármacos afectan a los niveles de los CNI cuando se administran por vía oral, pero no si la vía es la intravenosa, porque la interacción farmacológica se produce en el intestino. Como se expuso anteriormente, además del efecto sobre CYP3A4, los CNI inhiben P-gp y OATP1B1, y muchas de las interacciones que se cree que se deben a CYP3A4 se deben, de hecho, a un efecto sobre P-gp y/o OATP1B1. También hay que considerar la posibilidad de que el CNI afecte a la concentración sanguínea del fármaco con el que interactúa. Salvo que se diga lo contrario, las interacciones farmacológicas que se mencionan a continuación son habituales tanto para la ciclosporina como para el tacrolimus, si bien se han descrito en más ocasiones con la ciclosporina, fármaco disponible desde hace más tiempo. Las interacciones farmacológicas entre los CNI y otros fármacos inmunosupresores se exponen en la Parte IV. Las interacciones con antibióticos se exponen a continuación y en el capítulo 21. Las interacciones con alimentos se comentan en el capítulo 20. Las interacciones con fármacos psicotrópicos se describen con más detalle en el capítulo 18. Los fármacos que provocan alteraciones en la función del injerto debido sólo a su nefrotoxicidad no se explican específicamente aquí. En la tabla 6-3 se muestran fármacos con propiedades de inducción e inhibición de CYP3A por la magnitud prevista de la interacción, y en la tabla 6-4 se presentan

TABLA 6-3	Inductores e inhibidores de CYP3A *in vivo* y su potencia relativa

Inductores potentes (disminución ≥80%) en el AUC	Inductores moderados (disminución del 50-80% en el AUC)	Inductores débiles (disminución del 20-50% en el AUC)
Carbamazepina, fenitoína, rifampicina, hierba de San Juan	Bosentan, efavirenz, etravirina, modafinilo, nafcilina	Amprenavir, aprepitant, armodafinilo, *Echinacea**, pioglitazona, prednisona, rufinamida

Inhibidores potentes (aumento ≥5 veces en el AUC o disminución >80% del aclaramiento)	Inhibidores moderados (aumento ≥2 veces pero <5 veces en el AUC, o disminución del 50-80% del aclaramiento)	Inhibidores débiles (aumento ≥1,25 pero <2 veces en el AUC o disminución del 20-50% del aclaramiento)
Boceprevir, claritromicina, conivaptán, pomelo**, indinavir, itraconazol, ketoconazol, lopinavir/ritonavir, nefazodona, nelfinavir, posaconazol, ritonavir, saquinavir, telaprevir, telitromicina, voriconazol	Amprenavir, aprepitant, atazanavir, ciprofloxacin, darunavir/ritonavir, diltiazem, erythromycin, fluconazole, fosamprenavir, pomelo**, imatinib, verapamil	Alprazolam, amiodarona, amlodipino, atorvastatina, bicalutamida, cilostazol, cimetidina, ciclosporina, fluoxetina, fluvoxamina, ginkgo*, sello de oro*,isoniazida, nilotinib, aanticonceptivos orales, ranitidina, ranolazina, tipranavir/ritonavir, zileutón

*Producto herbario.
**El efecto del pomelo varía ampliamente entre las marcas, y depende de su concentración, dosis y preparación. Los estudios han demostrado que puede clasificarse como un «potente inhibidor de CYP3A» cuando se usaba una determinada preparación (p. ej., dosis elevada, doble potencia) o como un «inhibidor moderado de CYP3A» cuando se usaba otra preparación (p. ej., dosis baja, potencia/concentración única).

TABLA 6-4	Ejemplos de inhibidores de CYP3A y P-gp *in vivo* y su potencia relativa

Inhibición de CYP3A	Inhibidor de P-gp	No inhibidor de P-gp
Potente	Itraconazol, lopinavir/ritonavir, claritromicina, ritonavir, ketoconazol, indinavir/ritonavir, conivaptán	Voriconazol, nefazodona
Moderada	Verapamilo, eritromicina, diltiazem, dronedarona	Ninguno identificado
Débil	Quinidina, ranolazina, amiodarona, felodipino, azitromicina	Cimetidina

Datos actualizados el 28/7/2011.
(De http://www.fda.gov/Drugs/DevelopmentApprovalProcess/DevelopmentResources/DrugInteractionsLabeling/ucm093664.htm#potency; acceso 02/09/2015.)

fármacos con actividad inhibidora tanto de CYP3A como de P-gp. *Se debe insistir en que las siguientes secciones no pretenden representar un listado completo de todas las interacciones farmacológicas documentadas y posibles.*

Fármacos que disminuyen la concentración del inhibidor de calcineurina por inducción de la actividad CYP3A

Tuberculostáticos. La **rifampicina** (y la **rifabutina** en menor medida) reduce considerablemente las concentraciones de ciclosporina y tacrolimus, y puede ser difícil alcanzar niveles terapéuticos en pacientes tratados con rifampicina, cuyo uso debe evitarse en la medida de lo posible. La pirazinamida y el etambutol pueden reducir niveles farmacológicos, y su uso requiere la monitorización. La isoniazida (INH) puede usarse con un control riguroso de sus niveles, y es el fármaco de elección para la profilaxis tuberculosa si se demuestra que es esencial (v. Capítulo 12).

Anticonvulsivos. De los denominados fármacos antiepilépticos de primera generación, los **barbitúricos** reducen considerablemente las concentraciones de ciclosporina y tacrolimus. Las dosis necesarias pueden duplicarse o triplicarse, y puede requerirse la administración tres veces al día bajo una estrecha supervisión. La **fenitoína** y la primidona reducen las concentraciones y deben usarse con gran precaución. La necesidad promedio de ciclosporina o tacrolimus se duplica aproximadamente en los pacientes tratados con fenitoína. La **carbamazepina** también puede disminuir los niveles de ciclosporina, pero el efecto es menos intenso. Las benzodiacepinas y el ácido valproico no afectan a las concentraciones de los fármacos, aunque el segundo se ha asociado a la aparición de hepatotoxicidad. El modafinilo puede causar una reducción de hasta el 50 % en los niveles de CNI. Los pacientes tratados con estos anticonvulsivos con anterioridad al trasplante deben someterse a una evaluación neurológica con la intención de interrumpirlos cuando sea posible o intercambiarlos por uno de los anticonvulsivos de nueva generación que no interactúan con los CNI.

Entre los antiepilépticos de segunda generación, la oxcarbazepina puede disminuir los niveles de ciclosporina. La gabapentina y el levetiracetam, y otros fármacos de esta categoría no parecen tener interacciones significativas.

Otros fármacos. Existen informes puntuales de que algunos antibióticos, entre ellos la nafcilina, la trimetoprima intravenosa, la sulfadimidina intravenosa, el imipenem, las cefalosporinas y la terbinafina, reducen los niveles de ciclosporina. Tras la incorporación del ciprofloxacino, se ha descrito un aumento de la incidencia de episodios de rechazo agudo. El preparado herbario antidepresivo *Hypericum perforatum* (hierba de San Juan) puede reducir los niveles de ciclosporina por inducción enzimática. La ticlopidina puede disminuir las concentraciones de ciclosporina. La colestiramina, el GoLYTELY, el sevelamer y olestra pueden reducir los niveles alterando la absorción intestinal. Los corticoides son inductores del sistema CYP3A, un efecto que se debe tener en cuenta si se interrumpe su administración. Tras cesar el tratamiento corticoide simultáneo, los niveles de tacrolimus pueden aumentar hasta un 25 %. El nivel de creatinina sérica puede aumentar debido a ello, y provocar un cuadro clínico de confusión. La caspofungina puede disminuir los niveles de los CNI, pero no parece intervenir en ello el sistema CYP3A ni la P-gp.

Uso prolongado. Si se necesita un uso prolongado de un fármaco que induce la actividad de CYP3A, la adición de un fármaco que inhibe o compite con este sistema enzimático (p. ej., **diltiazem**, **ketoconazol**) puede facilitar alcanzar los niveles terapéuticos del CNI. La administración del CNI tres veces al día, en lugar de hacerlo dos veces al día como es lo habitual, también puede ser efectiva.

Fármacos que aumentan los niveles de los inhibidores de la calcineurina mediante la inhibición de CYP3A4 o por competencia por sus vías

Bloqueantes de los canales de calcio (antagonistas del calcio).   El **verapamilo**, el **diltiazem**, el **amlodipino** y el **nicardipino** pueden aumentar significativamente los niveles de los CNI. El diltiazem y el verapamilo se añaden a veces de forma sistemática como complementos a la pauta inmunosupresora. Su uso puede permitir una reducción de la dosis de ciclosporina de hasta el 40 % de una forma segura. Se necesita un control riguroso de los niveles del fármaco cuando estos bloqueantes de los canales de calcio se usan para el tratamiento de la hipertensión o cardiopatías, y hay que advertir específicamente a los médicos y a los pacientes de que el cambio de la dosis de estos fármacos es equivalente a cambiar la dosis del CNI. Las formas genéricas y con nombres comerciales de estos fármacos pueden tener efectos diferentes sobre los niveles de los CNI. Además, las formulaciones de liberación inmediata y de liberación retardada pueden producir efectos distintos. El nifedipino, el isradipino y el felodipino tienen efectos hemodinámicos similares, pero sus efectos sobre las concentraciones de los fármacos son mínimos.

Antifúngicos.   El **ketoconazol**, el **fluconazol**, el **itraconazol**, el **voriconazol** y el **isovuconazol** elevan considerablemente los niveles de los CNI. La interacción con ketoconazol es particularmente potente, y puede permitir una reducción segura de hasta el 80 % de la dosis de ciclosporina o tacrolimus. Hay que tener una gran precaución al interrumpir e iniciar la administración de estos antifúngicos. También se ha descrito una interacción importante entre el ketoconazol y los bloqueantes de la histamina. Para la reabsorción eficaz de ketoconazol desde el tracto gastrointestinal se necesita contenido gástrico ácido, y la adición de antagonistas de los receptores de histamina 2 puede reducir su absorción, produciendo indirectamente un descenso clínicamente significativo de los niveles de los CNI.

Antibióticos.   La **eritromicina**, incluso en dosis bajas, puede aumentar los niveles de CNI. Otros antibióticos macrólidos (p. ej., claritromicina, josamicina, ponsinomicina) también pueden aumentar los niveles. Existen informes contradictorios sobre el impacto de la azitromicina en los niveles de los fármacos; sin embargo, puede administrarse generalmente en ciclos cortos sin monitorización. Debido a que la eritromicina se prescribe de forma tan generalizada, hay que advertir a médicos, odontólogos y pacientes acerca de esta interacción. El cloranfenicol, de uso inusual actualmente, puede aumentar los niveles de tacrolimus.

Terapia antirretroviral.   Con la introducción del tratamiento antirretroviral de gran actividad (HAART, *highly active antiretroviral therapy*), determinados pacientes seropositivos para el VIH pueden considerarse candidatos a trasplante renal (v. Capítulos 8 y 12). Algunos de los antirretrovirales, sobre todo los inhibidores de proteasas, son potentes inhibidores de P-450. El **ritonavir** es el inhibidor más potente de P-450 clínicamente disponible, y cuando se usa en solitario o en combinación (kaletra-retonavir/lopinavir), dosis muy pequeñas de CNI (p. ej., 1 mg/semana de tacrolimus) pueden mantener niveles farmacológicos adecuados. El tenofovir es potencialmente nefrotóxico; sin embargo, algunos datos recientes indican que puede ser menos nefrotóxico de lo que se creyó inicialmente. La introducción de este fármaco en pautas que contienen CNI debe realizarse con precaución. Debido a interacciones farmacológicas múltiples, el tratamiento inmunosupresor de pacientes VIH seropositivos requiere una colaboración y una coordinación estrechas y constantes entre el equipo de trasplante y los especialistas en enfermedades infecciosas.

Bloqueantes de la histamina e inhibidores de la bomba de protones. Existen comunicaciones contradictorias sobre el uso de la cimetidina, la ranitidina y el omeprazol con los CNI. Estos fármacos pueden aumentar los niveles de creatinina sin reducir la tasa de filtración glomerular (TFG) mediante la supresión de la secreción de creatinina en el túbulo proximal. Cuando la ranitidina y la ciclosporina se usan en combinación, puede producirse un aumento de la hepatotoxicidad. Otros fármacos que inhiben CYP2C19 (fluconazol o fluvoxamina) pueden derivar el metabolismo del omeprazol hacia la vía de CYP3A, lo que produce un aumento adicional de los niveles de CNI.

Hormonas. Los corticoides, tanto en dosis elevadas como bajas, pueden disminuir el aclaramiento de metabolitos de la ciclosporina. Este efecto puede ser particularmente intenso durante el tratamiento con «pulsos» de corticoides, y puede provocar un cuadro clínico de confusión si los niveles de fármacos se miden mediante un análisis inespecífico. También aumentan los niveles de anticonceptivos orales, esteroides anabolizantes, testosterona, noretisterona, danazol y somatostatina.

Otros fármacos. Se ha documentado que la amiodarona, el carvedilol, el alopurinol, la bromocriptina y la cloroquina aumentan los niveles de ciclosporina. La metoclopramida y el zumo de pomelo aumentan la absorción de los CNI (v. Capítulo 20).

Interacciones farmacodinámicas entre fármacos

Fármacos que pueden acentuar la nefrotoxicidad de los inhibidores de la calcineurina. Todos los fármacos potencialmente nefrotóxicos deben usarse con precaución en combinación con los CNI, debido a que el efecto vasoconstrictor del fármaco tiende a potenciar otros mecanismos nefrotóxicos. Tras la introducción de la **anfotericina** y los **aminoglucósidos**, se ha descrito una potenciación bien documentada de la alteración renal, y ésta puede producirse antes de lo previsto. Si es posible, deben evitarse los **antiinflamatorios no esteroideos (AINE),** aunque pueden administrarse, bajo supervisión, durante períodos breves. Los CNI pueden potenciar la disfunción renal hemodinámica que se observa con los **inhibidores de la enzima conversora de la angiotensina** y con los **antagonistas de los receptores de angiotensina.** La metoclopramida puede aumentar los niveles de CNI al incrementar su absorción intestinal. Con la interacción entre la ciclosporina y la colchicina, se ha descrito un síndrome de diarrea, hepatopatía y disfunción renal, sobre todo cuando se administra a pacientes con fiebre mediterránea familiar.

Fármacos hipolipemiantes. Los inhibidores de la β-hidroxi-β-metil-glutaril-coenzima A (HMG-CoA)-reductasa (HCRI) son complementos frecuentes en el protocolo inmunosupresor (v. Parte IV). La **lovastatina** se ha relacionado con varios casos de insuficiencia renal aguda. Cuando se usa en dosis completas en combinación con ciclosporina, la lovastatina puede causar rabdomiólisis con elevación de los niveles de creatina-fosfocinasa e insuficiencia renal aguda. Hasta en el 30 % de los tratados con la combinación de lovastatina-ciclosporina se ha observado miopatía aislada, con síntomas de dolor e hipersensibilidad muscular que aparece entre 6 semanas y 16 meses después del inicio del tratamiento. No se ha observado el síndrome miopático cuando se usa la lovastatina en una dosis diaria ≤ 20 mg. Sin embargo, incluso esta dosis debe usarse con precaución, y los pacientes deben conocer la posible interacción. La administración conjunta de lovastatina y gemfibrozilo aumenta más la probabilidad de aparición de rabdomiólisis. Los nuevos HCRI (pravastatina, fluvastatina, simvastatina, atorvastatina, rosuvastatina) deben introducirse en dosis bajas, y se deben evitar las dosis máximas debido a los efectos inhibidores de CYP3A y P-gp de la ciclosporina. Aunque este efecto no se observa con el tacrolimus, otros inhibidores de CYP3A o P-gp que suelen usarse con pautas que contienen tacrolimus pueden tener efectos similares (diltiazem). La ciclosporina puede aumentar los niveles de ezetimiba, pero no se ha documentado que ésta afecte a los niveles de la ciclosporina. La colestiramina puede interferir en la absorción de la ciclosporina a partir del tracto gastrointestinal. No se han descrito aún interacciones con los nuevos inhibidores de PCSK9, pero su uso en los pacientes de trasplante debe monitorizarse rigurosamente.

Inmunomoduladores. Recientemente, se ha autorizado el uso de lenolidamida y pomalidomida (derivados de la talidomida) para el tratamiento del mieloma múltiple y síndromes mielodisplásicos. Estos fármacos estimulan la actividad tanto de los linfocitos T citotóxicos como de las células NK, a través del aumento del IFN-γ, la IL-2 y la IL-10, y la disminución de IL-6. Estas acciones pueden antagonizar directamente el mecanismo de acción de los CNI y otros inmunosupresores, y pueden causar episodios de rechazo graves. El nivolumab, un anticuerpo monoclonal IgG4 totalmente humano, y el pembrolizumab, un anticuerpo monoclonal humanizado, tienen como objetivo el receptor de muerte celular programada PD-1. Algunas neoplasias como el melanoma y el cáncer no microcítico de pulmón utilizan PD-1 como vía para evitar la detección y la activación del sistema inmunitario. El bloqueo de este receptor puede provocar la activación y el aumento de linfocitos T, lo que puede causar graves episodios de rechazo.

Ácido micofenólico

El micofenolato mofetil, también conocido como MMF y su nombre comercial CellCept®, se introdujo en el trasplante clínico en 1995, después de que en una serie de estudios clínicos (v. Parte III) se demostrara que era más efectivo que la azatioprina para la prevención del rechazo agudo en receptores de trasplantes de riñón de donante cadáver cuando se usaba en combinación con la ciclosporina y la prednisona. El MMF es un profármaco, cuyo compuesto activo es el ácido micofenólico (MPA), un producto de fermentación de varias especies de *Penicillium;* la fracción mofetilo sirve para mejorar considerablemente su biodisponibilidad oral. En el año 2004 se dispuso de una forma de MPA con cubierta entérica (ERL-080). El papel que desempeñan el MMF y el MPA en los trasplantes clínicos se expone en las Partes IV y V. Se dispone de formulaciones genéricas de derivados del MPA; en Estados Unidos se dispuso de ellas en el año 2009.

Farmacodinámica
Mecanismo de acción. El MPA es un inhibidor reversible de la enzima monofosfato de inosina-deshidrogenasa (IMPDH). La IMPDH es una enzima esencial, limitante de la velocidad, en la denominada síntesis *de novo* de las purinas, y que cataliza la formación de nucleótidos de guanosina a partir de la inosina. La depleción de nucleótidos de guanosina por el MPA tiene efectos antiproliferativos relativamente selectivos sobre los linfocitos; los linfocitos parecen depender de la síntesis *de novo* de las purinas más que otros tipos de células que tienen una vía «de rescate» para la producción de nucleótidos de guanosina a partir de guanina (Fig. 6-5). En principio, el MPA es un antimetabolito más selectivo. Difiere

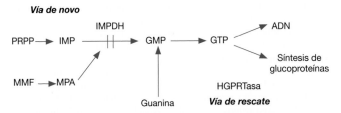

FIGURA 6-5. Mecanismo de acción del micofenolato mofetil por inhibición de la síntesis *de novo* de las purinas. GMP, monofosfato de guanosina; GTP, trifosfato de guanosina; HGPRTasa, hipoxantina-guanina-fosforribosil-transferasa; IMP, inodina monofosfato; IMPDH, inosina monofosfato-deshidrogenasa; MPA, ácido micofenólico; PRPP, 5-fosforribosil 1-fosfato.

radicalmente en su forma de acción de los inhibidores de la calcineurina y el sirolimus, en cuanto que no afecta a la producción de citocinas ni a los acontecimientos más proximales tras el reconocimiento del antígeno. Difiere de la azatioprina por su efecto selectivo sobre los linfocitos. *In vitro*, el MPA bloquea la proliferación de linfocitos T y B, inhibe la formación de anticuerpos e inhibe la generación de linfocitos T citotóxicos. También disminuye la expresión de moléculas de adhesión en los linfocitos, por lo que altera su unión a células endoteliales vasculares. La capacidad del MMF para tratar un rechazo progresivo (v. Parte IV) puede ser un reflejo de su capacidad para inhibir el reclutamiento de células mononucleadas en los lugares de rechazo y la posterior interacción de estas células con células diana. El MMF también puede ejercer un efecto preventivo en el desarrollo y la progresión de la arteriolopatía proliferativa, una lesión anatomopatológica esencial en el rechazo crónico (v. Capítulo 15). Análisis retrospectivos sugieren que el MMF reduce la tasa de pérdida tardía del aloinjerto por un efecto que es tanto dependiente como independiente de su efecto sobre la incidencia del rechazo agudo.

Efectos secundarios adversos

Los ensayos clínicos del MMF han proporcionado considerables datos sobre seguridad. Tanto el MMF como el MPA suelen ser compuestos «manejables (fáciles de usar)» y bien tolerados. Los efectos adversos más habituales se relacionan con el tracto gastrointestinal, observándose la aparición de diarrea hasta en una tercera parte de los pacientes, y diversos grados de náuseas, meteorismo y vómitos hasta en el 20 % de los pacientes. En el 5 % aproximadamente de los pacientes se produce esofagitis y gastritis con hemorragia digestiva ocasional, que puede estar asociado a una infección por citomegalovirus (CMV). La incidencia de efectos secundarios gastrointestinales puede ser mayor si la dosis es superior a 1 g/12 h. La mayoría de estos síntomas responden rápidamente a la disminución temporal de la dosis del fármaco. La dosis diaria total también puede dividirse en tres o cuatro tomas. El perfil de efectos secundarios gastrointestinales de la formulación con cubierta entérica de MPA no muestra una diferencia estadísticamente significativa del de la formulación original, aunque los profesionales suelen cambiar las formulaciones cuando aparecen efectos secundarios gastrointestinales. Se desaconseja firmemente la administración persistente de MMF o MPA ante la presencia de diarrea, y puede conducir a una colitis inflamatoria. Al igual que sucede con los CNI, los alimentos disminuyen la absorción; sin embargo, la administración conjunta puede disminuir los efectos adversos gastrointestinales.

A pesar de la acción relativamente específica del MPA sobre los linfocitos, la aparición de leucopenia, anemia y trombocitopenia se produce con una frecuencia similar a la observada con la azatioprina, y puede requerir un ajuste de la dosis. También puede producirse una leucocitosis prolongada. La incidencia de trastornos linfoproliferativos e infecciones oportunistas en todos los diversos estudios clínicos del MMF es ligeramente superior a la que se observa en grupos control (de referencia), y es un reflejo inespecífico de su mayor potencia inmunosupresora. Se han descrito casos inusuales de leucoencefalopatía multifocal progresiva (LMP) en pacientes tratados con MMF, si bien es difícil atribuir definitivamente al fármaco esta desastrosa complicación. No se ha observado la aparición de nefrotoxicidad, neurotoxicidad ni hepatotoxicidad con el MMF.

Se han descrito malformaciones congénitas, como malformaciones del oído y abortos espontáneos, en la descendencia de pacientes expuestos al MPA durante la gestación, y se considera que el uso de derivados del MPA durante la gestación no es seguro. Para atenuar los riesgos durante la gestación, la FDA solicita la instauración de un programa REMS (*Risk Evaluation and Mitigation Strategy*), que requiere la educación adicional del paciente y la provisión de una guía sobre medicación. Se debe usar una anticoncepción efectiva, y hay que interrumpir los fármacos antes del embarazo planificado en las mujeres; pueden necesitarse ajustes en el protocolo inmunosupresor; suele usarse la azatioprina para sustituir al MMF. No es necesario ajustar la dosis en los hombres que tienen intención de ser padres.

En varios estudios se ha descrito una relación entre el área bajo la curva para el MPA y su eficacia clínica y perfil de efectos secundarios. La relación con niveles valle aleatorios es menos constante y las estrategias de muestreo limitado no son clínicamente factibles. En el tratamiento clínico habitual no suele requerirse la monitorización terapéutica del fármaco. Si aparecen efectos secundarios, cuanto mayor sea el período de reducción o interrupción de la dosis del fármaco, mayor será la posterior incidencia de episodios de rechazo agudo, por lo que el fármaco debe reiniciarse de nuevo lo antes posible y la evolución clínica debe monitorizarse rigurosamente.

Farmacocinética

Formulaciones. CellCept® es el morfolinoetil éster de MPA, y está disponible para uso clínico en forma de cápsulas de 250 mg de liberación inmediata y comprimidos de 500 mg. También se comercializa una formulación en suspensión. La dosis habitual es de 1 g dos veces al día. Se dispone de una preparación intravenosa, pero no suele ser necesaria en los receptores de trasplante renal. Myfortic® (ecMPA) es una formulación de liberación retardada de MPA en forma de una sal sódica, y se presenta en forma de comprimidos de 180 mg y 360 mg: la dosis habitual cuando se utiliza es de 720 mg dos veces al día. La diferencia en las potencias en mg se debe a las diferencias de peso molecular entre los productos en forma de morfolinoetil éster y sal sódica. Ambos productos están disponibles también como genéricos. Es improbable que las formulaciones genéricas lleguen a sufrir la misma evaluación riesgo-beneficio que los fármacos con marca comercial. Dado que no se realiza una monitorización terapéutica del fármaco de forma sistemática durante la administración de estos fármacos, será difícil determinar su eficacia clínica relativa, por lo que deben usarse con precaución.

Absorción y distribución

La farmacocinética del MPA es compleja. El MMF administrado por vía oral se hidroliza a MPA y se absorbe rápidamente, produciendo un nivel máximo (pico) en aproximadamente 1 h. La biodisponibilidad del MMF es de aproximadamente el 90 %, con el 97 % de la proteína MPA unida a albúmina. El ecMPA administrado por vía oral muestra una cinética de absorción diferente debido a la formulación; los comprimidos sólo se disuelven en condiciones de pH neutro, por lo que la absorción sólo se produce en el intestino. Muestra una concentración máxima (pico) al cabo de unas 2-3 h. En los pacientes afroamericanos puede necesitarse una dosis mayor para producir el beneficio inmunosupresor. Curiosamente, el área bajo la curva del MPA aumenta con el tiempo; cuando se usa en el postoperatorio, las mismas dosis pueden producir concentraciones muy superiores varios meses después. Hay que controlar rigurosamente la aparición de efectos secundarios en los pacientes y evaluar periódicamente una reducción de la dosis de MPA, si se considera adecuado desde el punto de vista clínico.

Metabolismo y excreción

El MPA es glucuronizado en el hígado, por la acción de glucuronil-transferasa, a una forma farmacológicamente inactiva (MPAG). El ciclo enterohepático del MPAG puede producirse por el transporte OATP del MPAG desde el hígado en la bilis. Las bacterias intestinales pueden metabolizar enzimáticamente el MPAG a MPA, lo que provoca un segundo pico de absorción de MPA que se produce 6-12 h después de la administración y puede explicar algunos de sus efectos secundarios gastrointestinales. Esta propiedad también dificulta la monitorización terapéutica del fármaco debido al efecto que este segundo pico tiene sobre el área bajo la curva. El MPA tiene una vida media (semivida) de 8 h a 18 h que puede depender de la formulación. La vía primaria de excreción es la renal en forma de MPAG, con cantidades mínimas de MPA excretadas en la orina de forma inalterada, aunque puede encontrarse una mayor cantidad de MPA en la orina con el uso de ecMPA. El área bajo la curva de MPA aumenta si existe alteración renal, aunque no suelen efectuarse ajustes de la dosis. Ni el MMF ni el MPA son dializables.

Interacciones farmacocinéticas y farmacodinámicas entre fármacos

El MPA no se metaboliza a través del sistema enzimático CYP3A y no se producen las múltiples interacciones farmacológicas observadas con los CNI. No debe administrarse simultáneamente azatioprina y MMF debido a la posible producción de toxicidad hematológica combinada. Cuando se usa MMF con sirolimus, hay que controlar rigurosamente los parámetros hematológicos habituales (v. Parte IV). La ciclosporina reduce las concentraciones de MPA disminuyendo su vía de reciclado enterohepático mediante la inhibición de OATP1B1. Los niveles mínimos (valle) de MPA aumentan cuando se interrumpe la administración de ciclosporina. Esta interacción no se observa con el everolimus, el sirolimus ni el tacrolimus, y la dosis de mantenimiento de MMF, cuando se usa en dosis y niveles sanguíneos habituales de estos fármacos, es típicamente de 500 mg a 750 mg dos veces al día. El MMF no debe administrarse simultáneamente con antiácidos, colestiramina, sevelamer ni sulfato ferroso oral, ya que todos ellos disminuyen la absorción intestinal. A diferencia de la azatioprina, el MMF puede administrarse con alopurinol sin ajustar la dosis. Cuando se administra MMF junto con aciclovir y ganciclovir, pueden producirse interacciones, y se aconseja interrumpir el MMF cuando existen signos de infección herpética sistémica que necesita el uso de dosis altas de los antivirales.

Inhibidores de mTOR: everolimus y sirolimus

La diana de la rapamicina en células de mamífero (mTOR, *mammalian target of rapamycin*) es una cinasa reguladora esencial en el proceso de división celular. El término *inhibidor de TOR* o *mTOR* se refiere a dos fármacos inmunosupresores similares cuyo modo de acción (v. «Mecanismo de acción», más adelante) está estrechamente relacionado con la inhibición de esta cinasa. El sirolimus, también conocido como *rapamicina*, es un compuesto antibiótico macrólido estructuralmente relacionado con el tacrolimus. El everolimus es un compuesto similar, menos hidrófobo y con una semivida (vida media) más corta, que también se comercializa bajo otro nombre para otras indicaciones diferentes al trasplante. La mayor parte de la experiencia clínica con este tipo de inmunosupresores es con el sirolimus; el uso de everolimus fue autorizado en Estados Unidos en 2010.

El sirolimus se introdujo en el ámbito del trasplante clínico en Estados Unidos en el año 1999, después de que en una serie de estudios clínicos (v. Parte III) se demostrara que, al usarlo combinado con ciclosporina y prednisona, producía una importante reducción de la incidencia de episodios de rechazo agudo en el postoperatorio inmediato, en comparación con azatioprina o placebo. El diseño de estos estudios era similar al de los que condujeron a la introducción del MMF, en los que se administraron dosis completas de ciclosporina y no se realizó de forma sistemática una monitorización terapéutica del fármaco. En Europa, su introducción se retrasó debido a problemas relativos a la alteración de la función renal documentada en estudios clínicos similares. Finalmente, se autorizó su uso en un protocolo basado en la retirada de la ciclosporina empezando 3 meses después del trasplante (v. «Efectos secundarios»). El sirolimus se ha usado también con tacrolimus, con prednisona sin un CNI, y con o sin MMF. No se ha comparado rigurosamente con el MMF; probablemente, es un inmunosupresor más potente, pero también más tóxico. El everolimus se ha evaluado principalmente junto con la ciclosporina y en una pauta terapéutica sin CNI. En la Parte IV se expone el lugar que ocupan el sirolimus y el everolimus en el trasplante clínico, y las recomendaciones para sus dosis.

Farmacodinámica

Mecanismo de acción. La actividad inmunosupresora de los inhibidores de mTOR parece estar mediada por un mecanismo distinto al de los CNI. Al igual que éstos, se unen a una proteína fijadora del citoplasma o ciclofilina (la misma que fija el tacrolimus, FKBP). Sin embargo, el ligando resultante (sirolimus-FKBP) no bloquea la calcineurina (v. Capítulo 2, Fig. 6-1 y «Mecanismos de acción» en «Inhibidores de la calcineurina», anteriormente), en lugar de ello, capta una proteína denominada *diana de la rapamicina* (TOR) porque su descubrimiento se relacionó con estudios sobre el mecanismo de acción de la rapamicina. TOR es una cinasa reguladora esencial cuya inhibición reduce la proliferación celular dependiente de citocinas en la fase de G_1 a S del ciclo celular mediante la inhibición de acontecimientos, que dependen o no del Ca^{2+}, durante la fase G_1. Se afectan tanto células hematopoyéticas como células no hematopoyéticas (endoteliales, fibroblastos, hepatocitos y musculares lisas), y el resultado es una disminución de la producción de IL-2, IL-3, IL-5 e IL-6. Además, en los neutrófilos, ambos agentes evitan la liberación de factor de crecimiento endotelial vascular (VEGF) e IL-8, conocidos mediadores proinflamatorios. Finalmente, el everolimus se caracteriza por su capacidad para promover la liberación del antagonista de los receptores de IL-1 (IL-1Ra), que tiene propiedades antiinflamatorias. Dado que la rapamicina se une a la misma ciclofilina que el tacrolimus, se supuso inicialmente que alteraría la acción de este último; el fármaco se desarrolló entonces en estudios clínicos como un fármaco colaborador con ciclosporina. Actualmente, parece que la abundancia de FKBP *in vivo* hace que sea improbable que exista una competición inhibidora entre el tacrolimus y el sirolimus por su receptor, y los fármacos suelen usarse en combinación.

Efectos adversos

Nefrotoxicidad. Cuando se administran solos, los inhibidores de TOR no producen las reducciones agudas o crónicas del filtrado glomerular que se han observado de modo tan constante con los CNI. Sin embargo, cuando se administran con dosis habituales de CNI parece existir una potenciación de la nefrotoxicidad que su interacción farmacológica no explica totalmente, y que puede explicarse farmacodinámicamente por posibles efectos antiproliferativos de los fármacos en las células epiteliales tubulares. Este fenómeno se ha observado tanto en estudios clínicos como en el uso clínico sistemático, y es la base para la recomendación de que, cuando los fármacos se usan en combinación, la dosis del CNI debe atenuarse (v. Parte IV). Cuando la ciclosporina se retira de la combinación ciclosporina-tacrolimus 3 meses después del trasplante, se produce una constante y persistente mejora de la función renal, que no sólo se manifiesta por unos niveles de creatinina sérica menores y un aumento de la tasa de filtración glomerular, sino también por menores niveles de ácido úrico y un descenso de la presión arterial, así como por una lesión histológica crónica menos intensa. Los inhibidores de TOR pueden causar efectos tubulotóxicos, así como hipopotasemia e hipomagnesemia debido a caliuresis (potasuria) y magnesuria (eliminación de magnesio por la orina).

Con la administración de inhibidores de TOR se ha observado la aparición de proteinuria *de novo*, síndrome nefrótico y exageración de una proteinuria preexistente, posiblemente a causa de una disminución de la reabsorción tubular de proteínas y a la alteración de la integridad de los podocitos. Se recomienda el control cuantitativo periódico de la excreción de proteínas en la orina, y debe evitarse la administración de inhibidores de TOR en pacientes proteinúricos. La administración de estos fármacos se ha asociado a la aparición de edemas en las extremidades y angioedema. El edema intenso de las extremidades puede deberse a la alteración de la linfangiogénesis. Su uso simultáneo con otros fármacos que causan angioedema, como los inhibidores de la enzima conversora de la angiotensina, pueden aumentar este riesgo.

Alteración de la cicatrización. Los inhibidores TOR bloquean un paso esencial en la división celular y no sorprende que su uso se asociara a diversas manifestaciones de alteración de la cicatrización y fibrogénesis. Esta propiedad se ha aprovechado en el revestimiento de endoprótesis (*stents*) de arterias coronarias con sirolimus para reducir la incidencia de reestenosis y, teóricamente, puede ser beneficiosa para lentificar la progresión tumoral (v. «Efectos hematológicos y oncológicos», más adelante). El sirolimus puede retrasar la recuperación del retraso de la función del injerto tras el trasplante perpetuando la necrosis tubular aguda. Se ha documentado que la combinación de sirolimus y tacrolimus produce insuficiencia renal aguda con una «nefropatía por cilindros» a consecuencia de una lesión tubular similar a la que se observa en el mieloma. Cuando se usan inhibidores de TOR en el postoperatorio inmediato, se puede producir un aumento de la incidencia de linfoceles y heridas con dehiscencias y escaso tejido de granulación, sobre todo en los pacientes obesos. También pueden producirse úlceras bucales dolorosas que se resuelven cuando se interrumpe la administración del fármaco.

Para pacientes ya programados para determinados procedimientos quirúrgicos electivos (p. ej., anastomosis intestinal, reparación de hernias, colgajo cutáneo), puede que sea aconsejable retirar los inhibidores de mTOR una semana antes del procedimiento y empezar de nuevo tras la cicatrización de heridas; mientras, puede usarse un CNI, MMF o azatioprina. En caso de cirugía urgente, el cambio debe realizarse inmediatamente tras la intervención quirúrgica.

Efectos sobre la salud reproductora. En modelos animales, el sirolimus es un fármaco embriotóxico y fetotóxico. Su uso está contraindicado en el embarazo, y la anticoncepción eficaz debe iniciarse antes, durante y durante 12 semanas después de haber interrumpido el tratamiento. Durante la administración de sirolimus, se ha descrito la aparición de oligospermia reversible y reducción de los niveles de testosterona, por lo que los pacientes masculinos deben ser informados sobre ello.

Hiperlipidemia e hiperglucemia. La hiperlimidemia, la hipercolesterolemia y la hipertrigliceridemia son acompañantes habituales del uso de inhibidores de TOR, y pueden aparecer en diversos grados en más del 50 % de los pacientes tratados con estos fármacos. El efecto se ha atribuido a la inhibición de la lipoproteína-lipasa o a la reducción del catabolismo de lipoproteínas que contienen apoB100. La hiperlipidemia es más acusada en pacientes tratados también con ciclosporina y tiende a alcanzar un pico 2-3 meses después del trasplante. En la mayoría de los pacientes, la elevación se puede tratar con estatinas y, según el modelo de riesgo de Framingham, el riesgo de coronariopatía asociada es escaso. En un modelo animal de ateroesclerosis aórtica, se describió que el sirolimus ejercía un efecto protector a pesar de la hiperlipidemia, probablemente debido a un efecto antiinflamatorio. No se ha decidido el efecto global de los inhibidores de TOR sobre la cardiopatía coronaria clínica, pero en la mayoría de los pacientes el grado de hiperlipidemia no contraindica su uso. Los inhibidores de TOR también pueden tener efecto tóxico sobre los islotes pancreáticos,, y el metabolismo de la glucosa no mejora cuando se usan en lugar de CNI.

Neumonía. En los estudios clínicos iniciales con sirolimus, se describieron varios casos de neumonía mortal por *Pneumocystis* en pacientes no tratados de forma profiláctica con trimetoprima-sulfametoxazol. Por esta razón, se recomienda continuar con esta profilaxis durante al menos 1 año en los pacientes tratados con este fármaco (v. Capítulo 12). Se ha descrito también una neumonía intersticial no infecciosa, que se manifiesta típicamente como una neumonía intersticial bilateral de lóbulos inferiores. Las características anatomopatológicas son similares a la neumonía organizativa con bronquiolitis obliterante, con hemorragia alveolar e infiltrado linfocítico. El diagnóstico es de exclusión y la neumonía se resuelve típicamente en las 2-3 semanas siguientes a la interrupción del fármaco.

Efectos hematológicos y oncológicos. Los inhibidores de TOR pueden producir «citopenias» reversibles, como sucede con el MMF y la azatioprina, aunque la trombocitopenia y la anemia pueden ser más intensas. En los receptores de trasplante hepático se ha descrito la aparición de trombosis de la arteria hepática, pero no se ha observado una mayor tendencia a la trombosis en los receptores de trasplante renal. La microangiopatía trombótica, descrita con los CNI (v. «Enfermedad microvascular aguda» y Capítulo 10), se produce con mayor frecuencia cuando los CNI se usan en combinación con sirolimus, y se han descrito casos cuando el sirolimus se usa en solitario.

En los estudios clínicos y en la experiencia clínica de los inhibidores de TOR, la incidencia de neoplasias malignas y de enfermedad linfoproliferativa postrasplante ha sido escasa. En modelos animales, el sirolimus inhibe tumores primarios y metastásicos mediante antiangiogénesis y detención del crecimiento celular en la fase G_1/S. La posibilidad de desvincular la inmunosupresión de la progresión tumoral tiene claramente una importancia clínica en el trasplante. El cambio de ciclosporina a sirolimus ha demostrado ser un tratamiento eficaz en casos de sarcoma de Kaposi, y en el estudio clínico CONVERT (v. Parte IV), la incidencia de neoplasias malignas fue menor en los pacientes que se cambiaron de inmunosupresión basada en ciclosporina a inmunosupresión basada en sirolimus. La capacidad para reducir neoplasias malignas se ha demostrado en los pacientes en los que se produjo un cáncer de piel secundario tras un trasplante renal. En el estudio TUMORAPA, los pacientes que desarrollaron un cáncer de piel de células escamosas se distribuyeron aleatoriamente para recibir sirolimus como sustituto de los CNI; los pacientes tratados con sirolimus presentaron una reducción de la recurrencia del 44 %. En el apartado de «Lecturas seleccionadas», Monaco explica el papel de los inhibidores de mTOR en el tratamiento de las neoplasias malignas tras un trasplante.

Farmacocinética

Formulaciones. El sirolimus se presenta en comprimidos de 0,5 mg, 1 mg o 5 mg; también se dispone de una solución oral. Aunque no se cuenta con una preparación intravenosa, teóricamente podría usarse una preparación intravenosa de *temsirolimus*, y su uso se ha descrito en receptores de trasplante renal que han desarrollado un carcinoma de células renales metastásico. El everolimus se presenta en comprimidos de 0,25 mg, 0,5 mg o 0,75 mg, y es la única formulación de everolimus autorizada para la prevención del rechazo en receptores de trasplantes. El everolimus en su forma de Afinitor® está disponible en comprimidos de mayor tamaño y en un comprimido de fácil dispersión diseñado para producir una solución oral; ambas formas son para administración de una dosis única diaria. Es importante señalar que estas formas de dosificación no han sido evaluadas para el tratamiento de mantenimiento en el trasplante de órganos sólidos.

Absorción y distribución. Ambos fármacos se absorben rápidamente en el tracto gastrointestinal, alcanzando concentraciones máximas (pico) en 1-3 h. La dosificación con la solución oral de sirolimus tiene una F menor que con los comprimidos, y no debe considerarse que ambas formas son equivalentes. El sirolimus está unido a proteínas en un 92 %, fundamentalmente a la albúmina, mientras que el everolimus lo está en aproximadamente un 74 %. Se desconoce si se excreta en la leche materna; no obstante, se desaconseja la lactancia materna durante el tratamiento con estos fármacos.

Metabolismo y excreción. Ambos fármacos están metabolizados fundamentalmente tanto por CYP3A como por la glucoproteína p en el intestino y en el hígado. También lo están en cierta medida por el sistema CYP2C8. Los compuestos originales son el componente principal en la sangre humana y contribuye la mayor parte de actividad inmunosupresora. El uso simultáneo de ciclosporina afecta considerablemente al metabolismo de los inhibidores de TOR a través de interacciones de CYP3A y P-gp. El sirolimus tiene una vida media (semivida) prolongada, de 62 h en promedio, y puede alcanzarse una concentración valle estable en la mayoría de los pacientes en 24 h administrando una dosis de carga que triplique la dosis de mantenimiento. Las alteraciones de la dosis de mantenimiento pueden tardar 14 días antes de poder volver a alcanzar de nuevo la situación estable, y tiene implicaciones en la monitorización del nivel terapéutico del fármaco (v. más adelante). El everolimus tiene una semivida (vida media) de aproximadamente 30 h, y no suele administrarse con una dosis de carga. La excreción renal es mínima y no se requiere ajustar la dosis en caso de disfunción renal, aunque sí es necesario ese ajuste cuando existe disfunción hepática. La mayoría de estos fármacos se excretan en las heces por eliminación biliar.

Monitorización del nivel terapéutico del fármaco.   La monitorización del nivel terapéutico del fármaco no se necesitó en la calificación inicial del sirolimus, pero desde entonces se ha convertido en un componente esencial de su uso. Los niveles mínimos (valle) objetivo, usando metodologías cromatográficas o bien de inmunoanálisis, varían entre 5 ng/ml y 15 ng/ml, dependiendo del uso simultáneo de un CNI y de las circunstancias clínicas, y son un buen reflejo de la exposición al fármaco. Con los nuevos métodos CMIA, son habituales concentraciones aproximadamente un 15 % superiores a las observadas con métodos cromatográficos, y deben tenerse en cuenta cuando se toman decisiones sobre las dosis. Dado que el sirolimus tiene una vida media (semivida) más prolongada, los niveles deben comprobarse varios días después de realizar un ajuste de la dosis, y una vez que se ha alcanzado un nivel estable puede no ser necesaria una monitorización frecuente. El everolimus tiene concentraciones mínimas objetivo en sangre de 3 ng/ml a 8 ng/ml en receptores de trasplante renal, dependiendo también del uso simultáneo de un CNI. La concentración del fármaco se mide mediante LC-MS/MS, un método del que no disponen todos los laboratorios de referencia y puede limitar el tiempo de llegada de los resultados.

Interacciones farmacológicas.   Los inhibidores de TOR y los CNI se administran juntos con frecuencia, y son metabolizados por los mismos sistemas enzimáticos CYP3A; por tanto, hay que tener en cuenta la posibilidad de interacción entre ellos. En voluntarios sanos, la administración simultánea de sirolimus y la formulación Neoral® de la ciclosporina aumentaba el área bajo la curva para el sirolimus un 230 %, cuando se comparaba con la administración de sirolimus solo; la administración 4 h después de la dosis de ciclosporina aumentaba el área bajo la curva un 80 %. Por esta razón, se ha recomendado que el sirolimus se administra siempre 4 h después de la dosis matutina de ciclosporina. Sin embargo, en la práctica clínica, esta recomendación suele ignorarse, y ello podría explicar parte de los efectos adversos comentados anteriormente. El efecto del sirolimus sobre el metabolismo de la ciclosporina es menos intenso, pero con el tiempo se necesitan dosis inferiores de ciclosporina para mantener niveles mínimos (valle) objetivo. El sirolimus y el tacrolimus se administran típicamente al mismo tiempo. No es sorprendente que la información disponible sugiera que el sirolimus interactúa con bloqueantes de los canales de calcio, antifúngicos, anticonvulsivos y tuberculostáticos de un modo similar a los CNI (Tablas 6-3 y 6-4).

Azatioprina

La azatioprina es un antimetabolito, un derivado imidazol de la 6-mercaptopurina. Se ha usado en el ámbito del trasplante clínico durante casi 50 años. Cuando se introdujo la ciclosporina, el papel de la azatioprina quedó enormemente relegado al de un fármaco complementario, y con la llegada del MMF se ha dejado de usar en muchos programas. Puede seguir siendo útil en algunas circunstancias y puede ser un componente valioso de una pauta inmunosupresora de bajo coste (v. Parte IV).

Farmacodinámica

Mecanismo de acción. La azatioprina es un análogo de las purinas que se incorpora al ácido desoxirribonucleico (ADN) celular, donde inhibe la síntesis de nucleótidos purínicos e interfiere en la síntesis y el metabolismo del ácido ribonucleico (ARN) (Fig. 6-1). A diferencia de la ciclosporina, no impide la activación génica, pero inhibe la replicación génica y la consiguiente activación de los linfocitos T. La azatioprina es un mielodepresor de amplio espectro. Inhibe la proliferación de promielocitos en la médula ósea y, debido a ello, disminuye el número de monocitos circulatorios capaces de diferenciarse en macrófagos. Por tanto, es un potente inhibidor de la respuesta inmunitaria primaria y es útil en la prevención del inicio del rechazo agudo. Es ineficaz en el tratamiento de episodios de rechazo.

Efectos adversos. Los efectos adversos más importantes de la azatioprina son hematológicos. Durante el primer mes de tratamiento deben realizarse semanalmente hemogramas completos, incluyendo recuento de plaquetas, y con menos frecuencia a partir de entonces. Puede producirse una supresión hematológica retardada. Si se produce una leucopenia o trombocitopenia importantes, puede interrumpirse el fármaco durante períodos largos si el paciente está recibiendo también un CNI, sin que exista un riesgo excesivo de inducir rechazo agudo. No es necesario mantener un recuento leucocitario bajo para que el fármaco sea un inmunosupresor eficaz.

Cuando la dosis de corticoides se reduce o se interrumpe, debe monitorizarse el recuento leucocitario con especial cuidado. En ocasiones, la azatioprina puede causar hepatitis y colestasis, lo que suele manifestarse como elevaciones reversibles de los niveles de transaminasas y bilirrubina. La dosis de azatioprina suele reducirse o interrumpirse durante episodios de disfunción hepática importante. La pancreatitis es una complicación inusual. La azatioprina se convierte en ácido 6-tioúrico por la acción de una xantina-oxidasa. La inhibición de esta enzima por el alopurinol exige evitar esta combinación de fármacos o usarla con especial precaución. Cuando se inicia el alopurinol, hay que reducir la dosis de azatioprina al 25-50 % de su nivel inicial, y hay que controlar frecuentemente los recuentos leucocitario y plaquetario. En los pacientes tratados con azatioprina y en quienes se plantea iniciar la administración de alopurinol se recomiendan pruebas sistemáticas para detectar mutaciones de tiopurina-metiltransferasa (TPMT). Esta enzima permite la degradación de la 6-MP, mediante una vía bioquímica alternativa, en 6-MMP, que no es tóxica. Los pacientes con mutaciones en TPMT tienen un mayor riesgo de sufrir efectos adversos sobre la médula ósea por la combinación de azatioprina y alopurinol, ya que no existe una vía metabólica alternativa para el metabolismo de 6-MP.

En Estados Unidos, la FDA ha asignado a la azatioprina una categoría D en el embarazo: existen datos de riesgo fetal en humanos basados en datos de reacciones adversas obtenidos en experiencias de investigación o marketing, o de estudios en humanos. A pesar de ello, los posibles beneficios pueden justificar el uso del fármaco en receptoras de trasplantes que están embarazadas, y se ha usado ampliamente en la gestación durante un período de tiempo prolongado sin aparición de problemas a pesar de los posibles riesgos.

Dosis y administración

Alrededor de la mitad de la azatioprina administrada por vía oral se absorbe, por lo que la dosis intravenosa es equivalente a la mitad de la dosis oral. Las concentraciones sanguíneas carecen de valor clínico porque su efectividad no depende del nivel en sangre. El fármaco no se dializa significativamente ni se excreta por vía renal. Suele reducirse la dosis durante la disfunción renal, aunque puede que no sea necesario. Cuando se usa como inmunosupresor principal, la dosis oral diaria es de 2-3 mg/kg; cuando se usa como tratamiento complementario con un CNI, la dosis es de 1-2 mg/kg.

Corticoides

Los corticoides han ejercido una posición central en el trasplante clínico desde que se usaron por primera vez para tratar el rechazo en la década de 1960. A pesar de su dilatada experiencia, sólo persiste un acuerdo general sobre su mejor uso terapéutico, y los protocolos cambiantes a menudo reflejan temor ante su prescripción y temor de no prescribirlos. La nueva generación de fármacos y protocolos inmunosupresores permite evitar o retirar los corticoides en muchos pacientes, y en aquellos a quienes se les sigue administrando, la dosis es típicamente bastante reducida (v. Parte IV).

Los efectos difusos de los corticoides sobre el organismo reflejan el hecho de que la mayor parte de los tejidos de los mamíferos poseen receptores para glucocorticoides en el citoplasma celular y pueden actuar como dianas de sus efectos. Las acciones inmunosupresoras de los corticoides pueden dividirse de forma algo simplista en acciones específicas sobre macrófagos y linfocitos T, y en acciones inmunosupresoras y antiinflamatorias amplias e inespecíficas.

Farmacodinámica
Mecanismo de acción
Bloqueo de la expresión de genes de citocinas. Los corticoides ejercen su efecto inmunosupresor más esencial bloqueando la expresión de receptores de citocinas y citocinas derivadas de APC y de linfocitos T. Inhiben la función de células dendríticas, que son las más importantes APC (v. Capítulo 2). Son hidrófobos y pueden difundir al interior de las células, donde se unen a receptores citoplásmicos que se encuentran asociados a la proteína de shock térmico de 90-kDa. Debido a ello, esta proteína se disocia, y el complejo esteroide-receptor sufre una translocación al núcleo, donde se fija a secuencias de ADN denominadas *elementos de respuesta a los glucocorticoides* (GRE, *glucocorticoid response elements*). Se han encontrado secuencias GRE en las regiones promotoras esenciales de varios genes de citocinas, y se supone que la unión del complejo esteroide-receptor a los GRE inhibe la transcripción de dichos genes de citocinas. Los corticoides también inhiben la translocación al núcleo del factor nuclear κB (NFκB), un factor de transcripción que desempeña un papel importante en la inducción de un amplio panel de genes codificadores de citocinas. Los corticoides inhiben la expresión de IL-1, IL-2, IL-3 e IL-6, TNF-α e IFN-γ. Debido a ello, se inhiben todas las etapas del proceso de activación de los linfocitos T. La liberación de citocinas es responsable de la fiebre que se asocia con frecuencia al rechazo agudo. Esta fiebre desaparece rápidamente cuando se administran dosis elevadas de corticoides.

Efectos inmunosupresores inespecíficos. Los glucocorticoides causan una linfopenia que es el resultado de la redistribución de linfocitos del compartimiento vascular al tejido linfoide. También se inhibe la migración de monocitos a zonas de inflamación. Los corticoides bloquean la síntesis, la liberación y la acción de una serie de quimiocinas, de agentes que aumentan la permeabilidad y de vasodilatadores, aunque estos efectos antiinflamatorios son un aspecto menor de su eficacia en la prevención y el tratamiento del rechazo agudo. El recuento leucocitario total puede aumentar varias veces durante la administración de corticoides en dosis elevadas.

Efectos adversos. Los profesionales médicos están familiarizados con las complicaciones ubicuas de los corticoides, por lo que no se revisan aquí con detalle. Son un reflejo de su profunda acción inmunosupresora, antiinflamatoria y hormonal sobre numerosos tejidos. Las complicaciones más importantes son: cambios estéticos, alteración del crecimiento, osteonecrosis, osteoporosis, alteración de la cicatrización de las heridas y resistencia a la infección, cataratas, hiperlipidemia, intolerancia a la glucosa y efectos psicopatológicos. Existe importante variabilidad en la respuesta individual a estos fármacos, probablemente a causa de la diversa concentración de receptores esteroideos tisulares y a variaciones individuales en el metabolismo de la prednisona. En las pautas posológicas que se prescriben actualmente, pueden minimizarse las complicaciones adversas, pero no evitarse por completo.

Farmacocinética

Preparados usados habitualmente. En los trasplantes clínicos, los corticoides se usan de tres maneras: en forma de un pulso oral o intravenoso de dosis elevada administrado durante 3 a 5 días, como un ciclo de corticoides o ajustándose con una dosis oral gradualmente decreciente durante días o semanas, o en forma de una pauta de mantenimiento con dosis baja constante diaria o a días alternos. En la Parte IV se explica la dosificación de los corticoides.

La *prednisolona*, la *prednisona* (su metabolito 11-ceto) y la *metilprednisolona* son los preparados corticoides que se usan con mayor frecuencia en el ámbito del trasplante clínico. La prednisolona es el corticoide inmunosupresor circulante más activo. La prednisona es el preperado oral que más se usa en Estados Unidos, mientras que la prednisolona suele preferirse en Europa. La metilprednisolona es el corticoide más usado por vía intravenosa. Estos preparados tienen una vida media (semivida) que se mide en horas, pero su capacidad para inhibir la producción de linfocinas persiste durante 24 h, por lo que la administración una vez al día resulta inadecuada.

Los corticoides se metabolizan mediante sistemas enzimáticos microsomales hepáticos. Los fármacos como la fenitoína, los barbitúricos y la rifampicina, que inducen estas enzimas, pueden reducir los niveles plasmáticos de prednisona, mientras que los anticonceptivos hepáticos y el ketoconazol aumentan los niveles. Lamentablemente, no se cuenta con un análisis de prednisolona plasmática fácilmente disponible para uso clínico, aunque pueden ser aconsejables ajustes empíricos de las dosis cuando se administran fármacos con una posible interacción.

Parte II: Agentes biológicos inmunosupresores

ANTICUERPOS MONOCLONALES Y POLICLONALES

Los antisueros policlonales antilinfocíticos se producen mediante la inmunización de caballos o conejos con tejido linfoide humano y, a continuación, recogiendo los sueros inmunes resultantes para obtener fracciones de gammaglobulina. Desde la década de 1970, se dispone de varios antisueros policlonales para uso en el trasplante clínico. Actualmente, los antisueros policlonales primarios ampliamente disponibles para uso clínico son preparaciones de globulina antitimocítica de conejo (rATG, *rabbit anti-thymocyte globulin*, timoglobulina).

También se dispone de una preparación de globulina antitimocítica equina (eATG, *equine anti-thymocyte globulin*), pero no ampliamente utilizada. Las inmunoglobulinas intravenosas (IVIG, *intravenous immune globulins*), que se han utilizado en el tratamiento de trastornos por déficit de anticuerpos durante más de 30 años, están teniendo una importancia cada vez mayor en la terapéutica actual en los trasplantes. Se elaboran a partir de mezclas (*pools*) de plasmas humanos.

El anticuerpo monoclonal muromonab-CD3 (OKT3) fue el primer anticuerpo monoclonal autorizado por la FDA para su uso en humanos. Debido fundamentalmente a reacciones frecuentes y potencialmente mortales de la primera dosis ya no se usa, y su lugar en el tratamiento del trasplante ha sido ocupado por la timoglobulina. La nomenclatura utilizada para denominar a los anticuerpos monoclonales terapéuticos es característica,está regida por la Organización Mundial de la Salud, y se resume en las tablas 6-5 y 6-6. En 1998 se contó con el daclizumab y el basiliximab, preparados de anticuerpos monoclonales humanizados anti-CD25. En enero de 2009, Hoffman-La Roche retiró el daclizumab del mercado, argumentando una escasa demanda del producto. Actualmente, se está estudiando en pacientes con esclerosis múltiple. El rituximab es un anticuerpo monoclonal anti linfocitos B desarrollado para el tratamiento de neoplasias malignas hematológicas que ha demostrado su utilidad en el trasplante clínico. El alemtuzumab es un anticuerpo monoclonal humanizado anti-CD52 cuyo

TABLA 6-5	Convenciones de nomenclatura usadas con anticuerpos monoclonales terapéuticos

Nombre = Prefijo + «Substem» A + «Substem» B + Sufijo

Abreviaturas Substem A (objetivo)		Abreviaturas Substem B (origen)	
-b(a)-	Bacteriano	a	Rata
-c(i)-	Cardiovascular	axo	Rata/ratón
-f(u)-	Fúngico	e	Hámster
-k(i)-	Interleucina	i	Primate
-l(i)-	Inmunomodulador	o	Ratón
-n(e)-	Neural	u	Homano
-s(o)-	Hueso	xi	Quimérico
-tox(a)-	Toxina	xizu	Quimérico/humanizado
t(u)	Tumor	zu	Humanizado
-v(i)-	Vírico		

TABLA 6-6	Ejemplos de anticuerpos monoclonales relacionados con trasplante

Medicamento	Esquema de nomenclatura			
	Prefijo	Substem A	Substem B	Sufijo
Alemtuzumab	Alem	Tu	Zu	Mab
Basiliximab	Basi	Li	Xi	Mab
Eculizumab	Ecu	Li	Zu	Mab
Rituximab	Ri	Tu	Xi	Mab

uso ha sido autorizado en la leucemia linfocítica crónica de linfocitos B y que se usa actualmente en el trasplante. Aunque se retiró de la distribución comercial en el año 2012, el fabricante tiene un programa de distribución que todavía permite su uso clínico continuado. El belatacept es una proteína de fusión que contiene un fragmento Fc de IgG1 humana y el dominio extracelular de CTL4 (CTL4-Ig). Esta molécula va dirigida al receptor CD80/86 en células presentadoras de antígenos y, consequentemente, bloquea la coestimulación de linfocitos T mediada por CD28.

Los agentes biológicos inmunosupresores pueden usarse para la inducción de la inmunosupresión y para el tratamiento del rechazo agudo; el belatacept es el único que se usa actualmente para la inmunosupresión de mantenimiento. Las propiedades farmacodinámicas y farmacocinéticas de estas grandes moléculas son complejas y no siempre totalmente claras. Debido a su tamaño molecular, presentan perfiles farmacocinéticos muy diferentes a los de los inmunosupresores de pequeña molécula comentados anteriormente. Su volumen de distribución suele ser relativamente pequeño y limitado al compartimento vascular, con escasa difusión a tejidos periféricos y espacios extracelulares. El catabolismo a fragmentos proteicos y aminoácidos se produce en varios órganos, y puede esperarse que sea similar al de la IgG endógena; la captación por el sistema reticuloendotelial es probable que sea un contribuyente esencial a su eliminación. Pueden producirse respuestas inmunitarias contra el agente, que pueden contribuir a su perfil de eliminación y también a su eficacia terapéutica. Aunque la hemodiálisis no eliminará estos fármacos, puede esperarse que la plasmaféresis, un tratamiento esencial para el rechazo mediado por anticuerpos, los elimine rápidamente, y las pautas posológicas deben considerarse cuidadosamente si los agentes biológicos van a usarse al mismo tiempo que ese tratamiento. Los inmunosupresores biológicos se expondrán basándose principalmente en sus propiedades farmacodinámicas. La tabla 6-7 revisa sus indicaciones principales, que se exponen con detalle en la Parte IV. Antisueros policlonales (excluida la IVIG) y el alemtuzumab causan diversos grados de muerte de linfocitos T y, en ocasiones, se denominan *anticuerpos depleccionantes;* los anticuerpos monoclonales anti-CD25 y el belatacept causan disfunción de los linfocitos T, pero no su «deplección».

TABLA 6-7	Preparaciones de anticuerpos para inmunosupresión en trasplante renal		
	Indicación		
Tratamiento	**Inducción**	**Rechazo**	**Mecanismo de acción**
Monoclonal			
Basiliximab	+*	—	Anti-CD25
Rituximab	(+)	(+)	Anti-CD20
Alemtuzumab	(+)		Anti-CD52
Eculizumab	—	—	Anti-C5
Policlonal			
eATG	+	+	Depleción linfocitaria
rATG (timoglobulina)	(+)	+	Depleción linfocitaria
IVIG	(+)	(+)	Inmunomodulación

+, indicación aprobada; (+), indicación no aprobada, pero usada habitualmente.
*Administración simultánea de inhibidor de calcineurina recomendada.

Globulina antitimocítica de conejo

La globulina antitimocítica de conejo (rATG, *rabbit anti-thymocyte globulin*) es un preparado de anticuerpos policlonales producido por inmunización de conejos con tejido linfoide humano; ha sustituido en gran medida a la eATG, que es menos potente. En el caso de la timoglobulina, disponible en Estados Unidos, se usan timocitos para la inmunización; en el caso de la inmunoglobulina anti-linfocito T, disponible en Europa, se usa una línea de linfocitos T humanos activados. La gammaglobulina resultante se purifica para eliminar el material de anticuerpos irrelevante que puede ser la causa de algunos de los efectos secundarios.

Mecanismo de acción

El mecanismo de acción concreto de los antisueros policlonales no está totalmente claro, pero el producto inmunosupresor contiene anticuerpos citotóxicos dirigidos contra diversos marcadores de los linfocitos T. Tras su administración, se produce una depleción de linfocitos en sangre periférica. Los linfocitos, los linfocitos T en concreto, se lisan o son eliminados por el sistema reticuloendotelial, y sus antígenos de superficie pueden estar enmascarados por el anticuerpo. Tiene una particular importancia el hecho de que la timoglobulina causa una expansión rápida y sostenida de linfocitos T reguladores CD4+, Cd25+, FOXP3+ que desempeñan un papel importante en el mantenimiento de la homeostasis inmunitaria y en la limitación de la inmunidad contra el injerto (v. Capítulo 2). Concentraciones elevadas de estas células mejoran la probabilidad de revertir un rechazo agudo y reducir el riesgo de pérdida del injerto tras un episodio de rechazo. Tras el uso de timoglobulina, puede producirse una linfopenia prolongada, y la subpoblación CD4 puede quedar suprimida durante varios años. El efecto inmunosupresor prolongado puede ser la causa de la relativa escasa frecuencia de episodios de recurrencia del rechazo.

Dosis y administración

La dosis habitual de rATG es de 1,5 mg/kg administrada en un ciclo que dura 4 a 10 días. Debido al tamaño de los viales de uso único comercializados, las dosis deben administrarse en incrementos de 25 mg. Cuando se usa rATG para la inducción, puede ser más eficaz empezar intraoperatoriamente (en lugar de postoperatoriamente) para reducir la incidencia de retraso de la función del injerto. La rATG también puede dosificarse eficazmente basándose en su efecto sobre subpoblaciones de linfocitos T. Se mezcla en 500 ml de suero glucosado o salino, y se infunde durante 4 a 8 h en una vena central o fístula arteriovenosa. El uso de una vena periférica va seguido en ocasiones de trombosis de la vena o tromboflebitis, si bien es algo que puede evitarse añadiendo succinato de hidrocortisona sódica (20 mg) y heparina (1 000 U) a la solución de infusión. Para evitar reacciones alérgicas, el paciente debe recibir premedicación intravenosa, que consiste en metil-prednisolona (30 mg) y clorhidrato de difenhidramina, 50 mg administrados 30 min antes de la inyección. Para el control de la fiebre, debe administrarse paracetamol antes y 4 h después del inicio de la infusión. Las constantes vitales deben controlarse cada 15 min durante la primera hora de infusión y, a continuación, cada hora hasta completar la infusión. El ciclo completo de timoglobulina se administra típicamente durante un ingreso hospitalario, aunque puede darse el alta al paciente tras las dos o tres primeras dosis si se dispone de asistencia extrahospitalaria (ambulatoria) adecuada, sobre todo si el fármaco se administra a través de una vena periférica.

Generalmente, la azatioprina, el MMF y el sirolimus deben interrumpirse durante el tratamiento, con el fin de evitar exacerbar los efectos secundarios hematológicos. La ciclosporina o el tacrolimus deben omitirse durante la administración o administrarse en una dosis baja, y la prednisona oral se sustituye por la metilprednisolona administrada en la premedicación.

Efectos adversos

La mayor parte de los efectos secundarios de los antisueros policlonales se relacionan con el hecho de que se administra una proteína extraña. Son frecuentes los escalofríos, la fiebre y las artralgias, aunque casi nunca se producen las reacciones graves de la primera dosis. Se han observado casos ocasionales de anafilaxia. En raras ocasiones aparece enfermedad del suero porque la inmunosupresión continua que sigue al ciclo terapéutico reduce la producción de anticuerpos alotípicos y el consiguiente depósito de inmunocomplejos. La enfermedad del suero se manifiesta típicamente con artralgias difusas, fiebre, malestar y exantema 1 a 2 semanas tras la infusión. Responde a un aumento de la dosis de prednisona hasta unos 40 mg/día durante varios días.

Los preparados de antisueros policlonales pueden producir trombocitopenia y leucopenia, y necesitan la reducción o el acortamiento de la dosis de fármaco. Hasta en la mitad de los pacientes se produce leucopenia. La dosis del fármaco suele dividirse a la mitad si el recuento de plaquetas es de 50 000 a 75 000/ml o si el recuento leucocitario es inferior a 3 000/ml. La administración debe interrumpirse si los recuentos descienden por debajo de esas cifras. En ocasiones, puede usarse filgastrim para estimular la producción de neutrófilos de modo que pueda administrarse la dosis. La eficacia terapéutica puede monitorizarse por la fórmula leucocitaria en un hemograma completo; el objetivo es un recuento linfocítico $\leq 0,1\,\%$. Los pacientes que no responden pueden necesitar una dosis mayor o una pauta terapéutica prolongada.

La infección, con mayor frecuencia por citomegalovirus (CMV), puede ser una secuela adversa tardía del uso de anticuerpos deplecionantes. La frecuencia de la infección varía con el número de ciclos y la magnitud global de inmunosupresión aplicada. La mayor parte de los programas emplean sistemáticamente profilaxis frente a CMV antes, durante y después de un ciclo de anticuerpos deplecionantes, con receptores de aloinjertos CMV positivos que representan una población de riesgo particularmente elevado (v. Capítulo 12).

El desarrollo de linfoma en receptores de trasplante es una consecuencia bien conocida, aunque infrecuente, de la inmunosupresión eficaz. El uso de ciclos repetidos de anticuerpos que causan depleción linfocitaria se asocia a un linfoma de linfocitos T particularmente fulminante y, típicamente, rápidamente mortal, que se desarrolla en los primeros meses tras el trasplante. Los pacientes seronegativos para el virus de Epstein-Barr (VEB) que reciben un injerto de un donante seropositivo para este virus parecen ser los de mayor riesgo. El reconocimiento, la prevención y el tratamiento del linfoma tras el trasplante se exponen en los capítulos 11 y 12.

Alemtuzumab

El alemtuzumab es un anticuerpo monoclonal recombinante humanizado dirigido contra la glucoproteína de superficie celular CD52 (Fig. 6-1). Aunque su uso fue inicialmente autorizado para tratar la leucemia linfocítica crónica, es un fármaco que causa depleción linfocitaria y que se usa en ocasiones en el trasplante clínico, si bien no ha sido aprobado formalmente para ello. Hay que señalar que el fármaco fue retirado en 2012 e introducido de nuevo como tratamiento para la esclerosis múltiple con un mayor coste. También se ha utilizado como fármaco de inducción y en el tratamiento del rechazo agudo en el trasplante. Cuando se usa en el momento del trasplante como fármaco de inducción (v. Parte IV), el alemtuzumab induce una depleción intensa, rápida y eficaz de células linfoides periféricas y centrales que puede tardar meses en regresar a los niveles previos al trasplante. Usado en monoterapia, no induce tolerancia y pueden producirse episodios de rechazo agudo incluso en ausencia de linfocitos T. Su uso puede facilitar la minimización de protocolos inmunosupresores de mantenimiento y el ahorro de corticoides con monoterapia usando sirolimus o un inhibidor de la calcineurina en dosis baja. Se han empleado los términos *tolerancia adecuada* y *casi tolerancia* para describir el equilibrio inmunológico que se produce.

El uso del alemtuzumab en el trasplante renal está «fuera de indicación» (*off-label*). Su fácil administración le ha convertido en una alternativa atractiva a la timoglobulina. Suele administrarse como dosis única de 30 mg de forma intraoperatoria; en ocasiones se administra una segunda dosis. Dado que el fármaco se administra bajo anestesia general, los episodios relacionados con la infusión que suelen asociarse a la infusión de agentes biológicos quedan enmascarados.

Cuando se usa como fármaco de inducción, el alemtuzumab reduce el riesgo de rechazo en comparación con el basiliximab en pacientes no sensibilizados. Sin embargo, si se compara con rATG en estudios clínicos aleatorizados, no se ha mostrado superior. En estudios clínicos con pacientes a quienes se retiran los corticoides, los tratados con alemtuzumab tienen un mayor riesgo de rechazo.

El alemtuzumab induce una linfopenia importante, que puede prolongarse y precisar dosis reducidas de otros mielosupresores. Puede existir una incidencia tardía de rechazo agudo mediado por células y, posiblemente, una mayor incidencia de rechazo mediado por anticuerpos que se produce cuando los recuentos de linfocitos regresan al nivel basal. Los riesgos hematológicos, de infección y linfoma son similares a los descritos con otros fármacos que causan depleción linfocitaria, y la profilaxis frente a la infección es obligada.

Inmunoglobulinas intravenosas

Los preparados de gammaglobulinas humanas combinadas (*pooled*), que se desarrollaron inicialmente para el tratamiento de inmunodeficiencias humorales, se usan actualmente en diversos trastornos autoinmunitarios e inflamatorios. Han demostrado tener un valor inestimable en determinadas situaciones en el trasplante renal cuando se usan en solitario o en combinación con plasmaféresis (Tabla 6-8). Los preparados de inmunoglobulinas se elaboran con plasma almacenado de miles de donantes de sangre en un proceso de elaboración estrictamente regulado, que esencialmente elimina el riesgo de transmisión de enfermedades infecciosas. Las inmunoglobulinas pueden no seleccionarse, en cuyo caso contienen moléculas de IgG con una distribución de subclases que se corresponde a la que existe en el suero humano normal; también pueden seleccionarse debido al mayor título de anticuerpo deseado en el plasma donante. La globulina hiperinmune para CMV (CMVIG, comercializada en Estados Unidos como CytoGam®), aprobada para la profilaxis y el tratamiento de la infección por CMV, se elabora a partir de donantes de sangre con un título elevado de anticuerpos contra CMV.

| TABLA 6-8 | Usos clínicos de los preparados de inmunoglobulina en el trasplante |

1. Para reducir niveles elevados de anticuerpos anti-HLA preformados en pacientes sensibilizados que esperan trasplantes de donante cadáver (v. Capítulos 3 y 7)
2. Para facilitar trasplantes de donante vivo frente a una prueba cruzada positiva o incompatibilidad ABO (v. Capítulos 3, 6 y 7)
3. Para tratar rechazo humoral agudo (v. parte IV y Capítulo 9)
4. Para tratar determinadas infecciones víricas tras el trasplante (v. Capítulo 11)

Mecanismo de acción

El modo de acción de la IVIG es complejo (Tabla 6-9), y el amplio espectro de su actividad es un reflejo de la importancia de las inmunoglobulinas en la homeostassis inmunitaria en la salud. En los pacientes muy sensibilizados, la IVIG inhibe anticuerpos anti-HLA, y produce una supresión o eliminación prolongada de linfocitos B y T reactivos anti-HLA. Se inhibe la señalización de citocinas, vital para la síntesis de IgG, y la aloinmunización se inhibe mediante el bloqueo del receptor de linfocitos T (v. Capítulo 2). Aunque se expone aquí en el contexto de los fármacos inmunosupresores, la IVIG se contempla mejor como de acción inmunomoduladora, y su uso no se asocia a las complicaciones habituales de la inmunosupresión.

| TABLA 6-9 | Efectos inmunorreguladores de la inmunoglobulina |

Receptores Fc
Bloqueo de receptores Fc sobre macrófagos y células efectoras
Inducción de citotoxicidad celular dependiente de anticuerpos
Inducción del receptor Fcγinhibidor IIB

Inflamación
Atenuación de lesión mediada por el complemento
Disminución de inflamación mediada por inmunocomplejos
Inducción de citocinas antiinflamatorias
Inhibición de la activación de células endoteliales
Neutralización de toxinas microbianas
Reducción en necesidades de corticoides

Linfocitos B y anticuerpos
Control de los repertorios emergentes de linfocitos B en médula ósea
Señalización negativa a través de receptores Fcγ
Disminución y aumento selectivo de la producción de anticuerpos
Neutralización de autoanticuerpos circulantes por anti-idiotipos y anti-alotipos

Linfocitos T
Regularización de la producción de citocinas por linfocitos T helper
Neutralización de superantígenos de linfocitos T

Crecimiento celular
Inhibición de proliferación linfocitaria
Regulación de la apoptosis

(De Kazatchkine MD, Kaveri SV. Immunomodulation of autoimmune and inflammatory diseases with intravenous immune globulin. N Engl J Med 2001;345:747-755, con autorización.)

Dosis, administración y efectos adversos. La dosis de IVIG depende del protocolo, y se debe consultar el prospecto y las precauciones de administración de los preparados antes de su uso. Todos los preparados se administran lentamente durante varias horas. La dosis habitual es de 2 g/kg hasta un máximo de 140 g en una sola administración durante 4 a 8 h. La dosis de CM-VIG varía de 100 mg/kg a 150 mg/kg y suele administrarse tras plasmaféresis, con intercambio de un volumen de plasma sustituido por albúmina al 5 % o plasma fresco congelado. Poco después de iniciar las infusiones de IVIG, pueden aparecer reacciones leves, como escalofríos, cefaleas, náuseas, mialgias y artralgias, en aproximadamente el 5 % de los pacientes. Estos síntomas se resuelven cuando la infusión se interrumpe temporalmente o cuando se disminuye su velocidad. En las primeras 72 h tras la infusión puede producirse una meningitis aséptica, que puede evitarse mediante la administración de antiinflamatorios no esteroideos; suele resolverse espontáneamente.

Se han documentado complicaciones trombóticas tras la infusión de IVIG, incluso casos de infarto de miocardio. En los receptores de trasplantes es particularmente importante la aparición de lesión renal aguda. Los productos de IVIG difieren en cuanto a osmolaridad, pH y contenido de glucosa y sodio. La mayor parte de los preparados de IVIG contienen aditivos carbohidratos como sacarosa y sorbitol, que pueden inducir lesión osmótica (*nefrosis osmótica*) en el epitelio tubular proximal. Las células tubulares proximales se hinchan y se llenan con vacuolas isométricas. Los pacientes con alteración de la función renal basal pueden sufrir un deterioro adicional de la función que puede llegar a necesitar diálisis y que puede causar un cuadro clínico confuso. La lesión tubular se resuelve espontáneamente en varios días. Se debe advertir a los pacientes de la posibilidad de aparición de una disfunción transitoria del injerto, que puede evitarse mediante la administración mientras está en diálisis. Los médicos deben estar familiarizados con el preparado de IVIG disponible en su centro y con el perfil de riesgo específico asociado al mismo.

Anticuerpos monoclonales anti-CD25
Mecanismo de acción
Los anticuerpos monoclonales anti-CD25 *basiliximab* (Simulect) *y daclizumab* (Zenapax) van dirigidos contra la cadena α (también denominada CD25) del receptor de IL-2 (Fig. 6-1). El receptor está aumentado sólo en linfocitos T activados (v. Capítulo 2) y, debido a la fijación del anticuerpo, se bloquean las respuestas mediadas por IL-2. Los anticuerpos monoclonales anti-CD25 complementan, por tanto, el efecto de los CNI, que reducen la producción de IL-2. Están diseñados para prevenir, pero no para tratar, los episodios de rechazo agudo. Zenapax es un fármaco que ya no está disponible para el trasplante clínico.

El basiliximab y el daclizumab son dos compuestos similares que llegaron al ámbito del trasplante clínico por su capacidad para reducir la incidencia de episodios de rechazo agudo cuando se usan combinados con ciclosporina y corticoides (v. Parte III). Ambos tienen su origen como anticuerpos monoclonales murinos, diseñados después genéticamente de forma que grandes partes de la molécula se sustituyen por IgG humana.

Los compuestos resultantes tienen escasa *inmunogenicidad* porque no inducen la producción de cantidades importantes de anticuerpos humanos antimurinos. Debido a ello, tienen una vida media (semivida) prolongada en sangre periférica y no inducen una reacción de primera dosis. En el caso del basiliximab, toda la región variable del anticuerpo murino permanece intacta, mientras que la región constante se origina de la IgG humana; el compuesto resultante se considera estrictamente *quimérico* y su origen es un 75 % humano y un 25 % murino.

Dosis y administración

Se supone que la potencia inmunosupresora del basiliximab está relacionada con su capacidad para producir unión completa y consistente a la cadena α del receptor de IL-2 en los linfocitos T. El fármaco tiene una vida media (semivida) de más de 7 días, lo que permite un intervalo de dosis prolongado. Se administran dos dosis intravenosas de 20 mg, la primera de ellas preoperatoriamente y la segunda dosis el día 4 del postoperatorio; esta pauta produce la saturación de la cadena α del receptor de IL-2 durante 30 a 45 días.

Efectos adversos

Aparte de la anafilaxia ocasional o las reacciones a la primera dosis descritas con el basiliximab, existe una importante ausencia de efectos adversos significativos asociados a su uso. En los estudios clínicos que condujeron a su incorporación, la incidencia de efectos secundarios típicos relacionados con el trasplante no fue superior en los grupos que recibieron tratamiento en comparación con los grupos control (de referencia).

Rituximab

El rituximab es un anticuerpo monoclonal quimérico dirigido contra el antígeno CD20 de los linfocitos B. Tras su administración intravenosa, se produce una depleción rápida y sostenida de linfocitos B circulantes y tisulares. La recuperación de linfocitos B empieza unos 6 meses después de completar el tratamiento. Está aprobado el uso del rituximab en el tratamiento de determinadas formas de linfoma no hodgkiniano. También se ha usado en diversas enfermedades presuntamente inmunitarias para suprimir la formación de anticuerpos. En el trasplante clínico, se ha usado *off-label* («fuera de indicación») de varias formas: en un intento de reducir niveles elevados de anticuerpos anti-HLA preformados; para facilitar el trasplante de donante vivo frente a una incompatibilidad ABO o prueba cruzada positiva; para tratar el rechazo humoral agudo; para tratar la glomeruloesclerosis focal y segmentaria recurrente tras el trasplante, y para tratar la enfermedad linfoproliferativa postrasplante, que suele ser CD20+ (v. Capítulo 11). La dosis estándar es de 375 mg/m². Las infusiones relacionadas con la infusión como la hipotensión, la fiebre y los escalofríos son bastante frecuentes, y la infusión debe iniciarse lentamente, aumentándose la velocidad en incrementos según la tolerancia. Se aconseja la premedicación con metilprednisolona, paracetamol y difenhidramina. Se han asociado casos inusuales de LMP con su uso. Hay que buscar la presencia de hepatitis B, ya que se han documentado algunos fallecimientos en pacientes tratados con rituximab que tuvieron hepatitis B activa. Se debe consultar en el prospecto la dosificación y las pautas de administración.

Belatacept

El belatacept es un bloqueante coestimulador de segunda generación que bloquea selectivamente la activación de linfocitos T. El compuesto no es estrictamente un anticuerpo monoclonal, sino una proteína de fusión humana que contiene la región extracelular del antígeno 4 asociado a linfocitos T citotóxicos (CTLA4) fusionado con el dominio Fc de la IgG1 humana. En junio de 2011, la FDA autorizó el uso de belatacept como fármaco profiláctico contra el rechazo tras varios estudios clínicos que demostraron una supervivencia del injerto y del paciente comparable con la ciclosporina. Es el nuevo inmunosupresor más importante para el trasplante de órganos de la última década. Puede llegar a sustituir a los protocolos habituales basados en CNI que han persistido durante tres décadas.

Mecanismo de acción

El belatacept tiene una estructura similar al abatacept, con la excepción de dos sustituciones de aminoácidos. Estas sustituciones permiten aumentar la unión a CD80 (cuatro veces) y CD86 (dos veces) en la célula presentadora de antígenos, con un aumento de 10 veces en la inhibición *in vitro* de linfocitos T. El bloqueo de estos ligandos provoca un fracaso de la activación de la «señal 2» en el modelo de trasplante de tres señales de la activación de los linfocitos T. Normalmente, CD28 en el linfocito T captará CD80 y CD86 en la célula presentadora de antígeno, lo que provocará la producción de calcineurina y proteínas antiapoptóticas. El bloqueo de esta vía produce anergia de linfocitos T y desencadena apoptosis.

Efectos adversos

En tres estudios clínicos fundamentales se demostró que el belatacept no era inferior a la ciclosporina en cuanto a la supervivencia del injerto y del paciente. En el estudio clínico inicial de fase II, no existía diferencia alguna en las tasas de rechazo agudo entre las dos pautas terapéuticas a los 6 meses. Sin embargo, en dos estudios clínicos en fase III de mayor tamaño existía un mayor riesgo de rechazo (22 % para el belatacept en dosis baja frente al 17 % en dosis elevada y frente al 7 % para la ciclosporina). Tras 84 meses de uso, la cohorte del estudio BENEFIT tratada con belatacept con menos intensidad presentaba una mejor tasa de filtrado glomerular estimada en comparación con la ciclosporina (63,3 ml/min/1,73 m^2 frente a 36,6 ml/min/1,73 m^2, respectivamente; v. Fig. 6-6). Además, los pacientes tratados con belatacept presentaron una reducción del 43 % del riesgo de pérdida del injerto o muerte tras 7 años de uso. Aunque el belatacept parece menos eficaz que las pautas basadas en ciclosporina para evitar episodios de rechazo celular agudo precoces, no es menos eficaz para evitar el rechazo celular tardío. Además, el desarrollo de anticuerpos específicos del donante (DSA, v. Capítulo 3) es menos habitual en los pacientes tratados con belatacept, un marcador de buen pronóstico para la función a largo plazo. Finalmente,

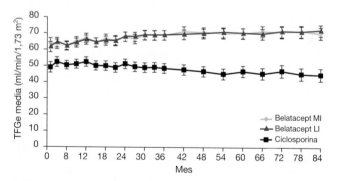

FIGURA 6-6. Tasa de filtración glomerular durante el período desde el mes 1 al mes 84. La tasa de filtración glomerular estimada (TFGe) se determinó mediante un modelo de mediciones repetidas, con el tiempo como una variable categórica. (De Vincenti F, Rostaing L, Grinyo J, et al. Belatacept and long term outcomes in kidney transplantation. N Engl J Med 2016;374(4):333-343, con autorización.)

puede esperarse la reducción de los factores de riesgo cardiovasculares y metabólicos, lo que provoca posibles beneficios adicionales para los pacientes. Debido al diseño de los estudios clínicos con belatacept, no se dispone actualmente de comparaciones directas a largo plazo con pautas basadas en tacrolimus.

Los resultados de los estudios clínicos con belatacept demostraron un aumento significativo de la incidencia de la enfermedad linfoproliferativa postrasplante (PTLD, 1,4 % en el grupo tratado con belatacept frente al 0,4 % del grupo tratado con ciclosporina). También se observó la aparición de leucoencefalopatía multifocal progresiva (PML). Muchos de los casos de PTLD afectan al sistema nervioso central (SNC). El riesgo era especialmente real en pacientes seronegativos para VEB tratados con belatacept (7,3 %). En los resultados de seguimiento a largo plazo, los casos de PTLD se produjeron principalmente en las primeras 24 h de tratamiento. Así pues, el belatacept *sólo* debe usarse en pacientes en los que se ha demostrado la seropositividad para VEB, típicamente para el antígeno de la cápside del VEB. Debido al riesgo de PTLD y PML, la FDA ha designado el belatacept como un fármaco REMS (*Risk Evaluation and Mitigation Strategy*), y es necesario que los médicos comenten estos posibles efectos adversos con los pacientes y revisen síntomas compatibles con PTDL o PML con afectación del SNC antes de las infusiones de fármacos. La tasa global de infección fue similar entre el belatacept y la ciclosporina. Las reacciones a la infusión se documentaron en el 2 % de pacientes, pero fueron generalmente leves.

Farmacocinética

Formulaciones. El belatacept se administra sólo como una infusión intravenosa y se presenta en viales de 250 mg que requieren reconstitución antes del uso. Las dosis se administran en incrementos de 12,5 mg debido a la concentración del fármaco reconstituido. Puede realizarse una dilución adicional de hasta 250 ml con solución salina normal o con suero glucosado al 5 %. La dosis habitual es de 5 a 10 mg/kg, según el peso, administrados durante 30 min a través de una vía periférica usando un filtro en el interior de la vía que fija poco las proteínas. El belatacept puede administrarse en un entorno ambulatorio.

A los pacientes en los que se introduce *de novo* el belatacept en el momento del trasplante se les administra 10 mg/kg los días 1 y 5 del postoperatorio, seguido por la repetición de la dosis en las semanas 2 y 4. Tras la cuarta dosis, se cuenta con dos regímenes, un protocolo con dosis elevada y otro con dosis baja. El protocolo con dosis elevada consiste en la infusión de una dosis de 10 mg/kg cada 2 semanas hasta 3 meses tras el trasplante, seguido por una dosis mensual de 10 mg/kg entre los meses 4 a 6 y una dosis de mantenimiento de 5 mg/kg al mes. El protocolo con dosis baja requiere 10 mg/kg mensualmente los meses 2 y 3 tras el trasplante, seguido por 5 mg/kg al mes a partir de entonces.

En los pacientes que ya reciben un CNI puede estar justificada el cambio a belatacept. Esta conversión requiere una superposición de inmunosupresión, de modo que el belatacept se introduzca lentamente en cinco dosis de 5 mg/kg cada 2 semanas antes de la transición a una dosis de mantenimiento de 5 mg/kg al mes. Al mismo tiempo, se realiza una disminución gradual del CNI, con niveles objetivo del fármaco típicos en el momento del inicio del belatacept. Para la segunda infusión, el objetivo del nivel del CNI es del 40 % al 60 %, a la tercera semana tras la infusión inicial, el objetivo deseado es del 30 % de los niveles objetivo de CNI, y para la tercera infusión, 1 mes después de iniciar el belatacept, el CNI puede interrumpirse.

Parte III: Ensayos clínicos y nuevos agentes inmunosupresores

Durante la década de 1990, se sometió a evaluación clínica y de laboratorio una serie de nuevos fármacos inmunosupresores en un intento eficaz por ampliar y mejorar el arsenal terapéutico inmunosupresor; entre ellos se encontraban: tacrolimus, MMF, sirolimus y los anticuerpos monoclonales anti-CD25. Aparte del uso «no indicado (*off-label*)» de los fármacos señalados anteriormente, el belatacept ha sido la única nueva entidad molecular importante incorporada a la práctica sistemática del trasplante clínico. La carrera para la incorporación de nuevos fármacos en la práctica del trasplante clínico puede compararse a una carrera de obstáculos. Numerosos fármacos prometedores (p. ej., FTY720, FK778, efalizumab) han fallado o han dejado de considerarse debido, generalmente, a efectos secundarios no previstos en estudios clínicos avanzados.

El gran éxito del trasplante de órganos que se alcanzó en la década de 1990 con fármacos actualmente disponibles está, paradójicamente, haciendo sumamente difícil (y enormemente costoso) demostrar el beneficio añadido de nuevos fármacos. Como se expone más adelante, en estudios clínicos de fármacos nuevos el uso del marcador tradicional de superioridad del fármaco o del protocolo (supervivencia del paciente o el injerto) demostró ser inviable, y ha sido ampliamente sustituido por otros criterios de valoración.

Estudios clínicos

Antes de poder efectuar cualquier estudio clínico con un fármaco experimental, debe presentarse a la FDA, o a una entidad equivalente si es fuera de Estados Unidos, una solicitud para un *nuevo fármaco en investigación* (IND, *investigational new drug*). La aprobación de las solicitudes IND se basa en la evaluación de estudios preclínicos que sugieren posibles beneficios terapéuticos de un nuevo fármaco y en la evaluación de estudios en diversos animales que sugieren su seguridad. Los estudios clínicos en fase 1 se realizan en pacientes o voluntarios humanos sanos para evaluar el metabolismo, la farmacocinética, la dosis, la seguridad y, si es posible, la eficacia en humanos. Los estudios en fase 2 incluyen estudios clínicos abiertos y controlados, realizados para evaluar la eficacia del fármaco para una indicación concreta y para determinar las pautas de dosificación, los efectos secundarios frecuentes y los riesgos. Los estudios en fase 3 son estudios clínicos ampliados basados en datos preliminares de las fases previas que sugieren eficacia y seguridad. En ocasiones se denominan *ensayos clínicos centrales o fundamentales (pivotal),* porque son esenciales para obtener la autorización aprobada por la FDA y el registro. Típicamente incluyen ensayos clínicos de gran tamaño, habitualmente *multicéntricos*, que son *aleatorizados* y, si es posible, *doble ciego* usando *controles con placebo*. Estos estudios sirven para precisar las dosis, determinar el beneficio y evaluar más la relación global entre riesgo y beneficio del nuevo fármaco. En el trasplante de órganos, hay que tener una especial precaución para asegurar que cualquier posible beneficio de un nuevo fármaco no se ve superado por las consecuencias de una inmunosupresión excesiva o por efectos adversos específicos sobre determinados órganos. La consecución eficaz de la fase 3 debe proporcionar una base adecuada para la calificación del producto y permitir la aprobación del fármaco para sus indicaciones concretas. Tras la introducción de un nuevo fármaco en el mercado clínico, pueden efectuarse estudios en fase 4 bajo la supervisión del fabricante o de investigadores independientes, o a instancias de la FDA para precisar todavía más el papel del fármaco en la práctica clínica.

Todo uso en humanos de un fármaco experimental está regido rigurosamente por las normas predeterminadas del protocolo experimental bajo el que se administra el fármaco. Los pacientes deben leer, comprender y firmar un consentimiento informado que defina claramente la naturaleza del experimento en el que participan, y sus posibles riesgos y beneficios. También deben recibir una copia de la *carta o declaración de derechos del paciente*, que define claramente la naturaleza de su compromiso, y autorizar la divulgación de información de la salud personal de acuerdo con la disposición de las leyes de privacidad federal (estatal) (*Health Insurance Portability and Accountability Act* [HIPAA]). El protocolo experimental y el formulario del consentimiento deben haber sido aprobados por un *consejo o junta de revisión institucional (IRB, institutional review board)* o un *comité de protección de sujetos (seres) humanos (HSPC, human subjects protection committee)*, y el personal médico que administre el protocolo debe sentirse totalmente cómodo con ello. Una vez autorizado un fármaco, suele usarse *«off-label»* para indicaciones, o en dosis, diferentes de las definidas concretamente. Este uso no requiere un procedimiento de consentimiento formal, si bien se aconseja informar al paciente de que el fármaco se está administrando para un uso no aprobado.

Diseño de estudio clínico en el trasplante

Los profesionales (médicos) que usan inmunosupresores deben entender el modo en que se presentan nuevos fármacos, porque los estudios clínicos de nuevos fármacos inmunosupresores no sólo han conducido a su uso clínico, sino que también han determinado considerablemente el modo en que estos fármacos se usan. También es particularmente importante entender qué *criterios de valoración* se utilizaron para determinar la eficacia de los nuevos agentes. La elección del criterio de valoración primario, la eficacia con la que éste se produce en la población de control y la capacidad prevista del nuevo fármaco para cambiar la incidencia de tal criterio de valoración (estimado a partir de estudios en fase 2) permiten una evaluación estadística del número de pacientes que es necesario incluir en el estudio de modo que éste tenga una *potencia o poder estadístico* suficiente para determinar la eficacia del nuevo fármaco. Entre los criterios de valoración secundarios suelen incluirse comparaciones de efectos secundarios, estimaciones de la función renal, y efectos a largo plazo sobre la supervivencia del injerto y del paciente. Los estudios pueden no contar con la potencia estadística para proporcionar respuestas a las preguntas planteadas por los criterios de valoración secundarios.

Cuando, a finales de la década de 1970 y a principios de la década de 1980, se diseñaron los estudios clínicos para el uso de la ciclosporina en el trasplante renal, el criterio de valoración usado fue la mejora de la supervivencia del paciente y del injerto, que la ciclosporina efectivamente lograba. El tacrolimus se incorporó basándose en su capacidad para producir resultados equivalentes a los de la ciclosporina. La introducción de OKT3 se basó en la capacidad superior, cuando se comparaba con los corticoides, para revertir episodios de rechazo agudo, y la timoglobulina se añadió por su superioridad en la reversión del rechazo agudo al comparar con Atgam®. El MMF, el sirolimus y los anticuerpos monoclonales anti-CD25 se introdujeron por su capacidad, cuando se combinaban con ciclosporina y prednisona, para reducir la incidencia de episodios de rechazo agudo. La introducción del belatacept se basó en la función superior del aloinjerto al cabo de 1 año después del trasplante renal.

Criterios de valoración para estudios de nuevos fármacos inmunosupresores
La incidencia de episodios de rechazo agudo, demostrados típicamente mediante biopsia (v. Capítulo 15), llegó a ser el marcador de eficacia de los

nuevos inmunosupresores usado con mayor frecuencia por las siguientes razones:

1. Debido a los resultados excelentes del trasplante renal con inmunosupresores disponibles actualmente, con tasas de supervivencia del injerto al cabo de 1 año de más del 90 % en la mayor parte de los centros y una mortalidad mínima, es extremadamente difícil desde el punto de vista estadístico demostrar el beneficio de nuevos fármacos o protocolos en cuanto a la supervivencia del injerto o del paciente.

2. El rechazo agudo es un potente factor de riesgo para la producción del fracaso crónico del aloinjerto (v. Capítulo 10). En análisis retrospectivos, los pacientes que han sufrido episodios de rechazo agudo han presentado una tasa de supervivencia del injerto a largo plazo que es un 20 % a un 30 % menor que la tasa de supervivencia del injerto de pacientes que no han sufrido rechazo agudo.

3. Los episodios de rechazo agudo son acontecimientos patológicos en sí mismos, que requieren la intensificación de la inmunosupresión y, en ocasiones, el ingreso hospitalario.

4. La mayor parte de los episodios de rechazo agudos se producen durante los primeros meses del trasplante, y su presencia puede demostrarse en la biopsia. Esto permite una evaluación rápida de la eficacia de un nuevo fármaco o protocolo (un lujo con el que no se cuenta cuando se realizan ensayos clínicos con fármacos inmunosupresores en otras circunstancias clínicas, como en el lupus eritematoso diseminado o en la artritis reumatoide).

En los ensayos clínicos fundamentales que desembocaron en la incorporación del MMF, mTOR y los anticuerpos monoclonales anti-CD25, se logró una reducción estadísticamente significativa de la incidencia de los episodios de rechazo agudo. No se alcanzó un efecto importante sobre la supervivencia del injerto y la del paciente, probablemente porque los estudios carecían de potencia estadística para mostrar un efecto como ése.

A medida que se introducen fármacos y protocolos inmunosupresores y la incidencia del rechazo agudo disminuye, cada vez es más difícil demostrar el beneficio estadísticamente significativo de nuevos fármacos. En los estudios clínicos esenciales que llevaron a la incorporación del MMF, el sirolimus y los anticuerpos monoclonales anti-CD25, se comparó la incidencia de rechazo agudo en los pacientes tratados con el protocolo farmacológico experimental con la incidencia de rechazo agudo en los pacientes tratados con el *tratamiento habitual (estándar)* con ciclosporina, prednisona y azatioprina. El éxito del MMF en la reducción de la incidencia del rechazo agudo hizo que entrara a formar parte de un protocolo terapéutico estándar actualizado en numerosos centros (v. parte IV). Como resultado de ello, es probable que en los ensayos clínicos de nuevos fármacos será más difícil obtener la evidencia estadística de una disminución adicional de la incidencia del rechazo agudo. En los ensayos clínicos actuales y futuros, los criterios de valoración pueden basarse en parámetros funcionales como estimados de la función renal (como los observados en los estudios con belatacept), en parámetros histológicos como puntuaciones para la lesión crónica del aloinjerto (v. Capítulo 15), en parámetros inmunitarios (v. Capítulo 2), en la incidencia del retraso de la función del injerto o en una combinación de múltiples criterios de valoración.

La evaluación gradual de nuevos fármacos expuesta anteriormente está diseñada fundamentalmente para llegar a la introducción, por parte de las compañías farmacéuticas, de nuevos fármacos que sean eficaces y seguros. Sin embargo, estos ensayos clínicos pueden no dirigir las cuestiones clínicas planteadas por los médicos, a quienes preocupa más la seguridad y la eficacia de las combinaciones de fármacos. Los grupos de comparación en ensayos clínicos de registro formal son protocolos previamente aprobados que a menudo no representan la «práctica estándar (habitual)» en el momento en que los estudios se completan; por tanto, su información puede tener un valor práctico limitado para los profesionales médicos. Los ensayos post-registro suelen describir experiencias de un centro único, y el valor clínico de los análisis de bases de datos retrospectivos es intrínsecamente limitado. Algunos estudios clínicos a gran escala, aleatorizados y multicéntricos, como los estudios CAESAR, ELITE-Symphony y CONVERT, intentaron evaluar protocolos de fármacos inmunosupresores de forma que se abordaran estos problemas.

Nuevos fármacos inmunosupresores

Numerosos fármacos y conceptos terapéuticos nuevos se encuentran actualmente en diferentes etapas de desarrollo. A continuación se exponen los fármacos que están en ensayos clínicos avanzados y que parecen prometedores para entrar en el ámbito clínico.

Otros anticuerpos monoclonales

El efalizumab es una IgG1 humanizada específica para CD11a que va dirigida contra la molécula LFA-1 (antígeno 1 de función asociada a linfocitos, *lymphocyte-associated function-1*). LFA-1 se une a moléculas de adhesión intercelular, y dicha interacción es importante en el reclutamiento de leucocitos hacia los puntos de inflamación (v. Capítulo 2) y en la estabilización de la interacción entre linfocitos T y las APC. El efalizumab ha sido aprobado para el tratamiento de la psoriasis grave, y estaba siendo desarrollado para el uso en el trasplante como inmunosupresor de administración subcutánea en protocolos sin CNI. Los estudios de fase I y de fase II muestran que el fármaco es eficaz, aunque con dosis elevadas se observó una aumento de la incidencia de PTLD. Se documentaron casos de PML en pacientes con psoriasis, y la FDA ha interrumpido su desarrollo para el trasplante en Estados Unidos.

El alefacept es una proteína de fusión LFA-3-IgG1 humanizada que se une a CD2 en los linfocitos T, y bloquea la interacción entre LFA-3 y CD2 e interfiere en la activación de linfocitos T. Su uso ha sido aprobado para tratar la psoriasis. El ensayo clínico de fase II en el que se emparejó con el tacrolimus nunca se publicó, ya que un análisis intermedio no proporcionó datos suficientes de su beneficio para persuadir al fabricante de continuar con su desarrollo.

ASKP1240 es un anticuerpo monoclonal anti-CD40 que consta de IgG4 completamente humanizada. Este producto biológico interrumpe la vía coestimuladora CD40-CD154 impidiendo la interacción entre CD40 y CD154. Es un fármaco prometedor en modelos animales en ensayos de fase I.

Inhibidores de cinasas Janus y de proteínas-cinasas

Las cinasas Janus (JAK, *Janus kinases*) constituyen una familia de tirosina-cinasas citoplásmicas que intervienen en la señalización de superficie celular. Se ha evaluado en estudios clínicos el tofacitinib (CP-690550), que parece ser un inmunosupresor eficaz, aunque las dosis elevadas se han asociado a un mayor riesgo de infecciones. Los estudios de fase II se realizaron en pacientes no sensibilizados, y se demostró una tasa similar de rechazo en comparación con una pauta basada en ciclosporina; sin embargo, la incidencia de nefritis por virus BK e infecciones por CMV era mayor en algunos de los grupos tratados con dosis superiores, y los efectos adversos hematológicos eran mayores cuando se usaba con MMF.

La sotrastaurina (AEB071) es un inhibidor de proteínas-cinasas cuyo desarrollo para su uso en un protocolo con CNI se interrumpió debido al fracaso del tratamiento, pero se está desarrollando en Europa en combinación con everolimus.

Bortezomib

El bortezomib es un inhibidor del proteasoma aprobado por la FDA para el tratamiento del mieloma múltiple. Los efectos inmunomoduladores del fármaco son pleiotrópicos y se deben, en parte, a sus efectos proapoptóticos sobre células plasmáticas. El bortezomib también suprime la función de linfocitos T, y el fármaco tiene potencial para el tratamiento y la prevención tanto del rechazo mediado por anticuerpos como del rechazo mediado por células. Los estudios preliminares sugieren que el fármaco es eficaz y seguro, y que reduce los niveles de anticuerpos específicos de donante (DSA; v. Capítulo 3). Cada vez se piensa más que los DSA son una causa importante de rechazo crónico y pérdida del injerto, y si el bortezomib se muestra capaz de reducirlos o eliminarlos a largo plazo, puede proporcionar un medio valioso para prolongar la función del injerto. También se dispone de otros inhibidores del proteasoma, , entre ellos el carfilzomib y el ixazomib, recientemente aprobado por la FDA y el primer fármaco de esta clase activo por vía oral, aunque no se dispone de publicaciones sobre la experiencia con estos fármacos en el trasplante clínico.

Eculizumab

El eculizumab es un anticuerpo monoclonal humanizado dirigido a la proteína del complemento C5. La unión inhibe la actividad de la convertasa de C5, bloqueando así la formación de C5a y C5b, así como la formación del complejo de ataque de membrana. Está autorizado actualmente por la FDA para tratar la hemoglobinuria paroxística nocturna o el síndrome hemolítico urémico atípico. Aunque el fármaco puede usarse para tratar estos trastornos si reaparecen tras el trasplante (v. capítulo 11), el eculizumab también ha sido utilizado en receptores de trasplantes para evitar la lesión microvascular mediada por el complemento que se asocia al rechazo progresivo mediado por el complemento. En varios estudios a pequeña escala se ha examinado su utilidad en el ámbito del trasplante y parece prometedor. Los problemas relativos al coste suele limitar su uso *off-label* (fuera de indicación) para tratar casos graves y que no responden al tratamiento. Los estudios en curso esperan establecer su utilidad en el tratamiento del rechazo mediado por anticuerpos, la desensibilización de anticuerpos específicos de donante preexistentes o en la prevención de las lesiones por isquemia-reperfusión.

Inmunomodulación e inducción de tolerancia

La *inmunomodulación* es un término algo impreciso que se usa para describir los intentos por modificar la respuesta inmunitaria de un modo inespecífico, con el fin de facilitar la aceptación del aloinjerto sin alterar los mecanismos o las células efectoras. Esta categoría engloba varias técnicas. La infusión de *células progenitoras pluripotenciales* o *médula ósea específica del donante,* o la *irradiación linfoide total*, en combinación con una inmunosupresión inespecífica breve, ha producido una supervivencia del injerto a largo plazo sin tratamiento inmunosupresor en alotrasplantes de órganos clínicos y experimentales. La médula ósea de donante proporciona una señal hasta la fecha no identificada para la tolerancia. Se sabe que las *transfusiones de sangre* ejercen efectos beneficiosos sobre la supervivencia de los aloinjertos en humanos y animales a través de diversos posibles mecanismos. El efecto «tolerogénico» de la médula ósea y la sangre también puede deberse al desarrollo de un estado de microquimerismo (v. Capítulo 2). En un estudio clínico aleatorizado de transfusiones de sangre específica de donante en el perioperatorio en trasplantes de donante vivo no se demostró beneficio alguno en la práctica. Aunque se ha logrado algún éxito con estas técnicas innovadoras, todas requieren una inmunosupresión inicial intensa, y existen alguna evidencia de respuesta inmunitaria residual. Los estudios de seguimiento a largo plazo de trasplantes con incompatibilidad HLA indican una tasa elevada de rechazo crónico del aloinjerto. Los datos en parejas compatibles para dos haplotipos son alentadores. Sin embargo, estos protocolos aún no están preparados para una aplicación clínica amplia, y se requiere un donante vivo.

Parte IV: Protocolos inmunosupresores

PRINCIPIOS GENERALES DEL DISEÑO DE PROTOCOLOS

La diversidad de fármacos inmunosupresores de que se dispone para uso en trasplante clínico permite realizar permutaciones que constituyen protocolos inmunosupresores. Los centros de trasplante tienden a ser leales a sus propios protocolos, que suelen haberse desarrollado en respuesta a las necesidades y experiencia locales. Las consideraciones económicas, tanto para los pacientes como para los centros, pueden determinar la elección entre fármacos similares. Los protocolos deben contemplarse como guías para el tratamiento que no necesariamente requieren cumplirse ciegamente. Con nuevos conocimientos y experiencia, pueden necesitar modificaciones entre pacientes. En una época en la que son habituales unas tasas de éxito a corto plazo del 95 % de los trasplantes de donante cadáver, se puede considerar la experiencia con cientos de pacientes controlados durante períodos prolongados para demostrar el beneficio de un método nuevo o modificado.

Se dispone de escasos datos prospectivos acerca de los efectos de diferentes protocolos sobre la supervivencia del injerto a los 5 y los 10 años. La mayor parte de los datos sobre el diseño de protocolos a largo plazo proceden de análisis retrospectivos y análisis de grandes bases de datos. Aunque son valiosos, estos análisis traen consigo defectos intrínsecos de diseño. Por ejemplo, en un estudio ciego (enmascarado) prospectivo, se puede asegurar que los grupos que se comparan son demográficamente y clínicamente similares, y que se anula el sesgo del investigador en la elección del protocolo. En análisis de bases de datos, estas garantías faltan, y los análisis están limitados por la fiabilidad de los datos que se han introducido. Sin embargo, los análisis de las bases de datos permiten evaluar una gran cantidad de pacientes durante un período prolongado, y pueden permitir el reconocimiento de tendencias y asociaciones no apreciadas en estudios prospectivos a corto plazo sobre un número limitado de pacientes. La importancia para pacientes concretos de estudios de resultados basados en el análisis de bases de datos debe considerarse con prudencia.

En la tabla 6-10 se muestran los componentes de un protocolo convencional de inmunosupresión. Estos componentes son importantes para todos los receptores, con la posible excepción de los donantes vivos emparentados con compatibilidad para dos haplotipos. La gran cantidad de fármacos inmunosupresores disponibles actualmente ha conducido también al desarrollo de una serie de nuevos protocolos. En algunos programas, protocolos innovadores se han convertido en los protocolos locales habituales para el tratamiento. En todos los protocolos, y debido a que el riesgo de rechazo agudo es mayor en las primeras semanas y meses tras el trasplante (*fase de inducción*) y disminuye a partir de entonces (*fase de mantenimiento*), la inmunosupresión debe estar en su mayor nivel en este período inicial, y

T A B L A 6-10	Componentes del protocolo convencional de inmunosupresión	
Clase de agente	**Opciones**	
Inhibidor de calcineurina	Ciclosporina, tacrolimus	
Corticoides	Dosis y pauta	
Fármaco complementario	Azatioprina, MMF, sirolimus	
Anticuerpos de inducción	Deplecionantes o no deplecionantes de linfocitos	
Fármacos suplementarios	Antagonista del calcio, HCRI	
Profilaxis de infección	Bactrim, antifúngicos, antivirales	

HCRI, inhibidor de HMG-CoA-reductasa; MMF, micofenolato mofetilo.

debe reducirse para el tratamiento prolongado. Los efectos secundarios más temidos de la inmunosupresión (infección oportunista y neoplasias) tienden a reflejar la magnitud total de inmunosupresión administrada, en lugar de la dosis de un único fármaco. Por tanto, la cantidad total de inmunosupresión se debe controlar y considerar en todas las etapas de la evolución posterior al trasplante.

Protocolos convencionales de inmunosupresión

Los protocolos convencionales de inmunosupresión constan de un CNI, un fármaco complementario, corticoides y la posible adición de inducción con anticuerpos. Con los protocolos convencionales, la mayor parte de los programas pueden llegar a lograr de un 90 % a un 95 % de supervivencia del injerto, con una tasa de rechazo agudo del 10 % al 20 %.

¿Ciclosporina o tacrolimus?

Ambos CNI siguen constituyendo el eje central de la inmunosupresión en el trasplante, y es probable que lo sigan siendo hasta que se introduzcan en la práctica clínica fármacos con la misma eficacia, pero menos tóxicos (en particular, nefrotóxicos). Aunque mucho se ha dicho de discretas diferencias entre la ciclosporina y el tacrolimus, el hecho es que estos fármacos son notablemente similares, y ambos son enormemente efectivos. En la tabla 6-1 se resumen sus similitudes y diferencias. Las diferencias pueden orientar la elección del fármaco en pacientes concretos. Por ejemplo, en algunos centros puede preferirse la ciclosporina para tratar pacientes afroamericanos, debido a la mayor incidencia de intolerancia a la glucosa después del trasplante en pacientes tratados con tacrolimus; este último puede preferirse para tratar a adolescentes y a otros pacientes preocupados por la estética, debido a las alteraciones estéticas más intensas asociadas a la ciclosporina; la ciclosporina puede preferirse en algunos pacientes por los efectos secundarios neurológicos generalmente más leves; el tacrolimus puede preferirse en receptores de trasplante simultáneo de riñón y páncreas, debido a su potencia inmunosupresora ligeramente mayor a pesar de sus efectos adversos sobre los islotes del páncreas (v. Capítulo 16); la alopecia inducida por el tacrolimus en las mujeres adultas puede motivar el cambio a la ciclosporina.

Los datos prospectivos comparando ambos fármacos han tendido a favorecer al tacrolimus. Sin embargo, esos estudios son a veces difíciles de interpretar, debido al diseño del protocolo y a la introducción de formulaciones mejoradas y la monitorización del nivel del fármaco en el caso de la ciclosporina. Durante la última década, ha existido una tendencia uniforme hacia el mayor uso del tacrolimus. En Estados Unidos, alrededor del 95 % de los pacientes se tratan con este fármaco en el momento en que reciben el alta del hospital, y la mayoría de los restantes reciben ciclosporina. En Europa se ha observado una tendencia similar.

¿Qué fármaco complementario?

En esta exposición, el término *fármaco complementario* se usa para describir los fármacos inmunosupresores que se usan en combinación con un CNI en el período inicial tras el trasplante para fomentar la potencia del protocolo inmunosupresor, como lo refleja una disminución de la incidencia de episodios de rechazo agudo. La mayor parte de los programas siguen usando un tratamiento de combinación a largo plazo. La azatioprina ha sido sustituida por MMF o MPA con recubrimiento entérico (con mayor frecuencia MMF) en la mayoría de los centros, debido a su mayor capacidad para reducir la incidencia de rechazo agudo y la evidencia (que ha suscitado cierta controversia) de que también mejoran los resultados a largo plazo. La combinación MMF/MPA con tacrolimus se usa en más del 90 % de los pacientes en Estados Unidos.

A finales de 1999, estuvo disponible el sirolimus para uso clínico. En su prospecto inicial estadounidense, se usaba de forma similar al MMF, con una dosis completa del CNI y una dosis fija de sirolimus. Hoy en día, casi nunca se utiliza de este modo, y para el uso óptimo del sirolimus es obligatorio controlar el nivel del fármaco, típicamente con dosis atenuadas del CNI. Debido al perfil de efectos secundarios del sirolimus y al hecho de no demostrar superioridad sobre el MMF en la mayoría de las circunstancias clínicas (v. la exposición del estudio clínico Symphony, más adelante), se usa como fármaco primario sólo en el 5 % de los casos en Estados Unidos. El sirolimus puede ser particularmente útil en pacientes considerados de alto riesgo de sufrir una neoplasia maligna postrasplante o en quienes desarrollan una neoplasia maligna *de novo*, especialmente cáncer cutáneo, tras el trasplante (v. Capítulo 11). Se ha demostrado que el everolimus es un fármaco complementario útil y que incluso puede usarse como inmunosupresor primario cuando se inicia de forma secuencial y en el postoperatorio.

Inducción con anticuerpos

La inducción con anticuerpos es el término utilizado para describir el uso de anticuerpos deplecionantes (timoglobulina, alemtuzumab) o el anticuerpo monoclonal anti-CD25 no deplecionante (basiliximab) en el período postoperatorio inmediato. Los protocolos de inducción con timoglobulina son una alternativa al uso de un CNI en el período inicial tras el trasplante (aunque el CNI se administra en dosis habituales o atenuadas en muchos programas) y son, por tanto, diferentes de la inducción que usa un anticuerpo no deplecionante, en la que es obligatorio el uso simultáneo de un CNI. En el tratamiento *secuencial*, se administra timoglobulina, y sólo se introduce el CNI cuando la función renal ha alcanzado un nivel predeterminado (p. ej., un nivel de creatinina plasmática de 3 mg/dl). El anticuerpo se interrumpe en cuanto se alcanzan niveles adecuados de CNI. Por tanto, un paciente con un injerto que funciona bien puede recibir sólo unos días de tratamiento con anticuerpos.

En la tabla 6-11 se enumeran las ventajas y los inconvenientes de la inducción con anticuerpos que provocan depleción linfocitaria. Los beneficios de la inducción con timoglobulina y alemtuzumab sugieren un grado similar de eficacia. Sigue existiendo un gran debate sobre los beneficios relativos de la timoglobulina y del anticuerpo monoclonal anti-CD25. En pacientes de escaso riesgo, son tan eficaces como los agentes deplecionantes. Se interrumpió un estudio prospectivo de ambas formas de inducción en receptores de alto riesgo (v. «Grupos de alto riesgo y de bajo riesgo», más adelante) por un aparente beneficio de la timoglobulina. Sin embargo, este beneficio no se reconoció en un análisis retrospectivo. Los estudios retrospectivos a largo plazo no han

TABLA 6-11	Posibles ventajas e inconvenientes de la inducción con anticuerpos que causan depleción linfocitaria

Posibles ventajas

Mejora de la supervivencia del injerto en pacientes de alto riesgo

El período de retraso de la función del injerto puede acortarse

Se retrasa el inicio del primer rechazo

Evita el uso precoz del inhibidor de calcineurina

Puede permitir un régimen de mantenimiento menos agresivo

Posibles inconvenientes

Riesgo de reacciones a la primera dosis

Puede prolongar la estancia del ingreso hospitalario

Mayor coste

Mayor incidencia de infección por citomegalovirus

Aumento del riesgo de linfoma tras el trasplante

Aumento de la mortalidad documentada a corto y a largo plazo

demostrado beneficios significativos del tratamiento de inducción habitual en cuanto a la supervivencia del paciente y del injerto.

En muchos programas, la indicación con anticuerpos deplecionantes se reserva para receptores inmunológicamente de alto riesgo o para pacientes en quienes se prevé un retraso de la función del injerto. Esta inducción con anticuerpos deplecionantes también puede estar indicada en pacientes que necesitan fármacos anticonvulsivos que pueden dificultar la consecución de niveles terapéuticos del CNI al inicio del período postrasplante. En Estados Unidos, alrededor del 90 % de los pacientes reciben alguna forma de inducción con anticuerpos, con mayor frecuencia con timoglobulina.

Grupos de alto riesgo y de bajo riesgo

No todos los pacientes son iguales con respecto a las posibilidades de rechazo o de pérdida del injerto, y se deben individualizar los protocolos para tener esto en cuenta. Los pacientes sometidos a un trasplante simultáneo de riñón y páncreas, y los pacientes con niveles elevados de anticuerpos preformados o trasplantes previamente fallidos pueden necesitar un tratamiento más intensivo. Los pacientes con retraso de la función del injerto son más propensos a sufrir episodios de rechazo agudo. En varios estudios clínicos, los pacientes afroamericanos han necesitado dosis superiores de fármacos inmunosupresores para lograr el mismo beneficio inmunosupresor, y algunos programas lo tienen en cuenta de forma sistemática en el diseño del protocolo. Los pacientes jóvenes tienden a a ser immunológicamente agresivos; el diseño de protocolos para niños se expone en el capítulo 17. Los pacientes de edad avanzada pueden no tolerar la inmunosupresión intensa, y los riñones de donantes mayores pueden tolerar menos las agresiones inmunológicas y de otro tipo. Los receptores de trasplante de donante cadáver con buena compatibilidad o de donante vivo emparentado, particularmente de donante con compatibilidad para dos haplotipos, pueden requerir menos inmunosupresión.

¿Durante cuánto tiempo se debe continuar la inmunosupresión?

¡El sistema inmunitario tiene una gran memoria! La inmunosupresión se necesita para la vida funcional del injerto, incluso si ha durado dos décadas o más. La interrupción de los fármacos inmunosupresores, incluso muchos años tras el trasplante, puede conducir a un rechazo agudo tardío o un rechazo crónico acelerado. En los pacientes estables, la reducción cuidadosamente controlada o incluso la interrupción de componentes individuales del protocolo inmunosupresor puede ser segura.

¿Cuándo interrumpir la inmunosupresión?

La mortalidad mínima que se asocia actualmente al trasplante renal es en gran medida el resultado de una apreciación de cuándo minimizar o interrumpir la inmunosupresión y abandonar un riñón. La interrupción de la inmunosupresión puede ser necesaria en pacientes con infección oportunista resistente o con neoplasia maligna (v. Capítulos 11 y 12). En los pacientes con deterioro de la función renal a pesar de más de dos o tres rechazos adecuadamente tratados, es mejor permitir su regreso a la diálisis y buscar otro trasplante. La retirada de la inmunosupresión puede causar un rechazo y el desarrollo de anticuerpos HLA, provocando una PRA mayor (v. Capítulo 3). La decisión de retirar la inmunosupresión debe tener en cuenta cuándo se espera que el paciente con un injerto fallido sea trasplantado de nuevo. En los pacientes con un tiempo de espera previsto de menos de 2 años o con un donante vivo, se recomienda continuar con inmunosupresión de intensidad baja para evitar la sensibilización. En los pacientes con trasplantes fallidos que siguen produciendo cantidades importantes de orina mientras están en diálisis también puede ser beneficiosa la continuación de una inmunosupresión de intensidad baja. Los pacientes que han sido tratados con corticoides durante un período prolongado pueden tener una supresión suprarrenal, y la dosis de corticoides debe interrumpirse muy lentamente. Con la introducción constante de nuevos inmunosupresores en la práctica clínica, se necesita un gran cuidado y criterio para evitar la tentación de añadir o intercambiar en exceso nuevos agentes.

Recomendaciones específicas de protocolos

Ciclosporina

La ciclosporina, 6-10 mg/kg/día por vía oral, se administra como dosis única o dos veces al día, empezando inmediatamente antes del trasplante o en el primer día del postoperatorio. Este fármaco puede administrarse por infusión intravenosa durante 4 h o puede administrarse como infusión constante durante 24 h; la dosis es una tercera parte de la dosis oral. En pacientes tratados con inducción con anticuerpos deplecionantes, la ciclosporina oral puede iniciarse varios días antes de completar el ciclo de tratamiento, de forma que los niveles del fármaco serán terapéuticos en el momento de la dosis final de anticuerpos. Se ajustan entonces las dosis para mantener los niveles dentro de los valores que se muestran en la tabla 6-12. Es prudente seguir controlando los niveles de ciclosporina, aunque el grado de fiabilidad de estos niveles y la frecuencia de su determinación varían según los programas. La dosis deseada y los niveles diana están influidos por el uso simultáneo de fármacos complementarios y los antecedentes de rechazo. A los 3 meses después del trasplante, la dosis de ciclosporina que están recibiendo la mayoría de los pacientes es de 3-5 mg/kg/día.

No existe aún un acuerdo claro sobre cuál es la mejor dosis o nivel de fármaco para el uso prolongado de la ciclosporina, y lamentablemente no se cuenta con estudios clínicos prospectivos aleatorizados que comparen los intervalos (rangos) de las dosis de la ciclosporina. El control del nivel del fármaco con niveles máximos (pico) a las 2 h (C2) puede ser más eficaz que la monitorización de la concentración valle (nivel más bajo). Los niveles máximos recomendados no han sido ampliamente validados con diversas poblaciones de trasplante y protocolos, y los niveles recomendados que se muestran en la tabla 6-10 deben considerarse así. El temor a la nefrotoxicidad

| Mes tras el trasplante | Ciclosporina | | | Tacrolimus |
	HPLC y CMIA (ng/ml)	**FPIA (ng/ml)**	**Niveles de C2* (pg/ml)**	**CMIA (ng/ml)**
0-2**	150-350	250-450	1,2-1,5	10-15
2-6	100-250	175-350	0,8-1,2	6-10
>6	100	150	0,5-0,8	4-8

CMIA, inmunoanálisis de micropartículas mediante quimioluminiscencia; FPIA, inmunoanálisis mediante polarización fluorescente; HPLC, cromatografía líquida de alto rendimiento.
*Obtenidos en 15 min de 2 h tras la dosis. Para los niveles de C2, no se requiere cambio alguno en los niveles objetivo para diferentes tipos de análisis.
**En los primeros días tras el trasplante, el nivel valle de ciclosporina no debe descender más allá de 300 ng/ml mediante HPLC.

progresiva ha tentado a muchos médicos a permitir niveles bajos, pero esta política puede permitir el desarrollo insidioso de rechazo crónico. Estudios retrospectivos demuestran que el uso continuado de ciclosporina conduce a una función adecuada y prolongada del injerto.

Tacrolimus

La dosis inicial recomendada para el tacrolimus oral es de 0,15-0,30 mg/kg/día, administrada en una dosis dividida cada 12 h, típicamente 2-4 mg dos veces al día. En el trasplante renal casi nunca es necesario administrar tacrolimus intravenoso, y la primera vía a considerar es la administración sublingual. Las dosis se ajustan para mantener niveles de tacrolimus entre 10 y 15 ng/dl durante las primeras semanas tras el trasplante y algo inferior a partir de ese momento (Tabla 6-12). Existe una importante variación entre pacientes, y en el mismo paciente, en cuanto a la dosis de tacrolimus necesaria para lograr estos niveles, y algunos pacientes reciben tan sólo 2 mg/día y otros reciben esta dosis multiplicada por 10. La relación entre los niveles del fármaco y las manifestaciones de toxicidad varía considerablemente entre los pacientes.

Cambio de los inhibidores de la calcineurina

Si aparecen efectos secundarios con uno de los CNI, es bastante razonable cambiar al otro fármaco. Las razones habituales pare el cambio son estéticas (tacrolimus por ciclosporina por la alopecia y a la inversa por la aparición de hirsutismo; ciclosporina a tacrolimus por hipertrofia gingival). En algunos pacientes, la diabetes mellitus de nueva aparición (v. Capítulo 11) puede responder al cambio de tacrolimus a ciclosporina. La dosis elegida en el momento del cambio debe personalizarse. No es necesario superponer los fármacos, y no suele ser necesaria una «cobertura» con corticoides. Tras el cambio, hay que monitorizar rigurosamente a los pacientes.

Corticoides

El uso de corticoides en el período previo al trasplante se ha visto reducido espectacularmente al disponer de CNI. Sigue administrándose una gran dosis de metilprednisolona en el período intraoperatorio, en una dosis de hasta 1 g. En los protocolos habituales, la dosis se reduce después rápidamente, desde 150 mg el día 1 hasta 20 mg el día 14. En algunos programas se evita totalmente el ciclo de corticoides, modificándolo o empezando con 30 mg al día o incluso menos. La dosis oral máxima de prednisona al mes debe ser de 15-20 mg, y de 5-10 mg a los 3 meses. La dosis de mantenimiento a largo plazo es de 5 mg en la mayor parte de los programas. Los episodios de rechazo pueden aparecer en ocasiones cuando se realizan incluso reducciones muy pequeñas en pacientes después de 3 meses. Los protocolos con dosis de mantenimiento de corticoides elevadas, usados en ocasiones en enfermedades del colágeno vascular y vasculitis, son innecesarios y están contraindicados en el trasplante renal.

Fármacos complementarios

La dosis habitual de MMF en adultos es de 1 000 mg dos veces al día, si bien los pacientes afroamericanos pueden beneficiarse de una dosis superior (1 500 mg dos veces al día) en el período postrasplante inicial. Los pacientes con dosis completa de tacrolimus pueden necesitar una dosis menor. Algunos datos sugieren que la medición del área bajo la curva (ABC) del ácido micofenólico puede ser útil para predecir la efectividad del MMF; sin embargo, los niveles valle más convenientes no han mostrado ser útiles de forma convincente y no suelen medirse. Si la dosis de MMF se reduce o se mantiene durante cortos períodos en caso de efectos secundarios, se debe mantener la dosis de CNI y prednisona. Cuanto más se reduzca la dosis de MMF, mayor es el riesgo de un posterior rechazo, y hay que controlar a los pacientes por ello. La mayor parte de los programas siguen administrando MMF durante períodos prolongados; la administración durante al menos 1 año ha demostrado, en estudios retrospectivos, que produce un beneficio mensurable en la supervivencia del injerto y que reduce la incidencia de rechazos agudos tardíos.

La dosis de mantenimiento de sirolimus es típicamente de 2-5 mg una vez al día con niveles sanguíneos objetivo similares a los descritos para el tacrolimus (v. «Tacrolimus», anteriormente). Si el CNI acompañante se interrumpe totalmente, las dosis de sirolimus requeridas para mantener niveles adecuados puede aumentar. La dosis recomendada habitual es de 2 mg, administrados una vez al día 4 h después de la dosis de la mañana de ciclosporina, aunque algunos pacientes toman ambos fármacos simultáneamente. Si el sirolimus va a ser el fármaco primario, se administra una dosis de carga de 6 mg el primer día de tratamiento para acelerar la consecución de un nivel valle estable. Los pacientes afroamericanos pueden necesitar una dosis superior. Actualmente, se controla el nivel valle del fármaco de forma sistemática. Si se administra sirolimus con tacrolimus, suele ser adecuado un nivel valle combinado de 10-15 ng/dl. La administración de sirolimus debe ir acompañada de una profilaxis con dosis baja de sulfametoxazol/trimetoprima durante al menos 1 año; algunos centros lo usarán indefinidamente.

La dosis típica de everolimus es de 0,75-1,5 mg dos veces al día, y también se controla terapéuticamente. Un inconveniente de su uso es el largo tiempo que se necesita para que lleguen del laboratorio los resultados de la concentración, lo que puede hacer que existan unos niveles subterapéuticos o extraterapéuticos.

La inclusión de *antagonistas del calcio (bloqueadores de los canales de calcio)*, generalmente diltiazem o verapamilo, en la pauta inmunosupresora habitual tiene posibles ventajas. Además de sus propiedades antihipertensoras, ambos fármacos pueden minimizar la vasoconstricción inducida por CNI y proteger contra la lesión isquémica del injerto y la nefrotoxicidad. Ambos fármacos compiten con los CNI para la excreción mediante el sistema enzimático CYP3A, lo que eleva los niveles de los fármacos y permite la administración segura de dosis menores. Los antagonistas del calcio también pueden tener cierta actividad inmunomoduladora intrínseca por sí mismos, relacionada con el papel de los niveles de calcio citosólico o la activación génica. La inclusión habitual de antagonistas del calcio en el protocolo posterior al trasplante puede mejorar las tasas de supervivencia del injerto al cabo de 1 año en un 5 % a un 10 %.

Protocolos para trasplantes de donante vivo
Antes de la introducción de la ciclosporina en la práctica clínica habitual, se lograban resultados excelentes en trasplantes de donante vivo emparentado compatible para dos haplotipos con azatioprina y prednisona únicamente. A pesar de esta experiencia, la mayor parte de los programas de trasplante actuales usan protocolos basados en CNI para estos pacientes, debido a la menor incidencia de rechazo agudo. Los receptores de trasplante con compatibilidad para dos haplotipos tratados con CNI pueden ser buenos candidatos para retirar o evitar el uso de corticoides. Puede usarse MMF para sustituir al CNI. En todos los demás trasplantes de donante vivo, los protocolos convencionales se basan en CNI y son similares a los descritos para los trasplantes de donante cadáver. No es necesaria de forma sistemática la inducción con anticuerpos deplecionantes, y algunos programas prescinden totalmente de la inducción con anticuerpos.

Protocolos de bajo coste
Los fármacos y protocolos inmunosupresores descritos anteriormente son tan caros que pueden llegar a impedir el trasplante en los países en vías de desarrollo, o en las personas que, en los países desarrollados, no cuentan con un seguro médico adecuado y la cobertura del coste de los fármacos. En el primer caso, la mayor parte de los trasplantes son de donante vivo en receptores no sensibilizados. En estas circunstancias, pueden lograrse excelentes resultados sin usar la inducción con anticuerpos, y con los preparados genéricos más baratos de CNI combinados con azatioprina y dosis bajas de esteroides, que son, ambos, fármacos baratos. La dosis de azatioprina es de 1-3 mg/kg. Los niveles del fármaco no se miden, y la dosis suele ser fija con ajustes en caso de efectos adversos hematológicos. En pacientes que no pueden permitirse el tratamiento de mantenimiento a largo plazo con MMF o sirolimus, la azatioprina es una alternativa bastante mejor que la ausencia total de inmunosupresión. El coste anual de la azatioprina es de unos 900 dólares, en comparación con los 12 000 dólares del MMF.

Protocolos de trasplante innovadores
La disponibilidad de múltiples inmunosupresores ha estimulado los intentos para minimizar o evitar los componentes más tóxicos del protocolo habitual (estándar). Los corticoides y los CNI son los objetivos más evidentes de estos esfuerzos.

Retirada de corticoides y evitación del uso de corticoides.   La *retirada de corticoides*, la interrupción de la administración de corticoides días, semanas o meses después del trasplante, debe diferenciarse de la *evitación de los corticoides*, situación en la que no se administran corticoides en absoluto. La retirada puede ser rápida (en una semana tras el trasplante) o demorarse. La diferencia entre ambas técnicas es más que semántica, y existen datos de que la retirada rápida puede ser más segura que la retirada de corticoides más tardía. La retirada rápida también puede ser más segura que la ausencia total de uso de estos fármacos. Debido a que la mayor parte de los efectos secundarios de los corticoides se deben a las dosis elevadas que se administran en el período postoperatorio inmediato y a las dosis elevadas del tratamiento de mantenimiento, existe una buena razón para centrar los esfuerzos en una retirada rápida o en el uso de un tratamiento de mantenimiento con dosis bajas.

Cuando los receptores de trasplante reciben el alta hospitalaria en Estados Unidos, casi un tercio de todos ellos no recibe corticoides, lo que indica que evitar estos fármacos es una práctica habitual de muchos programas. La mayor parte de los protocolos sin corticoides administran inducción con anticuerpos con ATG seguido de combinaciones de un CNI y sirolimus o MMF. En los pacientes en los que se retiran los corticoides, puede observarse una mayor incidencia de episodios de rechazo agudo y cierto regreso al uso de estos fármacos. Los pacientes afroamericanos y los pacientes presensibilizados pueden no ser candidatos adecuados para esta retirada. Ha sido difícil confirmar un beneficio claro de la retirada en lo que respecta a determinados efectos secundarios relacionados con los corticoides (p. ej., enfermedad ósea, hiperlipidemia), probablemente porque incluso los pacientes tratados con ellos reciben dosis muy bajas. La retirada de corticoides puede relacionarse, en determinados pacientes, con una menor incidencia de efectos cardiovasculares. Algunos datos indican que puede existir un deterioro a largo plazo en la función del injerto tras la retirada de los corticoides. Los riesgos y los beneficios de la retirada de estos fármacos deben revisarse exhaustivamente con los pacientes antes de realizar cambios en los protocolos.

Abstención de uso, retirada y minimización de la dosis de los inhibidores de la calcineurina.   Evitar, o al menos minimizar, los efectos nefrotóxicos de los CNI es un objetivo útil que se ha probado en diversos estudios clínicos multicéntricos a gran escala. En los pacientes de escaso riesgo, los protocolos que evitan o retiran los CNI usando combinaciones de anticuerpos monoclonales anti-CD25, corticoides y MMF, o empleando sirolimus o everolimus únicamente, permiten aparentemente una supervivencia excelente del injerto, pero con una inaceptable incidencia elevada de episodios de rechazo agudo y efectos secundarios relacionados con los TOR. Algunos protocolos combinan eficazmente sirolimus, MMF y corticoides; es frecuente que las dosis se ajusten por efectos adversos hematológicos. La retirada precoz o evitar el uso de CNI no es un tratamiento habitual.

La opción de protocolo más prometedora para retirar los CNI en caso de aparición de efectos secundarios es el cambio a un protocolo basado en belatacept combinado con MMF. La función renal se preserva mejor. Hay que recordar que esta opción sólo puede ofrecerse a pacientes inmunes frente al VEB.

Trasplante renal con incompatibilidad ABO y HLA
El trasplante a través de las barreras inmunológicas tradicionales del grupo sanguíneo ABO y los anticuerpos HLA donante-específicos ha llegado a lograrse en determinados casos. En algunas ocasiones, pacientes que cuentan con donantes vivos sanos no pueden ser trasplantados debido a una incompatibilidad ABO. Puede tratarse del único donante vivo disponible para ese paciente que, de otro modo, debería pasar por un trasplante de donante cadáver como única opción disponible. Para poder proceder con una pareja con incompatibilidad ABO, se debe medir un título basal de isoaglutininas de grupo sanguíneo en el receptor. El título de isoaglutininas es útil para predecir si el tratamiento puede permitir el trasplante con incompatibilidad ABO, y para determinar el número de tratamientos necesarios antes del trasplante. Existen diferencias de programas, pero la mayor parte emplean una combinación de plasmaféresis e IVIG hasta que el título de isoaglutininas es < 1:8. Una vez que se logra, puede procederse al trasplante con una monitorización rigurosa de los títulos tras él. La plasmaféresis postrasplante puede estar indicada en pacientes en quienes el título aumenta rápidamente tras el trasplante. En los pacientes que no responden a la plasmaféresis tras el trasplante, puede

estar indicada la esplenectomía. Los receptores pueden recibir rituximab, tacrolimus y micofenolato antes del trasplante del órgano.

Los pacientes con anticuerpos HLA específicos del donante también pueden tener que tratarse para permitir el trasplante con un donante HLA incompatible. Este proceso puede realizarse en emparejamientos vivos incompatibles, o en pacientes en la lista de espera para trasplante de donante cadáver que están muy sensibilizados. Para donantes vivos, se debe valorar el grado de incompatibilidad HLA mediante la cifra de anticuerpos específicos de donante y su intensidad de fluorescencia media (MFI, *mean florescence intensity*). Existen dos protocolos habituales en uso: *1)* uso de rituximab con dosis elevada de IVIG (2 g/kg con una dosis máxima de 140 g) y *2)* una combinación de plasmaféresis con una dosis baja de IVIG (100 mg/kg). Tras el tratamiento, se deben controlar los anticuerpos HLA para asegurarse de que han disminuido. Otros tratamientos complementarios son el rituximab o el bortezomib.

Debido a la inevitable complejidad, coste y riesgo asociados a los protocolos de desensibilización, el intercambio de riñones emparejados puede ser un método mejor para parejas incompatibles, y se expone con detalle en el capítulo 7, Parte IV.

Parte V: Tratamiento del rechazo del trasplante renal

RECHAZO CELULAR AGUDO

Primer rechazo
Pulsos de corticoides
Las dosis elevadas de corticoides, denominadas típicamente «pulsos», revierten aproximadamente el 75 % de los primeros rechazos agudos. Existen numerosas formas de administrar estos pulsos a un paciente, y no se dispone de buenas pruebas de que los pulsos de dosis superiores (500-1 000 mg de metilprednisolona durante 3 días) sean más eficaces que los pulsos de dosis menores (120-250 mg de prednisona o metilprednisolona por vía oral durante 3-5 días). La mayor parte de los programas siguen prefiriendo el uso de metilprednisolona intravenosa, que se administra en 30-60 min en una vena periférica. El tratamiento con pulsos es adecuado para el uso ambulatorio cuando está clínicamente indicado. La dosis de prednisona puede continuarse a su nivel previo cuando el pulso se completa, aunque algunos programas eligen *reciclar* esta dosis una vez que se ha completado el pulso. No está indicado el uso de dosis de mantenimiento elevadas de prednisona. Es prudente repetir profilaxis antibiótica con sulfametoxazol/trimetoprima tras un pulso de orticoides.

Tratamiento con anticuerpos
La timoglobulina es muy eficaz para el tratamiento de un primer rechazo agudo, y aproximadamente el 90 % de estos rechazos se resuelven. A pesar de su eficacia, la mayor parte de los programas siguen prefiriendo usar pulsos de esteroides como tratamiento de primera línea para el rechazo agudo por comodidad, menos riesgo de efectos secundarios y menores costes. La timoglobulina puede ser una mejor opción de primera línea en los rechazos vasculares o particularmente graves (grado IIB de Banff o superior; v. Capítulo 15). Los anticuerpos monoclonales anti-CD25 no están destinados al uso en el tratamiento del rechazo agudo ya establecido. Se debe reiniciar la profilaxis antibiótica con fármacos contra *Pneumocystis*, antivirales y antifúngicos.

Rechazos recurrentes y refractarios

Los ciclos repetidos de corticoides en pulsos pueden ser eficaces para resolver rechazos agudos, pero es probable que no sea prudente administrar más de dos ciclos antes de recurrir al tratamiento con anticuerpos. Muchos programas usan el tratamiento con anticuerpos para todos los segundos rechazos, salvo que el rechazo sea clínicamente leve o se produzca separado del primero al menos por varias semanas. Es un tratamiento particularmente útil para episodios de rechazo que no responden a los esteroides, y pueden lograr resolver un gran porcentaje de estos rechazos.

En algunos programas, se empieza el tratamiento con anticuerpos si no se observa una respuesta inmediata al tratamiento con pulsos, mientras que en otros se espera varios días. Si la función renal se está deteriorando rápidamente con tratamiento en pulsos, es probable que sea adecuado iniciar pronto el tratamiento con anticuerpos. El cambio de ciclosporina a tacrolimus, o la adición de MMF o sirolimus en los pacientes que no los han recibido antes, puede estar indicado en los rechazos recurrentes.

El término *rechazo refractario* no está bien definido. Suele indicar un rechazo progresivo a pesar del tratamiento con pulsos de corticoides y con anticuerpos. El tratamiento de estos pacientes es problemático. En determinados casos, pueden administrarse segundos ciclos de anticuerpos deplecionantes, y en un 40 % a un 50 % de estos pacientes puede llegar a lograrse la función del injerto a largo plazo. Cuando se decide si administrar un segundo ciclo de un preparado de anticuerpos, el médico debe tener en cuenta la gravedad y la posible reversibilidad del rechazo en la biopsia, y el aumento del riesgo de infección y neoplasias que se deriva, sobre todo si se administran dos ciclos muy próximos entre sí.

Rechazos tardíos

Los términos *rechazo precoz* y *rechazo tardío* no están bien definidos. La diferenciación entre ambos no es sólo una cuestión semántica; cada uno de ellos puede responder de un modo distinto al tratamiento. Los rechazos precoces o tempranos son más fáciles de revertir, probablemente por la persistencia de linfocitos T Foxp3 positivos o reguladores ([Treg], v. Capítulo 2) Foxp3 en el período inicial tras el trasplante. Con fines prácticos, un rechazo tardío es el que se produce más de 3 o 4 meses después del trasplante, y puede ser un primer rechazo o, con más frecuencia, un rechazo recurrente. Los rechazos tardíos también pueden dividirse en los que se producen con una inmunosupresión aparentemente adecuada y los que ocurren por una inmunosupresión inadecuada, a menudo en pacientes que no cumplen los tratamientos. Los rechazos tardíos, suelen ser un preludio de un rechazo crónico y una pérdida acelerada del injerto, y los hallazgos histológicos suelen ser mixtos. El tratamiento inicial de un rechazo tardío consiste típicamente en pulsos de corticoides. Existe evidencia de que los rechazos tardíos asociados a la falta de cumplimiento terapéutico tienen más probabilidad de responder al tratamiento. El uso de timoglobulina en el rechazo tardío que no responde a los corticoides no ha sido estudiado de forma sistemática, y un cuidadoso juicio clínico debe acompañar a la decisión de prescribirlo; esta decisión debe adoptarse mediante un programa de trasplante. Puede ser más prudente aceptar la disfunción o la pérdida del injerto, en lugar de usar ciclos repetidos de inmunosupresión en dosis elevadas en un paciente que ya presenta una inmunosupresión crónica.

Rechazo mediado por anticuerpos

El reconocimiento clínico y anatomopatológico del rechazo mediado por anticuerpos se expone en los capítulos 10 y 15, haciendo especial hincapié en el papel de la inmunotinción para C4d. Existen dos protocolos terapéuticos relacionados que son efectivos: dosis elevada de IVIG o dosis baja de IVIG combinada con plasmaféresis. Suele ser adecuada una dosis de 2 g/kg de IVIG; la plasmaféresis más IVIG suele realizarse a días alternos hasta que se adquiere el control sobre los niveles de anticuerpos específicos de donante y la creatinina sérica ha mejorado hasta el 30 % de su nivel basal previo. En casos graves, para pacientes con títulos elevados de anticuerpos específicos de donante, el rituximab puede reducir la carga de anticuerpos y la lesión del injerto. Además, el uso de bortezomib es una opción atractiva, debido a sus efectos sobre las células plasmáticas con secreción activa de anticuerpos y no sólo linfocitos B CD20+ que se observa con el rituximab. El rechazo mediado por anticuerpos puede reaparecer, y puede ir seguido por episodios de rechazo celular agudo. Hay que controlar rigurosamente a los pacientes en las semanas siguientes al tratamiento. Los que presentan una reducción de MFI DSA > 50 % tienen mejores resultados, en comparación con los que no consiguen alcanzar estas reducciones.

Los episodios de rechazo mediado por anticuerpos pueden producirse meses, años o incluso décadas después del trasplante, probablemente debido a la persistencia no reconocida de anticuerpos específicos del donante, con frecuencia en un contexto de falta de cumplimiento con la medicación. El tratamiento de estos episodios tardíos es problemático por la presencia coincidente de otras formas de lesión del aloinjerto. Las opciones terapéuticas son las mismas que las del tratamiento de los episodios tempranos, si bien no han demostrado ser efectivas y deben aplicarse, si se hace, teniendo muy en cuenta los riesgos y los costes.

Tratamiento inmunosupresor del fracaso crónico del aloinjerto

La evolución clínica, la anatomía patológica y la etiología multifactorial del fracaso crónico del aloinjerto se comentan en los capítulos 11 y 15. Antes de efectuar cambios en el protocolo inmunosupresor de un paciente con un aloinjerto que falla, hay que hacer todos los esfuerzos para descartar causas potencialmente reversibles de la disfunción del injerto, y debe comprobarse que muchos de los cambios histológicos son irreversibles. En la tabla 6-13 se presentan las cuestiones que se deben considerar en todos los pacientes con un presunto fracaso crónico del aloinjerto antes de realizar cambios en el protocolo inmunosupresor.

En varios estudios unicéntricos y análisis retrospectivos se ha sugerido que la reducción de la dosis o la interrupción de los CNI, manteniendo el tratamiento complementario, es un método seguro y efectivo para retrasar la progresión inevitable del fracaso crónico del aloinjerto. También puede ser una opción el cambio a una inmunosupresión basada en belatacept. El acertadamente denominado estudio *Creeping Creatinine* (v. Dudley et al., en «Lecturas seleccionadas») fue un estudio multicéntrico, prospectivo y

TABLA 6-13	Pasos a dar antes de manipular la inmunosupresión en pacientes con fracaso crónico del aloinjerto

1. ¿Se han descartado causas reversibles de deterioro de la función del injerto?
2. ¿Está el paciente clínicamente euvolémico?
3. ¿Existe evidencia de enfermedad recurrente?
4. ¿Se han cambiado recientemente formulaciones de fármacos?
5. ¿Se han introducido fármacos que interfieran?
6. ¿Está el paciente (y el médico) cumpliendo el régimen inmunosupresor?
7. ¿Se han aplicado intervenciones «no inmunitarias»?

aleatorizado, que evaluó el beneficio de la sustitución de MMF por ciclosporina en pacientes con fracaso crónico del aloinjerto. Se definió la respuesta efectiva al tratamiento como una estabilización o reducción del nivel de la creatinina sérica, evidenciado por un aplanamiento o una positividad en la pendiente del gráfico 1/creatinina y la ausencia de pérdida del injerto. La tasa de respuesta fue de casi el 60 % en el grupo en que la ciclosporina se sustituyó por MMF, en comparación con el 32 % en el grupo en el que no se varió la dosis de ciclosporina. Éste y otros estudios apoyan los siguientes principios generales que sirven para guiar el tratamiento inmunosupresor del fracaso crónico del aloinjerto:

1. La intensificación de la dosis de CNI no suele ser beneficiosa y puede causar una exageración de la nefrotoxicidad.

2. Hay que tener en cuenta la reducción o incluso la interrupción del tratamiento con CNI. Esta maniobra terapéutica necesita un seguimiento riguroso para detectar episodios de deterioro de la función del injerto.

3. La reducción de la dosis de CNI suele acompañarse de la adición o la continuación de un inmunosupresor no nefrotóxico.

4. Se cuenta con más experiencia y beneficios documentados con el MMF en estas circunstancias, aunque el sirolimus puede ser una alternativa adecuada cuando no exista proteinuria. Se están realizando estudios con el belatacept en esta situación en pacientes seropositivos para el VEB.

5. Los pacientes con fracaso crónico del aloinjerto que tienen depósito de C4d como marcador de lesión humoral persistente pueden representar una categoría aparte, que puede beneficiarse de la intensificación (cuidadosamente considerada) de la inmunosupresión o el uso de IVIG.

6. La introducción de un nuevo inmunosupresor en pacientes previamente inmunodeprimidos tiene consecuencias potencialmente peligrosas. Hay que controlar rigurosamente a los pacientes y tener en cuenta la profilaxis para evitar el desarrollo de complicaciones infecciosas.

7. No están indicadas las dosis basales elevadas de corticoides. El tratamiento con pulsos de corticoides puede ser útil en episodios de deterioro de la función, pero debe evitarse el tratamiento repetido. Lo ideal es que el uso de corticoides en pulsos en estas circunstancias vaya seguido de la confirmación histológica de un elemento de rechazo agudo.

8. Dado que se debe evitar el tratamiento repetido con pulsos de corticoides, casi nunca está indicado realizar biopsias repetidas en pacientes con nefropatía crónica establecida del aloinjerto.

9. Si la función del injerto sigue deteriorándose a pesar de las medidas anteriores, se deben hacer planes para prepararse para opciones terapéuticas para enfermedad renal terminal.

10. Una vez que se ha iniciado la diálisis, la inmunosupresión se debe disminuir. La decisión sobre la interrupción de la inmunosupresión irá determinada por diversos factores, entre ellos la presencia de función residual y diuresis, y la evitación de la sensibilización en el caso de que se prevea la repetición de un trasplante.

Lecturas seleccionadas

Parte I

Barbarino JM, Staatz CE, Venkataramanan R, et al. PharmGKB summary: cyclosporine and tacrolimus pathways. Pharmacogenet Genomics 2013;23:563–585.

Budde K, Bunnapradist S, Grinyo JM, et al. Novel once-daily extended-release tacrolimus (LCPT) versus twice-daily tacrolimus in de novo kidney transplants: one year results of a phase III double-blind, randomized trial. Am J Transplant 2014;14:2796–2806.

Danovitch G. Mycophenolate mofetil: a decade of clinical experience. Transplantation 2005;80:S272–S274.

de Fijter J. Cancer and mTOR inhibitors in transplant recipients. Transplantation 2017;101:45–55.

Knops N, Levtchenko E, van den Heuval B, et al. From gut to kidney: transporting and metabolizing calcineurin-inhibitors in solid organ transplantation. Int J Pharm 2013;452:14–35.

Letavernier E, Bruneval P, Vandermeersch S, et al. Sirolimus interacts with pathways essential for podocyte integrity. Nephrol Dial Transplant 2009;24:630–638.

Naesens M, Kuypers D, Sarwal M. Calcineurin inhibitor nephrotoxicity. Clin J Am Soc Nephrol 2009;4:481–508.

Shaw L, Figurski M, Milone M, et al. Therapeutic drug monitoring of mycophenolic acid. Clin J Am Soc Nephrol 2007;2:1062–1072.

Staatz CE, Tett SE. Clinical Pharmacokinetics of once-daily tacrolimus in solid organ transplant patients. Clin Pharmacokinet 2015;54(10):993–1025.

Van Gelder T. What is the future of generics in transplantation? Transplantation 2015;99:2269–2273.

Vincenti F, Friman S, Scheuermann E. Results of an international, randomized trial comparing glucose metabolism disorders and outcome with cyclosporine versus tacrolimus. Am J Transplant 2007;7:1506–1514.

Werk AN, Cascorbi I. Functional gene variants of CYP3A4. Clin Pharmacol Ther 2014;96:340–348.

Wiseman A. Immunosuppressive medications. Clin J Am Soc Nephrol 2016;11:332.

Zalztman J. Is there a role for mTOR inhibitors in renal transplantation. Transplantation 2017;100:228–229.

Parte II

Bollée B, Anglicheau D, Loupy A, et al. High-dosage intravenous immunoglobulin–associated macrovacuoles are associated with chronic tubulointerstitial lesion worsening in renal transplant recipients. Clin J Am Soc Nephrol 2008;3:1461–1468.

Cantarovich M, Durrbach A, Hiesse C, et al. 20-Year follow-up results of a randomized controlled trial comparing antilymphocyte globulin induction to no induction in renal transplant patients. Transplantation 2008;86:1732–1737.

Hellemans R, Bosmans J, Abramowicz D. Induction therapy for kidney transplant recipients: do we still need Anti-IL2 receptor monoclonal antibodies. Am J Transplant 2017;17:22–27.

Lopez M, Clarkson M, Albin M, et al. A novel mechanism for anti-thymocyte globulin: induction of CD4$^+$, CD25$^+$, Foxp3$^+$ regulatory cells. J Am Soc Nephrol 2006;17:2844–2853.

Malvezzi P, Jouve T, Rostaing L. Costimulation blockade in kidney transplantation: an update. Transplantation 2016;100:2315–2323.

Pestana JO, Grinyo JM, Vanrenterghem Y, et al. Three-year outcomes from BENEFIT-EXT: a phase III study of belatacept versus cyclosporine in recipients of extended criteria donor kidneys. Am J Transplant 2012;12(3):630–639.

Vincenti F, Rostaing L, Grinyo J, et al. Belatacept and long-term outcomes in kidney transplantation. N Engl J Med 2016;374:333–343.

Vo A, Cam V, Toyoda M, et al. Safety and adverse events profiles of intravenous gammaglobulin products used for immunomodulation: a single-center experience. Clin J Am Soc Nephrol 2006;1:844–855.

Vo A, Lukovsky M, Toyoda M, et al. Rituximab and intravenous immune globulin for desensitization during renal transplantation. N Engl J Med 2008;359:242–251.

Weaver T, Kirk A. Alemtuzumab. Transplantation 2007;84:1545–1547.

Parte III

Everly M, Everly J, Susskind B, et al. Bortezomib provides effective therapy for antibody-and cell-mediated acute rejection. Transplantation 2008;86:1754–1758.

Fremeaux-Bacchi V, Legendre C. The emerging role of complement inhibitors in transplantation. Kidney Int 2015;88:967–973.

Hardinger KL, Brennan DC. Novel immunosuppressive agents in kidney transplantation. World J Transplant 2013;3:68–77.

Kawai T, Cosimi A, Spitzer T, et al. HLA-mismatched renal transplantation without maintenance immunosuppression. N Engl J Med 2008;358:353–361.

Krämer BK, Klinger M, Vitko S, et al. Tacrolimus-based, steroid free regimens in renal transplantation: 3-year follow-up of the ATLAS trial. Transplantation 2012;94:492–498.

Lachenbruch P, Rosenberg A, Bonvini E, et al. Biomarkers and surrogate end-points in renal transplantation: present status and considerations in clinical trial design. Am J Transplant 2004;4:451–457.

O'Leary JG, Samaniego M, Barrio MC, et al. The influence of immunosuppressive agents on the risk of de novo donor-specific HLA antibody production in solid organ transplant recipients. Transplantation 2016;100:39–53.

Starzl T. Immunosuppressive therapy and tolerance of organ allografts. N Engl J Med 2008;358:407–411.

Weir MR, Mulgaonkar S, Chan L, et al. Mycophenolate mofetil-based immunosuppression with sirolimus in renal transplantation: a randomized, controlled spare-the-nephron trial. Kidney Int 2011;79:897–907.

Vicenti F, Silva HT, Busque S, et al. Evaluation of Tofacitinib exposure on outcomes in kidney transplant patients. Am J Transplant 2015;15:1644–1653.

Parte IV y V

Abramowicz D, Hadaya K, Hazzan M, et al. Conversion to sirolimus for chronic renal allograft dysfunction: risk factors for graft loss and severe side effects. Nephrol Dial Transplant 2008;23:3727–3729.

Augustinne J, Hricik D. Steroid withdrawal: moving on to the next question. Am J Transplant 2009;9:3–4.

Axelrod D, Naik A, Schnitzler M, et al. National variation in use of immunosuppression for kidney transplantation: a call for evidence-based regimen selection. Am J Transplant 2016;16:2453–2462.

Craig J, Webster A, McDonald S. The case of azathioprine versus mycophenolate: do different drugs really cause different transplant outcomes? Transplantation 2009;87:803–804.

Danovitch GM. Immunosuppressive medications for renal transplantation: a multiple choice question. Kidney Int 2001;59:388.

Danovitch GM. Management of immunosuppression in patients with chronic allograft nephropathy. Kidney Int 2002;61:S80.

Dudley C, Pohanka E, Riad H, et al. Mycophenolate mofetil substitution for cyclosporine a in renal transplant recipients with chronic progressive allograft dysfunction: the Creeping Creatinine Study. Transplantation 2005;79:466–475.

Ekberg H, Tedesco-Silva H, Demirbas A, et al. Reduced exposure to calcineurin inhibitors in renal transplantation. N Engl J Med 2007;357:2562–2575.

Halloran P, Bromberg J, Kaplan B, et al. Tolerance versus immunosuppression: a perspective. Am J Transplant 2008;8:1365–1366.

Krämer B, Del Castillo D, Margreiter L, et al. Efficacy and safety of tacrolimus compared with ciclosporin A in renal transplantation: three-year observational results. Nephrol Dial Transplant 2008;23:2386–2392.

Leichtman A. Balancing efficacy and toxicity in kidney transplant immunosuppression. N Engl J Med 2007;357:2625–2627.

Le Meur Y, Aulagnon F, Bertrand D, et al. Effect of an early switch to belatacept among CNI-intolerant graft recipients of kidneys from extended criteria donors. Am J Transplant 2016;16(7):2181–2186.

Matas A, Gaston R. Moving beyond minimalization trials in kidney transplantation. J Am Soc Nephrol 2015;26:2898.

Schena F, Pascoe M, Albaru J, et al. conversion from calcineurin inhibitors to sirolimus maintenance therapy in renal allograft recipients: 24-month efficacy and safety results from the CONVERT trial. Transplantation 2009;87:233–242.

Vincenti F, Schena F, Paraskevas S, et al; for the FREEDOM Study Group. A randomized, multicenter study of steroid avoidance, early steroid withdrawal or standard steroid therapy in kidney transplant recipients. Am J Transplant 2008;8:307–316.

Wiseman A. Induction therapy in renal transplantation: Why? What agent? What dose? We may never know. Clin Am J Nephrol 2015;10:923.

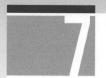

Trasplante renal de donante vivo

Anjay Rastogi, Mara Hersh-Rifkin,
H. Albin Gritsch, Jeffrey L. Veale,
Suzanne McGuire y Amy Waterman

Los avances alcanzados en el tratamiento inmunosupresor, en la precisión de las técnicas quirúrgicas, en la minimización del riesgo, en concienciación, altruismo y buena voluntad de la comunidad han permitido que el trasplante renal de donante vivo evolucionara desde el primer, e histórico, trasplante con éxito de un donante gemelo idéntico (en 1954) hasta la práctica actual, en la que prácticamente todos los individuos, biológicamente emparentados o no, médicamente o psicológicamente adecuados, pueden ser considerados como donantes. Durante la década de 1994 a 2004, el número de trasplantes renales de donante vivo realizados en Estados Unidos casi se duplicó, llegando a alcanzar un nivel máximo de 6647 en 2004. Desde entonces, las cifras han descendido algo, hasta 5628 en 2015. La preferencia por la donación de vivo puede atribuirse a las mayores tasas de supervivencia del paciente y del injerto alcanzadas con el trasplante de donante vivo en comparación con el trasplante de donante cadáver, a la llegada de la nefrectomía laparoscópica en el donante, a la mayor concienciación de los pacientes y de la comunidad, y como una respuesta a las largas lista de espera para recibir un trasplante de un donante cadáver. Actualmente, se dispone de información más exacta y específica sobre los riesgos a largo plazo de la donación de vivo, y se comentarán aquí. Aproximadamente el 45 % de todos los trasplantes renales realizados en Estados Unidos son de donante vivo.

Tanto en Estados Unidos como en todo el mundo, existen grandes variaciones en cuanto al uso de donantes renales. Estas diferencias reflejan diversos valores médicos y culturales, y diversas realidades en cuanto a la disponibilidad de cuidados complejos para pacientes con una nefropatía avanzada (v. Capítulos 1 y 22). Las diferencias también pueden estar marcadas por la disponibilidad de órganos de donante cadáver con respecto al número de pacientes que esperan un trasplante, a las actitudes de los médicos locales en cuanto al riesgo de la donación de donante vivo y al grado de control por parte del gobierno. Los países europeos han ido por detrás de Estados Unidos en el trasplante de donante vivo, aunque en 2016 el 20 % de los trasplantes renales fueron de este tipo. El Reino Unido es una excepción entre los países europeos, y la donación de vivo supuso casi el 50 % de todos los trasplantes renales en 2016. En Japón, hasta hace poco tiempo, fuertes barreras culturales y legales han limitado los trasplantes de donante cadáver, y la forma más habitual de trasplante es la de donante vivo. Aunque ilegal en todo el mundo desarrollado (v. Capítulo 19) y prohibido por las organizaciones nacionales e internacionales de trasplante, la donación comercial (remunerada) de donante vivo, típicamente en poblaciones vulnerables, sigue siendo una práctica habitual en algunas zonas del mundo. En 2006, La Organización Mundial de la Salud (OMS) calculó que hasta el 10 % de los trasplantes de órganos se realizaron de esta forma, aunque hay una razón para creer que esta cifra ha disminuido bajo la influencia de la Declaración de Estambul sobre tráfico de órganos y turismo de trasplantes (v. Capítulos 19, 22 y 23), cuya misión es acabar con la explotación de los donantes vivos al mismo tiempo que promueve la salud y consolida la práctica del trasplante.

En la Parte I de este capítulo, se proporcionan directrices médicas para la evaluación de un posible candidato a donante vivo; en la Parte II, se expone la evaluación psicosocial y la defensa de estos donantes; la Parte III revisa los temas quirúrgicos y las técnicas importantes; en la Parte IV se comentan los aspectos innovadores y controvertidos de la donación en vida; y la Parte V explica la educación para la promoción del donante vivo. Se remite a los lectores al excelente material disponible sobre este tema, en particular a los procedimientos del Foro de Amsterdam, y a la Consensus Conference on Best Practices in Live Kidney Donation (v. «Lecturas seleccionadas»).

Es adecuado iniciar este capítulo citando una afirmación en la que nunca se insistirá demasiado: «En todas las etapas de la evaluación y el proceso de trasplante, el donante está tan legítimamente considerado como paciente como lo es el receptor del trasplante» (v. Dew et al., en «Lecturas seleccionadas»). Al donante se le otorga un grado de defensa y mutua confianza que no es inferior al que se ofrece al receptor. Para que la evolución de un trasplante de donante vivo tenga éxito se requiere que el resultado sea bueno para ambos, donante y receptor, valorándose el resultado en su sentido más amplio, desde el punto de vista médico y psicosocial, a corto y a largo plazo.

Parte I: Evaluación médica de los donantes renales vivos

CONSENTIMIENTO INFORMADO

El consentimiento informado es un valor esencial en la donación de donante vivo (Tabla 7-1). El consentimiento del donante vivo también se expone en el capítulo 19. Es particularmente importante insistir en la idoneidad del proceso del consentimiento porque, a diferencia de los procedimientos médicos habituales, la donación del donante vivo no está diseñada específicamente para ayudar al donante o mejorar la salud de éste. Además, este tipo de donación puede contravenir el principio básico de la ética médica de *primum non nocere*. La persona que da su consentimiento para donar un órgano debe ser un adulto competente (con capacidad para tomar decisiones), estar dispuesto a donar, sin coacción, ser médicamente y psicológicamente adecuado, estar totalmente informado de los riesgos y beneficios de la donación, así como de los tratamientos alternativos disponibles para el receptor (es decir, entender que sin su donación el paciente puede, en la mayor parte de las circunstancias, seguir la diálisis). En circunstancias muy raras y específicas, podría permitirse que un gemelo idéntico menor de 18 años (la edad establecida para que un adulto consienta) donara a su gemelo idéntico, pero sólo tras informarle bien de los riesgos de la donación y de las alternativas para el previsto receptor, y tras entender completamente el consentimiento informado para proceder.

Se han aprobado otros dos principios del consentimiento del donante vivo: el de *ecuanimidad*, por el que los beneficios tanto del donante como del receptor deben superar los riesgos asociados a la donación y el trasplante de donante vivo; y el hecho de que está claro para el posible donante que su participación es completamente voluntaria y que puede cambiar de opinión

TABLA 7-1	Elementos sugeridos para el consentimiento en el proceso de evaluación de donante vivo

El posible donante debe comprender que:
- La evaluación que se realiza no es un compromiso para donar
- Puedo parar en cualquier momento
- Los médicos pueden rechazarme como donante, y me informarán de por qué
- Seré evaluado por un médico independiente del médico o equipo que evalúa al donante, para proteger mis intereses
- La información obtenida durante la evaluación es confidencial
- Me realizarán pruebas de sida, hepatitis y otras enfermedades infecciosas
- Puedo tener información inesperada durante el proceso de información que puede afectar a mi futura salud y capacidad de aseguración médica
- Pueden existir riesgos y molestias asociados a algunas pruebas (p. ej., extracciones de sangre, contraste intravenoso)
- Existen posibles gastos relacionados con la ausencia laboral, los gastos de viajes y la probabilidad de que puedan no reembolsármelos
- Existen posibles estudios que usen la información obtenida durante la evaluación. Me pueden solicitar participar en un registro de donantes vivos
- Me pueden sugerir que realice un seguimiento prolongado sistemático tras la donación renal
- Existen tratamientos alternativos disponibles para el receptor aparte de mi donación de un riñón para él/ella

Modificado de una comunicación personal de D. Cohen, MD (febrero 2017).

en cualquier momento. Para asegurar que se aplican estos principios, se recomienda (y se obliga, en Estados Unidos y otros países) que todos los programas que realizan trasplantes de donante vivo tengan un defensor independiente para el donante, que no forme parte del equipo que cuida al receptor (v. Parte II). En estados Unidos resulta actualmente obligado disponer de este defensor (que puede ser el médico que evalúa, siempre que no sea responsable del cuidado del receptor).

Se debe obtener un consentimiento aparte para la evaluación del donante en sí. Esto ayuda a asegurar que, además de estar informado de los riesgos de la donación, el donante también lo está de todos los aspectos de la donación de órganos y de las implicaciones del proceso de evaluación (Tabla 7-2).

EL PROCESO DE EVALUACIÓN

En la figura 7-1 se muestran los componentes principales de la evaluación de posibles donantes renales vivos.

Evaluación le laboratorio preliminar: tipificación del donante para determinar el riesgo de fallo agudo del trasplante

La evaluación de laboratorio preliminar obligatoria de un posible donante vivo incluye la determinación de la compatibilidad del grupo sanguíneo ABO, las pruebas cruzadas frente al posible receptor y la tipificación (tipaje) tisular HLA. Para reducir costes, algunos programas retrasan los estudios de tipificación más complejos hasta completar el estudio médico y psicosocial.

¿Qué donante elegir?

En los casos en los que se dispone de más de un donante, la selección del donante más adecuado depende de diversos factores, entre ellos el grado de compatibilidad HLA y la edad del donante. Generalmente, se prefieren los donantes biológicamente emparentados a los donantes no emparentados.

T A B L A **7-2**	Consentimiento para la evaluación médica

El posible donante debe ser informado de que se debe realizar:
- Una anamnesis y exploración física completas
- Pruebas analíticas generales
- Cribado para VIH, hepatitis y otras enfermedades infecciosas
- Estudios de imagen que requieren el uso de medios de contraste
- El posible donante debe entender lo siguiente:
  - Puedo tener información inesperada durante el proceso de información que puede afectar a mi futura salud y capacidad de aseguración médica
  - Pueden existir riesgos y molestias asociados a algunas pruebas (p. ej., extracciones de sangre, contraste intravenoso)
  - Pueden existir riesgos a corto o largo plazo asociados al procedimiento quirúrgico
  - Puedo necesitar un seguimiento prolongado sistemático tras la donación renal
  - Los beneficios tanto para el donante como para el paciente deben superar los riesgos asociados a la donación y el trasplante del órgano de donante vivo

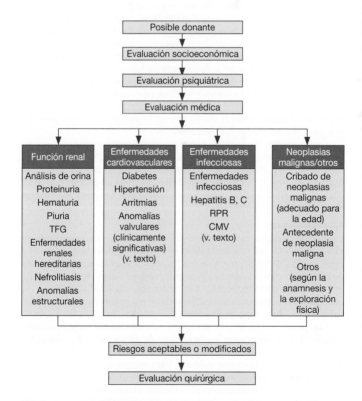

FIGURA 7-1. Componentes principales de la evaluación de posibles donantes renales vivos.

Cuando se dispone de más de un miembro de la familia, es lógico empezar la evaluación del que presente mayor compatibilidad (compatibilidad para dos haplotipos frente a compatibilidad para un haplotipo). Si los donantes muestran un grado de compatibilidad similar (un padre compatible para un haplotipo y un hermano compatible para un haplotipo), puede que sea aconsejable elegir al donante de más edad, con la idea de que el donante más joven seguiría estando disponible para la donación si el primer riñón finalmente fallara. Cuando se dispone de más de un hermano compatible para un haplotipo, puede ser útil comprobar la tipificación tisular de uno de los padres para determinar qué hermanos comparten los antígenos maternos no heredados (v. Capítulo 3). Este reparto puede mejorar la supervivencia del injerto a largo plazo. Algunos datos señalan que los receptores de riñones maternos pueden tener una incidencia algo mayor de rechazo y pérdida del injerto.

Es comprensible que los pacientes y sus seres queridos presten mucha atención a la «buena compatibilidad». Sin embargo, hay que señalar que además de los hermanos compatibles para dos haplotipos, cuyos resultados son superiores, los resultados para otros grados de compatibilidad de donantes vivos son bastante similares. Otros factores, como la edad y el tamaño del donante, pueden ser más importantes que la calidad de la «compatibilidad».

Con frecuencia, los padres son reacios a recurrir a sus hijos como posibles donantes; pero esos padres envejecen y cada vez es menos probable llegar a disponer de un donante de su propia generación. Es útil indicar a los padres que sus hijos mayores son adultos capaces de tomar decisiones de forma independiente, que se protegerá el bienestar del donante en el período de evaluación y donación, y que, si descartan a sus hijos como donantes, pueden estar impidiéndoles que disfruten del beneficio psicológico de ayudar a un padre al que quieren. Los pacientes de más edad con frecuencia insistirán en que habrían estado preparados para donar a sus propios padres mientras expresan, al mismo tiempo, cierta reticencia para permitir que sean sus propios hijos quienes les donan a ellos.

Los pacientes, los posibles donantes y sus médicos pueden «autoexcluir» posibles donantes que determinan ser «incompatibles» por el grupo sanguíneo. Sin embargo, la disponibilidad del intercambio renal pareado (v. Parte IV) y las técnicas de desensibilización indican que, en principio, cualquier posible donante sano y motivado puede donar, ya sea directamente o indirectamente.

Edad del donante

La edad del donante puede aumentar el riesgo de complicaciones perioperatorias, pero no existe un límite superior de edad obligado para la donación renal en vida. Algunos programas de Estados Unidos descartan donantes de más de 70 años, y la donación después de los 75 años es relativamente inusual. Existe una tendencia al uso de donantes de edad avanzada, y los resultados de estas donaciones, sobre todo en receptores de edad avanzada, se ha observado que son excelentes.

Con respecto a la edad de donantes más jóvenes, los programas contemplan los 18 años como límite estricto de menor edad. Los donantes que se encuentran al final de la adolescencia y a principios de la década de los 20 deben evaluarse rigurosamente para comprobar la madurez de su comprensión del proceso de donación y para asegurarse de que no están sometidos a una presión abierta o encubierta. El tema del largo período de vida previsto de los donantes jóvenes y con él la exposición al riesgo posterior de una nefropatía se menciona más adelante. Existe una generalización razonable a afirmar que hay una tendencia a ser más conservador en cuanto a la donación de los jóvenes sanos, sobre todo de minorías étnicas, y menos conservador en cuanto a la donación de personas de más edad, incluso si presentan anomalías médicas aisladas, de forma que es improbable que la duración de su vida y la función renal se vean afectados por la donación n los años que les esperan por delante.

Asesoramiento de los receptores de trasplante de edad avanzada

Las opciones terapéuticas a las que se enfrentan los pacientes ancianos con nefropatía crónica avanzada se exponen en los capítulos 1 y 8. Aproximadamente el 10 % de todas las donaciones de donante vivo serán para receptores de más de 65 años. El trasplante de riñones de donante vivo a receptores de 70 años o más puede ser problemático desde el punto de vista de la práctica y ética. Los candidatos a trasplante ancianos pueden encontrarse ante una disyuntiva difícil: esperar muchos años un riñón de donante cadáver sabiendo que su afección médica puede seguir deteriorándose o recurrir a un familiar joven para la donación renal mientras siguen estando médicamente aptos para la intervención quirúrgica y lo suficientemente jóvenes y fuertes como para disfrutar y aprovechar ese trasplante.

Cuando el posible donante es considerablemente más joven que el receptor, se deben plantear las siguientes cuestiones: ¿Es razonable trasplantar un riñón de un donante muy joven a un paciente anciano que sólo se beneficiará del riñón durante un número limitado de años? ¿Debe el inevitable límite de años extra de vida logrados por el receptor suponer alguna limitación para el trasplante de donante vivo? No existen normas formales que indiquen qué disparidad de edad es aceptable entre donantes vivos y receptores. En la mayor parte de los casos, lo mejor es dejar la decisión en manos de un posible donante formado e informado. En la sección sobre donación pareada con donantes vivos se exponen enfoques alternativos al tema de la disparidad de edad.

Cuando un candidato a trasplante de edad avanzada considera un trasplante de donante vivo, es aconsejable que el trasplante se realice lo antes posible, para maximizar el beneficio del procedimiento. Además, el trasplante realizado en el momento oportuno ha demostrado aumentar la expectativa de vida global, la expectativa de vida ajustada por calidad y las comorbilidades en los receptores de trasplante de todas las edades, mientras que el tiempo de espera prolongado disminuye enormemente el beneficio médico y económico del trasplante.

Evaluación general

Los objetivos médicos universales en el proceso de evaluación de la donación renal son asegurar que el posible donante tiene las siguientes características:

- Está lo suficientemente sano tanto desde el punto de vista físico como psicosocial para someterse al procedimiento quirúrgico.
- Tiene una función renal normal con un mínimo riesgo futuro de sufrir una nefropatía.
- Representa un riesgo insignificante para el receptor en cuanto a enfermedad transmisible o transmisión de neoplasias malignas.
- No tiene un riesgo aumentado de afecciones médicas que pudieran requerir tratamientos que podrían poner en peligro su función renal residual.

La evaluación del donante vivo exige realizar una anamnesis y una exploración física exhaustivas, complementadas por pruebas de laboratorio, cribado médico adecuado y pruebas de imagen renales (Tabla 7-3). La

TABLA 7-3	Evaluación médica del donante vivo

Pruebas de laboratorio
- Grupo sanguíneo, tipaje HLA, prueba cruzada
- Análisis de orina y urocultivo
- Recogida de orina de 24 h para determinar proteínas y aclaramiento de creatinina o la tasa de filtración glomerular mediante pruebas de medicina nuclear
- Hemograma completo, tiempo de protrombina, tiempo de tromboplastina parcial
- Panel metabólico exhaustivo (electrólitos, niveles de transaminasas, albúmina, bilirrubina, calcio, fósforo, fosfatasa alcalina, glucemia en ayunas, perfil lipídico en ayunas, colesterol, triglicéridos)
- Serologías víricas: VIH, virus de hepatitis B y C, virus de Epstein-Barr, citomegalovirus, virus del herpes simple, RPR
- Prueba cuantitativa de embarazo con gonadotropina coriónica humana en las mujeres de menos de 55 años
- Electroforesis de proteínas séricas en posibles donantes de más de 60 años

Otras pruebas
- Electrocardiograma
- Radiografía de tórax
- Prueba de Papanicolaou (en mujeres)
- Mamografía en mujeres a partir de los 40 años
- Pruebas de imagen renales: tomografía computarizada (TC) espiral (helicoidal), angiografía con TC o angiografía con resonancia magnética

Otras pruebas dependiendo de la edad, la anamnesis, los hallazgos analíticos anómalos y los antecedentes familiares
- Colonoscopia a partir de los 50 años
- Cribado cardíaco: ecocardiografía, prueba de esfuerzo con medicina nuclear
- Control de la presión arterial ambulatorio durante 24 h
- Biopsia renal
- Cistoscopia
- Prueba cutánea PPD
- Cribado para detectar posible hipercoagulabilidad
- Prueba de tolerancia a la glucosa si hay antecedentes familiares de diabetes mellitus o factores de riesgo de desarrollar diabetes (v. texto)
- Cribado de mutación APO L1 G1/G2 en afroamericanos (v. texto)

anamnesis del donante o las características que se sabe confieren un riesgo significativo al donante o al receptor pueden impedir automáticamente la donación. Se debe contar con una anamnesis detallada de cualquier fármaco que esté tomando el paciente, que incluya medicamentos de prescripción médica y de libre dispensación, así como suplementos que incluyan proteínas y creatina.

Al principio de la evaluación del donante, se deben determinar las contraindicaciones evidentes antes de someter a donantes no cualificados a pruebas innecesarias (Tabla 7-4). Las pacientes no deben evaluarse si están embarazadas o si planifican un embarazo en un futuro próximo. No se ha determinado el tiempo tras el parte tras el que puede retomarse la evaluación de una donante, pero si ella lo desea, es razonable que la evaluación para la donación sea 6 meses después del parto. El deseo de futuros embarazos no es generalmente una contraindicación para la donación. La

| TABLA 7-4 | Contraindicaciones para la donación renal de donante vivo |

Contraindicaciones absolutas
- Evidencia de enfermedad renal (tasa de filtración glomerular < 80 ml/min, microalbuminuria o proteinuria manifiesta)
- Anomalías renales o urológicas significativas
- Enfermedad infecciosa transmisible (infección por VIH, hepatitis B, hepatitis C)
- Neoplasia maligna activa
- Enfermedad crónica que pone al paciente en riesgo importante de tener que someterse a cirugía
- Enfermedad psiquiátrica mal controlada o consumo de drogas o alcohol activo
- Déficit cognitivo
- Embarazo en curso
- Hipertensión, no controlada o que requiere múltiples medicamentos o con antecedente de hipertensión con afectación orgánica
- Diabetes mellitus
- Nefrolitiasis recurrente o litiasis renal bilateral
- Antecedente de trastornos trombóticos con factores de riesgo de futuros episodios o estados de hipercoagulabilidad hereditarios
- Edad < 18 años e incapacidad mental para tomar una decisión informada
- Evidencia de infección sintomática aguda (hasta su resolución)
- Sospecha elevada de coacción al donante
- Sospecha elevada de intercambio económico ilegal entre donante y receptor

Contraindicaciones relativas
- Edad < 18 años o > 70 años
- Hipertensión leve o *borderline* (v. texto)
- Anomalías urinarias en el límite (*borderline*) sin que exista alteración de la función renal
- Un episodio previo de nefrolitiasis sin signos de riesgo secundario
- Obesidad
- Donante joven con factores de riesgo de un futuro desarrollo de diabetes mellitus (v. texto)
- Paciente Testigo de Jehová
- Síndrome metabólico
- Donante afroamericano con dos alelos mutados APO L1 G1/G2

nefrectomía unilateral de la donante no aumenta los riesgos obstétricos ni las complicaciones, ni reduce el peso al nacer ni la incidencia de parto pretérmino. Sin embargo, sí hay datos que sugieren que la donación renal en vida aumenta el riesgo de hipertensión gestacional y preeclampsia (11 %) en comparación con la experiencia con mujeres sanas y, por lo demás, similares (5 %). Las mujeres en edad fértil deben ser informadas de este riesgo y de la evidencia que lo apoya.

EVALUACIÓN DEL RIESGO FUTURO PARA EL DONANTE

La evaluación sistemática del riesgo futuro para el donante se centra en la duración de la vida, la función renal, y la nefropatía oculta o encubierta. Los factores de riesgo de enfermedad cardiovascular son: hipertensión, diabetes y obesidad; el riesgo de enfermedad transmisible o transmisión de neoplasias malignas al receptor; y la evaluación de riesgos quirúrgicos. La estimación del riesgo para el donante puede ser, en el mejor de los casos, sólo una aproximación. Los donantes no pueden ser sus propios controles, y la elección de grupos de control es difícil. Pueden pasar décadas entre la donación renal y la aparición de complicaciones, lo que altera la exactitud de las proyecciones basadas en observaciones a corto plazo.

Evaluación de la función renal y nefropatía oculta

Tasa de filtración glomerular

La medición del aclaramiento de creatinina en orina de 24 h suele ser adecuada para evaluar la función renal del donante, aunque algunos centros prefieren el aclaramiento de iotalamato o de ácido dietilentriaminopentaacético (DTPA). En muchos centros se empieza con la obtención de orina de 24 h para el aclaramiento de creatinina y sólo se pasa a realizar un estudio renal con radionúclidos cuando la función renal está en el límite (*borderline*). Sin embargo, hay que señalar que los donantes de edad avanzada, los donantes con escasa masa muscular y los que son vegetarianos pueden tener un nivel de aclaramiento de creatinina bajo sin una nefropatía intrínseca. Las ecuaciones de predicción basadas en la creatinina no son fiables en la población de donantes con una función renal relativamente normal, y no se deben usar como única estimación de la tasa de filtración glomerular (TFG). En general, se consideran más precisas las estimaciones basadas en CKD-EPI y cistatina que la estimación basada en MDRD. La obtención de orina de 24 h es el método de elección para valorar la función renal porque también proporciona datos precisos de la proteinuria.

Aunque no existe un acuerdo absoluto sobre el nivel de función renal por debajo del cual una persona no debe considerarse un donante aceptable, la mayoría de los centros usan una TFG de corte de 80 ml/min/1,73 m². El aporte proteico en la dieta debe ser de al menos 1 g de proteínas por kg de peso corporal, ya que una dieta hipoproteica puede disminuir el aclaramiento de creatinina hasta 10 ml/min. Las consideraciones sobre el límite inferior de función renal permisible para la donación renal incluyen un descenso previsto de la TFG hasta el 75 % del nivel previo a la donación y la disminución normal de la TFG con la edad a una velocidad de 4-5 ml/min/1,73 m² por década de vida, empezando a la edad de 20 años. Otro criterio para impedir la donación renal es una TFG prevista con la extracción de un riñón a los 80 años de menos de 40 ml/min/1,73 m². Los vegetarianos sanos tienden, en general, a presentar un aclaramiento de creatinina inferior al de las personas que comen carne. Una comida con abundante proteína animal antes de la prueba puede tener un efecto importante en el resultado.

Análisis de orina alterado

En general, una proteinuria > 250 mg/día es un signo de enfermedad renal e impide la donación. La obtención debe repetirse y se debe comprobar su exactitud cuando el resultado es anómalo. Se debe sospechar de una proteinuria sobrevalorada si los cocientes entre creatinina en orina de 24 h y peso corporal son superiores a 25 mg/kg (> 20 μmol/kg), especialmente en los que presentan una masa muscular escasa. Puede producirse una infravaloración de la proteinuria si estas proporciones son < 15 mg/kg (< 132 μmol/kg). En los casos en que las proteínas estén en el límite alto, es especialmente importante descartar que la obtención de orina no ha sido completa. La proporción proteína/creatinina de una sola muestra de orina a primera hora de la mañana proporciona una medición cuantitativa exacta. Una proporción inferior a 0,2 mg de albúmina/mg de creatinina (< 22 mg de albúmina/mmol de creatinina) equivale a una albúmina en orina < 0,2 g/24 h. Una recogida de orina de 24 h para la determinación de proteínas sigue siendo la «medida de referencia» para la cuantificación de la proteinuria.

Hay que descartar la presencia de causas transitorias de proteinuria, entre ellas fiebre, infecciones del tracto urinario o ejercicio intenso. También se debe descartar la proteinuria ortostática, definida como la elevación de las proteínas en orina al adoptar la postura erecta y la excreción normal de proteínas durante el decúbito. Este fenómeno benigno suele producirse en grupos de edad más jóvenes y no impide necesariamente la donación. Ante una proteinuria en el límite superior, puede evaluarse también la microalbuminuria. La presencia de microalbuminuria en estos casos sí debe impedir la donación renal.

La hematuria microscópica aislada, basada en análisis repetidos, no es, por sí misma, una contraindicación para la donación renal. En un estudio de centros de trasplante en Estados Unidos se indicó que más de un tercio de los centros estaban dispuestos a aceptar candidatos donantes con hematuria microscópica aislada y una evaluación urológica y una biopsia renal negativas. La hematuria asintomática es un hallazgo relativamente frecuente, y sólo en aproximadamente el 2 % de los que presentan hematuria se encontró posteriormente que tenían una enfermedad grave. La sensibilidad de la tira reactiva para orina es comparable a la evaluación del sedimento urinario, y un resultado negativo descarta de un modo fiable la presencia de hematuria. Sin embargo, la prueba es propensa a dar resultados positivos falsos por muestras contaminadas, mioglobinuria o hemoglobinuria, y se debe confirmar mediante el examen del sedimento urinario. El diagnóstico diferencial de la hematuria es amplio, e incluye afecciones benignas, como el ejercicio físico, la menstruación y la hipertrofia prostática benigna. También puede observarse con enfermedades renales intrínsecas o anomalías del tracto urinario. La presencia simultánea de cilindros urinarios o hematíes dismórficos con o sin proteinuria es un signo indicativo de nefropatía intrínseca subyacente. También hay que descartar un antecedente familiar de nefropatía, infecciones del tracto urinario, litiasis renal y tumores. Los candidatos donantes con hematuria microscópica aislada persistente pueden necesitar una evaluación urológica completa. Puede que sea necesaria una cistoscopia para descartar patología vesical. Si no existen anomalías específicas, puede estar indicado realizar una biopsia renal para descartar una patología glomerular como el síndrome de Alport, la enfermedad de la membrana basal delgada y una nefropatía por IgA. El riesgo y el coste intrínsecos a las biopsias renales se debe considerar dentro del riesgo global para la donación. Si una evaluación completa por una hematuria microscópica aislada persistente da un resultado negativo, puede retomarse la evaluación adicional para la donación, porque el riesgo de una nefropatía progresiva es muy escaso. Generalmente, los pacientes jóvenes con anomalías urinarias aisladas deben descartarse para la donación.

La **piuria** y la **bacteriuria** requieren una investigación adicional. Se deben descartar las causas frecuentes de piuria, y la prueba en orina debe repetirse tras las instrucciones adecuadas. Las infecciones del tracto urinario (ITU) y la bacteriuria asintomática son más frecuentes en las mujeres, y aproximadamente un tercio sufre una ITU en algún momento. En los hombres no es habitual, salvo en el primer año de vida o después de los 60 años de edad, por hipertrofia prostática. La piuria es el mejor factor determinante de bacteriuria que requiere tratamiento.

Ante una piuria estéril persistente, se debe descartar una tuberculosis renal con tres cultivos de orina de la mañana para bacilos acidorresistentes. Si no puede encontrarse una infección evidente o un origen inflamatorio, se debe considerar la biopsia renal para descartar una nefritis intersticial o una pielonefritis crónica. La evidencia de tuberculosis renal, nefritis intersticial o pielonefritis es una contraindicación para la donación.

Ácido úrico

Se ha demostrado que una concentración sanguínea elevada de ácido úrico es un factor predictor de disminución de la función renal. En los posibles donantes se debe realizar un estudio de cribado de los niveles de ácido úrico. Estos niveles pueden aumentar tras la donación, y es algo que debe comentarse con los donantes, especialmente si tienen antecedente de gota.

Nefropatía hereditaria

Cuando la insuficiencia renal en el receptor se debe a una enfermedad hereditaria o existen antecedentes familiares de nefropatía, hay que centrarse en descartar la enfermedad en el donante genéticamente emparentado. Conocer la etiología de la nefropatía del receptor es una parte esencial de la evaluación del donante. En algunas enfermedades renales hereditarias, un antecedente familiar claro o unos hallazgos indiscutibles en la biopsia pueden proporcionar una valiosa información; en otros casos, en los que se carece de documentación de biopsia de la nefropatía subyacente del receptor, la información de la familia sobre manifestaciones extrarrenales, como alteraciones oculares o auditivas en el síndrome de Alport, pueden proporcionar información inestimable para el proceso de toma de decisión en la donación renal. En algunos casos, la presencia de estas enfermedades impide el trasplante de donantes emparentados. Se considerarán aquí algunas de las anomalías genéticas más habituales.

Enfermedad renal poliquística autosómica dominante

La enfermedad renal hereditaria que se observa con mayor frecuencia es la enfermedad renal poliquística autosómica dominante (ERPAD). El diagnóstico de esta enfermedad en una persona de riesgo está definido por criterios específicos que dependen de la edad. Los criterios unificados y recientemente actualizados se pueden usar para diagnosticar ambos genotipos, 1 y 2, de la ERPAD. En las familias de genotipo desconocido, la presencia de tres o más quistes renales (unilaterales o bilaterales) es suficiente para establecer el diagnóstico en personas de 15 a 39 años; dos o más quistes en cada riñón son suficientes en las personas de 40 a 59 años, y se requieren cuatro o más quistes en cada riñón en las personas de más de 60 años. Por el contrario, el hallazgo de menos de dos quistes renales en personas de riesgo de 40 a 59 años es suficiente para descartar la enfermedad.

En los posibles donantes de más de 30 años, se puede proceder a la nefrectomía con seguridad si la ecografía o la TC demuestran la ausencia de quistes. La ecografía renal es un método de cribado no invasivo, sensible y relativamente barato, pero puede pasar por alto quistes de menos de 1 cm. En posibles donantes de 20 a 30 años, sólo con una ecografía negativa no se descarta una ERPAD, y no puede recomendarse la donación sin otra evidencia que apoye la ausencia de la enfermedad. Se ha sugerido que la mayor sensibilidad de la RM intensamente ponderada en T2 para detectar quistes más pequeños puede descartar de un modo fiable la ERPAD a edades más jóvenes. Estudios genéticos como el análisis de ligamiento y la secuenciación directa de ADN son las pruebas diagnósticas de referencia. Sin embargo, estas pruebas con frecuencia no son factibles, disponibles de forma sistemática o no muestran una sensibilidad del 100 %. El análisis de ligamiento casi nuca se realiza, debido a la necesidad de comprobación en múltiples miembros de la familia, afectados y no afectados. La secuenciación directa de ADN puede proporcionar un resultado definitivo en sólo el 70 % de los casos. No obstante, suele considerarse segura para seguir con la donación renal si tanto las pruebas de imagen como las genéticas descartan la presencia de una ERPAD. Para obtener más información sobre las pruebas en la ERPAD, se remite al lector a http://www.athenadiagnostic.com.

Síndrome de Alport

La mayor parte de los casos de síndrome de Alport se transmiten de forma recesiva ligada al cromosoma X. En el 15 % de los casos, la transmisión es autosómica recesiva. Existen numerosas mutaciones que pueden provocar un síndrome de Alport, pero todas causan un defecto en la cadena α_5 del colágeno de tipo IV en la membrana basal, lo que puede causar glomeruloesclerosis y finalmente insuficiencia renal. La mutación puede asociarse a alteraciones de la membrana basal en el ojo y en la parte neurosensitiva del oído, causando alteraciones oculares como lenticono y sordera, respectivamente. En las personas evaluadas como donantes renales con antecedentes familiares de síndrome de Alport, se debe efectuar un cribado riguroso de hematuria, hipertensión, hipoacusia neurosensitiva y alteraciones oculares (lenticono anterior, cataratas, lesiones retinianas). La ausencia de hematuria en un hombre adulto de edad igual o superior a 20 años descarta esencialmente la presencia de un defecto genético. Las hermanas adultas con análisis de orina normal tienen escaso riesgo de ser portadoras, y se pueden aceptar como donantes. Sin embargo, las familiares con hematuria persistente tienen más probabilidad de ser portadoras de la mutación, y tienen un riesgo del 10 % al 15 % de desarrollar nefropatía crónica. La donación en este último grupo no es aconsejable. Aunque es posible la comprobación genética, no está fácilmente disponible y no suele realizarse. La proteinuria también se asocia a un mayor riesgo de fallo renal en familias con síndrome de Alport, y se debe considerar un criterio de exclusión.

Enfermedad de Fabry

La enfermedad de Fabry es un error del metabolismo ligado al cromosoma X con manifestaciones sistémicas. Se consideró una enfermedad recesiva ligada al cromosoma X, pero se ha demostrado actualmente que puede afectar tanto a hombres como a mujeres. Las mujeres heterocigotas ya no se consideran portadoras. La enfermedad de Fabry suele provocar nefropatía terminal. La enfermedad suele manifestarse al principio de la infancia tanto en hombres como en mujeres; sin embargo, las pacientes heterocigotas con esta enfermedad pueden presentar manifestaciones más tarde y con síntomas imprecisos. Se ha demostrado que la enfermedad de Fabry es una causa subyacente de insuficiencia renal en un porcentaje importante de pacientes con nefropatía terminal de etiología desconocida. Al evaluar posibles donantes vivos, se debe realizar una anamnesis familiar exhaustiva centrándose en la enfermedad de Fabry. En los casos sospechosos, se debe efectuar el cribado de enfermedad de Fabry.

Enfermedad de la membrana basal delgada

Tras la evaluación de un antecedente familiar intenso o persistente de hematuria microscópica puede conducir al diagnóstico, mediante biopsia, de una enfermedad de la membrana basal delgada (EMBD). Aunque tiene generalmente un pronóstico benigno, el efecto de la hiperfiltración tras una nefrectomía puede aumentar el riesgo de disfunción renal. La donación de personas con esta enfermedad sigue planteando dudas. Los posibles donantes con EMBD pueden seguir considerándose si tienen más de 40 años de edad y se ha descartado la presencia de nefropatía por IgA o síndrome de Alport. Sin embargo, los hallazgos iniciales en la biopsia de portadoras

TABLA 7-5	Características clínicas que ayudan a distinguir le enfermedad de membrana basal delgada de la nefropatía por IgA y el síndrome de Alport

Enfermedad de la membrana basal delgada
- Hematuria macroscópica infrecuente
- Antecedentes familiares de hematuria
- Sin antecedentes familiares de enfermedad renal

Nefropatía por IgA
- Hematuria macroscópica frecuente
- Antecedente familiar de hematuria en casos aislados
- Puede existir antecedente familiar de enfermedad renal

Síndrome de Alport
- Puede presentar hematuria macroscópica episódica
- Típicamente con antecedente familiar de enfermedad renal
- Puede existir sordera en familias en las que el modo de herencia está ligado al cromosoma X

femeninas de síndrome de Alport ligado al cromosoma X y EMBD pueden ser difíciles de diferenciar histológicamente. Las características clínicas que ayudan a distinguir esta última de la nefropatía por IgA y del síndrome de Alport se muestran en la tabla 7-5. La presencia de hipertensión, proteinuria o ambas cosas impide la donación. Hay que aconsejar a los posibles donantes que, aunque la EMBD tiene típicamente una evolución benigna, puede producirse una insuficiencia renal lentamente progresiva. También hay que advertir a los posibles donantes de que el riesgo a largo plazo para el donante se desconoce y que siguen sin estar claros los efectos de la EMBD sobre la función renal. Tras el trasplante de pacientes con EMBD, pueden producirse enfermedades glomerulares (con mayor frecuencia, nefropatía por IgA) en el aloinjerto.

Glomerulonefropatías primarias familiares

Se deben considerar las formas familiares de glomerulonefropatías cuando la enfermedad renal afecta a más de un miembro de una familia. La glomeruloesclerosis focal y segmentaria (GEFS) idiopática resistente a los corticoides, una glomerulopatía ligada a mutaciones de varias proteínas asociadas a podocitos, es probablemente la glomerulonefritis primaria familiar mejor descrita. También se han descrito otras formas de glomerulonefritis familiar como la nefropatía por IgA, la glomerulonefritis membranoproliferativa y la nefropatía membranosa familiar. Se dispone de análisis genéticos para alguna de estas afecciones.

Lupus eritematoso sistémico

El lupus eritematoso diseminado o sistémico (LES) se produce en aproximadamente el 12 % o más de familiares de primer grado. En los posibles donantes vivos emparentados se debe efectuar un cribado para detectar anticuerpos antinucleares (ANA), niveles de complemento y hallazgos anómalos en la orina. El antecedente de trombosis venosa profunda (TVP), ictus, embolia pulmonar, aborto, trombocitopenia, anemia hemolítica o livedo reticularis debe dar lugar a la realización de pruebas para el síndrome antifosfolipídico. Un familiar de un paciente con LES que tiene ANA positivos tiene un riesgo unas 40 veces mayor de desarrollar lupus, y generalmente se debe descartar de la donación. En posibles donantes no emparentados, un nivel de ANA elevados aislado no se considera una contraindicación para la donación.

Rasgo falciforme

La bibliografía sobre los posibles riesgos para los donantes renales vivos con rasgo falciforme es escasa. Muchos programas no realizan cribados de forma sistemática del rasgo falciforme en los donantes, pero algunos descartan donantes con este rasgo cuando se establece el diagnóstico. No existen actualmente normas con respecto al cribado de este rasgo, y la práctica de los centros con respecto a la exclusión de donantes que lo presentan varía ampliamente. Sin embargo, los posibles donantes con hematuria sin causa aparente, las mujeres con bacteriuria recurrente o pielonefritis, y los que tienen antecedentes familiares de enfermedad falciforme o rasgo falciforme deben someterse a su cribado. Probablemente sea prudente descartar posibles donantes con bacteriuria o pielonefritis recurrente, y aquellos con signos de necrosis papilar en las técnicas de imagen. Hay que advertir a los posibles donantes jóvenes del mayor riesgo de carcinoma medular, y se aconseja el seguimiento regular tras la donación.

Mutaciones del gen APOL 1

Se sabe que las personas descendientes de africanos tienen mayor predisposición a la enfermedad renal. La observación de que polimorfismos en el gen *APOL1*, que confiere mayor riesgo de nefropatía, están representados de forma desproporcionada en los afroamericanos tiene, por tanto, mayores implicaciones en la evaluación de posibles donantes renales de origen africano. Los donantes renales afroamericanos tienen mayor riesgo de desarrollar nefropatía terminal que sus homólogos europeos-americanos, y se ha recomendado que en los posibles donantes afroamericanos y en los que tengan antecedentes familiares importantes de nefropatía terminal se compruebe la posible presencia de dos alelos de riesgo: homocigosidad o heterocigosidad compuesta para variantes de *APOL1* (G1 y G2). Dos de estas mutaciones (G1 y G2) que se han encontrado en el 13 % de la población afroamericana se asocian a un mayor riesgo de glomeruloesclerosis no diabética y GEFS, y a una disminución escalonada de la TFG, en comparación con la población que no es de raza negra. Además, los aloinjertos renales de estos donantes tienen mayor riesgo de sufrir rechazo y fracaso del trasplante, incluidos los aloinjertos de donante cadáver. Cuanto más importante sea el origen (antepasados), mayor es el riesgo de insuficiencia renal en pacientes con dos variantes de estos genes. Se aconseja precaución en la donación de niños a padres en afroamericanos jóvenes, ya que estos posibles donantes pueden no presentar fenotipos renales finales hasta que tienen una edad avanzada.

Nefrolitiasis

La evaluación sistemática de los donantes debe identificar la presencia de litiasis renal. El problema evidente para la donación renal en una persona con antecedente de litiasis renal es la posible recidiva litiásica en el riñón remanente con la consiguiente obstrucción, Sin embargo, los posibles donantes con un antecedente lejano de litiasis (> 10 años) y sin anomalías metabólicas asociadas a la formación de cálculos (p. ej., hipercalcemia, hiperuricemia, hiperoxaluria, hipocitraturia o acidosis metabólica) tienen escaso riesgo de recidiva litiásica, y pueden aceptarse como donantes vivos. Un posible donante asintomático con un solo cálculo renal actual puede ser adecuado para la donación, si el tamaño del cálculo renal es menor de 1,5 cm o puede extirparse durante el trasplante. Además, la evaluación adicional de la litiasis debe mostrar la ausencia de alteraciones metabólicas, infección del tracto urinario, nefrocalcinosis y defectos anatómicos que puedan provocar infección de cálculos de estruvita.

Hay que advertir a los posibles donantes con antecedente de litiasis renal del mayor riesgo de recidiva (50 % en 5-7 años). La presencia de trastornos médicos subyacentes asociados a un alto riesgo de litiasis recurrente, como cistinuria, hiperoxaluria primaria o entérica, enfermedad inflamatoria intestinal y sarcoidosis, contraindica la donación. Un antecedente de cálculos de estruvita contraindica la donación porque estos cálculos se asocian a infección difícil de erradicar. El antecedente de un solo episodio de litiasis asociado a hiperparatiroidismo primario tratado y normocalcemia no impide necesariamente la donación. La presencia de nefrocalcinosis, litiasis bilateral o antecedente de litiasis recurrente a pesar de tratamiento preventivo contraindica la donación.

Se debe usar la TC renal para detectar la presencia actual de litiasis o nefrocalcinosis en personas con antecedente de nefrolitiasis. Las radiografías simples no pueden valorar adecuadamente los cálculos pequeños y radiotrasparentes, y la ecografía puede no detectar estos últimos. Las recogidas de orina programadas para valorar anomalías metabólicas no tienen el mismo valor predictivo de riesgo de litiasis recurrente que algunos parámetros clínicos como la edad y el tiempo transcurrido desde un episodio inicial. No obstante, los datos obtenidos pueden ayudar en el asesoramiento dietético y en la selección del tratamiento adecuado. Un cálculo detectado inicialmente en una persona de más de 50 años no es probable que vuelva a producirse. Por el contrario, el riesgo de litiasis recurrente es mayor en las personas de menos de 35 años, y debe tenerse en cuenta durante el proceso de selección del donante.

Hipertensión

En general, el cribado de la hipertensión en un posible donante consiste en la medición de la presión arterial en tres momentos separados en el tiempo. La presión arterial elevada, según definición del Joint National Committee (JNC7) para el diagnóstico de hipertensión, requiere la evaluación adicional con monitorización ambulatoria de la presión arterial para descartar la hipertensión de «la bata blanca». El donante debe tener una presión arterial media en estado de vigilia inferior a 135/85 mm Hg y menor de 120/75 mm Hg durante el sueño. La mayor parte de los programas de trasplante descartan para la donación a posibles donantes con presiones arteriales superiores a 140/90. Se puede considerar la realización de un electrocardiograma para evaluar la hipertrofia cardíaca en casos con presión arterial en el límite superior, o anomalías que sugieran cardiomegalia o hipertrofia del ventrículo izquierdo en la radiografía de tórax o el electrocardiograma, respectivamente. El antecedente de hipertensión leve puede ser aceptable para la donación si el posible donante no es afroamericano y tiene más de 50 años sin signos de microalbuminuria ni insuficiencia renal terminal. En estas circunstancias, el riesgo de nefropatía crónica inducida por la hipertensión durante la vida del posible donante es muy pequeño. El posible donante con hipertensión leve debe tener una TFG normal para la edad y una presión arterial controlada con modificaciones de conducta y de estilo de vida o el uso de no más de un fármaco antihipertensor o una dosis baja de un fármaco en combinación. Se debe aconsejar al donante que la presión arterial debiera aumentar ligeramente tras la donación. Hay que descartar y tratar cualquier causa secundaria de hipertensión, si se identifica antes de proceder a la evaluación.

Diabetes

La diabetes mellitus se define como un nivel de glucosa en plasma en ayunas (GPA) de al menos 126 mg/dl (≥ 7,0 mmol/l) o un nivel de glucosa en plasma de al menos 200 mg/dl (11,1 mmol/l) 2 h después de la administración oral de 75 g de glucosa (prueba de tolerancia oral a la glucosa o sobrecarga de glucosa), confirmado por pruebas repetidas en un día diferente. Los valores de GPA entre 100 y 125 mg/dl (5,6 to 6,9 mmol/l) definen la alteración de glucosa en ayunas (AGA), y los valores de glucosa plasmática a las 2 h entre 140 y 199 mg/dl (7,8 mmol/l a 11,1 mmol/dl) definen la alteración de la tolerancia a la glucosa (ATG). Las normas sobre la diabetes reconocen que tanto la AGA como la ATG son importantes factores predictivos para la progresión a diabetes manifiesta, y factores de riesgo bien establecidos de enfermedad microvascular y cardiovascular. La Hb A1c, que estima el control glucémico de las 8-12 semanas anteriores, es una medida conveniente ya que no necesita muestreos seriados y no existe una fluctuación día a día en este nivel. Los niveles de Hb A1c se aceptan ampliamente hoy en día como la mejor herramienta para el cribado de diabetes y de prediabetes.

Se debe determinar la glucosa plasmática en ayunas a todos los posibles donantes vivos. Los posibles donantes con una cifra de 100-125 mg/ml y los que tienen factores de riesgo para desarrollar diabetes aunque no exista una alteración de la glucosa plasmática en ayunas deben evaluarse con una prueba de tolerancia oral a la glucosa (PTOG) y una determinación de HbA1c. Esto último abarca a pacientes con familiares de primer grado con diabetes de tipo 2, antecedente de diabetes gestacional o peso muy grande al nacer (> 4 kg al nacer), obesidad definida por un IMC mayor de 30, hipertrigliceridemia en ayunas de al menos 250 mg/dl, lipoproteínas de alta densidad (HDL) no superior a 35 mg/dl o presión arterial mayor de 140/90 mm Hg. Los donantes menores de 40 años con un familiar de segundo grado con diabetes mellitus de tipo 2 deben realizar una PTOG y una determinación de HbA1c.

La mayor parte de los programas de trasplante contemplan la diabetes mellitus establecida como una contraindicación para la donación de donante vivo, y muchos centros descartan personas consideradas de alto riesgo. Las contraindicaciones absolutas y relativas para la donación en presencia de intolerancia a la glucosa se muestran en la tabla 7-6. A las personas con AGA y ATG se les debe aconsejar la modificación del estilo de vida, que incluye control del peso, dieta, ejercicio y evitar el tabaquismo. Los posibles donantes con esas alteraciones de la glucosa se deben valorar de forma individualizada. No se recomienda la donación en personas con una alteración de la tolerancia a la glucosa leve o *borderline* y factores de riesgo añadidos. Las personas con glucemias en los valores superiores de la alteración de la glucosa en ayunas probablemente no deban ser donantes, por la mayor tendencia al empeoramiento. Debe preocupar de un modo especial para los donantes jóvenes de origen hispano, nativos americanos y de las islas del Pacífico en Estados Unidos, y para los de origen asiático en el Reino Unido. Algunos programas no los considerarán posibles donantes hasta ue superen los 30 años. Hay que advertir a todos los posibles donantes de que tanto la AGA como la ATG son factores predictivos importantes de la progresión a la diabetes manifiesta.

Las mujeres con antecedente de diabetes gestacional tienen un mayor riesgo a lo largo de la vida de desarrollar diabetes de tipo 2 (de hasta el 50 % al 70 % en algunas series), con el mayor aumento del riesgo en los primeros 5 años tras el parto, y una meseta después de 10 años. Por tanto, la aceptación para la donación y el asesoramiento sobre futuro riesgo pueden venir regidos por esos intervalos de tiempo. Una PTOG junto con niveles estimulados de insulina puede ser más útil para determinar el riesgo que

| TABLA 7-6 | Contraindicaciones absolutas y relativas para la donación en posibles donantes con alteración de la tolerancia a la glucosa |

Contraindicaciones absolutas

- Diabetes mellitus diagnosticada
- Nivel de glucosa en plasma en ayunas ≥ 126 mg/dl (7,0 mmol/l) en dos o más ocasiones
- Nivel de glucosa en plasma > 200 mg/dl (11,1 mmol/l) 2 h después de una carga de glucosa oral de 75 g (prueba de tolerancia oral a la glucosa) en dos o más ocasiones

Contraindicaciones relativas*

- Alteración de la glucosa en ayunas, definida como valores de glucosa plasmática en ayunas entre 110 y 125 mg/dl (6,1-6,9 mmol/l)
- Alteración de la tolerancia a la glucosa, definida como valores de glucosa plasmática en 2 h entre 140 y 199 mg/dl (7,8 mmol/l a 11,1 mmol/dl)
- Se debe aconsejar a las personas con alteración de la glucosa en ayunas o alteración de la tolerancia a la glucosa modificaciones del estilo de vida, incluyendo control del peso, dieta, ejercicio físico y evitar el tabaquismo
- Los posibles donantes con alteración de la glucosa en ayunas deben ser asesorados individualmente
- Generalmente, no se recomienda la donación en:
  - Personas con alteración de la tolerancia a la glucosa en los valores límite (*borderline*) y factores de riesgo añadidos (familiares en primer grado de pacientes con diabetes de tipo 2, obesidad, diabetes mellitus gestacional, dislipidemia, pertenencia a grupo étnico con una alta frecuencia de diabetes)
  - Las personas con glucemia en el valor alto de alteración de la tolerancia a la glucosa (110-125 mg/dl, 6,1-6,9 mmol/l) es probable que no deban donar, debido a una mayor tendencia al deterioro
- Los posibles donantes deben ser advertidos de que ambas alteraciones de la glucosa (en ayunas y la tolerancia a la glucosa) son factores predictivos importantes para la progresión a una diabetes manifiesta

*Pueden liberalizarse los criterios para posibles donantes de más de 50 años y sin signos de otras alteraciones.

una PTOG aislada, porque algunas mujeres con antecedente de diabetes gestacional pueden tener signos de resistencia a la insulina que pueden presagiar un mayor riesgo para el desarrollo futuro de diabetes.

Obesidad

La obesidad, definida como un IMC mayor de 30, se asocia a un mayor riesgo de complicaciones quirúrgicas, así como a futuros problemas médicos, entre ellos diabetes, hipertensión, nefrolitiasis, enfermedad glomerular con albuminuria o proteinuria manifiesta asociadas, y enfermedad renal terminal. En las personas obesas, se ha documentado un mayor riesgo de proteinuria e insuficiencia renal tras la nefrectomía unilateral. El riesgo relativo de desarrollar una nefropatía terminal es triple con un IMC entre 30 y 35, y casi quíntuple con un IMC de 35 a 40. Hay que evaluar cuidadosamente el impacto de otros problemas médicos que puede presentar este grupo, como enfermedad cardiovascular, apnea del sueño o esteatosis hepática. Se debe animar a los posibles donantes obesos para que disminuyan de peso antes de la donación renal. No se aconseja ésta si existen otras afecciones comórbidas. Aproximadamente la mitad de los programas estadounidenses contemplan un IMC superior a 35 como una contraindicación para la donación, y algunos excluyen donantes con un IMC superior a 30 (v. Wong et al., en «Lecturas seleccionadas»). El IMC puede no ser fiable como predictor de riesgo; puede ser mejor predictor el cociente entre cintura y cadera, especialmente de evoluciones cardiovasculares.

Síndrome metabólico y esteatosis hepática (hígado graso)

El síndrome metabólico es un trastorno frecuente con varias definiciones. La American Heart Association y el National Heart, Lung and Blood Institute definen el síndrome metabólico como un gran perímetro abdominal (cintura) (≥ 100 cm en los hombres y ≥ 89 cm en las mujeres), más dos de los siguientes:

1. Hiperlipidemia, definida por unos triglicéridos ≥ 150 mg/dl o tratamiento con un fármaco hipolipemiante.
2. HDL ≤ 40 mg/dl
3. Presión arterial sistólica ≥ 135 mm Hg
4. Presión arterial diastólica ≥ 85 mm Hg
5. Glucemia en ayunas ≥ 100 mg/dl

El síndrome metabólico es un factor de riesgo demostrado de enfermedad cardiovascular. Además, existen algunas dificultades con respecto a los donantes vivos con síndrome metabólico. Este síndrome se ha asociado a disminución de la densidad glomerular, hiperfiltración, glomeruloesclerosis y una disminución de la TFG tras la nefrectomía unilateral. Si bien el síndrome metabólico en sí no se considera una contraindicación para la donación renal en donantes de edad avanzada, es prudente considerarlo así en donantes jóvenes, sobre todo si pertenecen a una raza de riesgo. Todos los posibles donantes con síndrome metabólico deben realizar cambios adecuados en el estilo de vida y demostrar una mejoría clínica antes de la donación.

La esteatosis hepática no alcohólica afecta actualmente al 25-45 % de la población a nivel mundial, y aproximadamente al 30 % de los estadounidenses. La prevalencia es mayor en pacientes con síndrome metabólico. Aunque se considera generalmente un proceso relativamente benigno, alrededor del 4 % evoluciona a cirrosis. Hay que evaluar la función hepática en todos los posibles donantes, especialmente si tienden a la obesidad o al síndrome metabólico. Se debe evaluar la esteatosis hepática para descartar cualquier causa tratable, además de los cambios de estilo de vida. La hepatitis en el marco de la esteatosis hepática se debe considerar una contraindicación para la donación, salvo que se resuelva o pueda tratarse eficazmente. Se debe suspender el consumo de alcohol.

Tabaquismo y drogas

Los fumadores actuales de cigarrillos no se consideran, en general, donantes adecuados. El tabaquismo es un factor de riesgo de disminución de la función renal en los donantes, y algunos estudios han demostrado que existe un importante riesgo de rechazo y reducción de la función renal en los injertos renales de donantes que han sido fumadores. Las políticas sobre el consumo de marihuana varían según los programas, pero el consumo ocasional no descarta necesariamente la donación (v. Capítulo 18). El abuso de sustancias tóxicas, entre ellas alcohol, cocaína y metanfetamina, es una contraindicación para la donación, y estos pacientes deben cumplir un proceso de desintoxicación antes de poder ser considerados candidatos a la donación. Los posibles donantes que requieren un uso crónico de narcóticos para aliviar el dolor deben someterse a una evaluación psiquiátrica, y no suelen ser adecuados para donar órganos en vida.

Riesgo de transmisión al receptor de neoplasias malignas o enfermedades transmisibles

La presencia de infecciones víricas crónicas, como la infección por el VIH, la hepatitis B y la hepatitis C, en el donante contraindica la donación, debido al alto riesgo de transmisión de la enfermedad al receptor (v. Capítulo 12) y al riesgo de enfermedad renal inducida por el virus en el donante. La transmisión del herpesvirus humano 8 (HHV-8) el receptor se ha asociado al desarrollo de leucemia de linfocitos T y paraparesia espástica, y a sarcoma de Kaposi, respectivamente. La presencia de infección activa es una contraindicación para la donación de donante vivo. En los donantes internacionales, hay que evaluar la presencia de enfermedades que podrían ser endémicas en sus áreas. Se recomienda que los posibles donantes con pruebas positivas para *Trypanosoma cruzi* (enfermedad de Chagas), que es endémico en México, Centroamérica y Sudamérica, se excluyan de la donación, ya que no existe cura para la enfermedad que puede ser mortal en los receptores de trasplante inmunodeprimidos. Sin embargo, en algunos estudios se demuestra que, si no existen síntomas agudos o crónicos, de enfermedad en donantes seropositivos, la profilaxis de los receptores con benznidazol está siendo eficaz en la prevención de la infección. Los donantes con resultados positivos para anticuerpos frente a *Strongyloides* pueden tratarse con una sola dosis de ivermectina, y entonces puede procederse a la donación son riesgo adicional para el receptor. La presencia de infección activa es una contraindicación para la donación en vida. La sífilis totalmente tratada, la tuberculosis, el virus de Epstein-Barr (VEB) latente, el virus del Nilo Occidental y el citomegalovirus no impiden la donación. Hay que preguntar a los pacientes sobre conductas sexuales de alto riesgo.

En los posibles donantes renales, hay que realizar un cribado de los antecedentes neoplásicos tanto personales como familiares. Se realizarán pruebas de cribado habituales adecuadas para la edad, según recomienda la American Cancer Society y organizaciones internacionales equivalentes. Algunos tipos de cáncer tienen características que descartarían a cualquier persona con ese antecedente para la donación. Estos cánceres son los que se consideran incurables, los que se sabe que tienen un prolongado intervalo libre de enfermedad antes de la posible recurrencia o que se ha documentado que tienen la posibilidad de aumentar la virulencia en los pacientes inmunodeprimidos. Un antecedente de melanoma, carcinoma de células renales o neoplasias malignas urológicas, coriocarcinoma, neoplasias hematológicas, cáncer gástrico, cáncer de pulmón, cáncer de mama, sarcoma de Kaposi o gammapatía monoclonal impide la donación de donante vivo. Los pacientes con determinadas neoplasias locales, como el carcinoma ductal *in situ* de mama en estadio 0, neoplasias tiroideas encapsuladas, carcinoma cutáneo de células escamosas *in situ* o carcinoma cervical, pueden aceptarse como donantes si se considera que el cáncer concreto está curado y se descarta la posibilidad de transmisión. Se aconseja consultar con los oncólogos. El efecto del tratamiento previo del tumor maligno sobre la reserva renal del posible donante, así como la posible nefrotoxicidad del futuro tratamiento en caso de recurrencia, son problemas añadidos. Se recomienda que los pacientes con mayor riesgo de cáncer cutáneo se realicen una revisión cutánea completa para proteger tanto al receptor como al donante.

Autorización médica para la cirugía

Algunas características y problemas médicos de los posibles donantes pueden aumentar los riesgos de sufrir complicaciones postoperatorias e impiden la donación. En general, los problemas como la coronariopatía (incluso si está corregida), la enfermedad cerebrovascular y la enfermedad pulmonar crónica significativa aumentan el riesgo de aparición de morbilidad perioperatoria y contraindican la donación. Los posibles donantes con múltiples factores de riesgo de coronariopatía justifican un cribado no invasivo. En la tabla 7-7 se muestran las pruebas cardiovasculares que se sugieren para los posibles donantes vivos.

TABLA 7-7	Evaluación cardiovascular sugerida de un posible donante vivo

Criterios de exclusión como donante
- Diabetes mellitus
- Coronariopatía no tratada y/o asintomática
- Miocardiopatía dilatada
- Insuficiencia cardíaca compensada o descompensada
- Arritmias no tratadas y/o clínicamente significativas
- Valvulopatías no tratadas y/o sintomáticas clínicamente significativas

Indicación de evaluación cardíaca estructural con ecocardiografía bidimensional
- Soplos cardíacos anómalos
- Antecedente de síncope, mareo, palpitaciones o disnea
- Indicaciones para monitorización Holter:
  - Antecedente de arritmias o posibles arritmias
  - Antecedente de síncope, mareo o palpitaciones

Indicaciones de pruebas de estrés cardíacas*
- Edad avanzada (> 45 años en hombres o > 55 años en mujeres). Puede variar, dependiendo de:
  - Nivel de actividad habitual del donante
  - Antecedente de tabaquismo
  - Antecedente familiar de coronariopatía prematura
  - Antecedente de dislipidemia (se debe incluir en la valoración de factores de riesgo: la dislipidemia aislada no es una indicación para pruebas de estrés cardíacas)*
  - Antecedente de hipertensión
  - Electrocardiograma anormal (hipertrofia de ventrículo izquierdo, bloqueo de rama izquierda, alteraciones de ST-T)

*Una o más de las indicaciones enumeradas o a criterio del médico.

Hay que indicar a los posibles donantes que fuman que dejen de hacerlo durante al menos 4 semanas antes de la cirugía para disminuir las complicaciones pulmonares, e insistirles en el abandono permanente del tabaquismo para reducir riesgos para la salud en el futuro. En algunos centros de trasplante no aceptarán a un posible donante que siga fumando. No se indica la realización sistemática de pruebas de función pulmonar en los posibles donantes, salvo que la anamnesis o la exploración física sugieran una enfermedad pulmonar.

Trastornos de la coagulación

El antecedente de hipercoagulabilidad aumenta significativamente el riesgo de complicaciones trombóticas perioperatorias, y puede contraindicar la donación. En las personas con un antecedente familiar de enfermedad trombótica o un antecedente personal de un episodio de trombosis venosa o aborto recurrente, se debe tratar de detectar la presencia de factores de riesgo que aumentarían el riesgo de futuros episodios. Los factores habituales que hay que considerar son: cociente de resistencia de la proteína C activada anómalo asociado a mutación del factor V de Leiden; anticoagulante lúpico o anticuerpo anticardiolipina; o mutación del gen de la protrombina (FII-20210). Sin embargo, una persona heterocigota para la mutación del factor V de Leiden sin enfermedad trombótica previa no se descarta necesariamente para la donación, porque el riesgo de complicación es bajo. Las personas con un primer episodio confirmado de trombosis venosa profunda (TVP) y que son heterocigotas u homocigotas para la mutación del factor V de Leiden muestran, respectivamente, un incremento de 7 y 8 veces en el riesgo relativo de TVP. Se aconseja una profilaxis perioperatoria adecuada para evitar complicaciones trombóticas, así como comentar la importancia de esta alteración. Los trastornos que requieren anticoagulación crónica contraindican la donación.

PROBLEMAS A LARGO PLAZO TRAS LA NEFRECTOMÍA

Riesgo a largo plazo de enfermedad renal crónica y esperanza de vida

Entre unos días y semanas después de una nefrectomía unilateral, la hiperfiltración en el riñón que queda aumenta la TFG hasta aproximadamente el 70 %-80 % del valor previo a la donación: la magnitud de la compensación viene determinada por la reserva renal relacionada con la edad. La excreción de albúmina en la orina, atribuible a la hiperfiltración por nefrona única por reducción de la masa renal, puede estar elevada, pero suele ser una elevación escasa y no asociada a un mayor riesgo de disfunción renal. Al igual que en la población no donante, tras la donación se produce una pérdida adicional de 5 ml/min en la TFG por década. En una revisión sistemática, un metaanálisis y un estudio de metarregresión dirigidos por la Donor Nephrectomy Outcomes Research (DONOR) Network (v. Garg et al., en «Lecturas seleccionadas»), se demostró que 7 años después de la donación, la TFG promedio era de 86 ml/min y que el promedio de proteínas urinarias era de unos 150 mg. Estudios posdonación ampliados hasta 12 años han demostrado tasas de enfermedad renal terminal similares a los observados en la población general. Sin embargo, la comparación del riesgo de nefropatía terminal entre donantes renales vivos y la población general no es relevante, ya que los posibles donantes sólo se aceptan para la donación si se ha determinado que su riesgo de nefropatía terminal es mínimo.

El riesgo de aparición de una futura nefropatía crónica y progresión a enfermedad renal terminal en el riñón restante ha sido siempre una preocupación importante para los posibles donantes y sus protectores. Una importante revisión del tema realizada por Nguyen et al. en 2007 (v. «Lecturas seleccionadas») mencionaba un riesgo de mortalidad de 1/3 000 y una incidencia de nefropatía terminal de 1/500, y afirmaba que el procedimiento era «razonablemente seguro». Sin embargo, desde entonces, en varios estudios a gran escala se ha documentado que se permite una consideración mucho más precisa del riesgo para el donante.

El riesgo de mortalidad a corto plazo en el donante es escaso, menor del que sigue a un procedimiento quirúrgico de bajo riesgo como una colecistectomía. El riesgo a largo plazo es mucho más difícil de valorar debido a la ausencia de un grupo control fácilmente disponible y a que se requieren décadas de seguimiento, sobre todo en donantes jóvenes. Merecen mención algunos estudios esenciales. En un estudio noruego, realizado por Mjoen et al. (v. «Lecturas seleccionadas»). Se observó que los donantes renales tenían un mayor riesgo de sufrir mortalidad a largo plazo por nefropatía terminal, enfermedad cardiovascular y mortalidad por todas las causas, en comparación con un grupo control de no donantes que habrían sido elegibles para donación aunque el riesgo relativo fue escaso (v. Fig. 7-2), y no se manifestó durante 10-15 años tras la donación. En un estudio estadounidense de casi 100 000 donantes renales, realizado por Muzaale et al. (v. «Lecturas seleccionadas»), se observó un aumento del riesgo de nefropatía terminal cuando se comparó a los donantes con un grupo equiparable de no donantes sanos, aunque la magnitud del riesgo relativo era escasa. Gramss et al. (v. «Lecturas

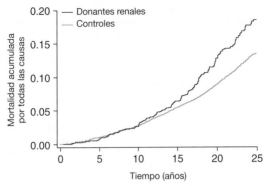

FIGURA 7-2. Riesgo de mortalidad acumulado en donantes renales y controles, ajustado por año de donación. Los controles se equiparan a donantes por edad, sexo, presión arterial sistólica, índice de masa corporal y tabaquismo. (Reimpreso de Mjoen G, Hallan S, Hartmann A, et al. Long-term risks for kidney donors. Kidney Int 2014;86:162-167, con autorización de Elsevier.)

seleccionadas») calcularon que el riesgo de nefropatía terminal observado a los 15 años entre donantes renales en Estados Unidos era 3,5 a 5,3 veces el valor del riesgo previsto en ausencia de donación. El riesgo era máximo en los grupos más jóvenes, sobre todo en los jóvenes afroamericanos. Los autores de este estudio han desarrollado una herramienta de riesgo on-line para ayudar a evaluar, asesorar y aceptar candidatos a donante vivo (www. transplantmodels.com/esrdrisk); sin embargo, el valor de esta herramienta no se ha establecido todavía definitivamente.

Estos y otros estudios han llevado a una cierta reevaluación y examen de conciencia en la comunidad profesional que trata con donantes vivos. Los estudios también permiten una valoración más pormenorizada del riesgo y, con ello, una mejor información y educación del donante y sus familias. Ha quedado claro que la predicción del riesgo a largo plazo es mucho más difícil en los donantes jóvenes que en los de más edad, que tienen menos tiempo para estar expuestos al efecto de la nefrectomía sobre la TFG. Los donantes biológicamente emparentados con receptores con enfermedad renal inmunitaria, los donantes afroamericanos, y los donantes con factores de riesgo racialmente asociados de diabetes e hipertensión tienen mayor riesgo, sobre todo si son jóvenes. Por otro lado, puede que el riesgo haya sido previamente sobrevalorado en los donantes de edad avanzada con comorbilidades con muy pocas probabilidades de llevar a una nefropatía terminal en el tiempo restante de vida previsto.

Hipertensión

La incidencia de hipertensión que requiere tratamiento aumenta con el tiempo tras la donación renal, pero la mayor parte de los estudios sugieren una frecuencia similar al comparar con una población de edad equiparable. En un metaanálisis de más de 5 000 donantes renales vivos con un promedio de seguimiento de 7 años se observó que los donantes pueden presentar un aumento de 5 mm Hg en la presión arterial (más del previsto con el envejecimiento normal) en los 5 a 10 años siguientes a la donación; este hallazgo es clínicamente insignificante en la mayoría de los pacientes. Sin embargo, no se ha definido aún si un aumento en la presión arterial por la donación renal aumenta el riesgo cardiovascular. Según el Systolic Blood

Pressure Intervention Trial (SPRINT), entre pacientes de alto riesgo de sufrir episodios cardiovasculares pero sin diabetes, centrado en una presión arterial sistólica de menos de 120 mm Hg, en comparación con menos de 140 mm Hg, produce menores tasas de episodios cardiovasculares graves mortales y no mortales, y de muerte por cualquier causa. Los donantes renales sanos no entrarían en la categoría de «alto riesgo» según la definición de este estudio. Resumiendo, parecería razonable pretender una presión arterial sistólica de 130 mm Hg o menos para el seguimiento a largo plazo de los donantes.

Embarazo

Con frecuencia, la preocupación sobre el efecto de la donación renal en el embarazo y la fertilidad es un tema no comentado entre las posibles mujeres donantes en edad fértil; el tema debe abordarse de forma proactiva. Las mujeres en edad fértil deben saber que la nefrectomía unilateral en el donante no debe tener efecto alguno sobre la fertilidad, la evolución de futuros embarazos, la incidencia de partos pretérmino o el bajo peso al nacer. Sin embargo, se ha documentado una mayor incidencia de preeclampsia (11 % en donantes, en comparación con 5 % en no donantes comparables). Se aconseja retrasar el embarazo al menos 6 meses, para permitir la máxima hipertrofia compensadora del riñón restante, y es prudente realizar unos cuidados prenatales con cribado de hipertensión, alteraciones urinarias y función renal. El deseo de una futura gestación no necesita determinar la selección de qué riñón usar para la donación.

Atención médica a largo plazo

En Estados Unidos, se solicita a los centros de trasplante que notifiquen los donantes en seguimiento en el momento del alta hospitalaria (o 6 semanas tras la donación, lo que ocurra antes), a los 6 meses, al año y a los 2 años tras la donación. Los donantes pueden efectuar ese seguimiento con su médico local y contactar con el centro de trasplante si necesitan alguna recomendación. Las recomendaciones para los futuros cuidados médicos y sobre modificación de riesgos para un donante renal no varían mucho de las que se proporcionan a la población general. Se debe insistir en los controles sistemáticos, el cribado oncológico adecuado para la edad, el ejercicio aróbico regular, la reducción de peso, evitar el consumo de tabaco y el consumo excesivo de alcohol. Hay que aconsejarles que sigan un estilo de vida saludable y equilibrado. Si tienen interés en conseguir más información, se les debe proporcionar los recursos adecuados. El donante renal con problemas médicos diagnosticados antes de la donación, como hipertensión leve, antecedente de nefrolitiasis u obesidad, deben llevar un control más frecuente, y se les debe explicar que no deben ser donantes si no tienen acceso a ese seguimiento. Se desaconsejará el consumo de dietas hiperproteicas para perder peso o de suplementos proteicos ara aumentar la musculatura, porque puede contribuir a una lesión por hiperfiltración. Se les debe aconsejar que eviten el uso regular prolongado de antiinflamatorios no esteroideos. Se dispone de registros para donantes en seguimiento a largo plazo. Hay que advertir a los donantes de que sus valores de creatinina sérica pueden aumentar en unas décimas, con un descenso de la TFG estimada, que puede ser una fuente de ansiedad innecesaria.

Parte II: Evaluación psicosocial y apoyo

La evaluación psicosocial es un paso inicial importante en la evaluación del posible donante (v. también los Capítulos 18 y 21). También presenta un encuentro para rellenar los puntos del consentimiento informado, investigar la motivación del donante y descartar la coacción. Los problemas psiquiátricos importantes que alterarían la capacidad de la persona para proporcionar un consentimiento informado o que podrían afectarse negativamente por el estrés de la cirugía se consideran contraindicaciones para la donación de vivo (v. Capítulo 18, Tabla 18-2). El apoyo social del posible donante debe considerarse adecuado. La evaluación psicosocial de los denominados donantes altruistas o no dirigidos (v. más adelante) y de donantes que no tienen una relación personal significativa con el receptor es algo particularmente importante, porque estos donantes pueden no disfrutar de la recompensa psicológica de ver en el receptor el beneficio de su altruismo (v. Capítulo 18). La mayoría de los donantes pueden buscar una sensación estable o mejor de bienestar psicológico y hay que hablar de ello. La depresión no es frecuente: los donantes pueden sentir un denominado efecto «de halo».

En Estados Unidos, la Organ Procurement and Transplant Networl (OPTN) nacional exige que se realice una valoración psicosocial de todo posible donante vivo por parte de un trabajador social licenciado o con grado de Máster, un psicólogo o un psiquiatra antes de la donación, y suele ser uno de los primeros pasos que un posible donante da durante el proceso inicial de evaluación. Esta evaluación debe incluir la documentación de:

- Posibles problemas que podrían complicar la recuperación del donante vivo, entre ellos problemas de salud mental que podrían identificarse como factores de riesgo de una evolución psicosocial deficiente.
- Evaluación de la presencia de posibles conductas que pueden aumentar el riesgo de transmisión de enfermedades, tal como definen las Directrices de Salud Pública estadounidenses.
- Si se identifican conductas de riesgo, se aconseja al posible donante que comunique tales conductas al receptor, y se le ofrece la opción de retirarse del proceso sin hacerlo.
- Una revisión de los antecedentes del donante con respecto al consumo de alcohol, tabaco y drogas.
- La identificación de factores que justifiquen una intervención educativa o terapéutica antes de tomar la decisión final en cuanto a la donación.
- Determinación de que el posible donante entiende los riesgos médicos y psicosociales a corto y a largo plazo tanto para él como para el receptor.
- Una valoración de si la decisión de donar está libre de cualquier presión o inducción, explorando la naturaleza de la relación, si existe, entre el donante y el receptor.
- Una valoración de la capacidad del donante para tomar una decisión informada, y para afrontar el estrés de una cirugía importante y de la hospitalización. Esto incluye una evaluación del plan del donante para la recuperación con apoyo emocional, social y económico disponible, como se recomienda.
- Una revisión de la posible ocupación, apoyo social, seguro médico/acceso a la sanidad, y situación de vida del donante.
- Hay que prestar una atención especial a la evaluación psicosocial de donantes jóvenes (de menos de 26 años), para incluir el nivel de madurez, independencia económica, nivel de formación y estabilidad laboral o profesional.

La evaluación psicosocial inicial debe realizarse en una zona privada, sin otras personas presentes. Tras la valoración inicial, se puede incluir la colaboración de familiares y amigos próximos (entrevistas colaterales), especialmente si tiene relación con los cuidados tras la donación. Cuando la evaluación psicosocial da como resultado la recomendación para alguna intervención antes de la donación (p. ej., deshabituación de alcohol o drogas, tratamiento de salud mental), el posible donante debe tener la oportunidad de volver para una segunda evaluación con el profesional que realiza la recomendación, para determinar si se han cumplido las observaciones propuestas. Suele ser un signo de buen pronóstico que el donante acuda a las citas de evaluación pretrasplante del receptor. La propuesta inicial del posible donante debe proceder, de forma ideal, del paciente, y no del nefrólogo, del médico de trasplante o del cirujano. En los casos en los que los pacientes dudan en abordar a los familiares, el nefrólogo y el equipo de trasplante deben estar preparados para facilitar la conversación sobre la donación.

Dado que el número de donantes no relacionados emocionalmente ni biológicamente aumenta cada año, la evaluación psicosocial del donante no dirigido o «buen samaritano» ha precisado un cambio en la práctica, necesitando una evaluación más profunda sobre las motivaciones para la donación y, en el caso del donante no dirigido, debe abordarse cuidadosamente el tema del carácter oneroso (v. Capítulo 19).

Los donantes vivos pueden recibir el reembolso de los gatos legítimos causados por la donación y la preparación de ésta, como el viaje y el alojamiento. Cuando donantes y receptores tienen escasos recursos económicos, se puede disponer de financiación económica a través del National Living Donor Assistance Center (NLDAC). En Estados Unidos, todos los gastos médicos asociados directamente a la donación están cubiertos por el seguro médico del receptor. En 1999, se promulgó el Organ Donor Leave Act, que permite a los trabajadores federales hasta 30 días de permiso retribuido, incluyendo impuestos y deducciones. En algunos países existen formas más amplias de cobertura económica. En la Parte IV se comenta el tema de la «neutralidad económica» para donantes vivos.

Papel del defensor independiente del donante vivo

El concepto de una defensa del donante puede encontrarse ya en los primeros días del trasplante, cuando se creó un equipo aparte para atender al donante vivo. Desde entonces, las recomendaciones para la asistencia del donante se han formalizado más, y en el año 2007 los Centers for Medicare and Medicaid Services (CMS) obligaban a todos los centros de trasplante a usar un defensor independiente del donante vivo (ILDA, *Independent Living Donor Advocate*) o un equipo (IDAT, *Independent Donor Advocate Team*), que sirve para proteger los derechos de todos los donantes vivos y los posibles donantes vivos. Al ILDA lo define un conjunto de aptitudes, no una profesión, y puede asociarse a un trabajador social, un capellán, una enfermera, un psicólogo o un médico.

El papel del ILDA es ser un protector del paciente y un garante del consentimiento informado. Debe ser independiente de los servicios prestados al receptor y de las presiones que con frecuencia se perciben en los centros de trasplante de gran volumen, y al mismo tiempo debe estar informado y conocer todo lo referente al trasplante, para fomentar la comprensión y el consentimiento informado del donante.

El ILDA debe:

- Ser independiente del equipo del receptor del trasplante
- Defender los derechos del donante vivo

■ Conocer el proceso de donación en vida, trasplante, ética médica, consentimiento informado y el posible efecto de las presiones externas en la decisión de la donación

■ Asegurar que el donante ha recibido información sobre el proceso del consentimiento informado, el proceso de evaluación, el procedimiento quirúrgico, los riesgos médicos y psicosociales para donante y receptor, y la necesidad de seguimiento.

■ Documentar que todos los requisitos anteriores se han cumplido y que se han revisado todos y cada uno de los puntos.

El papel del ILDA sigue evolucionando, y en algunos casos sigue siendo controvertido, sobre todo en lo que respecta a la posesión de un «poder de veto», rigurosamente definido, en casos en los que un posible donante esté en una situación de alto riesgo por coacción, desinformación sobre el riesgo o le considere no predispuesto.

Empleo y seguro médico

La mayoría de los donantes pueden regresar a su empleo anterior sin limitaciones. En Estados Unidos, el gobierno federal y muchos empleadores privados proporcionan a los empleados hasta 30 días de permiso retribuidos tras la donación de órganos. Los donantes con trabajos que requieren intenso esfuerzo físico pueden presentar alguna dificultad tras una nefrectomía abierta, posibilidad que debe comentarse antes del procedimiento y que puede suponer un problema particular en países en vías de desarrollo sin posibilidad de realizar donación por vía laparoscópica (v. Capítulo 22). En general, los donantes renales no tienen problemas con los seguros del tipo de precios más elevados o imposibilidad para obtener un seguro médico. Todos los problemas observados se atribuyen más a un conocimiento incompleto de la compañía de seguros en cuanto a la evolución del donante, y deberán solicitar contacto e información por parte del equipo de trasplante. La mayoría de los cuerpos de las fuerzas armadas permitirán a una persona en activo donar un riñón y permanecer en el servicio, pero es algo que puede afectar a la futura posibilidad para participar en todos los aspectos militares. Un antecedente de donación reciente puede impedir el reclutamiento militar. Hay que comentar con los posibles donantes sus futuros planes profesionales.

La Living Donor Protection Act (H.R. 4616) fue presentada en la Cámara de Representantes y en el Senado en febrero de 2016. El proyecto prohíbe a las compañías de seguros negar los seguros de vida, discapacidad y enfermedad prolongada, así como cobrar primas más elevadas a los donantes de órganos en vida. El proyecto también aclara que estos donantes pueden usar tiempo financiado a través de la Family and Medical Leave Act (FMLA) para recuperarse tras la cirugía de trasplante. Asimismo, dirige el Departamento de Health and Human Services para añadir información a sus materiales sobre estas nuevas protecciones, para animar a más ciudadanos a considerar la donación de donante vivo. Se prevé la aprobación del proyecto.

Parte III: Cuestiones quirúrgicas en la donación renal de donante vivo

Además de la evaluación médica y psicosocial del posible donante, detallada en la Parte I, la evaluación de éste por el equipo quirúrgico del donante es un componente intrínseco del proceso de evaluación del donante renal.

Generalmente, la consulta quirúrgica representa la visita médica final para el candidato a donante tras haberse completado la evaluación preliminar. Permite la selección adecuada del paciente, la elección del riñón para la donación y la selección de la técnica quirúrgica que se va a emplear, y asegura que el paciente está totalmente informado de los riesgos que conlleva la cirugía de donación renal. En la tabla 7-8 se resumen las ventajas y los inconvenientes relativos tanto de la nefrectomía abierta como de la laparoscópica. La nefrectomía laparoscópica ha mejorado espectacularmente la experiencia de la donación, y se ha convertido en la «práctica estándar» para la donación renal con donante vivo.

TABLA 7-8	Ventajas e inconvenientes relativos de la nefrectomía en el donante vivo mediante cirugía abierta o laparoscópica	
	Abierta	**laparoscópica**
Registro de seguridad	Establecido registro a largo plazo internacional	Seguridad comparable a la nefrectomía abierta con mayor experiencia quirúrgica; las tasas de reintervención con o sin conversión depende de la experiencia del cirujano
Complicaciones quirúrgicas	El abordaje retroperitoneal minimiza posibles complicaciones abdominales	El neumoperitoneo puede comprometer el flujo sanguíneo Inconvenientes: tendencia a tener vasos renales más cortos y múltiples arterias Ventajas: imagen aumentada de los vasos renales
Formación de cicatriz	Cicatriz quirúrgica larga con posibilidad de hernia y asimetría de la pared abdominal	Mínima cicatriz quirúrgica: mejor aspecto estético
Tiempo quirúrgico	2-3 h	3-4 h (aumento del tiempo de isquemia caliente)
Dolor postoperatorio	En ocasiones persistente	Menos dolor postoperatorio (se necesitan menos analgésicos)
Estancia hospitalaria	4-5 días	1-2 días
Reincorporación al trabajo	6-8 semanas	3-4 semanas
Resultados en el receptor: función del injerto, tasa de rechazo, complicaciones urológicas, supervivencia del paciente y del injerto	Comparable	Comparable

ANAMNESIS Y EXPLORACIÓN FÍSICA

La evaluación quirúrgica proporciona una oportunidad más para identificar problemas que no se han observado durante visitas anteriores, así como para centrarse en los detalles específicos de la cirugía del donante. Se revisan aquí, la identidad del receptor, la relación del receptor con el donante y la causa de la insuficiencia renal del receptor. No es inusual que surjan nuevos problemas en esta visita, ni que la situación social del donante haya cambiado de forma que pueda afectar a la idoneidad del donante o la disposición a serlo. Se presta una atención especial a si el paciente tiene antecedentes urológicos, entre ellos hematuria macroscópica, nefrolitiasis, pielonefritis, quistes renales o tumores renales.

En la exploración física se incluye la determinación de las constantes vitales, y mediciones de confirmación de la estatura y el peso, para el cálculo del IMC del paciente. Se presta especial atención a la exploración abdominal, para evaluar el hábito corporal del paciente y para documentar cualquier cicatriz quirúrgica previa que pueda ser importante para el abordaje quirúrgico. Esta sencilla evaluación es esencial para identificar pacientes adecuados para una cirugía mínimamente invasiva. El tamaño relativo del posible donante en comparación con el receptor puede afectar a la elección del donante y, si el donante es considerablemente más pequeño que el receptor, se puede plantear la posibilidad de la donación de intercambio pareada (v. parejas compatibles en la Parte IV).

Revisión de técnicas de imágenes

Las técnicas de imagen en el donante se exponen también en el capítulo 14. La TC suele utilizarse para evaluar la anatomía renal de un posible donante. La urografía con TC multidetectora de 64 cortes (64-MDCT) y las fases de la angiografía generan imágenes de gran calidad que permiten la identificación de hallazgos intraaabdominales que pueden impedir la donación, impulsar un estudio adicional, valorar el tamaño renal, evaluar la anatomía del sistema colector y el parénquima, y definir la anatomía vascular. Estas imágenes se pueden obtener usando un método menos invasivo que la arteriografía tradicional y la urografía intravenosa. La TFG está estrechamente relacionada con el tamaño renal, y la TC es un determinante mejor del tamaño renal en comparación con la ecografía, y tan precisa como la angiografía para demostrar la anatomía renal. El tamaño renal es un buen predictor de la función del aloinjerto.

Anatomía renal no vascular y anomalías abdominales

Al realizar la MDCT se descubre con frecuencia una patología intraabdominal de modo casual. En un número reducido de pacientes se detectan nódulos suprarrenales que suponen un problema clínico. Si las lesiones suprarrenales cumplen los criterios de la TC de un adenoma benigno y el estudio metabólico funcional es negativo, es razonable proceder con la donación. Las imágenes de MDCT en múltiples fases demuestran el tamaño de cada riñón y la cantidad de parénquima renal. La captación rápida y simétrica del contraste intravenoso, combinado con la rápida excreción y drenaje, documenta la función renal relativa y puede evitar la necesidad de gammagrafías renales sistemáticas. En los donantes en los que se observa disparidad en cuanto al tamaño de los riñones, la recaptación o la excreción de contraste, o la presencia de cicatrices renales pueden estudiarse más a fondo con una gammagrafía renal MAG3, para asegurar una función renal adecuada (v. Capítulo 14). Se escoge el riñón afectado para asegurar que el donante se queda con el riñón que funciona mejor.

Las fases retrasadas de la urografía también documentan la anatomía del sistema colector de cada riñón y de cada uréter. La identificación de un divertículo calicial, hidronefrosis asintomática con obstrucción de la unión ureteropélvica, o una duplicación ureteral completa o parcial puede alterar el abordaje quirúrgico.

Aproximadamente el 20 % de los riñones evaluados mediante MDCT muestran patología renal como lesiones de baja densidad consideradas «demasiado pequeñas para caracterizar», quistes renales y calcificaciones caliciales. Esta información no impide necesariamente la donación. Los pacientes con antecedente de nefrolitiasis recurrente y aquellos en los que se encuentran cálculos renales grandes, bilaterales o múltiples unilaterales no se consideran candidatos a nefrectomía de donante. Los candidatos donantes en los que se encuentra una sola calcificación pequeña y asintomática, sobre todo en candidatos de edad avanzada, se someten a un estudio metabólico exhaustivo, como se detalla en la Parte I. Si no se detectan anomalías, es razonable proceder a la donación, extirpando el riñón afectado.

Las imágenes obtenidas mediante TC pueden complementar también el proceso de selección del paciente al aclarar la cantidad de grasa perinéfrica y si el riñón «descansa» sobre el músculo psoas. Esta información puede usarse para seleccionar donantes con mayores IMC que serán todavía adecuados para un abordaje laparoscópico. Esto es particularmente importante en los pacientes con una anatomía vascular compleja porque la cantidad de grasa perinéfrica puede indicar una disección significativamente mayor y problemática en el hilio. En la figura 7-3 se ilustran tres pacientes con valores de IMC de 33, pero cantidades variables de grasa perinéfrica.

Anatomía vascular renal

La anatomía vascular se ha vuelto cada vez más relevante para la evaluación quirúrgica con la creciente adopción de los abordajes laparoscópicos en la cirugía del donante renal, y la 64-MDCT ha demostrado una sensibilidad impresionante en la identificación de pequeñas estructuras vasculares. La mayor resolución de 64-MDCT, junto con las reconstrucciones tridimensionales, probablemente aumentará la seguridad quirúrgica e identificará pequeñas arterias capsulares y polares, de forma que pueda intentarse preservar estas estructuras si está indicado (Fig. 7-4). Esta información de las imágenes puede usarse para determinar el riñón adecuado para la donación. El riñón izquierdo es el órgano preferido debido a la mayor longitud de la vena renal. Lo habitual es seleccionar el riñón izquierdo cuando se identifica una o dos arterias renales izquierdas. Puede que sea preferible una nefrectomía derecha cuando se observa que tiene más de dos arterias. La anatomía arterial que es más compleja se estudia de forma individual. La anatomía venosa rara vez impide la nefrectomía izquierda por vía laparoscópica en el donante.

Riesgos de la cirugía

Quizá el aspecto más importante de la visita quirúrgica para los posibles donantes sea una revisión exhaustiva de los riesgos, los beneficios y las alternativas para la donación renal. Es esencial que el paciente esté completamente informado de los riesgos de someterse a cirugía y que tenga expectativas realistas de la evolución en el hospital y en el postoperatorio. En ocasiones, posibles donantes que han completado su evaluación médica y psicológica manifestarán reservas cuando se comentan los detalles de la intervención quirúrgica. Si es necesario, puede proporcionarse una «excusa» médica para asegurar que el posible donante no siente una presión excesiva

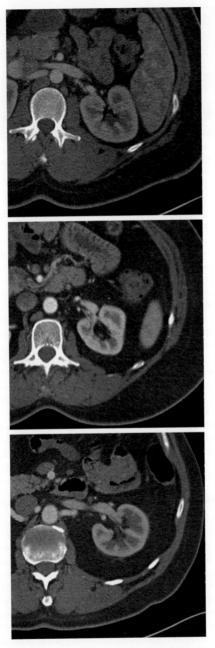

FIGURA 7-3. Tres pacientes con un índice de masa corporal calculado de 33 y diversa cantidad de grasa perinéfrica.

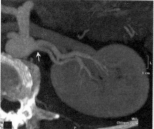 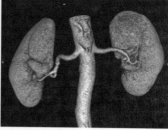

FIGURA 7-4. Ejemplos de imágenes de tomografía computarizada multidetectora que muestran una bifurcación temprana de una arteria renal (*flecha*) y un ejemplo de reconstrucción renal tridimensional.

para seguir con el proceso puede haber tardado tiempo en completar y puede estar próximo.

Al revisar el riesgo de la cirugía, se comentan los riesgos habituales de la anestesia general, entre ellos el infarto, el ictus, un coágulo sanguíneo y una embolia pulmonar. El riesgo de muerte en donantes renales sanos es extremadamente bajo (se calculan 3-4 casos por cada 10 000 nefrectomías), pero no puede ignorarse. Puede aparecer hemorragia, necesidad de transfusión sanguínea, infección de la incisión y dolor postoperatorio. También existe el riesgo de dañar órganos adyacentes al campo quirúrgico. En la nefrectomía del riñón derecho, estos órganos específicos son el hígado, el duodeno, el colon, el diafragma y el páncreas. En el procedimiento en el lado izquierdo, las estructuras con riesgo son el colon, el intestino delgado, el páncreas, el bazo y el diafragma. Estas lesiones pueden necesitar reparación si se identifican en el momento de la cirugía, o pueden necesitar una reintervención, si se identifican después. Se han documentado casos de ascitis quilosa, adherencias intraabdominales y formación de hernias internas. Como riesgos menores, se encuentran la infección de la incisión, la formación de hematoma subcutáneo y la neuropatía traumática, por la incisión o por la postura quirúrgica. Los riesgos concretos de los abordajes laparoscópicos son el aumento del tiempo quirúrgico y la necesidad ocasional de conversión en un procedimiento abierto, típicamente por una hemorragia excesiva.

TÉCNICAS QUIRÚRGICAS PARA LA NEFRECTOMÍA DE DONANTE VIVO

La introducción de la donación renal de donante vivo por vía laparoscópica ha constituido un gran avance en la donación de órganos. Introducida primero con gran temor e inquietud en determinados centros a mediados de la década de 1990, son los procedimientos preferidos actualmente para el abordaje quirúrgico en todos los programas de trasplante con las capacidades quirúrgicas necesarias. Los principales beneficios de las técnicas laparoscópicas son la reducción significativa del dolor quirúrgico, la convalecencia postoperatoria y el tiempo de recuperación. Como resultado, la nefrectomía de donante por vía laparoscópica ha sido responsable de la expansión de la reserva de donantes vivos, y puede explicar el aumento de la popularidad y la frecuencia de la donación de donante vivo. La función renal a largo plazo no es diferente con la nefrectomía abierta y la nefrectomía laparoscópica.

Nefrectomía laparoscópica: técnica quirúrgica

Las técnicas laparoscópicas requieren un personal quirúrgico especialmente formado y entrenado. En la nefrectomía laparoscópica del donante, se coloca éste en decúbito lateral (de flanco) y se establece un neumoperitoneo con una aguja de Veress. Se coloca un trocar visual (de acceso óptico) de 5 mm unos tres traveses de dedo por debajo del apéndice xifoides, en el borde lateral del músculo recto, bajo visión directa. A continuación, se introduce un laparoscopio de 5 mm. Bajo visión directa, se introducen otros dos trocares de 5 mm a lo largo del borde lateral del músculo recto. Y la cirugía prosigue como se expone a continuación.

En primer lugar, se realiza una incisión descendente en la línea alba de Toldt hasta la altura de los vasos ilíacos, con el fin de reflejar el colon medialmente. Se incide a continuación el peritoneo posterior hacia la cruz del diafragma, movilizando el bazo (en la nefrectomía del lado izquierdo) o el hígado (en la nefrectomía del lado derecho) desde el polo superior del riñón. Se refleja el colon medialmente para exponer la vena gonadal. Se sigue la vena hasta la vena renal, y se identifica la vena suprarrenal. Se refleja medialmente la glándula suprarrenal para preservar la irrigación arterial al polo superior. A continuación, se diseca la vena gonadal, se grapa y se secciona, una práctica que no aumenta la incidencia de estenosis ureteral en los receptores. Se crea un plano lateral a la vena gonadal, liberando hacia abajo el uréter hasta la altura de los vasos ilíacos. Se eleva el hilio renal, y se identifican cuidadosamente la arteria y la vena renales y se aíslan circunferencialmente. Se dividen después las fijaciones posterior y lateral restantes. Se administra manitol intraoperatoriamente en dos dosis de 12,5 mg, administrando la primera dosis al iniciar la cirugía, y la segunda, unos 15 min antes de la ligadura del hilio renal. Se realiza una incisión horizontal en la línea media (lo suficientemente grande para acomodar el riñón), en la línea del vello púbico, para que el resultado postoperatorio sea más estético. Se incide verticalmente la fascia y se identifica la línea media. Se coloca un trocar de 15 mm a través de la porción superior de esta incisión para acomodar una grapadora vascular. Se grapa el uréter a nivel de la arteria ilíaca externa. Las arterias y las venas se dividen con una grapadora vascular, se secciona el uréter y se coloca el riñón en una bolsa de extracción. No es necesario administrar heparina, y la inversión con protamina puede inducir un estado de hipercoagulabilidad. Los dos vientres del músculo recto se expanden para poder extraer el riñón y la bolsa de extracción. Tras la extirpación, se coloca el riñón en solución salina fría, y se extraen las grapas vasculares. Se irrigan las arterias renales con solución de Ringer lactato heparinizada fría.

La técnica laparoscópica manual emplea una incisión abdominal relativamente pequeña para permitir la introducción de la mano del cirujano para complementar el proceso laparoscópico y permitir la extracción rápida y atraumática del riñón. Las técnicas laparoscópicas pueden convertirse rápidamente en una nefrectomía abierta ante una hemorragia no controlada o anomalías anatómicas inesperadas. En algunos centros se han usado técnicas robóticas con éxito.

Nefrectomía abierta

El método tradicional para extirpar un riñón de un donante vivo ha sido una técnica quirúrgica abierta, usando una incisión en decúbito lateral (de flanco) modificada. En determinados casos, en los que el donante tiene problemas que impiden el acceso por vía laparoscópica (p. ej., una cirugía abdominal previa importante), o en algunos casos de anatomía vascular compleja, se prefiere el abordaje mediante cirugía abierta. La edad del receptor no se considera generalmente una indicación para la obtención renal con cirugía abierta. La mayoría de los cirujanos usan en el donante un abordaje extrapleural y extraperitoneal, justo por encima o por debajo de la duodécima costilla. Se debe disecar cuidadosamente el riñón para preservar todas las arterias renales, las venas renales y el aporte sanguíneo periureteral. Hay que evitar la tracción excesiva sobre la arteria renal para evitar el vasoespasmo. Una vez que los vasos renales están ligados y seccionados con seguridad, se extrae el riñón y se coloca en un recipiente con solución salina fría para disminuir el metabolismo renal. Se canulan las arterias renales y se irrigan con solución heparinizada del mismo modo que en la nefrectomía laparoscópica.

Tratamiento postoperatorio

En el quirófano, los donantes que han sufrido una nefrectomía pueden recibir la primera dosis de ketorolaco para el control eficaz del dolor. El ketorolaco se administra en dosis de 30 mg cada 6 h hasta durante 48 h. Su uso sistemático disminuye la morbilidad en el donante tras la nefrectomía sin comprometer la función renal. En los casos de laparoscopia, se extrae la sonda gástrica oral antes de la extubación. Se traslada al paciente a la sala de recuperación con un catéter ureteral para el drenaje por gravedad. Antes de la cirugía, se realiza sistemáticamente una ligera preparación intestinal. Esto permite empezar a dar al paciente sorbos de líquidos claros la misma noche del día de la cirugía. Se avanza a una dieta líquida completa en la mañana del día 1 del postoperatorio, y a partir de ahí a una dieta regular según la tolerancia. Se fomenta la deambulación precoz, así como la higiene pulmonar enérgica. La combinación de movilización precoz y analgesia basada en ketorolaco durante las primeras 48 h facilita la reanudación temprana de la función intestinal y estancias hospitalarias más breves. La estancia promedio en el hospital tras una nefrectomía laparoscópica es de un día y medio. La mayoría de los donantes pueden retomar prácticamente el esfuerzo o trabajo más intenso en 3 o 4 semanas. El cansancio es una queja habitual entre los donantes durante el período de recuperación, y pueden pasar 2 a 3 meses antes de que algunos donantes refieran la sensación de haber normalizado los niveles de energía y fuerza. Los procedimientos laparoscópicos se asocian a una recuperación más rápida, un menor dolor postoperatorio y una recuperación completa en unas 3-4 semanas. La recuperación completa para la nefrectomía de donante abierta tarda 6-8 semanas, aunque algunos donantes se quejan de dolor en la incisión durante 2-3 meses.

Parte IV: Aspectos innovadores de la donación renal de donante vivo

DONACIÓN RENAL PAREADA

Aproximadamente uno de tres posibles donantes renales vivos será incompatible ABO o mostrará una prueba cruzada positiva con su receptor previsto. Para sortear este problema cada vez se ha utilizado la donación renal pareada (KDP, *kidney paired donation*) durante la pasada década. Concebida inicialmente en la década de 1980 y establecida formalmente en Corea en 1999, en su forma más sencilla la KDP puede usarse como una solución para parejas donante-receptor con incompatibilidad ABO. En este esquema, se emparejan dos o más parejas donante-receptor incompatibles con otras parejas con incompatibilidades complementarias (intercambio o permuta de donante). Por ejemplo, se ajustaría una pareja con grupo

Evolución del intercambio pareado

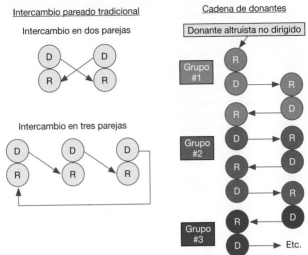

FIGURA 7-5. Evolución del intercambio pareado. (Cortesía de Garet Hill of the National Kidney Registry.)

sanguíneo A o B para intercambio con una pareja de grupos sanguíneos B con A. La expansión de este concepto de parejas con incompatibilidad ABO a parejas inmunológicamente (pruebas cruzadas) incompatibles puede facilitar intercambios adicionales (Fig. 7-5).

Donación renal pareada con efecto dominó/cadena de donantes

La evolución del concepto de donación pareada incorpora un donante no dirigido (v. a continuación). Para lograr el máximo beneficio del donante no dirigido, el riñón donado se empareja con un receptor que tiene un donante vivo previsto, pero incompatible. A su vez, el el donante vivo incompatible con el receptor dona su riñón a la siguiente pareja incompatible, generando un efecto dominó que termina finalmente con un donante que dona a un receptor en la lista de espera de donante cadáver. Si, en cambio, el donante final espera hasta encontrar un compatible adecuado con una nueva pareja incompatible, se convierte en un donante «puente» y puede facilitar una donación altruista ampliada no simultánea (NEAD, *nonsimultaneous extended altruistic donation*) (Fig. 7-5). De esta forma, los donantes no dirigidos pueden generar «grupos» o «cadenas» de trasplantes de donante vivo con donantes puente que perpetúan la cadena. Se calcula que los donantes no dirigidos desencadenan un promedio de cinco trasplantes y, en ocasiones, de muchos más.

Se han creado programas locales y regionales de intercambio de donante vivo, y en algunos países se han desarrollado programas de intercambio nacional. Son programas que usan algoritmos informáticos sofisticados para generar las mejores concordancias, e incluso permiten concordar pacientes hipersensibilizados. El uso de programas de intercambio está en aumento. En Estados Unidos, en el año 2016 casi el 15 % de todos los trasplantes de donante vivo se realizaron mediante un programa de intercambio de donante vivo. Unos de los «tabús» que se ha eliminado en estos programas es el «traslado» de riñones de donante vivo de un centro a otro, de una forma similar al transporte de riñones de donante cadáver. Los breves tiempos de isquemia fría que estos traslados suponen no parecen tener un efecto desfavorable sobre los resultados. Las pruebas cruzadas virtuales también han permitido una valoración más rápida de posibles parejas donante-receptor con una precisión que se aproxima al 99 % de una prueba cruzada tradicional. En Estados Unidos se dispone actualmente de numerosos programas de donación renal pareada para incluir parejas incompatibles, y el de mayor tamaño es el National Kidney Registry (NKR). La KDP también puede combinar la desensibilización con la donación pareada, de forma que puede encontrarse una pareja donante-receptor menos sensibilizada. La KDP es una alternativa más segura y más barata que los protocolos de desensibilización estándar. La KDP eficiente representa la cima de la colaboración institucional, programática y profesional para el beneficio de receptores con donantes incompatibles. La incompatibilidad, a causa del grupo sanguíneo o la sensibilización, ya no debe contemplarse como un obstáculo para la donación en vida de un donante sano y motivado.

Parejas compatibles
Una «pareja compatible» es una combinación de receptor-donante con compatibilidad ABO y una prueba cruzada negativa. Estas personas no necesitan entrar en la KDP, ya que puede realizarse directamente la donación, pero su inclusión en cadenas presenta algunas ventajas. La participación de parejas compatibles en programas de KDP crea oportunidades adicionales de trasplante para parejas incompatibles. La pareja compatible se puede beneficiar de conseguir una mejor concordancia para ellos mismos en cuanto a compatibilidad HLA, tamaño del riñón o edad del donante, lo que puede traducirse en una mejor función del trasplante a largo plazo.

ANOMALÍAS MÉDICAS AISLADAS Y EVALUACIÓN DEL RIESGO

Los donantes se aceptan o rechazan basándose en la percepción del médico de la evaluación de seguridad para los sonantes. Las razones más habituales para descartar un donante por lo demás aceptable son: hipertensión leve, diabetes o prediabetes, y alteraciones urinarias asintomáticas, debido al temor de mayores riesgos para desarrollar una enfermedad renal terminal. En realidad, no se puede, ni se debe, decir a nadie que no existe riesgo alguno. Todos los riesgos son relativos, y el riesgo de desarrollar insuficiencia renal crónica ante una hipertensión leve o una hematuria microscópica aislada parece escaso, con una incidencia documentada entre 1:100 y 1:10 000 donaciones, una incidencia que se considera inferior a la de la población general. Se ha sugerido que, en lugar de declinar a estos pacientes límite (*borderline*) desde el principio, se debe intentar, basándose en datos disponibles sobre la demografía de enfermedad renal, proporcionar al posible donante un estimado de su riesgo y permitir que sea el donante, dentro de unos límites razonables y tras una información adecuada, quien decida sobre un grado aceptable de riesgo. Sin embargo, la valoración del riesgo no es absoluta, y debe ajustarse a la edad: el hallazgo de hipertensión leve o una litiasis renal en una persona de 20 años será claramente una preocupación mucho mayor que hallazgos similares en una persona de 60 años. Los donantes jóvenes con anomalías médicas aisladas suelen descartarse de la donación.

DONANTES BIOLÓGICAMENTE NO EMPARENTADOS

El número de trasplantes de donante vivo no emparentado que se realizan en Estados Unidos aumenta de un modo constante y desde 2016 constituyen cerca del 50 % de los donantes vivos en Estados Unidos, una cifra casi doble de la de la década anterior. La mayoría de estos donantes están «relacionados emocionalmente» y tienen una aparente relación estrecha y prolongada con el receptor fácilmente documentada (cónyuge, persona especial, amigo íntimo, hermano adoptado). En Estados Unidos, un número cada vez mayor de posibles donantes tienen una relación mucho más casual con el receptor (p. ej., compañeros de trabajo, conocidos, miembros de una comunidad confesional) o escasa o ninguna relación con el receptor (p. ej., solicitado a través de internet, acudiendo a los medios de comunicación), y aproximadamente la mitad de los donantes entra dentro de esta categoría. El beneficio de la supervivencia de trasplantes de donantes no emparentados supera el del resto que permanece en diálisis, incluso si los donantes tienen cierto grado de incompatibilidad HLA y sensibilización (v. Capítulo 3 y Orandi et al. en «Lecturas seleccionadas»).

Donantes no dirigidos

Los donantes biológicamente no emparentados mencionados anteriormente donan a una persona concreta conocida para ellos. Un donante no dirigido es aquel que acude para donar un riñón a alguien que no conoce. El término *donante altruista* (o *donante buen samaritano*) suele usarse para describir a estos donantes, si bien el altruismo no es un factor que se pueda medir y puede, ciertamente, encontrarse en todos los donantes en un grado variable. Generalmente, el receptor de un riñón de un donante no dirigido es un paciente que está en la lista de espera para un riñón de donante cadáver con un grupo sanguíneo compatible, el mayor tiempo de espera y una prueba cruzada negativa (v. Capítulos 3 y 4). Los donantes no dirigidos pueden desempeñar un papel crítico en los programas de intercambio de donante vivo, como se señaló anteriormente. Los donantes no dirigidos no conocen ni eligen, y puede que nunca se encuentren, al receptor, por lo que pueden no observar ni disfrutar el beneficio del receptor tras el trasplante renal. Los motivos de los donantes altruistas se contemplan a veces con escepticismo o sospecha. Los sondeos públicos en Estados Unidos señalan que hasta el 50 % de la población adulta estaría dispuesta, en principio, a donar de forma anónima un riñón a un extraño.

La evaluación de donantes no dirigidos y de todos los donantes cuya relación con el receptor es escasa, debe insistir en el examen psicosocial riguroso para explorar completamente los motivos para la donación, e identificar expectativas no realistas. Falsas percepciones, una depresión encubierta o previsión de una recompensa económica. Se han desarrollado normas para la selección y la evaluación de donantes no dirigidos (v. capítulo 18 y Adams et al., en «Lecturas seleccionadas»). Menos del 10 % de las personas que contactan con programas de trasplante para donar de una forma no dirigida llegan a ser realmente donantes. Sin embargo, los donantes no dirigidos representaron alrededor del 2 % de los donantes vivos en Estados Unidos en 2016.

INCENTIVOS ECONÓMICOS, ELEMENTOS DISUASORIOS Y NEUTRALIDAD

La escasez de órganos para trasplante ha generado un debate activo y, en ocasiones, polémico sobre la sensatez y rectitud ética del pago por órganos. Se han sugerido diferentes formas de pago (*incentivos*), entre ellos el dinero en efectivo o equivalentes, como financiación para educación, pensiones y otros. En Estados Unidos, las ventas de órganos humanos que conlleven intercambio monetario directo o intercambio de órganos de donante por bienes valiosos viola la National Organ Transplant Act de 1984 (v. Capítulo 19). A nivel internacional existe una legislación similar, y las principales organizaciones internacionales profesionales prohíben estas retribuciones. Sin embargo, en ocasiones los donantes se enfrentan a gastos que pueden llegar a ser de miles de dólares. No está prohibido, sin embargo, el reembolso por los gastos relacionados con el proceso de donación, como los viajes y el alojamiento. En algunos países se dispone de un mecanismo formal para realizar estos pagos, en parte o totalmente, pero no está disponible para la mayoría de los donantes en Estados Unidos (v. Capítulo 21). Y otros muchos países, un factor que podría actuar como *elemento disuasorio* para la donación en algunos posibles donantes. Irán es, actualmente, el único país en el que el pago por donación está oficialmente sancionado; casi todos los donantes tienen escasos recursos y carecen de formación, y estudios de seguimiento han observado que sus vidas no mejoran, sino todo lo contrario, y que los pagos no han «resuelto» la escasez de donantes de órganos.

El principio de «neutralidad económica» (que la donación de órganos no debe enriquecer al donante ni suponerles cargas económicas) es un precepto básico de los principios de la donación de órganos que ha sido promulgado por organizaciones profesionales e intergubernamentales, y que ha recibido una amplia aceptación en la comunidad de los profesionales del trasplante. Los objetivos se alcanzan mediante la prohibición legal de dar, recibir o contratar pagos por órganos. Junto con estas prohibiciones, existe un claro consenso ético y legal de que, para eliminar las barreras económicas que se encuentran en el camino de los programas de donación con éxito), a todos los posibles donantes se les debe ofrecer la cobertura de la cantidad real que supone la pérdida de ganancias y los gastos relacionados con el proceso de realizarse un cribado médico, la extracción del órgano y los servicios para el cuidado de los miembros de la familia que dependen del donante. Los costes de las necesidades del seguimiento y las complicaciones tras la donación también deben cubrirse. En los países sin seguro médico universal, la provisión de este seguro para donantes no es consistente con la neutralidad económica, ya que representa un posible incentivo económico de coacción muy considerable.

A pesar de las limitaciones legales en la venta de órganos, el comercio en el marco del trasplante renal sigue siendo un fenómeno habitual en muchas partes del mundo y, en algunos casos, se ha vinculado a actividad delictiva. Los donantes suelen ser personas sin recursos o con un gran estrés económico, los receptores son gente pudiente o procede de otros países desarrollados, y suelen intervenir «intermediarios». La OMS ha señalado determinados países como «puntos calientes» de turismo de trasplante.

Los argumentos contra el pago por la donación expresan la preocupación por la explotación de la persona sin recursos, la mercantilización del cuerpo humano y el efecto negativo documentado sobre la donación tanto de donante vivo como de cadáver. Los argumentos para permitir el pago por la donación aducen que el pago con dinero a donantes sin recursos tendría un efecto positivo importante en su calidad de vida, que los donantes pagados pueden disponer de su cuerpo como ellos deseen, que los riesgos del procedimiento son escasos y que no existe otra forma de abordar la escasez de donantes de órganos. Los datos disponibles sobre los resultados de la venta de órganos en los donantes indican que la mayoría de ellos tienen unos resultados psicosociales, y a menudo médicos, deficientes. Los receptores de órganos vendidos están sujetos a un mayor riesgo de complicaciones, sobre todo infecciones, probablemente por la desaparición de la confianza y la transparencia de lo que es un subproducto de la comercialización de la donación de órganos. Los datos de varios países han demostrado que la comercialización de donación de órganos de donantes vivos, en lugar de abordar la escasez de órganos, irá en detrimento de programas para la donación de donante vivo emparentado y sin retribución económica y la donación de donante cadáver.

Una distinción importante entre el legítimo «viaje para el trasplante» y el «turismo de trasplante» se establece en la Declaración de Estambul (DOI, v. Capítulo 23). Los médicos deben desaconsejar a los pacientes la participación en el turismo de trasplante, y deben informarles de sus consecuencias legales, éticas y médicas. Se dispone de un folleto titulado «Pensando en comprar un riñón: Stop» en múltiples idiomas en la web de la DOI: www.declarationofistanbul.org. Un paciente que ha regresado a su país de origen tras una donación remunerada debe recibir unos cuidados óptimos de forma profesional y sin juicios de valor. Se remite también a los lectores a los procedimientos de la reunión de Madrid de 2016 sobre los aspectos prospectivos y retrospectivos del viaje de trasplante (v. Domínguez Gil et al., en «Lecturas seleccionadas»).

Parte V: Educación sobre la donación de donante vivo

La educación sobre la donación renal de donante vivo es compleja. Afecta a dos o más personas incluyendo el posible receptor, el posible donante vivo y todos los miembros de la familia y amigos interesados. Se necesita comunicar información médica compleja sobre los riesgos y beneficios del trasplante y de la donación de vivo a todos ellos. Muchos posibles receptores de trasplante renal se sienten incómodos pidiendo la donación a otros, y su preocupación por los futuros problemas de salud para el donante vivo pueden llevarles a descartar la opción del donante vivo, incluso antes de entender completamente las ventajas para su salud y el grado de riesgo del donante. Debido a ello, los familiares y amigos pueden que nunca aprendan que podrían ser capaces de donar un riñón y tener una oportunidad para decidir por sí mismos si los riesgos de la donación son aceptables para ellos. Los pacientes, los posibles donantes y los profesionales médicos pueden tener información imprecisa y no actualizada sobre «compatibilidad, se pueden autoexcluir de la donación de vivo (v. Parte I).

La donación renal de donante vivo es la opción terapéutica óptima para la mayoría de los pacientes con enfermedad renal crónica avanzada. Se debe disponer de información exhaustiva para los pacientes en todas las etapas de nefropatía crónica, así como para sus posibles donantes vivos. Esta formación debe realizarse numerosas veces a lo largo de la progresión de la enfermedad, realizándose claros esfuerzos para aumentar la educación de posibles receptores y donantes identificados como minorías étnicas/raciales. Se han presentado programas eficaces a los nefrólogos clínicos, los centros de diálisis y los centros de trasplante. La educación se debe adaptar al nivel de preparación de un paciente concreto y a otras características, de forma que puedan desarrollar habilidades para encontrar y enseñar adecuadamente a posibles donantes vivos entre sus familias y las redes de apoyo social.

EDUCACIÓN ADAPTADA AL NIVEL DE FORMACIÓN

Los programas de educación sobre trasplante se basan en el denominado Modelo transteórico (TTM, *Transtheorical Model*) de cambio de conducta (v. Glanz et al., en «Lecturas seleccionadas»), que valora el grado de disposición de un paciente concreto para buscar una donación de vivo y proporciona mensajes educativos adecuados que son los más adaptados a cada etapa de disposición del paciente. Puede dirigirse una valoración de la disposición del paciente preguntándole cuál de las siguientes afirmaciones es más cierta para él: «»No estoy pensando en emprender acciones en los próximos 6 meses para buscar donación de vivo (Precontemplación); «Estoy considerando emprender acciones en los próximos 6 meses para buscar una donación de vivo» (Contemplacion); «Me estoy preparando para emprender acciones en los próximos 30 días para buscar una donación de vivo» (Preparación) y «Estoy emprendiendo acciones para conseguir una donación de vivo» (Acción). Con el acceso a materiales educativos y con tiempo para comentar la opción de donación de vivo con profesionales y otros asesores, los pacientes pueden avanzar en su estado de disposición, pasando de la planificación a emprender acciones como hablar con las peronas en quien confían sobre si buscar un trasplante, hacer una lista de personas que podrían llegar a ser donantes o preguntar a alguien para que done directamente. Sin embargo, si se producen fracasos, los pacientes también pueden retroceder a un estado anterior de disposición en el que necesitan un apoyo adicional. Los pacientes que acuden por primera vez para evaluación para trasplante en las últimas etapas de predisposición (Acción) se ha demostrado que tiene más del cuádruple de posibilidades de recibir un trasplante de donante vivo años después. La disposición para la donación de vivo en el momento de la evaluación para trasplante (v. Capítulo 8) es el factor predictivo más potente de una donación de vivo final. Un programa innovador de «*House Calls*, Visitas a domicilio» para pacientes afroamericanos en lista de espera para el trasplante detectó que más de la mitad estaban en etapas iniciales de disposición para donación de vivo, y que una sola sesión educativa de 60-90 min en los domicilios del paciente aumentaba considerablemente la disposición, las preguntas sobre este tipo de donación y las evaluaciones, en comparación con la información impresa habitual (v. Rodríguez et al., en «Lecturas seleccionadas».

Los pacientes pasan de las etapas iniciales a las finales en cuanto a disposición para la donación de vivo cuando perciben que las ventajas de adoptar una conducta específica son mayores que los inconvenientes, o «contras», de hacerlo. Deben abordarse conversaciones sobre lo que es especialmente importante para un paciente renal, incluyendo las posibilidades de dejar la diálisis, sentirse más «vivo», ser capaz de comer algunos alimentos restringidos o poder viajar más, pueden ayudar a aumentar las percepciones de los pros y los contras, o los temores y preocupaciones. A veces, los pacientes están extremadamente preocupados por algo que realmente tiene escasa probabilidad de suceder, como morir bajo la anestesia, que se afecte la fertilidad o que el donante vivo tenga graves problema de salud. En estos casos, se debe proporcionar información exacta que le transmita el escaso, aunque no ausente, riesgo de que estos resultados negativos se produzcan.

Una vez que se conoce el estado de disposición del paciente, los profesionales pueden ayudarle a considerar los pequeños pasos que son más adecuados hacia la donación de vivo, aumentando la posibilidad de que el paciente se desplace finalmente a la etapa de Acción. En la figura 7-6 se demuestra cómo orientar mejor las conversaciones con los pacientes en las

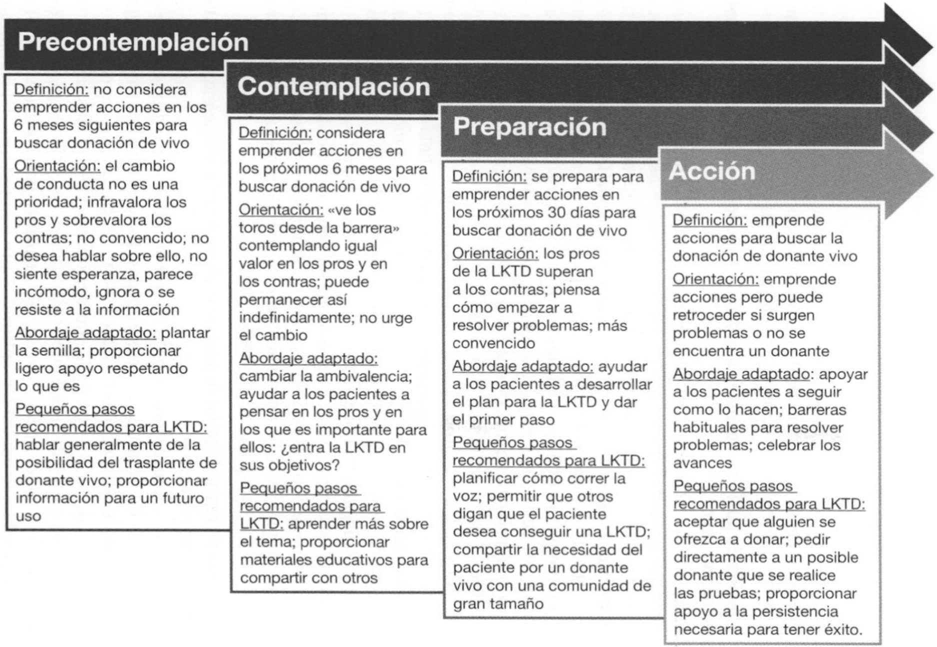

Precontemplación

Definición: no considera emprender acciones en los 6 meses siguientes para buscar donación de vivo

Orientación: el cambio de conducta no es una prioridad; infravalora los pros y sobrevalora los contras; no convencido; no desea hablar sobre ello, no siente esperanza, parece incómodo, ignora o se resiste a la información

Abordaje adaptado: plantar la semilla; proporcionar ligero apoyo respetando lo que es

Pequeños pasos recomendados para LKTD: hablar generalmente de la posibilidad del trasplante de donante vivo; proporcionar información para un futuro uso

Contemplación

Definición: considera emprender acciones en los próximos 6 meses para buscar donación de vivo

Orientación: «ve los toros desde la barrera» contemplando igual valor en los pros y en los contras; puede permanecer así indefinidamente; no urge el cambio

Abordaje adaptado: cambiar la ambivalencia; ayudar a los pacientes a pensar en los pros y en los que es importante para ellos: ¿entra la LKTD en sus objetivos?

Pequeños pasos recomendados para LKTD: aprender más sobre el tema; proporcionar materiales educativos para compartir con otros

Preparación

Definición: se prepara para emprender acciones en los próximos 30 días para buscar donación de vivo

Orientación: los pros de la LKTD superan a los contras; piensa cómo empezar a resolver problemas; más convencido

Abordaje adaptado: ayudar a los pacientes a desarrollar el plan para la LKTD y dar el primer paso

Pequeños pasos recomendados para LKTD: planificar cómo correr la voz; permitir que otros digan por el paciente desea conseguir una LKTD; compartir la necesidad del paciente por un donante vivo con una comunidad de gran tamaño

Acción

Definición: emprende acciones para buscar la donación de donante vivo

Orientación: emprende acciones pero puede retroceder si surgen problemas o no se encuentra un donante

Abordaje adaptado: apoyar a los pacientes a seguir como lo hacen; barreras habituales para resolver problemas; celebrar los avances

Pequeños pasos recomendados para LKTD: aceptar que alguien se ofrezca a donar; pedir directamente a un posible donante que se realice las pruebas; proporcionar apoyo a la persistencia necesaria para tener éxito.

FIGURA 7-6. Recomendaciones educativas TTM adaptadas para aumentar la disposición a buscar un trasplante renal de donante vivo. LDKT, trasplante renal de donante vivo; TTM, modelo transteórico de cambio de conducta. (Reimpreso de Waterman AD, Robbins ML, Peipert JD. Educating prospective kidney transplant recipients and living donors about living donation: practical and theoretical recommendations for increasing living donation rates. Curr Transplant Rep 2016;3(1):1-9, con autorización de Springer.)

cuatro etapas, y sugiere los pasos que son más adecuados para cada etapa. Es esencial efectuar un seguimiento, ya que las interacciones educativas repetidas suelen ser más efectivas que una sola sesión.

Conocer el proceso del trasplante de órganos aumenta la disposición a buscar la donación de vivo, y es más probable que los pacientes de minorías étnicas/raciales sean también más conocedores de ello. Ayudar a los pacientes a aprender más sobre los hechos relacionados con la donación de vivo les preparará mejor para realizar y completar la evaluación, la cirugía y una recuperación con éxito. Múltiples intervenciones han demostrado que aumentan este conocimiento, entre ellas el programa de visitas domiciliarias, y el programa «*Explore Transplant*, Explora el trasplante» (v. Waterman et al., en «Lecturas seleccionadas»).

Desarrollo de habilidades para ayudar a identificar donantes vivos

Los centros de trasplante deben proporcionar a los pacientes y a sus cuidadores formación sobre cómo identificar y abordar eficazmente a posibles donantes vivos. Los métodos educativos que aumentan la confianza de un paciente reducen tareas mayores como «encontrar un donante vivo» en fragmentos más manejables, como «realizar una lista de su comunidad y escribir y enviar un e-mail sobre su necesidad de un trasplante renal». Puede ser útil la narración de cómo otros encontraron un donante vivo, las cartas o mails que proporcionan el posible inicio cuando se expone la necesidad de un riñón por escrito, y una aplicación para el móvil (celular) que simplifique el modo de publicar en Facebook las solicitudes de donantes.

Inclusión de posibles donantes vivos en la educación del trasplante renal de donante vivo

Incluso si un posible receptor tiene un buen apoyo y emprende acciones para encontrar donantes vivos, no se puede hacer progresos hacia el trasplante de donante vivo hasta encontrar un donante vivo motivado y adecuado. Así, los programas deben incluir tanto candidatos a trasplante como sus posibles donantes vivos, para reducir la carga del paciente de tener que preguntar directamente y permitir la oportunidad de que más posibles donantes vivos tengan respuesta a sus preguntas. Los programas educativos más eficaces se centran principalmente en el receptor, pero también incluyen posibles donantes. Cuatro ejemplos esenciales de cómo los programas educativos centrados en los receptores han implicado a posibles donantes vivos don el programa de Visitas domiciliarias, una adaptación holandesa de este método, denominada Kidney Team at Home *(El equipo médico en casa)*, el programa Talking About Live Kidney Donation (TALK) y el programa Explore Transplant (v. Tan et al., en «Lecturas seleccionadas»). Un aspecto común de estos programas es el enfoque en apoyar y orientar la comunicación dirigida entre el posible receptor y los miembros de su red social, a menudo en presencia de un médico experto en trasplante para responder preguntas y preocupaciones de ambas partes.

Educación de una población de pacientes diversa racialmente/étnicamente y socioeconómicamente

La educación sobre la donación de vivo debe adaptarse culturalmente a los pacientes de minorías étnicas/raciales. Esta recomendación refleja la evidencia de que las minorías que buscan un trasplante tienen menos probabilidad de recibir una donación de donante vivo que los caucásicos en todos los centros de trasplante estadounidenses, y tienen menos probabilidad de recibir educación sobre el trasplante previamente. Siempre que sea posible, la educación culturalmente competente debe abordar las causas esenciales de las disparidades étnicas/raciales en la donación de vivo en todos los niveles del modelo socioecológico, que puede incluir al paciente, la familia y la red social, los profesionales médicos, el sistema sanitario y la política estatal.

Se han intentado programas educativos dirigidos a pacientes renales de raza negra e hispanos para aumentar la información o abordar temores, proporcionando materiales formativos y conversaciones educativas prolongadas, apoyando a los pacientes a completar pequeños pasos hacia la donación de vivo, proporcionando servicios guiados individualmente, y ayudando a los pacientes a obtener recursos económicos para solventar los obstáculos socioeconómicos. Estos métodos han sido eficaces para incluir pacientes renales de minorías étnicas o raciales en la formación sobre la donación de donante vivo y para ayudar a identificar posibles donantes vivos.

Para los candidatos a donante vivo que se enfrentan a grandes obstáculos socioeconómicos para el trasplante de cualquier grupo racial/étnico, existe apoyo económico para algunos costes relacionados con la donación a través del programa nacional de ayuda al donante vivo (https://www. livingdonorassistaance.org). Se han diseñado instrumentos financieros para donantes vivos, que proporcionen orientación e información sobre recursos disponibles para ayudar a mitigar los costes relacionados con la donación, con el objetivo de contar con una neutralidad económica para los donantes (v. Capítulo 21).

Los materiales educativos tanto para candidatos a trasplante como para posibles donantes son útiles. Entre las soluciones basadas en la tecnología, se encuentran páginas web, vídeos o aplicaciones para móviles (celulares) que ayudan a los pacientes a sopesar las ventajas y los inconvenientes de diferentes opciones de sustitución renal, entre ellas la donación de donante vivo. También se dispone de recomendaciones publicadas para programas de formación de candidatos a donante vivo, sobre todo abordando los riesgos y los beneficios de la donación (v. Tan et al., en «Lecturas seleccionadas»). Se dispone ya de recursos educativos adaptados a los posibles donantes, incluyendo una página web para que los donantes altruistas puedan aprender más (www.livingdonationcalifornia) y una página web en español (http:// informate.org/english/).

Lecturas seleccionadas

Adams P, Cohen DJ, Danovitch GM, et al. The nondirected live-kidney donor: ethical considerations and practice guidelines: a national conference report. Transplantation 2002;74:582–589.

Biancone L, Cozzi E, López-Fraga M, et al. Long-term outcome of living kidney donation: Position paper of the European Committee on Organ Transplantation (CD-P-TO), Council of Europe. Transpl Int 2016;29(1):129–131.

Cecka M. Transplantation: survival benefit of incompatible living donor kidney transplants. Nat Rev Nephrol 2016;12(6):321–323.

Chapman JR, Delmonico FL. Buyer beware transplantation. Kidney Int 2016;89(5):983–985.

Danovitch GM. The doctor–patient relationship in living donor kidney transplantation. Curr Opin Nephrol Hypertens 2007;16:503–505.

Danovitch GM. The high cost of organ transplant commercialism. Kidney Int 2014;85:248–250.

Danovitch GM, Chapman J, Capron A, et al. Organ trafficking and transplant tourism: the role of global professional ethical standards—the 2008 declaration of Istanbul. Transplantation 2013;95:1306–1312.

Davis C, Delmonico FL. Living-donor kidney transplantation: a review of the current practices for the live donor. J Am Soc Nephrol 2005;16:2098–2110.

Delmonico F, Council of the Transplantation Society. A report of the Amsterdam Forum on the Care of the Live Kidney Donor: data and medical guidelines. Transplantation 2005;79:S53–S66.

Dew MA, Jacobs CL, Jowsy SG, et al. Guidelines for the psychosocial evaluation of living unrelated kidney donors in the United States. Am J Transplant 2007;7:1047–1054.

Dominguez-Gil B, Muller E. Prospective and retrospective aspects of travel for transplant. Proceedings of the 2016 Madrid Conference [published online ahead of print 2017]. Transplantation.

Freedman B, Julian B. Should kidney donors be genotyped for APOL1 risk alleles. Kidney Int 2015;87:671–673.

Garg AX, Nevis I, McArthur E, et al. Gestational hypertension and preeclampsia in living kidney donors. N Engl J Med 2015;372:124–133.

Gaston R, Kumar V, Matas A. Reassessing medical risk in living kidney donors. J Am Soc Nephrol 2015;26:1017–1019.

Gill J, Dong J, Rose C, et al. The effect of race and income on living kidney donation in the United States. J Am Soc Nephrol 2013;24:1872–1879.

Glanz K, Rimer BK, Viswanath K. Theory, research, and practice in health behavior and health education. In: Glanz K, Rimer BK, Viswanath K, eds. Health Behavior and Health Education. 4th ed. San Francisco, CA: Jossey-Bass; 2008:23–38.

Grams M, Sang Y, Levey A, et al. Kidney-failure risk projection for the living kidney donor candidate. N Engl J Med 2016;374:411–421.

Ismael S, Duerinckx N, van der Knoop M, et al. Toward a conceptualization of the content of psychological screening in living organ donors: an ethical legal psychological aspects of transplantation consensus. Transplantation 2015;99:2413–2421.

Jacobs C, Gross C, Messersmith E, et al. Emotional and financial experiences of living kidney donors over the past 50 years: the RELIVE study. Clin J Am Soc Nephrol 2015;10:2221–2231.

Klarenbach S, Gill JS, Knoll G, et al. For the Donor Nephrectomy Outcomes Research (DONOR) Network. Economic consequences incurred by living kidney donors: a Canadian multicenter prospective study. Am J Transplant 2014;14:916–916.

LaPointe Rudow D, Hays R, Baliga P, et al. Consensus conference on best practices in live kidney donation: recommendations to optimize education, access, and care. Am J Transplant 2015;15:914–922.

Mjoen G, Hallan S, Hartmann A, et al. Long-term risks for kidney donors. Kidney Int 2014;86:162–167.

Muzaale A, Massie A, Wang M, et al. Risk of end stage renal disease following live kidney donation. JAMA 2014;311:579–586.

Nguyen T, Vazquez M, Toto R. Living kidney donation and hypertension risk. Lancet 2007;369:87–88.

Orandi B, Luo X, Massie J, et al. Survival benefit from HLA-incompatible live donors. N Engl J Med 2016;374:940–950.

Pei Y, Obaji J, Dupuis A, et al. Unified criteria for ultrasonographic diagnosis of ADPKD. J Am Soc Nephrol 2009;20:205–250.

Prasad GV, Ananth S, Palepu S, et al. Commercial kidney transplantation is an important risk factor in long-term kidney allograft survival. Kidney Int 2016;89(5):1119–1124.

Rodrigue JR, Cornell DL, Lin JK, et al. Increasing live donor kidney transplantation: a randomized controlled trial of a home-based educational intervention. Am J Transplant 2007;7(2):394–401.

Steiner RW. The risks of living kidney donation. N Engl J Med 2016;374:479–480.

Tan JC, Gordon EJ, Dew MA, et al. Living donor kidney transplantation: facilitating education about live kidney donation—recommendations from a consensus conference. Clin J Am Soc Nephrol 2015;10(9):1670–1677.

Waterman AD, McSorley AM, Peipert JD, et al. Explore Transplant at Home: a randomized control trial of an educational intervention to increase transplant knowledge for Black and White socioeconomically disadvantaged dialysis patients. BMC Nephrol 2015;16:150.

Wong G, Craig J, Chapman J. Setting the limit for living kidney donation-how big is too big? Kidney Int 2017;91:534–536.

8

Evaluación de los candidatos para trasplante renal en adultos

Suphamai Bunnapradist, Basmah Abdalla y Uttam Reddy

El trasplante renal es el tratamiento de elección para los pacientes co nefropatía terminal más adecuados, y se debe plantear a los pacientes con nefropatía crónica progresiva o insuficiencia renal aguda irreversible prolongada. La consideración del trasplante renal para los pacientes con nefropatía crónica debe empezar desde el momento en que se reconoce ésta, y la preparación debe discurrir en paralelo con los esfuerzos por evitar y retrasar su progresión. La mayor expectativa de vida y los beneficios que el trasplante tiene sobre la calidad de vida por encima de la diálisis han atraído a un número cada vez mayor de pacientes hacia la opción del trasplante; lo ideal es que el paciente sea evaluado para el trasplante y que éste se realice antes de iniciar el tratamiento con diálisis.

Para optimizar la planificación y los resultados es esencial la derivación precoz a un programa de trasplante. La evaluación no sólo pretende valorar las posibilidades de recuperación de la cirugía, sino también maximizar la supervivencia a corto y a largo plazo, y evaluar el posible efecto del trasplante sobre la calidad de vida. La evaluación de la idoneidad del trasplante renal comprende una valoración médica, quirúrgica, inmunológica y psicosocial. Se exponen y comentan los riesgos y beneficios individuales del trasplante para los pacientes, de forma que éstos puedan tomar una decisión informada sobre si optar o no por él. También se comentan los diversos tipos de donantes, su tiempo de espera previsto y los resultados asociados, haciendo hincapié en la donación de donante vivo. Una vez que los candidatos se han incluido en la lista de espera de trasplante de donante cadáver, es necesario realizar una reevaluación periódica para abordar nuevos temas que puedan afectar a la idoneidad del trasplante, y también para volver a revisar la posible opción de trasplante de donante vivo. En este capítulo, se proporcionan las pautas para la evaluación de los candidatos a trasplante renal adultos. La evaluación deberá adaptarse según las condiciones específicas del paciente. Al determinar qué estudios diagnósticos deben realizarse, hay que tener en cuenta la experiencia del centro.

El proceso de derivación, evaluación y preparación de los pacientes para trasplante ha sido ampliamente revisado en la bibliografía profesional. Algunos temas esenciales para el proceso de evaluación se comentan con detalle en otras secciones de esta obra. La evaluación inmunológica de los receptores de trasplante se expone en el capítulo 3; las recomendaciones para el cribado de candidatos para enfermedades infecciosas se muestran en el capítulo 12; la evaluación de candidatos con hepatitis vírica y hepatopatía se comenta en el capítulo 13; la evaluación de candidatos diabéticos y las diversas opciones para el trasplante de páncreas se muestran en el capítulo 16; la evaluación de los niños se expone en el capítulo 17; la evaluación psiquiátrica constituye el tema del capítulo 18; los temas psicosociales y económicos, y la evaluación del cumplimiento se muestran en los capítulos

18 y 21; y la evaluación del trasplante simultáneo hepatorrenal se expone en el capítulo 13. Las normas para la derivación y el tratamiento de pacientes elegibles para trasplante de órganos sólidos se han publicado en el marco de la American Society of Transplantation (disponible en www.myast.org). En 2014, se actualizó la European Renal Best Practice Guideline sobre la evaluación de donantes y receptores renales, así como sobre los cuidados perioperatorios (v. Abramowicz et al., en «Lecturas seleccionadas»)

La evaluación de los candidatos a trasplante renal debe asegurar que el proceso no sea contemplado por el paciente, la familia de éste o el equipo de trasplante como simplemente una determinación de «aprobación o rechazo» para el trasplante. El proceso debe destinarse más bien a determinar la forma óptima de atención a la nefropatía terminal tras haber tenido en cuenta múltiples consideraciones. La defensa y la protección del pacienten debe seguir siendo el principio rector.

Parte I: Evaluación de los candidatos a trasplante

BENEFICIOS DE LA DERIVACIÓN PRECOZ

En circunstancias ideales, la preparación para el trasplante empieza en cuanto se reconoce la nefropatía crónica progresiva. Los cuidados de ésta, los cuidados en diálisis y los cuidados del trasplante son interdependientes. El riesgo cardiovascular, que es un importante factor determinante de morbilidad y mortalidad tras el trasplante, aumenta incluso al principio de la nefropatía crónica. Los diversos aspectos de los cuidados de los pacientes con nefropatía crónica van más allá del ámbito de este libro. Los pacientes con mejor tratados, tanto antes como después de iniciar la diálisis crónica, son mejores candidatos a trasplante. Los pacientes sin las principales contraindicaciones para el trasplante que se muestran en la tabla 8-1 deben derivarse a un programa de trasplante cuando se aproximan a una nefropatía crónica de estadio 4 o cuando presentan una tasa de filtración glomerular (TFG) inferior a 30 ml/min. Los pacientes deben entender que la derivación a un programa de trasplante renal no implica necesariamente el trasplante inmediato. Los pacientes que probablemente no sean candidatos a trasplante deben seguir recibiendo la oportunidad de consultar con un programa de trasplante, de forma que puedan comprender mejor la opción a la que se enfrentan.

TABLA 8-1	Principales contraindicaciones para el trasplante renal

- Neoplasia maligna reciente o metastásica*
- Infección actual no tratada
- Enfermedad extrarrenal grave irreversible
- Incumplimiento terapéutico recalcitrante
- Enfermedad psiquiátrica que altera el consentimiento y el cumplimiento
- Consumo actual de drogas
- Enfermedad recurrente y agresiva del riñón nativo
- Posible recuperación limitada e irreversible
- Oxalosis primaria
- Hipotensión crónica no corregible

*Excluyendo algunas neoplasias malignas de bajo grado localizadas.

La derivación precoz de los pacientes a los servicios de nefrología durante el curso de la nefropatía crónica permite una preparación mejor para la diálisis y el trasplante. Se ha documentado que los pacientes que son derivados al nefrólogo al menos 1 año antes de iniciar la terapia de reemplazo renal tienen una morbilidad y una mortalidad menores. Lamentablemente, aproximadamente el 40 % de los pacientes con nefropatía terminal no reciben atención antes de presentar esta afección o, si la reciben, es escasa, y muchos no son conscientes de su problema hasta que aparece la nefropatía terminal. El trasplante antes de iniciar la diálisis (el denominado «trasplante preventivo») ha demostrado de un modo convincente que mejora la supervivencia del injerto y del paciente tras el trasplante. Las tasas de supervivencia de los pacientes a los 5 y 10 años son un 20 % a un 30 % mejores en los pacientes que no recibieron diálisis o que ésta duró menos de 6 meses que en los pacientes tratados con diálisis durante más de 2 años antes del trasplante. El beneficio del trasplante preventivo se debe sobre todo, probablemente, a que se evitan las consecuencias cardiovasculares de la diálisis prolongada (v. Capítulo 1). Se observa también un beneficio similar sobre la supervivencia en los pacientes tratados con un nuevo trasplante preventivo.

En Estados Unidos, los pacientes pueden empezar a acumular puntos en la lista de espera para el trasplante de donante cadáver cuando se calcula que la TFG es de 20 ml/min o inferior. Sin embargo, menos del 5 % de los pacientes incluidos en la lista de espera son pacientes prediálisis. Debido a la larga espera prevista para un trasplante de donante cadáver, el trasplante preventivo es poco frecuente en estos pacientes, salvo que tengan la fortuna de que se les asigne un riñón «de incompatibilidad cero» (v. Capítulo 5). La gran ventaja de la derivación temprana es que permite el reconocimiento y la evaluación de posibles donantes vivos y el momento electivo del trasplante para evitar la diálisis y la necesidad de colocar un acceso vascular para ésta. Evitar la colocación del acceso para diálisis es un beneficio tentador, pero es algo que debe considerarse cuidadosamente. Si existe una duda razonable de poder disponer de un donante vivo, o de que el estudio del donante pueda completarse rápidamente, puede ser más prudente colocar una vía de acceso vascular permanente para evitar depender de técnicas de acceso temporales que conllevan una morbilidad añadida.

Debido a la diversa evolución de la nefropatía crónica avanzada, es difícil concretar cuándo se debe efectuar la derivación para trasplante. Los pacientes con nefropatía diabética progresan rápidamente a través de los estadios avanzados de la nefropatía crónica, mientras que los pacientes con nefritis intersticial, por ejemplo, pueden evolucionar lentamente. Los pacientes con una TFG entre 20 y 30 mg/ml, y aquellos cuya evolución sugiere que llegarán a depender de la diálisis en 1-2 años, se deben derivar para trasplante.

Retrasos en la derivación

Todos los centros de diálisis estadounidenses están obligados a estar asociados a centros de trasplante renal, y todos los pacientes de Medicare están legalmente autorizados para la derivación para una evaluación de trasplante. Lamentablemente, son muchas las variaciones en el acceso al trasplante debido a retrasos en el proceso de derivación que puede tender a perjudicar a minorías étnicas y a otros grupos de población vulnerables. El gran tamaño de Estados Unidos y su diversa densidad de población también introducen enormes barreras geográficas para la equidad en cuanto al acceso. Los nefrólogos, el personal de las unidades de diálisis, el personal de los programas de trasplante y los propios pacientes tienen la responsabilidad de hacer lo máximo que puedan para minimizar los retrasos y las barreras al trasplante.

PROCESO DE EVALUACIÓN

Educación y consentimiento del paciente

La educación de los pacientes constituye el centro del proceso. La evaluación del trasplante supone, no sólo la evaluación médica del posible receptor por el equipo de trasplante, sino también la evaluación por parte del paciente de la opción del trasplante y su importancia para su bienestar. El proceso de evaluación es una oportunidad para aconsejar a los pacientes sobre las opciones para su nefropatía terminal y para promover su bienestar. ¡No debe tratarse de una carrera de obstáculos que los pacientes deban superar o no!

En la figura 8-1 se ilustra la estructura del proceso de evaluación. Se debe animar a todos los posibles candidatos a trasplante a acudir a una sesión informativa, preferiblemente acompañados por familiares, cuidadores y amigos. En la reunión informativa, se debe explicar a los pacientes y familiares los riesgos de la operación, así como los efectos secundarios y los riesgos de la inmunosupresión; también se debe explicar el procedimiento quirúrgico y sus posibles complicaciones. Se deben comparar y contrastar los beneficios relativos de los trasplantes de donante vivo y de donante cadáver en el contexto de la espera prolongada que se prevé para un trasplante de donante cadáver, en caso de que no se disponga de un donante vivo. En Estados Unidos, es obligado compartir con el paciente y los familiares las estadísticas de supervivencia del injerto del programa concreto de trasplante y de los datos nacionales. Hay que hacer entender a los pacientes que las estadísticas para la supervivencia del injerto en grandes cohortes de pacientes pueden no ser directamente aplicables a su pronóstico personal.

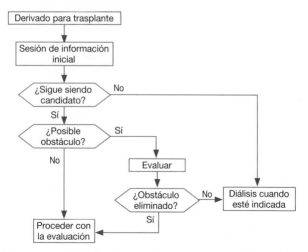

FIGURA 8-1. Proceso de evaluación del candidato a trasplante renal. (De Kasiske BL, Cangro CB, Hariharan S, et al. The evaluation of renal transplant candidates: clinical practice guidelines. Am J Transplant 2001;1(suppl 2):1-95, con autorizacoión.)

Con frecuencia, los pacientes sienten temor, comprensiblemente, al rechazo del injerto. Se les debe explicar con un lenguaje sencillo la naturaleza del rechazo, y se les debe informar de que muchos casos de rechazo se pueden revertir sin consecuencias graves. Los pacientes deben ser informados sobre el mayor riesgo de infección, neoplasias malignas y mortalidad, además de los factores de riesgo del donante, sobre todo los asociados a la donación de donante cadáver (v. Capítulo 4). Hay que advertir a los pacientes de que incluso un trasplante con éxito puede no durar para siempre, y que en algún momento puede necesitar volver a la diálisis o someterse a otro trasplante. Se debe hacer especial hincapié en la importancia del cumplimiento con la diálisis y con las prescripciones de la dieta mientras están a la espera del trasplante, y con el tratamiento inmunosupresor después de éste. Con las mujeres en edad fértil y sus parejas, se hablará también sobre la posibilidad del embarazo tras el trasplante (v. Capítulo 11).

En Estados Unidos, los Centros de Servicios Médicos (CMS, *Center for Medicare Services*) exigen que se disponga de un proceso de consentimiento informado para todos los pacientes que intentan un trasplante renal. Sin embargo, el programa de trasplante debe asegurar que el proceso no sea meramente legalista, y que el consentimiento del paciente represente realmente la comprensión de diversas opciones y resultados previstos.

Comprender el algoritmo de la asignación

Las normas para la asignación de riñones de donante cadáver varían de un país a otro, aunque tengan mucho en común. La mayor parte usan una combinación de factores de donantes y receptores, entre ellos la edad, el tiempo de espera, la sensibilización previa y la compatibilidad HLA, junto con factores logísticos y geográficos. Independientemente del algoritmo, es importante que sea claro y transparente, y que esté disponible para presentarse de un modo que tanto los pacientes como sus cuidadores puedan entenderlo. En la sección siguiente, se consideran los cambios que se han producido en la asignación de riñones de donante cadáver en Estados Unidos (v. Capítulo 5).

Hasta 2014, en Estados Unidos los riñones de donante cadáver se clasificaban como riñones de donante con criterios estándar (SCD, *standard criteria donor*) y riñones de donante con criterios expandidos (ECD, *extended criteria donor*), según sus resultados postrasplante previstos. En diciembre de 2014, se presentó el sistema Kidney Allocation System (KAS) para facilitar la asignación de riñones, minimizar las tasas de riñones descartados y maximizar los años de vida del trasplantado renal. El índice Kidney Donor Profile Index (KDPI, que usa diez atributos con oscilaciones desde el 0% para los mejores resultados hasta el 100% para los peores resultados) se usa como uno de los factores para asignar los riñones. Las regulaciones para la asignación de riñones con mayores KDPI obligan a que los candidatos a trasplante estén informados sobre los beneficios (acortamiento del tiempo de espera) y el riesgo (alteración de la función del injerto a largo plazo) asociados a su uso. Se les exige firmar un documento de consentimiento informado para optar a recibir riñones de estos donantes. Suele usarse un punto de corte del KDPI del 85%, ya que el riesgo de pérdida posterior del injerto aumenta significativamente con un KDPI > 85%, aunque sus evoluciones siguen siendo mejores que las de los tratados con diálisis. Un principio rector útil al aconsejar a los pacientes consiste en comparar el riesgo adicional de aceptar un riñón con un índice de riesgo del donante superior con el riesgo de permanecer en diálisis durante un período prolongado esperando un riñón con un KDPI menor (v. la publicación de la UNOS en www.unos.org/wp-content/uploads/unos/Kidney_Brochure.pdf?e4f722).

Cada uno de los candidatos a trasplante renal tiene una puntuación EPTS (Estimated Post-Transplant Survival) individual, que oscila desde el 0 % al 100 %. La puntuación EPTS es un reflejo del tiempo que el candidato necesitará un trasplante renal funcionante cuando se compara con otros candidatos. Es probable que los candidatos con puntuaciones EPTS menores necesiten un riñón más duradero que los que presentan puntuaciones más altas. Por tanto, los candidatos con una puntuación EPTS alta deben considerar riñones con puntuaciones KDPI mayores. Suelen ser candidatos de 60 años de edad o más (de menos edad si son diabéticos o sufren una coronariopatía), en los que ha fallado la vía de acceso para la diálisis o que son particularmente intolerantes a ésta. Los pacientes que siguen en la lista de espera de trasplante con edades entre 60 y 70 años pueden no sobrevivir lo suficiente como para poder lograr un riñón ideal, por lo que es mejor aconsejarles que acepten un riñón con un KDPI mayor, si se les ofrece. El tiempo de espera para riñones con KDPI menores y mayores varía según la localización geográfica, y se debe informar a los pacientes del tiempo de espera previsto en su área geográfica para facilitar así una decisión bien informada. También se debe aconsejar a los pacientes sobre los donantes de mayor riesgo del Servicio de Salud Pública (PHS, *Public Health Service*), y deben firmar el consentimiento informado para «optar» a recibir riñones de estos donantes (se puede encontrar la definición de 2013 de donantes de riesgo aumentado del PHS, en hyyps://optn.transplant.hrsa.gov/media/1163/2013_phs_guideline.pdf). Estas opciones de donantes se deben revisar también mientras los candidatos se encuentran en lista de espera.

Recursos educativos

Se debe animar a los posibles candidatos a trasplante y a sus familiares a acudir a sesiones formativas oficiales, y a obtener más información de la bibliografía disponible (v. Capítulo 21). También deben estar familiarizados con las principales características de la política de asignación de órganos de donante cadáver, como se describió anteriormente. En Estados Unidos, se dispone de material educativo dirigido a los pacientes, en formato impreso y electrónico, de la American Society of Transplantation (AST) (www.myast.org), la National Kidney Foundation (NKF) (www.kidney.org) y la United Network for Organ Sharing (UNOS) (www.unos.org). La página web de la UNOS también proporciona información detallada sobre el rendimiento de los programas de trasplante individuales, denominados «datos específicos de los centros», lo que puede ayudar a los pacientes que tienen la oportunidad de elegir el programa al que desean se les derive. Estos datos incluyen tanto datos de lista de espera como de resultados de trasplantes.

¿Quién no es candidato a trasplante?

Durante la sesión inicial, se deben explicar los riesgos y los beneficios del trasplante, porque algunos pacientes pueden decidir que no desean seguir con la evaluación, lo que evita la necesidad de realizar una evaluación costosa y prolongada. En la tabla 8-1 se muestran las principales complicaciones para el trasplante. Aunque algunas contraindicaciones son absolutas, muchas son relativas y están determinadas por la experiencia y la política local. Por ejemplo, en algunos programas se descartan pacientes con obesidad mórbida o que siguen fumando a pesar de haberles solicitado que dejaran de hacerlo. Las actitudes varían en cuanto al trasplante en el anciano o sobre la extensión de la enfermedad cardiovascular considerada aceptable para los candidatos a trasplante. De los más de 400 000 pacientes en diálisis en Estados Unidos a mediados de 2016, sólo alrededor del 25 % están en lista de espera para trasplante renal (v. Capítulo 1). La mayoría de los pacientes que no están en lista son ancianos y tienen múltiples morbilidades médicas, pero numerosos pacientes son posibles candidatos que ya han sido derivados para trasplante o que han sufrido retrasos en el proceso (v. Kucirka et al., en «Lecturas seleccionadas». Se debe suponer que los pacientes son candidatos a trasplante salvo que tengan la principal contraindicación que aparece en la tabla. Si existe alguna duda sobre una contraindicación para el trasplante, se debe derivar al paciente al programa de trasplante para consultar. Los pacientes deben poder tener una segunda opinión si consideran que la recomendación del programa de trasplante no es razonable o es inaceptable para ellos.

Las leyes que contemplan el uso medicinal y lúdico de la marihuana varían según los países, con una controvertida tendencia global hacia la legalización. En Estados Unidos, esto sigue siendo una contradicción entre la ley federal, que contempla como ilícito el consumo de marihuana, y las leyes de más de 20 estados que, en grados diferentes, son permisivas con respecto al consumo recreativo y el denominado «consumo medicinal». California aprobó una ley en 2015 que impide a las autoridades médicas negar a un paciente un lugar en una lista de trasplante únicamente por una prueba positiva de consumo de marihuana medicinal, salvo que el consumo se considere clínicamente significativo. El consumo de marihuana, medicinal o de otra índole, puede y debe tenerse en cuenta entre los factores médicos y sociales, considerados de forma global, en cualquier paciente concreto (v. también Capítulo 18).

Trasplante convencional e innovador

Lo idóneo es que los candidatos a trasplante no estén sensibilizados (v. Capítulo 3) y que tengan donantes vivos motivados, sanos, con compatibilidad ABO y pruebas cruzadas negativas, dispuestos a donarles. Si no se cuenta con donantes vivos, los pacientes sólo tienen la opción de esperar un trasplante de donante cadáver, si bien algunos pueden decidir acortar la espera acordando aceptar un órgano de menor calidad. Los pacientes con hepatitis C sin cirrosis hepática descompensada pueden elegir aceptar un riñón de un donante fallecido con hepatitis C, acortando así su tiempo de espera. El tratamiento para la hepatitis C puede aplicarse poco después del trasplante (v. Capítulo 13). Si se dispone de un posible donante vivo, pero es incompatible por diferencias de grupo ABO o de histocompatibilidad, se deberá evaluar otro donante vivo. Si se dispone de un donante vivo, pero aparentemente incompatible, puede contarse con protocolos innovadores. El trasplante con incompatibilidad ABO y los protocolos de desensibilización para donantes histo-incompatibles son opciones, pero suelen preferirse los programas de intercambio pareado diseñados para facilitar la donación en vida con histocompatibilidad y compatibilidad ABO (v. Capítulo 7), debido al menor coste y a la mayor seguridad.

EVALUACIÓN SISTEMÁTICA

Anamnesis y exploración física

En la evaluación inicial, se debe obtener una anamnesis médica detallada, y hay que procurar determinar la causa de la enfermedad renal subyacente. Los registros (historiales) médicos proporcionados en el momento de la evaluación pueden ser incompletos, y los diagnósticos «ya establecidos» se deben contemplar con un escepticismo sano. Esto es algo particularmente importante en la época de los registros médicos electrónicos. Como se señala en el capítulo 1, aproximadamente el 40 % de los pacientes acuden con nefropatía crónica a un mes de iniciar la diálisis, y pueden llegar con diagnósticos inespecíficos e insuficientes, como «nefropatía crónica de origen desconocido» o nefropatía crónica debida a hipertensión (muy habitual en pacientes no afroamericanos). La definición de una causa específica de nefropatía crónica es particularmente importante en las personas jóvenes en quienes el riesgo de enfermedad recurrente o de anomalías urológicas encubiertas es mayor. Es importante la estimación de la diuresis porque puede ayudar a determinar la importancia de la diuresis en el postoperatorio precoz, y ayuda a determinar la necesidad de una evaluación urológica adicional. Si se ha efectuado una biopsia renal, se debe buscar el informe y revisarlo. Los antecedentes familiares son enormemente importantes ya que pueden proporcionar información sobre la causa de la insuficiencia renal y también pueden permitir que el médico inicie el planteamiento de la donación de un familiar vivo. La evaluación de los pacientes con enfermedades renales potencialmente recurrentes tras el trasplante se expone más adelante en este mismo capítulo y en el capítulo 17.

En todos los candidatos, es obligado obtener los antecedentes cardiovasculares detallados, y se debe indicar a los pacientes que deben comentar con los médicos los síntomas cardíacos significativos mientras esperan el trasplante. Hay que buscar factores de riesgo de coronariopatía, entre ellos los antecedentes de diabetes, tabaquismo, antecedentes familiares de coronariopatía y episodios cardíacos previos. Se debe valorar la tolerancia al esfuerzo físico. Un antecedente de claudicación justifica una evaluación de vasculopatía periférica y también puede apuntar hacia una mayor posibilidad de cardiopatía isquémica. Se debe realizar una exploración física completa, que incluya la evaluación de signos de insuficiencia cardíaca congestiva, enfermedad carotídea y vasculopatía periférica. La presencia de soplos femorales y pulsos periféricos débiles puede justificar una evaluación adicional de la vascularización pélvica con ecografía Doppler o una angiografía con resonancia magnética (v. Capítulo 14). La presencia de pulsos femorales y periféricos intensos es un valioso indicador para el cirujano de trasplante de que probablemente los vasos pélvicos serán adecuados para la anastomosis vascular (v. Capítulo 9).

Se debe efectuar una anamnesis detallada de las enfermedades infecciosas (v. Capítulo 12). Esto debe incluir la evaluación de la posible exposición a la tuberculosis, como el antecedente de residencia o viaje a áreas endémicas, exposición previa, cualquier tratamiento anterior y la duración de éste. Hay que buscar signos de otras posibles infecciones, como hepatitis e infecciones fúngicas endémicas.

Se efectuará una anamnesis detallada sobre neoplasias malignas. La exploración física debe incluir un examen exhaustivo de los principales grupos de ganglios linfáticos y la palpación del abdomen por si existen visceromegalias. El examen de la próstata en el varón mediante tacto rectal puede revelar una hipertrofia evidente o una masa, que podrán afectar a los resultados del trasplante. El papel de la determinación sistemática del PSA es polémico, y no existen evidencias suficientes para recomendar el cribado del PSA de forma sistemática con vistas al trasplante. Los cribados, adecuados a la edad, del cáncer de mama, cervical y de colon deben formar parte de los cuidados de la nefropatía crónica, y no existen recomendaciones para pruebas adicionales distintas o más allá de las recomendadas en la población con esta enfermedad.

Pruebas de laboratorio

Se debe solicitar un hemograma y un panel bioquímico completos, junto con la determinación del tiempo de protrombina y del tiempo de tromboplastina parcial. Se deben enviar muestras de sangre para determinación de grupo sanguíneo y tipificación tisular. Se debe descartar la presencia de hepatitis B y C, sífilis, infección por el VIH y citomegalovirus. En determinadas poblaciones, puede requerirse el cribado de tuberculosis para evaluar la evidencia de exposición previa o infección. Una prueba QTF (Quantiferon) ha sustituido gradualmente al derivado proteico purificado (PPD) como prueba de cribado, debido a la menor tasa de positivos falsos, y debe realizarse una radiografía de tórax en quienes presentan riesgo elevado de una enfermedad infecciosa granulomatosa. Los que presentan factores de riesgo de infección tuberculosa pueden necesitar un tratamiento preventivo con isoniazida (v. Capítulo 12). Se debe realizar un análisis de orina y un urocultivo en todos los pacientes con micción. Si existe proteinuria significativa, se debe obtener la orina de 24 h para determinar las proteínas, y puede reflejar la causa de la enfermedad renal primaria y orientar el tratamiento adicional. La proporción proteínas/creatinina en orina no es un marcador fiable de proteinuria en los pacientes en diálisis.

EVALUACIÓN DE FACTORES DE RIESGO ESPECÍFICOS EN EL TRASPLANTE RELACIONADOS CON ENFERMEDADES ORGÁNICAS

Enfermedad cardiovascular

La evaluación cardiovascular de los candidatos a trasplante diabéticos se expone en el capítulo 16. Lo idóneo es que los equipos de trasplante incluyan un cardiólogo para ayudar en la evaluación de los temas, a menudo complejos, de valoración y tratamiento de la enfermedad cardiovascular (ECV) en la población con nefropatía crónica.

La ECV es la principal causa de muerte tras el trasplante renal. Casi la mitad de los fallecimientos en los pacientes con injertos funcionantes que se producen en los 30 días siguientes al trasplante se deben a ECV, fundamentalmente a infarto de miocardio agudo. La ECV es la causa principal de mortalidad a largo plazo y de muerte con injerto funcionante, y la principal causa de pérdida tardía del injerto (v. Capítulo 11). Todos los pacientes con nefropatía crónica tienen un riesgo cardíaco elevado, aunque en algunos el riesgo es particularmente elevado. En los pacientes diabéticos, los pacientes ancianos, los pacientes en diálisis durante períodos prolongados y los pacientes con factores de riesgo del estudio Framingham de coronariopatía se suelen recomendar pruebas cardíacas no invasivas; las pruebas sistemáticas en pacientes asintomáticos de escaso riesgo pueden no ser necesarias. Dado que numerosos pacientes en diálisis no pueden realizar esfuerzo físico de forma adecuada, las pruebas no invasivas suelen ser ecocardiografía de estrés farmacológico o gammagrafía. Los pacientes con una prueba de esfuerzo positiva deben realizarse una angiografía coronaria. Se ha observado que el antecedente de cardiopatía isquémica es un importante factor de riesgo para la aparición de episodios isquémicos postrasplante, de modo que todos los pacientes con antecedente de infarto de miocardio o insuficiencia cardíaca congestiva deben realizar una prueba de esfuerzo cardíaca o, posiblemente, una angiografía, incluso si la prueba de esfuerzo es negativa. Los factores de riesgo asociados a cardiopatía isquémica postrasplante son: edad superior a 50 años, diabetes y alteraciones en el electrocardiograma. La American Heart Association y la American College of Cardiology Foundation han publicado un informe científico sobre la evaluación y el tratamiento de la enfermedad cardíaca en candidatos a trasplante renal y hepático (v. Lentine et al., en «Lecturas seleccionadas»). La mayor parte de los programas de trasplante usan pruebas no invasivas como método inicial de cribado de la arteriopatía coronaria, si bien hay quien prefiere usar directamente la angiografía coronaria. No se dispone todavía de datos que prueben la eficacia de las técnicas de cribado más caras, como el uso de la tomografía computarizada de emisión monofotónica (SPECT, *single photon emission computed tomography*), la tomografía por emisión de positrones (PET, *positron emission tomography*) o la tomografía computarizada con haz de electrones. Tanto la ecocardiografía de estrés con dobutamina como la gammagrafía con dipiridamol sestamibi tienen sensibilidades similares para detectar la presencia de coronariopatía en la población con nefropatía terminal. No se dispone de datos sobre sensibilidades específicas ni sensibilidades en la población con nefropatía terminal, y pueden depender del centro. En los pacientes con lesiones críticas, probablemente se deba efectuar la corrección con cirugía de derivación (*bypass*) coronaria, angioplastia o colocación de endoprótesis (*stent*) antes del trasplante. Dependiendo de la endoprótesis que se use, puede requerirse un período delimitado de tratamiento antiagregante, algo que debe tenerse en cuenta cuando se programa un trasplante. La coronariopatía grave no corregible es una contraindicación para el trasplante renal.

La estenosis aórtica calcificada y las valvulopatías son afecciones habituales en los candidatos a trasplante. Cuando se sospechan, es importante realizar una ecocardiografía para provocar disfunción sistólica o diastólica, porque puede tener implicaciones pronósticas importantes. Se debe tratar la disfunción miocárdica reversible. Probablemente, la insuficiencia cardíaca irreversible debe impedir el trasplante renal, salvo que también se considere el trasplante cardíaco. Sin embargo, muchos pacientes con disfunción cardíaca leve o moderada pueden responder al trasplante renal con una mejoría de la función miocárdica. Tras el trasplante, se ha documentado una mejoría de la fracción de eyección. En la figura 8-2 se muestra un algoritmo aceptable para la mayoría de los programas de trasplante. Sin embargo, estas recomendaciones se realizan fundamentalmente basándose en datos que se extrapolan de pacientes sin nefropatía crónica, y no se basan en los resultados de estudios clínicos prospectivos. Se ha sugerido que la evaluación basada en los síntomas puede ser tan eficaz como la evaluación sistemática basada en cohortes, y que, aunque las pruebas cardíacas pueden proporcionar información pronóstica útil para determinar quién debe aceptarse el trasplante, no se han demostrado los beneficios de estas pruebas para el tratamiento.

Enfermedad cerebrovascular y vasculopatía periférica

Se ha demostrado que el éxito del trasplante renal eficaz reduce casi en un 50 % el riesgo de episodios de enfermedad vascular que afecten a la circulación cerebral. Se deben evaluar los signos y síntomas de enfermedad cardiovascular en los candidatos a trasplante, sobre todo en los candidatos de edad avanzada. Los pacientes en diálisis presentan significativamente más episodios de ictus isquémicos y hemorrágicos y de episodios isquémicos transitorios que los pacientes trasplantados. Los factores de riesgo identificados de enfermedad cardiovascular postrasplante son: el antecedente de enfermedad cardiovascular pretrasplante, la edad, el tabaquismo, la diabetes, la hipertensión y la hiperlipidemia. Sin embargo, no se dispone de pruebas de que el cribado sistemático de enfermedad cerebrovascular en candidatos a trasplante renal aporte beneficios. Los pacientes que han sufrido episodios cerebrovasculares y presentan déficits neurológicos importantes y fijos pueden no ser buenos candidatos en lo que respecta al riesgo perioperatorio y la posible recuperación. El riesgo de ictus recurrente debe valorarlo un neurólogo en pacientes que han sufrido ataques isquémicos transitorios recientes u otros episodios cerebrovasculares. Los pacientes tratados con antiepilépticos por un trastorno

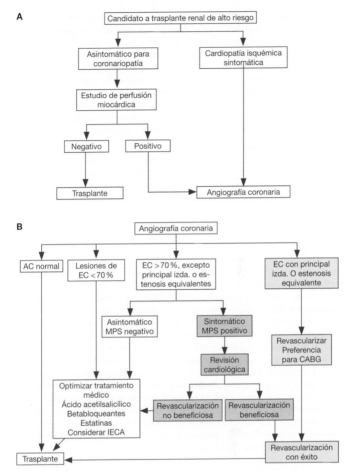

FIGURA 8-2. Algoritmo propuesto para evaluación cardíaca de coronariopatía en candidatos a trasplante de alto riesgo. AC, angiografía coronaria; EC, enfermedad coronaria. (De Pilmore H. Cardiac assessment for renal transplantation. Am J Transplant 2006;6:659-665, con autorización.).

convulsivo deben ser evaluados por un neurólogo para determinar si estos fármacos pueden interrumpirse sin problemas. Si los anticonvulsivos son necesarios, es preferible usar los que no presenten una interacción farmacológica con los inhibidores de la calcineurina (v. Capítulo 6).

La vasculopatía periférica es importante tanto como causa de isquemia del aloinjerto como de amputación de extremidades inferiores. Existe una elevada incidencia de vasculopatía periférica en los receptores de trasplante. Los pacientes que han sufrido amputaciones de extremidades inferiores tienen una tasa de mortalidad significativamente mayor en los 2 años siguientes al trasplante. Los hombres, los diabéticos, los pacientes con hipertensión, las alteraciones lipídicas, el antecedente de vasculopatía en cualquier localización y el consumo de cigarrillos tienen mayor riesgo de sufrir vasculopatía periférica. Los pacientes con diabetes y con antecedentes de ulceración isquémica en la extremidad inferior, o los pacientes con claudicación deben, como mínimo, someterse a una evaluación no invasiva de la vascularización periférica, preferiblemente con TC sin contraste de la vascularización pélvica. Se debe considerar la angiografía si los estudios no invasivos sugieren la presencia de enfermedad de grandes vasos. Los pacientes asintomáticos no deben someterse a una angiografía sistemática. Los que presentan afectación aortoilíaca o han precisado una cirugía arterial reconstructiva intraabdominal constituyen un problema quirúrgico muy importante, y el trasplante puede estar contraindicado.

Neoplasias malignas

Los pacientes con nefropatía terminal tienen un mayor riesgo de cáncer en comparación con la población general en todos los grupos de edad. Este riesgo relativo es máximo en los pacientes de menos de 35 años y disminuye gradualmente al aumentar la edad. Los pacientes con nefropatía crónica que requirieron tratamiento inmunosupresor como parte del tratamiento de su enfermedad renal subyacente, o que recibieron un trasplante renal previo fallido, o que necesitaron otro trasplante de órgano sólido, tienen un riesgo adicional de sufrir neoplasias malignas. Tras el trasplante, todos los pacientes tienen un mayor riesgo de sufrir neoplasias malignas en términos relativos (v. Capítulo 11), y hay que aconsejar a todos los candidatos a trasplante que no sientan temor ante esta posibilidad.

Los pacientes que han sido tratados adecuadamente de un tumor maligno antes del trasplante pueden considerarse candidatos adecuados a éste. El Israel Pann International Transplant Tumor Registry (https://ipittr.uc.edu/) y el Australia and New Zealand Dialisys and Transplantat Registry (ANZDATS, www.anzdata.org.au) son recursos inestimables de información sobre neoplasias malignas y receptores de trasplantes de órganos sólidos.

Al considerar si un determinado paciente con un antecedente de neoplasia maligna debe considerarse candidato a trasplante, hay que tener en cuenta dos puntos principales: ¿cuál es el pronóstico de la neoplasia subyacente y qué efecto puede tener la inmunosupresión postrasplante en su evolución? Algunos supervivientes al cáncer se benefician de un período de espera libre de enfermedad, en la mayor parte de los casos de 2 a 5 años. Algunos tipos de cáncer pueden no necesitar tiempo de espera alguno.

En ediciones anteriores de esta obra y en otras fuentes se ha propuesto un período fijo recomendado para retrasar el trasplante. Un método más matizado y menos proscriptivo se basa en entender la evolución de una neoplasia maligna concreta, su anatomía patológica, su estadificación y la respuesta al tratamiento. Se ha tendido a «rebajar» determinadas lesiones neoplásicas cuyo pronóstico, sin tratamiento, es excelente. Aquí se incluyen el carcinoma ductal *in situ* (CDIS) de mama, y los cánceres de próstata y glándula tiroidea de bajo grado. El cribado sistemático del antígeno prostático específico (PSA) no parece proporcionar beneficio alguno sobre la supervivencia. Los carcinomas renales de células pequeñas pueden no precisar tiempo de espera, mientras que puede ser adecuado un retraso de varios años si las lesiones son de mayor tamaño (más de 5 cm). El mieloma y las discrasias de células plasmáticas, contemplados hace tiempo como contraindicaciones al trasplante, se tratan eficazmente en la actualidad, y los pacientes pueden trasplantarse con seguridad. La estadificación exacta del melanoma es esencial para las recomendaciones de idoneidad; las lesiones más avanzadas requieren una espera de al menos años, mientras que las lesiones superficiales pueden no necesitar período de espera alguno. En general, las neoplasias malignas con metástasis son contraindicaciones para el trasplante. Debido a los rápidos progresos que se están produciendo en el tratamiento de múltiples neoplasias malignas, la consulta oncológica debe contemplarse como parte de la evaluación de la candidatura a trasplante cuando hay antecedentes de tumores malignos.

Infecciones

En el capítulo 12 se expone el cribado pretrasplante de enfermedades infecciosas, junto con las recomendaciones para infecciones específicas. Siempre que sea posible, hay que erradicar todas las infecciones que puedan tratarse. La presencia de una infección activa crónica imposibilita el trasplante y el uso de tratamiento inmunosupresor. Siempre que sea posible, los candidatos a trasplante deben recibir inmunización para las infecciones prevalentes, preferiblemente antes de que aparezca la nefropatía terminal. Se debe tratar la osteomielitis y, si es necesario, se deben eliminar quirúrgicamente las partes infectadas para preparar al paciente para trasplante. Hay que curar las úlceras del pie diabético antes de proceder al trasplante.

Se ha producido un cambio importante con respecto a la candidatura de los pacientes con infección por el VIH. Los pacientes con infección por el VIH/sida ya no se contemplan como candidatos no adecuados para el trasplante. El tratamiento antiviral eficaz ha alterado radicalmente el pronóstico de los pacientes infectados. Los pacientes tratados sistemáticamente y que toleran una terapia antiviral efectiva (con una carga vírica indetectable y recuentos normales de linfocitos T) pueden considerarse candidatos tras completar su evaluación junto con la formación con respecto a su estado de alto riesgo. Cuando los pacientes VIH positivos son sometidos a trasplante, es esencial la disponibilidad y la implicación continua de un consultor en enfermedades infecciosas que esté familiarizado con las complejidades de la terapia antirretroviral de gran actividad (HAART, *highly active antiretroviral therapy*).

Enfermedad gastrointestinal

Diverticulitis. La diverticulitis es la causa más frecuente de perforación colónica en los receptores de trasplante renal. Esto puede estar relacionado con la elevada prevalencia de diverticulosis en pacientes en diálisis, especialmente en pacientes con enfermedad renal poliquística del adulto. La mortalidad por perforación del colon es elevada, pero la incidencia de esta perforación tras el trasplante renal ha permanecido estable durante muchos años. Parece razonable que los pacientes con antecedente de diverticulitis deban evaluarse con un enema baritado o una colonoscopia, y si una diverticulitis sintomática persiste, se considerará la resección de la enfermedad extensa.

Enfermedad ulcerosa pélvica. Hubo un tiempo en que la úlcera péptica era una complicación postrasplante frecuente y, en ocasiones, letal que necesitaba un cribado antes del trasplante en todos los pacientes y cirugía en algunos casos. Con el uso de antagonistas de la histamina, antiácidos e inhibidores de la bomba de protones (IBP), la incidencia de la enfermedad ulcerosa péptica ha disminuido significativamente. Sin embargo, la evidencia de una asociación de IBP con la progresión de la nefropatía crónica sugiere que la profilaxis sistemática con estos fármacos puede estar contraindicada. El trasplante se considera seguro incluso en los pacientes con antecedente de enfermedad ulcerosa péptica, si bien la enfermedad activa debe tratarse médicamente antes del trasplante. Hay que reconocer el papel de la infección por *Helicobacter pylori*, aunque no suele recomendarse el cribado sistemático para detectar este microorganismo.

Colelitiasis. Los pacientes con antecedente de colecistitis y colelitiasis deben someterse a una evaluación ecográfica antes del trasplante para identificar la presencia de colelitiasis, y se debe considerar la colecistectomía. Ésta puede ser una opción adecuada en pacientes diabéticos asintomáticos con colelitiasis, y se recomienda en todos los pacientes con síntomas. La colecistitis puede resultar difícil de reconocer tras el trasplante y puede resultar una fuente de comorbilidad importante.

Pancreatitis. El antecedente de pancreatitis antes del trasplante aumenta el riesgo de pancreatitis postrasplante, que presenta una morbilidad elevada. Los pacientes que han sufrido episodios de pancreatitis pueden tener más probabilidades de desarrollar diabetes postrasplante, y se les debe advertir de ello. En la etiología de esta afección se ha implicado a la prednisona y a la azatioprina. Se debe descartar el hiperparatiroidismo como un posible factor. Otros posibles factores contribuyentes, como los trastornos lipídicos, la colelitiasis y el alcohol, deben abordarse antes del trasplante.

Enfermedad pulmonar

Los riesgos quirúrgicos asociados a una neumopatía grave son la sobrecarga de líquido, la dependencia del respirador y la infección. Hay que realizar un cribado a todos los pacientes, con anamnesis, exploración física y radiografía de tórax, para identificar una enfermedad pulmonar que puede aumentar el riesgo de complicaciones pulmonares importantes en el postoperatorio. Pueden requerirse pruebas de función pulmonar para evaluar el riesgo quirúrgico de pacientes con una neumopatía diagnosticada, en pacientes con signos y síntomas que sugieren una neumopatía activa y en pacientes con apnea del sueño. La neumopatía crónica puede impedir una anestesia general segura, y los pacientes que requieren oxígeno complementario no suelen ser candidatos a trasplante. Los pacientes con enfermedad pulmonar obstructiva crónica y los receptores con neumopatía restrictiva presentan más complicaciones infecciosas postrasplante y una mayor mortalidad. Los pacientes con signos de neumopatía crónica que siguen fumando deben dejar de hacerlo antes del trasplante. Se les debe derivar a programas para dejar de fumar. La hipertensión pulmonar secundaria es más frecuente debido a la sobrecarga de volumen prolongada y a la disfunción diastólica. La hipertensión pulmonar grave irreversible es una contraindicación para el trasplante renal. Una valoración rigurosa de su gravedad, que incluya la medición repetida de la presión tras la diálisis hasta alcanzar un estado de euvolemia, ayudará a diferenciar los pacientes con hipertensión relacionada con el volumen de los pacientes con hipertensión pulmonar verdadera.

Evaluación urológica

Idealmente, el tracto urinario inferior debe ser estéril, continente y distensible antes del trasplante. En todos los pacientes que presentan micción se debe realizar análisis de orina y urocultivo. En la mayoría de los pacientes se habrán efectuado estudios de imagen renal como parte de la evaluación de su nefropatía, y se debe disponer de los estudios o de sus informes en el momento de la evaluación para el trasplante. Los pacientes en diálisis que no se han realizado un estudio de imagen en los últimos 3 años deberán realizarse una ecografía renal, debido al riesgo de adenocarcinoma asociado a enfermedad quística adquirida.

No suele ser necesario realizar una cistouretrografía miccional (VCUG, *voiding cystourethrogram*) ni otros procedimientos urológicos salvo que existan antecedentes de disfunción vesical. Los pacientes con antecedente de alteraciones genitourinarias y los pacientes menores de 20 años pueden precisar una evaluación completa que incluya una VCUG, una cistoscopia y estudios urodinámicos. El antecedente de enuresis nocturna al final de la infancia es un indicio importante de la presencia de disfunción vesical y nefropatía en la infancia (v. Capítulo 17).

Los pacientes con disfunción vesical secundaria a una vejiga neurógena y los que tienen infección crónica suelen poder tratarse sin derivación urinaria ni procedimientos de aumento vesical. El autosondaje puede ser una opción aceptable para algunos pacientes, siendo la infección una complicación importante. Siempre se prefiere el implante del injerto en la vejiga nativa. Los tractos urinarios desviados deben corregirse cuando sea posible, para que el tracto urinario inferior sea funcional antes del trasplante. Incluso una vejiga muy pequeña puede mostrar una distensibilidad y una capacidad normales tras el trasplante. Éste es posible en los pacientes cuyos tractos urinarios se hayan derivado a un conducto ileal y no puedan corregirse. La tasa de complicaciones urológicas es elevada, pero la supervivencia global del injerto y del paciente no es diferente a la de los pacientes con tractos urinarios intactos.

Los hombres de edad avanzada presentan con frecuencia hipertrofia prostática y pueden sufrir obstrucción al flujo de salida tras el trasplante. En general, si los pacientes siguen excretando un volumen suficiente de orina, se debe extirpar la próstata antes del trasplante. De otro modo, la operación se debe posponer hasta después de haber realizado con éxito el trasplante. Estos pacientes pueden necesitar una sonda vesical permanente o prepararse para el autosondaje hasta que se extirpe la próstata. Se debe considerar la posibilidad de una incontinencia crónica una vez conseguido un trasplante funcionante, ya que puede tener un efecto importante sobre la calidad de vida.

La mayoría de los pacientes con nefropatía terminal por enfermedad renal poliquística del adulto no necesitan una nefrectomía renal nativa antes del trasplante y existe un «espacio» adecuado para ubicar el trasplante. Algunos pacientes pueden beneficiarse de una nefrectomía unilateral o bilateral para reducir la hemorragia sintomática o la infección recurrente, o para el malestar que produce su tamaño masivo. En ocasiones, los riñones poliquísticos son de tal tamaño que pueden llegar a profundizar en los cuadrantes abdominales inferiores, y puede que sea necesaria su extirpación para obtener espacio para el trasplante. En los pacientes con poliquistosis renal y nefropatía crónica que no están aún en diálisis hay que procurar un trasplante preventivo. Si es necesario, pueden extirparse los riñones poliquísticos una vez que se ha establecido la función del trasplante.

La nefrectomía antes del trasplante puede estar indicada en pacientes con infecciones renales crónicas o litiasis renal infectada o uropatía obstructiva complicada con infecciones crónicas. Los pacientes con infección de las vías urinarias recurrente y no complicada no suelen requerir una nefrectomía previa al trasplante. Puede recomendarse la nefrectomía bilateral en los pacientes con síndrome nefrótico congénito, y también en pacientes con síndrome nefrótico persistente y proteinuria masiva a pesar de un tratamiento médico óptimo. El adenocarcinoma de los riñones nativos puede manifestarse tras el trasplante, y se asocia a una morbilidad y una mortalidad considerables. En la tabla 8-2 se muestran las principales indicaciones para la nefrectomía del riñón nativo antes del trasplante. Si se requiere la nefrectomía, se debe efectuar entre 6 semanas y 3 meses antes del trasplante, idealmente mediante laparoscopia. En ocasiones, se realiza la nefrectomía unilateral del trasplante en el momento de la cirugía del trasplante, pero se debe evitar en la medida de lo posible.

TABLA 8-2	Indicaciones para la nefrectomía nativa pretrasplante

Infección crónica del parénquima renal
Litiasis renal infectada
Proteinuria importante
Hipertensión no tratable
Poliquistosis renal*
Nefropatía quística adquirida†
Reflujo infectado‡

*Sólo cuando los riñones son masivos, con infección recurrente o con hemorragia.
†Cuando existe sospecha de adenocarcinoma.
‡El reflujo no infectado no requiere nefrectomía.

Osteodistrofia renal y osteopatía metabólica

Los pacientes con nefropatía crónica sufren múltiples afecciones óseas, entre ellas hiperparatiroidismo secundario, osteomalacia y osteopatía amiloide relacionada con la diálisis (v. Molnar et al., en «Lecturas seleccionadas» y el Capítulo 1). El trasplante renal eficaz es el mejor tratamiento en la mayoría de los casos de osteomalacia y osteopaía amiloide relacionada con la diálisis. La persistencia de hiperparatiroidismo tras el trasplante renal es habitual. La mayoría de los receptores de trasplante renal tienen niveles elevados de hormona paratiroidea (PTH) en el momento del trasplante, y más del 30 % de estos pacientes siguen teniendo niveles elevados hasta 3 años después de éste. La duración del tiempo en diálisis y la intensidad del hiperparatiroidismo antes del trasplante se correlacionan con la gravedad del hiperparatiroidismo tras el mismo (v. Capítulo 10). La hipercalcemia es el marcador más frecuente de hiperparatiroidismo tras el trasplante. Hay que procurar minimizar el efecto de la alteración del metabolismo del calcio, la acidosis metabólica y el hiperparatiroidismo secundario en el período previo al trasplante. El cinacalcet es un tratamiento aprobado y eficaz, y puede usarse con tranquilidad tras el trasplante para corregir la hipercalcemia. Se desconocen los datos del uso prolongado del cinacalcet, especialmente cuando el nivel de PTH no está muy elevado. Los pacientes con hiperparatiroidismo persistente que no responden al tratamiento médico o los que presentan un adenoma pueden necesitar una paratiroidectomía pretrasplante. Hay que advertir a las mujeres de edad avanzada y a los pacientes diabéticos de que pueden tener un riesgo muy considerable de osteopenia y fracturas patológicas tras el trasplante.

Estados de hipercoagulabilidad

Parece existir una mayor prevalencia de algunos factores protrombóticos en los candidatos a trasplante renal, y los pacientes con trombofilia tienen un mayor riesgo de pérdida precoz del injerto. Todos los candidatos a trasplante deben tener realizados unos estudios de coagulación habituales (sistemáticos). Los pacientes con antecedente de trombosis, incluida la trombosis recurrente de injertos y fístulas arteriovenosas, o aborto espontáneo, deben tener completado un perfil de coagulación más amplio. En él se incluye: cribado de resistencia a la proteína C activada, mutaciones génicas de la protrombina y el factor V, y niveles de anticuerpo anticardiolipina, anticoagulante lúpico, proteína C y S, antitrombina III y homocistina. Aproximadamente el 6 % de las personas caucásicas tienen resistencia a la proteína C activada, generalmente debido a heterocigosidad para la mutación del factor V de Leiden. Estas personas son propensas a sufrir complicaciones trombóticas y pérdida del injerto. Todos los candidatos a trasplante renal con lupus sistémico eritematoso deben contar con una determinación de anticuerpos antifosfolipídicos.

La trombofilia casi nunca es una contraindicación para el trasplante, aunque su reconocimiento debe iniciar la adopción de estrategias preventivas. En el capítulo 9 se expone la anticoagulación preoperatoria. Las decisiones terapéuticas para la anticoagulación prolongada se deben individualizar con respecto al fármaco usado y a la duración del tratamiento. La anticoagulación crónica de los pacientes en diálisis con trombosis recurrente de la vía de acceso pero sin una coagulopatía subyacente no suele ser eficaz, y se debe evitar. La administración prolongada de warfarina se ha asociado a la aparición de calcificación vascular acelerada. Los nuevos fármacos anticoagulantes pueden no afectar a los estudios sistemáticos de coagulación, y puede no existir un antídoto fácilmente disponible, por lo que es esencial contar con una anamnesis farmacológica para evitar complicaciones hemorrágicas importantes.

EVALUACIÓN DE FACTORES DE RIESGO RELACIONADOS CON CARACTERÍSTICAS ESPECÍFICAS DEL PACIENTE

Trasplante en pacientes ancianos

La evaluación de la idoneidad para el trasplante de pacientes ancianos con nefropatía crónica avanzada es difícil. Requiere tanto de la compasión ante la difícil situación del paciente anciano como de la valoración imparcial de los temas complejos que implica el trasplante en estos pacientes.

Los pacientes de más de 70 años de edad constituyen el segmento de población con nefropatía terminal que crece más rápidamente en todo el mundo, ya que, por las razones que se exponen más adelante, la gran mayoría no se consideran candidatos a trasplante renal. No existe un límite superior de edad formal en el que los pacientes ya no van a ser aceptados para el trasplante; se han descrito resultados con éxito incluso en pacientes octogenarios (v. Lonning et al., en «Lecturas seleccionadas»). A mediados de 2016, más del 22 % de todos los pacientes en lista de espera para trasplante renal en Estados Unidos tenían ≥ 65 años; más del 5 % tenían más de 70 años, y la tendencia de «envejecimiento» continúa. Se ha producido un notable aumento en el número de trasplantes renales realizados en pacientes ancianos en la última década. Los datos de Estados Unidos muestran que, como grupo, los pacientes de edad ≥ 60 años, que se consideran candidatos adecuados para trasplante y reciben un trasplante renal, sobreviven más tiempo que los pacientes en diálisis y tienen una tasa de supervivencia mejor que los pacientes que permanecen en la lista de espera para trasplante. Se dispone de datos similares para pacientes de más de 70 años, e incluso para los que tienen más de 75 años. Sin embargo, esta tendencia no ha sido confirmada en pacientes ancianos en el reino Unido. Los receptores de trasplante de edad avanzada tienen un mayor riesgo de muerte por ECV en los primeros meses tras el trasplante renal. También tienden a tener hospitalizaciones iniciales más prolongadas, pero menos episodios de rechazo agudo, porque su sistema inmunitario puede ser menos agresivo. Los pacientes ancianos pueden tener mayor riesgo de infección y de neoplasias malignas relacionadas con la inmunosupresión. El metabolismo de los fármacos inmunosupresores puede enlentecerse con el envejecimiento. En el capítulo 6 se expone en tratamiento inmunosupresor de los receptores de trasplante ancianos.

La posibilidad de una arteriopatía coronaria encubierta se debe evaluar de forma sistemática con pruebas de esfuerzo, y se considerara de forma individualizada la necesidad de una evaluación de enfermedad cerebrovascular y de vasculopatía periférica. Los pacientes ancianos con vasculopatía importante pueden no ser candidatos adecuados a trasplante. Las recomendaciones de cribado de neoplasias malignas se aplicarán enérgicamente en los pacientes de edad avanzada. La evaluación de estos pacientes también debe tener en cuenta sus capacidades cognitivas y la capacidad de ambulación y de autocuidado en el período postrasplante. Claramente, existen pacientes ágiles de 70 a 80 años de edad que son candidatos excelentes a trasplante, mientras que en muchos de los pacientes de este grupo de edad sería mejor continuar con la diálisis. De todos los pacientes estadounidenses de más de 65 años de edad en diálisis crónica, sólo aproximadamente el 5 % se encuentran en la lista de espera para trasplante.

La mayor parte de los datos publicados sobre trasplante en pacientes ancianos se relacionan con pacientes de más de 60 años. Los datos de pacientes de más de 70 años son más limitados. Los datos disponibles también tienden a relacionarse con estadísticas «brutas» de la supervivencia del injerto y de paciente al comparar con la pauta de diálisis basada en el centro. Se está a la espera de comparaciones con técnicas de diálisis domiciliarias más innovadoras, y este tipo de diálisis puede representar una opción aceptable al trasplante. La mayoría de los pacientes ancianos intentan lograr una mejor calidad de vida en sus últimos años, y pueden lamentar el gasto en diálisis. Son pacientes que pueden tener expectativas no realistas sobre su calidad de vida tras el trasplante (¡el trasplante no les volverá más jóvenes!). También pueden tender a infravalorar o descartar los riesgos asociados al trasplante, en su entusiasmo por verse libres de las limitaciones que supone la diálisis crónica. El tiempo de espera para un trasplante de donante cadáver en Estados Unidos es tal que los pacientes ancianos pueden no sobrevivir hasta la asignación de un riñón mediante el algoritmo estándar ni beneficiarse del trasplante, y se les debe animar a estar preparados para aceptar un riñón con un KDPI elevado o con mayor riesgo de PHS (v. Capítulo 5), como se mencionó anteriormente.

Los tiempos de espera prolongados disminuyen espectacularmente los beneficios clínicos y el aliciente económico del trasplante, sobre todo entre los candidatos ancianos. Con frecuencia, los pacientes de edad avanzada son reacios a aceptar riñones de donante vivo de sus hijos, aunque estos riñones les ofrecen la posibilidad mejor y más realista de una mejora importante de la supervivencia y de la calidad de vida. Incluso hay familiares que pueden tener reservas sobre la donación en vida para familiares de edad avanzada con una esperanza de vida intrínsecamente limitada. Estos temas se deben comentar con los pacientes de estas edades y con los familiares, con un cuidado y compasión especiales, para optimizar la posibilidad de lograr un resultado satisfactorio. Hay que dejarles claro que los datos relativos a la supervivencia tras el trasplante proceden de análisis de grandes bases de datos y que pueden no ser relevantes de forma individual, ya que muchos de los pacientes pueden estar deseosos de escuchar predicciones aparentemente fidedignas sobre sus expectativas previstas.

Fragilidad

La edad cronológica por sí sola puede ser un marcador engañoso de la evolución y el beneficio del trasplante. La fragilidad es una medida de reserva fisiológica y mayor vulnerabilidad descrita y validada en la población geriátrica, y es preferible a la «observación» clínica de idoneidad para el trasplante en el anciano. Una mayor fragilidad se asocia a una mayor mortalidad, tanto en diálisis como tras el trasplante, a ingresos hospitalarios

TABLA 8-3	Componentes de fragilidad*

1. Encogimiento (comunicación de pérdida de > 5 kg de peso no intencionada en el año anterior, basándose en el peso seco)
2. Debilidad (fuerza de agarre por debajo de un nivel establecido según el sexo y el IMC)
3. Agotamiento (comunicado por el propio paciente)
4. Escasa actividad (kilocalorías por semana por debajo de un nivel establecido)
5. Lentitud al andar (tiempo para andar 5 metros por debajo de un nivel establecido según el sexo y la altura)

*Véase Fried LP, Tangen CM, Walston J, et al. Frailty in older adults: evidence for a phenotype. J Gerontol A Biol Sci Med Sci 2001;56:M146-M156 y Dusseux et al., en Lecturas seleccionadas.

postrasplante prolongados, a mayores tasas de función retardada del injerto y a más reingresos. Con respecto a comorbilidades simultáneas, como alteración cognitiva, malnutrición y estado funcional, tienen un efecto similar. La estimación de la fragilidad puede basarse en cinco componentes (v. Tabla 8-3). Se están desarrollando y validando varias herramientas para identificar pacientes ancianos con nefropatía terminal que tienen más probabilidades de obtener resultados postrasplante aceptables a largo plazo. Probablemente, estas herramientas ayudarán a identificar pacientes ancianos que se podrán beneficiar más del trasplante (v. Dusseux et al., en «Lecturas seleccionadas»), pero todavía deben ser validadas para este fin en estudios clínicos prospectivos. Los pacientes con un estado funcional bajo que son considerados candidatos por centros de trasplante y que se someten a trasplante renal pueden evolucionar mejor en comparación con los que están en lista de espera pero siguen en diálisis (v. Reese et al., en «Lecturas relacionadas»).

Obesidad

La malnutrición durante la diálisis es un potente predictor de mortalidad a corto y a largo plazo, mientras que un índice de masa corporal (IMC) elevado se ha asociado a una disminución de la mortalidad en los pacientes en hemodiálisis, un fenómeno denominado «epidemiología inversa». Por el contrario, la obesidad mórbida es un factor de riesgo importante para los receptores de trasplante renal (¡inversión de la epidemiología inversa!), y algunos centros de trasplante la han considerado un criterio de exclusión. Aproximadamente el 20 % de los receptores de trasplante tienen un IMC pretrasplante de más de 30 kg/m², y este porcentaje va en aumento. Los receptores de trasplante renal obesos tienen un mayor riesgo de presentar una función retardada del injerto y más complicaciones quirúrgicas, entre ellas más infecciones de la herida quirúrgica. La obesidad se asocia también a una estancia hospitalaria postrasplante prolongada, un mayor coste del trasplante, y una mayor incidencia de diabetes y ECV tras el trasplante (v. Capítulo 11).

Algunos programas descartan para el trasplante a los pacientes con un IMC superior al valor fijado (típicamente, 35-40 kg/m²), aunque los datos disponibles sobre la supervivencia del injerto y del paciente en los pacientes obesos no son significativamente peores que los observados en pacientes no obesos. El IMC en solitario puede ser un predictor de riesgo engañoso, y se debe considerar también la distribución de grasa (estimada por el cociente (cintura/cadera) y la masa muscular. La obesidad abdominal es una preocupación particular en cuanto al riesgo quirúrgico y como marcador del síndrome metabólico. Los pacientes con un gran *pannus* abdominal suponen un problema especial.

Hay que prestar una atención especial a la evaluación cardíaca de los candidatos a trasplante renal obesos. Los pacientes ancianos obesos y lo que presentan cardiopatía coronaria simultánea pueden tener un peor pronóstico, y puede que sea mejor para ellos permanecer en diálisis. Es tentador, y puede parecer intuitivamente adecuado, recomendar, o incluso exigir, que los candidatos a trasplante obesos pierdan peso. Sin embargo, esa solicitud de pérdida de peso puede poner en riesgo a los pacientes en diálisis y no ha demostrado que mejore la evolución. Es mejor individualizar las recomendaciones para el trasplante en cuanto a la pérdida de peso, en lugar de establecer amplias normas de exclusión basándose en un IMC arbitrario o exigencias de reducción del IMC. Si la pérdida de peso se considera necesaria, debe estar supervisada por un dietista con experiencia (v. Capítulo 20). Están en marcha estudios que evalúan la cirugía bariátrica para los candidatos a trasplante, y parece que puede dar resultados prometedores.

Hipotensión

Aunque la gran mayoría de los pacientes con nefropatía crónica y nefropatía terminal son hipertensos, algunos tienden a la hipotensión, bien de forma crónica o bien durante el tratamiento con diálisis. Los pacientes que han sido sometidos a nefrectomías de riñón nativo son particularmente propensos a la hipotensión, al igual que los diabéticos de larga duración (debido a neuropatía autónoma), y los pacientes con antecedentes de trastornos de la alimentación y nefritis intersticial crónica. En los pacientes con hipotensión crónica se debe evaluar la presencia de causas reversibles, con mayor frecuencia de origen cardíaco o suprarrenal.

Los pacientes con hipotensión crónica, o los que requieren midodrina o frecuentes infusiones de solución salina por hipotensión sintomática, representan una categoría de alto riesgo para el trasplante renal. La función retardada del injerto, la ausencia de función primaria y los episodios repetidos de lesión renal aguda (v. Capítulo 10) son más frecuentes. Si no se puede corregir, la hipotensión crónica puede ser una contraindicación para el trasplante renal. Si se trasplanta a un paciente hipotenso, hay que procurar mantener la presión arterial sistólica en el período preoperatorio.

Pacientes muy sensibilizados

En el capítulo 3 se expone la dificultad inmunológica a la que se enfrentan los pacientes muy sensibilizados. En Estados Unidos, alrededor del 40 % de los pacientes que esperan un trasplante de donante cadáver tienen niveles elevados de anticuerpos citotóxicos preformados que pueden impedirles recibir un riñón o prolongar considerablemente la espera. Los anticuerpos citotóxicos se deben a trasplantes previos fallidos, múltiples embarazos y múltiples transfusiones sanguíneas. Se ha intentado reducir los niveles de anticuerpos mediante la infusión de inmunoglobulina intravenosa (IVIG), intercambio de plasma y rituximab (v. capítulo 6). El uso de IVIG con rituximab en estas circunstancias parece ser lo más prometedor (v. Keith y Vranic en «Lecturas seleccionadas»). Hay que advertir a los pacientes con niveles elevados de anticuerpos de la probabilidad de una espera prolongada para recibir un riñón, aunque los puntos adicionales que los pacientes más sensibilizados reciben actualmente en el sistema KAS han reducido el tiempo de espera. El amplio uso de eritropoyetina en los pacientes en diálisis puede servir para disminuir el nivel de anticuerpos preformados al minimizar las necesidades de transfusión sanguínea. Los pacientes sensibilizados con

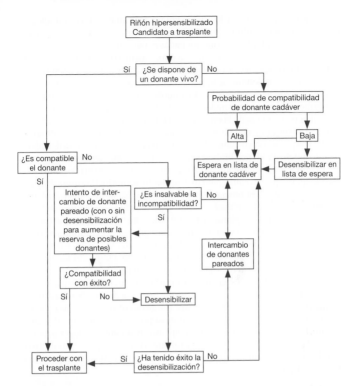

FIGURA 8-3. Algoritmo para el tratamiento del paciente hipersensibilizado que desea un trasplante renal. No existe un nivel predefinido de incompatibilidad que se considere insuperable, y la decisión de intentar la desensibilización se debe individualizar para el posible receptor considerando la elegibilidad médica, el grado de sensibilización del donante y la cobertura económica. Esta toma de decisión es muy específica del centro. Los riesgos de fallo precoz del injerto están significativamente aumentados en los pacientes con pruebas cruzadas CDC positivas antes de la desensibilización, y en este contexto hay que tener precaución si se intenta un trasplante de donante vivo. El intercambio pareado de donantes puede ofrecer a los candidatos la oportunidad de buscar un donante más compatible, evitando posiblemente los riesgos y los costes asociados a la desensibilización. CDC, citotoxicidad dependiente del complemento. (Publicado de nuevo con autorización de la American Society of Nephrology, de Keith D, Vranic G. Approach to the highly sensitized kidney transplant candidate. Clin J Am Soc Nephrol 2016;11:684-693.)

posibles donantes vivos que no son compatibles con ellos se beneficien más del trasplante pareado (v. Capítulo 7, Parte IV) para encontrar un donante frente al que estén menos sensibilizados o no sensibilizados. El intercambio pareado puede combinarse con desensibilización (Fig. 8-3).

Candidatos trasplantados previamente

El futuro del segundo y de múltiples trasplantes depende en gran medida del momento y la etiología de la pérdida del trasplante anterior. Los pacientes cuyos riñones fallaron debido a complicaciones quirúrgicas o que tienen riñones que funcionaron durante más de un año tienen un pronóstico que no es significativamente diferente de los pacientes con trasplantes primarios. Si el trasplante primario se pierde por rechazo precoz, el pronóstico para otro trasplante está alterado, y lo mejor será realizar un estudio inmunológico exhaustivo para identificar anticuerpos HLA y no HLA, y a continuación realizar un trasplante de donante cadáver con buena compatibilidad si tienen la fortuna de que se les ofrezca uno, o un intercambio pareado compatible o un trasplante de donante vivo compatible para dos haplotipos si se dispone de un donante adecuado. Los pacientes deben ser conscientes de la alteración de su pronóstico. El pronóstico de los pacientes cuyo injerto se perdió debido a enfermedad recurrente suele ser desfavorable, sobre todo si la recurrencia de la enfermedad ha sido rápida y agresiva. En estas circunstancias, hay que considerar cuidadosamente cuándo plantear un nuevo trasplante con un donante vivo. Los pacientes con pérdida del injerto debido a nefropatía por BK han sido retrasplantados con éxito.

El proceso de evaluación de un paciente para repetir un trasplante es el mismo que el que se realiza para un trasplante primario. Hay que esforzarse por comprender la etiología de la pérdida del trasplante o los trasplantes previos, y esto resulta obligado cuando la pérdida fue rápida y de naturaleza no quirúrgica. Si el trasplante se perdió por rechazo, el médico y el trabajador social deben efectuar una evaluación rigurosa del cumplimiento con la medicación. En los pacientes en los que la vida del primer trasplante fue prolongada, se debe prestar especial atención a la posibilidad de una coronariopatía o una neoplasia maligna encubiertas. Los pacientes con un trasplante que falla se deben derivar pronto para un nuevo trasplante, con la esperanza de evitar la necesidad de que regrese a diálisis. Numerosos pacientes trasplantados tienen un mayor riesgo de sufrir neoplasias malignas e infecciones relacionadas con la inmunosupresión, y deben ser advertidos de ello. Los pacientes cuyo primer trasplante de donante cadáver se perdió en los 3 primeros meses, ya sea por razones técnicas o por otros motivos, pueden mantener su tiempo de espera original en la lista de espera de la UNOS (v. Capítulo 5).

Candidatos con trasplantes de otros órganos sólidos

En el capítulo 13 se expone el tema del trasplante combinado de riñón e hígado. La experiencia con el trasplante combinado de corazón y riñón es más limitada, pero muchos de estos procedimientos se han realizado con éxito. Aproximadamente el 20 % de todos los receptores de trasplante de órgano sólido no renal desarrollan finalmente una nefropatía terminal, debido a una combinación de insuficiencia renal aguda y crónica preexistente, toxicidad por inhibidores de la calcineurina, diabetes postrasplante y otros factores. Estos pacientes pueden llegar a convertirse en candidatos a trasplante renal y son similares en la mayoría de aspectos a los candidatos no trasplantados, salvo en que pueden haber necesitado meses y años de inmunosupresión. Pueden ser más propensos a las complicaciones de infección y neoplasias malignas por la inmunosupresión, y deben ser advertidos. Su posible candidatura también dependerá de la función del órgano trasplantado originalmente y de la esperanza de vida prevista y el grado de reahabilitación. Se prefiere la donación renal de donante vivo para evitar o limitar la necesidad de diálisis.

IMPORTANCIA DE LA ETIOLOGÍA DE LA ENFERMEDAD RENAL PARA LA EVALUACIÓN DEL TRASPLANTE

La causa de la nefropatía crónica es importante para pronosticar la evolución del trasplante. Esta información también puede ser esencial para seleccionar un donante vivo adecuado para el trasplante. En la tabla 8-4 se resume el riesgo de recurrencia de la enfermedad renal nativa en el

TABLA 8-4	Riesgo de enfermedad recurrente tras el trasplante renal
Enfermedad recurrente	**Riesgo (%)**
Glomeruloesclerosis focal y segmentaria	20-40
Nefropatía por inmunoglobulina A	40-60
GNMP-I	30-50
GNMP-II	80-100
Nefropatía membranosa	10-30
Nefropatía diabética	80-100 (por histología)
SHU/PTT	50-75
Oxalosis	80-100
Granulomatosis con poliangeítis	<20
Enfermedad de Fabry	<5
Lupus eritematoso sistémico	3-10

GNMP, glomerulonefritis membranoproliferativa; PTT, púrpura trombocitopénica trombótica; SHU, síndrome hemolítico urémico.

trasplante, que puede usarse como guía para asesorar a los pacientes. Los efectos de la nefropatía recurrente sobre la evolución postrasplante se exponen en el Capítulo 11.

Diabetes mellitus

En el capítulo 16 se exponen las consideraciones especiales relacionadas con la evaluación de candidatos diabéticos a trasplante, que suponen alrededor del 40 % de la población con nefropatía terminal en Estados Unidos. Los receptores de trasplante diabéticos pueden desarrollar signos histológicos de nefropatía diabética a los 3 años después del trasplante, años antes de lo que sucede en los riñones nativos. Sin embargo, se debe informar a los pacientes de que la nefropatía diabética recurrente es una causa aislada e infrecuente de fracaso del injerto, y su posibilidad no se debe emplear como la única razón para buscar el trasplante simultáneo de riñón y páncreas, que es más complejo. El tratamiento óptimo de la diabetes mientras el paciente está en diálisis es un factor esencial en la prevención de las complicaciones diabéticas postrasplante. Al efectuar la evaluación para el trasplante, se debe reforzar la formación e información sobre la diabetes.

Muchos pacientes diabéticos perciben que sus necesidades de insulina, o de antidiabéticos orales, disminuyen con el desarrollo de enfermedad renal terminal y con la diálisis. Hay que advertirles de que probablemente volverán a tener que depender de la medicación tras un trasplante. Los diabéticos no insulinodependientes pueden convertirse en insulinodependientes, y esto puede afectar a su calidad de vida y a la de sus cuidadores tras un trasplante eficaz (v. Capítulo 11). Las necesidades de insulina aumentan debido a una combinación del aumento del aclaramiento de insulina con mejoría de la función renal y a los efectos diabetógenos de los fármacos inmunosupresores.

Glomeruloesclerosis focal y segmentaria

Esta exposición se refiere a la glomeruloesclerosis focal y segmentaria (GEFS) primaria. La GEFS secundaria a nefropatía por reflujo, toxicidad farmacológica y obesidad, por ejemplo, no recidiva tras el trasplante. A menudo, se observan signos de esclerosis focal en la evaluación histológica de pacientes con nefropatía hipertensiva y otras causas de nefropatía crónica, y se debe diferenciar del trastorno primario. El borramiento difuso de los podocitos en la microscopia electrónica puede distinguir la GEFS primaria de la secundaria, donde el borramiento de podocitos es irregular (parcheado). Probablemente debido a un factor sérico aún por identificar que afecta a la permeabilidad de la membrana basal glomerular (MBG), los candidatos a trasplante con GEFS tienen una elevada incidencia (del 20 % al 40 %) de recidiva tras el trasplante, según se ha documentado. La probabilidad de recidiva es mayor en los pacientes que son más jóvenes (v. Capítulo 17), en los que tienen antecedentes de proteinuria importante y síndrome nefrótico clínico, en los que presentan una progresión rápida hacia la nefropatía terminal, en quienes presentan la variante colapsante y en aquellos cuya biopsia inicial mostraba signos de hipertrofia mesangial. El predictor más sólido de recidiva es el antecedente de recidiva en un trasplante anterior. Hay que advertir a los pacientes de la posibilidad de recidiva. Si se está considerando la posibilidad de un donante vivo, hay que advertir tanto al candidato a trasplante como al posible donante del riesgo de pérdida del injerto por GEFS. Se ha sugerido recurrir al intercambio de plasma antes del trasplante y en el postrasplante inmediato para reducir el riesgo de enfermedad recurrente, pero ha sido difícil demostrar su eficacia. Se han usado el rituximab, el abatacept y el belatacept como parte del tratamiento inmunosupresor para evitar o tratar la GEFS, pro sus resultados son menos que satisfactorios.

Algunos pacientes con GEFS siguen teniendo una proteinuria importante (más de 10 g/día) mientras están en diálisis. En estos casos, puede estar indicada la nefrectomía del riñón nativo, tanto por una cuestión nutricional como porque la proteinuria masiva persistente del riñón nativo dificulta mucho la evaluación de la proteinuria postrasplante. El tratamiento y la prevención postrasplante de la GEFS recurrente es un problema particular en los niños. Los pacientes que han perdido un trasplante anterior por GEFS recurrente tienen mayor riesgo de recidiva, y esto es algo importante a considerar al evaluar su candidatura para repetir un trasplante. En algunos programas se evita el trasplante de donante vivo en estas circunstancias.

Glomerulonefritis recurrente

En la tabla 8-4 se muestran las tasas de recidiva de las glomerulopatías primarias más frecuentes y también se exponen en el capítulo 17. Los estimados de enfermedad recurrente son imprecisos, porque sólo alrededor del 20 % de los pacientes con nefropatía crónica tienen un diagnóstico histológico específico cuando acuden para la evaluación para el trasplante. La tasa de recidiva de las glomerulopatías sigue en aumento con la duración prolongada del seguimiento tras el trasplante, y puede ser más frecuente en receptores de trasplante de donante vivo emparentado. Es frecuente la evidencia de recidiva histológica de la nefropatía por inmunoglobulina A (IgA), aunque no es habitual la pérdida del injerto por una nefropatía por IgA recurrente, y se ha documentado en aproximadamente el 10 % de los pacientes. La nefropatía por IgA recurrente en un trasplante previo no suele ser una contraindicación para repetir el trasplante, y no es inevitable que se repita la recidiva. La nefropatía por IgA puede ser familiar en algunos casos, por lo que los familiares deben someterse a un cribado riguroso. La nefropatía membranosa, tanto primaria como secundaria, puede recidivar tras el trasplante renal. Se ha identificado el receptor de fosfolipasa A2 de tipo M (PLA2R) como un importante antígeno diana, y se detectaron anticuerpos contra PLA2R en la mayoría de los pacientes con nefropatía membranosa idiopática, pero no en la secundaria. Su detección puede desempeñar un papel en el pronóstico y en la respuesta al tratamiento.

Síndrome hemolítico urémico atípico

La forma no diarreica del síndrome hemolítico urémico (SHU) muestra una tasa elevada de recurrencia y, antes de la introducción del tratamiento con eculizumab, casi el 50 % de los injertos fallaban a causa de esta recurrencia (v. también el Capítulo 17). Dado que la afección es inusual, puede pasar sin diagnosticar. Los pacientes con antecedente de insuficiencia renal y microangiopatía trombótica (MAT), o antecedente de pérdida rápida, no quirúrgica, de un trasplante anterior con signos de MAT deben ser evaluados por un posible diagnóstico de esta forma de SHU. La edad avanzada al principio, un intervalo más breve entre el inicio de la nefropatía terminal y el trasplante, el uso de donantes vivos y el uso de inhibidores de la calcineurina se han asociado a la recurrencia. Ambos inhibidores de la calcineurina pueden inducir MAT (v. Capítulo 6), aunque su gravedad es típicamente menor que en la forma recurrente. Se debe aconsejar a los pacientes y a los donantes vivos sobre los riesgos de la recurrencia en pacientes con antecedentes de SHU no diarreico, y hay que considerar un régimen terapéutico sin inhibidores de la calcineurina y el uso perioperatorio de eculizumab. El enorme coste del eculizumab puede ser prohibitivo en algunas circunstancias, y lo ideal es que se confirme sus disponibilidad y la cobertura del seguro médico antes de realizar el trasplante.

Lupus eritematosos sistémico y vasculitis

La recidiva del lupus eritematosis diseminado o sistémico (LES) puede desembocar, en ocasiones, en el fallo del injerto. El LES debe estar clínicamente inactivo antes del trasplante. El paciente no debe requerir fármacos citotóxicos, dosis mayores de micofenolato, ni más de 10 mg de prednisona antes del trasplante para mantener esa inactividad. El LES clínicamente activo mejora con el desarrollo de insuficiencia renal crónica, pero puede no hacerlo en algunos pacientes, sobre todo en mujeres afroamericanas. Algunos pacientes presentan inactividad clínica, pero mantienen de forma persistente unos niveles anómalos de marcadores serológicos de actividad de la enfermedad mientras están en diálisis. Es el grado de actividad clínica lo que debe determinar la candidatura o no al trasplante.

Los pacientes con vasculitis sistémica asociada a anticuerpos anticitoplasma de neutrófilos (ANCA) tienen riesgo de enfermedad recurrente; sin embargo, los niveles de ANCA antes del trasplante no predicen la recidiva en pacientes asintomáticos. Se han documentado casos de trasplante con éxito con enfermedad activa, pero es prudente esperar hasta que la enfermedad esté inactiva antes del trasplante.

Los pacientes que han seguido tratamiento inmunosupresor durante la evolución de su nefropatía nativa pueden tener un mayor riesgo de linfoma y de infecciones oportunistas tras el trasplante. El riesgo de necrosis avascular es mayor en pacientes con LES, la mayoría de los cuales han recibido grandes dosis de corticoides durante el curso de su enfermedad. Un subgrupo de pacientes también puede tener riesgo de sufrir episodios tromboembólicos debido a su estado de hipercoagulabilidad.

Oxalosis y oxaluria

La oxalosis primaria es una causa inusual de insuficiencia renal. Se trata de un trastorno autosómico recesivo debido al déficit de la enzima hepática alanina-glioxilato-aminotransferasa. La presencia de esta enzima provoca un aumento de la secreción urinaria de oxalato cálcico y nefrocalcinosis, lo que produce nefropatía crónica. La acumulación de oxalato se produce por todo el cuerpo. El fallo del injerto suele suceder tras el trasplante, a pesar del tratamiento intensivo con diálisis perioperatoria intensiva y fosfatos por vía oral, destinado a minimizar el depósito de oxalato. Todo disminuye el depósito renal de oxalato cálcico, mientras que la piridoxina es una coenzima que actúa en la conversión de glioxilato a glicina. El trasplante simultáneo hepático y renal es la mejor opción para los pacientes con oxalosis primaria: el hígado trasplantado proporciona la enzima que falta (v. Capítulos 13 y 17). Dado que los parámetros habituales de la función hepática son normales en estos pacientes, pueden requerir un tiempo de espera prolongado para un trasplante en países en los que la gravedad de la disfunción hepática es el principal determinante para la asignación de un hígado. Se ha sugerido que el trasplante renal aislado es una primera opción razonable para los pacientes con oxalosis siempre que se cumplan rigurosamente las precauciones mencionadas anteriormente y se advierta adecuadamente a los pacientes del riesgo de recidiva.

La hiperoxaluria secundaria es con mayor frecuencia de origen intestinal, y también puede conducir a la recidiva en el aloinjerto. Los pacientes suelen haber presentado enfermedad inflamatoria intestinal u obesidad mórbida. Si el defecto subyacente es irreversible (p. ej., derivación intestinal por la obesidad), hay que considerar la inversión quirúrgica antes del trasplante. En pacientes con micción, se debe comprobar la excreción de oxalato en 24 h para ayudar a evaluar el riesgo de oxalosis recurrente.

Enfermedad de Fabry

La enfermedad de Fabry se debe a un déficit de la enzima α-galactosidasa, lo que provoca la acumulación de glucoesfingolípido en el riñón y en otros órganos. En un principio, se esperaba que el trasplante renal proporcionara la enzima suficiente para evitar la progresión de la enfermedad, pero es algo que no se ha demostrado, y la enfermedad de Fabry puede recidivar y avanzar en el riñón trasplantado. La recidiva es lenta, y la muerte suele producirse por sepsis y otras complicaciones sistémicas. El trasplante renal es el tratamiento de elección en pacientes con enfermedad de Fabry que no tienen enfermedad sistémica grave. Se dispone actualmente de Fabrazyme˙ (algidasa beta) como forma recombinante de sustitución de la enzima humana deficiente, lo que puede tener un importante efecto beneficioso en la evolución de la enfermedad.

Síndrome de Alport

Los pacientes con síndrome de Alport tienen una anomalía genética del colágeno de tipo 4, que está ligada al cromosoma X en el 80 & de los pacientes. También existen formas autosómica recesiva (15 %9 y autosómica dominante (5 %). La introducción de colágeno normal en la membrana basal del riñón trasplantado puede inducir la formación de anticuerpos frente al colágeno del riñón del donante que se encuentra en la MBG. La incidencia exacta de la formación de anticuerpos anti-MBG se desconoce, aunque no es habitual una nefritis anti-MBG clínicamente significativa. La supervivencia del injerto no se ve alterada en los pacientes con este síndrome. Sí hay que advertirles de que existe una posibilidad de desarrollar una enfermedad anti-MBG clínicamente significativa, lo que puede suceder en un posterior trasplante pero habitualmente sin afectación pulmonar. La presencia de una nefropatía hereditaria requiere siempre un cribado intensivo de los familiares antes de considerar la donación de un familiar vivo.

Anemia drepanocítica (drepanocitosis)

La drepanocitosis desemboca con frecuencia en una nefropatía terminal, probablemente al causar fibrosis intestinal crónica, pero también se produce GEFS y síndrome nefrótico. Se ha demostrado que las tasas de supervivencia a corto plazo del paciente y del injerto y los resultados a largo plazo de pacientes con anemia drepanocítica son comparables a los pacientes control equiparables con diabetes. En ocasiones, tras el trasplante pueden producirse crisis falciformes graves, potencialmente mortales, probablemente relacionadas con la mejora del hematocrito. La exanguinotransfusión puede ser un tratamiento eficaz. Existe una tendencia hacia la mejora de la supervivencia para los pacientes trasplantados con drepanocitosis comparado con los pacientes con drepanocitosis que permanecen en la lista de espera. El trasplante renal parece ser el tratamiento de elección en pacientes sin complicaciones sistémicas graves.

Amiloidosis y discrasias de células plasmáticas

Los pacientes con amiloidosis primaria, mieloma múltiple y discrasias de células plasmáticas son candidatos a trasplante de alto riesgo. Anteriormente, se documentaba para ellos una tasa de mortalidad tras el trasplante de hasta el 50 % al cabo de 1 año, y la muerte se producía por complicaciones infecciosas y cardíacas. Normalmente, no se animaba a los pacientes a optar al trasplante. El pronóstico de estas enfermedades ha cambiado radicalmente con la introducción del trasplante de células progenitoras (madre) y de la introducción de la inmunoterapia y los inhibidores de proteasas. Una vez estabilizado el tratamiento, el trasplante renal puede plantearse tras la consulta hematológica.

Los pacientes con amiloidosis secundaria pueden ser candidatos aceptables. Hay que valorar la presencia y la extensión de la infiltración miocárdica. El subgrupo de pacientes con amiloidosis que complica la fiebre mediterránea familiar (FMF) puede no tolerar la combinación del tratamiento con colchicina y ciclosporina debido a la aparición de síntomas sistémicos y gastrointestinales. Es frecuente la recidiva del depósito amiloide en el aloinjerto.

La evaluación para el trasplante en todos los pacientes de más de 60 años con una causa inexplicada de insuficiencia renal debe incluir la inmunoelectroforesis plasmática para detectar la presencia de paraproteínas. La tasa de conversión desde la gammapatía monoclonal benigna a un mieloma múltiple manifiesto es de aproximadamente el 1 % al año y no parece acelerarse por el trasplante de órganos sólidos. Los pacientes deben ser informados del mayor riesgo de morbilidad en el período postrasplante, incluyendo el riesgo de infección y los episodios tromboembólicos venosos (v. Goebel et al, en «Lecturas seleccionadas»).

Nefropatía poliquística

Los pacientes con nefropatía poliquística son excelentes posibles candidatos a trasplante. Las tasas de supervivencia del injerto y del paciente no son diferentes de las de otros pacientes de grupos de bajo riesgo. La necesidad de una nefrectomía pretrasplante o postrasplante se comentó anteriormente. Puede existir un mayor riesgo de complicaciones gastrointestinales tras el trasplante, habitualmente relacionadas con una afectación diverticular. Los pacientes con cefaleas u otros síntomas del sistema nervioso central o con antecedentes familiares de aneurisma deben someterse a un cribado no invasivo de aneurisma cerebral. En el capítulo 7 se expone la posibilidad de donación de un familiar vivo y su estudio en las familias con riñón poliquístico.

Parte II: Manejo de la lista de espera para un trasplante renal de donante cadáver

Desde principios de 2017, existían en Estados Unidos unos 100 000 pacientes registrados en la lista de espera de trasplante renal de la UNOS (*United Network for Organ Sharing*). Con casi 3 000 pacientes añadidos a esta lista cada mes, este número aumentará inevitablemente. La cifra global de pacientes en lista de espera incluye candidatos que han sido incorporados a la lista en un estado «inactivo», típicamente porque su evaluación es incompleta o se han desarrrollado nuevos aspectos que pueden ser una contraindicación al trasplante, probablemente de forma temporal. Los pacientes «activos» constituyen hasta el 60 % de la lista de espera global de trasplante, porcentaje que ha permanecido relativamente estable con una elevación más ligera durante los últimos 10 años. El aumento de la inclusión de pacientes «inactivos» se relacionó en parte con un cambio en la política de la UNOS en el año 2003, en el que los candidatos pueden aumentar tiempo de espera a pesar de un estado inactivo. Esto dio lugar a un aumento constante del número de pacientes incluidos en la lista que presentaban un estado inactivo. Algunos programas incluyen en lista todos los posibles candidatos «inactivos» sin evaluarles formalmente, y sólo activan su candidatura cuando se evalúan más cerca del momento en el que es probable que reciban la oferta de un riñón. Según la política revisada de asignación renal nacional de la UNOS presentada en diciembre de 2014 (v. Capítulo 5), el tiempo de espera se determina actualmente por la primera fecha de inicio de diálisis o la inclusión para trasplante cuando la TFG se calcula que es inferior a 20 ml/min.

Aunque el número de pacientes en la lista de espera para trasplante ha aumentado, el número de trasplantes de donante cadáver se ha quedado muy por detrás de la necesidad creciente, dando lugar a un tiempo de espera más prolongado y a un aumento de los fallecimientos de pacientes en lista de espera. Algunas organizaciones estadounidenses para la obtención de órganos tienen listas de espera del orden de 8-10 años para determinados grupos sanguíneos. Aproximadamente el 30 % de los candidatos de la lista de espera han permanecido en diálisis durante más de 6 años, y el 10 % durante más de 11 años. Además, la población de candidatos a trasplante renal en Estados Unidos ha envejecido durante los últimos 20 años. La proporción de candidatos ≥ 65 años se sitúa actualmente por encima del 20 %. La tasa de mortalidad en la lista de espera (tanto de candidatos activos como inactivos) se ha estimado en un 5 % anual en total, y es incluso mayor en pacientes diabéticos. Aproximadamente la mitad de los fallecimientos en la lista de espera se producen en pacientes en estado inactivo. Mientras los tiempos de espera aumentan, los pacientes se enfrentan a tiempos en diálisis más prolongados en el momento del trasplante y tienden a acumular comorbilidades que pueden afectar a los resultados tras el trasplante.

Por tanto, el control de la lista de espera se ha convertido en uno de los temas más importantes de los centros de trasplante. Actualmente, no existen normas fijas sobre la frecuencia de las visitas de seguimiento antes del trasplante, el almacenamiento de sueros para las pruebas cruzadas previas al trasplante, los estudios cardiovasculares y el cribado de la infección. Los programas de trasplante varían en cuanto a la gestión de estos temas según los recursos, el personal y la longitud de la lista de espera. A medida que los pacientes pasan más tiempo en diálisis esperando un trasplante, la progresión de sus comorbilidades cardíacas, la enfermedad vascular y otras complicaciones hacen que el trasplante se vuelva más complicado. El estado cardiovascular tiende a deteriorarse mientras los pacientes permanecen en diálisis. La impresión global del paciente en la evaluación inicial puede no aplicarse más durante el tiempo en que éste permanece en lista de espera. Es esencial tener un control adecuado de la lista de espera para que un programa de trasplante funcione. Es vital que exista una comunicación continua entre unidades de diálisis, pacientes y centros de trasplante en lo que respecta a temas de salud y psicológicos que pueden ser importantes para la candidatura a trasplante. Aquí se pueden incluir todas las infecciones activas, la necesidad de intervenciones cardíacas, nuevas neoplasias malignas, la pérdida del seguro sanitario, y los cambios en cuanto al soporte social y demográfico.

Muchos programas de trasplante tratan de efectuar una nueva evaluación de la candidatura de cada paciente cada año. Además de actualizar la situación médica del paciente, esta nueva evaluación también proporciona una oportunidad para revisar la disponibilidad de donantes vivos y para reforzar las necesidades educativas relacionadas con el trasplante, y puede servir para disminuir la sensación de desesperanza en un paciente. Las aceptaciones especiales, como para riñones con mayor riesgo PHS, riñones con KDPI > 85 % (v. Capítulo 5) pueden reconsiderarse. Sin embargo, con el creciente número de pacientes en la lista de espera, el seguimiento anual de todos los pacientes incluidos puede resultar difícil de conseguir si la lista de espera de un programa concreto es muy larga. La elaboración de un algoritmo para actualizar el estado del paciente sigue siendo un reto para los centros de trasplante que tienen tiempos de lista de espera muy prolongados. Algunos de los programas de mayor tamaño tratan de ver a los pacientes que están en la parte superior de la lista de espera (p. ej., los 20 a 30 pacientes de la zona más alta de la lista en cada grupo sanguíneo ABO) así como a los pacientes que aparecen anualmente «con características relevantes» para evaluar de nuevo su candidatura y revisar el proceso global del trasplante. Para el resto de pacientes en la lista de espera, estos programas de mayor envergadura a menudo envían formularios anuales a la unidad de diálisis solicitando la actualización del desarrollo del estado clínico de un paciente. Sin embargo, con el sistema actual de asignación que prioriza la compatibilidad HLA y los pacientes muy sensibilizados, es difícil predecir cuándo un paciente recibirá la oferta de un riñón. Los pacientes deben estar preparados en todo momento para un posible trasplante, y debe existir un sistema que asegure su preparación médica y psicológica. La imprevisibilidad ha presentado programas de trasplante con un problema considerable para tratar de asegurar que una gran cantidad de pacientes, la mayoría de los cuales no están bajo sus cuidados directos, estén en todo momento médicamente dispuestos para el trasplante. Una de las consecuencias de no estarlo es que el trasplante puede anularse, lo que provoca la prolongación de la lesión isquémica del aloinjerto, o puede tomarse una decisión para proceder con el trasplante, colocando al paciente en una situación de riesgo desconocida. La «imprevisibilidad» se ha considerado una causa de muerte en el primer año postrasplante, sobre todo en pacientes de edad avanzada, diabéticos y con enfermedad vascular.

Como se mencionó anteriormente, el cribado cardiovascular es una parte esencial del proceso de evaluación del trasplante debido a la gran prevalencia de enfermedad cardiovascular en los pacientes con nefropatía terminal. El estado de riesgo cardiovascular de un candidato a trasplante no es estático, y tiende a deteriorarse con el tiempo. Puede producirse una progresión no reconocida de la cardiopatía coronaria en los años en los que el paciente permanece en diálisis. La función ventricular izquierda se deteriora sobre todo en el primer año en los pacientes en diálisis. La valvulopatía, particularmente la estenosis aórtica, puede empeorar durante los años en que un paciente está en lista de espera. A medida que la lista envejece, también lo hace la complejidad médica de los pacientes que la integran.

El principal objetivo de la evaluación preoperatoria del riesgo cardíaco es reducir la morbilidad y la mortalidad de la enfermedad cardiovascular. Se recomienda realizar una anamnesis y una exploración física exhaustivas para identificar las afecciones cardíacas activas antes del trasplante. Las controversias sobre la mejor estrategia para la evaluación pretrasplante de las cardiopatías se comentaron anteriormente. A menudo, la decisión sobre esta evaluación debe individualizarse según los factores de riesgo, la función renal residual, el estado funcional y las comorbilidades médicas. Una vez que el paciente ha obtenido el estado activo en la lista de espera, se debe determinar la necesidad de repetir la evaluación del riesgo cardíaco. En la tabla 8-5 se muestra un método sugerido. El cribado cardiovascular anual o la reevaluación se recomienda típicamente en pacientes asintomáticos que tiene mayor riesgo como los pacientes con cardiopatía coronaria

 TABLA 8-5 Control cardíaco sugerido en los candidatos a trasplante en lista de espera

Sin coronariopatía diagnosticada o evaluación inicial Negativa	Frecuencia
1) Nefropatía terminal diabética	Anual
2) No diabético de «alto riesgo»	Bianual
≥ 2 factores de riesgo tradicionales[*] o no convencionales[†]	
o ≥ 1 equivalentes de riesgo de coronariopatía[‡]	
3) Riesgo menor[§]	Cada 2-3 años
Coronariopatía diagnosticada	
Si no está revascularizada	Anual
Tratamiento médico según directrices de ACC/AHA	
ICP previa eficaz	Anual
CABG eficaz	A los 3 años; después anualmente
CABG incompleta	Anual
Estenosis aórtica asintomática	
Leve	Ecocardiografía cada 3-5 años
Moderada[¶]	Ecocardiografía anual

ICP, intervención coronaria percutánea; CABG, cirugía de revascularización coronaria.
[*]Factores de riesgo tradicionales: edad >45 en los hombres, >55 en las mujeres, diabetes mellitus, hipertensión, dislipidemia, obesidad, antecedente de angina de pecho, insuficiencia cardíaca congestiva, episodios cardíacos previos, tabaquismo y antecedentes familiares.
[†]Factores de riesgo no convencionales: hipertrofia del ventrículo izquierdo, calcificación vascular coronaria, duración de la diálisis ≥2 años.
[‡]Equivalente de riesgo de coronariopatía: DM tipo 1 >DM tipo 2, ateroesclerosis en otros lechos vasculares, antecedente de ictus.
[§]Menor riesgo: definido como no cumplimiento de criterios (1) o (2).
[¶]Se recomienda consulta con cardiología.

diagnosticada o diabetes mellitus. Hay que señalar que no existen estudios clínicos aleatorizados que demuestren que la identificación de cardiopatía coronaria mediante cribado de un paciente asintomático desemboque en mejores resultados, y sigue debatiéndose a rentabilidad del cribado sistemático en pacientes de trasplante. Actualmente, no existen pruebas sólidas a favor o en contra el cribado cardíaco sistemático de los candidatos a trasplante asintomáticos. Se necesita una mayor evidencia a partir de estudios clínicos aleatorizados para abordar estrategias en la evaluación del riesgo cardíaco pretrasplante en posibles candidatos a trasplante renal y para optimizar el tratamiento de factores de riesgo antes de éste.

Antes del trasplante, se recomienda el mantenimiento estándar de la salud, acorde a la edad, en el que se incluye el cribado del cáncer apropiado para la edad. Hay que recordar que la recomendación para el cribado sistemático que se ha realizado para la población general puede no ser relevante para la población con nefropatía terminal, cuya expectativa de vida es intrínsecamente limitada. Se debe aplicar la asistencia sanitaria sistemática óptima según la mejor práctica y las directrices publicadas sobre la práctica clínica. Se sugiere también la actualización sistemática de los resultados de las pruebas serológicas y otras pruebas sanguíneas que puedan ser importantes para el estado del trasplante. Cuando se obtienen muestras de suero de los pacientes en lista de espera con un intervalo predeterminado y se dispone de ellas en el laboratorio, suele poder realizarse una prueba cruzada final sin tener que obtener una muestra reciente del paciente. Típicamente, las muestras de suero de los pacientes no sensibilizados que se encuentran en la parte más alta de la lista de espera se obtienen cada tres meses, mientras que en el resto de pacientes no sensibilizados se pueden obtener cada 6 meses. Esta práctica también depende del tamaño de la lista de espera de un programa y de sus propias preferencias, según sus pruebas inmunogenéticas. En pacientes muy sensibilizados, se deben preparar grupos de bandejas de cribado cada mes.

El tema de la «fragilidad» de los candidatos a trasplante se ha comentado anteriormente. Los pacientes en lista de espera, débiles o no, se benefician de la actividad física y de la rehabilitación. Se les debe animar a llevar una vida activa, físicamente, socialmente, intelectualmente y profesionalmente. Cuanto más activos estén en estos aspectos, más probabilidad tienen de beneficiarse del trasplante renal esperado durante tanto tiempo.

Lecturas seleccionadas

Abramowicz D, Cochat P, Claas FH, et al. European Renal Best Practice Guideline on kidney donor and recipient evaluation and perioperative care. Nephrol Dial Transplant 2015;11:1790–1797.

Bunnapradist S, Danovitch GM. Kidney transplants for the elderly: hope or hype? Clin J Am Soc Nephrol 2010;11:1910–1911.

Casingal V, Glumac E, Tan M, et al. Death on the kidney transplant waiting list: good candidates or not? Am J Transplant 2006;6:1953–1956.

Danovitch GM, Hariharan S, Pirsch JD, et al. Management of the waiting list for cadaveric kidney transplants: a report of a survey and recommendations by the Clinical Practice Guidelines Committee of the American Society of Transplantation. J Am Soc Nephrol 2002;13:528–535.

Dusseux E, Albano L, Fafin C, et al. A simple clinical tool to inform the decision-making process to refer elderly incident dialysis patients for kidney transplant evaluation. Kidney Int 2015;88:121–129.

Exterkate L, Siegtenhorst BR, Kelm M, et al. Frailty and transplantation. Transplantation 2016;100:727–781.

Goebel T, Shiltz N, Woodside K, et al. Neoplastic and non-neoplastic complications of solid organ transplantation in patients with preexisting monoclonal gammopathy of undetermined significance. Clin Transplant 2015;29:851–857.

Grams ME, Massie AB, Schold JD, et al. Trends in the inactive kidney transplant waitlist and implications for candidate survival. Am J Transplant 2013;13:1012–1018.

Huang E, Bunnapradist S. Pre-transplant weight loss and survival after kidney transplantation. Am J Nephrol 2015;41:448–455.

Huang E, Poommipanit N, Sampaio MS, et al. Intermediate-term outcomes associated with kidney transplantation in recipients 80 years and older: an analysis of the OPTN/UNOS database. Transplantation 2010;90:974–979.

Kasiske BL, Cangro CB, Hariharan S, et al; American Society of Transplantation. The evaluation of renal transplantation candidates: clinical practice guidelines. Am J Transplant 2001;1(suppl 2):3–95.

Kattah A, Ayalon R, Beck LH Jr, et al. Atypical hemolytic uremic syndrome recurrence after kidney transplantation. Transplantation 2014;98:1205–1212.

Keith D, Vranic G. Approach to the highly sensitized kidney transplant candidate. Clin J Am Soc Nephrol 2016;11:684–693.

Kucirka L, Tanjala P, Segev D. Improving access to kidney transplantation: referral is not enough. JAMA 2015;314:565–567.

Lonning K, Midtvedt K, Leivestad T, et al. Are octogenarians with end stage renal disease candidares for renal transplantation[published online July 28, 2016]. Transplantation 2016.

McAdams-DeMarco MA, James N, Salter ML, et al. Trends in kidney transplant outcomes in older adults. J Am Geriatr Soc 2014;62:2235–2242.

McAdams-DeMarco MA, Law A, King E, et al. Frailty and mortality in kidney transplant recipients. Am J Transplant 2015;15:149–154.

Molnar MZ, Naser MS, Rhee CM, et al. Bone and mineral disorders after kidney transplantation: therapeutic strategies. Transplant Rev 2014;28(2):56–62.

Pilmore H, Chadban H. Cardiac screening for kidney transplantation: the clinical conundrum continues. Transplantation 2016;100:1396–1397.

Pruett T. Waiting for Godot: the plight of being on the kidney waiting list. Transplantation 2016;100:1402–1404.

Pruthi R, McClure M, Casula A, et al. Long-term outcomes and patient survival are lower posttransplant in patients with a primary renal diagnosis of glomerulonephritis. Kidney Int 2016;89:918–926.

Reese PP, Shults J, Bloom RD, et al. Functional status, time to transplantation, and survival benefit of kidney transplantation among wait-listed candidates. Am J Kidney Dis 2015;5:837–845.

Rossi A, Burris D, Lucas L, et al. Effects of a renal rehabilitation exercise program in patients with CKD: a randomized, controlled trial. Clin J Am Soc Nephrol 2014;9:2052–2058.

Sampaio M, Bunnapradist S. Posttransplant malignancy. In: Singh AK, Riella LV, eds. Scientific American Nephrology, Dialysis, and Transplantation [published online November 2016]. Hamilton, Canada: Decker Intellectual Properties; 2016.

Tong A, Hanson C, Chapman J, et al. 'Suspended in paradox'—patient attitudes to wait-listing for kidney transplantation: systemic review and thematic synthesis of qualitative studies. Transplant Int 2105;28:771–787.

9

La cirugía del trasplante y sus complicaciones quirúrgicas

Nick G. Cowan, Jeffrey L. Veale
y H. Albin Gritsch

El trasplante renal es un procedimiento quirúrgico «electivo» que se realiza en pacientes que han sido sometidos a una evaluación y preparación preoperatorias rigurosas. La diálisis crónica permite a los pacientes permanecer en condiciones estables y proporciona tiempo para abordar las posibles complicaciones médicas y quirúrgicas. A este respecto, el trasplante renal difiere del trasplante cardíaco, de pulmón o hepático, en los que el estado del paciente suele deteriorarse rápidamente en el período anterior al trasplante.

LA CIRUGÍA DEL TRASPLANTE

Preparativos preoperatorios inmediatos

Si los candidatos al trasplante han sido bien preparados (v. Capítulo 8), casi nunca es necesario suspender la cirugía por hallazgos de última hora. En ocasiones, se necesita cancelar la intervención por acontecimientos recientes, como la aparición de dolor torácico o alteraciones electrocardiográficas, úlceras de pie diabético, peritonitis, neumonía o nuevos hallazgos preocupantes en las pruebas de imagen.

La decisión de dializar a un paciente antes del trasplante depende de la fecha de la diálisis anterior, de la evaluación clínica del estado volumétrico y de los niveles de electrólitos séricos, sobre todo del potasio. Se deben evitar períodos prolongados en ayunas y sin hidratación para evitar la hiperpotasemia asociada a hipoglucemia. La diálisis previa al trasplante se asocia a un aumento de la incidencia de retraso de la función del injerto. A causa del peligro de la hiperpotasemia intraoperatoria o postoperatoria en los pacientes oligúricos, es prudente dializar a los pacientes con una concentración sérica de potasio superior a 5,5 mEq/l. En los pacientes bien dializados, no suele ser necesaria la diálisis preoperatoria para extraer líquido. Si se elimina líquido, se debe efectuar con precaución para mantener al paciente en su peso seco o ligeramente por encima de éste para facilitar la diuresis postoperatoria. Si las limitaciones de tiempo lo exigen, una breve diálisis de 1-2 h puede ser todo lo que se requiera para reducir los niveles de potasio y para optimizar la situación hemodinámica.

Técnica quirúrgica

Dado que los receptores de trasplante renal reciben fármacos inmunosupresores, y debido a que muchos presentan anemia o malnutrición en el momento de la cirugía, la cicatrización de las heridas puede llegar a verse afectada. Es esencial practicar una técnica quirúrgica meticulosa, prestar atención al detalle, seguir una técnica aséptica estricta y mantener la homeostasis. Los drenajes deben ser sistemas cerrados y hay que retirarlos lo antes posible.

Incisión

Se coloca al paciente en decúbito supino, y se aplican dispositivos de compresión secuencial antes de la inducción de la anestesia. Tras la administración de profilaxis antibiótica, se realiza una incisión abdominal inferior de *Gibson* (Fig. 9-1). Si se necesita una exposición mayor, puede extenderse por el flanco, o hasta la punta de la duodécima costilla. En un primer trasplante, la localización de la incisión puede ser en cualquiera de los dos cuadrantes inferiores. Existen diferentes enfoques para decidir cuál de los lados usar. Uno de ellos es usar siempre el lado derecho, independientemente del lado de origen del riñón del donante, porque la accesibilidad de la vena ilíaca hace que la operación sea más fácil que en el lado izquierdo. Otra posibilidad es usar el lado contralateral al lado del riñón del donante, es decir, en el lado izquierdo se coloca un riñón derecho y viceversa. Esta técnica se usaba cuando se utilizaba sistemáticamente la arteria hipogástrica para la anastomosis, porque los vasos se encuentran en una posición conveniente y la pelvis renal siempre es anterior, permitiendo el acceso a ella si es necesaria una reparación ureteral. El tercer método consiste en usar el lado ipsilateral al riñón donante, es decir, un riñón derecho se coloca en el lado derecho, y viceversa. Esta opción es mejor cuando se usa la arteria ilíaca externa para la anastomosis arterial. Los vasos no presentarán acodaduras

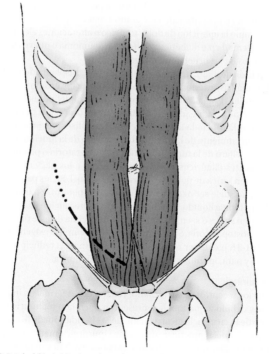

FIGURA 9-1. Incisión habitual en el trasplante renal en un adulto. Se realiza una incisión oblicua desde la sínfisis en la línea media, que se arquea en dirección lateral y superior hasta la cresta ilíaca.

ni pliegues cuando el riñón se coloca en posición. En trasplantes repetidos, suele usarse el lado opuesto al del trasplante original, y en estos casos la decisión sobre dónde colocar el riñón es más compleja; puede necesitarse una incisión transabdominal, y pueden usarse vasos más proximales. En los pacientes con diabetes de tipo 1 que pueden ser eventuales candidatos a trasplante de páncreas, el riñón se coloca preferentemente en la fosa ilíaca izquierda para facilitar el posible trasplante de páncreas en el lado derecho (v. Capítulo 16).

Anastomosis venosa

Usando una sutura de polipropileno (monofilamento no reabsorbible) 5-0, la vena renal donante suele anastomosarse, de forma término-lateral, a la vena ilíaca externa (Fig. 9-2). Si existen múltiples venas renales, puede usarse la de mayor tamaño; las demás pueden ligarse con seguridad debido a la colateralización interna del drenaje venoso renal. Si hay dos venas de

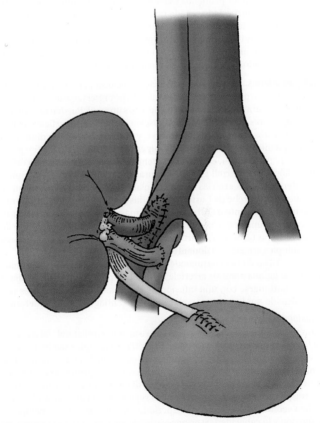

FIGURA 9-2. Conexión habitual. Se muestra la arteria renal donante anastomosada de forma término-lateral en un parche aórtico de Carrel a la arteria ilíaca externa del receptor. La vena renal del donante se anastomosa a la vena ilíaca externa del receptor. El uréter donante se anastomosa a la vejiga del receptor con una técnica antirreflujo.

un tamaño aproximadamente igual, pueden anastomosarse juntas con la técnica del «par de pantalones», o anastomosarse de forma individual a la vena ilíaca externa. Con trasplantes renales de donante fallecido, puede usarse la vena cava del donante como una potencial extensión de la vena renal derecha que es corta. La anastomosis venosa suele realizarse en primer lugar para minimizar la isquemia de la pierna.

Anastomosis arterial

La arteria renal donante suele suturarse a la arteria ilíaca externa de forma término-lateral usando una sutura de polipropileno (monofilamento no reabsorbible) 5-0 o 6-0 (Fig. 9-2). En un trasplante renal de donante cadáver, la arteria o arterias del riñón donado suelen mantenerse en continuidad con un parche de aorta del donante, denominado *parche aórtico de Carrel*, que hace que la anastomosis término-lateral sea más fácil y segura, y facilita la anastomosis de múltiples arterias renales. En el trasplante de donante vivo, no se dispone de parche de Carrel, y la arteria renal se sutura a la arteria del receptor. En los niños pequeños y en los pacientes sometidos a trasplante repetido en el mismo lado, puede que sea necesario usar otras arterias aparte de la arteria ilíaca externa. En ocasiones se usa la aorta, la arteria ilíaca común (primitiva) o la arteria hipogástrica. Durante el tiempo de la anastomosis, el riñón se envuelve con una gasa rellenada con suero salino helado y triturado, para minimizar la isquemia caliente.

Múltiples arterias. Se han propuesto diversas técnicas para el tratamiento de los donantes con múltiples arterias renales. Debe preservarse una arteria del polo inferior para reducir el riesgo de necrosis ureteral. Pueden observarse vasos capsulares que irrigan una minúscula parte de la superficie cortical del riñón. Estos vasos pueden suturarse, y se pueden producir diminutas áreas isquémicas superficiales en la superficie del riñón. En los trasplantes de donante cadáver, es mejor mantener todas las arterias en un único parche aórtico de Carrell grande y suturar el parche al vaso del receptor. Si existen múltiples arterias en un trasplante de donante vivo, o si no se dispone de un parche de Carrel, las arterias donantes pueden anastomosarse individualmente o entre sí antes de anastomosarse al vaso receptor. En ocasiones, una pequeña rama del polo inferior puede anastomosarse de forma término-terminal a la arteria epigástrica inferior. En los receptores con múltiples arterias del donante u otros riesgos de trombosis, puede ser útil administrar 500 a 1 000 unidades de heparina intravenosa en bolo antes de suturar las anastomosis arteriales. Durante el postoperatorio inmediato puede continuarse con una infusión de heparina, 200-400 unidades por hora, seguido por la transición al tratamiento antiagregante plaquetario.

Anastomosis ureteral

El uréter puede anastomosarse a la vejiga o al uréter ipsilateral del receptor en forma de uretero-ureterostomía. El uréter del receptor también puede llevarse hasta la pelvis renal del aloinjerto en forma de una ureteropielos-tomía. La mayoría de los cirujanos usan la vejiga siempre que es posible. Es preferible que la vejiga del receptor haya demostrado ser funcional antes del trasplante; sin embargo, incluso las vejigas pequeñas, contraídas, que no han «contenido» orina durante períodos prolongados suelen recuperar la función y la capacidad. Si es necesario, puede conectarse el uréter a un conducto ileal o colónico previamente creado.

Para reimplantar el uréter en la vejiga se recurre a la ayuda de la colocación de una sonda uretral que tiene acoplado un conector en Y que permite el llenado y la distensión vesical. Existen varias formas para reimplantar el uréter en la vejiga. El método más habitual es la implantación extravesical del uréter, usando la técnica de *Lich-Gregoir*. En primer lugar, se distiende la vejiga con solución salina, y se disecan los tejidos extravesicales del músculo detrusor. A continuación, se crea un túnel muscular separando el músculo detrusor de la mucosa vesical durante una longitud de 2 a 4 cm. Se prepara el uréter cortando el tramo ureteral redundante, lo que permite preservar el riego sanguíneo distal adecuado, y espatulando por la parte posterior. Se crea una abertura en la mucosa y se usa una sutura fina reabsorbible, discontinua o continua, preferentemente una sutura quirúrgica de polidioxanona, para aproximar la mucosa ureteral y vesical. Finalmente, se cierra por fuera el músculo detrusor para crear un mecanismo antirreflujo (Fig. 9-3). Se usa sutura reabsorbible para evitar la formación de cálculos. Se requiere el drenaje vesical con sonda de Foley durante unos 3 a 7 días, salvo que existan anomalías vesicales que puedan necesitar un sondaje más prolongado.

Otros métodos, menos frecuentes, son la técnica de *Barry*, la técnica de sutura con un punto único de *Taguchi* y la técnica intravesical de *Leadbetter-Politano*. Sea cual sea la técnica que se use para la anastomosis ureteral, en la mayoría de los casos se debe colocar una endoprótesis. La colocación sistemática de una endoprótesis la apoyan estudios clínicos controlados aleatorizados en los que la colocación de la endoprótesis ureteral redujo el riesgo de fuga o de obstrucción urinaria. Aunque las infecciones del tracto urinario (ITU) eran más frecuentes en los pacientes con endoprótesis, no se observó diferencia en cuanto a la incidencia de ITU cuando se añadió

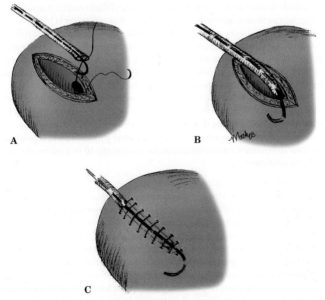

FIGURA 9-3. Implante de Lich-Gregoir. Se realiza una abertura pequeña en la vejiga (**A**) y se cose el uréter a la mucosa vesical sobre una endoprótesis ureteral (**B**). Se usa la musculatura vesical para crear un mecanismo antirreflujo (**C**).

profilaxis antibiótica. La colocación sistemática de endoprótesis también ha demostrado ser rentable debido a los costes hospitalarios asociados a cualquier complicación urinaria. Además, los receptores de trasplante toleran bien las endoprótesis porque el uréter se localiza en la bóveda vesical y la denervación renal implica mínima irritación del trígono y dolor por reflujo. Hay que anotar claramente la colocación de la endoprótesis y su posterior retirada para evitar una retención inadvertida de ésta, puesto que una endoprótesis retenida puede ser difícil de extraer intacta y constituye un «nido» para la aparición de cálculos e infecciones recurrentes del tracto urinario. Con el uso del cotrimoxazol como profilaxis frente a *Pneumocystis jirovecii* y la retirada de las endoprótesis 3 a 4 semanas después del trasplante, la incidencia de infecciones del tracto urinario entre los receptores con endoprótesis sigue siendo baja.

Drenajes

Los drenajes pueden colocarse a través de una pequeña incisión en el espacio perirrenal, para drenar sangre, orina o linfa. Algunos cirujanos los colocan de forma sistemática, mientras que otros no. Se prefieren los drenajes cerrados, como los de tipo Blake o Jackson-Pratt, a los drenajes abiertos tipo Penrose, debido al menor riesgo de infección de la herida. Se ha demostrado que colocar un drenaje al final del procedimiento quirúrgico y dejarlo durante el postoperatorio inicial reduce la incidencia de linfoceles. Los drenajes suelen retirarse una vez que la cantidad que se drena es inferior a 100 ml/día.

Fluidoterapia intraoperatoria

Para establecer una diuresis en el postoperatorio inmediato y para evitar el retraso de la función del injerto, es esencial que el riñón recién trasplantado tenga una perfusión adecuada (v. capítulo 10). Hay que evitar la hipovolemia y mantener una ligera expansión de ésta, que sea favorable para la funcionalidad cardíaca del receptor. Si se coloca una vía central, la presión venosa central debe mantenerse en torno a 12 mm Hg con el uso de infusiones de solución salina isotónica (suero fisiológico) y albúmina, y la presión arterial media se debe mantener por encima de 80 mm Hg.

Antes de soltar las pinzas vasculares, suele administrarse una dosis elevada de metilprednisolona. Si se está usando un fármaco para la inducción con anticuerpos (v. Capítulo 6), se debe administrar antes de este momento. También se administran furosemida y manitol, y la reposición hídrica se realizará en consonancia. En el capítulo 10 se expone el tratamiento postoperatorio.

Trasplante renal en bloque y doble

A veces, ante edades extremas del donante, se trasplantan ambos riñones a un mismo receptor. El uso simultáneo de ambos riñones conlleva algunos riesgos técnicos añadidos para el receptor. Su uso es un reflejo de la escasez de donantes y la reticencia a desechar órganos funcionales.

En los donantes menores de 2 años de edad, ambos riñones suelen trasplantarse *en bloque* con la aorta y la vena cava del donante (Fig. 9-4). En donantes de edades comprendidas entre los 2 y los 5 años, el cirujano decide si existe suficiente masa de nefronas para separar los riñones y proporcionar aloinjertos para dos personas. La separación puede considerarse cuando el aloinjerto mide más de 6 cm de longitud (el peso del donante suele ser ≥ 15 kg). Para el procedimiento *en bloque*, la aorta y la vena cava por encima

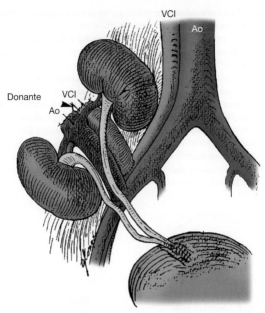

FIGURA 9-4. Trasplante pediátrico en bloque. La aorta (*Ao*) y la vena cava inferior (*VCI*) del donante se anastomosan a los vasos ilíacos externos. Los uréteres se anastomosan a la vejiga mediante endoprótesis pediátricas. (De Bretan PN, Koyle M, Singh K, et al. Improved survival of en bloc renal allografts from pediatric donors. J Urol 1997;157:1592-1595, con autorización.)

de los vasos renales se cierran con sutura de monofilamento no reabsorbible 6-0. El resto de las ramas de los grandes vasos se ligan cuidadosamente con hilo de seda 4-0, se anastomosa la aorta infrarrenal a la arteria ilíaca externa y la vena cava infrarrenal se anastomosa a la vena ilíaca externa.

Loa riñones de donantes pediátricos *en bloque* deben colocarse cuidadosamente para evitar que los vasos sanguíneos se acoden, o que se produzca tracción sobre los uréteres. Si estos últimos se implantan por separado en la vejiga, en caso de presentarse una complicación en uno de los riñones el riesgo de que se afecte el otro riñón será menor. La tasa de complicaciones técnicas, la mayor parte fugas de orina y trombosis vascular, varía entre el 10 % y el 20 % con riñones de donantes jóvenes trasplantados por separado o *en bloque*. La tasa de trombosis puede reducirse utilizando una dosis muy baja de un anticoagulante, como heparina intravenosa (100-200 unidades/h), y pasando a ácido acetilsalicílico (81 mg) al día durante 3 meses.

En ocasiones, los riñones de donantes «marginales» de edad avanzada se descartan por el temor de que no lleguen a proporcionar una función renal adecuada a sus receptores. Para evitar este desperdicio, en algunos centros se aconseja actualmente el uso de ambos riñones (trasplante doble) de donantes de edad igual o superior a 60 años. El trasplante doble es adecuado si el aclaramiento de creatinina calculado es inferior a 90 ml/min en el momento del ingreso, o existen signos de lesión histológica importante en la muestra de biopsia obtenida en el momento de la extracción del órgano. Estos riñones se trasplantan típicamente a receptores de edad avanzada sin obesidad significativa y cuyas necesidades metábólicas pueden ser menores. Puede colocarse un riñón en cada fosa ilíaca a través de una incisión extraperitoneal en la línea media o incisiones separadas de Gibson en la parte inferior del abdomen. Por otro lado, ambos riñones pueden colocarse en un lado, preferiblemente el derecho. En una incisión unilateral, el riñón derecho se coloca superolateralmente, y la vena renal derecha con su parche de vena cava del donante se anastomosa a la vena cava del receptor. La arteria renal derecha se anastomosa a la arteria ilíaca común. Tras la revascularización del riñón derecho, el riñón izquierdo se coloca en una posición más inferomedial. La vena y la arteria renales izquierdas se anastomosan a los vasos ilíacos externos (Fig. 9-5). La tasa de supervivencia de los riñones dobles es un 7 % menor que la de los riñones aislados, aunque al comparar con la tasa de supervivencia de los riñones aislados de donantes de más de 60 años de edad, el resultado es similar.

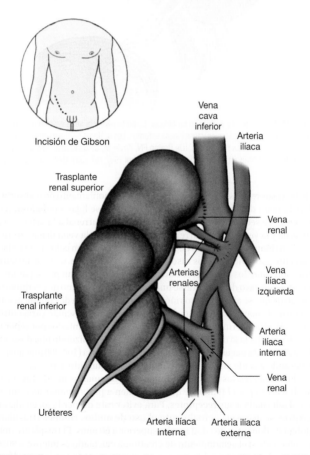

FIGURA 9-5. Trasplante doble de riñones adultos en un solo receptor. (De Masson D, Hefty T. A technique for the transplantation of 2 adult cadaver kidney grafts into 1 recipient. J Urol 1998;160:1779-1780, con autorización.)

COMPLICACIONES QUIRÚRGICAS DEL TRASPLANTE RENAL

La presentación clínica de las complicaciones quirúrgicas y no quirúrgicas del trasplante renal puede ser similar. La disfunción del injerto puede reflejar rechazo o una fuga de orina; la fiebre y el dolor con la palpación del injerto pueden reflejar infección de la herida o rechazo. Los eventos tras el trasplante tienen un amplio diagnóstico diferencial que debe incluir complicaciones técnicas de la cirugía así como causas inmunológicas y de otro tipo.

El algoritmo fundamental en el manejo de la disfunción del injerto tras el trasplante requiere descartar las causas vasculares y urológicas de disfunción del injerto antes de llegar a la conclusión de que un evento se debe a una causa médica como rechazo o efectos adversos de la ciclosporina. En el capítulo 14 se expone el diagnóstico diferencial de la disfunción postoperatoria del injerto. La ecografía Doppler es muy útil para diferenciar las complicaciones médicas y quirúrgicas del postoperatorio.

Infección de la herida quirúrgica

En las décadas de 1960 y 1970, las tasas de infección de la herida tras el trasplante renal eran de hasta el 25%. Estas infecciones se observan actualmente en menos del 1% de los casos, y esta mejora se debe a diversos factores: los pacientes que reciben el trasplante tienen un mejor estado de salud, se usan dosis menores de corticoides tanto para el mantenimiento como para el tratamiento del rechazo y se usan antibióticos perioperatorios de forma sistemática. Es evidente que para evitar la infección de la herida es esencial seguir una técnica aséptica estricta. Si se producen infecciones, se deben tratar con drenaje y antibióticos sistémicos, para evitar la contaminación de la sutura vascular y la posible formación de un aneurisma micótico. Los pacientes obesos o tratados con el inmunosupresor sirolimus tienen una incidencia significativamente mayor de infecciones de la herida quirúrgica.

Linfocele

Los linfoceles son acumulaciones de linfa causadas por la fuga desde linfáticos seccionados que rodean a los vasos ilíacos o el hilio renal del riñón trasplantado. La incidencia de linfoceles documentada en la bibliografía varía ampliamente. Algunos de ellos son pequeños y asintomáticos. Generalmente, cuanto mayor es el linfocele, más probable es que cause dolor, obstrucción ureteral o compresión venosa. En ocasiones, los linfoceles producen incontinencia secundaria a compresión vesical, masas escrotales por el drenaje espontáneo al escroto, u obstrucción de la vena ilíaca que puede provocar trombosis venosa profunda (TVP) o tumefacción de la pierna. La incidencia de los linfoceles puede reducirse minimizando la disección pélvica, mediante ligadura de linfáticos y evitando el sirolimus al principio del período postoperatorio. Además, se ha demostrado que colocar un drenaje intraoperatorio y dejarlo durante el postoperatorio inicial reduce las acumulaciones linfáticas.

Los linfoceles suelen diagnosticarse mediante ecografía (v. Capítulo 14). El hallazgo ecográfico característico es una masa redondeada, tabicada y anecoica, medial con respecto al injerto renal. Puede existir hidronefrosis, y el uréter puede observarse adyacente al linfocele y comprimido por éste. Ecos internos más intensos pueden sugerir un linfocele infectado. Generalmente, el cuadro clínico y el aspecto ecográfico distinguen un linfocele de otros tipos de acumulaciones perirrenales de líquido, como un hematoma o una fuga de orina. La simple aspiración con aguja afina del líquido mediante una técnica estéril establece el diagnóstico. El líquido que se obtiene es transparente y con un contenido proteico abundante, y la concentración de la creatinina se aproxima a la del suero.

El linfocele habitual, pequeño y asintomático, no necesita tratamiento alguno. Se realizará una aspiración percutánea ante la sospecha de una fuga, obstrucción o infección ureteral. La indicación más frecuente para el tratamiento es la obstrucción ureteral. Si la causa de ésta es la simple compresión causada por el efecto expansivo (de masa) del linfocele, el problema se resuelve sólo con drenaje. El mismo uréter puede estrecharse a menudo, y puede necesitar una nueva implantación debido a su participación en la reacción inflamatoria en la pared del linfocele. No se aconseja realizar aspiraciones percutáneas repetidas porque casi nunca logran la resolución del linfocele y suelen provocar infección.

Si los linfoceles se infectan o se obstruyen, se pueden drenar externamente mediante un sistema cerrado. Pueden instilarse en la cavidad agentes esclerosantes como povidona yodada, tetraciclina o pegamento de fibrina, y ser moderadamente eficaces. Los linfoceles también pueden drenarse internamente mediante marsupialización a la cavidad peritoneal, donde el líquido se reabsorbe. La marsupialización puede efectuarse por vía laparoscópica o mediante cirugía abierta. Es importante asegurar que la apertura del linfocele es lo suficientemente grande como para evitar el cierre peritoneal, que puede causar recurrencia o herniación e incarceración intestinal. El epiplón suele interponerse en la abertura para evitar el cierre. Hay que procurar evitar la lesión del uréter, que puede encontrarse en la pared del linfocele. En raras ocasiones, puede identificarse y ligarse el punto real de la fuga linfática.

Hemorragia

El riesgo de hemorragia postoperatoria puede minimizarse prestando una especial atención a los parámetros de coagulación antes del trasplante, algo que debe considerarse durante el estudio previo a éste (v. Capítulo 8). Si es posible, se suspenderá el tratamiento con ácido acetilsalicílico y anticoagulantes antes del trasplante. La preparación meticulosa del injerto y la hemostasia durante la operación minimiza este riesgo de hemorragia. Si la pérdida de sangre es importante en el momento de la reperfusión, se deben volver a aplicar las pinzas (*clamps*) vasculares y habrá que revisar cuidadosamente el injerto. La hemorragia anastomótica suele poder controlarse con ligaduras de sutura fina, y el sangrado en sábana generalmente se interrumpirá con presión suave y gasas de celulosa. La hemorragia postoperatoria temprana puede producirse a partir de pequeños vasos en el hilio renal, lo que puede no haber sido evidente antes del cierre debido a vasoespasmo. Tras la cirugía, cuando mejora la perfusión, estos vasos hiliares pueden sangrar. Se debe observar rigurosamente las constantes vitales y obtener hematocritos seriados durante las primeras horas del postoperatorio para reconocer este tipo de hemorragia. Si se produce una hemorragia postoperatoria, se deben estudiar los parámetros de la coagulación para asegurarse de que no existe una coagulopatía oculta. La ecografía puede ayudar a confirmar y monitorizar un hematoma que rodee al injerto. Si se necesitan más de cuatro unidades de sangre en 48 h, la evacuación quirúrgica del hematoma permitirá generalmente mejorar la función del injerto y el bienestar del paciente. Una hemorragia profunda y tardía puede deberse a la rotura de un aneurisma micótico. Suele necesitarse una nefrectomía y la reparación de la arteria. En raras ocasiones, puede tener que ligarse la arteria ilíaca externa y proporcionarse aporte sanguíneo a la pierna ipsilateral mediante un *bypass* no anatómico extraanastomótico.

Trombosis

Trombosis de la arteria renal

La trombosis de la arteria renal se observa con mayor frecuencia en pacientes con tendencia trombótica (v. Capítulo 8). También puede producirse en riñones con múltiples arterias, o cuando existe una aterosclerosis importante en los vasos del donante o del receptor. La trombosis de la arteria renal se produce con mayor frecuencia en los primeros 2-3 días tras el trasplante. El paciente puede presentar un cese brusco de la diuresis sin referir otras molestias. Pueden aparecer trombocitopenia por el consumo de plaquetas en el injerto e hiperpotasemia acompañando la elevación inesperada de creatinina. El diagnóstico se realiza mediante ecografía Doppler o gammagrafía renal en las que se observa flujo sanguíneo hacia el aloinjerto. Lamentablemente, la mayor parte de los injertos en los que se produce trombosis renal se pierden. En raras ocasiones el diagnóstico se realiza inmediatamente, y el aloinjerto se recupera llevando rápidamente al paciente al quirófano para una arteriotomía de urgencia con trombectomía. Los receptores con factores de riesgo significativos para sufrir una trombosis arterial se deben anticoagular.

Trombosis de la vena renal

La trombosis de la vena renal se produce típicamente al principio del postoperatorio, y puede deberse a: acodamiento de la vena renal, estenosis de las anastomosis venosas, hipotensión, estado de hipercoagulabilidad y rechazo agudo. Si ocurre trombosis venosa intraoperatoria, el aloinjerto aparece hinchado y cianótico, y puede palparse un coágulo en la vena renal. La trombosis tardía de la vena renal suele diagnosticarse mediante ecografía Doppler, porque puede visualizarse un coágulo en la vena con disminución de flujo sanguíneo al aloinjerto. Aunque el tratamiento trombolítico puede ser útil, cuando sea posible debe intentarse una trombectomía urgente con revisión de la anastomosis. Lamentablemente, estos injertos suelen perderse debido al tiempo de isquemia prolongado, y se requiere una nefrectomía del aloinjerto.

Trombosis venosa profunda

Las trombosis venosas profundas (TVP) pueden extenderse a la vena renal y causar una embolia pulmonar potencialmente mortal. Los receptores de trasplante renal tienen un riesgo moderado de sufrir TVP. Como posibles razones para ello, se puede mencionar la estasis de la vena ilíaca por pinzamiento durante la creación de las anastomosis vasculares, la lesión endotelial, la disección pélvica, la inmovilidad y la deshidratación perioperatoria. La ecografía tiene gran sensibilidad y especificidad para detectar las TVP proximales, pero es mucho menos eficaz para detectar los trombos distales debido a la deficiente visualización de las venas de la pantorrilla. Los pacientes con TVP deben recibir terapia anticoagulante durante al menos 3 meses. El tratamiento con heparina se superpone con el inicio de la warfarina, y puede interrumpirse a los 5 días siempre que el INR haya mostrado valores terapéuticos (INR de 2 a 3). Hay que controlar el recuento de plaquetas por si se produce una trombocitopenia inducida por la heparina. Se deberá colocar un filtro en la vena cava inferior en los pacientes con contraindicaciones para la anticoagulación. La prevención de la trombosis venosa en los receptores de trasplante debe incluir las medias de compresión neumática intermitente, así como la ambulación precoz. La administración de 5 000 U de heparina no fraccionada por vía subcutánea es un tratamiento adecuado en los pacientes en quienes se considera que existe un mayor riesgo de TVP; sin embargo, hay que sopesar el riesgo frente a un aumento del riesgo de complicaciones hemorrágicas, y se aconseja precaución al considerar la dosis. El uso de otros fármacos, como la heparina de bajo peso molecular y nuevos anticoagulantes orales, debe realizarse con precaución, ya que dependen de la función renal para su eliminación.

Estenosis de la arteria renal

Se ha documentado que hasta en el 10 % de los receptores se produce una estenosis de la arteria renal del trasplante (EART). Son frecuentes los soplos suaves sobre la cicatriz del trasplante, y suelen tener escasa importancia. Los soplos intensos y prolongados pueden sugerir una EART. Las imágenes mediante angiografía siguen siendo la técnica diagnóstica de referencia; sin embargo, con frecuencia se sospecha en la ecografía ya que no se recomienda la administración de contraste a pacientes con una función renal marginal. La existencia en la exploración doppler de la arteria del injerto de una velocidad sistólica máxima superior a 250 cm por segundo y una forma de onda arterial «*tardus-parvus*» hacen sospechar una EART. En la arteria renal del trasplante son frecuentes las velocidades sistólicas máximas (pico) elevadas en el postoperatorio inicial, que frecuentemente se normalizan en mediciones seriadas. Si se sospecha la estenosis en el primer mes del postoperatorio, la mejor opción suele ser la revisión quirúrgica de las anastomosis. Se ha documentado la pérdida del injerto tras la reparación quirúrgica hasta en el 30 % de los casos, y es un reflejo de la dificultad de abordar directamente la anastomosis vascular en un riñón sin irrigación a través de colaterales. Después del primer mes, suele preferirse la angioplastia transluminal percutánea. En la tabla 9-1 se muestran las posibles causas de estenosis. El término *estenosis pseudorrenal de la arteria* se ha usado para describir la situación que puede producirse si una placa ateroesclerótica en los vasos ilíacos altera el flujo sanguíneo hacia la arteria renal del trasplante. La hipótesis de que el rechazo puede causar estenosis de la arteria renal no se ha comprobado de un modo concluyente. La EART puede asociarse a hipertensión de difícil control y a niveles de hematocrito elevados (v. Capítulo 11).

Fugas de orina

La extravasación urinaria puede deberse a isquemia del uréter distal, ya que el uréter del aloinjerto sólo recibe aporte sanguíneo de la arteria renal. Por tanto, es esencial preservar todas las ramas arteriales (especialmente

TABLA **9-1**	Posibles causas de estenosis de la arteria renal

Rechazo de la arteria donante
Ateroesclerosis del vaso receptor
Lesión del endotelio vascular del receptor o del donante por el «clamp vascular»
Lesión del vaso donante por la cánula de la bomba de perfusión
Técnica defectuosa de sutura: efecto «bolsa de tabaco», invasión de la luz por la sutura, material de sutura inadecuado, reacción inflamatoria fibrótica al polipropileno en el contexto de una hemodinámica anormal
Anastomosis término-terminal con dinámica anómala de líquidos
Angulación a consecuencia de una longitud desproporcionada entre la arteria del injerto y la arteria ilíaca
Anastomosis término-terminal con desproporción del tamaño de ambos vasos
Estenosis pseudorrenal de la arteria del injerto por lesión ateroesclerótica crítica en arteria ilíaca
Acodamiento de la arteria renal

las arterias del polo inferior) para asegurar un aporte sanguíneo adecuado a la parte distal del uréter. Conservar el tejido periureteral durante la nefrectomía del donante y dejar la menor longitud del uréter que permita una anastomosis vesical sin tensión en el receptor también ayudará a maximizar el aporte sanguíneo a la parte distal del uréter. Se ha demostrado que una anastomosis de Lich-Gregoir con endoprótesis del uréter a la vejiga en el receptor es la que tiene menos incidencia de fugas urinarias. También puede producirse una fuga en la pelvis o un cáliz renal, y puede deberse a obstrucción. Las fugas se producen típicamente en los primeros días tras el trasplante o al inicio de la diuresis postrasplante en pacientes con función retardada del injerto. La presentación general consiste en aumento del débito de la herida, disminución de la diuresis y dolor intenso sobre el aloinjerto. Una fuga también puede hacer que el receptor presente dolor e hinchazón escrotal. Un dolor intensísimo sobre el aloinjerto al principio del postoperatorio debe hacer pensar siempre en la posibilidad de una fuga de orina. El diagnóstico se establece cuando la creatinina del líquido drenado a partir de la herida quirúrgica o el drenaje está elevada en comparación con los niveles plasmáticos. El diagnóstico se confirma mediante cistografía, gammagrafía o nefrostograma anterógrado.

Ante la sospecha clínica de la presencia de una fuga, se debe colocar *inmediatamente* una sonda de Foley. La sonda reduce la presión vesical y en ocasiones puede reducir o detener totalmente la fuga. Puede usarse la nefrostomía anterógrada percutánea para diagnosticar la fuga y controlar el flujo de orina. Algunas fugas pueden tratarse definitivamente con drenaje externo y la colocación de una endoprótesis. Si la fuga se debe a una necrosis ureteral, el tratamiento percutáneo nunca funcionará y sólo retrasa el tratamiento definitivo. Por estos motivos, cuando se producen fugas, suele requerirse una exploración quirúrgica y una reparación precoces.

El tipo de reparación quirúrgica depende del nivel de la fuga y de la viabilidad de los tejidos. Si una fuga ureteral es una simple fuga anastomótica, la resección del uréter distal y el reimplante es la solución más sencilla. Si el uréter no es viable debido a un aporte sanguíneo inadecuado, la ureteropielostomía usando el uréter original ipsilateral es una buena opción. También se ha utilizado la cistopielostomía para sustituir un uréter necrótico. La vejiga se moviliza y se lleva directamente a la pelvis renal del aloinjerto sin un uréter intermedio. Puede que sea necesario fijar la vejiga superiormente mediante una *pexia al psoas* o ampliarla mediante un *colgajo de Boari*.

Obstrucción urinaria

Las causas habituales de obstrucción urinaria son: obstrucción de la sonda, coágulos sanguíneos, compresión extrínseca del uréter, estenosis ureteral, litiasis e hiperplasia prostática. La obstrucción leve en el postoperatorio precoz puede deberse a edema ureteral con diuresis intensa, y suele resolverse. La obstrucción suele manifestarse por alteración de la función del injerto y una hidronefrosis creciente. Puede ser indolora debido a la ausencia de inervación en el riñón trasplantado. La colocación de un catéter de nefrostomía anterógrado puede reducir rápidamente la presión al tiempo que actúa como un conducto para un nefrostograma anterógrado que ayuda a confirmar el diagnóstico.

Se debe comprobar si existe una obstrucción de la sonda de Foley. Una obstrucción ureteral leve puede resolverse con derivación proximal y colocación de endoprótesis. Las estenosis ureterales de menos de 2 cm pueden tratarse por vía endoscópica con un bisturí o con láser, dilatación con balón

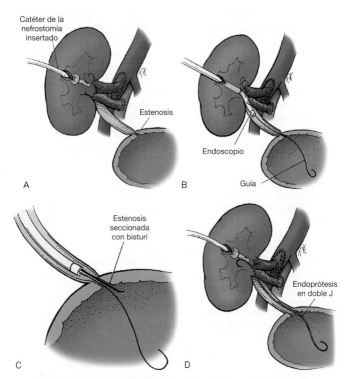

FIGURA 9-6. Etapas del tratamiento endourológico de la estenosis ureteral.

y colocación de endoprótesis (Fig. 9-6). Las estenosis ureterales de más de 2 cm de longitud requieren extirpación y reimplante. Si está afectada toda la longitud del uréter, una alternativa razonable es la ureteropielostomía utilizando el uréter nativo o una cistopielostomía. La compresión ureteral extrínseca suele poder tratarse eficazmente con drenaje externo del linfocele, hematoma o urinoma.

Complicaciones gastrointestinales

Las complicaciones gastrointestinales se encuentran entre los efectos adversos más habituales tras un trasplante renal, y suelen deberse a: fármacos inmunosupresores, infecciones o lesión intestinal durante la cirugía. La diarrea, la dispepsia y el dolor abdominal pueden deberse al micofenolato, y los corticoides pueden aumentar el riesgo de enfermedad ulcerosa péptica. Al tratar las complicaciones gastrointestinales, es importante señalar que no se deben administrar enemas de sulfonato de poliestireno sódico (kayexalato)-sorbitol a los pacientes urémicos, porque se han asociado a la aparición de necrosis del colon. Se deben evitar los enemas de fosfato sódico en los pacientes con una función renal deficiente debido a su carga elevada de fosfato.

La incidencia de pseudoobstrucción del colon (síndrome de Ogilvie) está aumentada en los receptores de trasplante renal. A medida que el colon se distiende, la fuerza tisular disminuye. La inmunosupresión con corticoides favorece este proceso, aumentando la vulnerabilidad a la perforación al causar atrofia de los linfáticos intestinales y un adelgazamiento adicional de la pared intestinal. Cuando se reconoce el síndrome de Ogilvie (dilatación pancolónica ≥ 10 cm sin que exista una lesión obstructiva), los pacientes no deben ingerir nada por vía oral, se retiran los opiáceos y se disminuyen gradualmente las dosis de corticoides. Si el aloinjerto renal presenta una buena función, suele ser eficaz la adición de neostigmina; sin embargo, el fármaco está contraindicado en pacientes con insuficiencia renal. Está indicada la descompresión colónica con una sonda rectal o colonoscopia en los pacientes que no han respondido al tratamiento conservador en 24-48 h. Para evitar las graves consecuencias de una perforación, está indicada una laparotomía urgente en aquellos pacientes que muestren signos de peritonitis o de deterioro clínico.

NEFRECTOMÍA DEL ALOINJERTO

Indicaciones

Puede que se deban extirpar los riñones que han fallado por razones técnicas o por rechazo. Las indicaciones para la nefrectomía del aloinjerto son aquellos síntomas y signos que se producen típicamente cuando se retira la inmunosupresión, pero pueden retrasarse semanas o meses. Así, se puede observar febrícula, dolor a la palpación del injerto, dolor abdominal, hematuria y síndrome constitucional, y reflejan «rechazo del injerto rechazado» tras retirar la inmunosupresión (v. Capítulo 11). Puede llegar a lograrse reducir los síntomas y evitar la nefrectomía si se reinstaura temporalmente la administración de corticoides. Se prefiere evitar la nefrectomía porque el procedimiento puede causar morbilidad importante y alosensibilización que afecte a futuros trasplantes. Si la pérdida del injerto es brusca y se produce en el primer año del trasplante, la nefrectomía es necesaria en la mayor parte de los casos. La pérdida del injerto por rechazo crónico a partir del año puede no requerirla. El injerto rechazado que permanece *in situ* se convierte en una pequeña masa fibrótica.

Procedimiento

La extirpación de un aloinjerto fallido puede causar una gran morbilidad perioperatoria, en comparación con el trasplante en sí, debido a la respuesta inflamatoria y la fibrosis a consecuencia del rechazo. Por esta razón, es un procedimiento que debe efectuarse en centros que cuenten con la experiencia adecuada. Generalmente, se abre de nuevo la incisión previa. Hay que procurar evitar el peritoneo, que puede llevarse por delante de la cara anterior del riñón. Si se realiza una nefrectomía poco después del trasplante, el riñón puede extraerse totalmente, porque no está muy adherido a estructuras circundantes. Si han existido episodios repetidos de rechazo, el riñón suele adherirse a estructuras adyacentes y con frecuencia es necesario extirparlo mediante un abordaje subcapsular. Casi siempre es seguro dejar una pequeña parte de vaso donante en el receptor; este fragmento adicional de vaso puede permitir al cirujano conseguir la hemostasia mediante la ligadura del mismo.

La hemostasia debe ser meticulosa. Siempre se deja un cierto espacio muerto tras la nefrectomía. Si se llena de sangre, es más probable que se forme un absceso. Aunque puede dejarse un drenaje cerrado, es posible que no drene de forma adecuada la sangre y que se pueda producir una infección por su presencia. Se debe plantear la coagulación con rayo de argón de toda la superficie de la cápsula.

Complicaciones

Aunque son escasas las series en la bibliografía, la morbilidad documentada de la nefrectomía del aloinjerto es elevada. Entre las posibles complicaciones se encuentran: la hemorragia aguda durante la cirugía, debida a la lesión de la arteria o la vena ilíacas; la lesión de estructuras circundantes, como el intestino; la infección y las fugas linfáticas. Dejar pequeños segmentos de la arteria o la vena renales del aloinjerto no suele causar problemas a largo plazo, aunque puede producirse una rotura si los vasos se infectan de forma secundaria. Del mismo modo, si se deja un pequeño fragmento de uréter del aloinjerto puede aparecer ocasionalmente hematuria macroscópica tras la nefrectomía del aloinjerto; la hematuria casi siempre es limitada y no suele necesitar una nueva intervención quirúrgica.

CIRUGÍA NO RELACIONADA CON EL TRASPLANTE

Los receptores de trasplante que están inmunodeprimidos pueden requerir en ocasiones una intervención quirúrgica importante que no está relacionada directamente con el trasplante, como una derivación (*bypass*) coronaria, una colecistectomía, una artroplastia de cadera o procedimientos ginecológicos. Con frecuencia, se solicita ayuda a los nefrólogos o a miembros del equipo de trasplante para el tratamiento perioperatorio de estos pacientes, y son necesarias ciertas precauciones (Tabla 9-2).

La función renal de muchos receptores de trasplante está alterada en diversos grados, y puede estar limitada la capacidad para concentrar la orina y disminuir la concentración de sodio urinario. Por tanto, el mantenimiento de la euvolemia es particularmente importante en el período perioperatorio para evitar una reducción añadida de la función renal. Si un paciente no va a poder ingerir fármacos inmunosupresores por vía oral durante más de 24 h, pueden administrarse inhibidores de la calcineurina por vía sublingual o intravenosa, aunque hay que tener precaución para asegurar la dosis adecuada (v. Capítulo 6). En caso de que una cirugía electiva que requiera un colgajo cutáneo, una anastomosis intestinal o la reparación de una hernia, los pacientes tratados con rapamicina deben cambiar el fármaco a otro alternativo una semana antes de la cirugía y hasta varios días después de ésta. Aunque no es habitual la supresión suprarrenal funcional en los pacientes que toman ≤ 10 mg/día de prednisona, suele administrarse una «dosis de estrés» de 100 mg de hidrocortisona cada 8 h en el postoperatorio, hasta que el paciente pueda reiniciar la dosis de prednisona oral preoperatoria.

T A B L A 9-2	Precauciones en los receptores de trasplante renal sometidos a procedimientos quirúrgicos después del trasplante

Mantener la euvolemia
Uso de antibióticos profilácticos no nefrotóxicos
Administrar inhibidor de calcineurina por vía oral siempre que sea posible y modificar la dosis intravenosa cuando sea necesario
Asegurar que se han realizado estudios de imagen adecuados para evitar la lesión del aloinjerto y del uréter
Proporcionar cobertura perioperatoria con corticoides
Los inmunosupresores complementarios pueden suspenderse durante varios días
Evitar los antibióticos y analgésicos nefrotóxicos
Monitorizar la función del injerto y el estado ácido-base y del potasio
Tener en cuenta el retraso de la cicatrización de heridas

Otros fármacos, como el micofenolato mofetilo o la rapamicina, pueden suspenderse sin problema durante 2-3 días. La profilaxis antibiótica se hará con fármacos no nefrotóxicos y, si se requiere contraste intravenoso para estudios radiológicos, hay que asegurar la hidratación con solución salina i.v. antes de la administración del contraste. En los pacientes con una alteración importante de la función del injerto, es obligado el control riguroso de las concentraciones plasmáticas de potasio y del equilibrio ácido-base durante el postoperatorio.

Consideraciones quirúrgicas en los niños

La enfermedad urológica es causa de insuficiencia renal hasta en un tercio de los niños con nefropatía terminal (v. Capítulo 17). Por tanto, es importante estudiar la función vesical en los niños con antecedentes de infecciones de las vías urinarias o alteraciones de la micción. La cirugía de reconstrucción debe coordinarse con el posible trasplante renal. Los padres y el niño deben estar psicológicamente preparados para realizar sondajes intermitentes, algo que puede ser necesario después de la intervención.

El procedimiento del trasplante en niños que pesan más de 20-25 kg suele ser el mismo que en los adultos. La complejidad del procedimiento quirúrgico puede ser mayor si se han realizado procedimientos previos sobre la vejiga, incluyendo la ampliación vesical o el procedimiento de Mitrofanoff. La colocación del aloinjerto y el método de reimplante ureteral deben planificarse cuidadosamente para minimizar las complicaciones postoperatorias. En los niños que pesan menos de 20 kg, se implantan riñones de tamaño adulto comparativamente grandes, porque los riñones de donantes infantiles de tamaño equiparable al receptor tienden a sufrir complicaciones técnicas. En los receptores más pequeños, la anastomosis venosa suele realizarse a la vena cava y la anastomosis arterial a la aorta, con el fin de lograr la mejor posición para el aloinjerto en el flanco derecho. En los niños que pesan más de 12 kg, también puede usarse un abordaje extraperitoneal. Casi siempre es preferible el lado derecho, debido a la exposición más fácil de los vasos ilíacos comunes. En los niños con un peso inferior a 12 kg, suele requerirse un abordaje transabdominal en la línea media. Se abordan los grandes vasos movilizando el ciego, y se coloca el riñón por detrás de éste. Para dar cabida a un gran riñón en el flanco derecho, a veces es preciso realizar una nefrectomía del riñón derecho nativo en el momento del trasplante, y crear así espacio para el aloinjerto. También debe plantearse la nefrectomía unilateral o bilateral concomitante en los receptores con antecedentes de hidronefrosis importante, obstrucción urinaria o infección del tracto urinario. En pacientes con hipertensión grave que no responde a múltiples antihipertensores, suele realizarse una nefrectomía bilateral antes del trasplante para evitar complicaciones del aloinjerto relacionadas con la hipertensión. Antes de una ureteroneocistostomía, el uréter del injerto suele colocarse bajo el peritoneo, sobre la bóveda de la vejiga, para evitar la posibilidad de daños sobre el uréter si el niño requiere una laparotomía exploradora en el futuro.

La fluidoterapia intraoperatoria meticulosa es esencial para evitar la trombosis de grandes riñones trasplantados en niños pequeños. En general, se necesita una reposición hídrica generosa con solución salina, coloides y transfusiones de sangre para proporcionar un apoyo hemodinámico adecuado antes del desclampaje.. A este respecto, tiene una importancia esencial el diálogo constante con el servicio de anestesia. En los receptores de trasplante más pequeños, la perfusión de un riñón grande puede consumir una gran porción del volumen de sangre circulante en la perfusión. En estos pacientes, pueden transfundirse volúmenes de sangre de 10 ml/kg hasta que las presiones venosa central y arterial media son adecuadas para la reperfusión. Este paso sirve para evitar la necrosis tubular aguda precoz que puede asociarse a hipotensión y soporte hemodinámico inadecuado antes de la reperfusión. También se administra furosemida (1 mg/kg) y manitol (0,125-0,25 g/kg) en el momento de la reperfusión para generar una diuresis. En general, también se administra una infusión de heparina intraoperatoria para reducir el riesgo de trombosis del injerto, ya que este riesgo puede ser mayor que en los receptores de trasplante adultos. Esto se continúa en el postoperatorio con la conversión a ácido acetilsalicílico antes del alta, dependiendo del perfil de riesgo del niño para trombosis del injerto, como se haya determinado antes de la intervención (v. Capítulo 17).

Lecturas seleccionadas

Alberts VP, Idu MM, Legemate DA, et al. Ureterovesical anastomotic techniques for kidney transplantation: a systematic review and meta-analysis. Transpl Int 2014;27(6):593–605.

Bunnapradist S, Gritsch HA, Peng A, et al. Dual kidneys from marginal adult donors as a source for cadaveric renal transplantation in the United States. J Am Soc Nephrol 2003;14:1031–1036.

Duty BD, Conlin MJ, Fuchs EF, et al. The current role of endourologic management of renal transplantation complications. Adv Urol 2013;2013:246520.

Gil-Vernet S, Amado A, Ortega F, et al. Gastrointestinal complications in renal transplant recipients: MITOS study. Transplant Proc 2007;39(7):2190–2193.

Knechtle S, Sudan D. Surgical technique in transplantation: how much does it matter? Am J Transplant 2015;15:2791–2792.

Marinaki S, Skalioti C, Boletis J. Patients after kidney allograft failure: immunologic and nonimmunologic considerations. Transplant Proc 2015;47:2677–2682.

Ngo AT, Markar SR, De Lijster, et al. A systematic review of outcomes following percutaneous transluminal angioplasty and stenting in the treatment of transplant renal artery stenosis. Cardiovasc Intervent Radiol 2015;38(6):1573–1588.

Pelletier SJ, Guidinger MK, Merion RM, et al. Recovery and utilization of deceased donor kidneys from small pediatric donors. Am J Transplant 2006;6:1646–1652.

Rouviere O, Berger P, Beziat C, et al. Acute thrombosis of renal transplant artery. Transplantation 2002;73:403–409.

Wilson CH, Rix DA, Manas DM, et al. Routine intraoperative ureteric stenting for kidney transplant recipients. Cochrane Database Syst Rev 2013;17(6):CD004925.

10

Después del trasplante: los tres primeros meses

Puong-Thu T. Pham y Gabriel M. Danovitch

Es conveniente y práctico dividir cronológicamente el período posterior al trasplante en: los primeros días postrasplante, los 3 primeros meses y el período postrasplante más tardío, que comprende todo lo que sucede durante el resto de la vida del trasplante. El período que se expone en este capítulo finaliza al principio del cuarto mes. Esta división tiene sentido porque muchos de los episodios más agudos se producen en los 3 primeros meses, mientras que a partir de ahí los pacientes se encuentran más estables. El rechazo es más habitual en el período inicial, al igual que algunas de las infecciones más importantes. En este momento, se usan niveles relativamente elevados de fármacos inmunosupresores, y los efectos secundarios son más intensos que más adelante. El período más tardío se expone en el capítulo 11.

En la mayoría de los pacientes, éste es uno de los períodos de su vida más emotivos y tensos, y es importante reconocerlo al participar en lo que para los profesionales médicos y del trasplante se han convertido en tareas muy cotidianas. Lo ideal es que los cuidados de los receptores de trasplante sean un esfuerzo combinado por parte de equipos médicos y quirúrgicos que aportan tanto su experiencia como su especialización en la asistencia de los pacientes. El mejor contexto es un único equipo de colaboración que realice el seguimiento de cada paciente, reuniéndose y tomando decisiones sobre los cuidados de éste. Una asistencia postoperatoria relativamente bien definida facilita los cuidados, la eficiencia y el ahorro de costes durante este tiempo de toma de decisiones complejas. Lo más útil es documentar todos los acontecimientos durante el primer ingreso de un modo que pueda transmitirse fácilmente a la consulta ambulatoria. Algunos pacientes necesitan un reingreso durante este período inicial, y la comunicación verbal y por escrito entre los que atienden al paciente en el consultorio (ambulatorio) y en el hospital es algo crucial para proporcionar unos buenos cuidados. Los 3 primeros meses constituyen un tiempo de cambio relativamente rápido en el tratamiento, y también un tiempo en el que son más frecuentes las complicaciones quirúrgicas e inmunológicas. A veces, es tentador centrarse más concretamente en problemas relacionados con la función del injerto, la inmunosupresión y el rechazo, pero muchas de las cuestiones médicas que se exponen más a fondo en el capítulo 11 ya existen en esta etapa y deben tratarse también de forma enérgica.

Factores del período precoz postrasplante, como el retraso de la función del injerto, los episodios de rechazo agudo, la lesión renal aguda inducida por agentes nefrotóxicos, la hipertensión postrasplante, las infecciones y la diabetes que aparece por primera vez tras el trasplante (NODAT, *new onset diabetes after transplantation*), se han relacionado con causas de morbilidad y mortalidad tanto a corto plazo como a largo plazo. Se deben abordar cuestiones posquirúrgicas habituales, como la cicatrización de la herida, la deambulación y la función intestinal. El tratamiento óptimo del receptor de trasplante empieza en el postoperatorio inmediato. En este capítulo se muestra un enfoque gradual del tratamiento de las complicaciones médicas del receptor de trasplante en los 3 primeros meses después de éste. En el capítulo 6 se expone el tratamiento inmunosupresor durante este período.

EL DÍA DE LA OPERACIÓN

Valoración postoperatoria inmediata

El paciente debe ser evaluado de inmediato al llegar a la sala de reanimación posquirúrgica (sala de despertar), preferiblemente por un equipo médico y quirúrgico combinado, que debe estar familiarizado con la evaluación del paciente antes del trasplante (v. Capítulo 8), la diuresis preoperatoria, los detalles del origen del órgano donante (v. los Capítulos 4 y 7) y la evolución intraoperatoria (v. Capítulo 9). La evaluación inicial es similar a la de cualquier procedimiento de cirugía mayor, y hay que prestar atención a la estabilidad cardiovascular y respiratoria. En la mayoría de los pacientes no hay problemas con la extubación y el despertar, y se debe proporcionar un control adecuado del dolor. Hay que valorar la pérdida de sangre y la reposición de volumen durante la intervención, prestando una atención especial a la confirmación de que se administró la inmunosupresión según lo ordenado. Una evaluación adicional debe incluir un panel metabólico completo, un hemograma completo, una radiografía de tórax y un electrocardiograma.

En general, es posible prever la función inicial del injerto basándose en las características preoperatorias y postoperatorias del donante y el receptor, así como en las características de la perfusión intraoperatoria del aloinjerto renal. En los pacientes con una diuresis residual mínima, un aumento postoperatorio inmediato de la diuresis puede servir de indicador de la función inicial del injerto. Una rápida diuresis de gran volumen tras la revascularización del injerto puede deberse a una sobrecarga preoperatoria de volumen, a diuresis osmótica en pacientes previamente urémicos, al uso intraoperatorio de manitol o furosemida, o a una administración intraoperatoria excesiva de cristaloides o coloides intravenosos. Se debe controlar la entrada y eliminación total de líquidos cada hora. El uso intraoperatorio de dopamina puede interrumpirse rápidamente en los pacientes con poliuria.

Una reducción importante o el cese brusco de la diuresis obligan a buscar de inmediato el motivo. Se debe irrigar la sonda de Foley para comprobar su permeabilidad. La oliguria o la anuria persistentes, sobre todo en un receptor de un trasplante renal de donante vivo, se debe evaluar inmediatamente con ecografía Doppler para comprobar que la vascularización del injerto es adecuada y para descartar la presencia de complicaciones quirúrgicas (v. Capítulo 14). La ausencia de riego sanguíneo del aloinjerto requiere la evaluación urgente por el equipo quirúrgico por si es necesaria una reexploración inmediata. El tiempo que un paciente permanece en la sala de recuperación quirúrgica puede variar. Típicamente, un paciente estable puede trasladarse a la unidad de trasplantes en 1-2 h. No suele ser necesaria la observación en la unidad de cuidados intensivos salvo en circunstancias especiales, como sucede con los pacientes con cambios o arritmias en el ECG postoperatorio, los pacientes con hipotensión o los que presentan una miocardiopatía diagnosticada.

LA PRIMERA SEMANA DEL POSTOPERATORIO

Es importante que tanto los médicos como el personal de enfermería de trasplantes tengan experiencia en los cuidados postoperatorios de los receptores de trasplante y que estén familiarizados con la importancia de medir la diuresis, establecer la reposición de volumen y mantener la estabilidad hemodinámica. Puede que no sea necesario un control estricto de la glucemia, y se debe disponer de protocolos, que mantienen la mayoría de los niveles de glucemia entre 100 mg/dl y 180 mg/dl, evitando al mismo tiempo la hipoglucemia. Los pacientes que presentan hiperglucemia o NODAT en el período precoz postrasplante se deben tratar con insulina según el criterio de los médicos. Los receptores de trasplante con diabetes de tipo 1 preexistente suelen requerir infusión intravenosa de insulina en el postoperatorio precoz debido a los efectos diabetógenos exagerados de los inhibidores de calcineurina (CNI) y los corticoides en dosis elevadas. En la tabla 10-1 se muestran las órdenes postoperatorias sugeridas sobre el traslado a la unidad de cuidados de trasplante. En general, se debe animar a los pacientes estables a que caminen en las primeras 24-48 h. Tradicionalmente, se inicia una dieta líquida

---

	Órdenes postoperatorias sugeridas sobre el traslado del receptor de trasplante renal desde la sala de recuperación

Órdenes postoperatorias para enfermería

1. Comprobación de constantes vitales cada hora durante 12 h, luego cada 2 h durante 8 h y luego cada 4 h en pacientes estables
2. Aportes y salidas cada hora durante 24 h y luego cada 4 h
3. Fluidos intravenosos por el médico
4. Peso diario
5. Girar, toser, respirar profundamente cada hora, fomentar la espirometría incentivada cada hora mientras está despierto
6. Levantarse el día 1 del postoperatorio, y a partir de ahí caminar cada día
7. Cabecero de la cama a 30 grados
8. Cambio de vendaje diario según necesidad
9. Comprobar el funcionamiento del acceso vascular de diálisis cada 4 h
10. No tomar la presión arterial ni realizar venopunción en la extremidad con fístula o derivación
11. Sonda de Foley de drenaje urinario, irrigar cuidadosamente con 30 ml de solución salina normal, según necesidad, por si hay coágulos
12. Cuidados del catéter cada 8 h
13. Comunicar al médico si la diuresis desciende a menos de 60 ml/h durante 2 h consecutivas o es mayor de 300 ml/h durante 4 h o superior a 500 ml/h durante 2 h consecutivas
14. Comunicar a los médicos si la presión arterial sistólica es > 180 mm Hg o < 100 mm Hg
15. Nada por vía oral hasta que lo modifique el equipo quirúrgico
16. Radiografía de tórax inmediatamente en postoperatorio

Peticiones postoperatorias al laboratorio

1. Hemograma completo con plaquetas, electrólitos, creatinina, glucosa y nitrógeno ureico en sangre cada 6 h durante 24 h, y a continuación cada mañana
2. Determinar el nivel de inhibidor de calcineurina cada mañana
3. Panel bioquímico que incluya pruebas de función hepática, urocultivo y pruebas de sensibilidad dos veces a la semana

Con agradecimiento a Angela Phelps RN, Elizabeth Hands RN y Maha Grissom RN.

cuando retorna la función intestinal, pero la alimentación más precoz puede estimularla con seguridad (v. Capítulo 20). Los líquidos intravenosos suelen poder interrumpirse cuando el paciente es capaz de tolerar una dieta blanda. En el postoperatorio precoz no son frecuentes las alteraciones electrolíticas, y la evaluación analítica se debe realizar inicialmente cada 6 h, y a continuación a diario. Los cuidados de la herida quirúrgica, el control de la sonda de Foley y de los drenajes quirúrgicos, y el control riguroso por la posible aparición de hemorragia postoperatoria o fuga urinaria precoces son algunos de los aspectos importantes de los cuidados postoperatorios precoces del receptor de trasplante. Hay que prestar atención a los pulsos periféricos y a las diferencias de temperatura de los pies, lo que podría reflejar una alteración del flujo sanguíneo hacia la extremidad inferior tras la cirugía vascular sobre los vasos pélvicos. En un programa de trasplante médico-quirúrgico combinado, es esencial que exista una comunicación abierta entre los equipos para lograr los resultados óptimos en los pacientes. En el capítulo 9 se exponen las complicaciones urológicas y quirúrgicas.

Evaluación hemodinámica y administración y control de líquidos

Es importante realizar una evaluación hemodinámica frecuente porque la hipotensión y la depleción de volumen intravascular pueden afectar a la perfusión del aloinjerto y a la función del injerto. Se debe valorar la suficiencia de la diuresis en el contexto de estos dos parámetros. Para ello, puede requerirse el uso de mediciones de la presión venosa central o de la presión de enclavamiento pulmonar. Sin embargo, en los pacientes más estables esto no es necesario, y debe bastar con la evaluación clínica regular.

Los pacientes dializados antes de la intervención suelen mantenerse aproximadamente 1 kg por encima de su peso seco, y la reposición de líquido debe reducirse ante una diuresis persistentemente baja. Además, es útil separar la reposición de líquidos en «líquidos de mantenimiento» y «líquidos de reposición». El líquido de mantenimiento se usa para sustituir las pérdidas insensibles, y suele proporcionarse en forma de suero glucosado al 5 % a un ritmo de 30 ml/h. La diuresis y las pérdidas de líquido por la sonda nasogástrica se reponen con solución salina medio normal (0,45 %), porque la concentración de sodio en orina en el postoperatorio inicial suele ser de 60-80 mEq/l. En general, el tratamiento específico de los pacientes en la primera semana del postoperatorio depende del estado funcional inmediato del injerto, que puede clasificarse como función inmediata del injerto, recuperación lenta de la función del injerto y retraso de la función del injerto (o función retardada del injerto), que se muestra esquemáticamente en la Figura 10-1. Las normas generales para la administración de líquidos se resumen en la tabla 10-2. Cuando es necesario, la reposición de potasio, bicarbonato o calcio se debe realizar mediante infusión aparte. En los receptores de trasplante renal es más frecuente encontrar una hiperpotasemia leve que una hipopotasemia, sobre todo en el período precoz postrasplante. La primera se debe en parte a dosis elevadas de CNI o a hiperpotasemia inducida por otros fármacos (que se expone a continuación en el apartado «Alteraciones analíticas habituales»). La determinación de los electrólitos séricos se debe solicitar al menos cada 6 h cuando esté clínicamente indicado.

Pacientes con función inmediata del injerto

En los pacientes con función inmediata del injerto, la diuresis del riñón trasplantado suele superar los 2-3 litros al día y la creatinina sérica disminuye normalmente 1-2 mg/dl al día. Estos pacientes suelen poder recibir el alta en el día 3 o 4 del postoperatorio, tras la retirada de la sonda de Foley y el intento de micción eficaz. Esto tiene particular importancia en los hombres

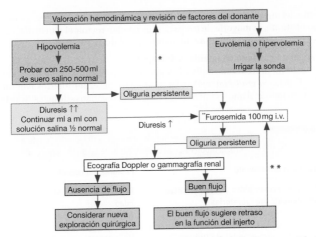

FIGURA 10-1. Algoritmo sugerido para el control postoperatorio de líquidos en un paciente oligúrico. *La prueba de volumen puede repetirse tras la valoración cuidadosa del estado de volumen y del equilibrio hídrico. ** Las dosis repetidas de furosemida (o gotero de furosemida) pueden ser eficaces en pacientes cuya diuresis fluctúa. Se considerará el cambio a bumetanida i.v. La oliguria persistente no suele responder a dosis repetidas.

TABLA 10-2	Normas generales para el control de líquidos

1. En el paciente euvolémico, la diuresis debe reponerse cada hora con solución salina ½ normal ml por ml hasta 200 ml. Si el volumen de orina es superior a 200 ml/h, administrar 200 ml + 172 ml por cada ml por encima de 200
2. Tras la evaluación clínica del estado volumétrico, se determinará la reposición de líquidos y electrólitos adecuada para cada paciente concreto
3. Se repondrán todos los líquidos de forma i.v. hasta que los cirujanos restablezcan la administración de líquidos por vía oral
4. Fluidoterapia en receptores de trasplante diabéticos:
   Reponer las pérdidas insensibles con solución salina ½ normal
   Reponer otras pérdidas con solución salina ½ normal

de edad avanzada que han presentado oliguria durante la diálisis y pueden manifestar síntomas prostáticos agudos ante una gran diuresis. En estas circunstancias, puede que sea necesario un drenaje más prolongado con la sonda de Foley. Los pacientes que reciben tratamiento de inducción con basiliximab (v. Capítulo 6) suelen recibir la segunda dosis el día 4 del postoperatorio, antes del alta hospitalaria.

Pacientes con recuperación lenta de la función del injerto

Los pacientes con recuperación lenta de la función del injerto no suelen presentar oliguria y muestran un lento descenso de los niveles de creatinina sérica. No suelen necesitar diálisis, pero sí que se preste una atención especial a la administración de líquidos. Se debe evitar la depleción de volumen para impedir que se precipite una lesión renal aguda. Por el contrario, una reposición excesiva de líquidos en los pacientes con una función renal lenta puede provocar un edema pulmonar manifiesto y la necesidad de diálisis. Generalmente, la creatinina sérica en los pacientes con función lenta del injerto no se normaliza en la primera semana del postoperatorio. No obstante, la mayoría de los pacientes pueden recibir el alta el día 5 a 7 del postoperatorio con un seguimiento ambulatorio riguroso.

Pacientes con función retardada del injerto

El término *función retardada del injerto* o *retraso en la función del injerto* (DGF, *delayed graft function*) se ha usado para describir injertos con una función marginal que recuperan ésta varios días o semanas después. Se debe

TABLA 10-3	Factores de riesgo de función retardada del injerto debido a necrosis tubular aguda en trasplante renal de donante cadáver[*]
Factores del donante	**Factores del receptor**
Factores premórbidos y características del donante preoperatorias	**Factores premórbidos**
Kidney Donor Profile Index (KDPI) >85% (v. texto). Las características del donante usadas para calcular el KDPI son:	Edad
	Afroamericanos (comparado con la raza blanca)
• Edad	Vasculopatía periférica
• Altura	Duración de la diálisis antes del trasplante
• Peso	Hemodiálisis (comparado con la diálisis peritoneal)
• Etnia	Presensibilización (PRA >50%)
• Antecedente de hipertensión	Retrasplante de aloinjerto
• Antecedente de diabetes	Obesidad (índice de masa corporal >30 kg/m^2)
• Causa de la muerte (ACV/ictus, traumatismo craneoencefálico, anoxia, tumor del SNC, otros)	Estado de hipercoagulabilidad[**]
• Creatinina sérica	**Factores perioperatorios y postoperatorios**
• Serología VHC	Hipotensión, shock
• Donación tras muerta cardíaca	Contracción volumen del receptor
Enfermedad macrovascular o microvascular del donante	Dosis altas precoces de inhibidores de calcineurina
Estrés de muerte encefálica	Inhibidores de mTOR[***] (sirolimus y everolimus)
Uso prolongado de vasopresores	
NTA antes de la obtención	
Exposición a agente nefrotóxico	
Cirugía de extracción de órganos	
Hipotensión previa al clampaje de la aorta	
Tracción de vasos renales	
Soluciones frías de preservación	
Conservación renal	
Tiempo de isquemia caliente prolongado	
Tiempo de isquemia fría prolongado	
Preservación en frío frente a máquina de perfusión	
Factores intraoperatorios	
Inestabilidad hemodinámica intraoperatoria	
Tiempo de recalentamiento prolongado (tiempo anastomótico)	

ACV, accidente cerebrovascular; NTA, necrosis tubular aguda; PRA, panel de anticuerpos reactivos; SNC, sistema nervioso central.
[*]El papel de contribución de determinados factores de riesgo puede diferir entre los estudios.
[**]Como la presencia de mutación del factor V de Leiden o anticuerpos antifosfolipídicos.
[***]Puede prolongar la duración del retraso de la función del injerto. Se debe evitar su uso en el período inicial postrasplante.

distinguir de la *ausencia primaria de función*, en la que los aloinjertos renales nunca funcionan y suele estar indicada la nefrectomía de éstos. La incidencia de DGF oscila desde el 10 % al 50 %, y suele poder preverse basándose en factores tanto del donante como del receptor (Tabla 10-3). La mayoría de los pacientes con DGF presentan oliguria o anuria. Es esencial conocer la diuresis original del paciente para poder valorar el origen de la diuresis precoz. Cuando el trasplante es de donante vivo, la oliguria postoperatoria es inusual debido al breve tiempo de isquemia fría. Sin embargo, si aparece oliguria postoperatoria, hay que considerar urgentemente la presencia de complicaciones con la revascularización vascular. Por el contrario, cuando un paciente recibe un riñón de donante cadáver de un riñón de donante marginal, puede preverse la aparición de un retraso en la función del injerto. El otro riñón de un mismo donante cadáver con frecuencia se comporta de un modo similar, y la información sobre su función puede ser útil.

El término anuria indica una producción de orina insignificante. La oliguria en el período peritrasplante se refiere a una diuresis inferior a 50 ml/h. Antes de someter a los pacientes a una evaluación completa por una diuresis deficiente, se debe valorar el estado de volumen y su equilibrio hídrico, así como la permeabilidad de la sonda de Foley. Si existen coágulos, se debe retirar la sonda y hay que aplicar una ligera succión para tratar de capturar el coágulo. Después, puede necesitarse la sustitución de la sonda por otra de gran tamaño. Si la sonda de Foley está permeable y el paciente está claramente hipervolémico, pueden administrarse 100-200 mg de furosemida por vía intravenosa. Si se piensa que el paciente está hipovolémico o si no puede efectuarse una valoración clínica fiable, puede realizarse un intento prudente con infusión de solución salina isotónica, con o sin la posterior administración de furosemida,

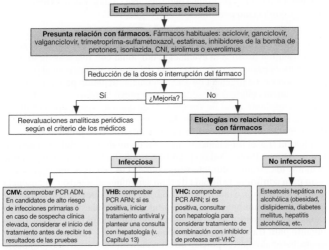

FIGURA 10-2. Algoritmo del tratamiento de la elevación de enzimas hepáticas en receptores de trasplante renal. Los CNI pueden causar elevaciones transitorias, autolimitadas y dependientes de la dosis, de los niveles de transaminasas y una ligera hiperbilirrubinemia secundaria a una secreción deficiente de bilis. (Modificado de Pham PT, Danovitch GM, Pham PC. Medical management of the kidney transplant recipient: infections, malignant neoplasms, and gastrointestinal disorders. In: Johnson RJ, Feehally J, Floege J. Comprehensive Clinical Nephrology. 5th ed. Philadelphia, PA: Elsevier Saunders;2015:1188-1201.)

según la respuesta del paciente a la infusión de solución salina aislada. En la figura 10-1 se sugiere un enfoque algorítmico para la administración de líquidos en el postoperatorio en un paciente oligúrico.

Salvo que estos pacientes tengan una diuresis residual adecuada desde los riñones nativos, la mayoría de los pacientes con DGF requerirán el apoyo temporal de la diálisis si presentan sobrecarga de volumen, hiperpotasemia o uremia. Las indicaciones para la diálisis en el receptor de trasplante con disfunción postoperatoria del injerto son esencialmente las mismas que en cualquier paciente con lesión renal aguda postoperatoria. La hiperpotasemia se debe tratar enérgicamente. Es prudente dializar a los pacientes con anuria cuando el nivel de potasio supera los 5,5 mg/dl. Otras modalidades terapéuticas como el calcio intravenoso y la glucosa con insulina son medidas temporales, pero no evitan la necesidad de la diálisis. No se debe administrar sulfonato de poliestireno sódico (kayexalato) en el postoperatorio precoz porque puede inducir dilatación colónica y predisponer a la perforación.

Los pacientes con DGF suelen presentar sobrecarga de volumen en el postrasplante precoz, porque suelen estar sometidos a repetidos problemas volumétricos. No es infrecuente que estos pacientes aumenten varios kilogramos de líquido por encima de su peso seco, y puede ser necesaria la ultrafiltración con o sin diálisis. Hay que procurar evitar la hipotensión durante la diálisis porque puede perpetuar la disfunción del injerto. En los pacientes con un retraso establecido en la función del injerto, se debe evaluar diariamente la necesidad de diálisis hasta que mejore la función de éste.

Aunque puede utilizarse la diálisis peritoneal en los pacientes que llevan colocado un catéter funcional para este tipo de diálisis, la hemodiálisis puede ser más eficaz en el postoperatorio inicial cuando existe hiperpotasemia grave o cuando la ausencia prolongada de función intestinal es un problema. La diálisis peritoneal debe evitarse cuando existe evidencia de una fuga o infección peritoneal.

Estudios diagnósticos en la oliguria o la anuria persistentes

La ausencia de respuesta a la situación volumétrica y a la administración de furosemida justifica la evaluación adicional con técnicas de imagen diagnósticas para determinar la causa del estado oligúrico en el postrasplante precoz. La urgencia de esta evaluación depende parcialmente de circunstancias clínicas específicas. Si se prevé la aparición de diuresis tras un trasplante renal no complicado de donante vivo y aparece oliguria, se deben iniciar los estudios diagnósticos *inmediatamente*, en la sala de recuperación si es necesario. Por el contrario, si se prevé la aparición de oliguria tras el trasplante de un riñón de un donante fallecido con Kidney Donor Profile Index ([KDPI], v. Capítulo 5) alto, suelen poderse demorar los estudios durante varias horas. Los estudios diagnósticos se usan para confirmar la llegada de flujo sanguíneo al injerto y la ausencia de una obstrucción o una fuga de orina. La ecografía Doppler ha sustituido a los estudios gammagráficos (v. Capítulo 14). Si en el estudio no hay flujo sanguíneo demostrable, es necesaria una nueva exploración quirúrgica urgente para tratar de reparar cualquier problema técnico vascular que exista. Estos aloinjertos pueden no ser recuperables y se extraen durante la segunda intervención quirúrgica; a veces, pueden recuperar la función tras un período prolongado de DGF. Si se demuestra que existe un flujo sanguíneo adecuado, hay que reconsiderar la posibilidad de una obstrucción ureteral o una fuga urinaria, que pueden evaluarse mediante las mismas técnicas de imagen (v. Capítulo 14). En las primeras 24 h tras el trasplante, si la sonda de Foley ha proporcionado un buen drenaje vesical, la obstrucción o la fuga se encuentran casi siempre en la unión ureterovesical, y esto representa

TABLA 10-4	Diagnóstico diferencial de la función retardada del injerto y la lesión renal aguda en el período inicial tras el trasplante

1. Prerrenal (tipo preglomerular)
   Contracción de volumen
   Fármacos nefrotóxicos que causan lesión renal aguda tipo preglomerular
   (p. ej., ciclosporina y, en menor medida, tacrolimus, IECA o BRA,
   anfotericina B radiocontraste intravenoso)
2. Renal intrínseca
   Necrosis tubular aguda
   Rechazo agudo precoz
   Microangiopatía trombótica (inducida por CNI o inhibidores de mTOR, rechazo
   agudo mediado por anticuerpos, SHU atípico, MAT asociada a déficit de
   ADAMTS-13 o a la presencia de anticuerpos inhibidores, positividad para
   anticoagulante lúpico o anticuerpos antifosfolipídicos, infección por CMV,
   parvovirus B19 o virus de la gripe (influenza) A, presencia simultánea de
   hepatitis C y anticuerpo anticardiolipina)
   Recurrencia de glomerulopatía primaria (sobre todo, glomeruloesclerosis
   segmentaria focal)
3. Posrenal
   Obstrucción de la sonda
   Acumulación perirrenal de líquido (linfocele, fuga urinaria, hematoma)
   Obstrucción ureteral
      Intrínseca (coágulos sanguíneos, reimplante deficiente, descamación
      (slough…) ureteral)
      Extrínseca (acodamiento ureteral)
4. Complicaciones vasculares
   Trombosis arterial o venosa
   Estenosis de la arteria renal del trasplante

un problema técnico que necesita corrección quirúrgica. El diagnóstico diferencial de DGF se muestra en la Tabla 10-4.

Causas prerrenales de función retardada del injerto

Depleción del volumen intravascular e inhibidores de la calcineurina. La presencia de una depleción importante del volumen intravascular suele sugerirla una revisión exhaustiva de la anamnesis preoperatoria del paciente y el informe intraoperatorio. Si durante el preoperatorio se realizó diálisis, es preferible mantener al paciente hasta 1 kg por encima del peso seco, para facilitar la diuresis tras la revascularización del injerto. Ambos CNI pueden causar una vasoconstricción arteriolar aferente reversible relacionada con la dosis (v. Fig. 6-2), que se manifiesta clínicamente como una recuperación retardada de la función del injerto. Se ha sugerido la inyección intraoperatoria de verapamilo, un antagonista del calcio, en la arteria renal para reducir el espasmo capilar y mejorar el flujo sanguíneo renal. La mayor parte de los centros aconsejan el uso de antagonistas del calcio no dihidropiridínicos (diltiazem) para contrarrestar el efecto vasoconstrictor de los CNI. Su uso puede permitir una reducción de la dosis del CNI de hasta el 40 % (v. Capítulo 6).

Causas renales intrínsecas de función retardada del injerto

Entre estas causas renales intrínsecas se encuentran la necrosis tubular aguda (NTA), el rechazo agudo, la microangiopatía trombótica (MAT) o la recurrencia de la enfermedad glomerular que afectó a los riñones nativos.

Necrosis tubular aguda. La necrosis tubular aguda (NTA) es la causa más frecuente de retraso de la función del injerto (DGF). Ambos términos se usan indistintamente si bien no todas las causas del retraso de la función del injerto se deben a NTA. Su incidencia varía ampliamente entre los centros, y se ha documentado que sucede en el 20 % al 25 % de los pacientes (intervalo del 6 % al 50 %). La diferencia en la incidencia comunicada puede deberse en parte a las diferencias en los criterios usados para definir la DGF o al uso más liberal de órganos con una puntuación KDPI elevada en algunos centros, o a ambas cosas. La definición más habitual de DGF se basa en la necesidad de diálisis en la primera semana postrasplante, una definición que es conveniente, pero claramente inadecuada debido a los variables grados de función renal residual que pueden evitar la necesidad de diálisis. Salvo que se realice una biopsia del aloinjerto, la NTA postrasplante debe ser un diagnóstico de exclusión. Si no existe un rechazo agudo superpuesto ni otros hallazgos patológicos, la NTA se resuelve típicamente en varios días, y en ocasiones en varias semanas, sobre todo en receptores de riñones de donantes de edad avanzada. La recuperación de la NTA suele ir anunciada por un aumento constante de la diuresis asociado a una disminución del aumento interdialítico de la creatinina sérica y a la independencia final de la diálisis. La DGF prolongada debe llevar a la realización de una biopsia diagnóstica del aloinjerto. En algunos centros se realizan biopsias seriadas en estos pacientes para descartar un rechazo agudo encubierto u otras causas intrínsecas de disfunción del aloinjerto. La NTA no es habitual en los trasplantes renales de donante vivo, por lo que en este tipo de trasplantes se debe realizar una biopsia diagnóstica precoz del aloinjerto ante un retraso inexplicado de la función de éste.

Factores de riesgo. Los tiempos de isquemia fría y caliente prolongados, así como la edad del donante son factores de riesgo bien establecidos de DGF secundaria a NTA. Además de los factores del donante, algunos factores premórbidos y perioperatorios y postoperatorios del receptor también pueden predisponer a la NTA del aloinjerto renal. En la tabla 10-3 se resumen los posibles factores de riesgo de DGF debido a NTA en trasplantes renales de donante fallecido. Se ha desarrollado un modelo de predicción de riesgos basado en estos factores (v. Irish et al., en «Lecturas seleccionadas»), que puede ser útil en los estudios clínicos y en la planificación del tratamiento inmunosupresor perioperatorio. En la página web www.transplantcalculator.com, puede preverse la probabilidad para un paciente concreto, de presentar una DGF basándose en la información disponible en el momento del trasplante.

Posibles mecanismos de NTA postrasplante. La NTA postrasplante es fundamentalmente una consecuencia de la lesión por isquemia y reperfusión (IRI, *ischemia and reperfusion injury*). Debido a su importancia y relevancia con respecto a la lesión equivalente en otros órganos sólidos, ha sido objeto de intenso estudio. Para una consideración más detallada de los probables mecanismos que intervienen, se remite a los lectores a las referencias de Schroppel y Legendre y Cavaille Coll et al., en «Lecturas seleccionadas». Los órganos de donante cadáver son vulnerables a la lesión isquémica en varios momentos, que empiezan en el diagnóstico de muerte encefálica, el mantenimiento de la estabilidad circulatoria y respiratoria tras la muerte encefálica, la cirugía de obtención de órganos y la conservación en frío, y finalizando en el momento de la anastomosis arterial o tiempo de recalentamiento (v. Capítulo 4, Parte I). La muerte celular, la inmunidad adaptativa y la inmunidad innata desempeñan funciones importantes.

El uso de riñones con una puntuación KDPI elevada, y particularmente riñones extraídos tras la muerte por parada cardíaca ([DCD. *death after cardiac death*], v. Capítulo 4), pueden aumentar la incidencia de NTA. Los pacientes que reciben riñones obtenidos tras DCD tienen una incidencia de función retardada del injerto de más del 40 %, casi el doble de la observada si se compara con receptores de riñones de donantes con latido cardíaco. De hecho, un riñón de DCD es, por definición, susceptible de sufrir varios grados de lesión por isquemia caliente, y su uso aumenta inevitablemente la incidencia de DGF postrasplante. Para optimizar el uso de riñones de DCD, diversos centros han usado pruebas de viabilidad y parámetros de máquina de perfusión para valorar la magnitud de la lesión renal y para predecir la función del injerto (v. Capítulo 4, Parte I).

Tras la revascularización, el aloinjerto renal puede verse expuesto a una lesión adicional por isquemia y reperfusión, sobre todo en órganos de donante con un tiempo de isquemia fría prolongado. Clínicamente, los pacientes pueden presentar oliguria tras haber mostrado una buena diuresis inicial. El flujo de orina renal suele estar bien conservado, lo que provoca una disociación entre el flujo y la función excretora. La ecografía Doppler puede mostrar un índice de resistencia elevado, de más del 80 % (v. Capítulo 14).

Cuando existe NTA, es necesario mantener una inmunosupresión adecuada. Los estudios sugieren que la lesión endotelial aumenta y expone al donante a antígenos de histocompatibilidad, moléculas de adhesión y moléculas coestimuladoras, intensificando el riesgo de rechazo agudo, que se produce en una proporción aproximadamente un 50 % mayor que en los riñones que funcionan inmediatamente. Así pues, los esfuerzos deben dirigirse a modificar factores de riesgo, como minimizar el tiempo de isquemia fría, evitar la contracción volumétrica intraoperatoria y perioperatoria, o usar protocolos sin CNI para evitar su efecto vasoconstrictor. Ante un retraso (previsto o establecido) de retraso de la función del injerto, algunos centros aconsejan el uso de terapia secuencial de inducción con anticuerpos. En estos casos, el CNI se incorpora cuando la creatinina sérica alcanza un valor de 2,5-2,9 mg/dl o inferior. El anticuerpo puede interrumpirse una vez que se ha alcanzado el nivel adecuado de CNI. Por otro lado, puede emplearse un protocolo que consista en terapia de inducción con globulina antitimocítica (timoglobulina) diaria durante 4 dosis, y retrasar la introducción del CNI hasta el día 3. Ya que la NTA puede hacer que el aloinjerto sea más propenso a la lesión inmunológica, el uso de globulina antitimocítica en este contexto también puede ser útil debido a su potente efecto inmunosupresor. Se ha documentado la asociación de la administración intraoperatoria de globulina antitimocítica a una disminución importante de la función retardada del injerto y a una mejor función temprana de éste, en comparación con la administración postoperatoria, probablemente a través de la modulación y atenuación de la IRI del injerto. En el período postrasplante precoz, se deben evitar los inhibidores de la diana de rapamicina en células de mamífero (mTOR) debido a su efecto adverso sobre la recuperación de la función del aloinjerto de la NTA (v. Capítulo 6).

Prevención de la NAT mediante tratamiento farmacológico. En algunos centros, se usan de forma sistemática infusiones de dosis bajas de dopamina (1-5 µg/kg/min) para promover el flujo sanguíneo renal y para contrarrestar la vasoconstricción renal inducida por los CNI. Los beneficios de la dopamina no se han demostrado en estudios clínicos aleatorizados, y su uso depende fundamentalmente del centro.

La administración de bloqueantes de los canales de calcio (antagonistas del calcio) al donante o al receptor, o en el momento de la anastomosis de la vascularización, se usa de forma sistemática en muchos centros de trasplante, fundamentalmente debido a estudios clínicos aleatorizados que demuestran la mejora de la función inicial con su uso. El presunto mecanismo de acción es por un efecto vasodilatador directo. El riñón puede «sonrosarse» cuando se inyecta verapamilo en la arteria renal durante la cirugía. Se desconoce si el uso de dopamina o de antagonistas del calcio proporciona un efecto beneficioso en la función del aloinjerto a largo plazo o en la supervivencia del injerto aparte del efecto vasodilatador y de la mejora del flujo sanguíneo renal en el perioperatorio. Estos fármacos pueden reducir la necesidad de diálisis perioperatoria. Diversos enfoques farmacológicos para tratar la IRI han demostrado resultados prometedores en modelos animales de experimentación, pero aún no se ha probado con certeza en contextos clínicos (v. Schroppel y Legendre, en «Lecturas seleccionadas»).

Efecto a largo plazo de la función retardada del injerto/necrosis tubular aguda. Los estudios sobre el efecto de la función retardada del injerto sobre la función de éste a largo plazo han proporcionado resultados contradictorios, lo que puede deberse, en parte, a la ausencia de criterios universalmente aceptados en la definición del retraso de la función del injerto, y a diferencias en las características de donante y receptor. Además, en la mayor parte de los estudios no se realizaron biopsias de los trasplantes, y se supuso que el retraso de la función se debía a NTA. Sin embargo, parece que el retraso prolongado de la recuperación de la función del injerto y la función retardada de éste coincidente con un aumento de la incidencia de rechazo agudo se asocian a unos peores resultados a largo plazo. Esto destaca la importancia de mantener una inmunosupresión adecuada y de realizar repetidas biopsias, cada 7-10 días, para valorar un posible rechazo agudo encubierto.

Con independencia del efecto real del retraso de la función del injerto (independiente de otros factores) sobre la supervivencia del injerto a largo plazo, la DGF tiene importancia económica y programática. Requiere un incremento de recursos y puede afectar a la viabilidad económica de los programas de trasplante. Algunos programas prefieren evitar aceptar órganos potencialmente viables por este motivo.

Rechazo agudo

Rechazo agudo acelerado. El rechazo agudo acelerado o el rechazo hiperagudo retardado se produce entre 24 h y unos días después del trasplante, y puede deberse tanto a mecanismos inmunitarios celulares como mediados por anticuerpos. Los retrasplantes, los embarazos múltiples o las transfusiones de sangre múltiples son factores de riesgo comprobados del rechazo hiperagudo o agudo acelerado, debido a anticuerpos citotóxicos preformados contra antígenos leucocitarios humanos. Sin embargo, con la mayor sensibilidad de las técnicas actuales de pruebas cruzadas y la disponibilidad de los análisis Luminex de antígeno aislado, el rechazo hiperagudo prácticamente ha desaparecido (v. Capítulo 3).

Rechazo agudo precoz mediado por células. Los rechazos agudos se producen típicamente entre la primera semana y los primeros meses tras el trasplante. En pacientes no sensibilizados con niveles bajos de anticuerpos preformados, el rechazo agudo casi nunca se produce en la primera semana. Sin embargo cuando el receptor ha recibido transfusiones sanguíneas recientes, sobre todo si era sangre derivada del donante, el rechazo celular agudo precoz puede ser más frecuente. Durante el último quinquenio, varios protocolos de desensibilización han posibilitado el trasplante con éxito en candidatos a trasplante renal muy sensibilizados.

Rechazo agudo mediado por anticuerpos. El rechazo agudo mediado por anticuerpos (RMA) puede producirse aislado o junto con rechazo mediado por células. Suele observarse poco después del trasplante, y con frecuencia, pero no de un modo invariable, se desarrolla en el contexto de una sensibilización preexistente. La incorporación de la tinción para C4d y los análisis Luminex de antígeno aislado para detectar anticuerpos anti-HLA donante-específicos ha desembocado en el reconocimiento de que el RMA podría haberse diagnosticado previamente como rechazo celular hiperagudo o rechazo que no responde al tratamiento convencional. Otros anticuerpos alorreactivos que son capaces de desencadenar un RMA en ausencia de anticuerpos anti-HLA son: anticuerpos contra cadenas A y B relacionadas con MHC (MICA y MICB), anticuerpos antiendoteliales y anticuerpos contra el receptor de angiotensina de tipo 1. Aunque aún no se dispone de ella ampliamente, la tipificación de HLA en alta resolución para donantes fallecidos permite detectar anticuerpos específicos contra donante, con especificidad alélica, con mayor exactitud, y ayuda a los médicos a adaptar la inmunosupresión en los receptores de trasplante muy sensibilizados, evitando potencialmente el desarrollo de un RMA.

Manifestaciones clínicas del rechazo agudo. Los episodios de rechazo agudo se manifiestan con mayor frecuencia como una elevación asintomática de la creatinina sérica o la ausencia de descenso de ésta por debajo de un nivel elevado. Desde la incorporación de los CNI y otros potentes inmunosupresores al trasplante clínico, los signos y síntomas clínicos clásicos de rechazo agudo, como la fiebre, el malestar, el dolor sobre el injerto renal y la oliguria, se observan con menos frecuencia. Un injerto inflamado y doloroso a la palpación asociado a fiebre y a una creatinina en aumento puede deberse a rechazo agudo o a pielonefritis. Un dolor localizado insoportable suele deberse a una fuga de orina (v. Capítulo 9). Los efectos adversos de los CNI y la infección por CMV (citomegalovirus) o por virus BK no producen dolor del injerto. El rechazo agudo y los efectos adversos de los CNI pueden causar disfunción del injerto sin que exista oliguria. Sin embargo, esta última puede observarse en el rechazo agudo grave, y su aparición indica que el diagnóstico de nefrotoxicidad es menos probable. Cuando existe oliguria, la búsqueda de una causa anatómica es obligada. Los hallazgos de anatomopatología y el tratamiento del rechazo agudo se exponen en los capítulos 6 y 15.

Microangiopatía trombótica. Los posibles factores causantes de microangiopatía trombótica postrasplante (MAT) son: rechazo agudo mediado por anticuerpos (v. Capítulo 15); inducida por los inmunosupresores (CNI e inhibidores mTOR); recurrencia de SHU (síndrome hemolítico urémico) atípico; MAT asociada a déficit de ADAMTS-13 o a la presencia de anticuerpos inhibidores, y la presencia de anticoagulante lúpico o anticardiolipina; infección por CMV y, con menos frecuencia, infección vírica sistémica por parvovirus B19 o virus de la gripe (influenza) A. También se ha descrito una mayor incidencia de MAT en un subgrupo de receptores de trasplante con coinfección simultánea por el virus de la hepatitis C y anticuerpos anticardiolipina positivos. El tratamiento debe ir dirigido a la causa subyacente. En los pacientes con MAT asociada a inmunosupresión, el belatacept es una opción terapéutica (v. Capítulo 6).

Recurrencia de enfermedad glomerular primaria. La recurrencia de enfermedad glomerular primaria se expone en el capítulo 11.

Causas posrenales de función retardada del injerto
El retraso de la función del injerto de causa posrenal se debe a obstrucción, y puede producirse en cualquier punto desde el sistema colector intrarrenal

hasta el drenaje de la sonda vesical. Este último caso suele deberse a la presencia de coágulos sanguíneos y suele poder tratarse mediante lavado de la sonda con solución salina. En las órdenes sobre los cuidados de enfermería se debe incluir de forma sistemática la irrigación de la sonda de Foley cuando sea necesario por coágulos o ausencia de flujo urinario. Otras causas de obstrucción aguda precoz son el reimplante técnicamente deficiente y el exudado ureteral. La fibrosis ureteral secundaria a isquemia o rechazo puede causar obstrucción intrínseca. La parte distal del uréter, próxima a la unión ureterovesical es particularmente vulnerable a la lesión isquémica debido a su localización distante con respecto a la arteria renal y, por tanto, a una irrigación comprometida. El acodamiento ureteral, el linfocele y el hematoma pélvico son posibles causas de compresión extrínseca en el postrasplante precoz. Aunque no es habitual, se ha descrito fibrosis ureteral asociada al poliomavirus BK en el contexto del trasplante renal.

En la tabla 10-4 se resumen posibles factores etiológicos de causas posrenales de DGF. En el capítulo 9 se exponen las causas quirúrgicas y urológicas de uropatía obstructiva.

Causas vasculares de función retardada del injerto renal

Estenosis de la arteria renal. La estenosis de la arteria renal (EAR) en el trasplante puede producirse ya durante la primera semana, aunque suele ser una complicación más tardía. La EAR puede amplificar el efecto de los efectos adversos de los CNI, la depleción de volumen y el uso de inhibidores de la enzima conversora de angiotensina (IECA) y bloqueantes del receptor de angiotensina (BRA). El deterioro agudo de la función del injerto o la hipotensión grave asociados al uso de IECA o BRA debe hacer sospechar una EAR. Otras manifestaciones clínicas pueden ser: hipertensión acelerada o refractaria, y edema periférico en ausencia de proteinuria. Esto último es un ejemplo clínico de la denominada hipertensión de Goldblatt de tipo II que se produce en modelos animales pinzando parcialmente la arteria renal cuando se extirpa el riñón contralateral (EAR de un solo riñón). Aunque es una técnica invasiva, la angiografía renal sigue siendo el método de referencia para establecer el diagnóstico de EAR. La ecografía Doppler en color tiene una gran sensibilidad, y puede servir como estudio de imagen no invasivo inicial para valorar los vasos del trasplante (v. Capítulo 14). En pacientes con enfermedad vascular difusa preexistente, hay que descartar la posibilidad de una estenosis de la arteria ilíaca proximal a la arteria renal trasplantada. Estas lesiones pueden limitar el flujo sanguíneo al riñón trasplantado, causando signos y síntomas similares a los de la EAR del trasplante, un fenómeno que se denomina pseudo-EAR. La lesión por pinzas vasculares en los vasos ilíacos proximal a la arteria renal trasplantada también puede causar EAR, y puede asociarse a claudicación del glúteo o la pierna ipsilateral.

Trombosis del injerto. La trombosis arterial o venosa se produce generalmente en los 2-3 primeros días del postoperatorio, pero puede aparecer hasta 2 meses después del trasplante. La trombosis que se produce poco después del trasplante suele deberse a complicaciones de la técnica quirúrgica, mientras que las de inicio más tardío se deben generalmente a rechazo agudo. En los pacientes con una buena función inicial del aloinjerto, la trombosis suele anunciarse por la aparición aguda de oliguria o anuria asociadas a deterioro de la función del aloinjerto. Clínicamente, el paciente puede presentar inflamación y dolor del injerto, o hematuria macroscópica. En pacientes con retraso de la función del injerto y una buena diuresis residual de los riñones nativos, pueden no existir signos ni síntomas manifiestos, y el diagnóstico se basa en la presunción clínica y en la realización de estudios de imagen.

El diagnóstico suele establecerse mediante ecografía Doppler o mediante gammagrafía isotópica. Los factores de riesgo de trombosis vascular son la afectación arterioesclerótica de los vasos del donante o el receptor, la lesión de la íntima de vasos del injerto, el riñón con múltiples arterias, el antecedente de trombosis recurrente, la trombocitosis, receptores más jóvenes o edad del donante, y la presencia de anticuerpo antifosfolipídico (anticuerpo anticardiolipina o anticoagulante lúpico). En algunos estudios se sugiere que los riñones de DCD son factores de riesgo de trombosis del injerto.

No existe acuerdo sobre el tratamiento óptimo de los receptores con un perfil de hipercoagulabilidad anómalo, como una alteración del índice de resistencia de proteína C activada o mutación de factor V Leiden, positividad de anticuerpos antifosfolipídicos, déficit de proteína C o proteína S, o déficit de antitrombina III. Sin embargo, salvo que esté contraindicado, se debe considerar la anticoagulación profiláctica perioperatoria o postoperatoria, sobre todo en pacientes con antecedentes de episodios trombóticos recurrentes. Probablemente deba evitarse el trasplante de riñones pediátricos en bloque a un receptor adulto con antecedente de trombosis.

Hemorragia postoperatoria. Cualquier combinación de la tríada de hipotensión, caída brusca de los niveles de hemoglobina/hematocrito y dolor debe hacer pensar en una hemorragia postoperatoria importante. El drenaje perirrenal puede llenarse de sangre, y puede existir un hematoma visible o palpable. Si el hematoma está contenido (confinado), la acumulación de presión será, generalmente, suficiente para detener un sangrado adicional. Sin embargo, si el hematoma parece ejercer presión sobre el uréter o los vasos circundantes, es necesaria la evacuación quirúrgica para evitar la necrosis ureteral o vascular. La hemorragia persistente que no responde a la reposición con sangre suele necesitar una exploración quirúrgica. La hemorragia retroperitoneal puede ser origen de una pérdida importante de sangre y puede asociarse a dolor importante. En pacientes con coronariopatía y en receptores diabéticos y de edad avanzada, es aconsejable mantener una cifra de hemoglobina por encima de 10 g/dl.

TRATAMIENTO MÉDICO EN LA PRIMERA SEMANA

Hipertensión e hipotensión

Muchos pacientes están hipertensos tras la cirugía, y esa situación puede resolverse espontáneamente o con un control adecuado del dolor. Aunque la hipertensión grave persistente requiere tratamiento, la disminución enérgica de la presión arterial puede aumentar el riesgo de NTA y de DGF. En el cuadro agudo, es aceptable una presión sistólica < 180 mm Hg porque el flujo sanguíneo al órgano recién trasplantado depende de una presión arterial sistémica media adecuada. Puede usarse labetalol o hidralazina, o si el paciente puede tomar fármacos por vía oral, la clonidina o el nifedipino pueden reducir eficazmente la presión arterial. Sin embargo, hay que señalar que se carece de datos concluyentes que indiquen que una clase de antihipertensor es superior a otra en el contexto del trasplante, y el tratamiento debe individualizarse. Los bloqueantes β suelen usarse en el período perioperatorio porque han demostrado reducir los eventos cardiovasculares en candidatos de alto riesgo. Los diuréticos se usan en pacientes no oligúricos con expansión de volumen. Los IECA y los BRA pueden provocar cambios agudos en la función renal, así como hiperpotasemia, por lo que se deben evitar hasta que se estabilice la función del injerto. Los antagonistas del calcio no dihidropiridínicos como el diltiazem pueden permitir la reducción de la dosis de CNI. El uso simultáneo de un bloqueante β y un antagonista del calcio no dihidropiridínico puede, en ocasiones, causar bradicardia sintomática, y no debe ignorarse la posibilidad de que se produzcan estas interacciones farmacológicas. En el capítulo 11 se expone el tratamiento prolongado de la hipertensión postrasplante.

Aunque la mayoría de los pacientes en diálisis son hipertensos, algunos tienden a la hipotensión y su tratamiento en diálisis resulta difícil. Si estos pacientes se convierten en candidatos a trasplante (v. Capítulo 8), su tratamiento perioperatorio es complicado. Es esencial mantener una perfusión adecuada del riñón recién trasplantado, y la presión sistólica se debe mantener por encima de 100 mm Hg y la presión arterial media por encima de 70 mm Hg con la ayuda de reposición de líquido abundante, transfusión de sangre, uso de fármacos vasoactivos tanto orales (midodrina) como intravenosos, y fludrocortisona. Los pacientes están mejor atendidos con una monitorización en un entorno de UCI, y una vía arterial puede facilitar la medición exacta de la presión arterial.

Hiperglucemia

Los receptores de trasplante que ya son diabéticos o los que desarrollan hiperglucemia postrasplante pueden requerir una estancia hospitalaria más prolongada para el control glucémico. En el postoperatorio inmediato, la hiperglucemia se debe controlar con una infusión intravenosa de insulina. En los pacientes con riesgo de presentar NODAT y en quienes tienen diabetes de tipo II y no reciben insulina, hay que considerar el uso de inmunosupresión basada en ciclosporina porque es menos diabetógena que el tacrolimus (v. Capítulo 6). Además, la exposición a corticoides se debe minimizar, con una posible interrupción de la prednisona en los primeros días en los pacientes considerados de escaso riesgo inmunológico. En el capítulo 6 se exponen los efectos diabetógenos de varios inmunosupresores. Una vez que los pacientes ya toleran la ingesta oral, hay que pasar de insulina intravenosa a una pauta subcutánea. Los pacientes que estaban con una bomba de insulina antes del trasplante pueden reanudar su tratamiento con ella, aunque se les debe informar de que su nueva necesidad de insulina será mayor, sobre todo en la primera semana debido a la alta dosis de corticoides. Los pacientes en los que aparece hiperglucemia tras el trasplante deben iniciar una pauta gradual de insulina de acción rápida si se prevé que la hiperglucemia mejorará al reducir la dosis de corticoides. En los pacientes diabéticos con una pauta que incluye una insulina basal de acción prolongada y una insulina preprandial de acción corta, se debe usar una escala de corrección con insulina de acción rápida. Durante la primera semana tras el trasplante, todos los pacientes hiperglucémicos, incluidos los que ya eran diabéticos, deben recibir instrucciones por parte de un especialista y educador en esta enfermedad, insistiendo en los efectos de la inmunosupresión, del hecho de saltarse comidas y del ejercicio sobre el uso de la insulina. Dependiendo del criterio del médico de trasplante, se solicitará una consulta con endocrinología. Una formación adecuada sobre la diabetes y una planificación en el momento del alta pueden reducir las tasas de reingreso hospitalario relacionadas con hiperglucemia.

Incisión quirúrgica, drenajes y catéteres

El perfeccionamiento de las técnicas quirúrgicas y la profilaxis antibiótica han logrado que las infecciones de la herida quirúrgica y la dehiscencia de la incisión sean problemas poco frecuentes. Los receptores de trasplante obesos tienen un mayor riesgo y se deben evaluar con frecuencia. El sirolimus puede retrasar la cicatrización de las heridas y aumentar la incidencia de formación de linfoceles, por lo que se debe evitar su uso al principio del postoperatorio. La sonda vesical suele retirarse el día 3 o 4 del postoperatorio, y el drenaje perirrenal, si se ha dejado, suele retirarse a continuación salvo que siga drenando más de 100 ml/día. No es algo infrecuente que en los primeros días drene un líquido serosanguinolento a través de la incisión. Sin embargo, un drenaje en aumento a través de la herida, sobre todo si se asocia a un aumento del dolor sobre el injerto y a una disminución de la diuresis, debe hacer sospechar que existe una fuga urinaria. Se debe enviar muestra del líquido drenado para una determinación de la creatinina. Si existe una fuga de orina, la concentración de creatinina en el líquido estará significativamente elevada en comparación con la concentración plasmática. El diagnóstico se confirma mediante una cistografía miccional, una gammagrafía o una urografía anterógrada. En el capítulo 9 se explica el tratamiento de las fugas urinarias.

Las grapas o suturas quirúrgicas suelen retirarse 2 semanas después de la intervención. Si se colocó un catéter en doble J en el uréter en el momento del trasplante, hay que advertir a los pacientes de su presencia y programar la retirada mediante cistoscopia 3 a 4 semanas después del trasplante.

EL DÍA DEL ALTA

Es obligatorio que todos los pacientes (junto con los familiares o cuidadores) acudan a la sesión de formación de pacientes que imparten los coordinadores de trasplantes antes de dar el alta. Se debe insistir en la necesidad de las visitas ambulatorias frecuentes durante los 3 primeros meses tras el trasplante. Los pacientes deben recibir instrucciones claras, listas de medicamentos fáciles de entender y un registro para anotar las constantes vitales y, si es pertinente, mediciones de glucosa junto con dosis de insulina y producción del drenaje perirrenal. Se les debe enseñar a reconocer los signos y síntomas de infección, de rechazo del injerto, y de posibles efectos adversos de los inmunosupresores y de las interacciones farmacológicas. Las mujeres en edad fértil pueden recuperar pronto la fertilidad tras un trasplante eficaz, y deben ser asesoradas sobre anticoncepción y teratogenia inducida por fármacos. Si es posible, los pacientes serán atendidos antes del alta por un especialista en farmacia de trasplante. También hay que animar a los pacientes a iniciar una actividad física o un programa de ejercicio de forma regular. Además, se debe proporcionar formación nutricional a todos los pacientes, independientemente de su situación con respecto a la diabetes. El equipo de trasplante debe entender esta nueva y pesada carga de los pacientes, y proporcionarles apoyo psicosocial si es necesario (v. Capítulo 21). Aunque no es habitual, los pacientes pueden mostrar cambios en su estado mental en el postrasplante precoz, que justifica una intervención psiquiátrica (v. Capítulo 18).

DESDE EL ALTA AL FINAL DE LOS 3 PRIMEROS MESES

El primer mes tras el trasplante supone la transición de los cuidados con el paciente ingresado en el hospital a los cuidados ambulatorios. Los pacientes con una función inmediata del injerto suelen recibir el alta hospitalaria el tercer o cuarto día del postoperatorio, mientras que los que presentan una función lenta del injerto suelen recibirla 1-2 días después. Los pacientes con DGF y NTA documentada mediante biopsia suelen poder recibir el alta entre los días 8 y 10 del postoperatorio, tras organizarse la diálisis ambulatoria. La frecuencia de las consultas clínicas puede variar según los centros. Sin embargo, los pacientes deben acudir dos veces a la semana durante las 4 primeras semanas, una vez a la semana durante el siguiente mes y cada dos semanas transcurridos los 2 primeros meses (o con más frecuencia, según la opinión de los médicos y dependiendo de la complejidad de su evolución postoperatoria). La evaluación analítica durante los 2-3 primeros meses debe incluir un panel metabólico completo, un hemograma completo con recuento de plaquetas, un análisis de orina y la determinación de los niveles de inmunosupresores. En la visita, se deben revisar las notas registradas por el paciente y ajustarse la medicación. La exploración física debe centrarse en la presencia de edemas y en el aspecto de la herida quirúrgica. Hay que insistir en la importancia del cumplimiento de las indicaciones médicas, de la nutrición adecuada y de la actividad física. La mayoría de los pacientes con una función estable del injerto y un postoperatorio sin problemas puede retomar su trabajo o sus actividades diarias habituales 2 a 3 meses después del trasplante. A los 3 meses del trasplante, estos pacientes son derivados de nuevo a sus nefrólogos originales. En cada visita clínica, se deben evaluar de nuevo los pacientes con DGF que necesitan soporte con diálisis. Un retraso prolongado de la función del injerto justifica realizar biopsias de control para descartar un rechazo agudo encubierto.

Insuficiencia renal aguda

Un aumento del 10 % al 20 % por encima del nivel basal de la cifra de creatinina sérica con frecuencia representa una variabilidad de laboratorio, y puede comprobarse de nuevo 48-72 h, según lo considere el médico. Sin embargo, ante un mayor aumento del valor de la creatinina se debe realizar una evaluación adicional, sobre todo en pacientes con riesgo inmunológico elevado. La insuficiencia renal aguda prerrenal suele ser evidente mediante una anamnesis y una exploración física, que debe incluir el registro seriado del peso corporal y el cambio postural de la presión arterial. En la época de la inmunosupresión potente, la fiebre y el dolor sobre el injerto suelen faltar durante los episodios de rechazo agudo del aloinjerto. Para establecer un diagnóstico preciso se necesita la biopsia de éste. Se deben revisar todos los fármacos para descartar cualquier nefrotoxicidad inducida por ellos. Un aumento de la creatinina sérica asociado a unas concentraciones considerablemente elevadas de CNI pueden tratarse mediante una reducción de la dosis y observando la respuesta. Los efectos adversos agudos de los CNI mejoran típicamente en 24-48 h tras el ajuste de la dosis. Por tanto, una creatinina sérica persistentemente elevada justifica una evaluación adicional. Por el contrario, la insuficiencia renal aguda del aloinjerto con concentraciones persistentemente bajas de CNI o en receptores de trasplante con un riesgo inmunológico elevado (p. ej., panel de anticuerpos reactivos elevado antes del trasplante, retrasplante de aloinjerto y antígenos específicos para donante [DSA] previos al trasplante) aumenta la posibilidad de rechazo agudo, y requiere una intervención diagnóstica y terapéutica más agresiva. Será adecuado realizar una evaluación inicial con ecografía Doppler para descartar complicaciones vasculares así como la presencia de hidronefrosis o de acumulación de líquido perirrenal (debido a linfocele, hematoma o fuga urinaria). Si permanecen los drenajes perirrenales o si el drenaje a través de la incisión es abundante, se debe enviar urgentemente el líquido para medir la creatinina. Una concentración elevada de la creatinina en el líquido, mayor de 1,5 veces la concentración plasmática, sugiere una fuga urinaria, y se deben adoptar las medidas adecuadas. En el capítulo 9 se exponen las técnicas de imagen diagnósticas, y las complicaciones quirúrgicas y urológicas. Una vez que se han descartado las causas vasculares y urológicas de la alteración funcional del injerto, se puede realizar una biopsia diagnóstica del aloinjerto. En los pacientes con riesgo elevado de sufrir complicaciones (los que están anticoagulados o aquellos en quienes la biopsia del aloinjerto puede resultar difícil debido a la presencia de obesidad o de asas intestinales superpuestas), puede que sea adecuado administrar pulsos de corticoides sin confirmación mediante biopsia, sobre todo cuando existe una sospecha clínica elevada de rechazo agudo. En la tabla 10-4 se muestran los posibles factores etiológicos de lesión renal aguda en el postrasplante precoz. La lesión renal aguda en este período puede predecir la alteración de la función al cabo de un año postrasplante.

Concentraciones de ciclosporina y tacrolimus

El control farmacológico terapéutico de los CNI es una parte fundamental del tratamiento del paciente debido a la variabilidad, entre los pacientes y en un mismo paciente, de la farmacocinética y la farmacodinámica. En el capítulo 6 se exponen las directrices para la monitorización de los fármacos. Existe una superposición importante entre el rango terapéutico y la toxicidad (o efectos adversos) de los CNI. Se puede producir rechazo agudo en pacientes con concentraciones elevadas de CNI, y se pueden observar efectos adversos con concentraciones de CNI aparentemente bajas. Por el contrario, niveles bajos de CNI en el primer año postrasplante se pueden asociar a un posterior rechazo agudo. Los efectos adversos agudos de los CNI se deben a la intensa vasoconstricción arteriolar aferente y a la reducción de la presión capilar glomerular (v. Fig. 6-2). Suelen estar relacionados con la dosis y ser reversibles en 48 h tras el ajuste de ésta. La creatinina sérica persistentemente elevada sin una causa aparente justifica la realización de una biopsia diagnóstica para descartar otras causas de lesión renal aguda, como MAT, rechazo agudo mediado por anticuerpos, nefropatía por BK, pielonefritis o enfermedad glomerular primaria recurrente, particularmente glomeruloesclerosis segmentaria focal o enfermedad anti membrana basal glomerular en pacientes con síndrome de Alport (v. Capítulo 11).

Infección por virus BK

En los receptores de trasplante renal, la infección por virus BK se asocia a diversos síndromes clínicos, entre ellos: viruria asintomática con o sin viremia, estenosis y obstrucción ureteral, nefropatía por BK y nefritis intersticial. La nefritis por virus BK es una causa importante de lesión del aloinjerto (tanto aguda como crónica), y puede producirse desde la primera semana hasta varios años después del trasplante. La prevención, el reconocimiento y el tratamiento de la infección por virus BK se exponen en el capítulo 12, y sus características anatomopatológicas en el capítulo 15. El cribado de la viremia por virus BK, una vez al mes durante los primeros 3-6 meses tras el trasplante y, a continuación, cada 3 meses hasta completar 12 meses, permite la detección precoz de la mayor parte de los casos de replicación del virus BK en receptores de trasplante renal.

Fiebre

Es frecuente observar una febrícula aislada. La fiebre alta persistente se debe evaluar para descartar un proceso infeccioso subyacente, cuyos posibles orígenes son la orina, los pulmones y la zona de la incisión quirúrgica. La infección vírica más frecuente, por CMV, puede manifestarse con fiebre con o sin síntomas gastrointestinales, cansancio sin causa aparente, leucopenia, trombocitopenia, o diversos signos y síntomas relacionados con el órgano específico afectado. Hay que examinar exhaustivamente a todos los pacientes febriles, prestando una atención especial a la incisión. Cuando esté indicado por el cuadro clínico, se deben realizar radiografías de tórax y urocultivos. No hay que olvidar posibles orígenes infecciosos como la vía de acceso de diálisis arteriovenosa, los senos, la higiene dental o el perineo. Si sigue colocado el catéter peritoneal o de hemodiálisis, se deben enviar muestras de líquido peritoneal o de sangre para cultivos. En el capítulo 12 se expone el diagnóstico y el tratamiento de la infección por CMV y otras complicaciones infecciosas postrasplante.

Dolor sobre el injerto

En el postoperatorio precoz, la zona de la incisión quirúrgica puede estar sensible, pero el dolor suele resolverse en 1-2 semanas, salvo que exista hematoma o infección. La presencia de fiebre, dolor sobre el injerto y piuria sugiere una pielonefritis. En la era de los CNI, no suele observarse fiebre ni dolor sobre el injerto durante los episodios de rechazo agudo. La hipersensibilidad persistente del injerto (con o sin aumento de tamaño de éste) y la elevación de la creatinina obligan a realizar una evaluación exhaustiva para descartar la presencia de infección, obstrucción, hemorragia o rechazo agudo. El estudio diagnóstico debe incluir una ecografía del aloinjerto, para descartar una causa estructural, y cultivo de orina, para descartar una pielonefritis. Si existe lesión renal aguda y dolor sobre el injerto, se debe realizar una biopsia de éste. Las infecciones víricas y los efectos adversos (toxicidad) de los CNI no se asocian a aumento de tamaño ni a hipersensibilidad del injerto.

ALTERACIONES ANALÍTICAS FRECUENTES EN EL POSTRASPLANTE PRECOZ

Análisis de orina

Un análisis de orina debe formar parte de cada visita clínica. En el postrasplante precoz, la piuria y la microhematuria son hallazgos analíticos frecuentes. La piuria suele indicar infección bacteriana; sin embargo, no es inusual la presencia de una piuria estéril, que puede deberse a la presencia de un catéter en doble J permanente, a contaminación por secreciones vaginales, a infecciones del tracto urinario tratadas y, aunque no es habitual, la piuria también se ha observado asociada a rechazo.

Si es persistente, también deben descartarse otras causas de piuria estéril, como la tuberculosa o la fúngica. La microhematuria o la hematuria macroscópica transitoria suele deberse a la presencia de un catéter ureteral permanente o a una hemorragia leve continua en la anastomosis ureteral o a partir de coágulos sanguíneos que se han disuelto lentamente en la vejiga. Hay que advertir a los pacientes que su orina puede aclararse y luego aparecer teñida de sangre a medida que los coágulos se disuelven. La hematuria suele resolverse tras la extracción del catéter, si bien pueden persistir niveles bajos de hematuria microscópica en algunos pacientes. Los riñones nativos (originales) deben considerarse un origen. Cuando en la orina existe sangrado, también existen, invariablemente, proteínas. La proteinuria desde los riñones nativos suele resolverse durante el primer mes postrasplante. La proteinuria persistente o creciente suele indicar patología del injerto. La glomeruloesclerosis segmentaria focal primaria puede reaparecer poco después del trasplante, y se debe controlar rigurosamente el índice proteínas-creatinina en la orina para monitorizar la recurrencia de la enfermedad. En los pacientes con proteinuria significativa o en aumento se debe realizar una biopsia del aloinjerto.

Hiperpotasemia

Cuando se administra un CNI en una dosis relativamente alta, con frecuencia se observa hiperpotasemia en el período precoz postrasplante, que se asocia a menudo a acidosis hiperclorémica leve, una presentación clínica que recuerda a la acidosis tubular renal de tipo 4. Se han sugerido mecanismos para la hiperpotasemia inducida por CNI, como el hiperaldosteronismo hiporreninémico, la resistencia a la aldosterona y la inhibición de la Na^+K^+-ATPasa del conducto colector cortical o de los canales secretores de potasio. En los pacientes tratados con un CNI, suele observarse una concentración de potasio entre 5,2 y 5,5 mmol/l. Ante concentraciones más elevadas de potasio, se debe evitar el uso de fármacos que pueden exacerbar la hiperpotasemia, entre ellos: IECA, BRA, diuréticos ahorradores de potasio, bloqueantes β y suplementos de fosfato que contengan potasio. Aunque la trimetoprima, tanto en dosis habituales como en dosis elevadas, puede causar hiperpotasemia a través de un efecto tipo amilorida, el uso habitual de profilaxis con dosis bajas de trimetoprima-sulfametoxazol casi nunca es la causa de una hiperpotasemia refractaria (resistente) en los receptores de trasplante renal. Para tratar la hiperpotasemia, puede usarse sulfonato de poliestireno sódico (kayexalato) oral (pero no rectal), furosemida o fludrocortisona. Esta última puede causar retención de líquidos y empeorar el control de la presión arterial, por lo que no se debe usar en exceso. La presencia simultánea de una acidosis metabólica puede exacerbar la hiperpotasemia, que puede corregirse con reposición de bicarbonato. Hay que asesorar a todos los pacientes sobre las fuentes de potasio en la dieta.

La hipopotasemia se observa con menos frecuencia que la hiperpotasemia. Sus posibles factores etiológicos son: uso de diuréticos, restricción excesiva de potasio en la dieta, hipomagnesemia y uso de inhibidores de mTOR.

Hormona paratiroidea, calcio, fosfato y magnesio

En la mayoría de los pacientes se produce un cierto grado de hiperparatiroidismo secundario tras el trasplante, que tiende a ser más pronunciado y persistente en aquellos que han permanecido en diálisis durante períodos prolongados antes del trasplante. Unos niveles elevados de PTH postrasplante pueden acompañarse de un aumento del calcio sérico y una disminución del fosfato sérico.

La hipercalcemia debida a hiperparatiroidismo es frecuente tras el trasplante, y alcanza típicamente un máximo (pico) en la semana 8. La presencia simultánea de hipofosfatemia grave, sobre todo en pacientes con una función excelente del injerto, puede exacerbar la hipercalcemia mediante estimulación de la 1α-hidroxilasa del túbulo proximal renal. La hipercalcemia leve inducida por un hiperparatiroidismo persistente puede controlarse mediante suplementos de fosfato. En los pacientes con hiperparatiroidismo hipercalcémico grave, el tratamiento con cinacalcet, un calcimimético, puede reducir el calcio sérico y los niveles de PTH, y mejorar la hipofosfatemia. La hipercalcemia grave persistente asociada a hiperparatiroidismo justifica los estudios adicionales. Se debe considerar la paratiroidectomía en pacientes con hiperparatiroidismo terciario, hipercalcemia grave persistente (> 11,5 a 12 mg/dl) durante más de 6 a 12 meses, o en quienes presentan hipercalcemia sintomática o progresiva (nefrolitiasis, osteopatía metabólica persistente, disfunción del aloinjerto relacionada con el calcio, calcificación vascular progresiva o calcifilaxis).

En las primeras semanas tras el trasplante es frecuente que exista hipofosfatemia, cuya etiología puede ser multifactorial. La hipercalcemia simultánea sugiere un hiperparatiroidismo postrasplante. Poco después del trasplante, la hipofosfatemia se ha atribuido a una diuresis inicial masiva en pacientes con una buena función del aloinjerto, a una reabsorción renal deficiente de fosfato debido a lesión isquémica, a glucosuria (debida a diuresis osmótica inducida por hiperglucemia), a depleción de magnesio y al uso de corticoides (por inhibición de la reabsorción tubular proximal de fosfato). El factor de crecimiento fibroblástico 23 (FGF23) con un déficit acompañante de 1,25-dihidroxivitamina D puede desempeñar un papel coadyuvante importante en el desarrollo de una hipopotasemia postrasplante independiente del nivel de PTH. Los niveles de FGF23 descienden rápidamente tras el trasplante. El suplemento de fosfato suele administrarse en forma de fosfato potásico, y la presencia de hiperpotasemia puede limitar su uso. Con frecuencia, los pacientes están habituados a una dieta pobre en fosfato, y se les debe animar a introducir alimentos ricos en éste. Los productos lácteos son una de estas fuentes (v. Capítulo 20). Hay que evitar los quelantes de fosfato que contienen calcio, y si se prescriben suplementos de calcio, deben separarse de las comidas al menos 2 h.

Los CNI y el sirolimus pueden causar hipomagnesemia al inducir la pérdida urinaria de magnesio. En los 3 primeros meses tras el trasplante, es habitual detectar un nivel de magnesio inferior a 1,5 mg/dl. El aporte de magnesio en la dieta suele ser insuficiente, y puede requerirse un suplemento oral en dosis elevadas (400-800 mg de óxido de magnesio tres veces al día). Se debe considerar la administración de magnesio intravenoso en pacientes con hipomagnesemia grave (< 1 mg/dl), sobre todo en aquellos con antecedentes de coronariopatía o arritmias cardíacas. El suplemento de magnesio puede ser ineficaz debido a pérdidas urinarias persistentes.

Alteraciones hematológicas
Anemia

En el postrasplante inmediato, una expansión de volumen perioperatoria enérgica puede provocar una anemia por dilución (dilucional). La anemia grave o que no responde al tratamiento (sobre todo en pacientes con un descenso rápido de los valores de la hemoglobina y el hematocrito) obliga a realizar una evaluación agresiva para descartar la posibilidad de hemorragia quirúrgica postoperatoria o hemorragia digestiva. Las transfusiones sanguíneas se considerarán según el criterio de los médicos.

La anemia leve es frecuente en el postrasplante precoz cuando se interrumpe típicamente la eritropoyetina, pero suele mejorar en varias semanas o meses. Es aconsejable valorar los depósitos de hierro basales en el momento del trasplante, ya que en las personas en diálisis no es inusual la ferropenia. Una ferropenia intensa se debe tratar con hierro intravenoso según la tolerancia. En los pacientes sin ferropenia el tratamiento con eritropoyetina es eficaz para corregir la anemia en la mayoría de los casos, aunque no es eficaz en el postoperatorio inmediato. Otros posibles factores etiológicos de la anemia postrasplante son la alteración de la función del injerto, los episodios de rechazo agudo, una infección reciente y algunos fármacos (como IECA y BRA, sirolimus, everolimus, azatioprina y micofenolato mofetilo [MMF]). La infección por parvovirus B19 puede causar anemia refractaria, y se debe descartar. Aunque no es habitual, también se debe considerar la hemólisis inducida por fármacos como la dapsona. Antes de iniciar tratamiento con dapsona, se debe comprobar el nivel de glucosa-6-fosfato-deshidrogenasa (G6PD).

Leucopenia y trombocitopenia

La leucopenia y la trombocitopenia se relacionan con mayor frecuencia con efectos adversos de fármacos como: anticuerpos antilinfocitos, ácido micofenólico, sirolimus, everolimus, azatioprina, ganciclovir o valganciclovir, aciclovir y trimetoprima-sulfametoxazol, entre otros. Los fármacos antiproliferativos sirolimus, azatioprina y MMF pueden causar anemia, pancitopenia, o trombocitopenia o neutropenia aislada. Esta última es más habitual en pacientes tratados con protocolos sin prednisona. La retirada o la reducción de la dosis del fármaco causante suele corregir estas alteraciones hematológicas. Se debe considerar el tratamiento con factores estimulantes de granulocitos por vía subcutánea en pacientes con neutropenia grave, sobre todo cuando el recuento absoluto de neutrófilos es inferior a $500 \times 10\,E3/\mu l$. Entre las posibles causas infecciosas de neutropenia o trombocitopenia, o ambas, se encuentran las infecciones por CMV y parvovirus B19. La MAT inducida por CNI puede causar anemia, trombocitopenia y lesión renal aguda sin signos ni síntomas sistémicos de anemia hemolítica.

Eritrocitosis

En los 2 primeros años tras el trasplante puede desarrollarse eritrocitosis postrasplante (EPT), que afecta generalmente a los pacientes con una buena función del aloinjerto. La incidencia de EPT parece haber disminuido a menos del 10 % coincidiendo con el uso más frecuente de IECA y BRA (v. Capítulo 11). Entre los factores de riesgo de EPT se encuentran la presencia de riñones nativos (propios), el género masculino, una función excelente del injerto, la ausencia de episodios de rechazo, una hemoglobina basal alta antes del trasplante y poliquistosis renal como la causa de la nefropatía terminal. Aunque el sistema renina-angiotensina no ha demostrado de un modo uniforme ser un factor de riesgo de EPT, se deben considerar los estudios de imagen para evaluar las arterias renales e ilíacas en los pacientes con EPT que no responde al tratamiento (refractaria). Además, hay que descartar las posibilidades de un carcinoma de células renales en el riñón nativo y trasplantado. Generalmente se recomienda tratamiento cuando el nivel de hemoglobina supera los 17-18 g/dl o el nivel de hematocrito es superior al 51-52 % debido al riesgo asociado de complicaciones tromboembólicas, hipertensión y cefaleas. Si no existe hiperpotasemia basal, el tratamiento con IECA y BRA suele ser suficiente, aunque en ocasiones se puede necesitar la flebotomía.

Pruebas bioquímicas hepáticas anómalas

Al principio del postoperatorio es frecuente una elevación de las enzimas hepáticas como las transaminasas («transaminitis»), que suele deberse a efectos adversos relacionados con fármacos. La ciclosporina y, con menos frecuencia, el tacrolimus pueden causar elevaciones transitorias, autolimitadas y dependientes de la dosis, de los valores de las transaminasas y una ligera hiperbilirrubinemia debido a una secreción deficiente de bilis. Generalmente, la elevación de las enzimas hepáticas causada por efectos adversos de fármacos mejora o se resuelve tras la interrupción o la reducción de la dosis del fármaco. Una elevación persistente o intensa de las enzimas hepáticas obliga a una evaluación adicional para descartar causas infecciosas, como CMV, hepatitis B y hepatitis C. En la figura 10-2 se sugiere un algoritmo para el tratamiento de la elevación de las enzimas hepáticas.

DERIVACIÓN A LA ASISTENCIA AMBULATORIA

En Estados Unidos, los pacientes se derivan de nuevo con frecuencia a sus nefrólogos 3 meses después del trasplante. Esta transición en la asistencia implica una clara comunicación entre los médicos de trasplante y los nefrólogos ambulatorios. Hay que transferir en el tiempo adecuado los informes médicos sobre la evolución postrasplante del paciente. Se deben comentar todos los temas de especial problemática o preocupación. En la época actual, la transferencia informática de los registros médicos facilita la transición y el traspaso de la atención de los pacientes. En esta etapa, los pacientes deben ser atendidos por su médico de atención primaria una vez al mes. Se recomiendan visitas de control en el centro de trasplante cada 3 meses durante el primer año, y anualmente a partir de ese momento. Sin embargo, los pacientes deben regresar al centro de trasplante para poder valorar cualquier cambio significativo de la función renal o cualquier nueva comorbilidad. Si se requiere una biopsia del aloinjerto, es preferible que se realice en el centro de trasplante, debido a la proximidad del especialista anatomopatólogo y el amplio abanico de opciones terapéuticas. Los médicos extrahospitalarios varían con respecto a su grado de comodidad en cuanto a asumir los cuidados de un receptor de trasplante renal. Algunos centros de trasplante mantienen el control de la dosis de inmunosupresión durante la vida del aloinjerto. Sin embargo, hay que contactar con los médicos extrahospitalarios (ambulatorios) para comentar cualquier cambio que se realice, y tanto los pacientes como sus médicos de atención primaria deben conocer y estar alerta ante cualquier posible interacción farmacológica. Los pacientes deben poder acceder siempre a su centro de trasplante «madre» cuando lo necesiten.

Lecturas seleccionadas

Cavaillé-Coll M, Bala S, Velidedeoglu E, et al. Summary of FDA workshop on ischemia reperfusion injury in kidney transplantation. Am J Transplant 2013;13:1134–1148.

Gaynor JJ, Cianco G, Guerra G, et al. Lower tacrolimus trough levels are associated with subsequently higher acute rejection risk during the first 12 months after kidney transplantation. Transplant Int 2016;29:216–226.

Gill J, Dong J, Rose, et al. The risk of allograft failure and the survival benefit of kidney transplantation are complicated by delayed graft function. Kidney Int 2016;89(6):1331–1336.

Hamed MO, Chen Y, Pasea L, et al. Early graft loss after kidney transplantation: risk factors and consequences. Am J Transplant 2015;17(4):362–367.

Kiberd BA. Posttransplant erythrocytosis: a disappearing phenomenon? Clin Transplant 2009;23(6):800–806.

Noris M, Remuzzi G. Thrombotic microangiopathy after kidney transplantation. Am J Transplant 2010;10(7):517–523.

Panek R, Tennankore KK, Kiberd BA. Incidence, etiology, and significance of acute kidney injury in the early post kidney transplant period. Clin Transplant 2016;30:66–70.

Pham PT, Danovitch GM, Pham PC. Medical management of the kidney transplant recipient: infections, malignant neoplasms, and gastrointestinal disorders. In: Johnson RJ, Feehally J, Floege J. Comprehensive Clinical Nephrology. 5th ed. Philadelphia, PA: Elsevier Saunders; 2015:1188–1201.

Schold J, Elfadawy N, Buccini L, et al. Emergency department visits after kidney transplantation. Clin J Am Soc Nephrol 2016;11:674–683.

Schroppel B, Legendre C. Delayed kidney graft function: from mechanism to translation. Kidney Int 2014;86:251–258.

Wolf M, Weir MR, Kopyt N, et al. A prospective cohort study of mineral metabolism after kidney transplantation. Transplantation 2016;100:184–193.

Wu WK, Famure O, Li Y, et al. Delayed graft function and the risk of acute rejection in the modern era of kidney transplantation. Kidney Int 2015;88:851–858.

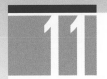

Después del trasplante: tratamiento y complicaciones a largo plazo

Edmund Huang y Bertram L. Kasiske

En el capítulo anterior, se describían los cuidados del paciente durante los 3 primeros meses tras el trasplante. Al final de ese período, cuando los pacientes inician el período de tratamiento a largo plazo, el riesgo de complicaciones quirúrgicas, rechazo agudo e infecciones importantes está disminuyendo, aunque estos temas siguen siendo un problema durante el resto del primer año y, en menor medida, durante la vida del trasplante. Al final del tercer mes, la mayoría de los pacientes han visto reducidas sus dosis de inmunosupresores hasta niveles que continuarán durante muchos años, y el tratamiento de su hipertensión, diabetes mellitus, hiperlipidemia y otros problemas médicos deben mantener un control estable. Hoy en día, menos pacientes pierden sus injertos en el primer año y la mayor parte de los centros comunican una tasa de supervivencia al cabo de 1 año de casi el 95 %. Se ha observado un aumento gradual en el tiempo que tarda el 50 % de los injertos en fallar (la vida media o semivida del injerto) y, debido a los miles de trasplantes realizados, son muchos los pacientes cuyos injertos se han mantenido durante más de 10 años, y de hecho durante más de 20 años. Se ha calculado que la vida media de los trasplantes de donante vivo compatible para dos haplotipos es de más de 20 años, y que la de los injertos de donante cadáver es de más de 11 años. Muchos de los factores que afectan a la longevidad del injerto están determinados por las características del injerto en sí y por la evolución inicial tras el trasplante. Una causa importante de pérdida del injerto es la muerte del paciente (Fig. 11-1), sobre todo por enfermedad cardiovascular (ECV, v. Estrategia 5, más adelante). Por tanto, para promover la longevidad del injerto, el tratamiento intensivo de las complicaciones médicas que sufren los pacientes de trasplante, sobre todo las que aumentan el riesgo de ECV, son tan importantes como la modificación de la inmunosupresión a largo plazo.

Actualmente, se conoce más la función del rechazo crónico mediado por anticuerpos (RMA) sobre la pérdida del injerto, y se cree que factores dependientes de aloantígenos son mediadores importantes en el fracaso del injerto en muchos más casos de los que se reconocían anteriormente. Este nuevo paradigma cuestiona estrategias antiguas de minimización de la inmunosupresión en el período postrasplante tardío, que ha evolucionado actualmente a una estrategia más actual de individualización de la inmunosupresión mediante el uso de monitorización inmunitaria y estratificación del riesgo inmunológico.

Este capítulo se divide en dos secciones. En la Parte I se describe el tratamiento de las complicaciones médicas. y se consideran estrategias para mejorar la evolución del injerto y del paciente. En la Parte II se describen los factores que se considera que causan lesión crónica del injerto y estrategias para reducir la tasa de pérdida de la función renal. Esta parte también describe otras causas de pérdida tardía del injerto además de la muerte tras el trasplante. El tratamiento inmunosupresor prolongado y el

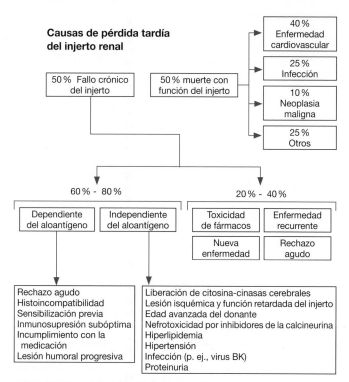

FIGURA 11-1. Causas de pérdida tardía del injerto renal

tratamiento inmunosupresor del fracaso crónico del aloinjerto se exponen en la Parte V del capítulo 6; la enfermedad infecciosa postrasplante se explica en el capítulo 12; la hepatopatía postrasplante se expone en el capítulo 13 y la falta de cumplimiento con la medicación se explica en el capítulo 21. Se remite también a los lectores a la guía de práctica clínica KDIGO (Kidney Disease Improving Global Outcomes) para los cuidados de los receptores de trasplante renal (http://kdigo.org/home/guidelines/care-of-the-kidney-transplant-recipient).

Parte I: Tratamiento de las complicaciones médicas postrasplante

Los receptores de trasplante renal deben considerarse un subgrupo de pacientes con nefropatía crónica. Una minoría de estos pacientes tiene una tasa de filtración glomerular (TFG) normal. Aunque existen factores concretos para los receptores de trasplantes que pueden aumentar el riesgo de sufrir determinadas enfermedades y sus complicaciones, en general, las directrices para el tratamiento de los pacientes con nefropatía crónica y las recomendadas para la población general pueden aplicarse al tratamiento de estos pacientes. Un abordaje intensivo continuo y coordinado de las afecciones crónicas que presentan es una parte importante de sus cuidados. El centro de trasplantes, los médicos de la comunidad y el paciente forman parte, todos ellos, del equipo que tiene que trabajar para lograr un estado de salud óptimo para estos pacientes y sus trasplantes.

La gran disparidad entre la demanda de órganos y la oferta significa que menos pacientes que antes recibirán múltiples trasplantes, y que tras el primer fallo del trasplante, la mayoría regresará a diálisis durante un tiempo considerable, quizá durante el resto de su vida. Es necesario que tanto los médicos como sus pacientes entiendan esto. Para todos ellos, la prevención de factores de riesgo y el cumplimiento de las pautas farmacológicas debe ser una prioridad. El tratamiento de las afecciones médicas puede ser frustrante y arduo, pero las recompensas obtenidas al conseguir los beneficios de la persistencia son importantes. A partir de estudios realizados en la población general (p. ej., en el tratamiento de la hipertensión, un factor de riesgo establecido de ictus y de enfermedad cardiovascular), se conoce que, incluso cuando la evidencia de que el tratamiento es beneficioso es abrumadora, una minoría de pacientes en riesgo se trata y una minoría de ellos logra los objetivos establecidos en las directrices terapéuticas. Sin embargo, los pacientes de trasplante ya están bien conectados a un sistema que debe proporcionarles cuidados, lo que debe facilitar las estrategias de prevención de mayor éxito. Se conocen las principales causas de morbilidad y mortalidad en el período postrasplante tardío y, en algunos casos, se dispone de evidencias que sugieren medidas efectivas para evitar complicaciones postrasplante. Cuando no se dispone de evidencias de estudios de trasplante, se deben usar (si se dispone de ellos) los datos de la nefropatía crónica y de la población general.

El éxito del tratamiento de afecciones crónicas aumenta por el contacto frecuente con los médicos de los pacientes. La intensidad de los cuidados proporcionados a los receptores de trasplante se debe adaptar a sus necesidades, pero en general se recomienda que, tras una reducción gradual de la frecuencia de visitas desde dos veces al mes durante el cuarto mes hasta una mensual a los 6 meses, esta pauta mensual se debe mantener hasta completar el primer año. Durante el siguiente año, las visitas deben ser cada 1-2 meses, y a partir de ahí cada 3-4 meses mientras el trasplante sea funcional. El control de seguimiento puede efectuarse en la consulta o en el centro de trasplante, con el nefrólogo de la comunidad, o con un internista o médico de familia de la comunidad con experiencia en la asistencia de receptores de trasplante. Debe existir una comunicación frecuente y abierta entre los médicos de centros ambulatorios y el centro de trasplante. Este último debe seguir siendo una fuente de cuidados y experiencia, y los pacientes y sus cuidadores deben poder acceder siempre a él.

Las estrategias siguientes orientan los puntos más importantes del manejo en el postrasplante tardío.

ESTRATEGIA 1: EVITAR EL RECHAZO, PERO REDUCIR LA INMUNOSUPRESIÓN SIEMPRE QUE SEA POSIBLE

La muerte es una causa habitual de fracaso del aloinjerto renal en el período postrasplante tardío. El objetivo final es que todos los pacientes fallezcan con un riñón funcionante, pero no prematuramente, lo que sucede actualmente con frecuencia. La enfermedad cardiovascular, el cáncer y la infección son las principales causas de muerte en el postrasplante tardío, y la inmunosupresión desempeña un importante papel en la patogenia de cada una de estas complicaciones. Cada uno de los inmunosupresores tiene efectos adversos (toxicidad) tanto inmunitarios como no inmunitarios. La toxicidad inmunitaria suele ser inespecífica: el resultado de la cantidad total de toda la inmunosupresión durante un período de tiempo. Estos efectos adversos sólo pueden evitarse si los pacientes se muestran tolerantes al riñón trasplantado. Lamentablemente, la mayoría de los pacientes rechazarán el riñón si se retira completamente la inmunosupresión, y lo mejor que se puede hacer es elegir la mínima cantidad de inmunosupresión que evite el rechazo. Esta cantidad mínima debe adaptarse a las necesidades de los pacientes concretos, pero actualmente sólo es posible hacerlo de forma aproximada.

Entre varios fármacos diferentes, los médicos y los pacientes deben escoger entre los más efectivos pero menos tóxicos. En general, es prudente adaptar la elección de los fármacos al perfil de riesgos o a los efectos adversos más problemáticos para el individuo, al tiempo que se considera también el riesgo de rechazo por parte del paciente. Por ejemplo, cambiar a un paciente del tratamiento con ciclosporina al tratamiento con sirolimus o tacrolimus puede reducir el colesterol-lipoproteínas de baja densidad en la misma medida que lo hace el tratamiento con un inhibidor de la HMG-CoA-reductasa. Del mismo modo, la disminución de la dosis de ciclosporina o prednisona puede ayudar a controlar la presión arterial. Los pacientes con una alteración de la función basal en ausencia de rechazo pueden beneficiarse de la minimizacón de la dosis del inhibidor de la calcineurina (CNI) o de la introducción de belatacept. Los pacientes con temblor importante estarán especialmente dispuestos a reducir la dosis de CNI en el postrasplante tardío, si es posible. Un número significativo de pacientes tratados con ciclosporina presentará hipertrofia gingival, que puede empeorar por una higiene dental deficiente y por el uso simultáneo de antagonistas del calcio. Esto puede resolverse si se cambia el tratamiento a sirolimus. Igualmente, los pacientes con dificultad para controlar la diabetes pueden ser buenos candidatos para minimizar las dosis de prednisona. La diabetes que aparece en un paciente tratado con tacrolimus puede responder al cambio a ciclosporina o a fármacos más recientes, como el belatacept. La supresión de la médula ósea puede ser una indicación para reducir las dosis de ácido micofenólico o sirolimus. El tacrolimus puede ser el mejor CNI para los pacientes con gota. Finalmente, muchos pacientes no pueden pagar el coste elevado de la inmunosupresión. El uso de fármacos caros en pacientes que no pueden permitírselo aumenta el riesgo de falta de cumplimiento y de fracaso del injerto.

Se debe estratificar el riesgo de los pacientes para caracterizar la probabilidad de perder el injerto ante procesos dependientes de aloantígenos. Un modelo multivariable que incorpora factores del receptor al cabo de 1 año del trasplante, entre ellos la edad, el sexo, la raza o etnia, la función renal, la presencia de proteinuria y el rechazo agudo previo, es muy predictivo de la supervivencia del injerto a los 5 años (v. Gonzales et al., en «Lecturas seleccionadas»). La adición de la presencia de glomerulitis, que es indicativa de inflamación microcirculatoria relacionada con el RMA (v. Capítulo 15), y de fibrosis intersticial crónica observada en biopsias realizadas al año mejora aún más la discriminación predictiva.

Anticuerpos donante-específicos

Se sabe que la presencia de anticuerpos donante-específicos (DSA, *donor-specific antibody*, v. Capítulo 3) se asocia a una peor supervivencia del aloinjerto. Se documenta que la incidencia de DSA *de novo* en el primer año tras el trasplante se sitúa en torno al 2 %, pero aumenta al 10 % a los 5 años y, aproximadamente, al 20 % a los 10 años. Su desarrollo tiene importancia pronóstica, especialmente si se asocia a disfunción del injerto y a proteinuria. Aunque muchos pacientes con DSA sufrirán RMA, no todos los DSA se consideran «iguales», y algunos pacientes con DSA no presentan

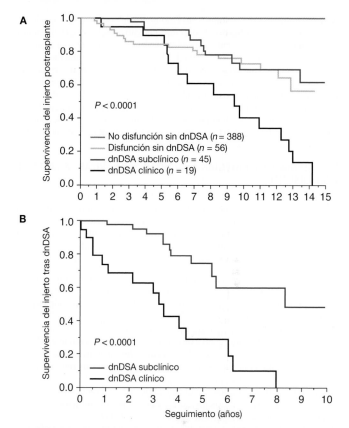

FIGURA 11-2. Supervivencia del injerto sin tener en cuenta las muertes. **A)** Gráfica de Kaplan-Meier de la supervivencia del aloinjerto renal por fenotipo clínico. **B)** Gráfica de Kaplan-Meier de la supervivencia del injerto tras dnDSA de donante por fenotipo clínico en el momento de la detección de dnDSA. dnDSA, anticuerpo donante-específico *de novo.* (Reimpreso de from Wiebe C, Gibson IW, Blydt-Hansen TD, et al. Rates and determinants of progression to graft failure in kidney allograft recipients with de novo donor-specific antibody. Am J Transplant 2015;15(11):2921-2930, con autorización.)

disfunción del injerto ni signos de lesión mediada por anticuerpos en la biopsia (v. Fig. 11-2). Los pacientes con DSA unidos al complemento, que se detecta mediante un análisis de fijación a C1q, tienen más probabilidades de presentar lesiones de RMA en la biopsia de protocolo. La subclase IgG de DSA puede distinguir entre los pacientes que tienen un RMA agudo o subclínico con la presencia de subclases IgG3 e IgG4 de DSA, que tienen un valor predictivo positivo del 100 % para identificar lesión mediada por anticuerpos.

Lo ideal es que no existan DSA detectables en el momento del trasplante (v. Capítulos 3 y 8). Se ha establecido un acuerdo para recomendar que se realice un cribado de DSA en todos los pacientes al menos una vez en el primer año tras el trasplante; la frecuencia de la monitorización la dicta el hecho de si el paciente tenía DSA preexistentes en el momento del trasplante, antecedente de sensibilización a antígenos de donante, pero no presentes en el momento del trasplante, o la ausencia de sensibilización de donante (v. Tait et al., en «Lecturas seleccionadas»). Si existen DSA, puede plantearse una biopsia del aloinjerto. Aunque numerosos centros de trasplante efectúan un cribado de DSA en algún momento tras el trasplante, esta práctica no se ha convertido en una norma de cuidado, y no está claro si el tratamiento de DSA subclínicos (pacientes con DSA, pero sin signos de disfunción del injerto) es efectivo o conduce a una mejora en la supervivencia del injerto. Sin embargo, generalmente se considera que en los pacientes con DSA circulantes demostrados no se debe minimizar la inmunosupresión.

ESTRATEGIA 2: ESTRATEGIAS A ADOPTAR PARA EVITAR LA FALTA DE CUMPLIMIENTO

Existen algunos estudios clínicos controlados y aleatorizados que sugieren cómo evitar el incumplimiento del tratamiento inmunosupresor. Por otro lado, en algunos estudios observacionales se ha demostrado que la falta de cumplimiento es una causa importante y prevenible de fracaso del aloinjerto. Estos mismos estudios han proporcionado indicaciones para adoptar medidas preventivas que tienen más probabilidades de ser eficaces.

- Minimizar el número de dosis diarias de medicación, interrumpir medicamentos no esenciales y, siempre que sea posible, usar fármacos que puedan tomarse una vez al día. Esta última recomendación es particularmente importante en adultos jóvenes.
- Educar a los pacientes. En particular, disipar el error habitual de que los efectos inmunosupresores de los fármacos se extienden más allá del intervalo de dosificación. Se debe recordar a los pacientes en cada visita de control que el hecho de no tomar los medicamentos regularmente conducirá finalmente al fallo del injerto.
- Formar y actualizar a los médicos y al personal médico en lo relativo a los protocolos inmunosupresores, y en las pautas individuales y las posibles interacciones farmacológicas (v. Capítulo 6).
- Ayudar a los pacientes a establecer un sistema que les recuerde que deben tomar la medicación. Conseguir la ayuda de amigos y familiares, y ayudas sanitarias públicas. Se dispone de aplicaciones para los móviles (celulares) que se pueden usar para recordar a los pacientes que tomen la medicación.
- Mantener un contacto estrecho con los pacientes durante todo el postrasplante tardío. Insistir en que los pacientes tienen un seguimiento sistemático con el centro de trasplante y hacer todos los esfuerzos necesarios para localizar a los pacientes para este seguimiento. Las visitas clínicas y las comprobaciones analíticas son un recuerdo valioso para que los pacientes sepan la importancia que tiene el hecho de tomar la medicación. Hay que insistir en que los pacientes puedan continuar con el seguimiento en el centro de trasplante a intervalos regulares.
- Conocer si los pacientes tienen problemas para pagar sus medicamentos. Si es así, destinar a alguien para que les ayude. La mayoría de los programas de trasplante han detectado que suele necesitarse un trabajador social o farmacéutico disponible para ayudar a los pacientes (v. Capítulo 21). Hay que prepararse para optar por alternativas más económicas (v. Capítulo 6).
- Identificar a los pacientes que presentan riesgo de no cumplir con el tratamiento. Los adolescentes tienen mayor riesgo, a menudo por temor a los efectos estéticos de la prednisona y la ciclosporina. Los pacientes

con poca información son los que también tienen un mayor riesgo de no cumplir el tratamiento. Del mismo modo, los escasos recursos económicos familiares se asocian también a esa falta de cumplimiento. Los factores socioeconómicos sitúan a los miembros de minorías raciales en situación de mayor riesgo. Los estudios demuestran que los pacientes que no siguen la medicación, la dieta y el tratamiento con diálisis antes del trasplante tienen más probabilidades de no cumplir el tratamiento tras el trasplante renal.

■ Los pacientes con riesgo de no seguir el tratamiento se deben orientar con la intervención sobre los factores de riesgo, de un modo muy similar al que se usa con los pacientes con riesgo elevado de enfermedad cardiovascular con un tratamiento intensivo de los factores de riesgo. En ambos casos, es probable que el beneficio sea mayor cuando el riesgo sea más elevado.

ESTRATEGIA 3: MONITORIZAR RIGUROSAMENTE LA FUNCIÓN RENAL

La monitorización frecuente de la función renal en el postrasplante precoz ayuda a hacer cumplir con el tratamiento inmunosupresor y proporciona el único medio fiable para detectar el rechazo agudo en un momento en que todavía puede responder al tratamiento. Un programa que requiere la medición regular de la creatinina sérica de los pacientes y la comunicación de ésta al centro de trasplante también proporciona un medio indirecto para que el centro controle el cumplimiento. Los pacientes también deben cumplimentar un registro de sus propios valores de creatinina y, por tanto, aprender a controlar por sí mismos la aparición de cambios significativos. La mayor parte de los registros médicos electrónicos cuentan con portales de acceso para el paciente que permite que éstos sigan sus propias pruebas analíticas, y se les debe animar a que así lo hagan. Se debe contactar con los pacientes que no son capaces de comprobar regularmente su nivel sérico de creatinina, y se les debe recordar la importancia del seguimiento riguroso y constante para evitar el fracaso del injerto. Hay que recordar constantemente a pacientes y cuidadores que el rechazo agudo casi nunca se manifiesta con signos y síntomas. Aunque la monitorización inmunitaria sigue siendo prometedora como un modo más sofisticado de reconocer el rechazo agudo antes de manifestarse clínicamente, el nivel sérico de creatinina es actualmente la única herramienta práctica que puede usarse para detectar el rechazo agudo en el postrasplante tardío. No es exagerado pedir a los pacientes que midan regularmente su nivel de creatinina sérica en este período. La medición de la cistatina C junto con la creatinina puede proporcionar un estimado más preciso de la TFG en los pacientes de trasplante que las estimaciones basadas sólo en la creatinina, y puede ser útil cuando los pacientes tienen niveles de creatinina inusualmente bajos o elevados debido a un hábito corporal extremo o a la pérdida o ganancia de masa muscular.

Al menos una vez al año, y preferiblemente con más frecuencia, se debe comprobar la excreción de albúmina en la orina. La albuminuria persistente (más de 1 g en 24 h durante al menos 6 meses) se asocia a un mayor riesgo de fracaso del injerto. La albuminuria puede detectarse de un modo más fiable mediante la obtención de orina controlada (algo engorroso) o a través de un cociente entre albúmina y creatinina medido en una muestra de orina al azar (algo conveniente). El cribado mediante tira reactiva es menos fiable porque la concentración de proteínas también depende del estado de la diuresis.

ESTRATEGIA 4: ESTABLECER UN DIAGNÓSTICO ANATOMOPATOLÓGICO CORRECTO DE LA CAUSA DE LA DISFUNCIÓN DEL INJERTO

Es importante establecer un diagnóstico anatomopatológico correcto en los pacientes con deterioro de la función renal. Existen datos que sugieren que incluso la tubulitis de escaso grado (leve), o el denominado rechazo agudo *borderline* puede aumentar el riesgo de fracaso del aloinjerto (v. Capítulo 15). Sin embargo, la evidencia que apoya el valor clínico de las biopsias de protocolo sistemáticas es diversa, y la mayor parte de los programas no las realizan salvo que el paciente intervenga en un protocolo de investigación. En general, cuanto menor es el riesgo de rechazo agudo, menor utilidad tiene una biopsia de protocolo y viceversa. Un aumento del nivel de la creatinina sérica sigue siendo la indicación para la biopsia y el tratamiento. Sin embargo, el mensaje está claro: es importante contar con un nivel de sospecha elevado de rechazo agudo y un umbral bajo para realizar una biopsia del aloinjerto renal. Un aumento agudo y mantenido de la creatinina sérica debe llevar a la evaluación inmediata. La estrategia de monitorizar sistemáticamente los niveles de creatinina sérica sólo será eficaz si las biopsias se obtienen rápidamente y se trata el rechazo agudo. Esta estrategia también evitará la intensificación innecesaria de la inmunosupresión cuando no exista rechazo. Los diagnósticos inesperados, como la enfermedad recurrente, la toxicidad de los CNI, la infección por poliomavirus y el linfoma postrasplante, pueden necesitar enfoques terapéuticos radicalmente diferentes. Si se establece una causa de disfunción crónica del aloinjerto, pueden necesitarse repetidas biopsias porque el tratamiento repetido puede ser desaconsejable (v. Capítulo 6).

ESTRATEGIA 5: TRATAR ENÉRGICAMENTE LOS FACTORES DE RIESGO CARDIOVASCULAR

Todos los pacientes con nefropatía tienen un riesgo elevado de sufrir enfermedad cardiovascular (ECV). Aunque la prevalencia de ésta, incluyendo el ictus, en los receptores de trasplante renal es menor que en los que permanecen en diálisis, la prevalencia sigue siendo bastante elevada. Se calcula que un tercio de los receptores de trasplante presenta alguna forma de ECV.

En diversos estudios clínicos, se ha observado que el uso de estatinas se asocia a una reducción del 20-30 % del riesgo de que se produzcan episodios cardiovasculares importantes. La reducción del riesgo es independiente de los niveles basales de colesterol-lipoproteínas de baja densidad (LDL), y ya no se recomienda el tratamiento para una LDL específica. Se debe estimar el riesgo de episodios cardiovasculares graves al cabo de 10 años, y la KDIGO sugiere que se debe iniciar tratamiento con estatinas en pacientes con nefropatía crónica que no están en diálisis si el riesgo a los 10 años es superior al 10 %. La evidencia no es tan clara en el trasplante renal, en el que el riesgo a los 10 años de sufrir episodios cardiovasculares graves es generalmente inferior al 10 % en la mayoría de los pacientes. La mejor evidencia disponible procede del estudio clínico Assessment of LEscol (fluvastatin) in Renal Transplantation (ALERT), publicado en 2003, donde se observó una reducción no significativa del 17 % de los episodios cardiovasculares graves, entre ellos muerte de causa cardíaca, infarto de miocardio no mortal o procedimiento de revascularización coronaria, durante un período de seguimiento de 5-6 años. Debido a que la inmensa mayoría de los participantes eran de bajo riesgo sin ECV previa, la tasa de episodios fue menor que la prevista, lo que aumentó la posibilidad de una potencia estadística inadecuada. El estudio se extendió y se siguió durante 2 años, en los que a todos los pacientes del estudio original se les ofreció fluvastatina y se compararon con pacientes que aceptaron formar parte del estudio de extensión pero no deseaban tomar fluvastatina. En este estudio se observó una reducción del 21 % de los episodios cardiovasculares importantes, que era estadísticamente significativa. Basándose en ello, la KDIGO ha sugerido que se trate a todos los receptores de trasplante renal con una estatina (nivel de recomendación 2a). Es importante señalar que los niveles plasmáticos de inhibidores de HMG-CoA-reductasa están aumentados en los receptores de trasplante tratados con ciclosporoina, y suele ser prudente usar una dosis de aproximadamente el 50 % de la prescrita habitualmente. Por otro lado, el tacrolimus carece de efecto sobre los niveles plasmáticos de los inhibidores de HMG-CoA-reductasa, y no es necesario el ajuste de dosis de las estatinas cuando se mantiene a un paciente con inmunosupresión con este fármaco.

El uso de ácido acetilsalicílico (aspirina) en la población general se asocia a una reducción de, aproximadamente, el 20 % de la tasa de infarto de miocardio no mortal en 10 años, pero el beneficio es limitado sobre la mortalidad y el ictus. El beneficio del ácido acetilsalicílico en la prevención primaria se contrarresta por un aumento de las complicaciones hemorrágicas. En la población con nefropatía crónica, el uso de ácido acetilsalicílico se asocia a una reducción de los episodios cardiovasculares importantes, y el mayor beneficio se observa en pacientes con una tasa de filtración gomerular (TFG) menor. Sin embargo, al igual que sucede en la población general, el uso crónico de ácido acetilsalicílico se asocia a un mayor riesgo de hemorragia, y se debe sopesar el potencial beneficio de este fármaco para la prevención primaria de episodios cardiovasculares frente a los posibles riesgos de hemorragia.

El uso de ácido acetilsalicílico en la prevención secundaria de la aparición de episodios cardiovasculares está bien establecido, y es un fármaco que se debe usar en pacientes con antecedente de enfermedad vascular, incluyendo infarto de miocardio previo o coronariopatía diagnosticada, ictus o ataque isquémico transitorio, angina de pecho y arteriopatía periférica.

ESTRATEGIA 6: TRATAR ENÉRGICAMENTE LA HIPERTENSIÓN

En el 60 % al 80 % de los receptores de trasplante renal se produce hipertensión, y se asocia a un mayor riesgo de fracaso del injerto. Los estudios realizados en la población general muestran que el tratamiento con antihipertensores reduce el riesgo de ECV; estos hallazgos van paralelos a los datos observacionales en la población de trasplante renal, donde un control de la presión arterial sistólica se asocia a una mejora de la supervivencia del injerto, una menor mortalidad por todas las causas y una menor mortalidad por causas cardiovasculares. Aunque en el trasplante renal no se han establecido unos objetivos óptimos de presión arterial mediante estudios clínicos controlados y aleatorizados, existen buenas razones para creer que tratar las elevaciones de la presión arterial en los receptores de trasplante será beneficioso.

El Systolic Blood Pressure Intervention Trial (SPRINT) se diseñó para para comprobar la hipótesis de una presión sistólica inferior a 120 mm Hg entre pacientes de riesgo elevado de episodios cardiovasculares (v. Group et al., en «Lecturas seleccionadas»). El estudio se interrumpió pronto, una vez que fue evidente que menos pacientes con un objetivo menor de presión arterial sistólica < 120 mm Hg cumplían los criterios de valoración primarios en comparación con pacientes aleatorizados para un objetivo superior de presión arterial sistólica, de < 140 mm Hg. Aunque este estudio era estrictamente un estudio clínico sobre hipertensión y no sobre tratamiento de la presión arterial en pacientes con nefropatía crónica o postrasplante, el 28 % de la población del estudio estaba formado por pacientes con nefropatía crónica. A falta de estudios clínicos realizados específicamente en pacientes e trasplante renal, la evidencia de un objetivo óptimo de presión arterial en el trasplante renal es necesariamente indirecta. Sin embargo, no es razonable extrapolar los hallazgos del estudio SPRINT a receptores de trasplante renal y poner un objetivo de una presión arterial sistólica próxima a 120 mm Hg.

En los receptores de trasplante renal se pueden usar todas las clases de antihipertensores para disminuir la presión arterial. Si bien los datos sobre los efectos de la dieta hiposódica en estos pacientes son limitados, se trata de un primer paso razonable. También lo es el uso de una dosis baja de un diurético tiazídico en los pacientes en quienes se estima un aclaramiento de creatinina superior a 25-30 ml/min. Las dosis bajas de tiazidas (p. ej., 12,5-25 mg/día) son eficaces, baratas y generalmente no alteran el metabolismo de la glucosa. Tanto la dieta hiposódica como los diuréticos tiazídicos pueden ser útiles para tratar el edema, que es un problema habitual tras el trasplante. Un diurético tiazídico también puede ayudar en el tratamiento de la hiperpotasemia, que es habitual en los receptores de trasplante tratados con CNI. Los pacientes trasplantados pueden ser sensible a la hipovolemia, por lo que los diuréticos tiazídicos pueden causar un aumento reversible de la concentración sérica de creatinina. Con frecuencia, las tiazidas potencian los efectos antihipertensores de otros fármacos, especialmente de los inhibidores de la enzima conversora de la angiotensina (IECA). Los bloqueantes β también son relativamente baratos y especialmente atractivos para pacientes con cardiopatía isquémica, algo frecuente tras el trasplante renal. Las contraindicaciones relativas a estos últimos fármacos (p. ej., enfermedad vascular periférica, enfermedad reactiva de las vías respiratorias y reacciones hipoglucémicas) casi nunca son una razón para renunciar al uso de este tipo importante de fármacos.

En ocasiones, los médicos son reacios a usar IECA y antagonistas de la angiotensina II (BRA) en los receptores de trasplante, por temor a inducir una alteración hemodinámica de la función del aloinjerto. Sin embargo, en varios estudios se demuestra que estos fármacos suelen ser seguros, efectivos y bien tolerados. Pueden reducir la proteinuria y estabilizar el deterioro de la función renal en pacientes con disfunción crónica del aloinjerto, posiblemente reduciendo la producción de factor transformador del crecimiento β (TGF-β). También pueden tener un efecto beneficioso adicional en la reducción de la incidencia de episodios cardiovasculares en pacientes de alto riesgo, y pueden reducir asimismo el grado de resistencia a la insulina. En ocasiones, los IECA pueden aumentar la creatinina sérica, pero suele ser un efecto transitorio y reversible. La hiperpotasemia suele poder tratarse añadiendo una tiazida o un diurético del asa a la pauta terapéutica. El papel del patiromer, recientemente aprobado por la FDA, en el tratamiento de la hiperpotasemia aún está por determinar. Los IECA pueden causar anemia en los receptores de trasplante; este efecto secundario puede aprovecharse para el tratamiento de la eritrocitosis postrasplante. Se produce tos en aproximadamente el 15 % de los pacientes de reciben IECA, pero es mucho menos frecuente con los BRA. Por lo demás, los BRA parecen tener todas las ventajas e inconvenientes de los IECA.

Los antagonistas del calcio también son efectivos en los receptores de trasplante renal. Pueden contribuir al edema, que ya es prevalente entre los pacientes de trasplante. Los antagonistas del calcio no dihidropiridínicos (p. ej., diltiazem y verapamilo) aumentan los niveles sanguíneos de los CNI y pueden usarse para contribuir a reducir el coste de los fármacos inmunosupresores. Los antagonistas del calcio dihidropiridínicos tienen menos efecto sobre los niveles sanguíneos (v. Capítulo 6, Parte I). Los antagonistas del calcio pueden causar hipertrofia gingival, sobre todo cuando se usan con ciclosporina. Los vasodilatadores y los bloqueantes α también son efectivos para tratar la hipertensión, aunque pueden causar taquicardia refleja y puede que deban usarse en combinación con bloqueantes β. El excesivo crecimiento capilar con el minoxidil, el vasodilatador más potente, limita su utilidad a largo plazo en las mujeres. Otros fármacos que son útiles son los simpaticolíticos, los antagonistas α centrales y periféricos, y los bloqueantes α y β combinados.

Cuando no se puede controlar la hipertensión, se debe considerar la posibilidad de que exista una estenosis de la arteria del injerto renal, sobre todo si los intentos para reducir la presión arterial causan una disminución de la función del injerto (v. Capítulo 9). Además, la presencia de edema periférico resistente a los diuréticos, un soplo intenso sobre el injerto, disfunción renal tras la administración de IECA o BRA, y policitemia debe hacer que se tenga en cuenta este diagnóstico. El estudio Doppler color de la arteria renal puede ser útil en el diagnóstico (v. Capítulo 14), pero la interpretación de esta prueba es difícil, y son frecuentes los resultados positivos falsos. El estudio con radionúclidos no suele ser útil. La angiografía por resonancia magnética o la angiografía renal se debe usar para el diagnóstico cuando la sospecha de una estenosis de la arteria renal del aloinjerto es alta, prestando atención al riesgo de empeoramiento de la función renal por medios de contraste que contengan yodo, y que el gadolinio cause dermopatía fibrosante nefrogénica en pacientes con una TFG reducida. Los estudios para descartar la estenosis de la arteria renal también deben incluir estudios de la arteria ilíaca proximal porque su estenosis no es infrecuente, y los efectos pueden imitar los de la estenosis de la arteria renal («pseudoestenosis de la arteria renal»). La angioplastia transluminal percutánea puede mejorar la función renal y reducir la necesidad de fármacos antihipertensores en el 60 % al 85 % de los casos. Hasta en un 30 % puede producirse reestenosis. Probablemente, la cirugía se debe reservar para la estenosis crítica que amenaza la integridad del injerto.

Los riñones nativos suelen contribuir a la hipertensión tras el trasplante renal. Sin embargo, es probable que los estudios para determinar el papel de los riñones nativos en la producción de hipertensión no sean útiles. En particular, los niveles de renina en la vena renal no predicen de un modo fiable la reducción de la presión arterial tras la nefrectomía del riñón nativo. Por tanto, en la hipertensión difícil de controlar, hay que considerar la extracción empírica de los riñones nativos. La cirugía laparoscópica puede reducir la morbilidad de la nefrectomía postrasplante del riñón nativo.

ESTRATEGIA 7: TRATAR ENÉRGICAMENTE LA DIABETES MELLITUS

Los receptores de trasplante diabéticos tienen mayor riesgo de desarrollar ECV y otras complicaciones de la diabetes, entre ellas la nefropatía diabética, algo que también sucede en quienes la diabetes aparece tras el trasplante (NODAT, *new-onset diabetes after transplantation*). También se observan alteraciones en la tolerancia a la glucosa hasta en el 30 % de los pacientes tras el trasplante; estas alteraciones son menos frecuentes en los pacientes tratados con ciclosporina que en los que reciben tacrolimus.

Los tratados con balatacept tienen menos probabilidad de presentar NO-DAT que los tratados con ciclosporina. El riesgo de NODAT con inhibidores de mTOR (v- Capítulo 6) es similar al riesgo con tacrolimus, lo que puede deberse a aumento de la resistencia a la insulina, toxicidad sobre células β o alteración de la supresión de la producción hepática de glucosa. Los objetivos del tratamiento son los mismos que los objetivos en todos los pacientes diabéticos, y se debe proporcionar tratamiento suficientemente intensivo, incluso si esto significa el uso permanente de insulina. Es útil la derivación de los pacientes a un dietista y a un endocrinólogo, y se debe mantener la vigilancia por la posible aparición de enfermedad vascular, oftálmica y neurológica. En cada visita se deben examinar los pies de los pacientes, sobre todo si sufren una neuropatía. Hay que procurar no reducir excesivamente la glucemia. Se ha demostrado que el tratamiento enérgico reduce el riesgo de desarrollar complicaciones diabéticas microvasculares, entre ellas nefropatía crónica y retinopatía. Los pacientes deben tratarse con un IECA o un BRA, especialmente si presentan albuminuria. Se debe evaluar la pauta inmunosupresora para asegurarse de no administrar una dosis excesiva de corticoides y para considerar el cambio del CNI o el uso de balatacept (v. Capítulo 6).

ESTRATEGIA 8: FOMENTAR UN ESTILO DE VIDA SALUDABLE

El ejercicio aeróbico regular debe formar parte del régimen terapéutico de todos los pacientes con riesgo elevado de ECV, y puede ser particularmente útil para contrarrestar los efectos de los corticoides sobre músculos y tejido óseo. Tras el trasplante, el paciente puede mantener niveles casi normales de actividad física, sobre todo los que realizan una actividad física regular. Hay que animar a los pacientes a participar en eventos como los Transplant Games (www.transplantgamesofamerica.org). El ejercicio puede ayudar a minimizar el aumento de peso postrasplante y puede ser particularmente importante en los pacientes con síndrome metabólico. Se remite a los lectores al Capítulo 20 para información sobre las recomendaciones dietéticas detalladas en los receptores de trasplante.

El consumo de cigarrillos parece ser tan prevalente entre los receptores de trasplante renal como en la población general, y es algo que contribuye a la ECV y aumenta el ya alto riesgo de cáncer tras el trasplante renal. Los estudios realizados en poblaciones no trasplantadas también demuestran que el tabaquismo es nocivo para la función renal. Por tanto, hay que tratar encarecidamente que los receptores de trasplante dejen de fumar. En algunos estudios clínicos, los programas para dejar de fumar que usan terapias sustitutivas de la nicotina han demostrado ser eficaces. La American and Psychiatric Society y la Agency for Health Care Policy and Research han elaborado una serie de pautas para dejar de fumar.

ESTRATEGIA 9: CRIBADO DEL CÁNCER

Tras el trasplante, existe un considerable aumento de la incidencia de una amplia diversidad de cánceres, la mayor parte de los cuales tienen una presunta o conocida etiología vírica (v. Engels et al., en «Lecturas seleccionadas»). Conocer que muchos cánceres postrasplante están causados por virus no ha dado lugar todavía a estrategias preventivas efectivas. El tratamiento eficaz del cáncer tras el trasplante renal se basa en la vigilancia y la detección precoz. Típicamente, se presupone que las directrices para el cribado oncológico desarrolladas para la población general son eficaces también en los receptores de trasplante renal. Sin embargo, debido a que la expectativa de vida de la mayoría de los pacientes de trasplante es inferior a la de la población general, las suposiciones que están detrás de las recomendaciones para el cribado oncológico pueden no ser importantes para ellos. Las decisiones en cuanto al cribado sistemático del cáncer de mama, de colon, de pulmón y de próstata deben tomarse de forma individual, porque su incidencia no parece diferir significativamente entre los pacientes de trasplante renal y la población general. Las mujeres de más de 18 años deben realizarse una revisión pélvica anual y una prueba de Papanicolaou como cribado del cáncer de cuello uterino. La exploración física y la exploración pélvica anuales en las mujeres son útiles para detectar lesiones anogenitales. La vigilancia para el cáncer de piel y el cáncer renal se exponen a continuación.

El tratamiento de inmunosupresión en los pacientes en quienes se ha desarrollado un cáncer es difícil, y cada caso debe considerarse individualmente. Los receptores de trasplante tienen un riesgo elevado de cáncer debido al uso de inmunosupresión crónica. Cuando los pacientes desarrollan una neoplasia maligna que está relacionada con la inmunosupresión, es prudente minimizar el protocolo inmunosupresor y, en algunos casos, puede ser adecuado interrumpir este tratamiento. Es necesario sopesar la posibilidad de pérdida del injerto frente a la evolución natural y la estadificación de la neoplasia maligna. Es el paciente quien debe decidir finalmente sobre sus prioridades tras consultar con el oncólogo y los médicos de trasplante.

Numerosos datos clínicos sugieren que los inhibidores de mTOR (sirolimus y everolimus) se asocian a un menor riesgo de neoplasia maligna tras el trasplante (v. Capítulo 8, Parte I). Existen también razones teóricas para basar la inmunosupresión en estos fármacos en los pacientes con neoplasias malignas *de novo* postrasplante. Sin embargo, el beneficio de este enfoque no se ha establecido definitivamente, aunque se ha propuesto un algoritmo útil para dirigir la conversión de CNI en inhibidores de mTOR (Fig. 11-3), que se expone a continuación en el apartado «Causas del fracaso del aloinjerto». Más adelante se comenta y explica la enfermedad linfoproliferativa postrasplante (PTLD).

ESTRATEGIA 10: EVITAR LA INFECCIÓN

Las infecciones que se producen en el período postrasplante tardío se exponen en el capítulo 12, junto con las recomendaciones para las vacunaciones habituales (Tabla 12-4). Es probable que la profilaxis habitual para las infecciones por *Pneumocystis jiroveci* con trimetoprima-sulfametoxazol no esté justificada tiempo después del trasplante. La excepción pueden ser los pacientes que están recibiendo dosis elevadas de inmunosupresión para tratar el rechazo o los pacientes tratados con sirolimus (v. Capítulo 6, Parte I). Se puede afirmar lo mismo para la profilaxis de la infección por citomegalovirus (CMV).

Los virus de la gripe (influenza) de los tipos A y B son probablemente tan frecuentes, y posiblemente más graves, en los pacientes de trasplante renal que en la población general. Por tanto, los receptores de trasplante deben vacunarse anualmente contra la gripe (influenza). Aunque las vacunas son seguras, pueden ser algo menos efectivas en los receptores de trasplante que en la población general debido a la limitación en la respuesta de los anticuerpos por los inmunosupresores. No obstante, la respuesta a la vacunación es lo suficientemente elevada (50 % a 100 %) como para justificar su uso.

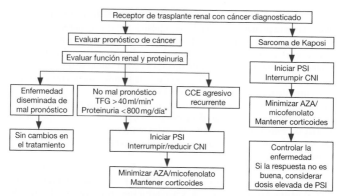

FIGURA 11-3. Recomendaciones para dirigir la conversión de inhibidores de la calcineurina a inhibidores de la señal de proliferación en receptores de trasplante renal. *Algunos médicos pueden decidir cambiar a los pacientes con alteración de la función renal (p. ej., TFG <40 ml/min, proteinuria >800 mg/día) si creen que los beneficios de los PSI están justificados; esto debe evaluarse de forma individual. AZA, azatioprina; CNI, inhibidor de calcineurina; PSI*, inhibidor de la señal de proliferación; CCE, carcinoma de células escamosas. (De Campistol J, Albanell J, Arns W. Use of proliferation signal inhibitors in the management of post-transplant malignancies: clinical guidance. Nephrol Dial Transplant 2007;22(Suppl 1):i36-i41, con autorización de Oxford University Press.)
*El término PSI es un término alternativo a inhibidor de mTOR

ESTRATEGIA 11: PROTEGER LOS HUESOS

El término osteodistrofia renal se ha usado tradicionalmente como un término amplio para describir un espectro de trastornos óseos cuyo origen se encuentra en alteraciones hormonales y metabólicas que se producen en la nefropatía crónica, entre ellas el hiperparatiroidismo, el déficit de vitamina D, la hiperfosfatemia y la hipocalcemia. La nomenclatura ha sido revisada y sustituida con el término de síndrome de nefropatía crónica-trastorno mineral y óseo, y el término *osteodistrofia renal* se refiere hoy específicamente a la patología ósea asociada a la nefropatía crónica y requiere una biopsia ósea para establecer el diagnóstico definitivo. Independientemente de la terminología usada, la nomenclatura destaca el concepto de que, en la nefropatía crónica, los trastornos óseos se pueden producir por diversos mecanismos diferentes. El resultado neto es que los pacientes con enfermedad renal terminal (ERT) son especialmente propensos a las fracturas, y este riesgo se transmite a la población con trasplante renal.

Además de los trastornos del metabolismo mineral que se producen en pacientes con ERT, la afectación ósea postrasplante también está influida por el uso de inmunosupresión crónica. Los receptores renales tienen un mayor riesgo de sufrir fracturas, en comparación con sus homólogos en lista de espera, si bien se cree que la mayor precisión de los protocolos de inmunosupresión ha mitigado considerablemente este riesgo.

La densidad mineral ósea (DMO) disminuye en el primer año tras el trasplante cuando las dosis de corticoides son relativamente elevadas, pero tiende a aumentar y a estabilizarse a partir de ahí, sobre todo en la columna lumbar y la cadera. La posibilidad de aplicar la determinación de la DMO a la población con trasplante no está clara, ya que generalmente es un predictor deficiente de la aparición de posteriores fracturas en los receptores de trasplante, especialmente en los que muestran una disfunción renal avanzada (TFG < 30 ml/min/1,73 m^2). Se sabe perfectamente que los corticoides disminuyen la DMO y que contribuyen a la osteoporosis postrasplante, pero no se ha observado que la retirada de estos fármacos a los 7 días del trasplante (en comparación con el mantenimiento crónico de los corticoides) reduzca la tasa de fracturas. Los estudios sobre DMO seguidos longitudinalmente en pacientes tratados con inmunosupresión sin corticoides muestran una DMO estable tras el trasplante en la columna y la cadera, pero una disminución de la densidad ósea periféricamente en el antebrazo (v. Iyer et al., en «Lecturas seleccionadas»).

La hipofosfatemia es habitual poco después del trasplante renal (v. Capítulo 10) y puede deberse a déficit de vitamina D y a concentraciones elevadas de hormona paratiroidea (PTH) y de los niveles de factor de crecimiento fibroblástico (FGF)-23, ambos inductores de fosfaturia. Los niveles de PTH descienden generalmente durante los primeros 6 a 12 meses tras el trasplante, pero siguen estando elevados en aproximadamente el 20 % al 30 % de los pacientes 12 meses después del trasplante. Los niveles de FGF-23 ya empiezan a descender en la primera semana tras el trasplante y finalmente se aproximan a los niveles de los pacientes con nefropatía crónica equiparables por TFGe.

Aunque se carece de evidencias que apoyen el cribado de la DMO en los receptores de trasplante renal, las directrices sobre práctica clínica de la KDIGO sugieren que es razonable efectuar un estudio de cribado de densidad ósea en los 3 primeros meses tras el trasplante renal en pacientes con una TFG ≥ 30 ml/min/1,73 m^2. La medición de los niveles de 25-OH vitamina D y la suplementación con calcitriol se han asociado a una mejora de los niveles postrasplante de PTH, con un efecto variable sobre la DMO. Los bisfosfonatos se han usado ampliamente en la población general para tratar la osteoporosis, pero su utilidad en la población con trasplante renal es dudosa. Se ha asociado su uso a la conservación de la DMO tras el trasplante, pero no se ha demostrado que disminuyan el riesgo de fractura. No se recomienda en pacientes con una TFG < 30 ml/min/1,73 m^2, y puede aumentar el riesgo de osteopatía adinámica.

Tras el trasplante, es frecuente que aparezca hipercalcemia, sobre todo en los primeros meses cuando los niveles de PTH están elevados. El uso de cinacalcet puede ser un medio efectivo para lograr la normocalcemia, pero puede no dar lugar a la normalización de concentraciones de PTH ni a la mejora de la DMO. La paratiroidectomía puede lograr la normocalcemia y mejorar la densidad mineral ósea del cuello femoral, pero no está claro su efecto sobre los riesgos de producción de fracturas. Las indicaciones para la paratiroidectomía son: hipercalcemia grave, nefrolitiasis o nefrocalcinosis, disfunción renal progresiva, y osteoporosis o fracturas vertebrales asintomáticas.

Los fármacos más recientes, como la teriparatida (PTH humana recombinante) y el denosumab (inhibe la formación de osteoclastos, disminuye la resorción ósea) se pueden considerar para el tratamiento de la osteopatía postrasplante, pero su uso no ha sido evaluado sistemáticamente en la población con trasplante renal.

ESTRATEGIA 12: CONTEMPLAR LA FUNCIÓN POSTRASPLANTE PERSISTENTEMENTE ALTERADA COMO UNA FORMA DE ENFERMEDAD RENAL CRÓNICA

Incluso los trasplantes renales con una buena función pueden presentar una TFG que entre dentro de la definición de nefropatía crónica, y la mayor parte de los aloinjertos evolucionarán finalmente a una nefropatía terminal. Los pacientes deben entender que «llevar una vida normal», que es el objetivo del trasplante, conlleva seguir unas recomendaciones muy precisas para mantener la salud. Los pacientes y los médicos deben encontrar un equilibrio entre las instrucciones difíciles o agobiantes y llevar una buena vida. Sin embargo, está claro que los pacientes con una función renal basal alterada no están sanos, y sus cuidados deben incluir los mismos principios que se han convertido en normas de cuidados para otras causas de nefropatía crónica. Para los cuidados óptimos a largo plazo tras el trasplante, es fundamental: el control de la hipertensión, el uso de IECA, el control del metabolismo mineral, el tratamiento de la anemia y, finalmente, la preparación para opciones para la nefropatía terminal y la oportuna colocación de la vía de acceso vascular para diálisis. En la Parte V del capítulo 6, se expone el tratamiento inmunosupresor del fallo del injerto.

CUESTIONES ESPECÍFICAS DEL TRATAMIENTO

Enfermedad linfoproliferativa postrasplante

La incidencia documentada de enfermedad linfoproliferativa postrasplante (PTLD, *post-transplantation lymphoproliferative disease*) en los receptores de trasplantes de órganos sólidos oscila entre el 0,8 % y el 15 %, y varía según el tipo de trasplante, la edad del paciente y el tratamiento inmunosupresor empleado. La incidencia es unas 12 veces mayor que en la población no trasplantada. Existe una incidencia bimodal, en la que la mayoría de los casos precoces se reconocen en el primer año tras el trasplante. La incidencia disminuye a partir de ahí, y luego aumenta de nuevo aproximadamente 4 años después del trasplante. En los receptores de trasplante renal, la incidencia es típicamente del 1 % al 2 %. A pesar del amplio uso de protocolos inmunosupresores potentes, la incidencia de la PTLD en los receptores de trasplante renal no parece estar aumentando.

Las PTLD tienen varias características inusuales que las distinguen de los linfomas que se encuentran en la población general.

1. La mayoría son linfomas no hodgkinianos (la enfermedad de Hodgking es el linfoma más frecuente en controles equiparados por edad), tienen su origen en los linfocitos B y son CD20+.
2. La PTLD suele manifestarse como disfunción del órgano trasplantado y puede confundirse histológicamente con el rechazo grave. La enfermedad se localiza a menudo en el aloinjerto o cerca de éste.
3. Existe una tasa elevada de asociación a la infección por el virus de Epstein-Barr (VEB). Los receptores seronegativos de un órgano de un donante seropositivo son los que presentan mayor riesgo de sufrir PTLD.
4. Es frecuente la afectación extraganglionar (sistema nervioso central, hígado, pulmones, riñones e intestinos), y suelen verse afectadas múltiples localizaciones.
5. La tasa de mortalidad es mucho mayor con la PTLD que con los linfomas en la población general. La evolución puede ser fulminante en extremo, con progresión a la muerte a los pocos meses del trasplante.
6. La administración prolongada o repetida de preparaciones de anticuerpos que causan depleción linfocitaria es un factor de riesgo importante para la aparición de PTLD.
7. La PTLD puede responder a la retirada o la reducción drástica del tratamiento inmunosupresor. Con frecuencia, puede necesitarse quimioterapia estándar.
8. La infección vírica, particularmente la infección por CMV (v. Capítulo 12), puede reducir casualmente la replicación del VEB y la incidencia de PTLD.

9. Aunque típicamente se considera que se debe a infección por el VEB de linfocitos B del receptor, la PTLD puede tener origen donante en algunos pacientes.

Papel del virus de Epstein-Barr

El virus de Epstein-Barr (VEB) es un herpesvirus humano transformador que afecta principalmente a los linfocitos B. Se asocia a una serie de trastornos que van desde la mononucleosis infecciosa al carcinoma nasofaríngeo, el linfoma de Burkitt y los linfomas de linfocitos B en los pacientes inmunodeprimidos.

Aproximadamente el 10 % de los adultos no presentan evidencia serológica de infección previa por VEB. Estos pacientes tienen el mayor riesgo de sufrir PTLD. Los receptores VEB-seronegativos de un donante seropositivo tienen el mayor riesgo, pero incluso los receptores VEB-seronegativos de un donante seronegativo tienen un riesgo elevado de PTLD en comparación con los receptores seropositivos. La transmisión del VEB en receptores de trasplante es más frecuente a través del órgano trasplantado, pero también puede transmitirse por otras vías, como líquidos del organismo como la saliva, la sangre y el semen. La mayoría de los receptores VEB-seronegativos sufrirán finalmente una seroconversión tras el trasplante, incluso si reciben un riñón de un donante seronegativo. Tras el trasplante, la presencia de viremia por VEB puede asociarse al desarrollo posterior de PTLD. Aunque su valor predictivo positivo es bajo, la medida en que lo es se ve influida por la reducción de la inmunosupresión de mantenimiento cuando la detección de la viremia por VEB es dudosa.

El VEB sufre replicación lítica debido al control inmunitario inadecuado del virus. El aumento consiguiente de la carga vírica en el receptor nativo infecta los linfocitos B del receptor. El VEB tiene la capacidad innata de transformar e inmortalizar linfocitos B del huésped, produciendo *células linfoblastoides.* Puede encontrarse una partícula extracromosómica del genoma del VEB en el núcleo de linfocitos B. En un huésped inmunocompetente, se establece un estado de portador latente cuando la proliferación de los linfocitos B transformados es contenida por una respuesta inmunitaria normal con una inmunidad mediada por células intacta. La presencia de linfocitos T reactivos inhibe la proliferación de células infectadas, en un proceso denominado *regresión.* Los inmunosupresores, particularmente las preparaciones de anticuerpos antilinfocíticos (v. Capítulo 6), evitan la regresión, y los linfocitos transformados por el VEB pueden proliferar sin control alguno.

La PTDL asociada al VEB parece progresar a través de etapas de transformación hasta un estado de malignidad. La primera etapa parece un síndrome de mononucleosis infecciosa, con la aparición de hiperplasias de linfocitos T polimórficos difusos sin anomalías citogenéticas ni reordenamientos génicos. En la segunda etapa, se produce una subpoblación de células con atipia celular y nuclear y anomalías citogenéticas. En la tercera etapa, se desarrolla un linfoma de linfocitos B monoclonal maligno. Se ha descrito una forma de PTLD fulminante, con frecuencia tras múltiples ciclos de fármacos que causan depleción linfocitaria. La enfermedad puede parecer inicialmente como una afección similar a la mononucleosis infecciosa, pero puede evolucionar rápidamente, y producirse la muerte del paciente unos meses después del trasplante. En una etapa más tardía, el paciente puede presentar masas tumorales linfoproliferativas localizadas en el encéfalo, los pulmones o el tracto gastrointestinal. Los factores que predicen una escasa supervivencia por la PTLD son la edad avanzada, los valores elevados de ácido láctico-deshidrogenasa, la disfunción orgánica grave, la afectación multiorgánica y síntomas generales (fiebre, sudores nocturnos y pérdida de peso).

Tratamiento de la PTLD

El restablecimiento de la inmunidad del huésped es probablemente el tratamiento más importante para el control de la proliferación linfoide. Los pacientes con signos de policlonalidad son los que tienen más probabilidad de responder a la reducción de la inmunosupresión. En pacientes con tumores monoclonales, la inmunosupresión debe reducirse drásticamente o interrumpirse del todo.

El rituximab en monoterapia, administrado en una dosis de 375 mg/m^2 semanalmente, cuatro tratamientos, junto con la reducción de la inmunosupresión se ha convertido en el tratamiento de elección para la PTLD, sobre todo para los pacientes con VEB detectado en la histología del tumor. Tras su administración, los linfocitos B, junto con su carga vírica de VEB, desaparecen de la sangre. Las tasas de respuesta global se aproximan al 70 %. Esta pauta parece ser la más adecuada para pacientes de escaso riesgo. Se ha derivado un modelo de estratificación de riesgo multivariable para predecir la respuesta al rituximab en monoterapia para el tratamiento de la PTDL (v. Trappe et al., en «Lecturas seleccionadas») usando la edad del paciente, su estado funcional y la concentración sérica de LDH. Esta categorización diferenciaba claramente la supervivencia al cabo de 1 año tras el tratamiento con rituximab en monoterapia (100 % para bajo riesgo, 79 % para riesgo intermedio y 36 % para riesgo elevado). Se ha propuesto que el rituximab en monoterapia es un tratamiento de primera línea razonable tras la reducción de la inmunosupresión en pacientes de bajo riesgo, pero puede no ser adecuado para pacientes de riesgo más elevado. En estos casos, se puede usar la quimioterapia citotóxica combinada, ya sea administrada junto con rituximab o bien de forma secuencial.

Los inhibidores de mTOR (sirolimus y everolimus) se usan con frecuencia en pacientes con tumores malignos, ya que inhiben las vías de señalización que impiden la proliferación celular. Inhiben *in vitro* el crecimiento de las líneas de linfocitos B linfoblastoides positivas para VEB. La bibliografía que apoya su uso en el tratamiento clínico de la PTLD es escasa y se limita a informes de casos. Sin embargo, a pesar de la escasa evidencia, los inhibidores de mTOR se usan ampliamente en las neoplasias malignas postrasplante, y no es descabellado considerar la inmunosupresión basada en mTOR en pacientes que han desarrollado PTLD.

Cáncer de piel

La piel es la localización más frecuente de neoplasias malignas postrasplante, y el cáncer de piel supone casi el 40 % de todas estas neoplasias. Casi todo el aumento de incidencia de cáncer de piel se produce en pacientes de raza blanca, y aproximadamente un 50 % de ellos desarrollará este tipo de cáncer. La frecuencia puede ser más de 100 veces mayor que en la población no trasplantada, y varía con la intensidad y la duración de la inmunosupresión, la exposición al sol (antebrazos, cuero cebelludo calvo), tipo de piel clara, localización geográfica (el cáncer de piel es particularmente frecuente en Australia), etnia, y presencia de cáncer de piel previo o lesiones precancerosas. El carcinoma de células escamosas (CCE) y el carcinoma basocelular (CBC) suponen más del 90 % de las neoplasias cutáneas malignas postrasplante, pero el melanoma, el carcinoma de células de Merkel (CCM) y el sarcoma de Kaposi son también más frecuentes que en la población no trasplantada. En la población general, la frecuencia del CBC es mayor que la del CCE, mientras que la proporción CCE/CBC puede ser de hasta 5 en receptores de trasplante. Además del efecto de fármacos inmunosupresores específicos (azatioprina, CNI, v. Capítulo 6), los virus oncogénicos desempeñan un importante papel etiológico, y la localización del CCE en los labios, la cavidad bucal y los genitales es un reflejo del papel etiológico del virus del papiloma humano.

La clave para el tratamiento de las neoplasias malignas dermatológicas postrasplante es la prevención mediante la educación, la concienciación y la observación. La autoexploración anual y la exploración por un médico están justificadas para detectar carcinoma de células escamosas y melanoma. Se deben biopsiar las lesiones sospechosas. Hay que indicar a los pacientes que deben evitar la exposición excesiva al sol y usar protección solar, si bien la eficacia de esta estrategia en los adultos es dudosa. Los pacientes con múltiples lesiones deben someterse a una vigilancia dermatológica formal de un modo regular. El tratamiento de neoplasias malignas dermatológicas específicas va más allá de la pretensión de este texto. Se remite a los lectores a la información del International Transplant Skin Cancer Collaborative (ITSCC, www.itscc.org). Se ha demostrado que el sirolimus disminuye el desarrollo de nuevos cánceres cutáneos de tipo no melanoma e incluso la regresión de neoplasias malignas cutáneas preexistentes (v. Capítulo 6, Parte I).

Cáncer de riñones nativos

La incidencia del cáncer en los riñones nativos es casi seis veces mayor en los receptores de trasplante renal que en la población no trasplantada, debido a la frecuencia de adenocarcinoma típicamente de bajo grado que se produce en los riñones con enfermedad quística adquirida. Sin embargo, el papel del cribado ecográfico sistemático para estas neoplasias sigue siendo polémico. El problema del cribado sistemático es que es probable que aumente la detección de tumores de bajo grado y provoque tratamientos invasivos, que pueden no necesariamente beneficiar al paciente y podrán resultar nocivos. Por otro lado, determinados receptores de mayor riesgo con expectativas de vida mejores que el promedio podrían llegar a beneficiarse de este cribado. Se trataría de pacientes con enfermedades que tienen un mayor riesgo de sufrir tumores malignos renales, como la nefropatía por analgésicos, la esclerosis tuberosa y la enfermedad renal quística adquirida diagnosticada. Al evaluar una hematuria postrasplante, siempre se tienen que considerar los riñones nativos como un origen de ésta.

Trastornos hematológicos

Anemia

Tras el trasplante renal, la anemia es frecuente. La presunción de que el riñón recién trasplantado producirá suficiente eritropoyetina para lograr la resolución de la anemia pretrasplante y postrasplante no se cumple totalmente en numerosos pacientes. Se ha calculado que el 25 % de los pacientes presentan anemia y que el 13 % tienen ferropenia 12 meses después del trasplante. Además de sus síntomas clínicos, la anemia se ha asociado a una menor supervivencia del paciente y del injerto, así como a mayores tasas de rechazo agudo en comparación con receptores de trasplante sin anemia. La anemia puede exagerar más la hipertrofia ventricular izquierda. Una ferropenia no conocida es una causa frecuente, y se debe descartar la hemorragia digestiva. La anemia por déficit de folato o vitamina B_{12} es inusual. La hemólisis es infrecuente. En el postrasplante tardío, la anemia está causada con mayor frecuencia por la inmunosupresión o por una disminución de la función renal. La azatioprina, el ácido micofenólico y el sirolimus pueden causar anemia, trombocitopenia y leucopenia, y puede que sea necesario reducir las dosis de estos fármacos. Se ha documentado la presencia de anemia hasta en el 60 % de los pacientes tratados con sirolimus. Los IECA y los BRA también pueden causarla. La infección por parvovirus puede ser una causa de anemia refractaria, y el tratamiento con inmuno-globulina intravenosa puede ser eficaz. Cuando no puede encontrarse una causa subyacente, la función renal está alterada y los depósitos de hierro son los adecuados, puede estar indicada la administración de epoetina o darbepoetina alfa. La anemia de los pacientes con fallo crónico del aloin-jerto se debe tratar de un modo similar al de la anemia de otras causas de nefropatía crónica. Las directrices para el uso de la eritropoyetina se han estado supervisando, debido a problemas relacionados con un aumento de le enfermedad cardiovascular si la hemoglobina diana está demasiado elevada y debido también a posibles efectos sobre el desarrollo de cáncer. Para tratar a los pacientes de trasplante, se deben usar las recomendaciones actuales para el uso de esta eritropoyetina en la enfermedad cardiovascular.

Eritrocitosis

Se ha documentado que tras el trasplante se produce un cierto grado de eritrocitosis hasta en el 2 % de los pacientes, con mayor frecuencia durante los 2 primeros años. Casi nunca se produce en pacientes que han sido so-metidos a una nefrectomía del riñón nativo, lo que sugiere que el origen del problema es este riñón nativo y no el trasplante, aunque la estenosis de la arteria renal del trasplante pueda ser un factor. La causa de la eritrocitosis parece estar relacionada con una regulación de *feedback* deficiente del metabolismo de la eritropoyetina. Aunque se ha documentado un aumento de la producción de eritropoyetina tras el trasplante, la eritrocitosis no se relaciona directamente con los niveles de eritropoyetina, que pueden ser bajos o indetectables en algunos casos. Se han encontrado niveles elevados de factor de crecimiento insulinoide 1 (IFG-1), lo que puede aumentar la sensibilidad de precursores eritroides a la eritropoyetina. La eritrocitosis también puede ser una manifestación de la estenosis de la arteria renal del trasplante, y este diag-nóstico se debe considerar en cualquier paciente que presente la combinación de hipertensión, edema, soplo en el aloinjerto y eritrocitosis.

Los niveles de hematocrito superiores al 60 % se asocian a un aumento de viscosidad y trombosis, y el tratamiento debe iniciarse con un nivel de hema-tocrito de más del 55 %. Para reducir estos niveles suelen ser eficaces las dosis elevadas de IECA y BRA. Su mecanismo de acción puede estar relacionado con la inducción de la apoptosis en precursores eritroides y con la reducción de los niveles de IGF-1. La disfunción renal tras la introducción de IECA debe llevar a pensar en la posibilidad de una estenosis de la arteria renal del trasplante. La teofilina es una posible alternativa al uso de IECA o BRA, aunque se tolera peor. En los casos resistentes, puede necesitarse la flebotomía.

FUNCIONES REPRODUCTORAS TRAS EL TRASPLANTE

Hombres

Tras un trasplante eficaz, unos dos tercios de los pacientes varones observan cómo mejora la libido y la función sexual retorna a los niveles anteriores a la diálisis. En algunos pacientes, no existe mejoría, y en ocasiones la función sexual se deteriora. La fertilidad, evaluada por los recuentos de esperma-tozoides, mejora en la mitad de los pacientes. El perfil de las hormonas sexuales tiende a normalizarse, los niveles de hormona foliculoestimulante y testosterona en plasma aumentan, y los niveles de hormona luteinizante, que pueden estar elevados en pacientes en diálisis, disminuyen hasta niveles normales o bajos. Los CNI pueden alterar la biosíntesis de testosterona por daño directo de las células de Leydig y las células germinales, y se ha sugerido una alteración directa del eje hipotálamo-hipófiso-gonadal. El uso crónico de glucocorticoides también puede provocar la reducción de los niveles de testosterona. No se ha comunicado que el micofenolato ejerza algún efecto sobre la espermatogénesis o sobre la fertilidad masculina. Por otro lado, el sirolimus se asocia a menores niveles de testosterona, de recuentos de espermatozoides y tasas de gestación en comparación con los de receptores de trasplante que no reciben tratamiento con sirolimus. No existe un aumento de la incidencia de malformaciones neonatales en gestaciones engendradas por receptores de trasplantes.

Algunos otros factores pueden ser la causa de que el fallo de la función sexual masculina mejore tras el trasplante. Los antihipertensores pueden ser responsables en algunos pacientes, la nefropatía autónoma (vegetativa) puede afectar a la función eréctil, y la interrupción de ambas arterias hipogástricas puede en ocasiones alterar el aporte vascular. Hay que preguntar a los pacientes varones sobre su función sexual y derivarse para una evaluación urológica cuando sea necesario. No existen contraindicaciones específicas para el uso de sildenafilo o agentes similares en los receptores de trasplantes siempre que se adopten las precauciones habituales respecto a una coronariopatía concomitante.

Mujeres

Las mujeres con nefropatía crónica muestran pérdida de la libido, hemorragia vaginal anovulatoria o amenorrea, y niveles elevados de prolactina. La diálisis de mantenimiento mejora la función sexual sólo en un pequeño porcentaje de mujeres, y el embarazo es inusual. Tras un trasplante con éxito, la fertilidad puede restablecerse rápidamente, se reanuda la función menstrual y la ovulación, y los niveles de prolactina disminuyen a la normalidad en la mayoría de las mujeres al final del primer año.

Planificación familiar

Hay que asesorar a todas las mujeres en edad fértil sobre la posibilidad y los riesgos asociados del embarazo tras el trasplante renal. Hay que comentar los temas psicosociales, se debe proporcionar consejo genético a quienes tienen una nefropatía hereditaria, y hay que tener en cuenta el pronóstico a largo plazo de la paciente y del injerto. Hay que tranquilizar a las pacientes en cuanto a que los defectos de nacimiento no aumentan con el uso de azatioprina o CNI durante la gestación, aunque es frecuente observar cierto grado de retraso de crecimiento intrauterino y permaturidad. Hay que comentar los datos sobre la estabilidad de la función del injerto durante y después del embarazo. Todas las gestaciones deben planificarse y hay que prepararse para ellas. Generalmente, se recomienda que la concepción se retrase un año tras el trasplante renal y que se usen métodos anticonceptivos durante éste, si bien son escasos los datos que apoyan esta recomendación.

El asesoramiento anticonceptivo debe empezar inmediatamente después del trasplante porque los ciclos ovulatorios pueden empezar en 1-2 meses tras el trasplante en las mujeres con injertos que presentan una buena función. Los preparados con dosis bajas de estrógenos-progesterona son eficaces, y se dispone de ellos en una formulación oral, en parche transdérmico o en forma de anillo vaginal. Cualquiera de estas formulaciones las pueden usar las receptoras de trasplante renal, aunque con precaución porque pueden causar hipertensión o agravarla, o precipitar la aparición de tromboembolias. En estas pacientes, pueden usarse las preparaciones sólo de progestágenos, disponibles en píldoras, inyecciones subcutáneas o intramusculares, o un implante subdérmico. Los niveles de CNI también deben monitorizarse pronto una vez que se inicia la anticoncepción.

La anticoncepción de barrera es el método más seguro, pero depende del cumplimiento del usuario para ser eficaz. Los dispositivos intrauterinos (DIU), tanto de cobre como de levonorgestrel, representan otra opción segura y eficaz para la anticoncepción en receptoras de trasplante renal. Aunque sólo se cuenta con escasos datos sobre su uso en la población trasplantada, su utilización en la población con infección por el VIH muestra que son enormemente eficaces sin que aumente la tasa de infección pélvica, y se deduce que pueden usarse de un modo seguro y eficaz en los receptores de trasplante renal.

Embarazo

Las mujeres con nefropatía terminal desean con frecuencia el trasplante conscientes de que un riñón que funcione bien les proporcionará la única posibilidad real de ser madre de forma natural. Se ha calculado que el 3 % de las mujeres en edad fértil conciben tras el trasplante. Se ha documentado una incidencia de aborto espontáneo de aproximadamente el 15 %, y una incidencia de embarazo ectópico inferior al 1 % (v. Wyld et al., en «Lecturas seleccionadas»), tasas que son similares a las observadas en la población general. Sin embargo, las receptoras de trasplante renal tienen un riesgo mucho mayor de sufrir preeclampsia y parto pretérmino que la población general. Aproximadamente una tercera parte de las receptoras de trasplante gestantes recurren al aborto terapéutico, una cifra que probablemente refleja una planificación familiar inadecuada en mujeres que no se han considerado fértiles previamente. Más del 90 % de las concepciones que continúan más allá del primer trimestre llegan bien a término.

En la tabla 11-1 se muestran los criterios que, idealmente, deben cumplirse antes de la concepción. Se ha documentado una incidencia de embarazos con éxito del 90 % en mujeres con una creatinina sérica basal de 1,5 mg/dl o menor. Un nivel superior de creatinina sérica aumenta el riesgo de pérdida del injerto, lo que sucede de modo uniforme en los 2 años siguientes al embarazo en mujeres cuya creatinina basal es superior a 2 mg/dl. Si no se cumplen todos los criterios enumerados, la paciente se sitúa en una categoría de alto riesgo, pero no es necesariamente una contraindicación absoluta para la gestación. Debido a que las receptoras de trasplante generalmente interrumpirán el uso de un antimetabolito (micofenolato o inhibidores de mTOR), el riesgo de rechazo de la paciente y el antecedente de rechazo deben tenerse en cuenta antes de intentar la concepción. El National Transplantation Pregnancy Registry estadounidense se ha desarrollado para proporcionar información actualizada sobre el embarazo en las receptoras de trasplante para beneficio de las pacientes y sus médicos (http://www.ntpr.giftoflifeinstitute.org/).

T A B L A 11-1	Criterios para reducir el riesgo del embarazo postrasplante

Al menos 1 año tras el trasplante
Creatinina sérica < 2 mg/dl, preferiblemente < 1,5 mg/dl
Sin episodios recientes de rechazo agudo
Pauta normotensiva o antihipertensiva mínima
Proteinuria mínima o ausente
Ecografía del aloinjerto normal
Régimen farmacológico seguro para el embarazo (v. texto)

Cuidados prenatales

El embarazo en una paciente con un trasplante renal se debe considerar una situación de alto riesgo, y se debe controlar en un centro de atención terciaria bajo la supervisión de un nefrólogo especialista en trasplante, un obstetra y un pediatra. El embarazo debe diagnosticarse lo antes posible, y hay que obtener fechas precisas mediante ecografía fetal. En las pacientes con una buena función del aloinjerto antes de la concepción, la TFG permanece estable o aumenta, al igual que durante un embarazo normal. La TFG puede disminuir hasta valores previos a la gestación durante el tercer trimestre. La mayoría de los estudios sugieren que el embarazo no tiene un efecto desfavorable sobre la función del injerto a largo plazo siempre que la función basal sea excelente. La proteinuria puede aumentar a niveles anormales en el tercer trimestre, pero suele resolverse tras el parto y no indica pronóstico desfavorable salvo que se asocie a hipertensión. Aproximadamente el 30 % de las pacientes gestantes con trasplante renal desarrollan hipertensión inducida por el embarazo, una cifra que es cuatro veces superior a la de las gestaciones no complicadas. El uso de ciclosporina en el embarazo tiende a aumentar la incidencia de hipertensión. Si aparecen complicaciones (generalmente, hipertensión, deterioro renal y rechazo) antes de las 28 semanas de gestación, el éxito de la evolución obstétrica se reduce un 20 %. Se ha documentado que la prematuridad (60 %), la restricción del crecimiento (52 %) y la necesidad de hospitalización en una unidad de cuidados intensiva de neonatos (35 %) es más frecuente en receptoras de trasplante que en pacientes con nefropatía que no están siendo tratadas con inmunosupresión.

Las infecciones del tracto urinario son las infecciones bacterianas más frecuentes, y se producen hasta en el 40 % de las receptoras de trasplante gestantes. Puede producirse una pielonefritis a pesar del tratamiento antibiótico. Las infecciones del tracto urinario son particularmente habituales en pacientes que sufren una nefropatía terminal a causa de una pielonefritis.

Inmunosupresión en el embarazo

Prednisona.   La prednisona atraviesa la placenta, pero una gran proporción se convierte en prednisolona, que presuntamente no ejerce supresión sobre la corticotropina fetal. Se ha documentado la aparición de insuficiencia suprarrenal en el neonato con la ingestión materna de prednisona. Las dosis muy elevadas de corticoides administradas a animales han provocado anomalías congénitas (labio hendido y fisura palatina), pero no se han observado anomalías uniformes en la descendencia de mujeres tratadas durante el embarazo con corticoides por una enfermedad reumatológica o un trasplante renal. En general, se considera que el uso de prednisona en dosis bajas es seguro durante la gestación.

Azatioprina.   En dosis de 2 mg/kg o menos, no se han observado anomalías atribuibles a la azatioprina en la descendencia humana. Sin embargo, los datos disponibles sobre los efectos a largo plazo de la azatioprina en los descendientes de primera y segunda generación son mínimos. Este fármaco puede causar brechas o interrupciones en los cromosomas de los linfocitos. No se han estudiado las células germinales ni otros tejidos. Se desconoce si las secuelas finales podrían ser el desarrollo de neoplasias malignas en la descendencia afectada u otras anomalías en la siguiente generación, aunque en varias décadas de uso no se han observado tales neoplasias.

Inhibidores de la calcineurina.   No se dispone de datos en animales ni humanos que demuestren la teratogenia o la mutagenicidad de la ciclosporina o el tacrolimus, que parecen ser seguros durante la gestación. Con el uso de ciclosporina, se han comunicado casos de retraso del crecimiento intrauterino y neonatos pequeños para la edad gestacional, lo que puede reflejar una vasoconstricción crónica. La ciclosporina se encuentra en la circulación fetal en la misma concentración que se observa en la madre. El mayor volumen de distribución puede causar niveles sanguíneos bajos en la madre, y puede que sea necesario aumentar la dosis. Los CNI pueden pasar a la leche materna, y no suele recomendarse la lactancia materna a las receptoras de trasplante, aunque no se han comunicado consecuencias adversas para los lactantes.

Ácido micofenólico. Tras una serie de informes de pérdida del embarazo y anomalías fetales congénitas en hijos de mujeres que estaban tomando preparados de ácido micofenólico en el momento de la concepción y después de ésta, la Food and Drug Administration (FDA) estadounidense ha añadido una advertencia «de recuadro negro» en el prospecto de estas preparaciones. Se trata de anomalías de la cara y los oídos. Se debe advertir a las mujeres para que interrumpan estos fármacos durante unos meses antes de intentar concebir. Se recomienda a los profesionales sanitarios que llevan a cabo la Mycophenolate Risk Evaluation and Mitigation Strategy (REMS), que estableció la FDA para formar a los profesionales sanitarios sobre los riesgos en el embarazo asociados al uso de micofenolato, y sobre la necesidad de aconsejar a las mujeres en edad fértil sobre los riesgos y la importancia de la prevención y la planificación de la gestación cuando se toma micofenolato. Los embarazos que se han gestado tomando micofenolato se deben comunicar al Mycophenolate Pregnancy registry (hyyps:// www.mycophenolaterems.com/).

Otros fármacos inmunosupresores. La FDA establece categorías para los posibles riesgos fetales de los fármacos usados en el embarazo. La mayor parte de los fármacos inmunosupresores entran en la categoría C, lo que supone que «no pueden descartarse los riesgos». Se dispone de datos limitados sobre la seguridad de la gestación en pacientes tratadas con nuevos inmunosupresores, como el belatacept (v. Capítulo 6); hasta la fecha, se deben evitar durante la gestación. El sirolimus se debe interrumpir 6 semanas antes de intentar la concepción. Actualmente, la información sobre el efecto biológico de cantidades incluso pequeñas de inmunosupresores sobre el neonato es insuficiente, y debe desaconsejarse la lactancia al pecho.

Control de la hipertensión
Muchas pacientes trasplantadas requieren antihipertensores durante el embarazo. Se deben usar los fármacos que han demostrado constantemente ser inocuos, entre ellos la metildopa, la hidralazina y el labetalol. Los IECA y los BRA suelen estar contraindicados en el embarazo, pero probablemente es seguro continuar un embarazo si su administración se interrumpe en cuanto se diagnostica éste.

Parto y alumbramiento
Se recomienda el parto vaginal porque el riñón trasplantado se coloca en la pelvis falsa, y existe escaso riesgo de obstrucción del canal del parto o de lesión mecánica del aloinjerto. La cesárea suele realizarse sólo por razones obstétricas habituales. Hay que tener una gran precaución en la identificación y protección del uréter trasplantado. Se produce parto pretérmino en aproximadamente la mitad de los embarazos en receptoras de trasplante, debido a la frecuente aparición de disminución de la función renal, hipertensión inducida por el embarazo, sufrimiento fetal, rotura prematura de

las membranas y parto prematuro. La incidencia de neonatos pequeños para la edad gestacional es del 20 %. No se observa aumento alguno de las anomalías fetales.

En el período perinatal, se debe aumentar la dosis de corticoides para proteger del estrés del parto y para evitar el rechazo posparto. Durante el parto y el alumbramiento, se deben administrar 100 mg/6 h de hidrocortisona. Se monitorizarán rigurosamente la hipertensión materna y el equilibrio hídrico. La función del injerto y la pauta de inmunosupresión se deben controlar con un cuidado especial en los 3 primeros meses después del parto. Se han descrito algunos casos de insuficiencia renal aguda posparto que se parece a un síndrome hemolítico-urémico.

Parte II: Causas de fallo tardío del aloinjerto

Resulta más difícil definir la causa del fallo del aloinjerto de lo que puede parecer. El fallo o fracaso del aloinjerto se suele definir o bien por la muerte del paciente o bien por la necesidad del paciente de iniciar un nuevo tratamiento para la nefropatía terminal (diálisis crónica o trasplante). Realizar una distinción entre estas dos categorías de fallo del aloinjerto puede tener implicaciones importantes para comprender cómo evitarlo. Sin embargo, en ocasiones es difícil realizar esta distinción. Por ejemplo, un paciente con rechazo agudo grave puede necesitar el soporte de la diálisis y puede fallecer por complicaciones de la inmunosupresión antes de poder invertir el rechazo. ¿Falleció este paciente con un injerto funcionante o la pérdida del injerto se debió al rechazo agudo? Sin embargo, los estudios muestran que la mayoría de los pacientes que fallecen con un injerto funcionante tienen una buena función del aloinjerto (lo que se denomina «muerte con función del injerto»). En estos casos, los intentos por entender la patogenia del fracaso del aloinjerto se deben centrar en entender la causa de la muerte y su patogenia. En Estados Unidos, la muerte con función del injerto supone un 40 % a un 50 % de todas las pérdidas del injerto (Fig. 11-1).

El objetivo del trasplante renal debe ser que cada paciente que fallece lo haga con un riñón que funcione bien. Lamentablemente, la mayoría de las muertes que se producen actualmente con un aloinjerto funcional son prematuras y posiblemente previsibles. La mayor parte de las muertes prematuras que suceden en el postrasplante tardío pueden atribuirse, directamente o indirectamente, a episodios mórbidos que conducen inicialmente a una nefropatía crónica y a sus consecuencias (v. Capítulo 1), y a la disfunción del aloinjerto o a la inmunosupresión utilizada para evitar o tratar el rechazo de éste. Las causas definidas con más frecuencia de muerte en el postrasplante tardío son la enfermedad cardiovascular, la infección y las neoplasias malignas.

CAUSA DE MUERTE TRAS EL TRASPLANTE

Enfermedad cardiovascular

La enfermedad cardiovascular ateroesclerótica causa la muerte de los pacientes provocando infarto de miocardio, insuficiencia cardíaca congestiva, ictus, colitis isquémica y enfermedad vascular periférica. En el caso de la colitis isquémica y la enfermedad vascular periférica, el acontecimiento final puede ser la infección (p. ej., sepsis por una perforación intestinal o celulitis). Para comprender cómo evitar las muertes y las complicaciones por enfermedad cardiovascular tras el trasplante, es esencial definir los

TABLA 11-2 Factores de riesgo de enfermedad cardiovascular postrasplante	
Factor de riesgo	Intensidad de la evidencia
Enfermedad cardiovascular antes del trasplante	+ + + +
Diabetes (incluida diabetes postrasplante)	+ + + +
Consumo de cigarrillos	+ + +
Hiperlipidemia	+ + +
Hipertensión	+ +
Alteraciones de las plaquetas y de la coagulación	+ +
Disfunción o rechazo del aloinjerto	+ +
Hipoalbuminemia	+ +
Eritrocitosis	+
Radicales libres de oxígeno	+
Infecciones	+
Aumento de la homocisteína	+

factores etiológicos de riesgo (Tabla 11-2). Algunos factores de riesgo pueden modificarse, y para alguno de ellos, existe una sólida evidencia, obtenida a partir de estudios en la población general, de que la intervención mejora la supervivencia. Sin embargo, también es importante identificar factores de riesgo que no pueden modificarse, porque estos factores de riesgo ayudan a identificar pacientes de alto riesgo que pueden usarse para cribado y, posiblemente, intervenciones, así como para el tratamiento de otros factores de riesgo modificables.

Los pacientes con enfermedad cardiovascular previa al trasplante tienen un mayor riesgo de sufrir complicaciones postrasplante de esta enfermedad. En estos pacientes se debe usar un tratamiento agresivo de los factores de riesgo de enfermedad cardiovascular modificables. Como la ateroesclerosis es una enfermedad sistémica, no debe sorprender que los pacientes con antecedentes de enfermedad cerebrovascular (p. ej., ictus isquémicos) tengan un mayor riesgo de cardiopatía isquémica. Aunque la enfermedad cardiovascular pretrasplante aumenta notablemente el riesgo de complicaciones postrasplante de esta enfermedad, gran parte del riesgo de esta enfermedad en el postrasplante tardío se adquiere tras el trasplante. Es importante identificar y tratar de forma enérgica a los pacientes de alto riesgo. Se ha identificado una disminución de la función renal como un factor de riesgo importante de enfermedad cardiovascular, y en la medida en que el riñón trasplantado esté funcionando bien, esto disminuye el riesgo de enfermedad cardiovascular en receptores de trasplante. A medida que disminuye la función renal, esto vuelve a ser otra vez un factor de riesgo adicional de enfermedad cardiovascular.

La diabetes es la causa más frecuente de nefropatía terminal que conduce al trasplante, y es el factor de riesgo más importante de enfermedad cardiovascular postrasplante. Tanto la diabetes de tipo 1 como la de tipo 2 aumentan considerablemente el riesgo de cardiopatía isquémica, enfermedad cerebrovascular, vasculopatía periférica y muerte. El control diabético puede llegar a ser difícil tras el trasplante, y los pacientes con diabetes de tipo 2 suelen llegar a ser insulinodependientes.

Alrededor del 20 % de los pacientes no diabéticos presentarán hiperglucemia tras el trasplante, y el 5 % al 10 % necesitan tratamiento con hipoglucemiantes orales o insulina. Los pacientes ancianos, los pacientes obesos, las minorías étnicas y los pacientes de raza negra, y lo que tienen antecedentes familiares de diabetes tienen un riesgo mayor de diabetes postrasplante. El efecto de la diabetes que aparece tras el trasplante sobre la morbilidad y la supervivencia del injerto está en un punto intermedio entre la de los pacientes sin diabetes y los que tienen diabetes antes del trasplante. Los corticoides, los inhibidores de mTOR y los CNI (el tacrolimus más que la ciclosporina) contribuyen todos en diverso grado a la intolerancia a la glucosa (v. Capítulo 6).

En numerosos estudios epidemiológicos de la población general se demuestra que fumar cigarrillos es un importante factor de riesgo, modificable, de enfermedad cardiovascular. El tabaquismo es tan prevalente en los receptores de trasplante renal como en la población general, y está relacionado con la enfermedad cardiovascular en el postrasplante tardío.

Innumerables estudios epidemiológicos y numerosos estudios clínicos a gran escala, controlados y aleatorizados, realizados en la población general muestran que la hiperlipidemia causa ECV. La evidencia es más sólida en cuanto a que las elevaciones del colesterol-LDL contribuyen a la patogenia de la ateroesclerosis; sin embargo, también es sólida la evidencia de que niveles bajos de colesterol-HDL (lipoproteínas de densidad elevada) también contribuyen al riesgo de ECV. En varios estudios se han observado las mismas asociaciones entre elevaciones de lipoproteínas y ECV en los pacientes de trasplante renal. La causa más importante de hiperlipidemia tras el trasplante renal es la medicación inmunosupresora. El sirolimus, la ciclosporina y el tacrolimus (por orden de gravedad) causan elevaciones de los niveles lipídicos en diversos grados (v. Capítulo 6). Otras causas son: la dosis de corticoides, la dieta, la predisposición genética, la proteinuria y posiblemente la disminución de la función renal.

Los datos de varios estudios epidemiológicos y de intervención muestran que la hipertensión contribuye a la ECV en la población general, si bien ha sido difícil demostrar que la hipertensión causa específicamente ECV en los receptores de trasplante renal. Esto puede deberse a que la mayoría de los médicos dedicados al trasplante tratan de forma enérgica la alteración de la presión arterial. Los corticoides y los CNI (la ciclosporina más que el tacrolimus) pueden elevar la presión arterial tras el trasplante renal. La disfunción del injerto también contribuye a la hipertensión. La presencia de riñones nativos se asocia a un aumento de la presión arterial tras el trasplante renal.

La disfunción del aloinjerto también se asocia a complicaciones de la ECV subsiguiente. La disminución de la función renal y la proteinuria pueden contribuir a otros factores de riesgo, como la hiperlipidemia y la hipertensión. La disfunción del aloinjerto también es más frecuente en los pacientes que tuvieron un rechazo agudo y que han sido tratados con dosis superiores de inmunosupresores que se sabe que afectan de forma adversa a varios factores de riesgo de ECV. La disfunción del aloinjerto puede ser un factor de riesgo, independiente, de ECV. Se especula sobre que el rechazo del aloinjerto puede asociarse a una respuesta inflamatoria sistémica que puede contribuir a la patogenia de la ECV. La hipoalbuminemia también puede ser un factor de riesgo independiente de ECV postrasplante, y la inflamación crónica puede reducir los niveles séricos de albúmina.

La ateroesclerosis puede ser tanto una causa como un efecto de la inflamación crónica. Aunque los estudios epidemiológicos con frecuencia han documentado una asociación entre el uso de vitaminas antioxidantes y la ECV, los datos clínicos más convincentes que apoyen un papel de los radicales libres de oxígeno en la patogenia de la ECV han sido imprecisos. En concreto, estudios de mayor tamaño, aleatorizados y controlados, realizados en la población general no han podido demostrar que las vitaminas antioxidantes protejan contra los episodios de ECV. Diversos estudios epidemiológicos implican a varias infecciones, entre ellas la infección por CMV, en la patogenia de la ECV. Además, algunos estudios han encontrado signos de la presencia de agentes infecciosos en lesiones ateroescleróticas. Sin embargo, es ciertamente creíble que las personas con ECV pueden ser más propensas a la infección, y que los agentes infecciosos pueden desempeñar un papel inocente-espectador en la ateroesclerosis sistémica. Se ha documentado que los receptores de trasplante cardíaco tratados con profilaxis frente a CMV sufren menos ECV. Por otro lado, ha sido difícil documentar una asociación entre CMV u otras infecciones y la ECV en los receptores de trasplante renal, a pesar del hecho de que la prevalencia de estas infecciones es elevada. La enfermedad periodontal es habitual en los pacientes con nefropatía crónica, y puede causar una respuesta inflamatoria sistémica que puede contribuir al riesgo cardiovascular. Tras el trasplante, los pacientes deben mantener la higiene dental y tener acceso a cuidados dentales.

Infección

En el capítulo 12 se exponen las infecciones específicas del postrasplante. La infección es compañera inevitable de la inmunosupresión, y puede atribuirse al nivel global de inmunosupresión. Algunas infecciones se producen con más frecuencia en determinados momentos tras el trasplante (v. Capítulo 12). La infección por CMV es probablemente la más frecuente tras el trasplante renal. Se produce con mayor frecuencia en el postrasplante precoz, cuando la inmunosupresión de los pacientes es mayor. Afortunadamente, la disponibilidad de tratamiento antiviral efectivo ha reducido considerablemente su potencial letal. El virus BK es un poliomavirus humano que ha aparecido como una infección grave que puede causar disfunción del injerto y, finalmente, fallo de éste (v. Capítulos 10 y 12). La identificación del virus BK es esencial, porque sus características morfológicas se pueden confundir con el rechazo agudo, y la respuesta terapéutica se basa en la minimización de la inmunosupresión. La hepatopatía crónica, causada habitualmente por hepatitis vírica, es una causa importante de mortalidad postrasplante (v. Capítulo 13). El virus de la hepatitis C es la causa más frecuente de hepatitis tras el trasplante renal. La gripe (influenza) es una causa importante de morbilidad y mortalidad previsibles tras el trasplante. Las infecciones víricas se asocian a neoplasias malignas en el período postrasplante tardío.

Las infecciones bacterianas son frecuentes en el período postrasplante tardío debido a factores de riesgo subyacentes y a la inmunosupresión. Como se mencionó anteriormente, la elevada prevalencia de la vasculopatía periférica entre los pacientes diabéticos y otros receptores de trasplante aumenta enormemente el riesgo de celulitis y sepsis bacteriana potencialmente mortal. La enfermedad isquémica intestinal también puede desembocar en shock séptico y muerte. La disfunción vesical, causada por diabetes y otras anomalías anatómicas urológicas, se combina con la inmunosupresión para aumentar el riesgo de infecciones del tracto urinario y sepsis bacteriana por gramnegativos. La tuberculosis es habitual entre poblaciones de riesgo.

Otras infecciones oportunistas, potencialmente mortales, se producen esporádicamente, pero son, sin embargo, relativamente frecuentes en el postrasplante tardío. Son ejemplos la infección por *P. jiroveci, Toxoplasma gondii*, especies de *Nocardia*, especies de *Aspergillus, Listeria monocytogenes,* especies de *Candida, Cryptococcus neoformans, Histoplasma capsulatum, Coccidioides immitis* y *Blastomyces dermatitidis*. La infección por microorganismos oportunistas puede manifestarse como neumonía, meningitis, celulitis, osteomielitis o sepsis generalizada. El diagnóstico requiere un índice de sospecha elevado y un enfoque diagnóstico agresivo.

Neoplasias malignas

Las neoplasias malignas son frecuentes tras el trasplante renal; también son más frecuentes en los pacientes en diálisis crónica. El riesgo de transmisión de neoplasias desde el donante es extremadamente bajo, y casi todas surgen *de novo* en el receptor. Gran parte de lo que se sabe sobre la asociación entre neoplasias y trasplante procede de grandes registros, como el Transplant Cancer Match Study (www.transplant-match.cancer.gov), el Israel Penn Transplant Tumor Registry (www.ipittr.uc.edu) y el Australia-New Zealand Dialysis and Transplant Registry (www.anzdata.org.au) (v. también Engels et al. y Yanik et al., en «Lecturas seleccionadas»). Estos datos indican que la incidencia de neoplasias malignas no cutáneas en receptores de trasplante renal es hasta 3,5 veces mayor que la de los controles equiparados por edad. Este aumento puede atribuirse a un aumento en la incidencia de la mayoría de los tumores. Sin embargo, la incidencia observada-prevista (coeficiente de incidencia estandarizado) no es uniforme entre tipos diferentes de tumores. Algunos tumores, como el cáncer de mama en las mujeres y el de próstata en los hombres, no parecen ser más frecuentes entre receptores de trasplante renal que entre la población general. El carcinoma de células renales se expuso anteriormente y puede no ser más frecuente que en la población en diálisis. Las diferencias en la incidencia observada-prevista de diferentes tumores malignos son compatibles con la idea de que hay más de un mecanismo que puede explicar la mayor incidencia de cáncer tras el trasplante renal.

Algunas neoplasias malignas están causadas indudablemente por infecciones víricas. Los virus que, por lo demás, pueden residir en el huésped sin causar complicaciones nocivas, pueden producir transformaciones malignas potencialmente letales en receptores de trasplante renal inmunocomprometidos. Algunos de estos tumores que se producen con la mayor incidencia, comparado con la población general, tienen posibles causas víricas. Por ejemplo, la PTLD se ha relacionado con la infección causada por el VEB. El herpesvirus humano 8 se ha relacionado con el desarrollo del sarcoma de Kaposi tras el trasplante renal. El virus del papiloma humano se ha implicado en la patogenia de cáncer de células escamosas de piel, vulva, vagina y, posiblemente, de cuello uterino. El cáncer hepático puede estar causado por infección crónica con virus de la hepatitis B y C.

Las neoplasias malignas de las vías urinarias pueden producirse con mayor frecuencia entre receptores de trasplante renal porque la enfermedad renal puede en ocasiones asociarse a afecciones malignas y premalignas, como la enfermedad quística adquirida de los riñones nativos. Del mismo modo, un mayor riesgo del cáncer paratiroideo (que rara vez se produce) puede atribuirse a nefropatía prolongada y acontecimientos que se producen antes del trasplante.

Indudablemente, también intervienen otros mecanismos. Los inmunosupresores pueden dañar el ADN y llevar a la transformación maligna de células, y también pueden inhibir la vigilancia inmunitaria normal, con lo que se permite que las células que han sufrido transformación maligna crezcan y se dividan sin control. En un modelo animal, se ha demostrado que la ciclosporina promueve la progresión del cáncer por un efecto celular directo relacionado con el TGF-β que es independiente

de las células inmunitarias del huésped. El efecto antiproliferativo del sirolimus puede, teóricamente, proteger contra el desarrollo y la progresión
del tumor. Estudios epidemiológicos han demostrado una menor incidencia
de cánceres con este uso.

Las neoplasias malignas pueden aparecer en cualquier momento tras
el trasplante. Sin embargo, algunas tienen más probabilidad que otras de
aparecer pronto tras el trasplante. Entre ellas, se encuentran la PTDL (relativamente frecuente) y el sarcoma de Kaposi (relativamente inusual). La
mayoría del resto de tumores tienden a aparecer más adelante. Además,
la incidencia de tumores malignos sigue aumentando durante el período
postrasplante tardío. La incidencia acumulada de neoplasias malignas no
cutáneas es de un 33 % a los 30 años del trasplante. La del cáncer de piel es
mucho mayor, pero son pocos los pacientes que fallecen de cáncer de piel
tras el trasplante renal.

Son los efectos acumulados de la inmunosupresión *per se*, en lugar de
cualquier agente o agentes concretos, los principales responsables de la
mayor incidencia de neoplasias malignas no cutáneas tras el trasplante
renal. La edad aumenta el riesgo de tumores postrasplante, y puede ser
prudente minimizar la inmunosupresión usada en receptores de trasplante
de 60-65 años de edad. El consumo de cigarrillos también se asocia a un
mayor riesgo de neoplasias malignas postrasplante.

Los marcadores tumorales, antígeno carcinoembrionario (CEA), antígeno
del cáncer 125 (CA-125) y CA 15-3, tienen escasa sensibilidad y especificidad
como elementos de cribado de neoplasias malignas en receptores de trasplante renal. El valor del cribado sistemático de la población trasplantada
para cánceres habituales (mama, colorrectal y próstata) se ha cuestionado; la
relación entre riesgo y beneficio de este cribado puede ser menos favorable
en la población trasplantada que en la población general, ya que la expectativa de vida de los primeros es intrínsecamente limitada. Las decisiones
sobre el cribado del cáncer se deben realizar de forma individualizada.

Fallo tardío del injerto

El mayor índice de fracaso del aloinjerto se produce en el primer año tras
el trasplante, con una supervivencia del injerto documentada al cabo de
1 año de aproximadamente el 92 % (http://optn.transplant/hrsa.gov). La
supervivencia del injerto es mejor con trasplante de donante vivo que
con trasplante de donante cadáver (95 % frente a 89 % al año, respectivamente). Pasado este primer año, la tasa de pérdida del injerto por todas
las causas es relativamente constante y se calcula en aproximadamente
el 3-5 % anual. El 50 % de los trasplantes renales de donante cadáver
fallará aproximadamente a los 9 años del trasplante; la vida media de
un trasplante de donante vivo es de aproximadamente 12 años. Como
se describió anteriormente, la muerte con un aloinjerto funcional es la
causa más frecuente de fallo tardío del aloinjerto. Se calcula que la vida
media del aloinjerto aumenta a los 14 años para un trasplante de donante
cadáver y a los 17 años para un trasplante de donante vivo, sin contar la
muerte con un injerto funcionante.

Los factores que influyen en el fallo tardío del aloinjerto pueden
ser inmunitarios, o dependientes de aloantígenos, y no inmunitarios, o
independientes de aloantígenos (Tabla 11-3). La distinción entre un tipo
y otro de factores es conveniente, pero a menudo coexisten múltiples, y
episodios precoces pueden programar episodios más tardíos. Por ejemplo,
la lesión isquémica puede volver al injerto más susceptible al rechazo
agudo, y la supervivencia del injerto se altera si existe hipertensión. Las

TABLA 11-3	Adaptación de la magnitud de la inmunosupresión al individuo	
Factor de riesgo	Pacientes que pueden necesitar más inmunosupresión	Pacientes que pueden necesitar menos inmunosupresión
Origen donante	Cadáver	Vivo
Histocompatibilidad principal	>0 discordancias	0 discordancias
Experiencia de trasplante previo	>1, rechazado rápidamente	0 o 1, supervivencia prolongada
Edad	< 18 años de edad	>60 años de edad
Raza	Afroamericana	Blanca
Momento del rechazo agudo	Tardío	Precoz
Gravedad del rechazo agudo	Grave, vascular	Leve, celular
Número de rechazos agudos	>1	0 o 1

características anatomopatológicas del fallo tardío del injerto se describen en el capítulo 15.

Desde el punto de vista clínico, el fracaso tardío del aloinjerto se manifiesta como una disminución de su función, a menudo con proteinuria e hipertensión. La evolución clínica puede ser imprevisible, y los hallazgos de la biopsia suelen predecir mal la evolución clínica posterior, sobre todo si los hallazgos histológicos son leves. Los estudios funcionales tienden a infravalorar la magnitud de la lesión morfológica. Los pacientes con glomerulopatía del trasplante o lesiones arteriales importantes en la biopsia suelen presentar disminución progresiva de la función renal.

Factores de riesgo dependientes de aloantígenos

La evidencia más convincente de que factores dependientes de aloantígenos son una causa importante de pérdida del injerto procede de estudios epidemiológicos que demuestran asociaciones entre alosensibilización, episodios de rechazo agudo, presencia de anticuerpos donante-específicos y fallo del aloinjerto. No obstante, no todos los episodios de rechazo se deben considerar equivalentes, y los procesos patológicos responsables del episodio de rechazo, la gravedad y la respuesta al tratamiento predicen la evolución a largo plazo. El rechazo mediado por linfocitos T es una causa importante de fallo precoz del aloinjerto, pero es menos frecuente como causa de fallo tardío del mismo, salvo en circunstancias de incumplimiento terapéutico. Los rechazos agudos que se producen tarde (después de los primeros 3 meses) parecen ser más predictivos de fallo crónico del injerto que los que se producen durante los 3 primeros meses; los rechazos que se producen muy pronto y se invierten pueden tener escaso o ningún efecto sobre la evolución. Los rechazos más graves, bien por la histología o bien por aumento de la creatinina sérica, más probabilidad que los rechazos graves menos agudos de anunciar el fallo tardío del injerto. Los rechazos agudos múltiples también parecen ser más predictivos de un fallo tardío del aloinjerto.

El número de antígenos del complejo principal de histocompatibilidad (MHC) que no son compatibles entre el receptor y el donante se asocia a fallo tardío del injerto (v. Capítulo 3). Entre los trasplantes renales de donante cadáver, los que tienen incompatibilidades MHC cero tienen la mejor supervivencia del aloinjerto a largo plazo. Menos marcadas son las diferencias en cuanto a la supervivencia tardía del aloinjerto entre riñones que tienen una a seis discordancias MHC. Los trasplantes entre familiares vivos haploidénticos se asocian a las mayores supervivencias a largo plazo y suelen tratarse con dosis reducidas de inmunosupresión, y los trasplantes donados por un gemelo idéntico pueden tratarse sin inmunosupresión. El efecto de las discordancias MHC sobre la vida media del injerto es una evidencia más de que los factores dependientes de aloantígenos son importantes en la patogenia del fallo tardío del aloinjerto.

Existe una asociación entre la detección de anticuerpos preformados (v. Capítulo 3) en el momento del trasplante o el desarrollo de anticuerpos donante-específicos *de novo* y el posterior fallo tardío del aloinjerto. Como se menciona en la Parte I, la presencia de anticuerpos donante-específicos y la evidencia de lesión mediada por anticuerpos en la biopsia presagian un peor pronóstico a largo plazo. En algunos estudios, hasta el 60 % de los pacientes con fallo tardío del aloinjerto muestran signos de lesión mediada por anticuerpos. Las implicaciones terapéuticas de este hallazgo se exponen en el Capítulo 6, Parte V.

Factores de riesgo independientes de aloantígenos

Los pacientes con una función retardada o «lenta» del injerto tienen una tasa mayor de fallo tardío del aloinjerto. Una teoría sostiene que la lesión isquémica y la función retardada del injerto producen un número reducido de nefronas funcionantes y que la «dosis de nefronas» inadecuada causa fallo tardío del injerto. Sin embargo, esta función retardada también se asocia a un aumento de la incidencia de rechazo agudo, y también podría explicar sus efectos adversos sobre la supervivencia tardía del injerto. Una rigurosa vigilancia de los pacientes por si aparece rechazo agudo durante y después de períodos de función retardada del injerto puede reducir la tasa de fallo tardío de éste.

La edad del donante está claramente asociada a una mayor tasa de fallo tardío del injerto. El número inadecuado de nefronas puede crear una respuesta fisiológica que pone en marcha mecanismos que conducen finalmente al fallo del injerto. La teoría de la senescencia acelerada propone que la edad intrínseca del riñón (determinada genéticamente en cada célula y expresada en la longitud de los telómeros) limita su longevidad en el receptor; el proceso de envejecimiento se acelera más por la lesión y el estrés repetidos representado por los factores dependientes e independientes de aloantígenos mencionados anteriormente. Por cualquier mecanismo, el uso de riñones de donante de edad avanzada parece ser una causa importante de fallo tardío del aloinjerto. No obstante, estos riñones siguen siendo valiosos y se usan mejor en receptores de edad avanzada. Existen escasas diferencias en cuanto a la supervivencia del paciente cuando receptores de edad avanzada reciben un riñón de un donante más joven, en comparación con lo que sucede si el donante es de mayor edad. El uso de riñones de donantes de edad avanzada es el contexto adecuado puede ser un modo eficaz de aumentar el aporte de donantes a una población siempre creciente de pacientes que necesitan un trasplante renal.

La nefrotoxicidad por CNI también es una causa importante de fallo tardío del aloinjerto en receptores de trasplante renal: su prevalencia puede haberse exagerado en publicaciones anteriores. Los cambios histológicos de la toxicidad crónica por CNI se describen en el capítulo 15, y se caracterizan por la aparición de hialinosis arteriolar o fibrosis cortical en bandas. Estas lesiones se producen en más del 90 % de los pacientes tratados con un CNI, pero se han descrito en dos tercios de pacientes no expuestos a CNI, probablemente relacionado con la diabetes y la hipertensión.

Los datos registrados muestran que la presión arterial elevada también se asocia a fallo del injerto. Evidentemente, es posible que la disfunción del injerto cause hipertensión, en lugar de que la hipertensión cause la disfunción del injerto. Lamentablemente, no se cuenta con resultados de estudios aleatorizados para determinar si la disminución enérgica de la presión arterial reducirá la tasa de fallo tardío del injerto. El consumo de cigarrillos es otro factor de riesgo que podría tener un efecto negativo sobre la vasculopatía del injerto, y contribuir a la lesión crónica de éste. Se ha calculado que la incidencia de proteinuria persistente tras el trasplante (más de 1-2 g/24 h durante más de 6 meses) es de aproximadamente el 20 %, y tiende a ser mayor con seguimientos de mayor duración. La proteinuria es un factor de riesgo importante de pérdida de injerto. Causa nefritis intersticial en animales de experimentación, y los estudios en humanos con nefropatía han documentado constantemente que la magnitud de la excreción de proteínas en la orina predice la progresión de la enfermedad renal. Por tanto, es posible que la proteinuria pueda causar lesión tubulointersticial y que contribuya al fallo tardío del aloinjerto.

La función renal predice la función renal

Independientemente de los mecanismos responsables de la lesión crónica del aloinjerto: la conclusión es siempre la misma: cuanto mejor y más estable es la función del injerto, mejor y más duradero será el resultado. La creatinina sérica medida en varias etapas tras el trasplante (al recibir el alta hospitalaria, a los 6 meses, al cabo de un año), es un valioso predictor de la evolución a largo plazo, y los acontecimientos que se producen en el primer año son esenciales para la supervivencia prolongada. La función renal es un mejor predictor de la supervivencia del injerto que la incidencia de rechazo agudo, la función retardada del injerto, la incompatibilidad HLA y otros factores de riesgo. Los pacientes con una creatinina al cabo de 1 año inferior a 1,5 mg/dl y un cambio de la creatinina de menos de 0,3 mg/dl pueden esperar una evolución excelente del injerto a largo plazo. Los valores mayores se acompañan de un riesgo uniformemente creciente de pérdida del injerto.

Rechazo agudo en el postrasplante tardío

El incumplimiento en algún grado del tratamiento inmunosupresor adecuado desempeña un papel en los rechazos agudos más tardíos, y siempre se debe tener en cuenta cuando sucede. Dado que muchos pacientes no admiten olvidar tomar dosis de los medicamentos, es difícil saber la frecuencia con que el incumplimiento causa rechazo agudo y fallo del injerto. El rechazo agudo a veces surge por una dosificación inadecuada de fármacos o por la tendencia de los profesionales a ir retirando los medicamentos en el postrasplante tardío, o debido a la pérdida de la cobertura del seguro médico o a un seguro médico inadecuado (v. Capítulo 21). Aunque siempre es prudente limitar la exposición a inmunosupresión a la cantidad mínima necesaria para evitar el rechazo, puede ser problemático determinar la cantidad adecuada de inmunosupresión para una evolución óptima del injerto. Los métodos actuales para la monitorización inmunitaria son rudimentarios, en el mejor de los casos, y no pueden informar de un modo fiable de si un régimen inmunosupresor concreto es adecuado. Por tanto, aunque puede considerarse la reducción de la inmunosupresión en algunos pacientes en el postrasplante tardío, los pacientes que reducen las dosis de inmunosupresión deben controlarse rigurosamente por si aparecen signos de disfunción del injerto. Puede considerarse el cribado periódico del desarrollo de anticuerpos donante-específicos en los pacientes con inmunosupresión reducida, y puede ser un indicador de inmunosupresión inadecuada. En el capítulo 6 se expone el tratamiento de los episodios de rechazo agudo tardío.

Nefropatía recurrente y nefropatía *de novo*

El problema de la enfermedad glomerular recurrente tras el trasplante está en gran medida sin resolver. La incidencia documentada de recurrencia de la enfermedad renal original en el aloinjerto es variable, al igual que el riesgo resultante de fallo del injerto. Gran parte de esta variación se basa en diferencias en la duración del seguimiento y en diferencias en la frecuencia con la que los pacientes son sometidos a biopsias de los riñones nativos y del trasplante. A medida que disminuyen los fallos del injerto por muerte y rechazo, puede aumentar la aparente incidencia de fallo del injerto por enfermedad recurrente. También es con frecuencia difícil establecer si algunas enfermedades representan recurrencias o enfermedad glomerular *de novo*. En los pacientes que carecían de un diagnóstico específico mediante biopsia de la causa de su nefropatía original, el diagnóstico puede ser evidente en la anatomopatología de la biopsia del trasplante.

La incidencia de enfermedades glomerulares recurrentes y *de novo* entre una gran cohorte en el Renal Allograft Disease Registry (RADR) fue de aproximadamente un 3 % durante un período medio de seguimiento de 5,4 años. Los diagnósticos fueron:

Glomeruloesclerosis focal y segmentaria (GEFS) (34 %)
Nefropatía por inmunoglobulina A (IgA) (13 %)
Diabetes (11 %)
Glomerulonefritis membranoproliferativa (GNMP) (11 %)
Nefropatía membranosa (10 %)
Síndrome hemolítico urémico o púrpura trombocitopénica trombótica (5 %)
Otros (16 %)

Existía un aumento significativo de fallos del injerto entre los grupos con enfermedad recurrente y *de novo* (55 %) al comparar con el resto (25 %). En una pequeña cohorte de trasplantes de donantes vivos emparentados compatibles para dos haplotipos seguidos durante una media de 8 años, la incidencia de enfermedad recurrente fue del 15 %, y fue del 27 % en los pacientes con glomerulonefritis como diagnóstico de la nefropatía original. La mayor incidencia de recurrencia de la enfermedad en este estudio puede reflejar la falta de pérdida del injerto en receptores con buena compatibilidad expuestos a un seguimiento relativamente prolongado.

En los datos de grandes registros, puede ser más difícil distinguir la incidencia de recurrencia de la enfermedad que definir la evolución de los pacientes una vez que se ha diagnosticado la enfermedad recurrente. En un grupo de más de 1 500 pacientes australianos con glomerulonefritis demostrada mediante biopsia y a los que se siguió durante 10 años, la incidencia de la pérdida del injerto como una consecuencia de cualquier tipo de glomerulonefritis fue del 8 %. La GEFS es claramente la forma de enfermedad glomerular que se asocia con mayor frecuencia a recurrencia y pérdida del injerto, y los pacientes que ya han perdido un trasplante previo debido a GEFS recurrente tienen un riesgo mucho mayor. El reconocimiento precoz de la GEFS recurrente es particularmente importante porque responde a la plasmaféresis. La prevención y el tratamiento de la GEFS recurrente, que es más habitual en los niños, se expone con detalle en el capítulo 17. La enfermedad por depósitos densos y la glomerulopatía C3 recidivan con frecuencia, y se asocian a una escasa supervivencia del injerto, aunque terapias más recientes, como el eculizumab, pueden demostrar finalmente que alteran el pronóstico. La glomerulonefritis membranosa puede presentarse como enfermedad *de novo*, pero probablemente recidiva en el 5-10% de los pacientes. La presencia de anticuerpos anti receptor de fosfolipasa A2 antes del trasplante se asocia a recidiva tras el trasplante. Es frecuente la recidiva histológica de la nefropatía por IgA. El fallo del aloinjerto por nefropatía por IgA es mayor que el comunicado hace tiempo, y puede llegar a ser hasta del 25%. La púrpura de Henoch-Schönlein recidiva en una gran proporción de pacientes, y provoca fallo del injerto en aproximadamente el 25%. La enfermedad antimembrana basal glomerular recidiva en el 10% al 25% de los pacientes, pero casi nunca causa fallo del injerto.

Papel de incumplimiento en el fallo tardío del injerto

La frecuencia del incumplimiento con los fármacos inmunosupresores es difícil de medir, pero es probablemente más habitual de lo documentado. Como grupo, los receptores de trasplante pueden ser especialmente reacios a admitir el incumplimiento si creen que haciéndolo así podrían poner en peligro sus posibilidades para recibir alguna vez otro trasplante. Algunos pacientes pueden admitir el incumplimiento y buscar ayuda económica para obtener sus medicamentos (v. Capítulo 21). El incumplimiento también puede manifestarse como un fracaso para el hecho de no mantener unas citas programadas o como unos niveles de inmunosupresores inconsistentes. Los pacientes que no realizan las determinaciones de creatinina sérica regularmente tienen más probabilidades de sufrir un fallo tardío del injerto.

Los pacientes pueden incumplir con la medicación por diversas razones. Pueden albergar la falsa creencia de que no es necesario tomar la medicación regularmente. Esta creencia puede verse reforzada por varios años de una evolución postrasplante sin problemas. Muchos pacientes creen que los efectos de la inmunosupresión continúan indefinidamente, incluso cuando se olvidan algunas dosis de medicación. Estos pacientes tienen más probabilidades de no cumplir que los pacientes que comprenden mejor la duración de la acción de los inmunosupresores. Algunos pacientes pueden no cumplir porque temen los efectos adversos de la medicación más que el rechazo del injerto. Esto se observa particularmente en los adolescentes, que detestan el estigma social de los cambios en el físico corporal causado por los corticoides y, en menor medida, por la ciclosporina.

Los pacientes pueden sencillamente olvidar tomar las dosis de medicación. En una revisión de 100 miembros de la Transplant Recipient International Organization (TRIO), menos del 30% estaban tomando menos de cinco fármacos, y el 35% refirieron tomar 10 a 20 fármacos diferentes al día. La mayoría de los fármacos requerían múltiples dosis al día (en general, los estudios muestran que el número de veces al día que los pacientes deben tomar fármacos es un predictor de incumplimiento más importante que el número total de fármacos). De los participantes en la revisión, el 25% admitía olvidar dosis de los fármacos, y el 55% de ellos aludía el olvido como razón. Es probable que los miembros de la TRIO representen una población muy motivada de receptores de trasplante. Sólo el 35% de los participantes eran receptores de trasplante renal, y los órganos no renales de los receptores pueden sufrir consecuencias letales si sus injertos fallan.

El incumplimiento aumenta el riesgo de pérdida tardía del injerto entre tres y cinco veces, y puede ser la causa más frecuente de pérdida tardía del injerto. Puede llevar al fallo del injerto por diferentes mecanismos. Los pacientes que reciben inmunosupresión inadecuada debido al incumplimiento pueden desarrollar rechazo agudo o crónico que conduce al fallo del injerto, con el desarrollo de DSA como potente factor etiológico. El incumplimiento con las visitas clínicas y de seguimiento de laboratorio también puede contribuir al fallo tardío del injerto. El rechazo agudo en el postrasplante tardío casi nunca se manifiesta con signos y síntomas hasta que está bastante avanzado. Por tanto, para que el tratamiento sea eficaz, el rechazo agudo debe detectarse pronto, algo que sólo se puede hacer detectando aumentos de los niveles de creatinina sérica poco después de que se produzcan. De ahí se deduce que los pacientes que no acuden al médico y que no se realizan mediciones frecuentes de los niveles de creatinina sérica tienen menos probabilidad de sufrir un rechazo detectado en una etapa inicial, cuando puede tratarse. También se deduce que es responsabilidad de los médicos del trasplante y de los miembros del equipo de trasplante reforzar constantemente en los pacientes la importancia de cumplir las indicaciones y el tratamiento, así como realizar todos los esfuerzos posibles para facilitar ese cumplimiento minimizando la complejidad del protocolo farmacológico y otros aspectos del seguimiento postrasplante a largo plazo.

TRATAMIENTO DEL INJERTO «DEJADO»

Si no se produce una muerte prematura, la mayor parte de los aloinjertos fallarán finalmente en algún momento. Una vez que el fallo se considera inevitable, se debe planificar un proceso de decisión con el paciente, para minimizar las complicaciones innecesarias y preparar opciones para la nefropatía terminal. Este proceso de decisión es similar al que se encuentra en el momento en que se diagnosticó la nefropatía crónica por primera vez. Los pacientes y los familiares pueden ser reacios a aceptar la inevitabilidad de la pérdida del trasplante y se les debe mostrar comprensión. Hay que identificar las causas reversibles de disfunción del injerto, se debe controlar la hipertensión y el metabolismo mineral, y preparar el acceso a la diálisis cuando sea importante. Los estudios han sugerido que estos pasos básicos con frecuencia se olvidan o retrasan en los receptores de trasplante, posiblemente por una sensación de «negación» por parte del paciente y sus cuidadores. Idealmente, se podrá disponer de otro trasplante, lo más probable de un donante vivo, en cuyo caso se deben efectuar la preparación para intentar un retrasplante preferente (v. Capítulo 8), y mantenerse una inmunosupresión de intensidad baja. Se deben evitar, si es posible, la transfusión sanguínea para evitar la sensibilización.

En el capítulo 6 se expone la inmunosupresión en el fallo del aloinjerto. Una vez comenzada la diálisis, el proceso de decisión en cuanto al tratamiento de inmunosupresión depende de diversos factores: el principio esencial es que cuanto menos mejor.

1. Si el injerto se ha retirado, se debe interrumpir toda la inmunosupresión, aunque pueden necesitarse dosis bajas de prednisona durante varias semanas para evitar la supresión suprarrenal.
2. Si el injerto ha estado colocado durante un período prolongado y es pequeño y ecogénico, puede interrumpirse la inmunosupresión de forma escalonada durante varias semanas.
3. Si el injerto se ha perdido más rápidamente o repentinamente, y su tamaño sigue siendo normal, puede ser prudente una reducción menor de la inmunosupresión.
4. En los pacientes que siguen produciendo cantidades significativas de orina, puede que se deban mantener niveles bajos de inmunosupresión

(bajas dosis de CNI o MMF) ya que la calidad de vida de los pacientes en diálisis que mantienen una TFG residual mejora.

5. Los profesionales de diálisis nunca deben olvidar que un aloinjerto que se deja está presente en sus pacientes. Pueden seguir manifestando su presencia, a veces durante años tras haber perdido su función, en un proceso que se puede considerar «rechazo del injerto rechazado». Clínicamente, puede manifestarse con síntomas constitucionales, un injerto aumentado de tamaño y doloroso con la palpación, hematuria y elevación de los marcadores inflamatorios. Estos síntomas pueden responder a una intensificación transitoria de la inmunosupresión. Puede ser necesaria la nefrectomía del aloinjerto (v. Capítulo 9).

6. La nefrectomía del aloinjerto, o la necesidad de ella, suele provocar una exageración de la sensibilización, con la inherente dificultad de lograr repetir el trasplante. Se debe evitar, si es posible.

7. Si es inminente un nuevo trasplante, es razonable mantener una inmunosupresión de escasa intensidad para evitar desarrollar sensibilización HLA.

Lecturas seleccionadas

Blosser C. A call to action: the need for improves transplant screening guidelines. Am J Transplant 2017;17:9–10.

Bramham K, Nelson-Piercy C, Gao H, et al. Pregnancy in renal transplant recipients: a UK national cohort study. Clin J Am Soc Nephrol 2013;8:290–298.

Cosio F, Cattran D. Recent advances in our understanding of recurrent primary glomerulonephritis after kidney transplantation. Kidney Int 2017;91:304–314.

Cruzado JM, Moreno P, Torregrosa JV, et al. A randomized study comparing parathyroidectomy with cinacalcet for treating hypercalcemia in kidney allograft recipients with hyperparathyroidism. J Am Soc Nephrol 2016;27:2487–2494.

Engels EA, Pfeiffer RM, Fraumeni JF Jr, et al. Spectrum of cancer risk among US solid organ transplant recipients. JAMA 2011;306:1891–1901.

Gill J, Wright A, Delmonico F, et al. Towards improving the transfer of care of kidney transplant recipients. Am J Transplant 2017;17:54–59.

Gonzales MM, Bentall A, Kremers WK, et al. Predicting individual renal allograft outcomes using risk models with 1-year surveillance biopsy and alloantibody data. J Am Soc Nephrol 2016;27:3165–3174.

Group SR, Wright JT Jr, Williamson JD, et al. A randomized trial of intensive versus standard blood-pressure control. N Engl J Med 2015;373:2103–2116.

Guidicelli G, Guerville F, Lepreux S, et al. Non-complement-binding de novo donor-specific anti-HLA antibodies and kidney allograft survival. J Am Soc Nephrol 2016;27:615.

Gupta G, Fattah H, Ayalon R, et al. Pre-transplant phospholipase A2 receptor autoantibody concentration is associated with clinically significant recurrence of membranous nephropathy post-kidney transplantation. Clin Transplant 2016;30:461.

Hosseini-Moghaddam SM, Alhomayeed B, Soliman N, et al. Primary Epstein–Barr virus infection, seroconversion, and posttransplant lymphoproliferative disorder in seronegative renal allograft recipients: a prospective cohort study. Transpl Infect Dis 2016;18:423–430.

Huang E, Poommipanit N, Sampaio MS, et al. Intermediate-term outcomes associated with kidney transplantation in recipients 80 years and older: an analysis of the OPTN/UNOS database. Transplantation 2010;90:974–979.

Iyer SP, Nikkel LE, Nishiyama KK, et al. Kidney transplantation with early corticosteroid withdrawal: paradoxical effects at the central and peripheral skeleton. J Am Soc Nephrol 2014;25:1331.

Lamb KE, Lodhi S, Meier-Kriesche HU. Long-term renal allograft survival in the United States: a critical reappraisal. Am J Transplant 2011;11:450.

Lefaucheur C, Viglietti D, Bentlejewski C, et al. IgG donor-specific anti-human HLA antibody subclasses and kidney allograft antibody-mediated injury. J Am Soc Nephrol 2016;27:293–304.

Mathur A, Chang Y, Steidley D, et al. Patterns of care and outcomes in cardiovascular disease after kidney transplantation in the United States. Transplant Dir 2017;3:e126.

Morken NH, Diaz-Garcia C, Reisaeter AV, et al. Obstetric and neonatal outcome of pregnancies fathered by males on immunosuppression after solid organ transplantation. Am J Transplant 2015;15:1666–1673.

Murakami N, Riella LV, Funakoshi T. Risk of metabolic complications in kidney transplantation after conversion to mTOR inhibitor: a systematic review and meta-analysis. Am J Transplant 2014;14:2317–2327.

Naylor KL, Garg AX, Hodsman AB, et al. Long-term changes in bone mineral density in kidney transplant recipients. Transplantation 2014;98:1279–1285.

Nickerson P, Rush D. Beginning at the beginning to prevent the end. J Am Soc Nephrol 2015;26:1477.

Pedrollo EF, Corrêa C, Nicoletto BB, et al. Effects of metabolic syndrome on kidney transplantation outcomes: a systematic review and meta-analysis. Transpl Int 2016;29:1059–1066.

Pham P, Everly M, Faravardeh A, et al. Management of patients with a failed kidney transplant. World J Nephrol 2015;4:148–159.

Quinlan SC, Pfeiffer RM, Morton LM, et al. Risk factors for early-onset and late-onset posttransplant lymphoproliferative disorder in kidney recipients in the United States. Am J Hematol 2011;86:206–209.

Rose C, Schaeffner E, Frei U, et al. A lifetime of allograft function with kidneys from older donors. J Am Soc Nephrol 2015;26:2483.

Sellares J, de Freitas DG, Mengel M, et al. Understanding the causes of kidney transplant failure: the dominant role of antibody-mediated rejection and nonadherence. Am J Transplant 2012;12:388.

Snanoudj R, Royal V, Elie C, et al. Specificity of histological markers of long-term CNI nephrotoxicity in kidney-transplant recipients under low-dose cyclosporine therapy. Am J Transplant 2011;11:2635.

Tait BD, Susal C, Gebel HM, et al. Consensus guidelines on the testing and clinical management issues associated with HLA and non-HLA antibodies in transplantation. Transplantation 2013;95:19.

Trappe R, Oertel S, Leblond V, et al. Sequential treatment with rituximab followed by CHOP chemotherapy in adult B-cell posttransplant lymphoproliferative disorder (PTLD): the prospective international multicentre phase 2 PTLD-1 trial. Lancet Oncol 2012;13:196.

Versele EB, Van Laecke S, Dhondt AW, et al. Bisphosphonates for preventing bone disease in kidney transplant recipients: a meta-analysis of randomized controlled trials. Transpl Int 2016;29:153.

Wiebe C, Gibson IW, Blydt-Hansen TD, et al. Rates and determinants of progression to graft failure in kidney allograft recipients with de novo donor-specific antibody. Am J Transplant 2015;15:2921.

Wyld ML, Clayton PA, Jesudason S, et al. Pregnancy outcomes for kidney transplant recipients. Am J Transplant 2013;13:3173.

Yanik EL, Clarke CA, Snyder JJ, et al. Variation in cancer incidence among patients with esrd during kidney function and nonfunction intervals. J Am Soc Nephrol 2016;27:1495.

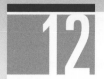

Infecciones en el trasplante renal

Joanna M. Schaenman y Bernard M.

La infección sigue siendo una causa importante de morbilidad y mortalidad en los receptores de trasplante renal. En comparación con otros candidatos a trasplante de órgano sólido, la naturaleza electiva del trasplante renal facilita la posibilidad de potenciar estrategias clínicas, nutricionales y de prevención (p. ej., vacunación, identificación de procesos infecciosos ocultos, cribado preventivo, valoración de la función inmunitaria antes del trasplante) para reducir la aparición de complicaciones infecciosas y, posiblemente, disminuir también futuros episodios de rechazo. Las infecciones relacionadas con complicaciones quirúrgicas del trasplante, nuevo trasplante, nuevas exploraciones, infecciones transmitidas por el donante, adquisición de patógenos nosocomiales (hospitalarios) y reactivación de procesos infecciosos latentes pueden afectar a la función y la evolución del injerto. La disfunción o el rechazo crónico del injerto que requieren un incremento de la inmunosupresión aumentan el riesgo de infección en general, y necesitan una mayor vigilancia y nivel de presunción (sospecha) clínica. Las infecciones sistémicas por virus inmunomoduladores (p. ej., citomegalovirus y otros herpesvirus humanos, virus de la hepatitis C) también pueden estimular, de forma directa e indirecta, la aparición de alteraciones en la inmunidad y de rechazo. Los síndromes infecciosos predominantes que se observan en los receptores de trasplante renal son: infecciones genitourinarias, neumonía, infecciones de la herida y de colecciones líquidas abdominales, infecciones relacionadas con dispositivos, y enfermedades víricas diseminadas o específicas de órganos.

En este capítulo, se destacan los problemas de las enfermedades infecciosas en receptores de trasplante renal, la proflaxis frente a la infección tras el trasplante, y el reconocimiento y el manejo de síndromes infecciosos habituales y emergentes con el tratamiento antimicrobiano adecuado para minimizar los efectos adversos sobre el aloinjerto.

NORMAS GENERALES PARA EL RECONOCIMIENTO DE LA INFECCIÓN

En la tabla 12-1 se resumen los factores de riesgo de infección en los períodos previo y posterior al trasplante. El reconocimiento de los siguientes factores puede ayudar en la identificación de los patógenos causantes y a iniciar el tratamiento antimicrobiano empírico antes de la confirmación de laboratorio.

1. *Momento (cronología) de un episodio infeccioso tras el trasplante:* la mayoría de las infecciones se producen en el primer mes después del trasplante, y se relacionan típicamente con complicaciones técnicas de la cirugía o de dispositivos médicos invasivos, y afectan con mayor frecuencia al tracto genitourinario.

Durante los meses 1 a 6, pueden producirse, persistir o reaparecer infecciones asociadas a complicaciones postoperatorias o a un aumento de la inmunosupresión. El aumento de la inmunosupresión se asocia a

TABLA 12-1	Factores de riesgo de infección en receptores de trasplante renal

Antes del trasplante
- Afecciones médicas (insuficiencia renal, diabetes, malnutrición, trastornos de la función inmunitaria, pacientes de edad avanzada)
- Inmunosupresión por afecciones crónicas (corticoides, ciclofosfamida)
- Infección no diagnosticada o tratada de forma inadecuada en el receptor
- Colonización con microorganismos inusuales o resistentes (p. ej., ERV en heces, SARM en las fosas nasales o en la piel, *Enterobacteriaceae* farmacorresistentes o *Pseudomonas* en el tracto genitourinario, el trasto gastrointestinal y las vías respiratorias superiores; adquisición de hongos en superficies mucocutáneas u otras mucosas)
- Exposiciones preoperatorias a antibióticos (p. ej., aumento del riesgo de infección por *Clostridium difficile* y microorganismos resistentes a antibióticos)
- Duración y frecuencia de las hospitalizaciones

En el perioperatorio
- Complejidad de la cirugía y necesidad de reintervención
- Tiempo quirúrgico prolongado
- Daño del injerto o isquemia prolongada, fallo agudo del injerto
- Hemorragia o múltiples transfusiones sanguíneas
- Infección del injerto (donante) o infección no diagnosticada en el donante
- Bacteriemia o sepsis perioperatoria
- Contaminación microbiana del líquido de conservación del injerto
- Retención de cuerpos extraños

Tras el trasplante
- Fracaso o disfunción aguda del injerto, necesidad de aumentar la inmunosupresión y de terapias citolíticas prolongadas
- Reintervención o retrasplante precoces
- Tratamiento postoperatorio complicado, empeoramiento de afecciones médicas comórbidas (hiperglucemia, hepatopatía, insuficiencia respiratoria, alteración del sensorio)
- Infección por virus inmunomoduladores (CMV, VHH, virus respiratorios)
- Uso prolongado de catéteres, *stents* (endoprótesis) genitourinarias o ventilación mecánica
- Derivación vesical, drenaje entérico (trasplante de páncreas, de riñón-páncreas), trasplante de páncreas tras trasplante renal
- Rotura o fugas de anastomosis, desarrollo de colecciones líquidas, tejidos desvitalizados, hematomas
- Leucopenia, trombocitopenia, hipogammaglobulinemia adquirida
- Antibioterapia prolongada, adquisición de patógenos con resistencia a antibióticos en el ámbito asistencial
- Corticoides: pulsos y dosis de mantenimiento
- Exposiciones hospitalarias: construcción, ventilación y distribución de agua
- Algunas actividades laborales, de jardinería y de ocio: abono, exposición a vegetación podrida o descompuesta, caza
- Ausencia de una higiene de manos adecuada por parte de los cuidadores
- Consumo de marihuana por inhalación

CMV, citomegalovirus; ERV, enterococos resistentes a vancomicina; SARM, *Staphylococcus aureus* resistente a meticilina; HHV, herpesvirus humano.

un incremento en el riesgo de infección por virus inmunomoduladores, como citomegalovirus (CMV) y otros herpesvirus humanos (HHV), el virus de la hepatitis B (VHB), el virus de la hepatitis C (VHC) y el virus de Epstein-Barr (VEB), lo que aumenta la predisposición a sufrir infecciones oportunistas al alterar la expresión de mediadores de la inflamación y citocinas por una cascada compleja interrelacionada. Estos virus pueden facilitar un entorno permisivo para patógenos oportunistas, especialmente hongos; como patógenos destacados, se encuentran *Aspergillus, Pneumocystis, Cryptococcus,* bacterias y otros patógenos, como *Listeria monocytogenes, Nocardia* y *Toxoplasma.* Los CMV y otros herpesvirus humanos ejercen también un efecto inmunomodulador implicado en el rechazo agudo del aloinjerto, el rechazo crónico y el síndrome linfoproliferativo postrasplante (PTLD, *post-transplantation lymphoproliferative disorder*).

Generalmente, se puede considerar que los pacientes que han superado 6 meses tras el trasplante sin tratamiento para el rechazo ni una nueva intervención son pacientes que presentan una buena evolución del injerto con una inmunosupresión de mantenimiento estable a largo plazo, y con menos riesgo de infección. En los receptores con una función deficiente del injerto, con tratamientos para el rechazo que requieren un aumento de la inmunosupresión, o con una fisiología y disfunción genitourinarias persistentemente alteradas pueden aparecer infecciones por CMV, de adquisición nosocomial, y reactivación de focos infecciosos. Las infecciones en pacientes con aloinjertos con buen funcionamiento a largo plazo son típicamente similares a las documentadas en el grupo de sujetos no trasplantados; sin embargo, con la inmunosupresión crónica, el riesgo de infecciones oportunistas persiste.

2. *El estado neto de inmunosupresión* es una valoración semicuantitativa que refleja la interacción compleja de los siguientes factores:

   1. La dosis, la duración y la secuencia temporal del tratamiento inmunosupresor, incluido el aumento de la inmunosupresión para los episodios de rechazo.
   2. Los tipos de inmunosupresión usados para la inducción, el mantenimiento, la desensibilización y el tratamiento del rechazo. Los preparados de anticuerpos antilinfocitarios como la globulina antitimocítica (ATG) o el alemtuzumab provocan déficits graves en la inmunidad celular, mientras que las terapias dirigidas contra los anticuerpos como el bortezomib o el rituximab pueden alterar la inmunidad de células B y humoral. El impacto de nuevos fármacos como los inhibidores mTOR y el belatacept, un inhibidor de la coestimulación de linfocitos T, está todavía en estudio.
   3. Inmunodeficiencia cuantitativa, incluyendo leucopenia, trombocitopenia y niveles bajos de inmunoglobulinas.
   4. Rotura de la piel y las barreras tisulares por cuerpos extraños (p. ej., catéteres venosos y sondas urinarias, endoprótesis [*stents*] ureterales), heridas que no cicatrizan, acumulaciones de líquido y tejidos desvitalizados.
   5. Alteraciones metabólicas: hiperglucemia, uremia, insuficiencia hepática, y malnutrición y trastornos de la absorción.
   6. Infección por virus inmunomoduladores.

3. *Los antecedentes infecciosos del donante,* específicamente todos los síndromes infecciosos y patógenos que pueden transmitirse directamente con el aloinjerto (v. Capítulo 4, Parte I).

4. *Antecedentes de infecciones y exposiciones del receptor:* infecciones por micobacterias (tuberculosis y micobacterias no tuberculosas), infecciones fúngicas, virus de hepatitis, virus de la inmunodeficiencia humana (VIH), virus de la varicela-zóster (VVZ), CMV o VEB; situaciones que alteran el estado inmunológico, como la asplenia quirúrgica o funcional; afecciones médicas crónicas simultáneas previas al trasplante, entre ellas trastornos reumatológicos, como el lupus eritematoso sistémico, que requieren tratamiento inmunosupresor, diabetes mellitus, enfermedades pulmonares crónicas (p. ej., enfermedad pulmonar obstructiva crónica [EPOC], bronquiectasias, fibrosis pulmonar), uso de fármacos o drogas por vía intravenosa, disfunción hepática, malnutrición, y posible riesgo de exposición endémica en determinadas áreas geográficas de micosis, toxoplasmosis, tuberculosis y especies de *Strongyloides*. Además, el aumento de la edad del paciente y su senescencia inmunitaria asociada constituyen un factor de riesgo, independiente, de aumento de las tasas de infección y muerte tras el trasplante. El retraso entre la inclusión en la lista para trasplante y la recepción real de un aloinjerto renal puede complicar aún más el proceso de evaluación. Los candidatos prospectivos pueden adquirir nuevas infecciones durante este período de espera o modificar sus factores de riesgo de infecciones, o ambas cosas.

5. *La adquisición de patógenos de la comunidad (extrahospitalarios) y asociados a la asistencia sanitaria:* Streptococcus pneumoniae, Enterobacteriaceae, microorganismos gramnegativos resistentes a múltiples fármacos, y especies de *Pseudomonas, Staphylococcus aureus* resistentes a meticilina (SARM) y *Enterococcus* resistentes a vancomicina (ERV). Los pacientes en diálisis a la espera del trasplante y los pacientes trasplantados pueden sufrir colonización por bacterias y hongos de su piel, el sistema sinopulmonar y el tracto gastrointestinal relacionados con el contacto frecuente con entornos sanitarios y con exposiciones antimicrobianas. En los casos de disfunción del injerto, complicaciones quirúrgicas postoperatorias o rechazo, estos microorganismos que colonizan pueden llegar a causar una infección invasiva. La identificación de estos microorganismos colonizadores y (cuando sea adecuado) la determinación de la sensibilidad antimicrobiana puede ayudar a dirigir el tratamiento antimicrobiano empírico si se desarrolla una infección clínica.

6. *Los factores que retrasan y confunden el diagnóstico de infección en el receptor* incluyen: una alteración de la respuesta inflamatoria del huésped; el retraso en el diagnóstico clínico debido a la ausencia de signos clínicos y radiológicos clásicos asociados a infección e inflamación, en comparación con el huésped inmunocompetente; la progresión rápida de infecciones en este contexto, sobre todo con alteración de la anatomía, drenaje linfático y fisiología tras el trasplante; el fallo en el reconocimiento de las características de paciente de alto riesgo (p. ej., diabetes, inmunosupresión aumentada y prolongada, múltiples ciclos de antibióticos), y retrasos en el diagnóstico de laboratorio y la limitada disponibilidad de pruebas diagnósticas rápidas para enfermedades fúngicas, por micobacterias y víricas.

CRIBADO PREVIO AL TRASPLANTE: DONANTE Y RECEPTOR

Las infecciones no tratadas o no reconocidas en el receptor pueden volverse clínicamente evidentes en el período posterior al trasplante, y pueden ser: infección del catéter intravascular, neumonía, enfermedad periodontal, infección intraabdominal, hepatobiliar o genitourinaria. Durante el cribado (*screening*) previo al trasplante, la identificación de infecciones latentes o activas en el receptor puede hacer que se replantee la aptitud de candidato al trasplante o provocar alteraciones en el tratamiento antimicrobiano habitual posterior al trasplante. En el donante vivo se debe realizar una anamnesis rigurosa dirigida a descartar posibles infecciones latentes, y tratar cualquier infección activa cuando sea preciso. La donación debe retrasarse hasta que se pueda establecer que la infección esté adecuadamente resuelta.

Puede resultar difícil diferenciar entre una infección adquirida a partir del aloinjerto, a partir de una fuente exógena o por la reactivación de una enfermedad latente en el receptor. En la transmisión por el donante a través del aloinjerto, se han visto implicados los siguientes agentes: bacterias aerobias grampositivas y gramnegativas, bacterias anaerobias, especies de *Mycobacteria*, especies de *Toxoplasma* y especies de *Strongyloides*; el VIH, CMV, el VHB, el VHC, el virus del herpes simple (VHS), el VVZ, el VEB y el virus del Nilo Occidental (WNV, *West Nile virus*), virus implicados en la infección del sistema nervioso central, y hongos como especies de *Candida, Histoplasma capsulatum, Coccidioides immitis, Cryptococcus neoformans,* especies de *Aspergillus* y *Scedosporium apiospermum.* Entre las complicaciones graves de las infecciones transmitidas por el aloinjerto del donante se encuentran la bacteriemia, la fungemia, la destrucción de anastomosis vasculares, la formación de aneurismas «micóticos» (microbianos) y la endocarditis infecciosa. El riesgo de sufrir una infección transmitida por el donante puede reducirse mediante un cribado y una evaluación epidemiológica rigurosos (v. Capítulo 4, Parte I).

Cribado de enfermedades transmisibles en posibles donantes de órganos fallecidos

Las infecciones postoperatorias pueden surgir por un cribado inadecuado o incompleto del donante. La anamnesis médica y social del donante debe incluir información sobre los riesgos de exposición basados en el nacimiento o la residencia en áreas con infección endémica, como la tuberculosis y las infecciones fúngicas y parasitarias endémicas. Además, la causa de la muerte y las complicaciones de la intubación y la hospitalización prolongadas pueden provocar infección en el donante. Las directrices del *Public Health Service* (PHS) pueden identificar donantes de «mayor riesgo» de transmisión de VIH, VHB y VHC basándose en comportamientos y exposiciones asociados a una mayor prevalencia de infección, como el consumo de drogas por vía i.v., los antecedentes de encarcelamiento (ingreso en prisión), las prácticas sexuales a cambio de dinero o drogas, o la hemodiálisis. La transfusión de un gran volumen de sangre al donante puede causar hemodilución, lo que limita la precisión de las pruebas séricas de éste; los cálculos deben realizarlos las organizaciones encargadas de la obtención de órganos (OPO). En los donantes identificados como de riesgo elevado según el PHS deben realizarse pruebas de amplificación de ácidos nucleicos (NAT, *nucleic acid testing*) para VHC, VHC y VIH, que reducen, aunque no eliminan, las posibilidades de transmisión de enfermedad durante el «período ventana» de la infección. La OPO debe proporcionar resultados de cultivos microbiológicos del donante, y pruebas NAT o basadas en la PCR, serologías séricas y antecedentes de infecciones, incluyendo la infección del tracto urinario (ITU) superior e inferior y bacteriemia, que puede no confirmarse por el laboratorio hasta después de realizado el trasplante en algunos casos. Es esencial la comunicación, entre la organización de obtención de órganos y el centro de trasplantes, de los resultados aún pendientes sobre infecciones del donante. Debido a que numerosos riñones de cadáver pueden obtenerse de pacientes de unidades de cuidados intensivos, se debe asegurar de la inexistencia de una ITU o una bacteriemia oculta mediante los cultivos adecuados. Si existe una bacteriemia asociada al donante, se debe administrar al receptor el tratamiento antimicrobiano adecuado durante 14 días, y se deben obtener hemocultivos de control para descartar una infección endovascular de la anastomosis vascular. Aunque es poco frecuente, esta complicación se ha asociado a infección, derivada del torrente circulatorio del donante por *S. aureus, Pseudomonas aeruginosa,* otros bacilos gramnegativos y especies de *Candida* y *Aspergillus.* Durante la obtención y el trasplante del aloinjerto, puede producirse la contaminación microbiana de los medios de conservación de éste. En estos casos, se debe administrar al receptor el tratamiento antimicrobiano adecuado, típicamente durante 14 días. La sífilis se ha transmitido a través del trasplante de órganos sólidos, pero no es una contraindicación para la donación de órganos, dado que el receptor puede recibir el tratamiento adecuado para el presunto estado de la infección por sífilis del donante. Se han trasplantado con éxito riñones de donante cadáver procedentes de donantes con infecciones localizadas, no genitourinarias, como neumonía y meningitis. Sin embargo, se deben evitar los donantes con infección micótica activa, especialmente infecciones genitourinarias y del torrente circulatorio, infecciones víricas inespecíficas, sospecha de encefalitis o causas dudosas de muertes por infección. Además, en los posibles donantes de áreas endémicas relevantes, lo óptimo será realizar un cribado de infecciones parasitarias, entre ellas las causadas por *Trypanosoma cruzi* y *Strongyloides.* Durante los períodos de mayor incidencia del virus del Nilo Occidental (WNV), esta infección debe buscarse y descartarse tanto en donantes vivos como en donantes cadáver.

Al escribir esta obra, la Organización Mundial de la Salud (OMS) ha considerado la infección con el virus Zika transportado por mosquitos como una emergencia de salud internacional, debido a su probable relación con microcefalia y síndrome de Guillain-Barré. Se ha documentado la transmisión sexual y, aunque no se ha descrito la transmisión a partir del trasplante de órganos, el antecedente de un viaje a Sudamérica o Centroamérica junto con la presencia de una enfermedad febril y un exantema debe alertar sobre esta posibilidad.

Cribado de enfermedades infecciosas en candidatos a trasplante

La evaluación del riesgo de infección en el candidato a recibir un trasplante debe incluir una anamnesis de las alergias a antibióticos y la naturaleza de la reacción, un examen odontológico, y la valoración de una infección activa o remota, incluyendo un urinocultivo y una radiografía de tórax (Tabla 12-2). Los pacientes con poliquistosis renal que han sido tratados por infección quística de sus riñones poliquísticos deben presentar urocultivos repetidamente negativos. En ocasiones, se necesita una nefrectomía de riñón poliquístico antes del trasplante (v. Capítulo 8). Los pacientes que necesitan inmunosupresión actual, como los afectados por una enfermedad reumatológica o vasculitis, o los que han recibido un trasplante previo, deben someterse a una vigilancia especial, ya que su riesgo de infección es mayor que el de la población general con enfermedad renal crónica. Hay que valorar en el candidato el posible riesgo de exposición a *Mycobacterium tuberculosis* o micosis endémicas, incluyendo antecedentes de residencias previas o viajes a zonas de alto riesgo, prueba cutánea de derivado proteico purificado (PPD, prueba de la tuberculina), análisis de liberación de interferón gamma (IGRA), como la prueba de Quantiferon (QTF), y si está indicado, pruebas serológicas para *C. immitis* o pruebas antigénicas para *H. capsulatum,* especialmente si la radiografía de tórax demostró la presencia de un granuloma calcificado o no calcificado. En los donantes vivos se debe realizar una prueba IGRA para tuberculosis si tienen factores de riesgo por comportamientos o por un viaje

TABLA 12-2	Cribado de candidatos a trasplante

Afecciones médicas subyacentes (v. Capítulo 7)

Alergias y reacciones adversas a antibióticos y otros fármacos

Radiografía de tórax (p. ej., cualquier signo de infiltrados activos, lesiones granulomatosas antiguas, cicatrización)

Evaluación odontológica

Antecedente de enfermedades de transmisión sexual, conductas de alto riesgo, consumo de drogas por vía intravenosa

Prueba cutánea de la tuberculina (PPD) o análisis de liberación de interferón gamma (IGRA); antecedente de exposición y factores de riesgo de tuberculosis

Urocultivo

Pruebas serológicas habituales (sistemáticas):
  Anticuerpos IgG para citomegalovirus (CMV)
  Panel de anticuerpos frente al virus de Epstein-Barr (VEB)
  Anticuerpos frente al virus del herpes simple (VHS) y el virus de la varicela-zóster (VVZ)
  Antígeno de superficie (HBsAg), anticuerpo anticore (HBcAb IgG e IgM) y anticuerpo de superficie (HBsAb) del virus de la hepatitis B (VHB)
  Anticuerpos IgG frente al virus de la hepatitis C (VHC)
  Anticuerpos frente al VIH 1 y 2
  Prueba de reagina plasmática rápida (RPR) o Tp-PA (aglutinación de partículas de *Treponema pallidum*) para la sífilis

Pruebas serológicas especiales (basadas en antecedente de exposición o factores de riesgo):
  Anticuerpos IgM e IgG frente a *Coccidioides* mediante análisis de inmunoadsorción enzimática (ELISA)
  Anticuerpos por inmunodifusión o antígeno urinario de *Histoplasma*
  Anticuerpos frente al virus linfotrópico de linfocitos T humano (HTLV-I/II)
  Anticuerpos frente a *Strongyloides*
  Anticuerpos frente a *Trypanosoma cruzi*

previo o residencia en regiones endémicas, y deben obtenerse cultivos para micobacterias y tinción para bacilos ácido-resistentes (BAR) en orina si existe un antecedente compatible con una tuberculosis diseminada. La prueba cutánea PPD es una opción de segunda elección para quienes no tienen acceso a una prueba IGRA. La mayor incidencia de resultados de pruebas indeterminados en pacientes con nefropatía terminal puede confundir la evaluación del riesgo de tuberculosis, por lo que es esencial valorar un antecedente de tuberculosis activa o latente o una radiografía de tórax compatible, y administrar profilaxis con isoniazida. La guía de 2003 de la American Thoracic Society and Centers for Disease Control and Prevention (CDC)/Infectious Diseases Society of America recomienda el tratamiento de la tuberculosis latente con isoniazida (5 mg/kg/día, un máximo de 300 mg/día en los adultos) más piridoxina (vitamina B_6) durante 9 meses. Los pacientes que completaron previamente una pauta terapéutica adecuada para tuberculosis latente o activa no necesitan tratamiento antituberculoso adicional tras el trasplante. Sin embargo, este diagnóstico debe considerarse si aparecen complicaciones infecciosas tras el trasplante. Las pruebas de anticuerpos preoperatorias, cuando son adecuadas, deben incluir CMV, VVZ, VEB, VHS-1 y VHS-2, anticuerpos de superficie anti VHB (anti-HBsAb), antígeno de superficie (HBsAg) y anticuerpo central (*core*) (HBcAb), y anticuerpos frente a VHC (v. Capítulo 12), así como pruebas para detectar parásitos y micosis endémicas cuando sea apropiado.

Pruebas serológicas específicas
Citomegalovirus

La seroprevalencia del CMV oscila entre el 40% y el 97%, dependiendo de la población estudiada, y aumenta con la edad. En la mayoría de los pacientes adultos en diálisis puede detectarse anticuerpos IgG frente a CMV. Se debe determinar el estado de anticuerpos del donante y del receptor. Un receptor seronegativo para CMV (R-) de un donante seropositivo para CMV (D+) está en situación de máximo riesgo para desarrollar infección y enfermedad posterior por CMV. Tras el trasplante, estos receptores deben recibir profilaxis antiviral, típicamente durante 6 meses, y seguir una monitorización clínica y analítica rigurosa por si aparecen signos de viremia. Los receptores a quienes se administra tratamiento antilinfocítico pueden requerir también profilaxis antiviral en lugar de monitorización preventiva. Aunque los receptores seropositivos para CMV (D+/R+, D-/R+) tienen un riesgo menor de sufrir enfermedad por CMV, debe aplicarse una estrategia de prevención similar, basada en los factores de riesgo de cada paciente concreto y en el estado neto de inmunosupresión. Las implicaciones clínicas de la infección por CMV se exponen en el apartado «Infecciones víricas» y se resumen en la tabla 12-3.

Virus de Epstein-Barr

Tanto los receptores seronegativos para VEB de injertos de donantes seropositivos para este virus como los receptores seropositivos para VEB pueden tener un mayor riesgo de sufrir PTDL (enfermedad linfoproliferativa postrasplante), sobre todo si reciben ciclos prolongados y repetidos de tratamiento antilinfocítico (v. Capítulo 11). La disparidad serológica para el VEB se produce con más frecuencia en niños receptores de trasplante renal. En los pacientes de riesgo elevado, puede valorarse la carga vírica cuantitativa de

| TABLA 12-3 | Riesgo de infección y enfermedad por CMV sin profilaxis para CMV según el estado serológico de donante y receptor para CMV |

Donante	Receptor	Terminología	Infección (%)	Enfermedad (%)	Neumonitis (%)
+	−	Infección primaria	70–88	56–80	30
−	+	Reactivación	0–20	0–27	Rare
+	+*	Reactivación o sobreinfección	70	27–39	3–14
−	−		Cero**	—	—
±	+	Con antirrechazo, GAL más inmunosupresión convencional***	—	65	—

*La fuente de infección y enfermedad puede ser una nueva cepa de virus del donante o virus latente en el receptor.

**El cribado inadecuado o incorrecto de donante-receptor o la adquisición vírica durante períodos peritrasplante recientes pueden provocar serologías negativas falsas; en este caso, se recomiendan serologías recientes.

***Resultados con inmunosupresión convencional: ciclosporina o tacrolimus, azatioprina (o micofenolato mofetilo), prednisona y globulina antilinfocítica (GAL).

(Datos de Davis CL. The prevention of cytomegalovirus disease in renal transplantation. Am J Kidney Dis 1990;16:175-188; Hartmann A, Sagedal S, Hjelmesaeth J. The natural course of cytomegalovirus infection and disease in renal transplant recipients. Transplantation 2006;82:S15-S17.)

VEB mediante la reacción en cadena de la polimerasa (PCR). El belatacept, un inhibidor de la coestimulación, lleva una **alarma de recuadro negro** que descarta su uso en pacientes D+/R- para VEB, debido al aumento de riesgo de PTDL observado durante estudios en fase 3.

Otros herpesvirus humanos

Otros herpesvirus humanos (HHV) importantes en los receptores de trasplantes de órganos son: VHS-1, VHS-2, VVZ, y HHV-6 y HHV-8. El HHV-6 se ha implicado como cofactor para CMV y otras infecciones. El HHV-8 puede causar sarcoma de Kaposi asociado al trasplante y enfermedad linfoproliferativa VEB negativa. En general, antes del trasplante no suele realizarse un cribado para HHV-6 ni HHV-8.

Hepatitis B y C

La detección de infección crónica por VHB y VHC tanto en donantes como en receptores ha mejorado gracias a nuevos métodos de laboratorio para detectar anticuerpos, antígenos y ácidos nucleicos con especificidad vírica. Una de las evaluaciones más importantes previas al trasplante es la presencia de inmunidad frente a la hepatitis B, medida mediante anticuerpos de superficie del VHB detectables. La evaluación de la infección por el VHC en donante y receptor ha sufrido una transformación en los últimos años, debido a la aparición de pautas terapéuticas con posibilidades de curación. Al valorar la candidatura de estos pacientes, cada centro debe valorar su respectiva experiencia en la evaluación y el tratamiento de pacientes con infecciones por el VHC. La colaboración con especialistas en hepatitis debe formar parte de las evaluaciones de los receptores de trasplante. En el capítulo 13, se expone el impacto que una infección, latente o activa, por el VHB o el VHC tiene en la candidatura al trasplante y la donación renal. Se debe prestar una atención especial al impacto de los nuevos y espectacularmente efectivos tratamientos para el VHC.

Virus de la inmunodeficiencia humana

En todos los posibles donantes de trasplante deben realizarse pruebas para detectar anticuerpos frente al VIH-1 y el VIH-2. Se debe efectuar una anamnesis de todos los comportamientos de mayor riesgo, porque la infección por el VIH derivada del trasplante se ha asociado a infección aguda en el período «ventana» seronegativo, o se ha asociado a transfusión de sangre masiva y resultados falsos negativos en las pruebas de anticuerpos frente al VIH en el donante (v. Capítulo 4). Las pruebas sistemáticas de anticuerpos frente al VIH en el donante y la realización de pruebas NAT para VIH en donantes con riesgo aumentado según el PHS (v. anteriormente) han reducido el riesgo de infección hasta un nivel prácticamente insignificante. En los receptores con infección por el VIH, los resultados tras el trasplante renal se aproximan a los de los receptores seronegativos para este virus, con mejoras continuas con la aparición de nuevas pautas antirretrovirales con menos riesgo de interacción farmacológica con los inhibidores de la calcineurina (CNI, *calcineurin inhibitor*). El HIV Organ Policy Equity (HOPE) Act, que se convirtió en ley en 2013, ha abierto la puerta al trasplante de VIH positivo a VIH positivo, actualmente sólo bajo la supervisión de un estudio clínico aprobado por un comité de revisión institucional.

Virus linfotrópico humano de los linfocitos T

El virus linfotrópico humano de los linfocitos T 1 (HTLV-1) es más habitual en personas del Caribe y de Japón. Puede transmitirse a través de hemoderivados, trasplante de órganos y contacto íntimo. Entre los síndromes clínicos se encuentran la mielopatía asociada al HTLV-1 o paraparesia espástica tropical y virus de linfoma y leucemia de linfocitos T del adulto. Se ha documentado la aparición de mielopatía por HTLV-1 tras el trasplante de un donante infectado. El HTLV-2 es serológicamente similar al HTLV-1, pero se está investigando la asociación a la enfermedad. Debido a la escasa prevalencia de infección en la población estadounidense, esta prueba serológica ya no es obligatoria en la guía de la United Network for Organ Sharing (UNOS), pero puede estar indicada para donantes o receptores de áreas muy endémicas.

Virus del Nilo Occidental

El virus del Nilo Occidental (WNV) es un flavivirus transmitido por la picadura de un vector, un mosquito infectado, y con mucha menos frecuencia a través de la sangre y órganos trasplantados. A finales del año 2002, los CDC confirmaron la transmisión del WNV a receptores de órganos a partir de un solo donante, con graves consecuencias para los receptores. Se dispone de análisis de PCR y pruebas serológicas de primera generación. La epidemiología del WNV ha variado rápidamente, por lo que la extensión del riesgo al conjunto de donantes y a los receptores sigue investigándose. Durante los meses de verano y otoño, es prudente evitar el uso de órganos de donantes de un área con infección activa por el WNV que presentan síntomas de una enfermedad vírica, especialmente encefalitis o meningitis. El cribado mediante PCR y pruebas serológicas puede contribuir a identificar los donantes con riesgo de transmitir la enfermedad por WNV.

Coccidioidomicosis e histoplasmosis

En los candidatos que han residido en áreas geográficas de alto riesgo se debe comprobar la presencia de anticuerpos IgM e IgG para *C. immitis* mediante enzimoinmunoanálisis (EIA), o de anticuerpos frente a *H. capsulatum* mediante inmunodifusión de antígeno sérico o urinario durante la evaluación del trasplante. Debido al considerable riesgo de reactivación, los receptores con un antecedente de infección previa por hongos endémicos o que presentan anticuerpos detectables deben recibir tratamiento antifúngico profiláctico con azoles tras el trasplante renal, habitualmente durante un período indefinido después el trasplante.

Strongyloides y Tripanosoma cruzi

Los donantes y candidatos de zonas del mundo donde estas enfermedades parasitarias son endémicas deben someterse a pruebas serológicas antes de proceder al trasplante. Los donantes o receptores con serologías positivas deben tratarse con dos dosis de ivermectina, separadas por un intervalo de 2 semanas, para erradicar los parásitos del tracto gastrointestinal. Los donantes para trasplante renal con resultados positivos en las pruebas para *T. cruzi* pueden servir, pero existe el riesgo de una posible transmisión de la enfermedad al receptor, por lo que éste debe controlarse tras el trasplante. Los receptores con serología positiva para *T. cruzi* también deben monitorizarse mediante pruebas de PCR para poder detectar una reactivación tras el trasplante.

Inmunización de candidatos y receptores de trasplante

Las infecciones que pueden prevenirse con vacunas son una fuente importante de morbilidad tras el trasplante de órganos sólidos. Durante la evaluación del trasplante, hay que revisar rigurosamente la historia de vacunaciones del candidato, y éstas deben actualizarse. Puede accederse a las pautas actuales de vacunación de adultos y niños en http://www.cdc.gov/vaccines/recs/schedules/default.htm, y en el año 2016 se publicaron las recomendaciones actualizadas para la vacunación de receptores de trasplantes de órganos sólidos, que se resumen en la tabla 12-4.

TABLA 12-4	Vacunaciones recomendadas en receptores y candidatos a trasplante en adultos y en niños				
Vacuna	Inactivada/viva atenuada (I/VA)	Niños/adultos (N/A)	Recomendada antes del trasplante	Recomendada después del trasplante	Frecuencia de administración
Haemophilus influenzae B	I	N	Sí	Sí	3 dosis
Hepatitis B	I	N/A	Sí	Sí	3 dosis
Hepatitis A	I	N/A	Sí	Sí	2 dosis
Virus del papiloma humano	I	N/A	Sí	Sí	3 dosis, edades 11-28 años
Gripe (influenza), inyectado	I	N/A	Sí	Sí	Anual
Sarampión, parotiditis, rubéola (MMR)	VA	P	Sí		2 dosis
Meningocócica (vacuna conjugada o polisacárida)	I/I	N/A	Sí	Sí	1 dosis*
Poliomielitis, inactivada	I	P	Sí	Sí	4 dosis
S. pneumoniae (vacuna conjugada y polisacárida)	I/I	N/A	Sí	Sí	Véase nota al pie**
Tétanos, difteria, tos ferina acelular (Td/Tdap)	I	N/A	Sí	Sí	3 dosis de Tdap en la infancia, 1 dosis de Td cada 10 años***
Varicela	VA	N/A	Sí	No	Véase nota al pie+
Zóster	VA	A	Sí/N	No	Véase nota al pie++

*Indicada para adultos con asplenia anatómica o funcional, o déficits del componente terminal del complemento, preadolescentes, primer año de estancia en dormitorios de residencias de estudiantes y otros que se consideren de riesgo.

**Los niños de más de 5 años deben recibir vacuna de recuerdo neomocócica polisacárida 23 valente (Pneumovax®): los niños menores de 2 años deben recibir tres dosis de vacuna neumocócica conjugada (Prevnar®). En el primer caso, la vacuna debe repetirse en pacientes ≥65 años, al menos 5 años después de la última dosis de la vacuna, y un año después de la vacuna Prevnar®.

***Tdap debe sustituir una sola dosis de Td en los adultos de más de 65 años que no han recibido anteriormente una dosis de Tdap.

+Los niños y los adultos no inmunes deben recibir dos dosis de vacuna contra la varicela.

++Los adultos de más de 60 años deben recibir una sola dosis de vacuna frente al zóster.

Salvo que existan contraindicaciones, los candidatos a trasplante seronegativos para VVZ deben recibir dos dosis de vacuna para la varicela con virus vivos, y los candidatos seropositivos de edad igual o superior a 60 años deben recibir una sola dosis de vacuna para zóster con virus vivos, con objeto de disminuir el riesgo de sufrir varicela. Otras vacunas con virus vivos atenuados, como las del sarampión, la parotiditis y la rubéola (MMR, *measles, mumps and rubella*), y la varicela, deben administrarse no más allá de 4-6 semanas antes del trasplante, para reducir al mínimo la posibilidad de infección derivada de la vacuna en el período posterior al trasplante. Lo ideal es vacunar a todos los contactos domiciliarios de los receptores de trasplante, para proteger a estos últimos. Hay que evitar las vacunas con microorganismos vivos antes del trasplante en los candidatos tratados con inmunosupresores y tras el trasplante de órganos sólidos. Se evitarán también otras vacunas con microorganismos vivos atenuados, entre ellas la del bacilo de Calmette-Guérin, la poliomielitis oral y la vacuna de la gripe con virus vivos atenuados.

Las vacunas inactivadas se pueden administrar de forma segura a los receptores de trasplante, e incluyen las vacunas de la hepatitis A y la hepatitis B, la intramuscular para la gripe (influenza) A y B, la vacuna neumocócica no conjugada 23 valente y conjugada 13 valente, la vacuna frente a *Haemophilus influenzae* B, la inactivada frente a la poliomielitis-difteria-tos ferina acelular-tétanos (Tdap), y vacunas antimeningocócicas polisacáridas o conjugadas. Se recomienda la vacuna antigripal anual para candidatos y receptores de trasplantes. El riesgo anecdótico de rechazo con la vacunación para la gripe no se ha demostrado en estudios clínicos aleatorizados en receptores de trasplantes de órganos sólidos, mientras que en estos pacientes la infección por el virus gripal (influenza) se asocia a una mayor morbilidad y mortalidad, rechazo del injerto y diseminación vírica prolongada. La vacunación con vacunas antimeningocócica e inactivada frente a la poliomielitis puede resultar adecuada para situaciones de riesgo especiales, como viajes o riesgo laboral. Puede usarse una pauta acelerada de vacunación para la hepatitis B antes y después del trasplante, especialmente si el órgano procede de un donante positivo para anti-HBsAb. Tras la vacunación frente a la hepatitis B, se deben medir los niveles de anti-HBsAb para documentar la seroconversión.

PATOGENIA Y DIAGNÓSTICO DE LA INFECCIÓN EN RECEPTORES DE ALOINJERTOS RENALES

Las infecciones tras el trasplante afectan tanto a la morbimortalidad del paciente como a la función del aloinjerto. En los receptores de trasplante renal, aproximadamente el 80% de las infecciones son bacterianas. En las tablas 12-5 y 12-6 se resumen los síndromes y los patógenos microbianos que se encuentran habitualmente en los receptores de trasplante renal. Las infecciones que se producen durante el primer mes se asocian, típicamente, a infecciones derivadas del donante o a infecciones nosocomiales, como complicaciones técnicas de la cirugía o sondas o catéteres permanentes, y consisten con mayor frecuencia en infecciones del tracto genitourinario, bacteriemia, infección del área quirúrgica, neumonía e infección intraabdominal. El riesgo de infección también está aumentado tras el tratamiento del rechazo.

Las infecciones en los receptores de trasplante renal pueden ser difíciles de diagnosticar porque la inmunosupresión simultánea y las alteraciones en la respuesta inmunitaria atenúan los signos y síntomas clínicos habituales de la infección, como la fiebre y la leucocitosis. Para el tratamiento

TABLA 12-5 Patógenos bacterianos que suelen encontrarse en receptores de trasplante renal según la localización de la infección

Intraabdominal	Septicemia	Tracto urinario	Neumonía	Incisión	Dermatológica (celulitis)
Enterobacteriaceae Enterococcus sp. Anaerobios (Bacteroides sp.)	Enterobacteriaceae P. aeruginosa Staphylococcus aureus (cepas sensibles a meticilina y resistentes a meticilina)	Enterobacteriaceae P. aueruginosa Enterococcus sp.	Enterobacteriaceae P. aeruginosa Streptococcus pneumoniae, S aureus (sensible a la meticilina y resistente a la meticilina) Microflora mixta por aspiración	Infección mixta Enterobacteriaceae P. aeruginosa	Staphylococcus sp. Streptococcus sp. Enterobacteriaceaee
S.aureus	Enterococcus sp. (cepas sensibles a vancomicina y resistentes a vancomicina)	—	Nocardia sp.	Enterocuccus sp.	P. aeruginosa (ectima)
Infecciones mixtas	Inusuales: anaerobios (Bacteroides sp.)	—	Legionella sp.	S. aureus	Mycobacterium sp atípico (nódulos)
—	Rhodococcus sp.	—	Mycobacterium tuberculosis, Mycobacterium sp. atípico, Rhodococcus sp. (inusual)	Anaerobios (Bacteroides sp.)	

TABLA 12-6

Patógenos no bacterianos encontrados habitualmente en receptores de trasplante renal según la localización de la infección

Senopulmonar	Tracto genitourinario	Aparato digestivo	Sistema nervioso central	Dermatológica
Aspergillus, Cryptococcus	*Candida*	CMV, VHS, adenovirus	*Cryptococcus, Asprgillus*	*Candida*, dermatofitos (*Microsporum, Trichophyton, Epidermophyton*), *Malassezia*
Menos frecuente: mucormicosis, *Coccidioides, Histoplasma, Scedosporium* (*Pseudallescheria*)	Menos frecuente: *Aspergillus* (inusual)	Menos frecuentes: VEB	Menos frecuentes: *Coccidioides, scedopsorium*	Menos frecuentes: *Cryptococcus, Aspergillus, Coccidioides, Histoplasma*, feohifomicosis
Pneumocystis	CMV, adenovirus, poliomavirus, papilomavirus	*Candida, Aspergillus*. mucormicosis	CMV, VHS, VVZ, virus del Nilo Occidental (raros: VEB, virus JC)	VHS, VVZ
CMV, virus respiratorios extrahospitalarios	—	—	—	—
Menos frecuente: VEB, VVZ	—		—	—

CMV, citomegalovirus; VEB, virus de Epstein-Barr; VHS, virus del herpes simple; VVZ, virus de la varicela-zóster.

y la prevención eficaces de las complicaciones infecciosas, es esencial una sospecha clínica elevada y la administración precoz de tratamiento antimicrobiano empírico. En un paciente inmunocomprometido, se deben tener en cuenta las infecciones resistentes o la coinfección con más de un patógeno, especialmente cuando no responde al tratamiento antimicrobiano dirigido. La mayor edad del paciente es otro factor de riesgo de infección.

Infecciones del tracto urinario

La infección genitourinaria es la complicación más frecuente tras un trasplante renal, tanto poco después de éste como más adelante, con una incidencia documentada que llega a ser hasta del 75%, con variación en las tasas comunicadas, probablemente a causa de diferencias en las definiciones de los casos. En el período inmediato tras el trasplante, el riesgo de infección genitourinaria se relaciona directamente con complicaciones del procedimiento quirúrgico, como fugas de orina, hematomas en la herida y linfoceles, que pueden provocar una sobreinfección bacteriana y la formación de un absceso. La manipulación del tracto genitourinario durante el trasplante, las sondas urinarias, los *stents* ureterales, las anomalías anatómicas (p. ej., estenosis ureterovesicular, estenosis ureteral, reflujo vesicoureteral, aumento vesical) y la vejiga neurógena también predisponen a la ITU tras el trasplante, al igual que la edad del paciente, el sexo femenino y la necesidad de diálisis tras el trasplante. La retirada precoz del catéter disminuyó la incidencia de ITU en receptores de aloinjertos renales. Se ha documentado la aparición de bacteriuria asintomática casi en el 60% de los receptores de trasplante renal en el primer mes de evolución, y de los episodios frecuentes se han asociado al desarrollo de pielonefritis y a la aparición de rechazo agudo. Sin embargo, la bacteriuria puede resolverse sin tratamiento, y no está claro si éste logra disminuir la incidencia de pielonefritis del injerto; no obstante, estos pacientes deben controlarse por la posible progresión a una infección invasiva.

Se debe obtener una muestra limpia de orina (mitad de la micción) para análisis y para cultivo bacteriano y fúngico cuantitativo. En los receptores de trasplante renal, niveles bajos de bacteriuria pueden asociarse a un riesgo importante de infección sistémica. Además, la bacteriuria y la infección asintomáticas se asocian al desarrollo de alteración de la función del injerto y a rechazo celular agudo a través de la activación de citocinas, desregulación inmunitaria y lesión renal directa. La infección puede ser más difícil de erradicar cuando se asocia a *stents* ureterales, que pueden conducir a la formación de biopelícula (*biofilm*). Si es posible, se debe retirar el *stent*. Las colecciones líquidas perirrenales o de tejidos desvitalizados infectados suelen requerir una incisión peercutánea o abierta, además de tratamiento antimicrobiano dirigido, para resolver la infección. Las infecciones debidas a microorganismos multirresistentes tienen más probabilidad de recidivar. En los pacientes con ITU recurrente debe efectuarse una evaluación anatómica que incluya la valoración de un posible reflujo ureteral, la presencia de cálculos urinarios y, en las mujeres, un examen ginecológico. El uso de metenamina y vitamina C como profilaxis puede reducir la frecuencia de la recidiva de la infección.

Bacteriemia y candidemia

En los receptores de trasplante renal, el tracto urinario es la localización primaria de infección más frecuente asociada a bacteriemia secundaria. Entre los pacientes con infecciones del torrente circulatorio, las peores evoluciones se asocian a especies gramnegativas, microorganismos multirresistentes y especies de *Candida*, especialmente cuando el tratamiento antimicrobiano empírico no es el adecuado o se retrasa. En algunos estudios se sugiere que la sepsis bacteriana aumenta el riesgo de infección por CMV debido a unos niveles elevados de factor de necrosis tumoral α (TNF-α) o a una disregulación de la respuesta inmunitaria a los CMV en el contexto de infecciones bacterianas graves.

Para detectar la infección del torrente circulatorio, se deben obtener dos series de hemocultivos antes de iniciar el tratamiento antimicrobiano, pero no debe retrasarse el tratamiento inmediato para evitar la aparición de sepsis y shock. La candidemia se asocia a dosis elevadas de corticoides para el rechazo, catéteres vasculares o de drenaje o sondas urinarias, nutrición parenteral total, inflamación o perforación gastrointestinal, y diabetes mellitus. Los hemocultivos fúngicos pueden reducir el tiempo para obtener un resultado positivo en el hemocultivo, pero no son más sensibles que los hemocultivos bacterianos habituales para detectar especies de *Candida*. Si se sospecha una bacteriemia asociada a un catéter intravascular, hay que retirar éste y se debe obtener una muestra de la punta para cultivo.

Neumonía

La neumonía bacteriana es la infección potencialmente mortal más frecuente en los receptores de trasplante renal. El riesgo de sufrir una neumonía aumenta en los pacientes que requieren una intubación prolongada, en los afectados por una neumopatía estructural y en los que presentan disminución del reflejo nauseoso, uso prolongado de una sonda nasogástrica o alteración de la función diafragmática que aumenta el riesgo de aspiración. La exposición en el entorno hospitalario a determinadas especies a partir de aerosoles o agua contaminados, incluyendo *Legionella* y *Pseudomonas*, también aumenta el riesgo de neumonía.

Las muestras para el diagnóstico de neumonía tras el trasplante pueden ser: sangre, esputo por expectoración, aspirado traqueal, líquido de lavado broncoalveolar (BAL), aspirado transtorácico con aguja fina y, en ocasiones, biopsia pulmonar. Los hemocultivos pueden ayudar a establecer el diagnóstico etiológico de la neumonía, ya que el 10% al 15% de los pacientes con esta afección presentan una bacteriemia secundaria. La fibrobroncoscopia con BAL y biopsia transbronquial es útil en el diagnóstico de la neumonía grave, especialmente cuando el episodio se asocia a una lesión pulmonar accesible. Se ha documentado un rendimiento diagnóstico del BAL del 36% en los receptores de trasplante renal y hepático con infecciones pulmonares. Las especies de *Legionella* pueden cultivarse en medios con carbón activado, y el antígeno de *Legionella pneumophila* del grupo 1 puede detectarse en muestras de orina. Se deben obtener muestras del aparato respiratorio para cultivo fúngico y tinción usando un método sensible como la tinción de calcoflúor (blanco de calcoflúor). La tinción del BAL o las muestras de esputo con anticuerpos monoclonales marcados con fluoresceína aumenta la sensibilidad para la detección de *Pneumocystis jiroveci*. Las especies de *Nocardia* pueden identificarse, presuntamente, cuando la tinción acidorresistente modificada revela la existencia de bacilos grampositivos con aspecto de cuentas (*beaded*) y filamentosos delicadamente ramificados. La tinción acidorresistente de muestras respiratorias, muestras de biopsia, nódulos y ganglios linfáticos puede revelar formas de micobacterias. Una vez que se ha detectado crecimiento en el cultivo, las sondas de ADN específicas para *M. tuberculosis* y complejo *Mycobacterium avium* pueden confirmar el diagnóstico de infecciones asociadas a estas especies. La prueba basada en PCR para virus de la gripe (influenza) y otros virus respiratorios extrahospitalarios (adquiridos en la comunidad) realizada en frotis nasofaríngeos o líquido de BAL puede identificar patógenos en neumonitis víricas, y en líquido de BAL o biopsia, la prueba de PCR cualitativa para CMV.

La tomografía computarizada (TC) torácica es útil en el diagnóstico de la neumonía infecciosa, y puede usarse para dirigir la biopsia percutánea o toracoscópica de lesiones sospechosas. Hasta el 10% de los pacientes inmunodeprimidos con neumonía presentarán una radiografía de tórax normal, con alteraciones evidentes sólo en la TC. La inmunosupresión coincidente y la respuesta inflamatoria atenuada pueden modificar el aspecto radiográfico y la progresión de la neumonía en los receptores de trasplante. En éstos son frecuentes las etiologías no infecciosas de infiltrados pulmonares, entre ellas atelectasias, aspiración (precoz), contusión, hemorragia, infarto o embolias, neoplasias, fuga capilar y edema pulmonar.

Infecciones intraabdominales

Las afecciones médicas preexistentes no relacionadas con la enfermedad renal terminal, como la diverticulosis o la enfermedad biliar, pueden manifestarse en el período posterior al trasplante. La inmunosupresión, incluidos los corticoides, aumenta el riesgo de diverticulitis y perforación colónica y perforación gástrica, al disminuir el control de la mucosa, la integridad de ésta y la actividad fibroblástica. En este mecanismo fisiopatológico también interviene la trombocitopenia. La hipoperfusión de la mucosa gastrointestinal, por hipotensión o por el uso de vasopresores, también aumenta el riesgo de translocación de la mucosa, perforación y sepsis secundaria. El antecedente de infecciones relacionadas con enfermedad peritoneal también puede aumentar el riesgo de complicaciones tras el trasplante.

Infecciones del lecho quirúrgico y otras infecciones

La incidencia de las infecciones del lecho quirúrgico tras el trasplante renal oscila entre el 2% y el 25%. Estas infecciones se producen típicamente en las 3 semanas siguientes al trasplante, y suelen relacionarse con complicaciones técnicas y factores del receptor, como la obesidad y la diabetes. La infección puede afectar al espacio perirrenal o causar aneurismas micóticos en el punto de la anastomosis vascular. En raras ocasiones, es necesaria la nefrectomía del aloinjerto. En los receptores de trasplante de páncreas y riñón, el absceso pancreático por microorganismos gramnegativos u hongos puede requerir el drenaje quirúrgico o la extirpación del aloinjerto. El diagnóstico de infección asociada a heridas quirúrgicas, nódulos cutáneos o úlceras necróticas debe incluir la aspiración de cualquier material que pueda drenarse, una muestra de frotis profunda y una muestra para biopsia, cuando sea apropiado. Se debe realizar tinción de Gram, cultivo para bacterias aerobias y anaerobias, y tinciones y cultivos fúngicos y acidorresistentes. Si existen colecciones infectadas, hematomas o urinomas alrededor del injerto, puede que sea necesario realizar un drenaje percutáneo o abierto.

El cultivo de las colecciones líquidas se debe realizar en los pacientes con fiebre sin causa aparente, u otros signos y síntomas de infección en el postoperatorio inmediato. En la mayoría de las circunstancias, será necesario el drenaje percutáneo o abierto de las acumulaciones de líquido infectado o hematomas para resolver la infección. La guía ecográfica o mediante TC puede ayudar en la localización y en la colocación del catéter para el drenaje. Si no se retira un catéter infectado o no se drenan las colecciones de líquido infectadas, la situación puede desembocar en una prolongación del tratamiento antimicrobiano y un aumento del riesgo de resistencia, fracaso terapéutico, toxicidad farmacológica y disfunción del injerto. En los pacientes con diarrea, colitis o síntomas abdominales que han recibido tratamiento antibiótico, se deben obtener muestras de heces para poder detectar toxina A y B, o realizar PCR para *Clostridium difficile*. Otras causas de diarrea tras el trasplante son: infecciones bacterianas por *Campylobacter* o *Salmonella*, infección vírica producida por CMV, norovirus o rotavirus, e infecciones parasitarias. Simultáneamente, se pueden producir cambios en la mucosa inducidos por micofenolato, lo que complica el diagnóstico.

Enfoque del receptor de trasplante renal con fiebre

El diagnóstico diferencial de la fiebre en el receptor de trasplante renal es amplio, e incluye: infección, rechazo del injerto, alergia farmacológica y respuesta inflamatoria sistémica no infecciosa (p. ej., pancreatitis, embolia pulmonar o reacción transfusional). Aunque la fiebre puede acompañar al rechazo agudo, la mayoría de los pacientes con rechazo permanecen afebriles. Las elevaciones de la temperatura pueden producirse durante el tratamiento del rechazo con anticuerpos policlonales, debido a la liberación de citocinas (v. Capítulo 6). Se debe efectuar una anamnesis y una exploración física detalladas para tratar de establecer la presencia de síntomas y hallazgos de cualquier posible localización. En el paciente con fiebre y sepsis, se deben iniciar rápidamente las pruebas diagnósticas y un tratamiento antibiótico empírico.

ETIOLOGÍA MICROBIANA, PRINCIPIOS TERAPÉUTICOS Y TRATAMIENTO ESPECÍFICO

Infecciones bacterianas

Los patógenos bacterianos observados en el período postrasplante inmediato son similares a los que causan infecciones asociadas a la asistencia sanitaria en la población quirúrgica no trasplantada (Tablas 12-5 y 12-6). En el período postrasplante inmediato, las enterobacterias, *Staphylococcus* y especies de *Pseudomonas* son los patógenos relacionados con la asistencia sanitaria que se aíslan con más frecuencia, y cada vez presentan más resistencia a múltiples fármacos. Los bacilos gramnegativos aerobios constituyen casi la mitad de todos los patógenos detectados mediante hemocultivo, y la infección se asocia a una tasa de mortalidad a las 2 semanas de más del 10%. La bacteriemia secundaria se origina con mayor frecuencia a partir del tracto urinario, los pulmones, el abdomen o la herida quirúrgica. En los receptores de aloinjertos renales, las infecciones del tracto urinario deben considerarse ITU complicadas, y tratarse durante el tiempo suficiente para evitar la diseminación sistémica de la infección. Aunque no es frecuente, en el postrasplante inmediato se han asociado endocarditis infecciosas a *S. aureus*, *Staphylococcus* coagulasa negativos, *Escherichia coli*, especies de *Acinetobacter*, especies de *Enterococcus* (incluido ERV), especies de *Pseudomonas* y especies de *Candida*. La mayoría de estas especies se asocian a dispositivos intravasculares o a infección del lecho quirúrgico.

Los bacilos gramnegativos arobios, entre ellos *Enterobacteriaceae*, como *E. coli* y especies de *Klebsiella*, y *P. aeruginosa*, son los microorganismos que con más frecuencia causan neumonía e ITU en los receptores de trasplante renal. Otros patógenos son: *S. aureus* y enterococos (neumonía e ITU), *S. pneumoniae* (neumonía) y especies de *Candida* (ITU). Cada vez más, *Klebsiella pneumoniae* y cepas de *E. coli* con resistencia a cefalosporinas de espectro ampliado se asocian a ITU nosocomiales (hospitalarias). Los pacientes con antecedente de colonización por *S. aureus* resistente a la meticilina (SARM) es más probable que sufran una infección invasiva por este patógeno. Mientras que *S. aureus* siempre tiene importancia cuando se aísla a partir de la sangre, cuando *Staphylococcus* coagulasa negativo es positivo en un solo hemocultivo puede representar, posiblemente, una contaminación cutánea; sin embargo, puede observarse una bacteriemia real por este microorganismo en pacientes inmunodeprimidos y en los portadores de catéteres permanentes. La vancomicina ha sido durante largo tiempo el tratamiento de elección para los estafilococos resistentes a la meticilina; algunos fármacos más recientes activos contra microorganismos grampositivos con resistencia farmacológica son: daptomicina, linezolid, tedizolid, telavancina y oritavancina.

Las bacterias que causan con más frecuencia infección del lecho quirúrgico son: *Staphylococcus* y *Streptococcus*, bacterias gramnegativas aerobias, especialmente *E. coli*, especies de *Enterobacter*, especies de *Pseudomonas*, y enterococos.

Enterococos resistentes a la vancomicina

Las tasas de colonización por enterococos resistentes a la vancomicina (ERV) entre los receptores de trasplante de órganos sólidos oscilan entre el 11% y el 63%, y se ha documentado la aparición de infección hasta en el 16% de los pacientes. La mayor parte de las infecciones por ERV se producen en el primer mes después del trasplante, e incluyen: bacteriemia, infecciones intraabdominales y de las vías biliares, infecciones del tracto urinario e infecciones de las heridas quirúrgicas. Los factores de riesgo para sufrir infección por ERV son: colonización por ERV, hospitalización prolongada y estancias en unidades de cuidados intensivos; antibióticos de amplio espectro; insuficiencia renal y hemodiálisis; tiempo quirúrgico prolongado y una nueva intervención quirúrgica. Se duda si la infección por ERV es un factor de riesgo independiente para el fallecimiento del paciente o si es simplemente un marcador para un paciente debilitado e inmunodeprimido. La existencia de múltiples hemocultivos positivos indica una bacteriemia importante y requiere la administración de tratamiento dirigido rápidamente.

La colonización por ERV puede observarse en heridas abiertas, orina y heces, y debe interpretarse en consecuencia. Esta colonización puede persistir durante meses o años en los pacientes de trasplante renal. Las recomendaciones para disminuir el riesgo de la colonización y la infección por ERV son: limitar el uso de vancomicina y de antibióticos de amplio espectro, especialmente los que tienen actividad anaerobia, realizar cultivos de control para detectar colonización de las heces por ERV, y cumplir con una meticulosa higiene de las manos.

En el tratamiento del ERV se debe incluir la retirada de los catéteres infectados, el drenaje de las colecciones de líquido, y la resolución de la obstrucción urinaria o biliar. El linezolid, el tedizolid, la quinupristina-dalfopristina (únicamente para *Enterococcus faecium*), la daptomicina y la tigeciclina son fármacos activos frente a cepas de ERV que no son sensibles a la ampicilina, y pueden usarse también para el tratamiento de infecciones por enterococos sensibles en un paciente con alergia a la penicilina y a la vancomicina. El linezolid puede causar citopenias, especialmente con pautas inmunosupresoras de la médula ósea simultáneas, y necesita un control riguroso. También pueden observarse efectos metabólicos adversos.

Infecciones por gramnegativos multirresistentes

Las bacterias productoras de betalactamasa de espectro extendido o ampliado (BLEE) incluyen *Klebsiella pneumoniae* y *E. coli*. Estas enzimas BLEE confieren resistencia a la mayoría de antibióticos betalactámicos a través de diversos mecanismos. La detección de laboratorio (analítica) se basa en la resistencia demostrada a fármacos betalactámicos como la ceftriaxona o la cefepima, y en la incapacidad de los inhibidores de betalactamasas para bloquear esta resistencia. No se recomienda el tratamiento con piperacilina-tazobactam debido a los fracasos terapéuticos documentados; el tratamiento de elección es un carbapenémico como el meropenem, el imipenem o el ertapenem. En la ITU sin pielonefritis ni bacteriemia, la fosfomicina por vía oral puede ser una opción; sin embargo, con la exposición prolongada puede aparecer resistencia a este fármaco. Una nueva clase de microorganismos resistentes son las enterobacterias productoras de carbapenemasa (CRE), cuya prevalencia está aumentando en Europa, Asia y Oriente Medio, así como en Norteamérica. Estas infecciones se asocian a una colonización previa y al uso de dispositivos invasivos, y han demostrado una tasas de mortalidad elevadas. El pilar esencial del tratamiento eficaz es la combinación de, al menos, dos antibióticos efectivos basándose en los resultados del antibiograma. *Acinetobacter* y *Pseudomonas* siguen siendo las otras especies de bacterias gramnegativas que también pueden causar infecciones multirresistentes difíciles de tratar.

Infección por *Clostridium difficile*

Aproximadamente el 13% de los receptores de trasplante renal presentan diarrea, con mayor frecuencia en las 2 semanas siguientes al trasplante, y se asocia a un agente infeccioso en alrededor del 40% de los casos y a medicamentos en el 35%. De las etiologías infecciosas, *C. difficile* es el agente más habitual. Los síndromes asociados a *C. difficile* incluyen: portador asintomático, diarrea, colitis pseudomembranosa, perforación intestinal y megacolon tóxico. Las dos últimas complicaciones son más frecuentes en la infección asociada a la cepa epidémica de *C. difficile* hiperproductora de toxinas. La mayor parte de las infecciones por *C. difficile* se adquieren en el hospital (nosocomiales) a través de las manos del personal sanitario o a partir de superficies del entorno contaminadas con esporas. Entre los factores de riesgo se encuentran la administración de antimicrobianos antianaerobios de amplio espectro, la hospitalización prolongada, el sexo femenino, el tratamiento del rechazo y la colocación de injerto intraabdominal. La infección por *C. difficile* puede causar alteraciones hidroelectrolíticas, y puede provocar la malabsorción de fármacos, entre ellos los inmunosupresores. En la infección leve o moderada por *C. difficile*, el tratamiento de primera línea de elección es el metronidazol por vía oral (500 mg tres veces al día). La vancomicina oral (125-250 mg cuatro veces al día) debe usarse en la enfermedad grave (p. ej., la que se produce en la unidad de cuidados intensivos, en personas de más de 60 años, o asociada a hipoalbuminemia o a un recuento leucocitario > $15\,000/mm^3$), o cuando el metronidazol no es eficaz. La fidaxomicina es un fármaco oral relativamente nuevo, activo frente a *C. difficile,* con el que puede que sea menos probable que se produzca recidiva de la infección. En los pacientes con íleo o afectación grave de la motilidad gastrointestinal, los fármacos orales pueden no llegar a alcanzar la mucosa del colon, y debe administrarse metronidazol intravenoso junto con vancomicina oral. El trasplante de microbiota fecal es un nuevo tratamiento, que puede ser útil para la prevención de la enfermedad recurrente.

Listeriosis

En los receptores de trasplante renal, la infección por *L. monocytogenes* se manifiesta con mayor frecuencia en forma de meningoencefaitis o septicemia, pero también puede causar gastroenteritis afebril. La infección aparece, típicamente, 6 o más meses después del trasplante. Para tratar la bacteriemia, se debe usar ampicilina intravenosa (2 g cada 4 h durante 2 semanas). La meningitis se debe tratar con dosis elevadas de ampicilina. Para documentar la curación, se deben realizar repetidas punciones lumbares. Muchos casos esporádicos de listeriosis se asocian a la ingesta de carne procesada, por lo que hay que indicar a los pacientes que ingieran únicamente carnes adecuadamente cocinadas y productos lácteos pasteurizados.

Nocardiosis

La frecuencia de las infecciones por *Nocardia* varía entre el 0,7% y el 3% en los receptores de trasplante de órganos sólidos. Aunque la profilaxis con trimetoprima-sulfametoxazol (TPM-SMX) ha reducido la incidencia de la infección por *Nocardia*, las especies de este microorganismo deben tenerse en cuenta en el diagnóstico diferencial de una infección que se produce en el marco de un rechazo precoz, aumento de la inmunosupresión, neutropenia y uremia. Existen, al menos, 12 especies del género *Nocardia*, siendo el complejo *N. asteroides, N. brasiliensis, N. otitidiscaviarum* y *N. transvalensis* las más asociadas a infección en los receptores de trasplantes. La infección por *Nocardia* se manifiesta con mayor frecuencia 1 a 6 meses después del trasplante con neumonía aguda o subaguda, si bien se ha documentado también la diseminación hematógena a cerebro, piel y tejidos subcutáneos, huesos y ojos. Una vez establecida la afectación pulmonar, es frecuente la diseminación al encéfalo, por lo que debe realizarse una TC cerebral o una resonancia magnética (RM) encefálica. El tratamiento de elección para la mayoría de las infecciones por especies de *Nocardia* consiste en dosis elevadas de TMP-SMX (15 mg/kg de trimetoprima en dos a cuatro dosis divididas, dependiendo de la gravedad de la enfermedad). Sin embargo, se ha documentado la aparición de resistencia, y se recomienda realizar antibiogramas. Al tratar una infección grave por *Nocardia*, pueden usarse otros fármacos, entre ellos imipenem, amikacina, cefalosporinas de segunda y tercera generación, minociclina y quinolonas, con TMP-SMX o en combinación, en lugar de la TMP-SMX. La amikacina se debe usar con precaución en el paciente de trasplante renal debido al riesgo de nefrotoxicidad. Para tratar abscesos cerebrales o empiema, puede que sea necesario recurrir al desbridamiento quirúrgico y el drenaje. Debido al considerable riesgo de recidiva en un contexto de inmunosupresión continua, el tratamiento debe durar al menos 12 meses, y se deben realizar controles radiográficos de las zonas de infección a intervalos regulares. Tras el tratamiento, se debe considerar la posibilidad de aplicar profilaxis secundaria con TMP-SMX.

Legionelosis

En los receptores de trasplante renal se han documentado casos de infecciones por especies de *Legionella*. Entre los factores de riesgo se encuentran la administración repetida de bolos de corticoides, la ventilación mecánica prolongada y la exposición a agua del hospital contaminada con *Legionella*. *L. micdadei* y *L. pneumophila* suelen causar neumonía, pero se han comunicado casos de afectación extrapulmonar, incluyendo endocarditis con cultivos negativos, e infección renal, hepática y del sistema nervioso central. Entre los signos y síntomas de infección por *L. pneumophila* se encuentran: tos no productiva, disociación entre temperatura y pulso, elevación de enzimas hepáticas, diarrea, hiponatremia, mialgias y alteración del estado mental. Como hallazgos radiográficos, hay que destacar la presencia de infiltrados alveolares o intersticiales, cavidades, derrames pleurales o consolidación lobular. El diagnóstico puede confirmarse mediante cultivo en medios especiales o pruebas de anticuerpos con fluorescencia directa de esputo, tejidos o líquido broncoalveolar. Además, debe realizarse una prueba de antígenos en orina; esta prueba presenta una sensibilidad del 70% y una especificidad del 100% documentadas para el serogrupo 1 de *L. pneumophila*. El retraso del tratamiento se asocia a un aumento de la mortalidad, y en los casos en los que exista la sospecha se debe administrar tratamiento empírico. Los macrólidos, las quinolonas, las tetraciclinas y la TMP-SMX tienen actividad *in vitro* frente a especies de *Legionella*. La duración del tratamiento oscila entre 14 y 21 días, dependiendo de la gravedad de la enfermedad.

Rodococos

Rhodococcus equi es un cocobacilo grampositivo aerobio que puede causar infección en animales y en huéspedes inmunodeprimidos, entre ellos los receptores de trasplante renal. Los rodococos causan con mayor frecuencia infección pulmonar meses a años después del trasplante, y sus manifestaciones son: neumonía necrosante cavitaria o nodular y empiema, que puede confundirse con tuberculosis pulmonar. La aspiración de los nódulos pulmonares puede mostrar una inflamación granulomatosa con macrófagos espumosos con cocobacilos intracelulares. Otros síndromes clínicos son: sepsis, osteomielitis, nódulos cutáneos, pericarditis y linfadenitis. Los fármacos eficaces son las quinolonas, la vancomicina, los carbapenémicos, la doxiciclina, la eritromicina y la TMP-SMX; los betalactámicos pueden no ser eficaces. Pueden producirse recidivas, y puede ser necesario el drenaje quirúrgico.

Infección por micobacterias

La tuberculosis (TB) y las micobacterias no tuberculosas (MNT) son posibles causas de infección grave en los receptores de aloinjerto renal que pueden manifestarse ya en el primer mes después del trasplante. Se estima que la incidencia de tuberculosis activa es del 1% al 4% tras el trasplante renal, y es mayor en aquellos que han viajado a un país con una elevada prevalencia de infección tuberculosa o residen en él. Las manifestaciones de la infección pulmonar por *M. tuberculosis* y MNT son: afectación multilobular, nódulos e infiltrados focales, empiema, pleuritis o una combinación de estos hallazgos. En la población que recibe un trasplante, las presentaciones atípicas de una afectación por *M. tuberculosis* o MNT pueden retrasar el diagnóstico y contribuir a la morbilidad, y pueden ser: presentaciones dermatológicas, enfermedades óseas y de articulaciones, de tejidos blandos, afectación visceral (p. ej., uréter, vejiga y ginecológicas), afectaciones oculares y del sistema nervioso central. Está justificada la vigilancia especial de la reactivación de la tuberculosis, especialmente en los receptores de trasplante con un antecedente de infección por micobacterias, con una enfermedad granulomatosa antigua en la radiografía de tórax o de países con una elevada prevalencia de tuberculosis. Hasta un 40% de los receptores de trasplante renal con reactivación de tuberculosis acudirán con infección diseminada, con afectación de la piel, el esqueleto (huesos y articulaciones) o del sistema nervioso central. El hallazgo de granulomas en muestras de biopsia de zonas extrapulmonares debe sugerir la presencia de enfermedad diseminada. Debido al aumento de cepas multirresistentes, el tratamiento adecuado debe incluir cuatro fármacos: isoniazida (INH), rifampicina (RIF) o rifabutina (RBT), pirazinamida (PZA) y etambutol (EMB) durante 2 meses o hasta que se disponga de los resultados del antibiograma, seguido de hasta 10 meses de INH y RIF. La rifampicina es un potente inductor de la enzima citocromo P450 CYP3A, que da lugar a niveles casi indetectables de CNI incluso con ajuste de la dosis. Por tanto, la rifabutina es, típicamente, el compuesto de rifamicina de elección en los trasplantes de órganos sólidos; sin embargo, su uso seguirá necesitando el ajuste de la dosis de tacrolimus o ciclosporina, con un control riguroso de los niveles del fármaco. Los efectos adversos asociados a los fármacos antituberculosos son: hepatitis (INH > PZA >RIF/ RBT), neuritis periférica y neuropatía óptica (INH, EMB), intolerancia gastrointestinal (INH, RIF, RBT, EMB, PZA) y neutropenia (RIF/RBT > ETH).

En los receptores de trasplante renal se han documentado casos de infección con MNT, entre ellas *M. kansasii, M. fortuitum, M. chelonei, M. xenopi, M. marinum, M. haemophilum* y *M. abscessus*. Estos patógenos pueden cultivarse a partir de esputo, tejido pulmonar, piel, hueso y otras localizaciones diseminadas. Muchas de las MNT son intrínsecamente resistentes a los antituberculosos habituales, y se deben realizar antibiogramas frente a estos antituberculosos, y frente a quinolonas, macrólidos, cefalosporinas y linezolid. El tratamiento incluye, típicamente, combinaciones de fármacos para duraciones prolongadas (p. ej., de más de 12 meses). Los pacientes con osteomielitis y afectación extensa de tejidos blandos pueden requerir una intervención quirúrgica. *M. fortuitum* puede causar infección del torrente circulatorio asociada a catéteres intravasculares, y la retirada rápida de éstos es vital.

Infecciones mixtas

Las infecciones bacterianas, fúngicas y víricas simultáneas se producen con más frecuencia en el marco de episodios repetidos de rechazo y refuerzo resultante, infecciones postoperatorias asociadas a la asistencia sanitaria (p. ej., neumonía o absceso intraabdominal), o inmunomodulación por CMV u otra infección vírica, sobre todo virus respiratorios y virus de la hepatits C.

TRATAMIENTO ANTIMICROBIANO

La administración de tratamiento antimicrobiano viene determinada por las siguientes indicaciones:

■ *Profilaxis:* los antimicrobianos se usan para prevenir una infección que suele observarse en el postoperatorio inmediato (p. ej., profilaxis quirúrgica).
■ *Tratamiento empírico:* los antimicrobianos se administran sin haberse identificado el patógeno causante de la infección.
■ *Tratamiento específico:* los antimicrobianos se administran para tratar una infección con un patógeno diagnosticado.

Profilaxis quirúrgica

La profilaxis antimicrobiana preoperatoria disminuye la frecuencia de infección en el lecho quirúrgico. El fármaco debe ser activo frente a patógenos cutáneos (p. ej., estafilococos, estreptococos) y patógenos de las vías urinarias (*E. coli, Klebsiella* y especies de *Proteus*). En general, se prefiere usar cefazolina (1-2 g, según el peso corporal), y debe administrarse en la hora siguiente a la incisión quirúrgica. La elección del antimicrobiano para la profilaxis en el trasplante renal también se debe basar en los patrones de sensibilidad antimicrobiana específicos del centro donde se encuentre el paciente, así como en una anamnesis y revisión rigurosas de posibles alergias farmacológicas. La vancomicina es una alternativa en los pacientes con alergia a la penicilina o con antecedente de infección o colonización por SARM. La profilaxis quirúrgica debe administrarse como una dosis única o interrumpirse después de no más de 24 h, para minimizar el riesgo de efectos adversos y sobreinfección, así como para limitar el coste.

Tratamiento antibacteriano empírico y dirigido

En los pacientes con una presunta infección bacteriana, la elección del tratamiento empírico debe guiarse por las consideraciones siguientes: posibles localizaciones de la infección, resultados de cultivos y antibiogramas previos, exposición reciente a antimicrobianos, tiempo transcurrido desde el trasplante, gravedad de la disfunción renal y hepática, y estado neto de inmunosupresión. El tratamiento empírico inicial debe incluir uno o más antibacterianos de amplio espectro. Los fármacos que se usan habitualmente son: cefalosporinas de tercera generación, combinaciones de betalactámico y betalactamasa, carbapenémicos, fluoroquinolonas o vancomicina, si se sospecha la infección asociada de una vía. Cuando se sospecha o confirma la presencia de *P. aeruginosa,* se recomienda como tratamiento inicial una combinación con una penicilina antipseudomonas (piperacilina), carbapenem, ceftazidima o cefepima, más un aminoglucósido o una fluoroquinolona antipseudomonas (ciprofloxacino, levofloxacino), a la espera de los resultados del antibiograma y posiblemente para limitar la aparición de resistencia. Aunque en general son activos frente a bacterias gramnegativas, los aminoglucósidos se deben usar con precaución en los receptores de aloinjertos renales, debido al mayor riesgo de nefrotoxicidad. Cuando se dispone de los resultados de cultivos y del antibiograma, se debe modificar el tratamiento para tratar la infección con un fármaco de espectro más reducido, con el fin de limitar el riesgo de sobreinfección con microorganismos multirresistentes, los efectos adversos y los costes. Especialmente en casos de enfermedad grave, se deben realizar pruebas de sensibilidad para los fármacos antiinfecciosos más recientes, como ceftazidima/avibactam y otros. En el capítulo 6 se describen las posibles interacciones entre los antimicrobianos y los inmunosupresores.

INFECCIONES FÚNGICAS

A pesar de las continuas mejoras del tratamiento inmunosupresor, la preservación del injerto y las técnicas quirúrgicas, las infecciones fúngicas siguen siendo una causa importante de morbilidad y mortalidad en los receptores de trasplante renal (Tabla 12-7). Aunque la incidencia de estas infecciones en los receptores de trasplantes renales es inferior a la documentada en receptores de trasplantes de otros órganos sólidos, la mortalidad por infecciones fúngicas continúa siendo elevada, y está relacionada con la patogenia de los microorganismos, la localización de la infección, la alteración de la respuesta inmunitaria del huésped, la limitación de herramientas diagnósticas, la posibilidad de progresión clínica rápida, el fallo en reconocer un paciente de alto riesgo, y comorbilidades como la insuficiencia renal y la diabetes mellitus.

La colonización con mohos y levaduras se produce con frecuencia en los candidatos a trasplante con nefropatía terminal y tras el trasplante, debido a la exposición a antibacterianos de amplio espectro, exposiciones domiciliarias y hospitalarias, tratamiento inmunosupresor, especialmente corticoides, y la presencia de sondas urinarias y tubos endotraqueales. Con frecuencia se aíslan especies de *Candida,* a partir de cultivos de heces, muestras del aparato respiratorio y muestras de orina, en receptores de trasplante renal tratados con corticoides y antimicrobianos de amplio espectro, y ello no necesariamente indica que exista infección. Sin embargo, los cultivos fúngicos repetidamente positivos a partir de una sola o múltiples localizaciones pueden anunciar una candidiasis invasiva en el contexto clínico adecuado.

Los hongos patógenos más habituales en los receptores de trasplante renal son: especies de *Candida,* especies de *Aspergillus, P. jiroveci* y especies de *Cryptococcus.* Hongos endémicos, como *Histoplasma, Coccidioides* y *Blastomyces,* también pueden causar una enfermedad invasiva en pacientes trasplantados que viven en áreas endémicas. La mucormicosis es una infección fúngica inusual, pero potencialmente mortal, causada por *Rhizopus, Lichtheimia* (antiguamente *Absidia*) y especies de *Mucor,* entre otros, y

TABLA 12-7	Incidencia y distribución de las infecciones fúngicas invasivas (IFI) en los receptores de trasplante renal

Órgano del trasplante	Incidencia de IFI (%)	Proporción de IFI (%)				Mortalidad (%)			
		Aspergillus	Candida	Cryptococcus	Otros hongos	Aspergillus	Candida	Cryptococcus	Otros hongos
Renal	0–20	0–26	76–95	0–39	0–39	20–100	23–71	0–60	55
Páncreas y páncreas-riñón	6–38	0–3	97–100	—	—	100	20–27	—	—

Datos obtenidos de varias series que usan diversas definiciones de infección fúngica entre 1980 y 1999.

sigue siendo difícil de tratar a pesar de disponer de nuevos tratamientos antifúngicos. Además de *Aspergillus*, también pueden causar enfermedad algunos mohos hialinos, como *Scedosporium, Fusarium* y *Penicillium*. Los hongos dematiáceos o feohifomicosis pueden causar infección tanto sistémica como localmente invasiva, cuando es en las extremidades, a menudo en zonas de traumatismos recientes o antiguos. La colonización fúngica del tracto respiratorio y los senos puede llegar a ser invasiva rápidamente.

La infección fúngica transmitida por el donante no es habitual en los receptores de trasplantes renales, si bien se han documentado casos de especies de *Candida, Aspergillus, Histoplasma, Coccidioides, Cryptococcus* y *Scedosporium,* generalmente asociados a una infección no diagnosticada en el aloinjerto del donante o en el compartimiento sanguíneo. En todos los donantes se debe evaluar la evidencia de infección fúngica activa u oculta, sobre todo en sangre y orina.

Las infecciones por *Candida* se producen con mayor frecuencia durante el primer mes después del trasplante, y suelen asociarse a complicaciones de la técnica quirúrgica del trasplante, rechazo precoz, diabetes mellitus, trasplante simultáneo de páncreas y riñón, y aumento de la inmunosupresión. La infección por *Candida* se asocia con más frecuencia a una fuente endógena de colonización. La especie más frecuente es *C. albicans,* seguida por *C. glabrata, C. tropicalis* y *C. parapsilosis.* La especiación tiene utilidad clínica porque hay especies de *Candida* no *albicans* cuya sensibilidad *in vitro* a la anfotericina B, los azoles y las equinocandinas varía. Las localizaciones de la infección por *Candida* son: candidiasis mucocutáneas y esofagitis; infecciones de heridas; cistitis, pielonefritis y obstrucción ureteral por elementos de cándidas o «bola fúngica»; infecciones intraabdominales, entre ellas colecciones líquidas infectadas alrededor del injerto o peritonitis; y fungemia asociada a catéteres intravasculares. La infección del parénquima renal suele deberse con más frecuencia a candidemia y diseminación hematógena, aunque puede producirse también una infección ascendente desde la vejiga. La candiduria es típicamente asintomática, pero puede asociarse a cistitis o infección del tracto urinario superior. En los pacientes con catéteres uretrales y funguria recurrente suele requerirse la extracción del cuerpo extraño para erradicar la infección.

El riesgo de infección fúngica tras un trasplante simultáneo de páncreas y riñón (SPK, v. Capítulo 16) y tras un trasplante de páncreas tras trasplante de riñón (PAK) es muy superior al riesgo que existe tras el trasplante únicamente renal, y es similar al que se observa en los receptores de trasplante hepático. Más del 45% de estas infecciones están causadas por especies de *Candida*. Entre los factores de riesgo se encuentran la edad avanzada del donante o del receptor, el drenaje vesical o entérico (receptores SPK), nuevo trasplante frente a trasplante primario (receptores PAK) y trombosis de injerto vascular. El drenaje vesical de secreciones pancreáticas y la mayor duración del cateterismo urinario favorecen la colonización de las vías urinarias con especies de *Candida* y la aparición precoz de ITU fúngicas postoperatorias. La infección fúngica del aloinjerto pancreático se asocia a un riesgo elevado de pérdida del injerto y tasas de mortalidad de hasta el 20%.

El período de 1 a 6 meses tras el trasplante renal se caracteriza por una infección fúngica oportunista, recidivante y residual. Las infecciones fúngicas oportunistas, como las infecciones por *Cryptococcus*, las micosis endémicas, la aspergilosis y la mucormicosis, se producen con mayor frecuencia 6 o más meses después del trasplante. Las situaciones que intensifican el estado neto de inmunosupresión pueden desplazar hacia delante la cronología de la infección fúngica. La infección por *Cryptococcus* suele manifestarse como meningitis, pero puede causar lesiones encefálicas expansivas (ocupantes de espacio), enfermedad pulmonar, dermatológica, esquelética y de órganos específicos; neumonía por aspergilosis y otras formas de invasión tisular, entre ellas afectación genitourinaria, del sistema nervioso central, rinocerebral, gastrointestinal, de piel, de heridas y osteomuscular, e incluye tanto *C. neoformans* como *C. gattii,* que ya no parece limitarse a regiones tropicales y subtropicales únicamente. El hongo endémico *Coccidioides* puede causar neumonía, meningitis, afectación osteomuscular y cutánea, mientras que *Histoplasma* puede causar neumonía, mediastinitis fibrosante, y afectación cutánea y diseminada. *Penicillium marneffei* y *Scedosporium* causan neumonía y enfermedad diseminada, igual que las especies de *Aspergillus.* La mucormicosis suele manifestarse como enfermedad pulmonar, rinocerebral y cutánea.

Los pacientes con riesgo de sufrir aspergilosis son los que reciben ciclos repetidos de inmunosupresión reforzada debido al rechazo, así como aquellos con disfunción crónica del injerto, diabetes, comorbilidad por otras afecciones médicas o infección por CMV. El diagnóstico de la infección por *Aspergillus* depende de una sospecha clínica elevada, el aislamiento de especies de *Aspergillus* de una zona corporal estéril o el aislamiento repetido a partir del tracto respiratorio, y hallazgos radiográficos típicos. El aspecto radiológico de la aspergilosis pulmonar en los receptores de un trasplante renal comprende: nódulos, opacidades difusas o cuneiformes, empiema o formas cavitarias. La medición seriada de galactomanano de *Aspergillus* en suero puede contribuir al diagnóstico precoz de la aspergilosis invasiva en un contexto de alto riesgo.

Profilaxis

Durante la inducción o períodos de inmunosupresión reforzada, se administran típicamente antifúngicos tópicos, como clotrimazol o nistatina, para evitar la infección mucocutánea por *Candida.* Aunque no se recomienda la profilaxis con un antifúngico sistémico tras un trasplante renal sin complicaciones, sí puede estar indicada en los pacientes con candiduria persistente. En estos casos, se puede administrar un azol o una equinocandina durante un tiempo proporcional al riesgo de infección fúngica. Los receptores de trasplante renal con el antecedente de tratamiento previo de una micosis endémica o signos radiográficos de enfermedad granulomatosa antigua, «curada», asociada a coccidioidomicosis o histoplasmosis pueden beneficiarse de una profilaxis prolongada (toda la vida) con un azol adecuado.

Tratamiento

Históricamente, las candidiasis, criptococosis, coccidioidomicosis, histoplasmosis y aspergilosis invasivas se trataban con desoxicolato de anfotericina B (AmB). Debido a la intolerancia y a los efectos tóxicos inherentes, en los receptores de trasplante renal se han usado con más frecuencia fármacos más recientes. Todas las formulaciones lipídicas de anfotericina B se asocian a un menor riesgo de nefrotoxicidad, alteraciones metabólicas y efectos secundarios asociados a la infusión que la AmB. Se pueden administrar dosis terapéuticas mayores, y generalmente se mantiene la actividad antifúngica de amplio espectro. Sin embargo, pueden observarse efectos adversos retardados incluso con las formulaciones de anfotericina B conjugada con lípidos.

El voriconazol parece ser superior a la anfotericina B convencional para el tratamiento de la aspergilosis invasiva, y también tiene actividad *in vitro* contra un amplio espectro de microorganismos. Disponible tanto en formulación oral como intravenosa, el fármaco suele tolerarse bien, pero algunos pacientes sufren alucinaciones visuales, fotosensibilidad y una mayor incidencia de cáncer de piel. El posaconazol oral muestra una actividad *in vitro* excelente frente a *Candida, Aspergillus* y especies de *Mucor*, y actualmente está disponible en forma intravenosa. El isavuconazol es un fármaco más reciente con un espectro similar al del posaconazol, pero hasta la fecha la experiencia en los trasplantes de órganos sólidos es limitada. Aunque el itraconazol tiene una buena actividad *in vitro* frente a especies de *Aspergillus*, su uso suele reservarse para tratar aspergilosis menos graves o como tratamiento de mantenimiento tras la respuesta inicial a la anfotericina lipídica o el voriconazol, y para el tratamiento de micosis endémicas. El fluconazol es el fármaco de primera línea para el tratamiento o la prevención de la reactivación de coccidioidomicosis en los receptores de trasplante renal. El uso prolongado de fluconazol puede asociarse a la aparición de tolerancia o resistencia fúngica, así como al riesgo de sobreinfección fúngica con *C. glabrata, C. krusei* o *C. tropicalis*. El fluconazol y la 5-flucitosina pueden usarse en la enfermedad por criptococos; el uso de la 5-flucitosina puede ser problemático debido a su perfil de efectos secundarios, entre ellos citopenias e insuficiencia renal. Todos los azoles alteran el metabolismo de los CNI y aumentan los niveles sanguíneos de éstos (v. Capítulo 5), y su uso puede requerir una reducción en la dosis de ciclosporina o tacrolimus del 30% al 50%.

Las equinocandinas, entre ellas la caspofungina, la anidulafungina y la micafungina, inhiben la síntesis de glucano β_{1-3} de la proteína de la pared celular fúngica y tienen una acción fungicida para especies de *Candida*, entre ellas especies resistentes al fluconazol. Disponibles únicamente como formulaciones intravenosas, las equinocandinas son eficaces, se toleran bien y tienen escasas interacciones farmacológicas. Debido a ello, cada vez se usan más para tratar infecciones graves asociadas a especies de *Candida* no *albicans* en los receptores de trasplante. La administración conjunta de caspofungina y tacrolimus produce una ligera (en torno al 20%) reducción de los niveles de tacrolimus y un aumento de la incidencia de alteraciones de las pruebas de función hepática con ciclosporina.

La aparición de cualquier infección fúngica grave en un receptor de trasplante obliga a realizar una evaluación crítica de la pauta inmunosupresora. Se debe minimizar la dosis de corticoides, los niveles sanguíneos de ciclosporina y tacrolimus deben mantenerse en el menor valor terapéutico, y otros inmunosupresores pueden, con frecuencia, interrumpirse temporalmente. El fracaso del tratamiento clínico de una infección fúngica potencialmente mortal a pesar de un tratamiento antifúngico adecuado puede justificar la interrupción de la inmunosupresión aunque se pierda el injerto.

Neumocistosis

La neumonía por *P. jiroveci* (anteriormente *carinii*) se produce con mayor frecuencia 2 a 6 meses después del trasplante en pacientes que no han recibido profilaxis. Se manifiesta típicamente con fiebre, tos no productiva, desequilibrio alveoloarterial, e infiltración intersticial difusa o consolidación de espacio aéreo en la radiografía de tórax. En los receptores de trasplante renal, se pueden observar presentaciones inusuales, entre ellas lesiones pulmonares de tipo masa. El BAL con biopsia transbronquial y tinción es un método muy sensible para identificar la afectación pulmonar. El tratamiento de primera línea consiste en TMP-SMX, 15-20 mg/kg durante 21 días. El tratamiento de la enfermedad grave debe incluir corticoides complementarios, similar a las personas con neumocistosis infectados por el VIH (60 mg/día inicialmente, disminuyendo posteriormente). Como fármacos de segunda línea se encuentran la pentamidina intravenosa (4 mg/kg/día), la dapsona-trimetoprima (100 mg de dapsona al día con 100 mg de trimetoprima dos veces al día), o la clindamicina más primaquina (600 mg de clindamicina cuatro veces al día con 30 mg de primaquina al día). Los efectos adversos de la trimetoprima son la nefrotoxicidad, la pancreatitis y la supresión de la médula ósea. La dapsona se asocia a anemia hemolítica en pacientes con déficit de glucosa-6-fosfato-deshidrogenasa. La neumocistosis leve o moderada puede tratarse con atovacuona (750 mg v.o. dos veces al día durante 21 días) en pacientes alérgicos a la TMP-SMX. Ordenados por su eficacia, los fármacos usados en la profilaxis son la TMP-SMX (un comprimido de concentración única tres veces a la semana), la pentamidina en aerosol una vez al mes, la dapsona diaria y la atovacuona diaria. La profilaxis contra la enfermedad debe reinstaurarse tras aumentar la inmunosupresión, como la administración de bolo de esteroides o de ATG (globulina antitimocítica) para el rechazo agudo. A los pacientes que refieren alergia a las sulfamidas se les debe preguntar sobre la naturaleza de su reacción; si las reacciones son leves, se puede llegar a lograr la desensibilización. En quienes presentan alergias graves, hay que evitar la dapsona, y la profilaxis de la neumocistosis se realizará con atovacuona.

INFECCIONES VÍRICAS

Las infecciones víricas constituyen un problema importante en los receptores de aloinjertos, con mayor frecuencia en los primeros meses tras el trasplante. La enfermedad clínica puede aparecer más tarde, especialmente tras la intensificación de la inmunosupresión o tras agresiones fisiológicas que aumentan el estado neto de inmunosupresión. En el capítulo 1 se expone el trastorno linfoproliferativo relacionado con el VEB.

Citomegalovirus

La infección por CMV se produce fundamentalmente tras el primer mes del trasplante, y tiene una incidencia estimada del 30% al 78% si no se administra profilaxis antiviral, dependiendo del estado serológico del donante y del receptor (Tabla 12-3). El CMV puede transmitirse a través del aloinjerto, a través de hemoderivados o por contacto sexual, y establece una latencia de por vida tras la infección primaria. De todos los trasplantes de órganos, los receptores de trasplante renal son los que tienen menor riesgo de sufrir enfermedad por CMV cuando no se administra profilaxis antiviral, mientras que los receptores de trasplantes de páncreas y de riñón-páncreas tienen un riesgo considerablemente mayor. En general, la dosis, la duración, los fármacos y la intensidad de la inmunosupresión determinan el riesgo de infección por CMV en los receptores de trasplante. Los factores de riesgo específicos son la discordancia entre donante positivo para CMV y receptor seronegativo para éste, y el uso de preparaciones con depleción linfocitaria para el tratamiento de inducción o del rechazo (v. Capítulo 6). Otros factores de riesgo son las comorbilidades, la edad del paciente y la leucopenia.

Las infecciones activas por CMV pueden producir síntomas o ser asintomáticas, y se caracterizan por la replicación vírica con expresión de una respuesta de linfocitos T CD4+ y CD8+ a los CMV. La infección primaria por CMV representa la infección en el huésped seronegativo no infectado previamente, mientras que la infección secundaria por CMV representa la infección en un huésped seropositivo previamente infectado causada por la reactivación del virus endógeno latente o por sobreinfección con una nueva cepa del virus. La enfermedad por CMV es la infección aguda y sintomática por CMV, e incluye el síndrome viral (fiebre, astenia, leucopenia o trombocitopenia, y viremia por CMV detectable) y la enfermedad orgánica por CMV (p. ej., neumonitis, hepatitis, o afectación gastrointestinal como colitis o enteritis, o afectación del propio aloinjerto).

Además de los efectos directos de la enfermedad por CMV, la replicación de este virus se asocia a efectos indirectos de modulación y desregulación inmunitaria, y puede culminar en una infección oportunista, y en lesión o rechazo del injerto. Los mediadores del huésped que intervienen en la reactivación del CMV son la activación de NF-κB mediada por TNF, las catecolaminas y las prostaglandinas proinflamatorias, que conducen a la expresión génica intermedia-precoz. La infección por CMV induce anticuerpos frente a células endoteliales que contribuyen a la disfunción tanto aguda como crónica del rechazo, y el efecto proinflamatorio de la replicación vírica puede inducir migración y proliferación celular, aumento de moléculas de adhesión, y citocinas proinflamatorias como IFN-γ y TNF-α. La enfermedad por CMV se presenta con mayor frecuencia como un síndrome virémico, que se manifiesta con fiebre, malestar, y leucopenia o trombocitopenia. La neumonitis es la manifestación más grave de la enfermedad por CMV, y se caracteriza por disnea, hipoxemia, infiltrados intersticiales, y la detección de CMV mediante PCR en BAL o mediante histopatología en una biopsia transbronquial. La afectación gastrointestinal superior o inferior causada por CMV comprende: esofagitis, colecistitis, duodenitis, hepatitis y colitis. La endoscopia diagnóstica puede demostrar ulceraciones solitarias o múltiples de la mucosa con hemorragia. Las muestras de tejido deben teñirse para CMV usando anticuerpos anti-CMV inmunofluorescentes, y hay que examinar la posible presencia de cuerpos de inclusión. La retinitis por CMV es inusual en los receptores de trasplante, y puede diagnosticarse mediante oftalmoscopia directa. La afectación del sistema nervioso central por CMV puede producir meningitis, encefalitis o mielitis transversa, y puede diagnosticarse mediante PCR en el líquido cefalorraquídeo (LCR). La enfermedad neurológica causada por otros patógenos oportunistas neurotrópicos, y los efectos tóxicos de fármacos y drogas se deben investigar simultáneamente. En la enfermedad por CMV diseminada puede observarse una afectación multiorgánica.

Diagnóstico

Históricamente, la enfermedad por CMV con invasión tisular se diagnosticaba mediante histopatología, pero este método puede asociarse a retrasos en el diagnóstico o a la obtención de muestras inadecuadas. La detección de anticuerpos séricos IgM o IgG frente a CMV mediante EIA es útil para el cribado previo al trasplante y para documentar la seroconversión, pero carece de utilidad en el diagnóstico de la enfermedad por CMV. Los métodos basados en cultivos comprenden el cultivo tisular convencional y la centrifugación con técnica de *shell vial*, y puede realizarse en sangre, orina, LCR, secreciones respiratorias u otras muestras de tejido. La tinción del cultivo en *shell vial* con anticuerpos monoclonales frente a antígenos víricos CMV precoces a las 48 h puede reducir el tiempo hasta el diagnóstico, pero este método ha sido sustituido ampliamente por métodos basados en la PCR. Anteriormente, la detección del antígeno pp65 de CMV en linfocitos de sangre periférica mediante un análisis semicuantitativo fluorescente se utilizaba como método de cultivo más rápido y tradicional, pero tiene menos sensibilidad que la PCR cuantitativa y ha sido sustituido por técnicas basadas en ADN.

La detección cuantitativa de ADN de CMV en sangre o LCR mediante PCR se usa con mayor frecuencia para diagnosticar enfermedad por CMV asociada a viremia y para controlar la respuesta al tratamiento antiviral. Debido a la variabilidad en las pruebas de carga vírica de CMV cuando se mide en copias/

ml, se desarrolló y aprobó por la Organización Mundial de la Salud (OMS) una norma que documentaba los resultados en unidades internacionales (UI) por mililitro (ml). Los métodos basados en la PCR también se usan para detectar mutaciones asociadas a resistencia a fármacos. La detección cualitativa de ADN de CMV mediante PCR es extremadamente sensible, y puede aplicarse a muestras que no sean de sangre, como tejido o líquido de BAL.

Tratamiento

Los antivirales eficaces para la profilaxis y el tratamiento de la infección por CMV han reducido considerablemente la morbilidad y la mortalidad asociadas a la enfermedad por CMV. Se ha demostrado que el valganciclovir oral (900 mg dos veces al día) tiene una seguridad y una eficacia comparables al ganciclovir intravenoso en cuanto a la resolución de la viremia así como en la enfermedad clínica en los receptores de trasplante de órganos sólidos con una afectación leve o moderada por CMV. Los pacientes con cargas víricas de CMV elevadas (p. ej., $> 5 \times 10^5$ UI/ml) o enfermedad grave con invasión tisular, o aquellos en los que no se logra una reducción de la carga vírica tras 7 días o más de tratamiento con valganciclovir oral deben tratarse con ganciclovir intravenoso (5 mg/kg cada 12 h). En los pacientes con enfermedad por CMV debe realizarse, al menos semanalmente, un control de la carga vírica en sangre, y el tratamiento antiviral debe continuarse hasta la supresión de la viremia, lo que sucede, típicamente, a los 14-21 días. Tras lograr la supresión de la replicación vírica, puede continuarse un ciclo adicional de tratamiento supresor (valganciclovir, 900 mg una vez al día) durante 1 a 3 meses más, o durante más tiempo si está indicado. Si existe insuficiencia renal, está indicado el ajuste de la dosis. El ganciclovir oral (1 000 mg tres veces al día) es un tratamiento supresor alternativo, pero su uso se ve limitado por su pobre absorción, por lo que los niveles séricos son bajos. Entre los efectos adversos del ganciclovir se encuentran la granulocitopenia y la trombocitopenia dosis-dependientes y reversibles, la fiebre, el exantema, las náuseas, las mialgias, las alteraciones en las determinaciones de las enzimas hepáticas y, en raras ocasiones, la pancreatitis. Como interacciones farmacológicas, hay que mencionar un aumento del riesgo de convulsiones cuando se usa en combinación con imipenem, y una supresión medular aditiva con la azatioprina, el micofenolato y la TMP-SMX.

La experiencia anecdótica en el tratamiento de la enfermedad por CMV que no responde al tratamiento (refractaria) sugiere que la adición al ganciclovir de globulina hiperinmune frente a CMV (CMVIG) o inmunoglobulina intravenosa (IVIG) puede aumentar la respuesta clínica; sin embargo, no se dispone de datos controlados y aleatorizados. El foscarnet está indicado para el tratamiento de la enfermedad por CMV resistente al ganciclovir por mutación en el gen UL97, aunque se recomienda precaución a causa de la nefrotoxicidad. Se sugiere contar con la supervisión de un especialista en enfermedades infecciosas y un especialista en fármacos en trasplantes; la administración simultánea de líquido y manitol puede disminuir los efectos secundarios al mismo tiempo que mantiene la eficacia anti-CMV. El cidofovir es un fármaco de tercera línea para el tratamiento de la enfermedad por CMV causada por cepas de CMV resistentes al ganciclovir, y debe usarse también con precaución a causa de la nefrotoxicidad, especialmente con el uso simultáneo de CNI. Existen nuevos compuestos anti-CMV en estudios clínicos en fase III, entre ellos el letermovir y el brincidofovir, que pueden ofrecer posibilidades para un tratamiento eficaz sin supresión de la médula ósea.

Prevención

Las pautas farmacológicas para limitar el riesgo de enfermedad por CMV y para mejorar la supervivencia del injerto y del paciente varían según el centro, y se basan en el estado serológico del paciente con respecto al CMV, así como en una valoración del estado neto de inmunosupresión. En la práctica, se usan dos estrategias para la prevención de la infección por CMV: la profilaxis universal y el tratamiento preventivo. La profilaxis universal consiste en administrar tratamiento antiviral a todos los pacientes de riesgo inmediatamente después del trasplante durante un tiempo definido que depende de la duración percibida del riesgo y del estado neto de inmunosupresión. El tratamiento preventivo o dirigido (específico) conlleva la monitorización de los pacientes a intervalos regulares para detectar signos precoces de la replicación del CMV mediante monitorización con PCR cuantitativa para CMV. Los pacientes con evidencia analítica de replicación precoz de CMV reciben tratamiento antiviral para evitar la progresión a enfermedad sintomática. El método de profilaxis universal puede ser más útil en pacientes de alto riesgo para enfermedad por CMV, como el paciente con donante positivo (D+) receptor negativo (R-) para CMV, o los que reciben ATG para la inducción de inmunosupresión, mientras que el tratamiento preventivo puede ser más útil en pacientes con riesgo escaso o intermedio de sufrir enfermedad por CMV. Los pacientes de trasplante de riñón/páncreas deben recibir profilaxis en lugar de tratamiento preventivo. Los antivirales que se usan actualmente para la profilaxis universal son el ganciclovir intravenoso u oral, el valganciclovir oral y el valaciclovir en dosis elevadas. El valganciclovir, el éster L-valina del ganciclovir, es el fármaco de elección, y se administra en una dosis de 900 mg/día por vía oral en la profilaxis del CMV, y produce valores similares de área bajo la curva que el ganciclovir intravenoso (5 mg/kg/día) y valores mucho mayores que el ganciclovir oral (3 g/día). La profilaxis debe durar un mínimo de 3 meses en los receptores de trasplantes R+, y de 6 meses en los receptores D+/R-, en quienes este ciclo de profilaxis más prolongado dio lugar a menores tasas de enfermedad precoz y tardía por CMV, al comparar con 3 meses de profilaxis con valganciclovir. La profilaxis antiviral debe iniciarse lo antes posible tras el trasplante.

Los receptores de trasplante positivos para CMV tratados con anticuerpos antilinfocíticos o que requieren tratamientos múltiples para el rechazo tienen una elevada incidencia de enfermedad asintomática por CMV. Aunque faltan estudios clínicos controlados, el tratamiento con ganciclovir intravenoso (5 mg/kg/día) o valganciclovir (900 mg una vez al día) administrado durante el tratamiento con anticuerpos antilinfocíticos o ciclos de inmunosupresión aumentada seguido por un período de valganciclovir pueden reducir este riesgo. El ganciclovir, el valganciclovir y el valaciclovir requieren ajuste de la dosis por disminución del aclaramiento de creatinina. En los pacientes con neutropenia, no se recomienda ajustar la dosis si la función renal es normal; se puede usar factor estimulador de colonias de granulocitos (GCSF) para permitir la tolerancia de la profilaxis o las pautas terapéuticas. No se requiere profilaxis antivírica frente a CMV en los receptores de trasplante D-/R- siempre que reciban sangre seronegativa para CMV o hemoderivados con depleción leucocitaria. Estos pacientes deben tratarse con aciclovir o valaciclovir como profilaxis frente al VHS y el VVZ durante los primeros 3 a 6 meses tras el trasplante.

Virus del herpes simple y virus de la varicela-zóster

La infección por VHS se desarrolla típicamente en las primeras 6 semanas tras el trasplante en pacientes que no reciben profilaxis antivírica, y afecta con mayor frecuencia a superficies mucosas. En ocasiones, la infección puede diseminarse a órganos, y causar esofagitis, hepatitis y neumonitis.

La mayoría de las infecciones se producen por reactivación del virus latente endógeno, si bien también se han descrito casos de infección primaria transmitida por los aloinjertos. Tanto el aciclovir como el ganciclovir son activos frente al herpesvirus *in vitro*, y ambos son útiles en el tratamiento y la profilaxis del VHS. Otros fármacos son el valaciclovir y el famciclovir. Para las infecciones mucocutáneas, el aciclovir puede administrarse por vía intravenosa o por vía oral. Para tratar la encefalitis por VHS, se administra una dosis superior mediante infusión lenta, para evitar la cristalización en los túbulos renales.

El herpes zóster se observa en aproximadamente el 10% de los receptores de trasplante adultos, y puede afectar a dos o tres dermatomas contiguos. La infección suele producirse por la reactivación de la enfermedad latente. Salvo que existan contraindicaciones, los candidatos a trasplante seronegativos para el VVZ deben recibir dos dosis de vacuna de la varicela con virus vivos, y los candidatos seropositivos de más de 60 años deben recibir una sola dosis de vacuna para el zóster con virus vivos antes del trasplante, para disminuir el riesgo de sufrir varicela después de éste

Para el tratamiento del herpes zóster y la infección primaria por varicela, pueden usarse el aiclovir, el famciclovir y el valaciclovir. La varicela primaria y, en raras ocasiones, el zóster diseminado pueden causar neumonía, encefalitis, coagulación intravascular diseminada y disfunción del injerto. Para tratar la varicela primaria y el zóster diseminado, se debe administrar aciclovir intravenoso (10 mg/kg cada 8 h en infusión lenta). El aciclovir oral, el valaciclovir o el famciclovir pueden ser adecuados para el tratamiento del zóster leve que afecta a dermatomas. Tras la exposición a una persona con zóster o varicela primaria, los receptores de trasplante que son vulnerables o no inmunes al VVZ deben recibir inmunoglobulina para VVZ lo antes posible para lograr la máxima eficacia, pero no más allá de 96 h tras la exposición.

Otros herpesvirus humanos

Los virus HHV-6, HHV-7 y HHV-8 Pueden reactivarse tras un trasplante renal. Aunque más del 90% de los adultos son seropositivos para el HHV-6 y el HHV-7, sólo el 0% al 5% son seropositivos para el HHV-8. Ni la serología ni la PCR de linfocitos en sangre periférica pueden distinguir de un modo fiable la infección activa y la latente por estos virus, y no se recomienda la monitorización ni el tratamiento sistemáticos de las personas asintomáticas. El HHV-6 se reactiva en el 31% al 55% de todos los receptores de trasplante de órganos sólidos, algo que sucede fundamentalmente durante episodios de rechazo agudo, asociado a toxicidad por CNI, y durante las 4 primeras semanas tras el trasplante. La reactivación del HHV-6 se asocia a enfermedad por CMV, y puede causar hepatitis, neumonitis y encefalitis. La infección sintomática por el HHV-6 debe tratarse con ganciclovir y reducción de la inmunosupresión. Hasta en el 12% de los trasplantes renales seronegativos se produce seroconversión del HHV-8, habitualmente en los 3 meses siguientes al trasplante, y puede ser primaria o transmitida por el riñón del donante. La infección por el HHV-8 se asocia a sarcoma de Kaposi, que se produce con una mediana de 30 meses tras el trasplante. El diagnóstico se apoyará por la anatomía patológica y en la presencia de secuencias de ADN del HHV-8 en el tejido afectado. El tratamiento consiste en radiación y quimioterapia. La importancia clínica de la infección primaria o la reactivación de la infección por el HHV-7 está poco caracterizada.

Adenovirus

El adenovirus puede causar cistitis hemorrágica, fiebre, disfunción renal y, en raras ocasiones, diseminación con neumonía, hepatitis y muerte. Tras el trasplante, la infección secundaria puede deberse a una infección primaria de origen exógeno o a transmisión desde el aloinjerto renal. La enfermedad diseminada es más frecuente tras la infección primaria. El diagnóstico definitivo se establece mediante biopsia renal, que típicamente revela la existencia de nefritis intersticial, necrosis tubular y cuerpos de inclusión víricos intranucleares con aspecto de vidrio deslustrado en células tubulares. La reducción de la inmunosupresión y el tratamiento sintomático son componentes importantes del tratamiento. El cidofovir es el antivírico de elección, pero debe usarse con precaución debido a su asociación a nefrotoxicidad importante y a neutropenia; no obstante, se debe considerar su utilización en casos de enfermedad diseminada, grave y progresiva. Las pautas típicas son de 1 mg/kg tres veces a la semana o de 5 mg/kg a la semana, durante 2 semanas, seguido por 5 mg/kg a semanas alternas, con la administración simultánea de probenecid e hidratación intravenosa para tratar de mejorar la nefrotoxicidad.

Virus BK

Los poliomavirus asociados a enfermedad humana comprenden el virus BK y el virus JC. El virus BK causa infección latente en el uroepitelio renal, con reactivación durante la inmunosupresión; puede causar nefritis intersticial y estenosis ureteral. Hasta el 90% de los adultos de todo el mundo son seropositivos. Las tasas de detección en orina o sangre en los receptores de trasplante renal oscilan entre el 20% y el 60%. Los factores de riesgo de infección y enfermedad son: seropositividad del donante, grado de inmunosupresión, uso de tacrolimus y micofenolato mofetil, y rechazo del aloinjerto. La viruria o viremia por BK antecede al desarrollo de nefropatía con asociación al virus BK, una causa importante de pérdida de la función del aloinjerto con una presentación al cabo de una mediana de 9 meses tras el trasplante. El diagnóstico definitivo requiere una biopsia renal con tinción inmunohistoquímica para detectar la presencia de poliomavirus. La monitorización de la presencia de virus BK en el plasma mediante PCR de ADN es un método más específico para el diagnóstico de nefropatía por BK que la detección en muestras de orina. Sin embargo, la detección de ADN de virus BK en muestras de orina puede proporcionar la primera evidencia de una infección por poliomavirus en el paciente. Dado que para el control de la enfermedad es esencial una respuesta inmunitaria eficaz específica frente al virus BK, el control de la replicación del virus BK y de la nefropatía por este virus supone la reducción de la inmunosupresión con un control riguroso de la aparición de rechazo. Los protocolos recomendados incluyen una reducción del 50% o bien la interrupción del micofenolato mofetil, seguido por la reducción de la dosis de CNI, si esta modificación no resulta eficaz. El método de cribado protocolizado en orina o sangre más la reducción de la inmunosupresión ha demostrado disminuir de un modo eficaz la incidencia de nefropatía por virus BK tras el trasplante renal. Aunque se han propuesto diversos tratamientos médicos, entre ellos fluoroquinolonas, leflunomida y cidofovir, para la prevención y el tratamiento de la viremia y la nefropatía por virus BK, ninguna ha demostrado un beneficio claro. Existen escasos datos que sugieran el posible beneficio de la IVIG en el tratamiento de la nefropatía por virus BK.

Virus de la gripe (influenza) tipos A y B, virus parainfluenza y virus respiratorio sincitial

Los virus respiratorios adquiridos en la comunidad (extrahospitalarios) pueden causar una morbimortalidad importante en los receptores de trasplante renal. Estos virus estacionales pueden transmitirse por gotículas y aerosoles respiratorios cargados de virus por contacto directo persona a persona, o por contacto con superficies contaminadas. Los receptores de trasplante renal pueden ser casos «centinela» de un brote de gripe en la comunidad. La enfermedad por virus respiratorios de la comunidad suele manifestarse con síntomas del tracto respiratorio superior y fiebre, mialgias, artralgias, anorexia e inflamación de mucosas. La enfermedad oscila desde una afección leve de las vías respiratorias superiores hasta bronquiolitis, neumonía vírica con insuficiencia respiratoria, y sobreinfección con patógenos bacterianos o fúngicos, como *S. aureus*, especies de *Streptococcus* y bacilos gramnegativos. Como resultado de la inmunomodulación, puede producirse la reactivación simultánea de CMV. La detección rápida de células de las vías respiratorias superiores infectadas por virus (p. ej., frotis o lavados nasofaríngeos, secreciones respiratorias) usando un panel de PCR para virus respiratorios para la detección puede facilitar el diagnóstico, el aislamiento adecuado y el tratamiento de pacientes con infecciones respiratorias víricas.

Todos los receptores de trasplante renal deben ser vacunados anualmente con vacuna de la gripe (influenza) inactivada. La vacuna es segura y proporciona una seroprotección elevada (entre el 79% y el 93%) similar a la de los voluntarios sanos. La vacuna de la gripe intranasal, con virus vivos, no debe administrarse a receptores de trasplante renal ni a sus contactos domiciliarios. La vacunación ya puede realizarse con seguridad a los 3 a 6 meses tras el trasplante; aunque es menos probable que sea efectiva poco después del trasplante, esta forma puede ser adecuada al inicio de la estación de los virus respiratorios. El oseltamivir y el zanamivir, fármacos inhibidores de la neuraminidasa, son activos frente a la mayoría de los virus de la gripe de tipo A y B si su administración se inicia en las 36-48 h siguientes al inicio de los síntomas. Producen una ligera disminución de la duración de la enfermedad y un descenso importante del riesgo de complicaciones bacterianas secundarias. Debido a la gran prevalencia del virus de la gripe tipo A resistente, ya no se debe usar la amantadina ni la rimantadina para el tratamiento o la profilaxis de esta enfermedad. Durante los brotes intensos de gripe en centros o en la comunidad, hay que vacunar a las personas propensas, y se debe administrar profilaxis antivírica durante 2 semanas hasta que aparezcan anticuerpos.

La neumonitis por virus respiratorio sincitial (VRS) puede responder a la ribavirina oral o en arosol proporcionada en un sistema de administración controlado durante 24 h. El virus parainfluenza (tipos 1 a 4) es un paramixovirus, que puede aparecer durante los meses de otoño e invierno, o esporádicamente. El espectro de enfermedad en los receptores de trasplante renal puede parecerse al de la gripe (influenza), y puede incluir afectación leve de las vías respiratorias superiores, neumonía y muerte. El diagnóstico de los virus respiratorios extrahospitalarios se realiza principalmente mediante pruebas para un panel de virus respiratorios basadas en la PCR. Las opciones terapéuticas son limitadas para la infección por virus parainfluenza, si bien se cuenta con algunos datos anecdóticos que apoyan el uso de ribavirina y se están desarrollando nuevos fármacos para el tratamiento. El metaneumovirus humano es otro virus respiratorio extrahospitalario con similar capacidad para causar en ocasiones una neumonitis grave en los receptores de trasplante. Además del tratamiento sintomático, los pacientes con una infección por virus respiratorios pueden beneficiarse de la administración de IVIG, especialmente si presentan hipogammaglobulinemia.

Parvovirus

En los receptores de trasplante, la infección por parvovirus B19 es una causa de anemia grave refractaria, pancitopenia, microangiopatía trombótica, hepatitis colestásica fibrosante, encefalitis y disfunción del injerto. La infección por parvovirus se observa hasta en el 23% de los receptores de trasplante renal con anemia grave, y el 80% de las infecciones se producen en los 3 meses siguientes al trasplante. Se han documentado casos de transmisión desde el donante. Hay que señalar que, con frecuencia, el exantema cutáneo clásico no se observa en huéspedes inmunodeprimidos. El estudio de la médula ósea demuestra la presencia de proeritroblastos gigantes típicos, y el diagnóstico debe confirmarse por la detección de ADN del virus B19 en suero mediante análisis de PCR. Algunos pacientes pueden presentar una enfermedad por CMV simultánea. El tratamiento consiste en dosis elevadas de IVIG (0,5 mg/kg al día, durante 5 a 10 días) y la disminución de la inmunosupresión, en la enfermedad recurrente o persistente.

Virus del Nilo Occidental

Las manifestaciones clínicas de la infección por el virus del Nilo Occidental en el huésped inmunocompetente consisten típicamente en 3 a 6 días de malestar, anorexia, artralgias, vómitos, náuseas, exantema y linfadenopatía. En el anciano o las personas inmunodeprimidas, pueden producirse manifestaciones neurológicas más graves, como encefalitis o meningitis, cambios del estado mental, convulsiones, neuritis óptica, debilidad muscular, parálisis flácida y trastornos del movimiento. Los síntomas que aparecen en las 2 primeras semanas tras el trasplante sugieren una transmisión a través del aloinjerto, mientras que los síntomas que aparecen posteriormente sugieren la adquisición extrahospitalaria (comunidad). El diagnóstico se confirma por la detección de anticuerpos IgM frente al virus del Nilo Occidental o mediante PCR para el virus en suero o en líquido cefalorraquídeo (LCR). El tratamiento consiste en reducir la inmunosupresión y aplicar tratamiento sintomático. En alguna ocasión, la IVIG se ha asociado a una mejora en algunos pacientes trasplantados y con enfermedad grave. El interferón-α-2b y la ribavirina muestran actividad *in vitro* frente a este virus. Todos los receptores de trasplante de áreas de riesgo deben limitar la exposición a los mosquitos usando repelentes de insectos y prendas de manga larga impregnadas de insecticida cuando salen a exteriores durante los meses de verano. Se han notificado en alguna ocasión casos mortales de infección derivada del donante.

Virus del papiloma humano

El virus del papiloma humano produce verrugas cutáneas y anogenitales, y se asocia a: neoplasia intraepitelial de cuello uterino, carcinoma de células escamosas y carcinoma anogenital. Las lesiones premalignas cutáneas y del cuello uterino son más frecuentes, y evolucionan a cáncer con mayor rapidez en los receptores de trasplante de órganos. Se deben controlar las verrugas cutáneas, las lesiones cutáneas queratósicas y las verrugas anogenitales, y derivarse para evaluación, biopsia y tratamiento dermatológico y colorrectal precoz. Los tratamientos comprenden agentes queratolíticos y cáusticos tópicos, retinoides tópicos y orales, imiquimod, podofilino, 5-fluorouracilo, bleomicina, ablación física e inmunoterapias experimentales.

PARÁSITOS

Toxoplasmosis

Toxoplasma gondii es una zoonosis parasitaria que puede causar enfermedad en pacientes con déficits en la inmunidad mediada por linfocitos T, como los receptores de un trasplante renal. Entre el 10% y el 40% de los residentes en Estados Unidos muestran resultados positivos de una exposición anterior a esta infección, con tasas mayores que se aproximan al 90% en los que viven en áreas endémicas, entre ellas Latinoamérica y África subsahariana. La enfermedad puede manifestarse con fiebre, linfadenopatía, leucopenia, encefalitis, coriorretinitis, neumonía, endocarditis y hepatitis. Si no se inicia el tratamiento, la evolución se encamina a la sepsis y la muerte. Los receptores seronegativos tienen riesgo de sufrir enfermedad si reciben un órgano de un donante seropositivo. La protección contra la enfermedad se logra con el uso de trimetoprima-sulfametoxazol o dapsona como profilaxis frente a *Pneumocystis*. El diagnóstico se establece usando estrategias basadas en PCR, mediante la demostración del parásito en muestras tisulares o por los hallazgos radiológicos clásicos del sistema nervioso central. El tratamiento de primera línea consiste en pirimetamina, ácido folínico (leucovorina) y sulfadiazina. Existen múltiples pautas terapéuticas alternativas.

Enfermedad de Chagas

Trypanosoma cruzi es un parásito endémico de Centroamérica, y puede causar enfermedad tras el trasplante por reactivación o infección derivada del donante, incluso de órganos no cardíacos, entre ellos el trasplante renal. No existe, típicamente, indicación para el tratamiento de pacientes con infección crónica; sin embargo, puede realizarse un cribado en los pacientes con antecedentes de exposición, determinada por pruebas de anticuerpos positivas, o receptores de órganos seropositivos para *T. cruzi* mediante pruebas de PCR tras el trasplante. La fiebre, la afectación cutánea y la miocarditis son manifestaciones habituales de infección o de reactivación de la enfermedad. El tratamiento de la enfermedad aguda se realiza con benznidazol o nifurtimox.

Strongyloides

Strongyloides stercoralis es un nematodo intestinal, que es endémico de áreas tropicales y subtropicales en todo el mundo, así como en áreas templadas como Europa del Este y el sudeste de Estados Unidos. Como se ha descrito anteriormente, en los pacientes nacidos o que residen tiempo en áreas endémicas se deben realizar pruebas de cribado, y tratarse si está indicado, antes del trasplante. La infección tras el trasplante puede deberse a reactivación o infección derivada del donante. La manifestación clínica más temida es el síndrome de hiperinfección con enfermedad diseminada, cuando la inmunosupresión permite la producción acelerada de larvas, con migración y una carga elevada de parásitos que causan manifestaciones pulmonares y sepsis bacteriana cuando los parásitos diseminan bacilos gramnegativos durante la migración, alcanzando una tasa de mortalidad del 70%. Durante la inmunosupresión puede existir o no eosinofilia. El diagnóstico se realiza mediante pruebas serológicas, detección de huevos y parásitos en heces, e identificación de larvas en secreciones respiratorias, LCR, orina, sangre u otras muestras de tejidos. La ivermectina es el fármaco de elección, bien sea en dosis diarias, en casos de hiperinfección, o bien en dos dosis separadas por 2 semanas, en caso de enfermedad asintomática o leve.

Lecturas seleccionadas

Angarone M, Ison MG. Diarrhea in solid organ transplant recipients. Curr Opin Infect Dis 2015;28:308–316.

Ariza-Heredia EJ, Beam EN, Lesnick TG, et al. Impact of urinary tract infection on allograft function after kidney transplantation. Clin Transplant 2014;28:683–690.

Elfadawy N, Flechner SM, Liu X, et al. The impact of surveillance and rapid reduction in immunosuppression to control BK virus-related graft injury in kidney transplantation. Transplant Int 2013;26:822–832.

Fischer SA, Lu K; the AST Infectious Diseases Community of Practice. Screening of donor and recipient in solid organ transplantation. Am J Transplant 2013;6:9–21.

Fishman JA. Infections in organ-transplant recipients. N Engl J Med 2007;357: 2601–2614.

Green M. Introduction: infections in solid organ transplantation. Am J Transplant 2013;(13, suppl 4):3–8.

Hartmann A, Sagedal S, Hjelmesaeth J. The natural course of cytomegalovirus infection and disease in renal transplant recipients. Transplantation 2006;82:S15–S17.

Hirsch HH, Randhawa P; the AST Infectious Diseases Community of Practice. BK Polyomavirus in solid organ transplantation. Am J Transplant 2013;(13, suppl 4): 179–188.

Humar A, Lebranchu Y, Vincenti F, et al. The efficacy and safety of 200 days valganciclovir cytomegalovirus prophylaxis in high-risk kidney transplant recipients. Am J Transplant 2010;10:1228–1237.

Huprikar S, Shoham S; the AST Infectious Diseases Community of Practice. Emerging fungal infections in solid organ transplantation. Am J Transplant 2013;(13, suppl 4): 262–271.

Kumar D, Blumberg EA, Danziger-Isakov L, et al. Influenza vaccination in the organ transplant recipient: review and summary recommendations. Am J Transplant 2011;11:2020–2030.

Limkemann AJ, Wolfe L, Sharma A, et al. Outcomes of kidney transplants and risk of infection transmission form increased infectious risk donors. Clin Transplant 2016;30:886–893.

Locke JE, Mehta S, Reed RD, et al. A national study of outcomes among HIV-infected kidney transplant recipients. J Am Soc Nephrol 2015;26:2222–2229.

Muñoz L, Santin M. Prevention and management of tuberculosis in transplant recipients: from guidelines to clinical practice. Transplantation 2016;100:1840–1852.

Origüen J, Lopez-Medrano F, Fernando-Ruiz M, et al. Should asymptomatic bacteriuria be systematically treated in kidney transplant recipients? Results from a randomized controlled trial. Am J Transplant 2016;16:2943–2953.

Pagalilauan GL, Limaye AP. Infections in transplant patients. Med Clin North Am 2013;97(4):581–600.

Razonable RR, Humar A; the AST Infectious Diseases Community of Practice. Cytomegalovirus in solid organ transplantation. Am J Transplant 2013;(13, suppl 4): 93–106.

Schwartz BS, Mawhorter SD; the AST Infectious Diseases Community of Practice. Parasitic infections in solid organ transplantation. Am J Transplant 2013;(13, suppl 4): 280–303.

Seem DL, Lee I, Umscheid CA, et al. Excerpt from PHS guideline for reducing HIV, HBV and HCV transmission through organ transplantation. Am J Transplant 2013;13:1953–1962.

13

Trasplante renal y hepatopatía

Suphamai Bunnapradist, Paul Martin y Fabrizio Fabrizi

En los pacientes sometidos a trasplante renal es frecuente la disfunción hepática. Los candidatos a trasplante renal tienen mayor riesgo de sufrir diversas hepatopatías, fundamentalmente hepatitis C crónica (VHC), que sigue siendo más habitual en los pacientes con enfermedad renal terminal que en la población general. Una serie de medidas, entre ellas la vacunación, ha disminuido el riesgo de transmisión de hepatitis B en unidades de diálisis, aunque siguen produciéndose brotes de infección por el VHB, lo que refleja típicamente el fracaso en el cumplimiento de las precauciones para limitar su diseminación. Sin embargo, debido a sus comorbilidades frecuentes, como la diabetes, los pacientes con nefropatía crónica avanzada también tienen riesgo de presentar hepatopatías de otras etiologías, como la esteatosis hepática no alcohólica. La eritropoyesis ineficaz debida a nefropatía crónica puede provocar depósito de hierro en el hígado. Entre otras situaciones en esta población se incluye la lesión hepática inducida por fármacos, que es frecuente en pacientes con nefropatía crónica a quienes se prescribe con frecuencia múltiples medicamentos.

En la evaluación sistemática del candidato a trasplante renal se incluyen pruebas bioquímicas hepáticas habituales, además de pruebas serológicas para detectar infección por el VHB y el VHC. Las concentraciones de las enzimas hepáticas están falsamente bajas en los pacientes en diálisis, por lo que puede no ser evidente la presencia de la hepatopatía. El diagnóstico diferencial de la disfunción hepática en el candidato adulto a trasplante renal incluye la hepatitis vírica crónica así como todo el espectro de hepatopatías del adulto. Entre ellas, se encuentran: la esteatosis hepática no alcohólica relacionada con diabetes mellitus e hiperlipidemia, la hepatotoxicidad inducida por fármacos, la disfunción hepática pasiva debida a insuficiencia cardíaca congestiva y la hepatitis vírica crónica. La evaluación adecuada del candidato a trasplante renal con hepatitis vírica crónica incluye la valoración de la replicación vírica, la histología hepática y la consideración del tratamiento antiviral. La disponibilidad de pautas terapéuticas por vía oral para el VHC bien toleradas facilitará el tratamiento de la infección por este virus en esta población de pacientes, como ya sucedió anteriormente para el VHB.

Antes de aprobar la candidatura a trasplante renal, el estudio debe establecer la etiología de cualquier disfunción hepática coincidente y su gravedad. Se debe cuantificar el consumo de alcohol y descartar el consumo de productos herbarios potencialmente hepatotóxicos. Como se expone más adelante, la biopsia hepática puede ser adecuada tras la ecografía, para descartar una enfermedad de las vías biliares no diagnosticada.

RECEPTORES DE TRASPLANTE RENAL CON HEPATITIS VÍRICA: HEPATITIS B

Pruebas diagnósticas y su interpretación

En la tabla 13-1 se describen las pruebas diagnósticas esenciales para el virus de la hepatitis B y su interpretación. El antígeno de superficie del virus

TABLA 13-1	Pruebas para el virus de la hepatitis B
Prueba	**Interpretación**
HBsAg (antígeno de superficie del virus de la hepatitis B)	Infección por el VHB
IgM anti-HBc (anticuerpo frente al antígeno *core* del virus de la hepatitis B)	Infección aguda o reciente por el VHB
IgG anti-HBc (anticuerpo contra el antígeno *core* del virus de la hepatitis B)	Infección crónica o remota por el VHB
HBsAb (anticuerpo contra el antígeno de superficie del virus de la hepatitis B)	Inmunidad frente al VHB (inducida por vacuna o debida a una infección previa)
HBe (antígeno e del virus de la hepatitis B)	Replicación activa
ADN del VHB (viremia de VHB)	Replicación activa

de la hepatitis B (HBsAg) es el primer marcador sérico detectable en la infección aguda por el VHB. Tras un período de incubación de hasta 140 días, el paciente puede presentar síntomas como malestar y anorexia, o incluso manifestar una ictericia evidente. Ya entonces, aparecen otros marcadores séricos de la infección por el VHB, entre ellos el anticuerpo frente al antígeno core de la hepatitis B (anti-HBc). Este antígeno (HBcAg) se encuentra exclusivamente en los núcleos de los hepatocitos infectados, pero el anticuerpo correspondiente circula en la sangre. Durante la infección aguda por el VHB, el anticuerpo anti-HBc es predominantemente inmunoglobulina M (IgM). Durante los siguientes 6 meses, los niveles de IgM disminuyen, mientras que los niveles de IgG anti-HBc persisten. Aunque el anticuerpo anti-HBc no es un anticuerpo neutralizante, es el marcador más duradero de una infección previa por VHB. Con la resolución eficaz de la infección aguda por el VHB, aparecen anticuerpos protectores frente al HBsAg (anti-HBs), lo que indica inmunidad frente al VHB. El anticuerpo anti-HBs tiende a disminuir e incluso a desaparecer con el tiempo, dejando el anticuerpo anti-core (IgG anti-HBc) como el único marcador de una infección previa por VHB. Si el HBsAg persiste durante más de 3 meses, hay que determinar las concentraciones séricas de ADN de VHB y de antígeno e de la hepatitis B (HBeAg) para evaluar el nivel de replicación vírica activa.

Evolución natural

La edad de adquisición del VHB y la inmunidad del huésped son importantes factores pronóstico para determinar la probabilidad de desarrollar infección crónica. Aproximadamente el 5% de adultos inmunocompetentes infectados no se recuperan de una infección aguda por el VHB y desarrollan una afección crónica. En estos últimos, el HBsAg sérico persiste, y no aparece anti-HBs. El estado de cronicidad es también más probable en personas con alteración de la respuesta inmunitaria como los ancianos y los pacientes con nefropatía terminal. La infección aguda sintomática por el VHB con ictericia es más probable que desemboque en una resolución de la infección por el VHB que la infección aguda subclínica por este virus. Esta aparente paradoja se explica por el destacado papel que desempeña la inmunidad del huésped en la evolución clínica del VHB. Durante la infección aguda ictérica por el VHB la respuesta inmunitaria produce lesión hepática con una respuesta más enérgica que produce síntomas, pero también una mayor probabilidad de recuperación espontánea, en comparación con la infección aguda y sintomáticamente más leve por VHB. Siguen dos fases de infección crónica por VHB. En los primeros meses y años de infección crónica por VHB, se produce la fase «replicativa», que suele acompañarse por cambios necroinflamatorios en el hígado con elevación de las transaminasas séricas. La «fase replicativa» se caracteriza por replicación vírica activa: se detectan en suero HBeAg y títulos elevados de ADN del VHB. La segunda fase de infección crónica por VHB es la fase «no replicativa», que suele ir anunciada por un aumento transitorio de los niveles de las transaminasas. La fase no replicativa sigue a la eliminación del HBeAg. Con la pérdida del HBeAg, aparecen en el suero anticuerpos frente a HBeAg, los niveles de ADN-VHB disminuyen y, generalmente, disminuye la actividad de la hepatopatía tanto desde el punto de vista bioquímico como histológico. Tras la desaparición del HBeAg, la infectividad disminuye mucho, pero pueden persistir niveles bajos de ADN-VHB durante períodos de tiempo variables. Aunque estos pacientes suelen presentar unas concentraciones persistentemente normales de alanina-transaminasa (ALT, alanina-aminotransferasa) y aspartato-transaminasa (AST, apartato-aminotransferasa), y un nivel sérico bajo o ausente de ADN-VHB (< 2 000 UI/ml), siguen teniendo riesgo de desarrollar una hepatopatía progresiva desencadenada por la inmunosupresión tras el trasplante renal. El genoma del VHB muestra una heterogeneidad importante, y se han identificado diversas formas mutantes de VHB en las que se producen sustituciones de aminoácidos en puntos cruciales del genoma vírico. En un subgrupo importante de pacientes desaparece el HBeAg y se desarrolla el correspondiente anticuerpo anti-HBe, pero siguen teniendo replicación activa con ADN-VHB sérico intensamente positivo y transaminasas elevadas. Esta forma HBeAg negativa de infección crónica por VHB se caracteriza clínicamente por una respuesta probablemente menos sostenida al tratamiento antiviral de la que se observa en pacientes con infección crónica que permanecen con HBeAg positivo. La forma HBeAg negativa de infección crónica por el VHB, un estadio más tardío de infección crónica por este virus, se está volviendo más prevalente a medida que los programas de vacunación reducen la incidencia de la infección aguda por VHB.

La infección por el VHB es una causa importante de morbilidad, con hasta 350 millones de personas infectadas en todo el mundo, lo que conlleva en torno a 1 millón de muertes al año. A pesar de disponer de una vacuna desde principios de la década de 1980, el VHB sigue siendo una causa importante de hepatitis crónica, cirrosis y carcinoma hepatocelular. La inmigración masiva a Europa occidental y a Norteamérica desde áreas de mayor prevalencia de infección crónica por el VHB, como Asia y África subsahariana, ha dado lugar a la aparición de reservorios de infección por VHB en áreas con grandes poblaciones inmigrantes. Se han identificado varios genotipos de VHB. Un genotipo específico de VHB puede asociarse a una hepatopatía más grave; por ejemplo, el genotipo C, frecuente en personas asiáticas, confiere un riesgo elevado para el desarrollo de cirrosis y carcinoma hepatocelular, y el genotipo A es más probable que responda al interferón para inducir la seroconversión de HBeAg. Sin embargo, aún no se ha recomendado el genotipado del VHB como parte de la práctica clínica habitual para orientar el tratamiento.

La prevención de la adquisición del VHB en los centros de diálisis ha constituido un aspecto importante del tratamiento de los pacientes con una nefropatía terminal. La incidencia y la prevalencia de la infección por VHB en pacientes en diálisis en los países desarrollados han disminuido desde mediados de la década de 1970, debido a una estricta atención a unas precauciones relativamente sencillas. Los brotes de infección por VHB que se producen hoy en día en unidades de diálisis suelen deberse a la falta de cumplimiento de estas precauciones, que consisten en el control serológico, el aislamiento de los pacientes infectados por el VHB, el uso de máquinas de diálisis reservadas para estos pacientes y una desinfección rigurosa. Las tasas de HBsAg siguen siendo más elevadas en pacientes en diálisis en países menos desarrollados, donde el VHB sigue siendo prevalente en la población general. A pesar de la disponibilidad de la vacuna frente al VHB desde principios de la década de 1980, muchos pacientes en diálisis crónica no han sido vacunados. Aunque la respuesta a la vacunación con el desarrollo de niveles protectores de anti-HBs no es universal en esta población, al menos el 60% de los pacientes en diálisis crónica responden de forma adecuada. Se debe recomendar la vacuna de la hepatitis B a todos los candidatos sin exposición previa, y hay que comprobar el título de anti-VHB para confirmar la inmunidad. Se debe considerar la administración subcutánea de dosis mayores o repetidas en los pacientes en los que la respuesta no sea adecuada. Se debe considerar la comprobación periódica de anticuerpos debido al mayor índice de pérdida de anti-HBs en los pacientes urémicos.

Progresión de la enfermedad por VHB tras el trasplante renal

La prevalencia de la infección por VHB entre los candidatos a trasplante renal ha disminuido gracias al éxito de los esfuerzos para limitar la diseminación de la infección por este virus en la población en diálisis y gracias también al uso extendido de la vacuna de la hepatitis B. Debido a la preocupación sobre la progresión de la hepatopatía tras el trasplante, la infección por el VHB se había contemplado como una contraindicación relativa para el trasplante renal antes de la introducción del tratamiento oral efectivo. Los factores de riesgo reconocidos para la progresión de la hepatopatía relacionada con el VHB son: duración prolongada de la infección, niveles séricos elevados de ADN-VHB, genotipo C, coinfección con hepatitis C o D, coinfección por el VIH e inmunosupresión terapéutica. La inmunosupresión puede aumentar la replicación del VHB por varios mecanismos, entre ellos la disminución de la actividad de los linfocitos T citotóxicos. Además, el genoma del VHB contiene un elemento que responde a los glucocorticoides aumentando la replicación del VHB. La azatioprina y los inhibidores de la calcineurina (CIN, *calcineurin inhibitor*) también pueden aumentar la replicación del VHB.

El efecto adverso del tratamiento inmunosupresor sobre la infección por VHB ha sido reconocido en varios entornos clínicos. Se observa una grave, e incluso mortal, reactivación del VHB en pacientes tratados con quimioterapia sistémica. La reactivación del VHB se ha observado en receptores de trasplante renal con patrón de marcadores de infección por VHB resuelta en los que aparece el HBsAg en suero a pesar de su ausencia antes del trasplante.

El efecto adverso de la seropositividad HBsAg sobre la supervivencia del paciente en los receptores de trasplante renal había sido bien establecido antes de que se autorizaran antivíricos orales efectivos y bien tolerados. Con la supresión prolongada eficaz de la infección por VHB con el tratamiento oral, se pueden lograr actualmente supervivencias excelentes del injerto y de los pacientes.

Evaluación de candidatos a trasplante renal con infección por VHB

En la figura 13-1 se ilustra un enfoque del candidato a trasplante renal con un diagnóstico de infección por VHB. Se recomienda la biopsia hepática en la evaluación de los candidatos a trasplante renal con HBsAg porque suele ser difícil, en pruebas no invasivas, calibrar la gravedad de la enfermedad hepática. Como se señaló anteriormente, los niveles de las transaminasas pueden ser falsamente normales a pesar de existir cambios necroinflamatorios en la biopsia hepática de un paciente con nefropatía crónica. En el momento de la biopsia percutánea, se debe administrar acetato de

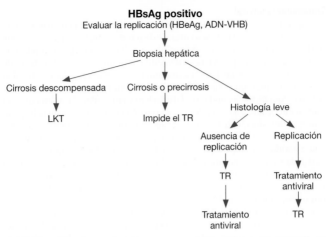

FIGURA 13-1. Enfoque del estudio del candidato a trasplante renal con hepatitis vírica B. LKT, trasplante combinado hepático-renal; TR, trasplante renal; VHB, virus de la hepatitis B.

desmopresina (DDAVP) por infusión intravenosa, para contrarrestar la disfunción plaquetaria urémica. Si existe duda clínica sobre la presencia de cirrosis, una biopsia hepática transyugular con medición de presiones portales puede proporcionar información pronóstica adicional. Si el gradiente de presión venosa hepática es < 10 mm Hg, no es probable que aparezcan complicaciones de la hipertensión portal, como la hemorragia por varices, en la cirrosis compensada.

La decisión sobre la candidatura a trasplante en pacientes HBsAg positivos se debe basar tanto en la histología hepática como en la evaluación de la replicación del VHB mediante marcadores séricos (HBeAg y ADN-VHB). Sin embargo, la ausencia de marcador sérico de replicación, es decir, de positividad de ADN-VHB o HBeAg, antes del trasplante no descarta la reactivación de la infección por VHB tras el trasplante. En los pacientes con cirrosis bien compensada sin varices en la endoscopia ni otros signos de afección hepática el trasplante renal aislado es razonable. Sin embargo, si se han producido complicaciones graves de la cirrosis, se recomienda el trasplante combinado hepático-renal (v. más adelante). En los pacientes con una función renal intacta, el tratamiento antiviral con supresión de la replicación del VHB puede conducir a la regresión incluso de una fibrosis avanzada. En los candidatos a trasplante con replicación activa del VHB, se debe iniciar tratamiento antiviral antes del trasplante para evitar la progresión de la enfermedad mediante la supresión de la replicación del VHB. Es importante tener en cuenta que, incluso si no existe cirrosis, el riesgo de carcinoma hepatocelular en pacientes con infección crónica por el VHB está aumentado, por lo que está indicado realizar una ecografía dos veces al año como cribado antes y después del trasplante renal. Aunque la biopsia hepática ha sido el método de referencia para evaluar la gravedad de la enfermedad en la hepatitis vírica crónica, salvo que existan signos dudosos de cirrosis, las decisiones terapéuticas, especialmente en la infección crónica por el VHC, se basan cada vez más en la elastografía transitoria («Fibroscan*») lo que proporciona una valoración no invasiva de la gravedad de la fibrosis.

Tratamiento antiviral

Las opciones de tratamiento antiviral para el VHB se han ampliado con la aprobación de varios fármacos orales además del interferón (IFN). Aunque el IFN y el interferón pegilado (pegIFN) son eficaces en el tratamiento de la infección crónica por VHB, su uso está contraindicado en receptores de trasplante renal porque las acciones inmunomoduladoras del IFN pueden llegar a precipitar una disfunción grave, y a menudo irreversible, del injerto. Además, los efectos secundarios del interferón, entre ellos el tratamiento con indicación hematológica, limitan su uso en muchos pacientes con nefropatía crónica que típicamente tienen múltiples comorbilidades, entre ellas anemia.

Los fármacos orales aprobados actualmente son análogos de nucleósidos o nucleótidos que suprimen la replicación del VHB al interferir en la actividad de la transcriptasa inversa del VHB, lo que provoca la finalización de la cadena de ADN provírico. Estos fármacos suprimen la replicación del VHB y reducen la actividad necroinflamatoria. Se toleran bien y carecen de actividad inmunomoduladora adversa, por lo que también se pueden usar después y antes del trasplante renal. El uso prolongado de lamivudina, el primer fármaco oral aprobado para tratar la infección por VHB, se asocia al desarrollo de resistencia al fármaco antiviral, y ha sido sustituida por fármacos orales más recientes. El entecavir es eficaz y se tolera bien, y no induce resistencia antiviral salvo que el paciente haya sido tratado previamente con lamivudina o fármacos relacionados. En caso de insuficiencia renal, se requiere una disminución de la dosis. Por el contrario, el tenofovir no induce resistencia antiviral, independientemente de que lo haya habido o no tratamiento previo. Sin embargo, se ha relacionado al tenofovir con nefrotoxicidad y, además, requiere una reducción de la dosis si existe alteración renal así como osteopenia. Una formulación profármaco más reciente de este fármaco, tenofovir alafanamida («TAF»), reduce estos efectos secundarios.

RECEPTORES DE TRASPLANTE RENAL CON HEPATITIS VÍRICA: HEPATITIS C

Interpretación de las pruebas diagnósticas

En la tabla 13-2 se describen las pruebas diagnósticas para el VHC y su interpretación. Las pruebas serológicas son el instrumento inicial de cribado para la infección por el VHC. Los análisis de inmunoadsorción enzimática (ELISA) de tercera generación, usados ampliamente hoy en día, tienen una

TABLA 13-2	Pruebas para el virus de la hepatitis C	
Pruebas	**Usos**	**Comentarios**
ELISA 3.0 antiVHC Amplificación mediada por la transcripción con PCR cualitativa para VHC	Diagnóstico inicial Confirmación de infección por VHC	Sensibilidad excelente Útil en la diálisis de pacientes seronegativos
PCR cuantitativa para VHC	Valoración de la carga vírica	Menos sensible que las pruebas cualitativas; más reproducible que las pruebas cualitativas; útil para monitorizar la respuesta al IFN
Genotipado del VHC	Decisión terapéutica	Papel en la predicción de la respuesta al IFN

ELISA, análisis de inmunoadsorción enzimática; IFN, interferón; PCR, reacción en cadena de la polimerasa.

especificidad y una sensibilidad excelentes, incluso en pacientes con nefropatía crónica. La confirmación del VHC requiere la detección de viremia de VHC (ARN VHC) en suero por reacción en cadena de la polimerasa (PCR) con transcriptasa inversa. Se debe realizar una prueba de PCR si existe una transaminitis sin causa aparente o si persiste una sospecha clínica de infección por VHC a pesar de que las serologías sean negativas. El desarrollo de anti-VHC puede retrasarse varias semanas en la infección aguda por el VHC aunque ya pueda detectarse ARN-VHC sérico.

Evolución natural

La infección crónica por el VHC sigue siendo prevalente en la población en hemodiálisis debido, en parte, a la diseminación nosocomial en unidades de hemodiálisis. La infección por este virus y sus posibles complicaciones son una causa frecuente de problemas en posibles receptores de trasplante renal. Dado que la evolución natural del VHC se extiende durante décadas en lugar de durante años, las consecuencias adversas de la infección crónica por este virus en pacientes que se controlan durante un corto período de tiempo pueden no ser evidentes. Los pacientes con nefropatía crónica presentan tasas de morbilidad y mortalidad mayores que la población general, debido a comorbilidades como la diabetes y la hipertensión sistémica. Debido a ello, las consecuencias a largo plazo de la infección por VHC han sido difíciles de valorar en esta población de pacientes. La evaluación de la infección por VHC en los candidatos a trasplante renal es más complicada por la observación de que los niveles de las transaminasas en la población en diálisis suelen ser inferiores a los de la población no urémica. Los pacientes en diálisis con viremia de VHC tienen cifras de transaminasas superiores a las de quienes no presentan tal viremia, aunque típicamente los valores siguen encontrándose dentro de los límites «normales». Una serie de metaanálisis han establecido de forma concluyente que la infección por VHC en la población en hemodiálisis provoca una morbilidad y mortalidad incrementadas en relación con la hepatopatía. Se han identificado varios genotipos VHC y subtipos, que difieren poco en cuanto a la expresión clínica, pero que varían algo en cuanto a la respuesta a los antivirales.

Progresión de la enfermedad tras el trasplante renal

La frecuencia de la infección por VHC entre los receptores de trasplante renal está influida por varios factores, entre ellos: transfusión previa de sangre, antecedente de trasplante previo, tipo y duración de la terapia renal sustitutiva antes del trasplante, antecedente de consumo de drogas por vía parenteral y origen geográfico. La mayoría de los receptores de trasplante renal seropositivos para anti-VHC tienen una viremia de VHC persistente. Los títulos de ARN-VHC aumentan considerablemente tras el trasplante debido a la inmunosupresión. La hepatopatía postrasplante relacionada con el VHC suele ser progresiva. Los factores implicados en una progresión más rápida son el abuso de alcohol, y la coinfección por VHB y VIH. Cuando no se disponía del cribado para el VHC, la afección hepática era más agresiva en los receptores que se infectaban de forma aguda por el VHC en el momento del trasplante, porque sufrían lesión hepática en el momento de máxima inmunosupresión. No está claro si la elección de los CNI iniciales afecta a la evolución. Aunque la ciclosporina en concentraciones elevadas tiene un efecto inhibidor sobre la replicación del VHC, no está claro el beneficio de este fármaco sobre el tacrolimus en la práctica clínica. La azatioprina y los sueros antilinfocíticos para tratar el rechazo se han relacionado con hepatopatías más graves en receptores infectados por el VHC. Se puede usar la administración de esteroides en dosis elevadas y de sueros antilinfocitos tras una evaluación crítica de posible riesgo y beneficio, especialmente el riesgo de acelerar la evolución de la afectación hepática. Al poder disponer de fármacos orales eficaces para tratar la enfermedad por VHC, la progresión de la afectación hepática tras el trasplante renal es hoy en día menos preocupante.

Estudios detallados han documentado un efecto adverso de la infección por VHC sobre la supervivencia del paciente tras el trasplante renal aislado y tras el trasplante combinado de riñón y páncreas. Sin embargo, la evolución de los receptores de trasplante renal infectados por VHC es mejor que la de pacientes similares que permanecen en diálisis. Los receptores de un primer trasplante de donante cadáver tienen un riesgo perioperatorio de muerte inicialmente mayor que los pacientes que permanecen en tratamiento con diálisis, pero inequívocos beneficios a largo plazo.

Se han documentado tras el trasplante casos de glomerulonefritis y crioglobulinemia mixta relacionadas con el VHC que pueden provocar la pérdida del injerto. La infección por VHC está implicada en el desarrollo de diabetes *de novo* tras el trasplante, un factor de riesgo en sí de pérdida del injerto y de muerte del receptor (v. Capítulo 1). En los receptores de trasplante renal seropositivos para VHC, se ha documentado una incidencia de aparición de diabetes *de novo* del 40%. La cifra puede ser incluso mayor si se usa tacrolimus como inmunosupresor y si existen otros factores de riesgo. Para reducir el riesgo de aparición de diabetes *de novo* se adelanta el tratamiento del VHC.

Evaluación del receptor de trasplante renal con VHC

En la figura 13-2 se muestra un método para la evaluación de los candidatos a trasplante renal con infección por VHC. La biopsia hepática ha sido una parte integral de la evaluación de la hepatopatía en los candidatos a trasplante renal con infección por VHC debido a la preocupación de que basándose en los hallazgos clínicos o bioquímicos se pueda infravalorar su gravedad. Como ya se señaló anteriormente para el VHB, es probable que la elastografía desempeñe un papel cada vez mayor en la evaluación de la hepatopatía en los candidatos a trasplante renal. Los pacientes con fibrosis crónica mínima o leve (estadios

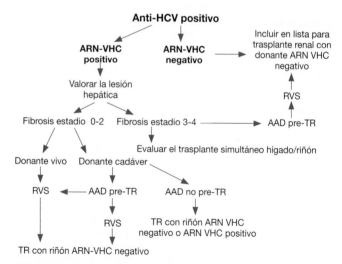

FIGURA 13-2. Enfoque del estudio del candidato a trasplante renal con hepatitis vírica C. LKT, trasplante combinado hepatorrenal; TR, trasplante renal; VHC, virus de la hepatitis C.

I y II) pueden someterse con seguridad al trasplante renal sin la preocupación por una descompensación hepática. El tratamiento de la hepatitis C antes del trasplante interrumpirá la progresión de la afectación hepática y protegerá al injerto frente a la glomerulonefritis relacionada con el VHC. Sin embargo, la erradicación de la infección por VHC antes del trasplante renal evita que el receptor reciba un injerto de un donante cadáver seropositivo para VHC, cuyo beneficio es un tiempo considerablemente menor en la lista de espera. Por esta razón, a los candidatos a trasplante renal seropositivos para VHC que no disponen de un donante vivo se les recomienda retrasar el tratamiento antiviral hasta que reciban un riñón de donante cadáver, probablemente de un donante seropositivo para VHC.

Los posibles receptores positivos para VHC con una presunta cirrosis necesitan determinaciones de presión transyugular y biopsia hepática, como se señaló antes para el VHB. Si no existe hipertensión portal o ésta es leve, con un gradiente de presión venosa hepática < 10 mm Hg a pesar de la presencia de fibrosis extensa o cirrosis, es adecuado el trasplante renal aislado con tratamiento de la infección por VHC. En los pacientes con cirrosis descompensada, se puede considerar el trasplante combinado hepático-renal (v. «Trasplante renal y hepático»).

Situación de la terapia antiviral para el VHC

Los avances en el tratamiento del VHC han sido espectaculares. Sus objetivos principales son inducir una respuesta virológica sostenida (RVS) y revertir la fibrosis. La RVS se define como la ausencia de viremia de VHC doce o más semanas después de completar la terapia antiviral. La terapia basada en interferón se ha vuelto obsoleta con la aparición de diversas pautas anti-virales directas con una tolerabilidad excelente. A diferencia del tratamiento del VHB, que tiene una duración prolongada y un efecto supresor, en lugar de curativo, en la mayoría de los pacientes, el tratamiento de la infección por VHC es curativo con pautas terapéuticas limitadas de 8 a 24 semanas. La duración adecuada del tratamiento viene determinada por el genotipo vírico, la carga vírica, la gravedad de la afección hepática, y el hecho de si han fracasado o no intentos terapéuticos previos en el paciente. El método actual para tratar la infección por VHC consiste en una combinación de fármacos orales activos contra diferentes partes del ciclo replicativo del VHC. El telaprevir y el boceprevir, antivirales de acción directa (AAD) de primera generación, han sido sustituidos actualmente por fármacos orales de segunda generación más efectivos y mejor tolerados. El genoma del VHC codifica varias proteínas, estructurales y no estructurales. La NS5B del VHC es una polimerasa muy conservada y una diana esencial para los antivirales. El sofosbuvir inhibe esta enzima, y ha sido un componente esencial en varias pautas terapéuticas que también incorporan fármacos activos contra otras partes del ciclo replicativo del VHC. Uno de los problemas con el sofosbu-vir ha sido su acumulación y la de sus metabolitos en pacientes con una alteración importante de la función renal. Además, se han documentado casos de bradicardia por interacciones farmacológicas con la amiodarona. Otras pautas que no incluyen el sofosbuvir contienen inhibidores de NS5A así como inhibidores de NS3/4A. Sin embargo un número cada vez mayor de estudios clínicos han confirmado la eficacia y la tolerabilidad de nuevos fármacos en la población con nefropatía crónica. Se pueden consultar más detalles en www.hcvguidelines.org, donde se dispone de actualizaciones regulares así como de recomendaciones sobre los ajustes de las dosis de los CNI en caso de que el tratamiento contra el VHC se demore hasta después del trasplante renal. Con los fármacos actualmente aprobados, la mayoría de los candidatos y receptores de trasplante renal infectados por el VHC pueden curarse. Quedan por resolver las mutaciones víricas espontáneas e inducidas por el tratamiento, las tasas de respuesta en general menores de la infección por el genotipo 3 del VHC, las interacciones farmacológicas y la necesidad de ribavirina en algunas de estas nuevas pautas terapéuticas.

CAUSAS DE HEPATOPATÍA EN LOS RECEPTORES DE TRASPLANTE RENAL

En el diagnóstico diferencial de la disfunción hepática tras el trasplante, hay que tener en cuenta las infecciones víricas, como las causadas por el virus del herpes simple (VHS) y por citomegalovirus (CMV), y la hepatotoxicidad farmacológica. Hay que preguntar al paciente sobre el consumo de alcohol y fármacos/drogas hepatotóxicos, y hay que insistir especialmente en el consumo de productos herbarios y productos «naturistas». Una vez que el paciente haya dejado el consumo de posibles sustancias tóxicas, hay que comprobar de nuevo las concentraciones séricas de las transaminasas. En los primeros meses tras el trasplante suele observarse una ligera elevación transitoria de estas enzimas, y es probable que se deba a hepatotoxicidad inducida por fármacos. Si la disfunción hepática persiste o es más intensa, está indicado realizar un estudio exhaustivo, incluida una biopsia hepática. La esteatosis hepática o hígado graso es actualmente una causa emergente de insuficiencia hepática, especialmente en pacientes con diabetes y síndrome metabólico.

En un receptor de trasplante con disfunción hepática sin causa aparente, una consideración importante es la hepatitis vírica adquirida a partir del injerto del donante, que debe descartarse mediante serologías adecuadas y pruebas moleculares. En los pacientes que recibieron un riñón de donantes de riesgo aumentado según el Public Health Service (PHS) (v. Capítulos 5 y 12), se deben controlar las pruebas a intervalos según las directrices del PHS para este tipo de donantes. Una disfunción hepática intermitente puede deberse a cólico biliar, y el dolor podría no ser llamativo en pacientes de más edad o más enfermos. La ecografía es la prueba de estudio inicial.

DONANTE RENAL FALLECIDO CON SEROLOGÍAS POSITIVAS PARA HEPATITIS

La positividad HBsAg del donante ha imposibilitado históricamente la donación renal en Estados Unidos y en otros lugares. Sin embargo, la disponibilidad de tratamiento efectivo para la hepatitis B sugiere que los resultados pueden ser aceptables si se selecciona de forma adecuada al receptor. El uso de órganos de donante cadáver HBsAg negativo y con anticuerpos positivos anti-HBc también tiene la posibilidad de transmitir la infección por el VHB debido a la amplificación de cantidades diminutas de ADN-VHB residual por la inmunosupresión. La tasa de transmisión es significativamente superior en los receptores de hígado que en receptores de otros órganos sólidos. Por el contrario, el uso de un injerto renal de un donante con anticuerpos IgG anti-HBc se asocia a un riesgo muy escaso de transmisión de infección, y estos riñones pueden considerarse seguros para la donación, especialmente para receptores que han sido inmunizados eficazmente con vacuna frente al VHB. Si se usa un órgano anti-HBc («*core*») positivo en un receptor que no ha tenido contacto con el VHB, hay que considerar el uso de profilaxis oral antiviral al menos durante 1 año después del trasplante. Si el posible donante tiene anticuerpos IgM anti-HBc, es probable una infección aguda reciente por VHB incluso en ausencia de HBsAg con, posiblemente, un mayor riesgo de transmisión del VHB.

La transmisión del VHC por un trasplante renal se ha demostrado, de forma inequívoca, con casos ocasionales de hepatitis aguda, grave e incluso mortal. Existen amplias variaciones en la tasa de transmisión del VHC a partir de donantes positivos anti-VHC, lo que puede reflejar varios factores, entre ellos la carga vírica VHC del donante y la técnica usada para la conservación de órganos del donante. La tasa de transmisión del VHC a partir de donantes infectados por este virus parece ser muy superior si se usa una conservación con perfusión continua (lavado) en lugar de perfusión pulsátil. La función del genotipado del VHC de donante y receptor está menos clara.

El trasplante de riñones de donantes anti-VHC positivos a receptores anti-VHC positivos parece seguro. Sin embargo, entre los receptores anti-VHC positivos, los que reciben riñones de donantes anti-VHC positivos parecen tener una tasa de supervivencia peor que los receptores de riñones anti-VHC negativos. No obstante, esta observación puede reflejar otros factores, entre ellos la selección del receptor. La infección por el VHC es más frecuente en donantes fallecidos que en la población general. Para un candidato a trasplante renal que es VHC positivo, el tiempo de espera de un órgano puede acortarse considerablemente mediante la aceptación de un riñón de un donante VHC positivo. Debido a que la supervivencia tras el trasplante renal aumenta al compararla con la supervivencia en los casos de diálisis crónica, los candidatos a trasplante VHC positivos podrán verse animados a aceptar un injerto que sea VHC positivo, en lugar de esperar un órgano de un donante seronegativo para el VHC. Los beneficios y riesgos de aceptar un injerto seropositivo para el VHC se deben exponer cuidadosamente a los candidatos a trasplante seropositivos para el VHC.

TRASPLANTE COMBINADO DE HÍGADO Y RIÑÓN

La disfunción renal es extremadamente frecuente en los pacientes con hepatopatía avanzada. En estos pacientes, resulta difícil determinar la frecuencia y la gravedad reales debido a la escasa fiabilidad de los estimados del filtrado glomerular basados en la creatinina. Pueden ser mejores los filtrados estimados basados en la cistatina C; los estimados del filtrado glomerular mediante radionúclidos (v. Capítulo 14) son mejores, aunque se realizan con escasa frecuencia. La puntuación de la escala Model for End-Stage Liver Disease (MELD) para la asignación de un órgano en el trasplante hepático deriva del sodio sérico, el INR y la bilirrubina, y de la valoración de la función renal expresada por la creatinina sérica o la necesidad de diálisis. Tras la introducción de la puntuación MELD, el número de receptores de trasplantes simultáneos de hígado y riñón (SLK) ha aumentado a más del doble en Estados Unidos. Con el tiempo, debido a la escasez de hígados para trasplante, las puntuaciones MELD medias en el momento del trasplante hepático han aumentado, de forma que cada vez es más probable que un posible receptor de trasplante hepático presente disfunción renal.

La asignación del riñón en los pacientes que reciben un trasplante simultáneo de hígado y riñón viene determinada por la asignación del órgano principal: el hígado (al igual que sucede en los casos de corazón-riñón y de páncreas-riñón), de forma que la asignación del riñón adquiere prioridad sobre la asignación a los pacientes que esperan un trasplante de riñón aislado. Debido a ello, paradójicamente, los pacientes a la espera de un trasplante simultáneo de hígado y riñón esperarán probablemente mucho menos tiempo la llegada de ese riñón que si estuvieran esperando para un trasplante de riñón aislado. Un problema particular ha sido el establecimiento de los criterios objetivos para este trasplante simultáneo de hígado y riñón. Basándose en datos clínicos, es difícil predecir qué pacientes con hepatopatía descompensada y disfunción renal, incluso si es lo suficientemente grave como para requerir terapia renal sustitutiva antes del trasplante, llegarán finalmente a depender de la diálisis tras el trasplante hepático. La supervivencia del receptor disminuye en los receptores de trasplante hepático que necesitaron diálisis prolongada tras el trasplante, mientras que la asignación de riñones a receptores de trasplantes hepáticos cuyos propios riñones están destinados a recuperarse es claramente despilfarrador), sobre todo por la gran escasez de riñones para aquellos que necesitan un trasplante renal aislado.

Otro problema añadido es que los injertos renales asignados a receptores de trasplante simultáneo de hígado y riñón suelen obtenerse de donantes con un índice de perfil de donante de riñón (KDPI, *kidney donor profile index*), v. Capítulo 5) bajo y, por tanto, una previsión de mayor longevidad del injerto. Además, dado que la asignación de donante multiorgánico tiene prioridad sobre la asignación renal aislada, el acceso de candidatos renales muy sensibilizados con niveles elevados de anticuerpos reactivos del panel para injertos renales se limita, a pesar del hecho de que tienen una gran prioridad en la asignación renal aislada. La experiencia ha demostrado una

---

T A B L A **13-3**	Indicaciones propuestas para el trasplante combinado de riñón e hígado
Si el nefrólogo del trasplante del candidato confirma un diagnóstico de:	**Entonces el programa de trasplante debe documentar en el registro médico del candidato:**
Nefropatía crónica con un filtrado glomerular medido o calculado ≤ 60 ml/min durante más de 90 días consecutivos*	*Al menos uno* de los siguientes: • Que el candidato ha iniciado la administración de diálisis regular en el hospital, en el domicilio o en un entorno independiente no hospitalario • Que el aclaramiento de creatinina (CrCl) calculado o medido o el filtrado glomerular más reciente del candidato es ≤ 35 ml/min en el momento del registro en la lista de espera para un riñón
Insuficiencia renal aguda mantenida	*Al menos uno* de los siguientes: 1. Que el candidato ha permanecido en diálisis durante al menos 6 semanas consecutivas 2. Que el candidato tiene un CrCl o un filtrado glomerular ≤ 25 ml/min durante al menos 6 semanas consecutivas, y que se ha documentado en la historia clínica del candidato cada 7 días, empezando con la fecha de la primera comprobación de este valor 3. Que el candidato tiene cualquier combinación de los puntos 1 y 2 anteriores durante 6 semanas consecutivas
Enfermedad metabólica	Un diagnóstico adicional de *al menos uno* de los siguientes: 1. Hiperoxaluria 2. SHU atípico por mutaciones en el factor H y, posiblemente, en el factor I 3. Amiloidosis sistémica no neuropática familiar 4. Aciduria metilmalónica

*La nefropatía crónica puede producirse simultáneamente con hepatopatía crónica en los pacientes como una consecuencia de varias formas de glomerulonefritis (relacionada con IgA, VHB y VHC), diabetes, efectos adversos de los CNI por un trasplante hepático previo y lesión renal aguda prolongada. (Reimpreso con autorización de la Organ Procurement Transplantation Network (OPTN), Richmond, VA, 2017.)

considerable discrepancia en Estados Unidos en cuanto a la política para el trasplante simultáneo de hígado y riñón.

Se han realizado esfuerzos para desarrollar unos criterios para la realización de este trasplante simultáneo.

Se remite a los lectores a Nadim et al., en «Lecturas seleccionadas», y a la tabla 13-3 y el documento de la que se ha obtenido. Cada uno de estos documentos trata de evidenciar la relativa imprevisibilidad de la recuperación de la función renal tras el síndrome hepatorrenal en el trasplante hepático y la lesión renal aguda.

«Red de seguridad» para la asignación renal tras el trasplante hepático

Debido a la dificultad para predecir qué candidatos a trasplante hepático están destinados a desarrollar una nefropatía terminal, se ha realizado una propuesta para otorgar a los pacientes cuyos riñones no funcionan (o con filtrado glomerular < 20 ml/min) entre 2 y 12 meses después del trasplante hepático un grado de mayor prioridad para obtener un trasplante renal de cadáver. La llamada «red de seguridad» u «opción de rescate» se diseña para proporcionar a los equipos de trasplante la seguridad de saber que si no se recupera la función renal, el paciente no deberá esperar muchos años para obtener un riñón y, por tanto, para aliviar la presión para realizar un trasplante hepático y renal simultáneo cuando puede bastar con un trasplante hepático aislado.

El trasplante renal de donante vivo también es una opción si se dispone de un donante adecuado.

Inutilidad

La mortalidad antes del trasplante puede aproximarse al 50% en algunos centros en los que los tiempos de espera para el trasplante hepático son prolongados y las puntuaciones de la escala MELD en el momento del trasplante son muy elevadas (> 40). Es probable que estos desafortunados pacientes hayan pasado por estancias prolongadas en la UCI, hayan sido intubados, sufrido encefalopatía profunda o sepsis, y necesitar soporte vasoconstrictor de la presión arterial. En los pacientes supervivientes sometidos a trasplante hepatorrenal simultáneo, las tasas de mortalidad son elevadas, y la demora prolongada de la función del injerto renal puede ser irreversible hasta en el 20%. Por esta razón, y para evitar un prolongado sufrimiento y pérdidas innecesarias de órganos, puede que se tenga que tomar la difícil decisión de que el trasplante es inútil y emplear medidas para proporcionar bienestar al paciente (v. Lunsford et al., en «Lecturas seleccionadas»). Los pacientes que se han incluido en lista de espera para este trasplante simultáneo, pero cuya situación se deteriora durante la espera, deben evaluarse de nuevo a intervalos regulares para asegurar que el trasplante no ha sido en vano.

Cuando el trasplante hepatorrenal simultáneo o el trasplante renal aislado está contraindicado, puede producirse un escenario más favorable en los pacientes que son posibles candidatos a trasplante renal, pero tienen una hepatopatía crónica cuyo grado se considera que contraindica el trasplante de renal aislado, pero al mismo tiempo no tiene una gravedad como para situarle en la candidatura a trasplante hepático. Mientras tanto, está mejor atendido si permanece en diálisis, aunque puedan sentirse frustrados y «atrapados» por una función hepática «demasiado mala» para un riñón, pero «demasiado buena» para un hígado. Con suerte, los tratamientos antivirales efectivos lograrán que este escenario sea menos frecuente.

Protección inmunológica

El trasplante hepático parece proporcionar una forma de «protección inmunológica» a órganos trasplantados simultáneamente. Este efecto de refuerzo del aloinjerto que el hígado ejerce sobre otros órganos trasplantados a partir del mismo donante puede demostrarse incluso en pacientes con una prueba cruzada previa al trasplante positiva. Se han propuesto varios mecanismos inmunológicos para este fenómeno, entre ellos el desarrollo de anticuerpos antiidiotipo frente a anticuerpos del complejo principal de histocompatibilidad (MHC) de clase I y de clase II, la absorción de anticuerpos linfocitotóxicos sobre células reticuloendoteliales del aloinjerto hepático, y una molécula soluble MHC de clase I, que se produce principalmente en el hígado, que puede inhibir la actividad de los linfocitos T citotóxicos. Otro mecanismo importante puede ser el desarrollo de quimerismo hemato-poyético que aparece tras el trasplante hepático, que provoca tolerancia.

El efecto protector del trasplante hepático simultáneo tiene algunas implicaciones prácticas. Puede que no sea necesario realizar de forma sistemática pruebas cruzadas a pacientes no sensibilizados antes del trasplante hepatorrenal aunque actualmente los programas estadounidenses lo exigen. Si la prueba cruzada es positiva en un paciente sensibilizado, el trasplante hepatorrenal puede no estar necesariamente contraindicado, y algunos programas progresan con el trasplante añadiendo una infusión perioperatoria de inmunoglobulina intravenosa (v. Capítulo 6). La intensidad de la inmunosupresión tras el trasplante hepático aislado es generalmente menor que la que se utiliza tras los trasplantes de otros órganos, y antes de la era de la terapia antiviral eficaz, el temor a la enfermedad recurrente era mayor que el temor al rechazo.

Riñón poliquístico y hepatopatía

Los quistes hepáticos son extremadamente frecuentes en la enfermedad renal poliquística (poliquistosis renal) y se observan en más del 50% de estos pacientes de más de 50 años. Los quistes son típicamente asintomáticos y clínicamente irrelevantes. Sin embargo, en ocasiones, se puede producir un aumento quístico del hígado, doloroso, masivo y con distensión abdominal, saciedad precoz e incluso malnutrición. Sin embargo, la función hepática no se altera. A veces, puede lograrse el alivio sintomático mediante el drenaje o la retirada de la cubierta del quiste. En algunos de estos pacientes, la mejor opción es la hepatectomía y el SLK. Como la puntuación de la escala MELD de los pacientes con quistes hepáticos/poliquistosis renal es baja, es probable que la prioridad para la asignación de un hígado sea baja. En estas circunstancias, puede aplicarse una «excepción a la puntuación MELD» por la que se añaden puntos de asignación con el tiempo hasta que se asigna un trasplante simultáneo hepatorrenal. Se aplica una política similar para un paciente con cáncer de hígado. Aunque es quirúrgicamente complejo, debido al tamaño masivo del hígado y los riñones, el pronóstico quirúrgico de los pacientes con quistes hepáticos/poliquistosis renal es bueno, porque se mantiene la función hepática y una coagulación eficaz. La decisión para extirpar los riñones originales suele tomarse en el momento del trasplante, dependiendo de su tamaño y proporciones relativas.

TRASPLANTE RENAL TRAS TRASPLANTE HEPÁTICO

Casi el 20% de los receptores de trasplante hepático desarrollan nefropatía crónica a los 5 años de seguimiento, y se asocia a un mayor riesgo de muerte tras el trasplante. La etiología de la insuficiencia renal es típicamente multi-factorial, e incluye la progresión de una nefropatía preexistente, lesión renal perioperatoria, efectos adversos de los CNI, efectos nefrotóxicos de otros fármacos, hipertensión, VHC con glomerulonefritis asociada y diabetes. El trasplante renal puede considerarse en receptores de trasplante hepático, por lo demás estables, que desarrollan una nefropatía terminal, para evitar la complicación mayor de la inmunosupresión en esta población de pacientes. Los que presentan una glomerulonefritis asociada a hepatitis C se deben tratar para erradicar el virus y para evitar la recurrencia.

Lecturas seleccionadas

Bhamidimarri KR, Czul F, Peyton A, et al. Safety, efficacy and tolerability of half-dose sofosbuvir plus simeprevir in treatment of hepatitis C in patients with end stage renal disease. J Hepatol 2015;63:763–765.

Bunnapradist M, Danovitch GM. Marginal quality kidneys for simultaneous liver-kidney transplantation: to pass or double down? Liver Transpl 2017;23:7–8.

Del Bello D, Ross MJ, Huprikar S. Hepatitis C virus infection and kidney transplantation: newer options and a brighter future ahead? Kidney Int 2015;88:223–225.

Fabrizi F, Martin P, Messa P. New treatment for hepatitis C in chronic kidney disease. Kidney Int 2016;89:988–994.

Formica RN, Aeder M, Boyle G, et al. Simultaneous liver-kidney allocation policy: a proposal to optimize appropriate utilization of scarce resources. Am J Transplant 2016;16:758–766.

Levitsky J, O'Leary JG, Asrani S, et al. Protecting the kidney in liver transplant recipients: practice-based recommendations from the American Society of Transplantation Liver and Intestine Community of Practice. Am J Transplant 2016;16(9):2532–2544.

Lok AS, McMahon BJ, Brown RS Jr, et al. Antiviral therapy for chronic hepatitis B viral infection in adults: a systematic review and meta-analysis. Hepatology 2016;63:284–306.

Lunsford K, Bodzin D, Markovic D, et al. Avoiding futility in simultaneous liver-kidney transplantation: analysis of 331 consecutive patients listed for dual organ replacement [published online ahead of print May 6, 2016]. AnnSurg. 2016.

Morales JM, Fabrizi F. Hepatitis C and its impact on renal transplantation. Nat Rev Nephrol 2015;11:172–182.

Nadim M, Sung R, Davis C, et al. Simultaneous liver-kidney transplantation summit: current state and future directions. Am J Transplant 2012;12:2901–2908.

Pham P, Lunsford K, Bunnapradist M, et al. Simultaneous liver-kidney transplantation or liver transplantation alone for patients in need of liver transplantation with renal dysfunction. Curr Opin Organ Transplant 2016;21:194–200.

Roth D, Nelson DR, Bruchfeld A, et al. Grazoprevir plus elbasvir in treatment-naive and treatment experienced patients with hepatitis C virus genotype 1 infection and stage 4-5 chronic kidney disease (the C-SURFER study): a combination phase 3 study. Lancet 2015;386:1537–1545.

Ruebner R, Goldberg D, Abt PL, et al. Risk of end-stage renal disease among liver transplant recipients with pretransplant renal dysfunction. Am J Transplant 2012;12:2958–2965.

Tapper EB, Castera L, Afdhal NH. FibroScan (vibration-controlled transient elastography): where does it stand in the United States practice. Clin Gastroenterol Hepatol 2015;13:27–36.

Wong F, Leung W, Al Beshir M, et al. Outcomes of patients with cirrhosis and hepatorenal syndrome type 1 treated with liver transplantation. Liver Transpl 2015;21:300–307.

Yilmaz VT, Aliosmanoglu I, Erbis H, et al. Effects of hepatitis B surface antigen (HBsAg) positivity of donors in HBsAg(+) renal transplant recipients: comparison of outcomes with HBsAg(+) and HBsAg(–) donors. Transpl Infect Dis 2016;18:55–62.

14

Diagnóstico por imágenes en el trasplante renal y técnica de la biopsia

Steve S. Ramab y Nagesh Ragavendra

Los métodos de diagnóstico por imágenes usados con más frecuencia en la evaluación del trasplante renal son la ecografía, la gammagrafía, la tomografía computarizada (TC) y la resonancia magnética (RM). La ecografía proporciona fundamentalmente información anatómica vascular y macroscópica, y la gammagrafía aporta principalmente información fisiológica, mientras que la TC y la RM proporcionan un grado inmejorable de información anatómica con niveles crecientes de información fisiológica con el uso de contraste intravenoso.

EVALUACIÓN DEL RIÑÓN DE DONANTE VIVO MEDIANTE TÉCNICAS DE DIAGNÓSTICO POR LA IMAGEN

En el capítulo 7 se expone la evaluación del trasplante renal de donante vivo. Las pruebas de imagen proporcionan información anatómica vascular detallada relativa al número y al patrón de ramificación de las arterias y las venas renales, y se usan para determinar la viabilidad técnica y la planificación

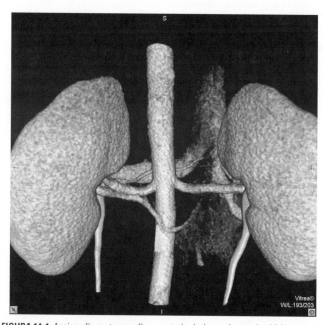

FIGURA 14-1. Angiografía por tomografía computarizada de arterias renales. Visión posterior con la aorta a la **izquierda**, que muestra dos arterias renales izquierdas.

quirúrgica (Fig. 14-1). La angiografía por TC o angiotomografía (ATC) ha sustituido a la angiografía con catéter como prueba de referencia para esta indicación. En la ATC, se inyecta rápidamente (4-5 ml/s) por vía intravenosa contraste yodado no iónico, tras lo cual se inicia la obtención de imágenes mediante multidetector helicoidal con la concentración máxima (pico) en la aorta, usando una técnica de muestreo intermitente conocida como *bolus tracking* (rastreo del bolo) (aproximadamente 20-30s tras la inyección) con colimación de haces finos (0,5-3 mm) para obtener datos volumétricos de alta resolución que pueden procesarse mediante varios dispositivos, entre ellos proyecciones multiplanares y representación tridimensional de superficie de volumen, y representación de intensidad máxima y mínima.

La angiografía por RM (ARM) se realiza mejor mediante dispositivos 1,5 a 3T con espirales de gradiente de alto rendimiento y *multichannel c-phased array*. Se realiza tradicionalmente con quelatos de gadolinio intravenoso (0,1-0,2 mmol/kg) y se usa para delimitar la anatomía vascular renal sin radiación, casi sin riesgo de nefrotoxicidad con una décima parte de la dosis de contraste que la TC de detector múltiple (MDTC). Generalmente, la ARM es comparable a la ATC para la detección de vasos accesorios más pequeños. Otros inconvenientes relativos de la ARM son una resolución espacial algo menor, la falta de imágenes fiables de calcificación y aire, la mayor dependencia del operador, protocolo y escáner, y una mayor sensibilidad a los artefactos, incluido el movimiento.

El uso intravenoso de quelatos de gadolinio está relativamente contraindicado en pacientes con alteración de la función renal (TFGe < 30 ml/min) y en pacientes en diálisis, para evitar que se produzca una fibrosis esclerosante nefrogénica (FEN), un trastorno fibrosante de la piel, los músculos, las superficies viscerales y órganos, que provoca contracturas, debilidad muscular y disfunción orgánica. Afortunadamente, como consecuencia de las precauciones introducidas tras el reconocimiento de la relación entre el gadolinio y la FEN, no se han comunicado nuevos casos de este trastorno durante varios años. El ferumoxitol, un fármaco para la terapia con hierro, es una alternativa al gadolinio que puede administrarse con seguridad a pacientes con alteración de la función renal. La ARM sin contraste también puede efectuarse usando técnicas por contraste de fases o técnicas *time of flight*. Sin embargo, la técnica por contraste de fases requiere tiempo, y la técnica *time of flight* puede cortar arterias periféricas, especialmente cuando tienen un trayecto tortuoso.

En el donante vivo, las técnicas de diagnóstico por la imagen evalúan el tamaño renal, la presencia de anomalías renales congénitas, lesiones fortuitas, el número y los patrones de ramificación de las arterias y venas renales, y el sistema colector renal. Además, se evalúan los demás órganos por si existen trastornos secundarios. En general, el riñón con una sola arteria y vena renales izquierdas largas con ramas vasculares principales próximas al hilio renal es el que se prefiere para la donación. Si existen anomalías anatómicas, se deja al donante el riñón más normal.

EVALUACIÓN POR LA IMAGEN EN EL PERÍODO POSTRASPLANTE PRECOZ

Tamaño del aloinjerto

En el postrasplante precoz, se produce un aumento de tamaño del aloinjerto renal tanto en los aloinjertos normales (sanos) como en diversos procesos agudos. El aloinjerto renal normal (sano) puede aumentar hasta un 30 % de volumen en los 2 primeros meses tras el trasplante, estabilizándose generalmente a los 6 meses. El tamaño del aloinjerto en sí no es un indicador fiable de disfunción del aloinjerto.

Dilatación del sistema colector

La dilatación del sistema colector se clasifica subjetivamente como mínima, leve, moderada o grave, y se debe a etiologías obstructivas y no obstructivas. En el postoperatorio inmediato, el edema autolimitado de la zona de ureteroneocistostomía puede causar una leve obstrucción, y puede persistir une ligera dilatación del sistema colector. También son frecuentes procesos extrínsecos como la compresión por un seroma líquido, un hematoma, un urinoma o un linfocele peritrasplante (Fig. 14-2). Son causas menos frecuentes de obstrucción: un coágulo sanguíneo, cálculos, un ovillo fúngico o una papila intraluminal desplazada. Entre las causas no obstructivas se encuentran la distención vesical, la estenosis ureteral del trasplante por insuficiencia vascular o rechazo, la infección por el virus BK y una causa obstructiva anterior que se ha resuelto. La ausencia de dilatación del sistema colector no descarta la posibilidad de que exista una obstrucción.

La obstrucción puede observarse como una dilatación progresiva del sistema colector en ecografías seriadas, o como un retraso en la excreción renal en la TC, la RM o la gammagrafía que no responde a la administración de diuréticos como la furosemida intravenosa, con un tiempo medio (vida media) de excreción de más de 20 min (normal = inferior a 15 min).

Colecciones líquidas peritrasplante

Las colecciones líquidas peritrasplante pueden ser de sangre, orina, linfa o pus, y se manifiestan como colecciones de líquido inespecíficas en las imágenes transversales y, generalmente, como regiones fotopénicas en la gammagrafía renal, aunque en las fugas de orina se acumulará marcador radioactivo progresivamente. Aunque los hematomas tienden a aparecer densos en la TC con señal variable en T1 en la RM, la consistencia de la colección líquida no puede determinarse de un modo fiable mediante técnicas de imagen, y generalmente se requiere la aspiración del líquido (guiada por la imagen) para su análisis en el laboratorio. Siempre se debe enviar muestras para tinción de Gram, cultivo y determinación de creatinina, con el fin de

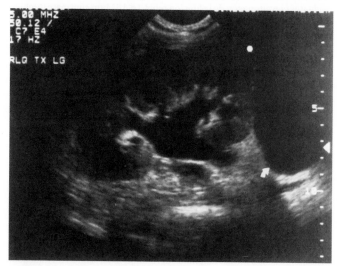

FIGURA 14-2. Ecografía que muestra hidronefrosis secundaria a colección líquida peritrasplante.

descartar una infección y una fuga urinaria, respectivamente. Algunos abscesos pueden contener gas producido por microorganismos anaerobios. Las complicaciones que pueden aparecer son una obstrucción del sistema colector del aloinjerto y la compresión de la vena ilíaca, que provoca edema en la extremidad inferior.

Hematomas

Los hematomas son las colecciones líquidas peritrasplante más habituales en el postoperatorio inmediato, relacionadas con la propia cirugía, con la rotura de un pseudoaneurisma del aloinjerto, o como complicación de la biopsia realizada para evaluar el rechazo al trasplante. La localización de los hematomas puede ser subcapsular o extrarrenal, y suelen resolverse espontáneamente. En ocasiones, alguno puede ser lo suficientemente grande como para causar la obstrucción del sistema colector del aloinjerto.

El aspecto de un hematoma en las pruebas de imagen depende de la antigüedad de los productos sanguíneos, observándose ecogénicos en la ecografía e hiperdensos en la TC en la fase aguda, y disminuyendo progresivamente la ecogenicidad en la ecografía y la densidad en la TC cuando se produce hemólisis. Las características de la señal de los productos sanguíneos en la RM son más complicadas, dependiendo de las concentraciones cambiantes de hemoglobina, desoxihemoglobina y metahemoglobina. Pueden evolucionar desde señales hiperintensas en T1 hasta hipointensas en T1.

Urinomas

Los urinomas se deben a la extravasación de orina desde la pelvis del aloinjerto, el uréter o la ureteroneocistostomía debido a cierre incompleto de la vejiga, fuga anastomótica ureterovesicular, isquemia del sistema colector, rotura del sistema colector por presión relacionada con una obstrucción grave o como una complicación de la biopsia. Puede realizarse una cistografía para determinar si la vejiga es la fuente de la fuga. La fuga de orina resultante puede ser extraperitoneal, intraperitoneal o de ambos tipos, con ascitis urinaria como una complicación de la fuga intraperitoneal.

En la ecografía, los urinomas se observan como colecciones líquidas hipoecoicas, generalmente adyacentes al polo inferior del aloinjerto; en la TC, como colecciones líquidas peritrasplante isodensas con respecto al líquido del sistema colector, y en la RM, como colecciones líquidas peritrasplante isointensas con respecto a la orina que se observa en la vejiga. Si la fuga urinaria está activa, puede realizarse una RM o TC realzada con contraste en la fase tardía para confirmar la presencia de orina en la colección líquida peritrasplante. Del mismo modo, la gammagrafía renal puede demostrar una acumulación activa creciente de radiomarcador en la orina en la colección líquida peritrasplante (Fig. 14-3). Si no, puede realizarse aspiración del líquido, guiada por ecografía, para análisis de la creatinina (v. Capítulo 10).

Linfoceles

Los linfoceles son las colecciones líquidas peritrasplante más frecuentes. Se deben a la rotura linfática renal o extraperitoneal durante la extracción del aloinjerto o durante el trasplante (v. Capítulo 9), y suele acumularse varias semanas o meses después de la cirugía. Se documenta que la incidencia de la formación de linfoceles es mayor cuando se usa rapamicina en la inmunosupresión postrasplante (v. Capítulo 6). Los pequeños linfoceles son frecuentes y suelen ser asintomáticos, mientras que los de mayor tamaño pueden causar la obstrucción del sistema colector del aloinjerto.

Los linfoceles suelen observarse como colecciones líquidas hipoecoicas tabicadas, con ecos internos de nivel bajo inferior y medial con respecto al aloinjerto en la ecografía (colecciones líquidas hipointensas en T1

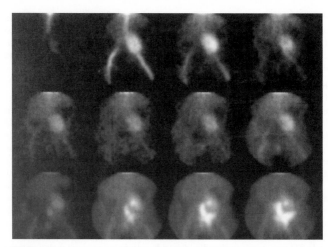

FIGURA 14-3. Imágenes de medicina nuclear de un riñón trasplantado en la fosa ilíaca izquierda (radiofármaco: ^{99m}Tc-ácido dietilenotetraaminopentaacético [DTPA]). La imagen **superior izquierda** muestra actividad en la aorta abdominal y el inicio del trasplante. Las dos imágenes siguientes muestran una rápida visualización del riñón, que refleja la concentración normal del marcador. En la **fila inferior,** se observa una actividad irregular creciente entre el riñón y la vejiga urinaria, que indica extravasación urinaria.

e hiperintensas en T2Fig. 14-4); en la TC se observan como colecciones líquidas hipodensas, y en la RM, como colecciones líquidas hipointensas en T1 e hiperintensas en T2.

Abscesos

Los abscesos suelen deberse a la infección de colecciones líquidas peri-trasplante preexistentes, y suelen producirse 4 a 5 semanas después del trasplante. Se observan como acumulaciones de líquido complicadas,

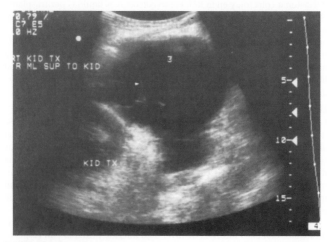

FIGURA 14-4. Ecografía que demuestra un linfocele (*3*) con tabicaciones (*punta de flecha*).

generalmente quísticas con una pared gruesa que rodea un área quística central, que puede mostrar ecos internos de nivel bajo con refuerzo acústico posterior y aumento de hiperemia periférica en la ecografía. En ocasiones, en el interior de los abscesos existe aire producido por bacterias anaerobias productoras de gas. Igualmente, los abscesos suelen observarse como colecciones líquidas heterogéneas que pueden contener gas en la TC (Fig. 14-5). Tanto la ecografía como la TC facilitan el diagnóstico rápido y proporcionan una guía de imagen para la aspiración y el drenaje. Hay que señalar que la ausencia en las imágenes de signos característicos de un absceso no descarta la presencia de infección.

Aunque la aspiración, el drenaje y el lavado del catéter guiado por imagen es el método más eficiente para detectar y tratar los abscesos, en casos inusuales se pueden usar diversos radiomarcadores para detectar una infección oculta, entre ellos leucocitos, linfocitos, anticuerpos antileucocíticos marcados y galio. Estos marcadores se inyectan por vía intravenosa y localizan áreas de infección o inflamación oculta, especialmente si las colecciones son profundas y están contraindicadas las pruebas con refuerzo de gadolinio o yodo intravenosos. La dosis administrada y la vida media del radionúclido empleado determinan el momento para obtener la imagen óptima tras la inyección, con intervalos

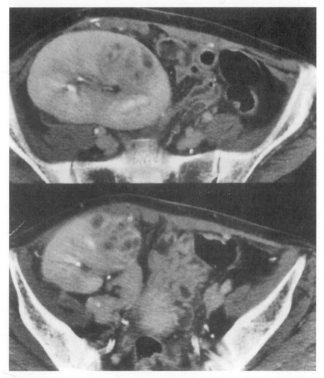

FIGURA 14-5. Absceso en un aloinjerto renal. Existe una masa heterogénea en la tomografía computarizada realzada con contraste. Numerosos compartimentos pequeños impiden el drenaje percutáneo. Sorprendentemente, la función renal estaba bien conservada. El absceso se resolvió tras antibioterapia intensiva.

de 2 h a 24 h para el ^{99m}Tc, 1-2 días para el ^{111}In y 1-3 días para el ^{67}Ga. Hay que destacar que los resultados de la gammagrafía se deben interpretar con precaución cuando existe rechazo, ya que los trasplantes con rechazo también pueden captar estos marcadores radioactivos.

Rechazo agudo

El rechazo agudo del trasplante renal requiere una biopsia para establecer el diagnóstico definitivo, pero presenta diversos aspectos variables en las pruebas de imagen, entre ellos el aumento de tamaño del aloinjerto, el aumento o la disminución de la ecogenicidad cortical, la pérdida de diferenciación corticomedular, pirámides medulares hipoecoicas prominentes, disminución de la ecogenicidad de los senos renales, áreas dispersas de ecogenicidad heterogéneamente aumentada (probablemente focos hemorrágicos) (Fig. 14-6) y/o engrosamiento urotelial en la ecografía. La presencia de estos hallazgos

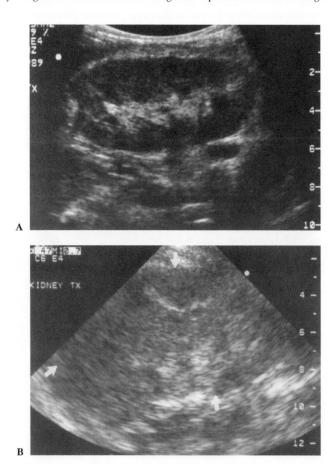

FIGURA 14-6. A) Ecografía de un trasplante renal normal. **B)** Ecografía de un trasplante que sufre rechazo y muestra un aumento de tamaño del injerto, disminución de la ecogenicidad del seno renal (comparar con el seno ecogénico en **A**) y delimitaciones corticomedulares ocultas. Las *flechas* señalan los márgenes del injerto.

ecográficos debe correlacionarse con los resultados de laboratorio, que incluyen elevaciones de la creatinina sérica y del volumen urinario.

Rechazo crónico

En el rechazo crónico, la función renal se deteriora gradualmente. El aloinjerto suele disminuir de tamaño con aumento de la ecogenicidad cortical, adelgazamiento cortical y elevado IR en la ecografía. La angiografía puede demostrar una disminución del número de las arterias renales con calibre estrecho y luz irregular, asociado a una perfusión renal disminuida y heterogénea. La gammagrafía renal muestra una disminución de la perfusión, una reducción de la captación cortical con desplazamiento hacia la derecha del pico del renograma, y disminución de la excreción.

Ecografía dúplex

La ecografía dúplex (o más exactamente, ecografía tríplex si se emplean simultáneamente imágenes ecográficas en escala de grises, en color y pulsadas) combina imágenes bidimensionales en escala de grises con información del flujo en forma de Doppler color, Doppler pulsado o power Doppler. Estas técnicas utilizan las mismas ondas sonoras que la imagen en tiempo real, pero miden la frecuencia y la energía del movimiento Doppler de los ecos que interactúan con la sangre que fluye, lo que permite la determinación de presencia, velocidad y dirección del flujo (el power Doppler no valora las dos últimas).

La ecografía Doppler color proporciona un estimado de la velocidad media y la dirección del flujo en un vaso mediante la codificación en color de la información y presentando el color superpuesto en escala de grises. El Doppler pulsado permite ubicar un volumen de muestreo en un vaso visualizado en la imagen en escala de grises, y proporciona un espectro o gráfica de frecuencias traducidas como una velocidad promedio del flujo sanguíneo en el muestreo Doppler como una función del tiempo. Se obtiene una lectura de velocidades absolutas y el cálculo del índice de resistencia (IR) y el índice de pulsatilidad (IP) usando un espectro de Doppler pulsado. Hay que señalar que, debido a que la ecuación Doppler calculada por el software de la máquina usa el ángulo entre el eje del haz y el vaso para calcular la velocidad, y el ángulo de insonación lo calcula el ecografista, y debe ser inferior a 60 grados, ángulos mayores pueden proporcionar velocidades falsas.

El power Doppler (también conocido como mapa de amplitud o energía) mide la potencia de la señal Doppler y proporciona un amplio rango de potencias de señal, lo que permite mejorar la sensibilidad al flujo y la visualización de vasos más pequeños. El power Doppler se representa como un mapa de flujo en color superpuesto sobre imágenes en escala de grises, pero no proporciona información sobre la velocidad ni la dirección.

Índice de resistencia

La resistencia vascular (impedancia) se mide como el porcentaje de reducción del flujo telediastólico comparado con el flujo sistólico. El IR se calcula como la velocidad sistólica máxima o pico (PSV, *peak systolic velocity*) menos la velocidad telediástólica (EDV, *end-diastolic velocity*) dividido por la PSV, y el IP se calcula como la PSV menos la EDV dividido por la velocidad media. Estos dos parámetros suelen estar elevados en el rechazo (Fig. 14-7); sin embargo, los IR e IP elevados pueden observarse en cualquier causa de disfunción renal y son inespecíficos. Por ejemplo, un IR elevado (> 0,9) no sólo se ha documentado en el rechazo, sino también en la necrosis tubular aguda (NTA) grave, la obstrucción de la vena renal, el hematoma subcapsular (riñón «de Page»), otras causas de obstrucción, toxicidad por inhibidores de la calcineurina y pielonefritis. El IR también se correlaciona con factores de riesgo cardiovascular establecidos.

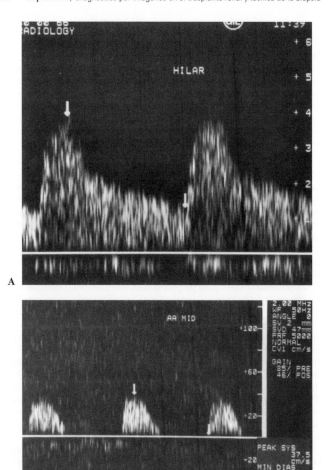

FIGURA 14-7. A) Espectro Doppler pulsado normal de trasplante renal con flujo considerable a través de la diástole y un índice de resistencia normal (IR = 0,65). **B)** Espectro Doppler de injerto que sufre rechazo agudo sin flujo diastólico (IR = 1). Es un indicador inespecífico de disfunción del injerto.

A pesar de ser inespecífico como indicador de rechazo, el IR del trasplante renal es un valioso factor predictivo del rendimiento del aloinjerto a largo plazo; se ha documentado que un IR de 0,8 o superior a los 3 meses del trasplante se asocia a una posterior función del aloinjerto deficiente.

IMÁGENES DE MEDICINA NUCLEAR DE LA FUNCIÓN Y DISFUNCIÓN DEL INJERTO

La gammagrafía renal dinámica se realiza con mayor frecuencia con ^{99m}Tc-mercaptotriglicina (MAG3), que se elimina del plasma mediante secreción tubular. En la tabla 14-1 se resumen otros radiofármacos disponibles.

TABLA
14-1

Radiofármacos usados en la cuantificación y evaluación de la función o la morfología del trasplante renal

Radionúclido		Compuesto biológico	Porcentaje	Mecanismo fisiológico o bioquímico	Imagen	Aplicación	Comentario
^{99m}Tc	DTPA	Ácido dietilenotriaminopentaacético	>80	Filtración glomerular, no resorción	Sí	Flujo y función	Mayor fijación al plasma que MAG3
^{99m}Tc	MAG3	Mercaptoacetiltriglicina	>95	Secreción tubular	Sí	Flujo y función	El más usado
^{99m}Tc	DMSA	Ácido dimercaptosuccínico	7-14	Excretado a la orina, se une a grupos SH en las células tubulares corticales	Sí	Parénquima	Pielonefritis, infarto, cicatrices
^{67}Ga	Ga	Citrato de galio	—	Se localiza en zonas de inflamación y determinadas neoplasias	Sí	Inflamación	Inespecífico
^{111}In o ^{99m}Tc	Leucocitos	Leucocitos	—	Se localiza en tejido inflamatorio	Sí	Infección	—
^{111}In	Linfocitos	Linfocitos	—	Se localiza en tejido inflamatorio	Sí	Rechazo	Difícil de obtener y marcar

Ga, galio; I, yoyo; In, indio; Tc, tecnecio.

La gammagrafía renal evalúa tres fases de la función renal: la fase angiográfica para el flujo vascular y la perfusión renal, la fase parenquimatosa para la captación renal cortical del marcador, y la fase excretora para la eliminación del marcador y la integridad del sistema ureteral. Se genera una curva actividad-tiempo, que representa la actividad en el riñón del trasplante en función del tiempo. En la figura 14-8A se muestran imágenes planas de un trasplante renal con función normal, con las curvas correspondientes en la figura 14-8B.

El rechazo agudo se observa como una disminución de la perfusión, una disminución de la captación del marcador en el trasplante y una disminución de la eliminación del marcador con una actividad de fondo elevada (Fig. 14-9). Un posible factor de confusión es la nefrotoxicidad por inhibidores de la calcineurina, que puede tener un aspecto similar en la gammagrafía renal.

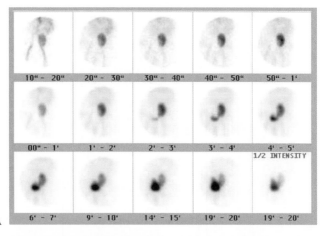

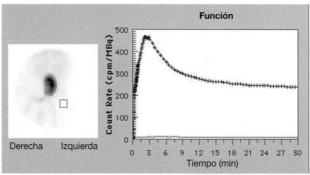

FIGURA 14-8. A) Imágenes dinámicas de un trasplante con función normal. La *fila superior* muestra imágenes de perfusión de flujo, cada una de 10 segundos de duración. Las *filas media e inferior* son imágenes de 1 min obtenidas durante los 20 min siguientes. **B)** Se han marcado regiones de interés alrededor del riñón y fondo (*recuadro*) y se han generado curvas de la actividad en esa región en función del tiempo.

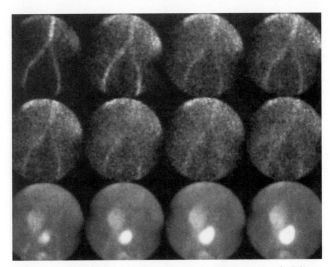

FIGURA 14-9. Imágenes de medicina nuclear de un riñón trasplantado en rechazo (radiofármaco: 99mTc-mercaptotriglicina [MAG3]). Obsérvese la perfusión deficiente del trasplante, es decir, retraso de la visualización renal en las imágenes iniciales de las *dos filas superiores* (5 s por imagen). La *fila inferior* muestra una función deficiente (4 min por imagen). La función reducida se representa por actividad tisular de fondo circundante, lavado parenquimatoso deficiente del marcador acumulado y reducción de la actividad del sistema colector o la vejiga urinaria.

La NTA se observa como perfusión normal, captación normal del marcador en el trasplante y ausencia de eliminación del marcador en el sistema colector y la vejiga, con la consiguiente actividad de fondo elevada (Fig. 14-10). La curva tiempo-actividad muestra una captación del marcador que alcanza una meseta a los 3-6 min, sin disminución de la captación del marcador debido a la falta de excreción. Estos hallazgos con compatibles con la fisiopatología de la NTA, en la que el flujo sanguíneo renal se conserva con respecto a la filtración glomerular.

COMPLICACIONES VASCULARES

Trombosis arterial renal

La trombosis arterial renal (TAR) es poco frecuente en general, pero a menudo conduce a la pérdida del injerto. Suele producirse en el postoperatorio precoz debido a una anastomosis quirúrgica defectuosa, al estado trombogénico, rechazo agudo grave, o la progresión de estenosis o trombosis preexistente.

En la ecografía se observa la ausencia de flujo arterial y venoso en el aloinjerto, y la gammagrafía renal muestra falta de perfusión, falta de captación cortical del marcador y falta de excreción del marcador con una intensa actividad general (Fig. 14-11). Hay que señalar que el rechazo hiperagudo, la necrosis cortical aguda y la trombosis de la vena renal pueden mostrar hallazgos gammagráficos similares. La TAR se observa como la ausencia de visualización de la rotura brusca de la arteria renal del trasplante o como la ausencia global de perfusión del aloinjerto renal en la ATC y la ARM.

El infarto renal agudo se observa en la ecografía como una ausencia segmentaria de flujo (Fig. 14-12), como defectos fotopénicos en forma de cuña en la gammagrafía renal y como áreas en forma de cuña no realzadas en la TC y RM realzadas con contraste.

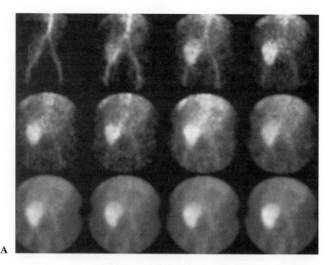

A

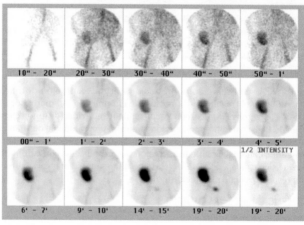

B

FIGURA 14-10. A) Imágenes de medicina nuclear de una necrosis tubular aguda. Obsérvese la perfusión bien conservada en el trasplante, es decir, rápida visualización renal en las seis imágenes iniciales. La concentración del marcador por el trasplante se mantiene, pero no existe excreción ni actividad del sistema colector o la vejiga urinaria. Radiofármaco: [99m]Tc-ácido dietilenotriaminopentaacético [DTPA]. **B)** Estudio realizado con ^{99m}Tc-mercaptotriglicina (MAG3) como radiofármaco. La *fila superior* es la fase de perfusión de flujo (10 s por imagen). Las *filas media e inferior* muestran imágenes de 1 min con concentración renal normal. Se visualiza el marcador en la vejiga en las dos últimas imágenes, lo que indica una función mínima. Obsérvese la calidad superior de ^{99m}Tc-MAG3 sobre ^{99m}Tc-DTPA en el panel A.

Trombosis de la vena renal

La trombosis de la vena renal es una complicación inusual que suele producirse en la primera semana tras el trasplante y se observa como formas de onda de alta impedancia de la arteria renal con un componente sistólico en punta, flujo diastólico invertido y prolongado, y ausencia de flujo venoso en

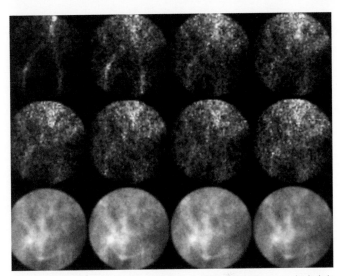

FIGURA 14-11. Imágenes de medicina nuclear de un riñón trasplantado con trombosis de la arteria renal. Obsérvese la ausencia de perfusión renal, es decir, la ausencia de visualización del trasplante en las *dos filas superiores*. Además, no existe actividad en el sistema colector y la vejiga. La actividad tisular de fondo se mantiene alta, lo que indica ausencia de excreción. Radiofármaco: ^{99m}Tc-ácido dietilenotriaminopentaacético (DTPA).

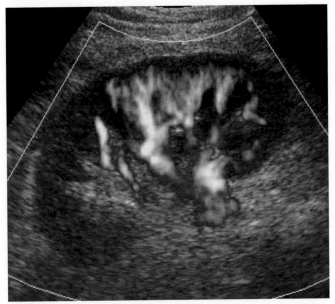

FIGURA 14-12. Imagen de Doppler color que revela flujo a la mayor parte del riñón, con ausencia de flujo al área del polo superior, compatible con hipoperfusión y posible isquemia.

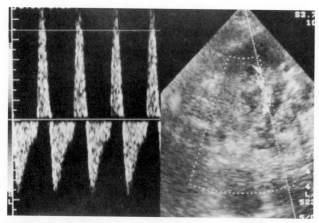

FIGURA 14-13. Ecografía Doppler de trombosis de la vena renal del trasplante que demuestra flujo invertido en diástole y un máximo sistólico en punta. No se detectaba flujo venoso en el riñón, el hilio renal ni la localización de la vena renal.

la ecografía (Fig. 14-13). La inversión solo del flujo diastólico es un hallazgo inespecífico que es reflejo del aumento de impedancia arterial en el aloinjerto y también puede verse en la obstrucción, el rechazo agudo y la NTA.

Estenosis de la arteria renal

La estenosis de la arteria renal (EAR) se observa en la ecografía como una región segmentada de alteración de flujo con PSV elevada y flujo turbulento (Fig. 14-14). Debido a que el rango normal de los valores de PSV en una arteria renal de trasplante es variable, una proporción elevada (superior a 3) de

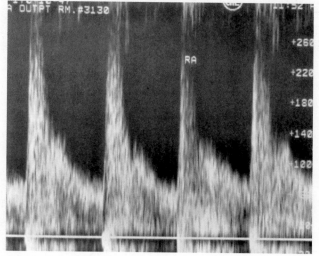

FIGURA 14-14. Estenosis de la arteria renal. El espectro Doppler demuestra velocidad sistólica máxima focal elevada (superior a 260 cm/s) con ligera ampliación espectral en la anastomosis.

la PSV en la arteria renal comparada con la de la arteria ilíaca externa es más fiable que los diversos umbrales propuestos de PSV que oscilan entre 100 cm/s y 300 cm/s.

Es importante señalar que la estimación de la PSV depende del ángulo de insonación (debe ser inferior a 60 grados) que usa el ecografista, y que el ángulo correcto puede ser difícil de obtener cuando la arteria renal es tortuosa, lo que da lugar a unas PSV falsamente elevadas. Por tanto, las PSV elevadas sin turbulencia asociada en una región en la que la precisión de la corrección del ángulo es dudosa debe interpretarse con escepticismo. Debido a esta posible dificultad, puede considerarse la angiografía para confirmar la presencia de EAR (v. Capítulos 10 y 11).

También se puede usar la ATC o la ARM para confirmar la EAR. Sus ventajas sobre la ecografía Doppler son la posibilidad de proporcionar una visión general amplia del flujo que llega y sale, y de la ramificación vascular, y de obtener imágenes de otras áreas de posible estenosis arterial, como en la arteria ilíaca proximal a la anastomosis. Tanto la ATC como la ARM determinan de un modo más reproducible el diámetro, la circunferencia y la longitud de la estenosis, y permiten reconstrucciones multiplanares en múltiples proyecciones para detectar mejor estenosis excéntricas. La ARM tiene ventajas adicionales sobre la ATC y la angiografía con catéter, ya que el contraste intravenoso tanto con gadolinio como con ferumoxitol son nefrotóxicos, en comparación con el contraste yodado, y carece de radiación ionizante.

Fístulas arteriovenosas

Tras la biopsia del trasplante pueden surgir fístulas arteriovenosas. Suelen autolimitarse y resolverse espontáneamente, pero pueden causar hematuria persistente o hipertensión. Se observan como un área de asignación de color artefactual en el parénquima renal en la ecografía Doppler color (Fig. 14-15).

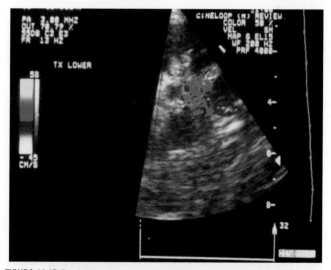

FIGURA 14-15. Fístula arteriovenosa tras biopsia. La imagen Doppler color muestra un área de asignación de color aleatoria. El Dopler pulsado mostró flujo arterial de velocidad elevada, escasa resistencia, y arterialización de la forma de onda venosa.

Se cree que este hallazgo está causado por flujo de alta velocidad en la fístula, que provoca turbulencia localizada y vibraciones de la pared del vaso que se transmiten al parénquima perivascular. Las interfaces que vibran en los tejidos perivasculares producen cambios de fase en las ondas sonoras reflejadas, y se produce una asignación de color aleatoria a esta región, el equivalente a un soplo en el Doppler. Se logra confirmar la presencia de una fístula arteriovenosa analizando la forma de onda del Doppler pulsado y demostrando el flujo de alta velocidad y baja resistencia en la arteria y arterialización (flujo muy pulsátil) de la forma de onda de la vena que drena. Una estenosis arterial intrarrenal focal también puede producir flujo de alta velocidad y vibración tisular, imitando una fístula arteriovenosa (FAV); sin embargo, no se observan cambios asociados en la forma de onda venosa.

Aunque la ecografía Doppler es la prueba de imagen inicial de elección para valorar la existencia de una FAV, también puede considerarse la angiografía, especialmente para determinar la magnitud de la fístula y para planificar el tratamiento, cuando es posible la oclusión superselectiva de ramas arteriales segmentarias o interlobulares usando diversos dispositivos oclusivos, entre ellos bobinas o espirales de acero y balones desechables. También puede usarse la ATC y la ARM para diagnosticar FAV, pero están posiblemente limitadas por la resolución espacial.

Pseudoaneurismas

Los pseudoaneurismas intrarrenales del trasplante suelen ser una complicación de la biopsia con aguja central, mientras que los pseudoaneurismas extrarrenales, menos frecuentes, suelen ser una consecuencia de una anastomosis quirúrgica defectuosa o una infección adyacente. Los pseudoaneurismas extrarrenales pueden asociarse a FAV. Ambos tipos de pseudoaneurismas (intrarrenales y extrarrenales) se observan en la ecografía como colecciones líquidas que pueden contener o no trombos. El Doppler color revela un patrón de flujo interno arremolinado (Fig. 14-16) y, en ocasiones, vibraciones de tejidos adyacentes.

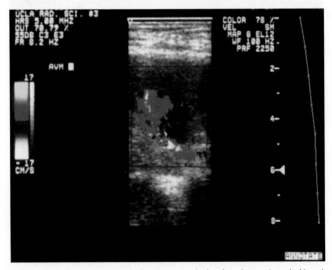

FIGURA 14-16. Pseudoaneurisma. La imagen en escala de grises demostró una lesión quística, y la imagen de Doppler color muestra un flujo interno arremolinado.

TÉCNICAS DE RM SIN CONTRASTE EN INVESTIGACIÓN

Existen varias nuevas y prometedoras técnicas de RM que necesitan una mayor investigación antes de aplicarse en el uso clínico de forma sistemática.

La RM sin contraste puede proporcionar información fisiológica y microestructural que se basa en técnicas como la obtención de imágenes dependientes del nivel de oxigenación de la sangre (BOLD), la difusión por resonancia magnética (DWI) y las imágenes con tensor de difusión. En las técnicas BOLD y DWI se usan sustancias endógenas como la desoxihemoglobina y moléculas de agua como medios de «contraste», respectivamente.

La imagen BOLD aprovecha la relación entre el consumo de oxígeno y la concentración de desoxihemoglobina para crear un mapa de señales de la susceptibilidad producida por la desoxihemoglobina, de modo que las áreas de aumento de consumo de oxígeno muestran una señal intensa. En la DWI, moléculas limitadas de agua generan una señal intensa. En la disfunción del aloinjerto renal, el consumo de oxígeno disminuye mientras que la concentración de desoxihemoglobina disminuye, con la consiguiente pérdida de señal. Igualmente, las áreas isquémicas producen una difusión restringida de moléculas de agua con el consiguiente aumento de señal. El uso de estas técnicas de RM sortea problemas de toxicidad renal o sistémica relacionados con los medios de contraste intravenosos. Hay que señalar que se ha demostrado que las imágenes BOLD se ven influidas por el estado de hidratación y pueden verse comprometidas por la susceptibilidad de sufrir un efecto de artefacto por el intestino adyacente.

La DTI proporciona información microestructural deducida a partir de la difusión y su anisotropía, o dirección de la difusión. Los riñones con una función normal tienen una orientación radial, organizada, de los túbulos, los túbulos colectores y los vasos sanguíneos en la médula, y la tractografía DTI revela estos trayectos estrechamente empacados. Por el contrario, en los aloinjertos con alteraciones, la DTI muestra un número y densidad reducidos de estos tractos (vías), lo que refleja alteraciones microestructurales en la disfunción del aloinjerto.

La ARM reforzada con feruximol proporciona imágenes sin gadolinio, no nefrotóxicas y duraderas de todo el sistema arterial y venoso, lo que facilita una evaluación fiable de las alteraciones del flujo sanguíneo y estructurales vasculares.

Biopsia con aguja gruesa del riñón trasplantado

INDICACIONES

La biopsia percutánea con aguja gruesa del aloinjerto de trasplante renal se realiza con mayor frecuencia para ayudar a determinar la etiología de la disfunción del injerto cuando la evaluación clínica y las pruebas diagnósticas no invasivas son inespecíficas., y suele realizarse para distinguir la NTA del rechazo agudo y la nefritis. Además, la biopsia del trasplante renal puede realizarse a intervalos predeterminados tras el trasplante (biopsias de protocolo) como parte de la vigilancia sistemática del rechazo subclínico (v. Capítulo 10) o como parte de los estudios clínicos que avalúan fármacos inmunosupresores. En los capítulos 10 y 11 se exponen otras indicaciones para la biopsia.

TÉCNICA

Las preparaciones para la biopsia del trasplante son similares a las de la biopsia del riñón nativo. Existe mucho menos riesgo de hemorragia, ya que el riñón trasplantado es más superficial que el nativo y no se desplaza con la respiración. Antes de cualquier biopsia, se deben interrumpir todos los anticoagulantes, incluidos los antiagregantes plaquetarios, según sus vidas medias (semividas), y se deben comprobar los valores analíticos séricos básicos de la hemoglobina, el hematocrito, las plaquetas, el tiempo de protrombina, el tiempo de tromboplastina parcial y el INR. En los pacientes que toman dosis bajas de ácido acetilsalicílico, suele requerirse 3 a 5 días de abstinencia; sin embargo, en circunstancias urgentes, en ocasiones se realizan biopsias sin interrupción de estos fármacos. En pacientes tratados con clopidogrel, suele necesitarse un período de abstinencia de 5 días.

Antes de la biopsia, debe corregirse la anemia grave, la trombocitopenia (plaquetas < 50000) y las coagulopatías. Un nitrógeno ureico en sangre (BUN) mayor de 50 mg/dl se ha asociado a complicaciones hemorrágicas, y se debe corregir, si es posible. Se debe controlar la presión arterial a un nivel inferior a 160 mm Hg de sistólica y de 90 mm Hg de diastólica. Se requiere consentimiento informado, comentando específicamente los posibles riesgos de hemorragia inducida por la biopsia y lesión del injerto (v. la sección de «Complicaciones»).

Debido a su localización superficial, es posible llegar a localizar el injerto renal por palpación. Sin embargo, se prefiere la guía ecográfica porque proporciona una visualización directa del injerto renal y el sitio donde se va a realizar la biopsia en la corteza. Esto reduce la frecuencia de obtención de muestra inadecuada así como de complicaciones.

Además, la ecografía puede detectar colecciones líquidas perinéfricas e hidronefrosis del injerto. Cualquier colección líquida perinéfrica debe aspirarse antes de la biopsia, debido a la posible incapacidad de taponar adecuadamente el punto de biopsia si existe esta colección líquida. También se debe descomprimir una hidronefrosis importante antes de realizar una biopsia, ya que la propia hidronefrosis puede ser la causa de la disfunción del injerto. Además, un coágulo sanguíneo tras la biopsia puede aumentar el grado de obstrucción.

En general, es en la corteza del polo superior o del polo inferior del injerto renal donde se realiza la biopsia, ya que la evaluación microscópica y electromicroscópica se centran alrededor del glomérulo. Se anestesia la piel sobre la zona de la biopsia a realizar con lidocaína al 1 %, y se realiza una dermatotomía para facilitar el paso de un introductor de calibre 17 (17G) en la corteza renal y se inserta de forma coaxial un dispositivo de biopsia con aguja gruesa de 18G cargada en un muelle automático para obtener tejido cortical. La obtención de dos muestras tisulares suele ser adecuada. Allí mismo, un citólogo puede examinar las muestras inmediatamente tras la adquisición para confirmar la idoneidad de la obtención de las muestras basándose en el número de glomérulos.

Tras la retirada del dispositivo de obtención de biopsias, se pueden introducir (a través de la cánula) prooagulantes como parche hemático o pequeñas gasas (apósitos de gelfoam) y puede aplicarse compresión manual para lograr la hemostasia. Unos 5 min tras la hemostasia se realiza una ecografía de control para detectar cualquier posible hemorragia. En las órdenes tras la biopsia se debe incluir el reposo en cama durante 3-6 h, con observación de constantes vitales cada 15 min durante al menos 2 h y luego cada hora durante varias horas. Si las constantes son estables y no existe hematuria macroscópica, los pacientes pueden regresar al domicilio el mismo día de la biopsia.

COMPLICACIONES

Las principales complicaciones tras la biopsia con aguja son el hematoma perinéfrico o la hematuria. En raras ocasiones, los hematomas perinéfricos extensos pueden causar compresión renal que necesite embolizaión angiográfica, exploración quirúrgica o nefrectomía del injerto. También pueden causar obstrucción ureteral que requiera descompresión que incluya nefrostomía percutánea. La hematuria macroscópica se produce en aproximadamente el 3 % de las biopsias renales. Aunque la hematuria macroscópica transitoria es habitual y de escasa importancia clínica, los pacientes pueden requerir, en ocasiones, transfusión sanguínea, colocación de una sonda vesical para drenar coágulos e incluso la hospitalización. La biopsia renal puede producir fístulas arteriovenosas, que pueden detectarse como hallazgo casual en la ecografía Doppler color y espectral, y suelen observarse en lugar de tratarse con embolización angiográfica.

En aproximadamente el 2 % de las biopsias del trasplante se ha descrito la aparición de complicaciones que requieren hospitalización, transfusión, intervención o procedimientos radiológicos intervencionistas (v. Morgan et al., en «Lecturas seleccionadas». Son más frecuentes tras biopsias «por un motivo» que por biopsias por protocolo.

Lecturas seleccionadas

Broome D, Girguis M, Baron P, et al. Gadodiamide-associated nephrogenic systemic fibrosis: why radiologists should be concerned. Am J Roentgenol 2007;188: 586–592.

Bruno S, Ferrari S, Remuzzi G. Doppler ultrasonography in post-transplant renal artery stenosis: a reliable tool for assessing effectiveness of revascularization? Transplantation 2003;76:147–153.

Fan WJ, Ren T, Li Q, et al. Assessment of renal allograft function early after transplantation with isotropic resolution diffusion tensor imaging. Eur Radiol 2016;26: 567–575.

Ismaeel MM, Abdel-Hamid A. Role of high resolution contrast-enhanced magnetic resonance angiography (HR CeMRA) in management of arterial complications of the renal transplant. Eur J Radiol 2011;79:122–127.

Liam Y, Kock MC, Ijzermans JN, et al. Living renal donors: optimizing the imaging strategy—decision- and cost-effectiveness analysis. Radiology 2003;226:53–62.

Martin L, Boris R. Interventional therapy of vascular complications following renal transplantation. Clin Transpl 2006;20:55–59.

Morgan T, Chandran S, Burger I, et al. Complications of ultrasound-guided renal transplant biopsies. Am J Transplant 2016;16:1298–1305.

Park SY, Kim CK, Park BK, et al. Assessment of early renal allograft dysfunction with blood oxygenation level-dependent MRI and diffusion-weighted imaging. Eur J Radiol 2014;83:2114–2121.

Radermacher J, Mengel M, Ellis S, et al. The renal artery resistive index and renal allograft survival. N Engl J Med 2003;349:115–124.

Tublin ME, Bude RO, Platt JF. The resistive index in renal Doppler sonography: where do we stand? Am J Roentgenol 2003;180:885–892.

Xiao W, Xu J, Wang Q, et al. Functional evaluation of transplanted kidneys in normal function and acute rejection using BOLD MR imaging. Eur J Radiol 2012;81: 838–845.

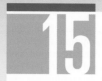

15

Histopatología del trasplante renal

Cynthia C. Nast y Matk Haas

El método de referencia para evaluar anomalías estructurales en el trasplante renal es el análisis histopatológico sistemático de una biopsia o nefrectomía del trasplante. La inmunofluorescencia o la inmunohistoquímica y la microscopia electrónica también proporcionan información importante para identificar la presencia de cambios de rechazo mediado por anticuerpos y lesiones glomerulares.

BIOPSIA CON AGUJA GRUESA

Indicaciones y técnica

Las biopsias del aloinjerto renal se realizan con más frecuencia en momentos de disfunción del injerto, cuando la etiología no puede determinarse con exactitud a través de medios clínicos o no invasivos. En algunos centros, se realizan biopsias de protocolo a intervalos predeterminados tras el trasplante, para tratar de reconocer el denominado rechazo subclínico (v. Capítulo 10); también pueden ser necesarias como parte de estudios clínicos para la evaluación de nuevos fármacos inmunosupresores. En los capítulos 10 y 11 se revisan las indicaciones clínicas más concretas para la biopsia. Los programas de trasplante pueden diferenciarse según su grado de utilización de la biopsia y el contexto clínico en el que se hayan realizado éstas.

Dado que las biopsias de trasplante se realizan actualmente bajo control y/o localización ecográficos, los aspectos técnicos del procedimiento se exponen en el capítulo 14.

Manejo de las muestras

La explicación de los métodos detallados del manejo de las muestras tisulares va más allá del ámbito de este capítulo. Todas las muestras deben dividirse con el fin de que haya representación de la corteza para cada uno de los tres métodos tradicionales de evaluación del parénquima renal: microscopia óptica, inmunofluorescencia y microscopia electrónica. En determinados casos, cuando se requiere una evaluación inmediata del aloinjerto para iniciar o modificar el tratamiento, puede efectuarse el procesamiento rápido de cortes congelados del tejido obtenido para microscopia óptica

RECHAZO DEL TRASPLANTE

Tradicionalmente, se reconocen tres formas principales de rechazo: hiperagudo, agudo y crónico. Cada uno de ellos presenta aspectos característicos, si bien el rechazo agudo y el crónico pueden existir simultáneamente, dando lugar a una mezcla de características histopatológicas, y deben considerarse en el contexto de su patogenia: lesión mediada por anticuerpos o lesión mediada por células. En la tabla 15-1 se enumeran los hallazgos histopatológicos de las principales lesiones responsables de la alteración funcional del injerto.

TABLA 15-1	Hallazgos histopatológicos en las principales causas de disfunción del aloinjerto			
Tipo	Intersticio	Túbulos	Glomérulos	Arterias
Rechazo agudo mediado por células	Edema, linfocitos ± monocitos, células plasmáticas	Linfocitos, daño de células epiteliales, atipia reactiva en ocasiones	Sin lesiones específicas	Edema del endotelio, linfocitos en la íntima
Rechazo agudo mediado por anticuerpos	Edema; monocitos y neutrófilos en capilar peritubular; a menudo C4d capilar peritubular	Con frecuencia, daño de células epiteliales	Monocitos, neutrófilos, edema endotelial ± trombos	Puede existir edema endotelial, monocitos en la íntima, necrosis fibrinoide, trombos arteriolares
Lesión tubular aguda	Edema ± pequeña cantidad de linfocitos	Aplanamiento de células epiteliales, pérdida de bordes en cepillo, necrosis aislada de células, atipia regenerativa	Normal	Normal
Toxicidad aguda por inhibidores de la calcineurina	Edema	Vacuolización isométrica ± necrosis de células individuales	Posibles trombos capilares	Normal ± trombos arteriolares
Rechazo crónico	Fibrosis ± linfocitos, monocitos; multicapa en membrana basal de capilares peritubulares	Atrofia, marginación	Glomerulopatía del trasplante (contornos dobles de la membrana basal)	Fibrosis de la íntima, a menudo con monocitos, linfocitos, células espumosas en la íntima esclerótica
Toxicidad crónica por inhibidores de la calcineurina	Fibrosis en banda	Atrofia	Colapso isquémico, glomeruloesclerosis global o focal y segmentaria	Arteriolopatía periférica hialina nodular

Rechazo hiperagudo

El rechazo hiperagudo se produce por la acción contra el injerto de anticuerpos citotóxicos preformados. Hoy en día, es algo que no suele suceder, ya que todos los centros de trasplante realizan de forma sistemática pruebas cruzadas previas al trasplante para detectar estos anticuerpos (v. Capítulo 3). Se manifiesta típicamente poco después del desclampaje de la anastomosis vascular. Los cambios iniciales son una prominente marginación de leucocitos, principalmente neutrófilos, en el interior de los capilares glomerulares y peritubulares. A continuación, se produce una extensa trombosis vascular que afecta predominantemente a los glomérulos, las arteriolas y las arterias interlobulillares, a menudo con presencia de neutrófilos en los trombos. Los riñones se vuelven cianóticos, ligeramente edematosos y flácidos, y la producción de orina se interrumpe repentinamente o no llega a iniciarse. Si no se extirpa el riñón inmediatamente, se produce una gran necrosis tubular, seguida a las 24 h por numerosos infartos corticales y medulares. La inmunofluorescencia puede mostrar la presencia de inmunoglobulina G (IgG) o IgM, C3 y fibrina en la pared capilar y arterial, y fibrina también en los trombos. Al cabo de 24-72 h se produce depósito de C4d en los capilares peritubulares (v. «Rechazo mediado por anticuerpos», más adelante), si el riñón permanece viable durante este tiempo.

El rechazo hiperagudo debe diferenciarse de otras circunstancias en las que se producen trombos vasculares extensos. En el diagnóstico diferencial se incluyen el daño físico del endotelio vascular relacionado con la perfusión y la lesión causada por crioglobulinas IgM contra células sanguíneas. Ambas situaciones rara vez pueden manifestarse en el postrasplante inmediato, y pueden provocar el atrapamiento de leucocitos en los trombos. Sin embargo, es sólo en el rechazo hiperagudo donde los neutrófilos se incorporan típicamente y regularmente en los trombos. El síndrome hemolítico urémico recurrente y la microangiopatía trombótica aguda asociada a la administración de inhibidores de la calcineurina (CNI) (que se expone más adelante en el apartado «Nefrotoxicidad por inhibidores de la calcineurina») se caracterizan por la presencia de trombos, pero suelen carecer de leucocitos en su interior y generalmente se producen más tarde después del trasplante.

Rechazo agudo

Existen dos formas inmunopatológicas de *rechazo agudo:* rechazo mediado por células (RMC, también denominado rechazo mediado por linfocitos T o rechazo celular) y rechazo mediado por anticuerpos (RMA). Aunque estas dos formas de rechazo agudo se producen por mecanismos patogenéticos diferentes, no son mutuamente excluyentes y no es infrecuente que se produzcan simultáneamente (rechazo mixto); también hay pruebas de que el RMC es un factor de riesgo para el desarrollo de anticuerpos *de novo* contra el injerto y el consiguiente RMA.

Rechazo agudo mediado por células

El RMC agudo está mediado principalmente por linfocitos T. Las lesiones características del RMC agudo pueden afectar a los túbulos y al intersticio, a las arterias, o a todos ellos. El diagnóstico se establece mediante microscopia óptica, si bien a veces puede ser útil la evaluación sistemática con microscopia electrónica e inmunofluorescencia para el diagnóstico diferencial. En la forma tubulointersticial del RMC agudo, el intersticio cortical está focalmente o difusamente edematoso, e infiltrado por numerosos leucocitos, la mayoría de los cuales son linfocitos T maduros y

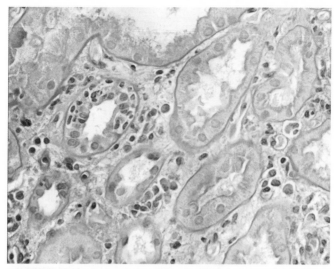

FIGURA 15-1. Rechazo agudo mediado por células, de tipo tubulointersticial (tipo 1B de Banff 2007). Se observan linfocitos intersticiales y algunas células plasmáticas con edema intersticial acompañante, y tubulitis focalmente grave con múltiples linfocitos en el corte transversal tubular más afectado (ácido peryódico-Schiff × 400).

activados (CD4, CD8), con cantidades variables de monocitos y células plasmáticas (Fig. 15-1). Pueden observarse eosinófilos y neutrófilos, pero no en gran cantidad; la presencia de neutrófilos intratubulares debe hacer pensar en la posibilidad de una infección bacteriana aguda (pielonefritis), y los infiltrados con abundantes eosinófilos fundamentalmente cerca de la unión corticomedular y en la parte externa de la médula sugieren la posibilidad de una nefritis intersticial inducida por fármacos. Los capilares peritubulares contienen linfocitos que pueden observarse migrando al intersticio; es importante reconocer que los leucocitos en estos capilares no son específicos del RMA (v. más adelante). Se produce una lesión característica, denominada *tubulitis*, en la que los linfocitos infiltran los túbulos, a menudo con cambios reactivos o degenerativos de las células epiteliales tubulares. La tubulitis se demuestra mejor con tinciones de ácido peryódico de Schiff (PAS) y metenamina argéntica, que destacan las membranas basales tubulares y permiten al anatomopatólogo identificar sin dudas los linfocitos que se encuentran en el túbulo. En los casos graves, las membranas basales tubulares pueden estar rotas. Para que la tubulitis tenga importancia diagnóstica, se debe documentar la presencia de inflamación en túbulos no atróficos. La importancia de la tubulitis únicamente en túbulos atróficos sigue sin estar clara.

En la forma vascular del RMC agudo, se encuentran linfocitos y monocitos por debajo del endotelio de las arterias, pero sólo en muy pocos casos las células inflamatorias se extienden a la capa muscular (Fig. 15-2). Las células endoteliales están hinchadas y pueden haberse desprendido de la pared vascular, pero la necrosis de la pared arterial no suele ser una característica del RMC, y en lugar de ello debe sugerir un RMA o un rechazo

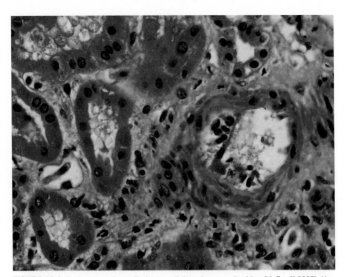

FIGURA 15-2. Rechazo agudo mediado por células, tipo vascular (tipo 2A Banff 2007). Una pequeña arteria contiene leucocitos mononucleares directamente bajo el endotelio. Obsérvese también la inflamación y el edema intersticial (hematoxilina y eosina × 400).

mixto. Estas lesiones arteriales se denominan *arteritis de la íntima* o *endarteritis*, y a menudo, aunque no siempre, se producen junto con RMC agudo tubulointersticial. Obsérvese que sólo las lesiones vasculares que afectan a arterias son diagnósticas de RMC, aunque algunos anatomopatólogos también consideran las lesiones similares en las arteriolas como indicativas, o al menos sospechosas, de RMC; las lesiones que afectan a las venas no son diagnósticas. En las biopsias que demuestran un RMC, la inmunofluorescencia puede revelar la presencia de fibrina en el intersticio. La tinción de C4d es negativa en los capilares peritubulares. Cuando se trata eficazmente un rechazo mediado por células, el infiltrado inflamatorio intersticial disminuye rápidamente, mientras que el edema, la inflamación tubular y la lesión de las células tubulares pueden persistir durante un intervalo más prolongado.

La mayor parte de las biopsias que muestran signos de RMC agudo se realizan por la presencia de disfunción aguda o persistente del injerto; sin embargo, las lesiones de RMC agudo pueden observarse en biopsias de protocolo de injertos con una función normal (RMC agudo subclínico). Aunque los estudios iniciales sugerían que si no se trataban estas lesiones subclínicas, se asociaban a cicatrización y pérdida de función del injerto, en la época actual del tratamiento inmunosupresor esto es más dudoso.

Se ha vuelto norma habitual clasificar el RMC según la *clasificación de Banff* (así denominada tras las primeras jornadas sobre el tema en Banff, Canadá, en 1991). La clasificación ha sido sometida a diversas revisiones desde su elaboración inicial (de ahí el término «*working classification*»); la actualización más reciente del RMC (Banff 2007) se muestra en la tabla 15-2. La clasificación de Banff define tres tipos, o grados, de RMC agudo: el tipo 1, que es puramente tubulointersticial; el tipo 2, en el que existe arteritis de la íntima, con o sin lesiones tubulointersticiales coincidentes, y el tipo 3, con arteritis transmural y/o necrosis de las células musculares lisas de la media.

TABLA 15-2	Criterios diagnósticos de Banff 2007 para el rechazo agudo mediado por células

Ausencia de rechazo agudo. Ausencia de tubulitis o arteritis de la íntima, con o sin inflamación intersticial

Cambios *borderline* (sospechoso). Infiltrado de células mononucleares que afecta al 10 % o más del intersticio cortical no fibrosado, pero que no llega al umbral para el diagnóstico de rechazo agudo de tipo 1 debido a:
- Tubulitis insuficiente (< 5 linfocitos en el corte transversal tubular afectado más gravemente.
- Inflamación insuficiente (< 25 % de corteza sin fibrosis inflamada)

Rechazo agudo de tipo 1
Inflamación intersticial en ≥ 25 % de tejido cortical sin cicatrizar con:
1A. Tubulitis moderada (5-10 linfocitos n el corte transversal tubular más afectado o grupo de 10 células epiteliales tubulares, excluyendo túbulos atróficos)
1B. Tubulitis grave (> 10 linfocitos en el corte transversal tubular más afectado o grupo de 10 células epiteliales tubulares, excluyendo los túbulos atróficos)

Rechazo agudo de tipo 2
Arteritis de la íntima, con o sin inflamación intersticial y/o tubulitis, con:
2A. Menos del 25 % de oclusión luminal en la arteria más afectada (arteritis de la íntima leve a moderada)
2B. ≥ 25 % de oclusión luminal en la arteria más afectada (arteritis grave de la intima)

Rechazo agudo de tipo 3
Inflamación arterial transmural y/o cambio fibrinoide arterial y necrosis de células musculares lisas de la media con inflamación linfocítica acompañante

(Adaptado de Solez K, Colvin RB, Racusen LC, et al. Banff 07 classification of renal allograft pathology: updates and future directions. Am J Transplant 2008;8:753-760.)

En las categorías de RMC de tipo 1 y de tipo 2, las lesiones se dividen en formas leves a moderadas (1A, 2A) y formas graves (1B, 2B). En diversos estudios se han encontrado que estos tipos diferentes de grados de RMC agudo ofrecen un alto índice de predicción de la respuesta al tratamiento inmunosupresor y de la supervivencia del injerto, con un orden (de mejor a peor) de 1A > 1B, 2A > 2B > 3. Las biopsias que muestran inflamación intersticial y tubulitis, pero sin una inflamación suficientemente grave (afectación ≥ 10 %, pero < 25 % de la corteza) y/o tubulitis (con ≥ 1 linfocitos, pero < 5 linfocitos en el corte transversal tubular con afectación más grave) se clasifican como RMC limítrofes (*borderline*). La categoría limítrofe sigue siendo problemática para algunos médicos, ya que, si no se tratan, algunas de estas lesiones se convierten clínicamente en RMC, aunque la mayor parte no, y no existen características morfológicas específicas que las diferencien entre ellas. Quizá los métodos moleculares serán útiles para identificar aquellas lesiones limítrofes que necesitan tratarse como RMC (v. Capítulo 3). Otra aparente deficiencia de la clasificación de Banff es que especifica que sólo se debe tener en cuenta para clasificar la inflamación intersticial en áreas de la corteza sin cicatrización, aunque algunos estudios recientes indican que la inflamación en áreas de fibrosis intersticial es un predictor mucho más potente de una evolución deficiente del injerto que la fibrosis intersticial únicamente. Probablemente, esto se aborde en futuras revisiones de la clasificación.

Rechazo agudo mediado por anticuerpos

El RMA agudo está causado por anticuerpos circulantes que se dirigen contra el injerto: *anticuerpos donante-específicos (DSA)* (v. Capítulo 3). Con mayor frecuencia, los DSA van dirigidos contra antígenos HLA expresados sobre las células endoteliales del injerto, aunque con mucha menos frecuencia intervienen anticuerpos contra antígenos no-HLA. A diferencia del caso con rechazo hiperagudo donde los anticuerpos ya están presentes en el momento del trasplante, en el RMA agudo los DSA se desarrollan en dos posibles escenarios: una respuesta de memoria, donde existe una respuesta inmunitaria humoral «de rebote» contra un antígeno, presente en el injerto, al que el receptor había sido expuesto previamente (p. ej., a través de una transfusión sanguínea, embarazo o trasplante previo), y una respuesta humoral *de novo* contra el injerto. La respuesta de rebote, en ocasiones denominada RMA de tipo 1, suele observarse en pacientes hipersensibilizados que son sometidos a tratamientos de desensibilización pretrasplante para eliminar anticuerpos contra el riñón del donante antes del trasplante, y se produce con más frecuencia en el período postrasplante precoz. Por el contrario, el RMA causado por DSA *de novo*, denominado RMA de tipo 2, se produce con más frecuencia tras el primer año postrasplante, a veces mucho después, y no es infrecuente en el contexto de una falta de cumplimiento del tratamiento inmunosupresor por parte del paciente. Al igual que en el RMC agudo, el RMA agudo puede observarse en el contexto de una disfunción del injerto o en biopsias de protocolo de injertos con una función normal (RMA sublínico); se ha documentado bien que, si no se trata, el RMA subclínico puede llevar a la aparición de rechazo crónico y a la disfunción crónica del injerto.

La característica principal del RMA agudo, tanto de tipo 1 como de tipo 2, es la *lesión e inflamación microvascular,* que afecta a capilares glomerulares y peritubulares. La glomerulitis consiste en la marginación de leucocitos (fundamentalmente monocitos/macrófagos y neutrófilos) en los capilares glomerulares, con inflamación asociada de células endoteliales glomerulares, que ocluyen parcialmente o por completo las luces de los capilares (Fig. 15-3). Este proceso suele ser focal o segmentario, aunque en casos graves pueden afectarse ampliamente la mayor parte de los glomérulos. La capilaritis peritubular consiste en la marginación de leucocitos (fundamentalmente monocitos/macrófagos y neutrófilos) en capilares peritubulares corticales (Fig. 15-4); al igual que la glomerulitis, el proceso puede ser focal o difuso. De forma menos frecuente pueden verse en el RMA lesiones morfológicas como la microangiopatía trombótica (MAT), típicamente con trombos de fibrina en los capilares glomerulares y/o arteriolas, y la necrosis fibrinoide de las paredes de arteriolas y pequeñas arterias. Los estudios recientes también han demostrado que la arteritis de la íntima puede ser una manifestación de RMA agudo así como de RMC agudo, aunque son raros los casos de RMA donde la arteritis de la íntima es la única lesión histológica. Finalmente, existe un número reducido de casos de RMA donde la principal lesión histológica es la lesión tubular aguda; en estas circunstancias, es esencial descartar otras posibles causas de lesión tubular antes de atribuir esta lesión a un efecto de anticuerpos dirigidos contra el injerto. Se debe reconocer que varias de las lesiones morfológicas del RMA agudo (glomerulitis, capilaritis peritubular, MAT y necrosis fibrinoide arterial/arteriolar) también se observan en el rechazo hiperagudo (v. anteriormente). Es algo que no sorprende, ya que el rechazo hiperagudo también está causado por anticuerpos dirigidos contra el injerto.

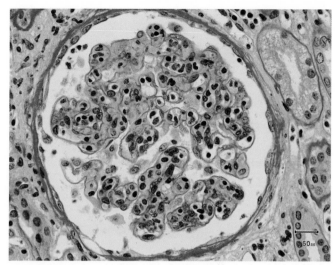

FIGURA 15-3. Glomerulitis grave del injerto. Las luces de los capilares glomerulares están llenas de leucocitos, incluyendo monocitos y linfocitos, que ocluyen muchas de las luces capilares. También se observa edema de células endoteliales glomerulares (ácido peryódico-Schiff × 400).

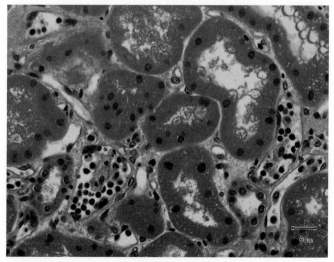

FIGURA 15-4. Capilaritis peritubular. Los capilares peritubulares están llenos con múltiples leucocitos, entre ellos monocitos, linfocitos y un pequeño número de neutrófilos. Obsérvese la ausencia relativa de inflamación en el intersticio y túbulos adyacentes; esta biopsia muestra rechazo mediado por anticuerpos sin rechazo mediado por células coincidente (hematoxilina y eosina × 400).

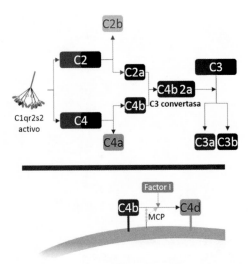

FIGURA 15-5. Activación del complemento y formación de C4d. La unión de anticuerpos asociados a complemento a la superficie celular produce el reclutamiento de complejos C1qrs (C1qr2s2 activo) los cuales producen la separación y activación de C4 y de C2. El C4b producido por esta vía es capaz de formar enlaces covalentes con la superficie celular y asociarse con C2a para formar C4b2a o convertasa de la vía clásica del complemento. C4b2a cataliza la escisión o separación de C3 y C5 amplificando la activación del complemento (*arriba*). Las convertasas C3 son controladas por diferentes mecanismos, uno de ellos incluye la escisión de C4b por la acción conjunta del Factor I y de la proteína cofactor de membrana o MCP (*membrane* cofactor *protein*), o bien por proteínas fijadoras de C4 como cofactores para producir C4d el cual es catalíticamente inactivo. A pesar de ser catalíticamente inerte, C4d puede interactuar con receptores en linfocitos B y células dendríticas foliculares. Estas interacciones pueden contribuir a la regulación de las respuestas inmunológicas humorales. (De Pavón L, Jiménez MC, Garcés ME. Inmunología molecular, celular y traslacional. Barcelona, Wolters Kluwer, 2016.)

Es importante señalar que ninguna de las lesiones histológicas anteriores es específica del RMA agudo, y que pueden encontrarse en el marco de otras causas de lesión endotelial, entre ellas estarían la nefrotoxicidad aguda por CNI y la MAT recurrente (p. ej., síndrome hemolítico-urémico atípico). Así, para establecer un diagnóstico definitivo de RMA, es esencial demostrar los DSA en el suero del paciente en el momento aproximado de la biopsia. Además, la mayor parte de las biopsias con RMA agudo mostrarán un *depósito de C4d* en los capilares peritubulares. El C4d es un producto de degradación de C4 que interviene en la cascada del complemento clásica. Su formación se muestra en la figura 15-5 y el texto acompañante. Aunque el C4d en sí es biológicamente inactivo, se une de forma covalente al endotelio capilar peritubular o al colágeno de la membrana basal, actuando como un marcador de activación reciente del complemento. El C4d puede demostrarse en muestras de biopsia mediante inmunofluorescencia directa realizada en cortes congelados de tejido fresco o mediante inmunohistoquímica realizada sobre cortes de tejido incluido en parafina y fijado con formol. El método de inmunofluorescencia que usa cortes congelados es el más sensible de los dos, con un resultado positivo indicado por la tinción lineal en capilares peritubulares de la corteza, la médula o ambas (Fig. 15-6). Con este método,

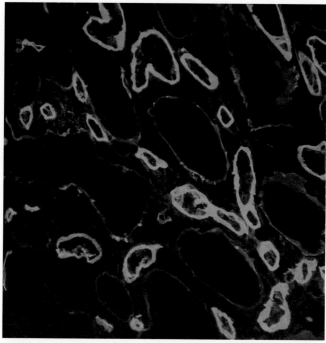

FIGURA 15-6. Tinción de C4d en capilares peritubulares. La inmunofluorescencia indirecta usando un anticuerpo monoclonal de ratón contra C4d seguido por IgG anti-ratón conjugada con fluoresceína muestra intensa tinción lineal en las paredes de capilares peritubulares. Se reconocen membranas basales tubulares mediante tinción débil e inespecífica (×400).

la tinción glomerular es inespecífica y se observa en la mayor parte de las biopsias, con mayor frecuencia en el mesangio. El tratamiento y el pronóstico del RMA agudo son diferentes de los del RMC (v. Capítulos 6 y 10).

Al igual que en el RMC agudo, también existen criterios de Banff para diagnosticar el RMA agudo, los más recientes los establecidos en 2013 (Tabla 15-3). El diagnóstico de RMA agudo requiere tres componentes: *evidencia histológica* (glomerulitis, capilaritis peritubular, arteritis de la íntima o transmural/necrosante, o lesión tubular aguda sin otra causa aparente); *evidencia de interacción reciente de anticuerpos con el endotelio del injerto* (tinción de C4d en, al menos, el 10% de los capilares peritubulares mediante inmunofluorescencia o tinción de Cd4 de cualquier capilar peritubular mediante inmunohistoquímica, o como mínimo presencia de moderada inflamación microvascular [glomerulitis y/o capilaritis peritubular], y *evidencia serológica* en forma de DSA. A diferencia de lo que ocurre con el RMC agudo, la clasificación de Banff no especifica tipos ni grados de RMA que se correlacionen con la gravedad, aunque las lesiones de glomerulitis y capilaritis peritubular se clasifican como leves, moderadas o graves según la proporción de glomérulos implicados y el número de leucocitos en el corte transversal del capilar peritubular más afectado respectivamente. Para el diagnóstico de la capilaritis peritubular, deben existir leucocitos en al menos el 10% de los capilares peritubulares corticales y al menos tres células en uno o más de estos

TABLA 15-3 Clasificación de Banff 2013 del rechazo mediado por anticuerpos (RMA) en aloinjertos renales

RMA agudo/activo: para el diagnóstico, deben estar presentes las tres características siguientes

1. Evidencia histológica de lesión tisular aguda, incluyendo uno o más de los siguientes:
   - Inflamación microvascular (glomerulitis y/o capilaritis peritubular)
   - Arteritis de la íntima o transmural
   - Microangiopatía trombótica aguda, en ausencia de cualquier otra causa
   - lesión tubular aguda, en ausencia de cualquier otra causa evidente
2. Evidencia de interacción actual/reciente de anticuerpos con el endotelio vascular, *incluyendo al menos uno de los rasgos siguientes:*
   - C4d lineal en capilares peritubulares (en al menos el 10 % de los capilares por inmunofluorescencia en cortes congelados o en todos los capilares mediante inmunohistoquimica en cortes en parafina)
   - Inflamación microvascular al menos moderada (glomerulitis leve Y capilaritis peritubular, glomerulitis al menos moderada O capilaritis peritubular; cuando existe rechazo agudo mediado por células, debe existir como mínimo glomerulitis)
   - Marcadores moleculares, como aumento de expresión de transcritos asociados al endotelio
3. Evidencia serológica de anticuerpos donante-específicos (antígenos HLA u otros).

RMA activo, crónico: para el diagnóstico, deben estar presentes las tres características siguientes

1. Evidencia morfológica de lesión tisular crónica, incluyendo uno o más de los tres signos siguientes:
   - Glomerulopatía del trasplante mediante microscopia óptica y/o microscopia electrónica, si no hay signos de microangiopatía trombótica crónica
   - Multilaminación severa de la membrana basal de capilares peritubulares (requiere microscopia electrónica)
   - Fibrosis de la íntima arterial de nueva aparición, descartando otras causas
2. Evidencia de interacción actual/reciente de anticuerpos con endotelio vascular, *incluyendo al menos uno de los signos siguientes:*
   - C4d lineal en capilares peritubulares (como en el RMA agudo/activo, anteriormente)
   - Inflamación microvascular al menos moderada (como en el RMA agudo/ activo, anteriormente)
   - Marcadores moleculares, como aumento de expresión de transcritos asociados al endotelio
3. Evidencia serológica de anticuerpos donante-específicos (antígenos HLA u otros antígenos)

Tinción C4d sin signos de rechazo: para el diagnóstico, deben estar presentes las tres características siguientes

1. C4d lineal en capilares peritubulares (como en el RMA agudo/activo, anteriormente)
2. Ausencia de glomerulitis, capilaritis peritubular, glomerulopatía el trasplante, microangiopatía trombótica, multilaminación de la membrana basal de los capilares peritubulares ni lesión tubular aguda (en ausencia de otra causa aparente para ello)
3. Ausencia de rechazo mediado por células (tipo 1A o superior de Banff 2007) o cambios limítrofes

(Adaptado de Haas M, Sis B, Racusen LC, et al. Banff 2013 meeting report: inclusion of C4d-negative antibody-mediated rejection and antibody-associated arterial lesions. Am J Transplant 2014;14:272-283.)

capilares. Mientras que para el diagnóstico de RMA agudo en presencia de C4d y DSA será suficiente la glomerulitis leve *o* la capilaritis peritubular, en ausencia de C4 debe existir glomerulitis leve *y* capilaritis peritubular o, como mínimo, glomerulitis moderada o capilaritis peritubular, si sólo se encuentra uno de ellos.

La clasificación de Banff para el RMA (Tabla 15-3) también reconoce casos en los que existe tinción de C4d en ausencia de lesiones histológicas de RMA (o RMC). Esto suele observarse más en *trasplantes con incompatibilidad ABO* y anticuerpos contra antígenos de grupos sanguíneos. Las biopsias de injertos con incompatibilidad ABO suelen ser positivas para C4d y, cuando no acompañan a hallazgos histológicos de rechazo, la tinción de C4d claramente no se asocia a efecto nocivo alguno, ni a corto ni a largo plazo, sobre la evolución del injerto. Sin embargo, cuando este hallazgo se asocia a la presencia de DSA contra antígenos HLA su significado sigue siendo poco claro y, de hecho, existen pruebas recientes, aunque provisionales, de que en tales casos la tinción de C4d sin lesiones histológicas de rechazo puede representar una *forma frustrada* de RMA agudo.

Diagnóstico diferencial de rechazo agudo mediado por células

Otras formas de nefritis intersticial aguda pueden presentar muchas de las lesiones estructurales que presenta el RMC agudo, entre ellas la nefritis intersticial aguda infecciosa (vírica, bacteriana) y la nefritis intersticial aguda inducida por fármacos. Determinadas nefritis intersticiales víricas y bacterianas pueden caracterizarse por un infiltrado mononuclear, en lugar de polimorfonuclear, y simulan rechazo. Debido al papel insignificante de los neutrófilos en el RMC agudo, se debe considerar que su presencia significa una infección aguda, con mayor frecuencia bacteriana (sobre todo, si hay neutrófilos intratubulares), o un RMA agudo (con neutrófilos en capilares glomerulares o peritubulares, o en ambas localizaciones), especialmente cuando se descarta un infarto reciente. En el RMC agudo, pueden observarse muchas células plasmáticas en el intersticio y la presencia de atipia nuclear en células epiteliales tubulares, pero también puede significar una infección vírica, particularmente una infección por el virus BK, como se comenta más adelante en este capítulo (y en el Capítulo 12). Así sucede incluso en ausencia de inclusiones víricas diagnósticas. Es aconsejable mantener siempre un elevado índice de sospecha de una posible infección por virus BK, especialmente cuando se realizan biopsias durante el período de 1-2 meses a 1-2 años tras el trasplante, ya que el tratamiento para el rechazo agudo puede causar un empeoramiento de la infección vírica. Del mismo modo, los trastornos linfoproliferativos postrasplante (PTLD) pueden parecerse a un RMC agudo, sobre todo los PTLD polimórficos, que carecen de la grave atipia celular de los linfomas manifiestos. Al igual que sucede con las infecciones por virus BK, se aconseja mantener un elevado índice de sospecha para estos trastornos linfoproliferativos postrasplante; la tinción inmunohistoquímica para linfocitos T (CD3) y B (CD20) es un método razonable, ya que la mayor parte de los PTLD son lesiones de linfocitos B, mientras que el RMC agudo es un proceso mediado fundamentalmente por linfocitos T. Como se mencionó anteriormente, la nefritis intersticial inducida por fármacos suele afectar a la zona de la unión corticomedular y a la médula externa, y puede tener un componente importante de eosinófilos y, en ocasiones, granulomas. Sin embargo, hay que tener una precaución extrema a la hora de diagnosticar una nefritis intersticial inducida por fármacos con lesiones inflamatorias que cumplen los criterios de Banff para el RMC de grado 1A o superior. En algunas muestras de biopsia con presencia de toxicidad por CNI pueden observarse infiltrados linfocíticos intersticiales focales perivenosos, pero no se asocian a tubulitis significativa ni a edema intersticial. Si existe, la arteritis de la íntima es siempre útil para resolver el diagnóstico diferencial de un infiltrado inflamatorio en una biopsia de injerto renal, aunque hay que advertir que pueden coexistir infiltrados de rechazo y de no rechazo.

Diagnóstico diferencial del rechazo agudo mediado por anticuerpos
Como se señaló anteriormente, la inflamación y la lesión microvasculares no son específicas del RMA agudo. Por tanto, se debe efectuar una tinción para C4d en *todas* las biopsias de aloinjerto renal, y también son muy aconsejables las pruebas sistemáticas para DSA, especialmente en pacientes sensibilizados y siempre que se considere el RMA en el diagnóstico diferencial. La arteritis necrosante que puede observarse en el RMA agudo puede ser indistinguible de una arteritis necrosante sistémica, pero la recurrencia de lesiones de vasculitis en el trasplante es inusual, y otros hallazgos (p. ej., lesiones necrosantes glomerulares y proliferación extracapilar en la vasculitis por ANCA) suelen ser útiles para resolver este diagnóstico diferencial.

Cambios crónicos en el aloinjerto

Aunque el término *nefropatía crónica del aloinjerto* (NCA) ha sido popular anteriormente, es un término inespecífico, carece de precisión, no se entiende bien y, ciertamente, no indica causalidad, por lo que ha dejado de usarse. Desde el punto de vista morfológico, los daños de tipo crónico incluyen fibrosis intersticial y atrofia tubular, pero no se limitan a ellas. Son características que se observan en muchos procesos crónicos que pueden afectar al aloinjerto, entre ellos el rechazo crónico, el daño crónico por CNI, la hipertensión y la nefroesclerosis, la obstrucción crónica, las infecciones bacterianas y víricas, enfermedades recurrentes y otros. En muchos casos, es posible distinguir un proceso de los demás mediante examen microscópico del tejido renal (biopsia o nefrectomía); cuando no existen características distintivas, es apropiado el uso del término inespecífico (pero descriptivo) de fibrosis intersticial/ atrofia tubular. Como se mencionó anteriormente, la NCA ya no forma parte del vocabulario de la anatomía patológica del trasplante. Es lamentable que numerosos estudios sobre tratamiento e indicadores pronósticos en los últimos tiempos lo hayan seguido usando sin hacer referencia a características específicas de la biopsia para permitir la clasificación precisa de las lesiones, con lo que datos potencialmente importantes han quedado ocultos. En esta sección, se describen por separado las entidades importantes responsables de lesión crónica, y en la tabla 15-1 se resumen algunas de ellas.

Rechazo crónico
Aunque la clasificación de Banff menciona el RMC crónico, la definición de esta lesión sigue siendo poco clara. Las lesiones morfológicas que se reconocen habitualmente como asociadas a rechazo crónico son principalmente lesiones de RMA crónico: *glomerulopatía del trasplante, multilaminación de la membrana basal de los capilares peritubulares* y *arteriopatía del trasplante.*

La glomerulopatía del trasplante es la lesión más reconocible del RMA crónico, si bien sólo alrededor del 75 % de estas lesiones pueden vincularse de forma inequívoca con DSA coexistentes o previos. En múltiples estudios se ha demostrado una intensa asociación de la glomerulopatía del trasplante a los DSA, sobre todo a anticuerpos contra antígenos HLA de clase II. Además, se ha demostrado que esta glomerulopatía se asocia a evoluciones deficientes del injerto, particularmente cuando se combina con tinción positiva para C4d. La glomerulopatía del trasplante se manifiesta histológicamente en forma de dobles contornos de la membrana basal de los

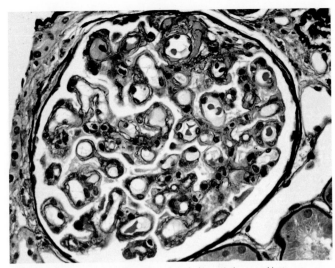

FIGURA 15-7. Glomerulopatía del trasplante. En la tinción argéntica son evidentes numerosos contornos dobles de membrana basal. Existe glomerulitis muy segmentaria a las 9 en punto (ácido peryódico-plata metenamina ×400).

capilares glomerulares (MBG), que se demuestra mejor con tinciones de PAS y de plata (argéntica) (Fig. 15-7). Es excepcional ver lesiones de glomerulopatía del trasplante mediante microscopia óptica en biopsias realizadas durante los primeros 6 meses postrasplante, incluso en pacientes con episodios previos documentados de RMA, y es poco frecuente verlas en el primer año del trasplante. Sin embargo, pueden observarse lesiones precoces de esta glomerulopatía (que se manifiesta por la tríada de edema de las células endoteliales glomerulares, ensanchamiento subendotelial y duplicación precoz de la MBG), incluso durante las primeras semanas postrasplante (Fig. 15-8). Existe evidencia sólida de que en los pacientes no tratados por RMA estas lesiones ultraestructurales precoces evolucionarán a una glomerulopatía del trasplante. Debido a ello, estas lesiones se han incorporado a la versión más reciente de la clasificación de Banff del RMA (Tabla 15-3), y el grupo de Banff recomienda realizar el estudio mediante microscopia electrónica, cuando es posible, en todas las biopsias de aloinjertos renales de receptores sensibilizados y en todas las biopsias realizadas ≥ 6 meses postrasplante.

La multilaminación de la membrana basal de los capilares peritubulares (Fig. 15-9) puede contemplarse como el equivalente de la glomerulopatía del trasplante en estos capilares. En ambos casos, se puede visualizar una lesión endotelial mediada por anticuerpos que conduce a la separación de las células endoteliales de la membrana basal subyacente, y estas células generan entonces una nueva matriz de membrana basal. Sin embargo, a diferencia de la glomerulopatía del trasplante, en el caso de la multilaminación de la membrana basal de los CPT sólo puede diagnosticarse mediante microscopia electrónica. Además, la correlación entre esta última afección y la presencia de DSA o la evidencia de RMA agudo previo no es tan sólida como en la glomerulopatía del trasplante, y los hallazgos de estudios que examinan esta correlación son más variables. Aunque se ha establecido razonablemente que en referencia a la multilaminación de la membrana basal de los capilares peritubulares

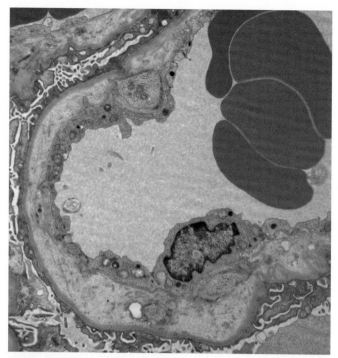

FIGURA 15-8. Glomerulopatía del trasplante precoz: microscopia electrónica. Este capilar glomerular muestra edema de células endoteliales con pérdida de fenestraciones, ensanchamiento subendotelial prominente y duplicación precoz de la membrana basal glomerular, evidente justo por debajo del endotelio. Obsérvese la ausencia de depósitos de inmunocomplejos electrón-densos (tinción de acetato de uranilo y citrato de plomo, aumento original ×10 000).

la presencia de siete u ocho capas de circunferenciales de membrana basal en los capilares más gravemente afectados y con cinco o más capas en al menos otros dos capilares se correlaciona intensamente con la presencia de DSA o RMA agudo previo, la importancia de una multilaminación de menor grado está mucho menos clara.

La arteriopatía del trasplante se caracteriza por un engrosamiento de la íntima arterial, generalmente con células inflamatorias (monocitos/macrófagos, linfocitos y, en ocasiones, células espumosas) en la íntima engrosada. Esta última característica y la naturaleza frecuentemente circunferencial de la arteriopatía del trasplante son relativamente útiles para distinguir esta lesión de la arterioesclerosis (ya sea por patología del donante o por desarrollo *de novo* postrasplante), aunque en absoluto son específicas, y en recientes estudios se ha demostrado que la fibrosis de la íntima arterial sin estas características puede, en algunos casos, estar relacionada con DSA. Algunos casos de arteriopatía del trasplante pueden reflejar RMC crónico en lugar de (o además de) RMA crónico, y no es inusual observar una arteria tanto con endarteritis como con fibrosis de la íntima con presencia de leucocitos en la íntima esclerótica. Un método útil para determinar si una lesión de fibrosis de la íntima arterial, con o sin leucocitos en la íntima,

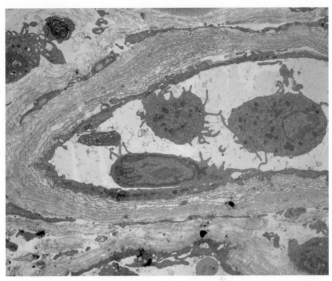

FIGURA 15-9. Multilaminación de la membrana basal de capilares peritubulares. La microscopia electrónica muestra múltiples capas circunferenciales de la membrana basal capilar peritubular. La luz contiene varias células con un aspecto ultraestructural compatible con monocitos/macrófagos (tinción de acetato de uranilo y citrato de plomo, aumento original ×10 000).

traduce un rechazo crónico en lugar de arterioesclerosis es mediante la comparación de biopsias previas del mismo aloinjerto, si se dispone de ellas.

La clasificación de Banff para el RMA (Tabla 15-3) define dos formas de RMA crónico: RMA crónico activo y RMA crónico. Ambas formas requieren la presencia de una o más de las lesiones anteriores y DSA. La principal diferencia entre ellas es que el RMA crónico activo muestra signos de interacción reciente de anticuerpos con el endotelio, en forma de tinción positiva para C4d en capilares peritubulares o inflamación microvascular moderada (glomerulitis y/o capilaritis peritubular), mientras que el RMA crónico no. Además, el diagnóstico de RMA crónico activo necesita la demostración de DSA cercanos al momento de la biopsia, mientras que cualquier DSA postrasplante documentado es suficiente para el diagnóstico del RMA puramente crónico.

Las lesiones glomerulares y vasculares del rechazo crónico se acompañan típicamente de cambios en el compartimento tubulointersticial, es decir, fibrosis intersticial y atrofia tubular, con o sin presencia de inflamación intersticial por células mononucleares.

Diagnóstico diferencial

Como se señaló anteriormente, la glomerulopatía del trasplante no es específica del RMA crónico, y la evidencia indica que puede observarse en otros contextos, entre ellos la infección por virus de la hepatitis C (posiblemente, asociado a anticuerpos anticardiolipina), la MAT crónica, ya sea *de novo* (p. ej., debido a nefrotoxicidad por CNI) o recurrente, y posiblemente incluso el RMC crónico. Por tanto, para establecer un diagnóstico adecuado, es esencial el contexto clínico, anatomopatológico y serológico en el que se observa la glomerulopatía del trasplante. Por supuesto, los dobles contornos de la MBG también pueden observarse en el contexto de una glomerulonefritis recurrente o *de novo*; estas lesiones están típicamente mediadas por inmunocomplejos o mediadas por el complemento (glomerulopatía por C3). Mientras que es fácil distinguir histopatológicamente la glomerulopatía del trasplante «pura» de la glomerulonefritis activa debida a la hipercelularidad glomerular asociada a esta última, hay que advertir que las lesiones precoces de la glomerulone-gritis recurrente o *de novo* pueden mostrar una hipercelularidad glomerular relativamente escasa, y que la combinación de glomerulopatía del trasplante y glomerulitis puede imitar histológicamente a la glomerulonefritis. Así pues, es importante usar de forma sistemática la inmunofluorescencia y la micros-copia electrónica para resolver este diagnóstico diferencial.

OTRAS LESIONES ANATOMOPATOLÓGICAS DEL TRASPLANTE

Nefrotoxicidad por inhibidores de la calcineurina

La ciclosporina y el tacrolimus producen efectos funcionales y estructu-rales renales similares, y el anatomopatólogo no puede diferenciar entre los efectos nefrotóxicos de estos dos fármacos. Curiosamente, el sirolimus puede inducir hallazgos morfológicos similares. En el capítulo 6 se expone la patogenia de la nefrotoxicidad por CNI.

Efectos adversos (toxicidad) agudos

Son pocos los hallazgos anatomopatológicos específios de la nefrotoxicidad aguda por CNI, y probablemente la disfunción del trasplante es secundaria a alteraciones del flujo sanguíneo renal. Los hallazgos histológicos son alteraciones tubulares, entre ellas una relativa dilatación luminal, aplana-miento de células epiteliales, y necrosis de células tubulares proximales. El hallazgo más específico es la presencia de vacuolas pequeñas, isométri-cas y transparentes en el citoplasma de las células tubulares proximales, que a menudo afecta a numerosas células de pocos segmentos tubulares (Fig. 15-10) y con mayor frecuencia a la porción recta del túbulo proximal (segmento S3, que es el mejor representado en las partes más profundas de la corteza). Si se observa detalladamente, pueden identificarse en algunos pacientes y son más frecuentes con niveles de fármacos más elevados. Sin embargo, en numerosas biopsias de pacientes con toxicidad evidente no se observan estas vacuolas, y sí pueden verse en otros contextos, como tras la infusión de IVIG o la administración de medios de contraste. El intersticio presentará un edema mínimo o nulo, y una inflamación mínima, con la excepción de pequeños agregados linfoides perivenosos que no muestran tubulitis asociada. También pueden existir calcificaciones tubulares focales o mitocondrias gigantes, pero carecen de utilidad en el diagnóstico.

Efectos vasculares

Diversas lesiones vasculares se atribuyen a los CNI. La arteriolopatía con-siste en una variedad de alteraciones que pueden aparecer juntas o por separado. Inicialmente, existe vacuolización y necrosis aislada de miocitos, con pérdida de células musculares lisas, sustituidas posteriormente por grandes precipitados de proteínas plasmáticas. Estos acúmulos arteriolares (hialinización/hialinois) son característicamente nodulares y aparecen en la cara externa (periférica) de las paredes de las arteriolas aferentes (Fig. 15-11); pueden aparecer precozmente tras el trasplante si se ha producido una lesión vascular grave, como se detalla a continuación, aunque lo típico es observarlos después de meses de la administración de fármacos. Por el contrario, en la hipertensión, estos acúmulos suelen ser subendoteliales o estar en la capa muscular. La interrupción o la disminución de la dosis de

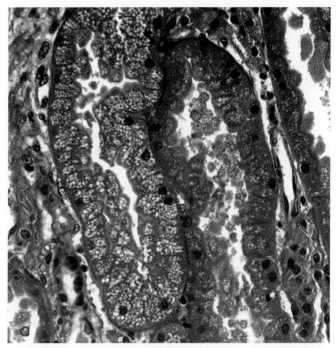

FIGURA 15-10. Túbulo proximal con pequeñas vacuolas isométricas citoplásmicas en todas las células epiteliales en un paciente con nefrotoxicidad aguda por inhibidores de calcineurina. Obsérvese que las células del túbulo proximal adyacente no contienen las vacuolas (tinción tricrómica de Masson × 400).

ciclosporina ha conllevado la mejora o la resolución de la arteriolopatía en algunos pacientes, si bien la variabilidad de las muestras y la escasa reproducibilidad intraobservador limita estas observaciones.

Microangiopatía trombótica

La MAT es una complicación idiosincrásica poco frecuente, pero bien reconocida, de la administración de CNI, y también se asocia a inhibidores mTOR; en los capítulos 5 y 9 se exponen sus manifestaciones y su diagnóstico clínico. Típicamente, existen trombos inespecíficos en las luces de las arteriolas y/o los capilares glomerulares, con una distribución focal y rara vez asociados a necrosis tisular. Las lesiones más graves provocan signos de MAT arterial y arteriolar, como hipertrofia muscular y engrosamiento mucoide de la íntima, edema de las células endoteliales y presencia de fibrina en las paredes y/o las luces, casi nunca con necrosis cortical (Fig. 15-12). Los glomérulos pueden presentar retracción isquémica y colapso de las paredes capilares, o dobles contornos en los capilares con o sin un aspecto lobulillar, que imita a la glomerulopatía del trasplante o, en raras ocasiones, a determinadas formas de glomerulonefritis.

Efectos adversos (toxicidad) crónicos

Los cambios de la nefrotoxicidad crónica por CNI son similares a la isquemia renal crónica. En su forma más pura, consisten en fibrosis intersticial/

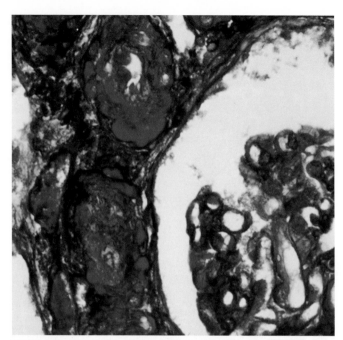

FIGURA 15-11. Arteriolopatía asociada a inhibidores de calcineurina. La arteriola presenta acúmulos de proteínas plasmáticas (hialinización/hialinosis) en un patrón nodular a lo largo de la cara externa de la capa muscular hipertrofiada (tinción tricrómica de Masson × 400).

atrofia tubular focal (*en bandas*) sin inflamación (Fig. 15-13). El intersticio puede mostrar un aumento generalizado de colágeno de los tipos III y IV, con menores aumentos del tipo I. El diagnóstico se sustenta por el hallazgo coincidente de hialinosis nodular de las arteriolas aferentes periféricas e hipertrofia del aparato yuxtaglomerular. También puede existir colapso isquémico glomerular, glomeruloesclerosis segmentaria o glomeruloesclerosis completa. Aunque no existen características histológicas definitivas de toxicidad crónica por CNI, la combinación de los cambios anteriores con unas arteriolas normales es muy sugestiva de esta lesión.

Diagnóstico diferencial
En la toxicidad aguda por CNI, la vacuolización isométrica de las células tubulares proximales es la única característica con alguna especificidad. Sin embargo, se pueden observar vacuolas similares en pacientes tratados con IVIG que contengan sorbitol o dextranos (se deben evitar estas preparaciones), en riñones expuestos a expansores de volumen como el manitol, tras la administración de contrastes intravenosos para estudios de diagnóstico por la imagen o en pacientes con síndrome nefrótico y reabsorción tubular de lípidos.

La hialinización arteriolar nodular no es una lesión específica y es particularmente frecuente en los pacientes diabéticos, que es un diagnóstico diferencial esencial. Las características histológicas de la MAT inducida por CNI son similares a las observadas en la MAT debida a otras causas, entre

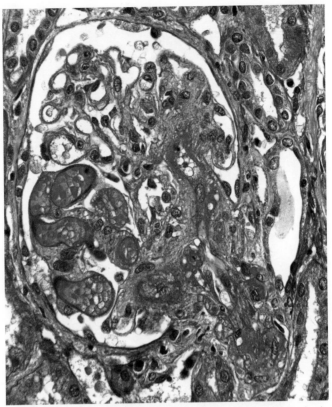

FIGURA 15-12. Microangiopatía trombótica inducida por inhibidores de la calcineurina. La arteriola muestra la pared muscular engrosada y fibrina en la luz, con trombosis de los capilares glomerulares de forma segmentaria. Obsérvese la hialinización nodular externa en el lado derecho de la arteriola (tinción tricrómica de Masson × 400).

ellas la púrpura trombocitopénica trombótica (PTT) *de novo* o recurrente y el síndrome hemolítico urémico atípico, el síndrome antifosfolipídico y la MAT en el contexto del RMA. En este último contexto, la MAT suele tener asociada lesión microvascular con capilaritis, y a menudo existe (aunque no siempre) depósito de C4d en los capilares peritubulares; en los pacientes con estos hallazgos se debe evaluar la presencia de DSA. El síndrome antifosfolipídico con anticuerpos anticardiolipina se ha asociado a infección por el virus de la hepatitis C en receptores de trasplante. En algunos contextos, puede que sea necesaria una evaluación hematológica completa para determinar la causa subyacente de la MAT.

En la lesión renal subaguda a crónica, la diferenciación entre fibrosis intersticial/atrofia tubular inespecífica, nefroesclerosis y nefrotoxicidad crónica por CNI puede resultar difícil, y los riñones de trasplante con o sin exposición a CNI demuestran lesiones renales similares. La fibrosis arterial con o sin inflamación, que indica rechazo crónico y nefroesclerosis, respectivamente, pueden coexistir con toxicidad por CNI, lo que complica

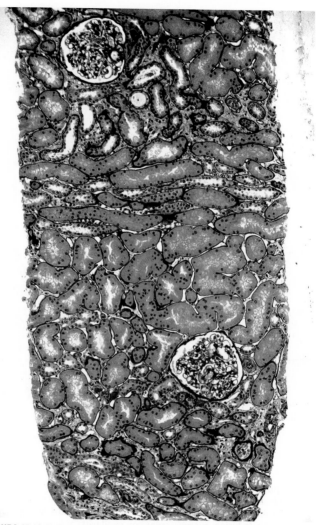

FIGURA 15-13. Nefrotoxicidad crónica por inhibidores de la calcineurina caracterizada por atrofia tubular «en bandas» y fibrosis intersticial sin inflamación (ácido peryódico-metenamina de plata ×200).

más el diagnóstico. Existe una gran superposición de los cambios crónicos del aloinjerto relacionados con estas agresiones, y se ha sugerido que no es probable que el fracaso crónico del trasplante renal se deba únicamente a la toxicidad de los CNI.

Necrosis tubular aguda

La necrosis tubular aguda (o, más correctamente, la lesión tubular aguda) en los trasplantes es similar, desde el punto de vista histológico, a la lesión observada en riñones nativos con dilatación de la luz tubular, aplanamiento

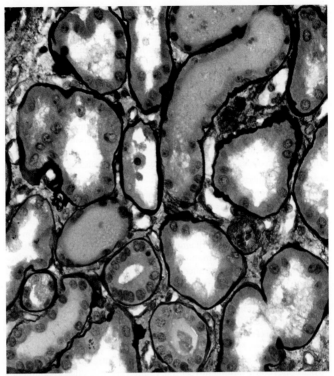

FIGURA 15-14. Daño tubular agudo. El túbulo en el centro está tapizado de forma incompleta por células epiteliales, con una célula desprendida degenerada y restos citoplásmicos en la luz. En la parte inferior izquierda existe una figura mitótica de una célula tubular. Se observa edema intersticial leve sin inflamación (ácido peryódico-metenamina de plata ×325).

de las células epiteliales, pérdida de los bordes en cepillo de las células y, en algunos casos, necrosis manifiesta de células epiteliales, así como descamación de epitelio picnótico y no picnótico en las luces tubulares (Fig. 15-14). Estos hallazgos se observan con más frecuencia en una biopsia realizada en el primer mes aproximadamente tras el trasplante, en el contexto clínico de una función retardada del injerto (v. Capítulo 10); sin embargo, todas las agresiones que producen necrosis tubular en el riñón nativo pueden dañar del mismo modo el riñón trasplantado. Además de los hallazgos propios de lesión tubular señalados anteriormente, puede existir edema intersticial e infiltrados linfocíticos intersticiales focales, pero sin inflamación tubular. Cuando se produce regeneración, se observan figuras mitóticas en las células epiteliales tubulares.

Infecciones

El riñón trasplantado puede verse afectado por diversas infecciones, pero sólo un pequeño número se identifican habitualmente en la biopsia renal, entre ellas: nefritis intersticial infecciosa aguda (pielonefritis) debida a infecciones bacterianas (con menos frecuencia, fúngicas) en las que neutrófilos infiltran el intersticio y los túbulos, con necrosis de células tubulares y neutrófilos mezclados con restos celulares en las luces de los túbulos (*microabsceso tubular*). Las infecciones víricas típicamente recuerdan una nefritis tubulointersticial mononuclear que puede ser morfológicamente similar al rechazo agudo mediado por células, pero con frecuencia tiene un importante componente de células plasmáticas. El poliomavirus es el microorganismo infeccioso más habitualmente identificado en las biopsias de trasplante renal, y se describe a continuación. Los virus observados con mucha menos frecuencia en las biopsias renales son el citomegalovirus (CMV), que requiere la identificación de inclusiones intranucleares o citoplásmicas, y la confirmación mediante tinción inmunohistoquímica. Todavía menos frecuente es la infección por adenovirus, caracterizada por una necrosis focal, pero grave, del intersticio tubular, que incluye células tubulares necróticas desprendidas con cambios citopáticos víricos.

Infección por poliomavirus humano

El poliomavirus humano BK es el agente infeccioso que se identifica con más frecuencia en las biopsias de trasplante renal (v. Capítulo 12). La infección se manifiesta clínicamente por una elevación de la cifra de creatinina con hallazgos de nefritis tubulointersticial en la biopsia; la identificación del virus es esencial, ya que un diagnóstico erróneo de rechazo agudo puede causar un aumento de la inmunosupresión con empeoramiento de la infección vírica. El poliomavirus infecta preferentemente el epitelio del túbulo colector, predominando a menudo la afectación medular con respecto a la corteza renal. El intersticio tubular puede contener un infiltrado inflamatorio mínimo o mostrar inflamación intensa irregular o difusa, que incluye una importante tubulitis linfocítica y con células plasmáticas, dependiendo de la carga vírica en el riñón. Existe una atrofia tubular/fibrosis intersticial entre mínima y extensa, en relación con la cronicidad de la infección vírica. Las células tubulares contienen grandes inclusiones intranucleares basófilas, en ocasiones con aclaramiento central, y sufren necrosis y desprendimiento en el interior de la luz tubular (Fig. 15-15). El poliomavirus puede inducir el depósito de inmunocomplejos en la membrana basal tubular y, si no existe una causa conocida como el lupus, este hallazgo justifica una búsqueda meticulosa del virus. La tinción inmunohistoquímica con anticuerpos monoclonales frente a poliomavirus confirma el diagnóstico y, según la opinión de los autores, se debe realizar en todas las biopsias que muestren la combinación de atipia celular en el epitelio tubular e inflamación intersticial. Se da esta recomendación porque no todas las biopsias con infección por poliomavirus mostrarán inclusiones víricas diagnósticas, y considerando la posible consecuencia clínica de diagnosticar erróneamente una infección como un rechazo agudo. El RMC agudo y la infección por poliomavirus se pueden producir simultáneamente, lo que supone un reto diagnóstico. Si no existe arteritis de la íntima, este diagnóstico doble puede sugerirse por la presencia de inflamación intersticial y tubulitis en áreas corticales alejadas del epitelio tubular infectado, usando tanto los hallazgos histológicos como la inmunohistoquímica para definir la localización de este último. La infección por poliomavirus puede producirse en el uréter, donde induce una estenosis ureteral (v. Capítulo 9).

Se han sugerido diversos esquemas de clasificación de la nefropatía por poliomavirus, con el fin de correlacionar con la clínica y proporcionar información pronóstica. La más reciente fue elaborada por un equipo de trabajo del Banff, incorporando el grado de carga vírica intrarrenal y la extensión de cicatrización parenquimatosa. El grado 1 indica enfermedad inicial (precoz) sin inflamación significativa, lesión tubular leve y escasas

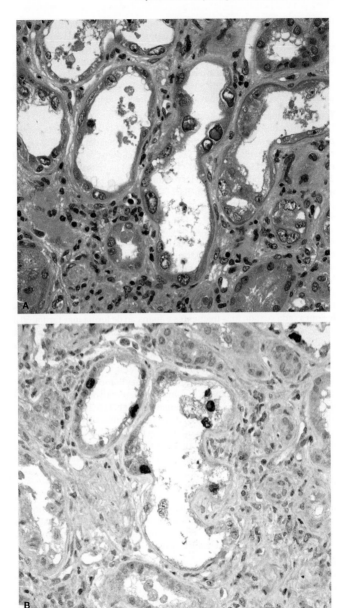

FIGURA 15-15. Infección por poliomavirus. **A)** Las células tubulares están aumentadas de tamaño con inclusiones víricas intranucleares caracterizadas por un aspecto en vidrio deslustrado y aclaramiento nuclear focal. Se observa un infiltrado inflamatorio linfocítico intersticial adyacente (hematoxilina y eosina × 325). **B)** Tinción con inmunoperoxidasa para SV40 (poliomavirus) que muestra una tinción parda positiva en núcleos de células epiteliales tubulares infectadas (×325).

inclusiones intranucleares, que pueden requerir inmunotinción para identificarlas. El grado 2 es la enfermedad patente, con numerosas inclusiones víricas, necrosis y descamación de células tubulares, inflamación tubulointersticial y menos del 50 % de fibrosis. En el grado 3, se observa esclerosis con más del 50 % de fibrosis intersticial, menos células epiteliales infectadas residuales y con inflamación variable. El grado 3 se correlaciona con una alteración funcional renal mayor y una evolución peor.

Trastorno linfoproliferativo postrasplante

El trastorno linfoproliferativo postrasplante (PTLD, *post-transplant lymphoproliferative disorder*) tiene una incidencia global del 1 % al 2 % en los receptores de trasplante renal; sus aspectos clínicos se comentan en el capítulo 11. El PTLD en el injerto (intrainjerto) es más frecuente en los 2 primeros años postrasplante. La mayor parte de los PTLD se asocian a infección por el virus de Epstein-Barr (VEB), con linfocitos transformados por el VEB que suelen mostrar marcadores de linfocitos B. El VEB infecta secundariamente a linfocitos B, que sufren transformación maligna. La coincidente disminución de la vigilancia de los linfocitos T debida a la inmunosupresión permite la expansión de las células transformadas, que como consecuencia desarrollan el trastorno linfoproliferativo. En algunos casos, las propias células transformadas pueden ser inmunosupresoras mediante la liberación de IL-10 vírica. Como factores de riesgo para desarrollar un PTLD, se encuentran la primoinfección por VEB y la intensidad de la pauta inmunosupresora. Hasta el 30 % de PTLD pueden ser VEB negativos, y estas lesiones cada vez son más frecuentes y aparecen de forma más tardía, 50 a 60 meses tras el trasplante. Los PTLD de linfocitos T constituyen un 5 % a un 15 % de PTLD malignos clasificados como linfoma de linfocitos T/células NK, y típicamente son VEB negativos, aunque infrecuentemente también existen lesiones de linfocitos T inducidas por VEB.

El PTLD engloba un espectro de alteraciones linfocíticas, desde proliferaciones policlonales atípicas a linfomas francamente malignos o lesiones de células plasmáticas. La clasificación de los PTLD fue revisada en el año 2008 por la Organización Mundial de la Salud (Tabla 15-4). Los linfocitos anómalos suelen ser grandes, hendidos, no hendidos, con rasgos inmunoblásticos y plasmacitoides con actividad mitótica (Fig. 15-16). Estas células se observan en infiltrados densos o agregados nodulares, y puede existir una necrosis parenquimatosa «parcheada» sin edema intersticial. Algunos casos presentan RMC agudo coincidente, lo que puede dificultar el diagnóstico, sobre todo en las lesiones más precoces del PTLD. Se necesita recurrir a la inmunohistoquímica para determinar subgrupos linfoides y expresión de cadenas ligeras, y se debe usar la hibridación *in situ* para VEB. En algunos casos, se requieren estudios de reordenamiento génico para determinar la clonalidad del virus y su clasificación.

Glomerulopatías *de novo*

Existen lesiones glomerulares que se producen tras el trasplante, que pueden afectar o no a la supervivencia del injerto. Al igual que sucede con las biopsias de riñones nativos, se necesita la inmunofluorescencia y la microscopia electrónica para establecer un diagnóstico preciso, y se sugiere que se obtenga tejido para estas modalidades en todas las biopsias de trasplantes. La *glomeruloesclerosis focal y segmentaria* (GEFS), incluyendo las variantes perihiliar, NOS y colapsante, es probablemente la enfermedad glomerular *de novo* más frecuente, y aparece típicamente después del primer año del trasplante. La histología es similar a la observada en el riñón nativo con respecto a la variante presente. Es probablemente un proceso secundario

TABLA 15-4 Clasificación de los trastornos linfoproliferativos postrasplante (TLPT)

Lesiones precoces
    TLPT tipo mononucleosis infecciosa
    Hiperplasia plasmocítica
TLPT polimórfico
TLPT monomórfico (clasificado por el linfoma al que se parece)
    Neoplasias de linfocitos B*
        Linfoma de linfocitos B grandes difuso
        Linfoma de Burkitt
        Mieloma de células plasmáticas
        Lesión tipo plasmocitoma
        Otras
    Neoplasias de linfocitos T
        Linfomas de linfocitos T periféricos, NOS
        Linfoma de linfocitos T hepatoesplénico
        Otros
TLPT tipo linfoma de Hodgkin clásico

*Los linfomas de linfocitos B indolentes no se consideran TLPT.
(Adaptado de Swerdlow SH, Campo E, Harris NL, et al. Post-transplant lymphoproliferative disorders. En: Swerdlow SH, Campo E, Harris NL, et al, eds. WHO Classification of Tumours of Haematopoietic and Lymphoid Tissue. Sterling, VA: Stylus Publishing, 2008.)

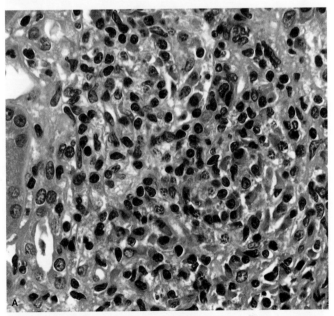

FIGURA 15-16. Trastorno linfoproliferativo postrasplante (PTLD). **A)** PTLD polimórfico con linfocitos B atípicos que no presentaban representación de cadenas ligeras en la tinción inmunohistoquímica. **B)** PTLD monomórfico, tipo linfoma de linfocitos B grandes difuso. Los linfocitos son atípicos con núcleos aumentados de tamaño y nucléolos prominentes. **C)** PTLD monomórfico, tipo mieloma de células plasmáticas. Las células plasmáticas muestran una tinción positiva para cadenas ligeras kappa (hematoxilina y eosina ×450).

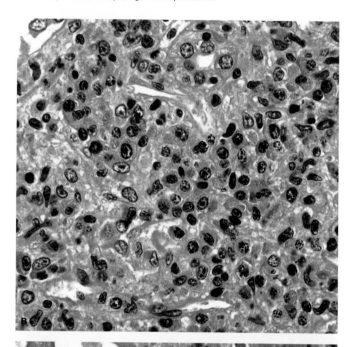

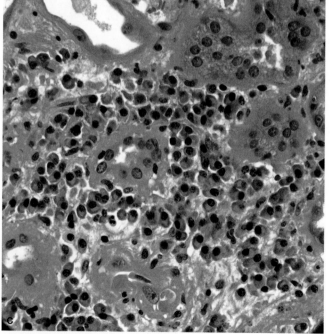

FIGURA 15-16. (*Continuación*).

debido a una masa renal reducida, hipertensión, medicamentos, infecciones, etc., y tiene un efecto negativo sobre la supervivencia renal. La *nefropatía membranosa de novo* se observa en aproximadamente el 2 % de los trasplantes renales en adultos. La tinción para el receptor de fosfolipasa A2 (PLA2R) es casi siempre negativa, lo que apoya las asociaciones reportadas con diversas formas infecciosas, aloinmunitarias y otras formas de lesión más que con la aparición *de novo* de una nefropatía membranosa «primaria». La morfología es la misma que la del riñón nativo, y se sugiere realizar la tinción de PLA2R o pruebas serológicas para descartar la recurrencia de la enfermedad de base. Ya que los pacientes con proteinuria de bajo grado se están biopsiando con más frecuencia para detectar un RMA precoz, la nefropatía membranosa puede estar en un estadio muy inicial. La diabetes postrasplante puede provocar una glomeruloesclerosis diabética *de novo,* que tiende a desarrollarse más rápidamente en comparación con la nefropatía diabética en el riñón nativo. Aunque es inusual, la nefritis por anticuerpos anti membrana basal glomerular puede surgir en un riñón trasplantado a un paciente con síndrome de Alport (v. Capítulo 8), con el consiguiente fallo del injerto. Son poco frecuentes otras formas de glomerulonefrtis *de novo.*

Enfermedad recurrente
Lesiones glomerulares

Diversas glomerulonefritis pueden recidivar tras el trasplante, pero sólo un número reducido tienden a ser clínicamente significativas con respecto a la función y la supervivencia del injerto (v. Capítulo 11). En general, el 6 % al 20 % de los receptores de un aloinjerto renal desarrollan lesiones glomerulares *de novo* o recurrentes. Sin embargo, es difícil determinar la incidencia de enfermedad glomerular recurrente con exactitud, ya que hasta el 85 % de los riñones nativos no se biopsian y se desconoce la enfermedad original. La GESF tiene una tasa de recurrencia del 30 % al 50 %. Cuando esta afección recidiva de forma precoz (horas a semanas tras el trasplante), se asocia a un extenso borramiento de los pedicelos de los podocitos y a una disminución de la supervivencia del aloinjerto. Los aloinjertos de más larga evolución también tienen riesgo de sufrir GESF recurrente con proteinuria menos «explosiva» y un borramiento más variable de los pedicelos de los podocitos. El riesgo de recurrencia no está relacionado con la variante inicial de GESF (perihiliar, colapsante, etc.), aunque con frecuencia, si bien no siempre, la GESF recurrente es la misma variante que la observada en el riñón nativo. Otras glomerulonefritis recurrentes asociadas a pérdida del injerto incluyen formas de glomerulonefritis membranoproliferativa (GNMP), con mayor frecuencia relacionadas con infecciones (p. ej., hepatitis C) y anomalías del complemento (glomerulonefritis C3 y enfermedad por depósitos densos). Los datos de la GNMP son confusos, ya que existe una clasificación histológica reciente de esta enfermedad basada en la patogenia en lugar de en la morfología. Aun así, los datos disponibles sugieren que existe una tasa elevada de recurrencia de GNMP con inmunocomplejos con un efecto significativo sobre la supervivencia del injerto. Se ha documentado que la glomerulopatía por C3 y la enfermedad por depósitos densos, lesiones por alteración en la regulación del complemento, recidivan en un 67 % y en hasta un 100 % de los pacientes, respectivamente, y aproximadamente dos tercios de estos pacientes pierden sus riñones por la enfermedad recurrente. La nefropatía por IgA suele recidivar en forma de depósitos inmunológicos glomerulares, induce enfermedad sintomática con mucha menos frecuencia y casi nunca provoca la pérdida del injerto. La nefropatía membranosa recurrente se produce típicamente 1 año después del injerto. En pacientes con anticuerpos circulantes contra PLA2R en el momento del trasplante, la lesión puede reaparecer en unas semanas y con frecuencia se encuentra en un estadio morfológico precoz (estadio I de Churg y Ehrenreich). La identificación de PLA2R en depósitos subepiteliales en la biopsia del riñón nativo y en la biopsia del injerto, o de anticuerpos anti-PLA2R en el suero del paciente en el momento de la biopsia, ayudarán a determinar si la enfermedad es recurrente. Hasta el 50 % de los pacientes trasplantados por una nefritis lúpica terminal desarrollarán glomerulonefritis por inmunocomplejos inespecífica y clínicamente poco significativa, o nefritis lúpica mesangial en el trasplante renal; sin embargo, la nefritis lúpica proliferatica rara vez recidiva y no afecta a la supervivencia del injerto. Otras glomerulonefritis, como la nefritis por anticuerpos anti membrana basal glomerular y la vasculitis por ANCA con semilunas casi nunca recidivan.

Otras lesiones

Algunas enfermedades sistémicas que siguen activas en un receptor de trasplante pueden dañar el aloinjerto renal del mismo modo que dañan el riñón nativo. La amiloidosis, la nefropatía de Bence Jones (nefropatía del mieloma), la enfermedad por depósito de cadenas ligeras y la oxalosis pueden recidivar, a menudo con una disfunción importante del injerto. El síndrome hemolítico urémico atípico, asociado a una alteración de la regulación de la vía alternativa del complemento, puede recidivar hasta en el 90 % de los pacientes, dependiendo de la alteración subyacente. Las características de la microangiopatía trombótica recurrente son idénticas a las de la enfermedad *de novo*, y se necesita una correlación entre la anamnesis y la clínica para determinar la patogenia subyacente. La nefropatía diabética recurrente se produce más rápidamente que la lesión diabética del riñón nativo, con características típicas como engrosamiento de a membrana basal glomerular, glomeruloesclerosis difusa y nodular, y hialinización de las arteriolas aferentes y eferentes. Puede asociarse proteinuria, pero la nefropatía diabética aislada en pocas ocasiones es responsable de la pérdida del injerto (v. Capítulo 16).

NUEVAS TÉCNICAS EN LA EVALUACIÓN DE LA DISFUNCION DEL TRASPLANTE

La evaluación de la disfunción aguda y crónica del aloinjerto renal es un área propicia para la aplicación de nuevas tecnologías, entre ellas el perfil genético con *microarrays* de secuencias de ARN, la metabolómica y la proteómica. En varios estudios se han examinado diferentes transcritos génicos obtenidos a partir de muestras de biopsia o de células de sangre periférica para definir los que pueden identificar tipos de rechazo o proporcionar tratamientos de precisión para receptores de trasplantes. Se ha demostrado que los estudios de *microarray* en tejido de biopsia son útiles para confirmar que el RMA puede producirse en ausencia de depósito de C4d, lo que ha llevado a una actualización de la clasificación de Banff para el RMA (Tabla 15-3). Los estudios moleculares más recientes han validado este umbral de la clasificación para la inflamación microvascular en el diagnóstico del RMA negativo para C4d. Otros estudios de *microarray* en tejido de biopsia han definido series de transcritos específicos asociados a RMC agudo, RMA agudo y la presencia de DSA. El primero de ellos es prometedor para la posible eliminación de la problemática categoría «*borderline*» en la clasificación de Banff del RMC (Tabla 15-2). También existe evidencia de que la combinación de enfoques moleculares e histopatológicos habituales en el diagnóstico de la biopsia del trasplante renal proporciona resultados más exactos que los obtenidos por cada uno de los métodos en solitario, aunque es algo que debe ser validado mediante estudios en otros centros y sometido a un análisis de rentabilidad. Hay quien ha aplicado un enfoque de biología de sistemas a los pacientes trasplantados, integrando datos genómicos y proteómicos para identificar biomarcadores candidatos para el diagnóstico y la monitorización del rechazo. También se ha aplicado el estudio molecular a biopsia del implante para determinar el riesgo de disfunción precoz del injerto. Estos estudios se muestran prometedores, pero los datos son complejos y, en ocasiones, contradictorios; se necesitan muchos más estudios para crear algoritmos clínicamente útiles para la selección y el tratamiento de los pacientes.

HISTOPATOLOGÍA DEL RIÑÓN DEL DONANTE

El decalaje entre la oferta y la demanda de riñones de donantes fallecidos ha llevado al aumento del uso de órganos de donantes «marginales» o con «criterios expandidos» (términos que han sido actualmente sustituidos en Estados Unidos por el Kidney Donor Profile Index [(KDPI, v. Capítulos 4 y 5). A menudo se solicita la histopatología de estos riñones como una guía para la posible viabilidad de un órgano concreto. Las situaciones clínicas más habituales en las que se solicita la anatomopatología del riñón donante son: donantes de edad avanzada, donantes con antecedentes de hipertensión o enfermedad vascular o donantes con signos de disfunción renal pre-extracción. En estudios clínicos que evalúan nuevos fármacos inmunosupresores puede requerirse la histología basal. Las limitaciones de tiempo impuestas por la necesidad de una toma de decisiones rápida impiden el procesamiento histopatológico sistemático del material de biopsia. Los cortes de tejido congelados pueden alterar la precisión del diagnóstico, y se prefieren las técnicas de procesamiento rápido. A menudo, se obtiene una muestra de biopsia superficial en cuña; sin embargo, el parénquima subcapsular presenta con frecuencia cambios crónicos y no es representativo de todo el órgano. Además, en las muestras de biopsia superficiales puede no haber arterias, lo que imposibilita la evaluación adecuada de la arterioesclerosis. Por tanto, hay que interpretar estas muestras con precaución.

Se han sugerido algunos sistemas de puntuación histológica para determinar la idoneidad de un riñón para trasplante. Los parámetros incluidos de forma variable en las puntuaciones histológicas son: el porcentaje de los glomérulos globalmente esclerosados, la extensión de la fibrosis intersticial con o sin atrofia tubular, y la gravedad de la esclerosis vascular. La presencia de más de un 20 % de glomeruloesclerosis global suele ser el punto de corte para determinar si se desechan los riñones, y tales riñones muestran una disminución de la supervivencia al cabo de un año. Sin embargo, a pesar de la correlación entre resultados previstos y la fibrosis del parénquima renal, las guías clínicas para determinar la idoneidad del injerto a partir de hallazgos histológicos no están bien establecidas y varían entre los distintos centros. Es probable que las puntuaciones compuestas, que incluyen características histológicas y clínicas, sean mejores factores de predicción tanto de una función retardada del injerto como de resultados a largo plazo. También existen pruebas de que, cuando la puntuación histológica de biopsias preimplante la realizan anatomopatólogos especializados en lugar de anatomopatólogos quirúrgicos generales, la correlación entre la anatomopatología y la posterior función del injerto mejora, y disminuyen las tasas de descarte de riñones marginales.

Lecturas seleccionadas

Azancot MA, Moreno F, Salcedo M, et al. The reproducibility and predictive value on outcome of renal biopsies from expanded criteria donors. Kidney Int 2014;85:1161–1168.

Baid-Agrawal S, Farris AB III, Pascual M, et al. Overlapping pathways to transplant glomerulopathy: chronic humoral rejection, hepatitis C infection, and thrombotic microangiopathy. Kidney Int 2011;80:879–885.

Djamali A, Kaugman DB, Ellis TM, et al. Diagnosis and management of antibody-mediated rejection: current status and novel approaches. Am J Transplant 2014;14:255–271.

Dorr C, Wu B, Guan W, et al. Differentially expressed gene transcripts using RNA sequencing from the blood of immunosuppressed kidney allograft recipients. PLoS One 2015;10:e0125045. doi:10.1371/journal.pone.0125045.

Gaston RS, Cecka JM, Kasiske BL, et al. Evidence for antibody-mediated injury as a major determinant of late kidney allograft failure. Transplantation 2010;90:68–74.

Gunther OP, Shin H, Ng RT, et al. Novel multivariate methods for integration of genomics and proteomics data: applications in a kidney transplant rejection study. OMICS 2014;18:682–695.

Haas M. Chronic allograft nephropathy or interstitial fibrosis and tubular atrophy: what is in a name? Curr Opin Nephrol Hypertens 2014;23:245–250.

Haas M, Sis B, Racusen LC, et al. Banff 2013 meeting report: inclusion of C4d-negative antibody-mediated rejection and antibody-associated arterial lesions. Am J Transplant 2014;14:272–283.

Kreepala C, Famulski KS, Chang J, et al. Comparing molecular assessment of implantation biopsies with histologic and demographic risk assessment. Am J Transplant 2013;13:415–426.

Lefaucheur C, Loupy A, Vernerey D, et al. Antibody-mediated vascular rejection of kidney allografts: a population-based study. Lancet 2013;381:313–319.

Naesens M, Kuypers, D, Sarwal M. Calcineurin inhibitor nephrotoxicity. Clin J Am Soc Nephrol 2009;4:481–508.

Ponticelli C, Moroni C, Glassock RJ. *De novo* glomerular diseases after renal transplantation. Clin J Am Soc Nephrol 2014;9:1479–1487.

Sar A, Worawichawong S, Benediktsson H, et al. Interobserver agreement for polyomavirus nephropathy grading in renal allografts using the working proposal from the 10th Banff conference on allograft pathology. Human Pathol 2011;42:2018–2024.

Sellares J, Reeve J, Loupy A, et al. Molecular diagnosis of antibody-mediated rejection in human kidney transplants. Am J Transplant 2013;13:971–983.

Sis B, Jhangri G, Bunnag S, et al. Endothelial gene expression in kidney transplants with alloantibody indicates antibody-mediated damage despite lack of C4d staining. Am J Transplant 2009;9:2312–2323.

Snanoudj R, Royal V, Elie C, et al. Specificity of histological markers of long-term CNI nephrotoxicity in kidney-transplant recipients under low dose cyclosporine therapy. Am J Transplant 2011;11:2635–2646.

Solez K, Colvin RB, Racusen LC, et al. Banff '05 meeting report: differential diagnosis of chronic allograft injury and elimination of chronic allografts nephropathy. Am J Transplant 2007;7:518–526.

Solez K, Colvin RB, Racusen LC, et al. Banff 07 classification of renal allograft pathology: updates and future directions. Am J Transplant 2008;8:753–760.

Sprangers B, Kuypers DR. Recurrence of glomerulonephritis after renal transplantation. Transplant Rev 2013;27:126–134.

Wiebe C, Gibson IW, Blydt-Hansen TD, et al. Evaluation and clinical pathologic correlations of *de novo* donor-specific HLA antibody post kidney transplantation. Am J Transplant 2012;12:1157–1167.

Wohlfahrtova M, Viklicky O. New strategies for evaluating the quality of kidney grafts from older donors. Transplant Rev 2015;29:212–218.

16 Opciones para el candidato diabético a trasplante renal

Gerald S. Lipshutz

El trasplante de páncreas es la máxima intensificación del tratamiento con insulina porque normaliza los niveles de glucosa mucho mejor que cualquier otra estrategia disponible para el tratamiento de la diabetes mellitus de tipo 1. Existen tres tipos principales de trasplante de páncreas de órgano completo: trasplante simultáneo de páncreas y riñón (SPR), trasplante de páncreas tras trasplante de riñón (PTR) y trasplante de páncreas aislado (TPA). De los tres, el primero es el más frecuente, y sus posibles beneficios en un paciente con diabetes de tipo 1 y nefropatía crónica o nefropatía terminal son la mejora de la calidad de vida, la prevención de la nefropatía diabética recurrente, la libertad de la insulina exógena con euglucemia, la normalización de la hemoglobina glucosilada, la ausencia de monitorización frecuente de la glucemia, la ausencia de restricciones dietéticas, y la estabilización o mejora de las complicaciones secundarias. Estos beneficios del trasplante simultáneo de páncreas y riñón constituyen la base de su aceptación como un tratamiento adecuado para pacientes con diabetes mellitus de tipo 1 e insuficiencia renal. La contrapartida para el paciente es el riesgo quirúrgico y la necesidad de inmunosupresión crónica.

Las dificultades del trasplante de páncreas se reflejan en los prolongados ingresos iniciales y las tasas elevadas de reingreso hospitalario (más del 50 % de los pacientes en el primer mes). El trasplante de páncreas se asocia a una mayor incidencia de rechazo en comparación con el trasplante renal aislado, lo que refleja la relativamente elevada inmunogenicidad del aloinjerto pancreático.

En este capítulo, se presentan los temas médicos y técnicos relativos al trasplante de páncreas. Las indicaciones, las diferencias técnicas entre los métodos, y el manejo de los diferentes métodos de trasplante de páncreas se exponen a la vez, con una reflexión sobre la toma de decisiones terapéuticas a las que se enfrentan los pacientes y sus médicos y cirujanos. Salvo que se especifique otra cosa, el término «diabetes» se referirá a la diabetes mellitus de tipo 1, aunque en Estados Unidos los pacientes con diabetes de tipo 2 insulinodependiente (definida como péptido C > 2 ng/ml) con insuficiencia renal pueden cumplir con los requisitos para un trasplante simultáneo de páncreas y riñón si su índice de masa corporal (IMC) es < 30 kg/m². Sólo aproximadamente el 6 % de los pacientes en lista de espera para un trasplante de este tipo se encuentran dentro de esta categoría. En la figura 6-1 se muestran las opciones de trasplante de órgano completo disponibles para los pacientes diabéticos con enfermedad renal avanzada.

HISTORIA DEL TRASPLANTE DE PÁNCREAS

El primer trasplante de páncreas humano lo realizaron, en 1966, William Kelly y Richard Lillehei, en la Universidad de Minnesota. La principal dificultad quirúrgica que tuvieron que superar fue un método de drenaje

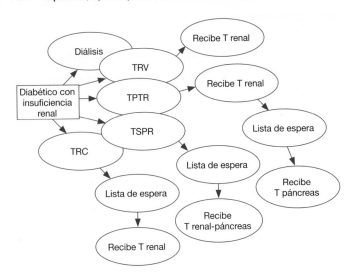

FIGURA 16-1. Opciones para los diabéticos con insuficiencia renal. Un paciente diabético con insuficiencia renal puede elegir una de entre cinco estrategias terapéuticas: diálisis, trasplante renal de donante vivo (TRV), trasplante de páncreas tras trasplante renal de donante vivo (TPTR), trasplante simultáneo de páncreas y riñón (TSPR) o trasplante renal de donante cadáver (TRC). (De Knoll GA, Nichol G. Dialysis, kidney transplantation, or pancreas transplantation for patients with diabetes mellitus and renal failure: a decision analysis of treatment options. J Am Soc Nephrol 2003;14:500-515, con autorización.)

pancreático exocrino. Se trasplantó un aloinjerto pancreático segmentario ligado al conducto y un riñón de donante cadáver a una mujer diabética de 28 años con nefropatía terminal. La inmunosupresión postrasplante se realizó con azatioprina y prednisona. Una fístula pancreática complicó la evolución postoperatoria de la paciente, y tanto el riñón como el páncreas se retiraron unos 2 meses después. Posteriormente, la paciente falleció por una embolia pulmonar. El segundo paciente, de 32 años, fue trasplantado 2 semanas después de la primera receptora. Se produjo rechazo y se trató con bolos de corticoides e irradiación del injerto. El paciente falleció 4 meses después del trasplante a causa de una sepsis.

Aunque estos primeros resultados fueron desfavorables, eran alentadores en cuanto que estas experiencias de trasplante iniciales demostraron que era posible el control de la glucosa sin insulina exógena. El procedimiento estableció que se podía producir secreción endógena de insulina con mecanismos de *feedback* normales con un trasplante de páncreas completo vascularizado. Como se comentará más adelante, en las décadas siguientes se resolvieron la mayor parte de los detalles técnicos asociados al trasplante de páncreas, y las diversas formas de trasplante de páncreas completo aumentaron cada vez más su popularidad, aunque el procedimiento siempre era dificultoso, tanto desde la perspectiva médica como desde la quirúrgica. Parte de esa popularidad ha disminuido en la última década, produciendo lo que se ha denominado «una crisis alarmante de confianza» en el trasplante de páncreas (v. Stratta et al., en «Lecturas seleccionadas»).

ALGUNAS TENDENCIAS EN CUANTO A DIABETES, NEFROPATÍA DIABÉTICA Y TRASPLANTE DE PÁNCREAS

La diabetes mellitus es un enorme problema de salud a nivel mundial, y afecta a unos 135 millones de personas. En Estados Unidos, afecta aproximadamente al 6 % de la población (18 millones de personas), y al menos la mitad no son conscientes de sufrir la enfermedad. Es la causa de más de 160 000 fallecimientos cada año en Estados Unidos, y de un gasto impresionante. Tras décadas de un aumento incesante, el número total de casos nuevos de todas las formas de diabetes en ese país ha empezado por fin a disminuir. La tasa de casos nuevos disminuyó aproximadamente una quinta parte, desde 1,7 millones en 2008 a 1,4 millones en 2014, algo probablemente relacionado con la mejora de los hábitos en la alimentación y al aumento de la actividad física. Se calcula que la prevalencia de la diabetes de tipo 1 en Estados Unidos es de 1 000 000 de personas, y que se diagnostican cada año 30 000 casos nuevos.

Hasta finales del siglo XIX, un paciente diagnosticado de diabetes de tipo 1 tenía una expectativa de vida promedio de 2 años. Sin embargo, con el aislamiento y el desarrollo de la insulina como tratamiento para la diabetes, la enfermedad ha ido cambiando desde una afección rápidamente mortal a una enfermedad crónica con múltiples posibles complicaciones secundarias en los 10-20 años siguientes a su diagnóstico. Entre estas complicaciones se encuentran la ceguera, la enfermedad cardiovascular (ECV), la dislipidemia, la enfermedad cerebrovascular, la amputación y la reducción de la duración de la vida,

Las diferentes formas de diabetes mellitus son las principales causas de nefropatía terminal, y suponen aproximadamente la mitad de los nuevos candidatos incluidos en lista de espera cada año. En torno al 40-45 % de la población con nefropatía terminal tiene diabetes, y la mayoría tiene diabetes de tipo 2. La incidencia de nefropatía terminal como consecuencia de la diabetes de tipo 2 está aumentando en países con una dieta y un estilo de vida occidentales, aunque en Estados Unidos la tasa de nuevos casos de nefropatía terminal por diabetes ha permanecido relativamente estable desde el año 2000, llegando a ser de 152 por millón de personas en 2010. Debido a la prevalencia de la diabetes en la población, la cifra de pacientes diabéticos con nueva nefropatía terminal ha superado el número de pacientes con nefropatía terminal debida al resto de diagnósticos primarios, y ha desembocado con mayor frecuencia en trasplante renal en adultos de raza blanca, asiáticos y nativos americanos. Además de la nefropatía terminal, las complicaciones importantes en estos pacientes son: la retinopatía, que es la segunda causa de ceguera en todas las personas, y la vasculopatía periférica. El 10 % de los pacientes diabéticos requieren una amputación importante a lo largo de su vida. La expectativa de vida es aproximadamente una tercera parte menor en los pacientes diabéticos, en comparación con los no diabéticos, y la ECV es la principal causa de muerte. Algún estímulo puede ser consecuencia del hecho de que en el período de 2008 a 2014 la tasa de casos nuevos de diabetes descendió un 20 % en Estados Unidos, reflejando quizá el esfuerzo de una dieta mejor y de abordar la obesidad en los jóvenes.

En algunos pacientes con diabetes, el tratamiento de elección es un trasplante de páncreas (órgano entero) vascularizado. Desde finales de 2010, se han efectuado más de 35 000 trasplantes de páncreas en todo el mundo, y durante 2010 se realizaron más de 24 000 trasplantes de páncreas en Estados Unidos. Desde el año 2000, las tasas de supervivencia de los pacientes al cabo de 1 año para los trasplantes SPR, de páncreas tras riñón (PTR) y de páncreas aislado han sido del 95 % al 97 %, y las tasas de supervivencia del injerto pancreático al cabo de 1 año han sido del 85 %, el 78 % y el 77 %, respectivamente. La cifra de trasplantes de páncreas realizados cada año en Estados Unidos ha disminuido considerablemente.

Los diferentes tipos de trasplante de páncreas se asignan actualmente a partir de una lista de espera, aunque los trasplantes simultáneos de riñón y páncreas tienen prioridad sobre el trasplante de riñón aislado (v. Capítulo 5). En 2016, se efectuaron unos 800 de estos trasplantes simultáneos, aproximadamente el 80 % del número realizado una década antes. En 2016, se realizaron 215 trasplantes de páncreas antes de riñón y de páncreas aislado, una disminución de casi el 70 % con respecto a la década anterior. A pesar del menor número de trasplantes, la cifra de pacientes en lista de espera para un trasplante SPR ha disminuido a aproximadamente 1 800 a principios de 2017. El índice de riesgo del donante de páncreas, una medida de la calidad del órgano donado, disminuyó uniformemente durante la década anterior a 2016, ya que la frecuencia de la mayoría de factores de riesgo del donante disminuyó y la calidad de los órganos aumentó. El traumatismo craneoencefálico es la causa de muerte más frecuente en los donantes de páncreas; el trasplante de páncreas tras la muerte según criterios circulatorios (DCD, v. Capítulo 4, Parte I) rara vez se realiza en la actualidad.

Existen varias posibles razones para la tendencia decreciente en las cifras de los trasplantes de páncreas. El mejor tratamiento de la diabetes con preparados de insulina más recientes y el uso más amplio de bombas de insulina han reducido la demanda. Debido a que el trasplante de páncreas es, con mayor frecuencia, un procedimiento electivo de «calidad de vida», la tolerancia de las complicaciones tanto para los pacientes como para los equipos de trasplante es, comprensiblemente, baja. Los organismos reguladores estadounidenses establecen niveles elevados para los resultados que no todos los programas pueden alcanzar, lo que plantea probablemente ciertas «reservas». El trasplante de páncreas requiere una experiencia rigurosa tanto de los profesionales médicos como de los quirúrgicos, y preocupa que a medida que el número de trasplantes disminuye, cada vez se dispondrá menos de esta experiencia. Los aspectos quirúrgicos del trasplante de páncreas son particularmente exigentes, y existen tres procedimientos consecutivos, realizados idealmente por el mismo equipo quirúrgico: extracción del páncreas del donante, preparación del órgano en la mesa de instrumental e implante del órgano en el receptor, que se describe a continuación en el apartado «Técnica quirúrgica».

OPCIONES QUIRÚRGICAS PARA LOS PACIENTES CON DIABETES DE TIPO 1

El trasplante simultáneo de páncreas y riñón (SPR) es la principal opción de trasplante de páncreas en los pacientes con diabetes de tipo 1 con nefropatía avanzada o nefropatía terminal (v. Fig. 16-2). Su principal ventaja es que sólo se realiza una sola intervención y sólo existe una fuente de antígenos leucocitarios humanos (HLA) extraños a los que se expone el paciente. El tratamiento inmunosupresor crónico es similar al del trasplante renal aislado. Sin embargo, al igual que en el trasplante de páncreas antes del renal, muchos pacientes ya han sufrido complicaciones importantes secundarias a la diabetes, y el grado en que estas complicaciones se resolverán o estabilizarán es dudoso. Independientemente de ello, el trasplante SPR se establece como un procedimiento terapéutico y eficaz, y no sólo prolonga la vida del paciente diabético seleccionado adecuadamente, sino que también favorece la vida, con una importante mejora general de la calidad de ésta en comparación con el trasplante renal aislado. En los receptores de páncreas, los sometidos a un trasplante renal simultáneo presentan las mejores tasas

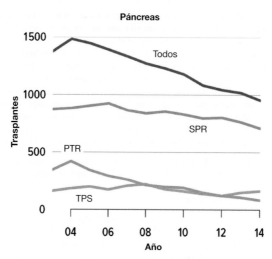

FIGURA 16-2. Todos los receptores de trasplante renal, incluyendo adultos y niños, retrasplante y receptores de múltiples órganos. (De Kandaswamy R, Skeans MA, Gustafson SK, et al. Pancreas. Am J. Transplant 2016;(16, suppl 2):47-68, con autorización.)

de supervivencia del injerto pancreático: aproximadamente el 85 % al año y el 50 % a los 10 años.

El trasplante PAR es una opción para el paciente diabético que ya es receptor de un aloinjerto renal que funciona bien. Se requiere una segunda cirugía intraabdominal importante, junto con la intensificación del tratamiento inmunosupresor establecido por el trasplante renal, lo que puede afectar negativamente a la función renal postoperatoria y exagerar el riesgo inherente de complicaciones infecciosas. El trasplante PAR se considera principalmente en los pacientes con un donante renal vivo, en cuyo caso el riñón se coloca en la fosa ilíaca izquierda en previsión de un trasplante de páncreas en el futuro. La tasa de supervivencia del injerto en los receptores de este tipo de trasplante al cabo de 1 año es de aproximadamente el 80 %, con una tasa de supervivencia a los 10 años del 30 %.

Los receptores de trasplante de PAR ya han sufrido complicaciones diabéticas secundarias importantes. Aparte de que vuelve insulinoindependientes a estos receptores, no se sabe si un aloinjerto pancreático con una buena función producirá algún otro beneficio a largo plazo. En general, los resultados de este tipo de trasplante son peores que los obtenidos con el trasplante simultáneo de ambos órganos, algo que probablemente esté relacionado con dificultades en el diagnóstico del rechazo del aloinjerto pancreático, ya que el riñón (debido al HLA diferente) ya no es ahora un sustituto para valorar el rechazo mediante biopsia. Es la segunda operación de trasplante de páncreas en orden de frecuencia. En 1999, Medicare aprobó el reembolso del trasplante de páncreas en pacientes con nefropatía terminal (es decir, los que reciben trasplante simultáneo de ambos órganos y los que reciben trasplante de páncreas antes del renal, pero no para el trasplante de páncreas aislado), lo que hizo que una población de pacientes mucho mayor pudiera acceder a ese procedimiento.

El trasplante de páncreas aislado en un receptor pre-urémico es el que se realiza con menos frecuencia de todos los trasplantes de páncreas entero. Se trata de una opción terapéutica para pacientes diabéticos con una disfunción renal mínima o sin ella, que tienen un control deficiente de la diabetes a pesar de la administración de insulina. Muchos tienen también desconocimiento de la hipoglucemia. Además de los riesgos del procedimiento quirúrgico en sí, los principales riesgos de estos pacientes son los efectos a largo plazo de la inmunosupresión crónica, no sólo sobre la función renal propia, sino también en el desarrollo de ateroesclerosis y el riesgo aumentado de neoplasias malignas. Las tasas de supervivencia al cabo de 1 año en los receptores de trasplante de páncreas aislado son de aproximadamente el 80 %, con una tasa al cabo del año cercana al 30 %. Los criterios de la American Diabetes Association (ADA) para este trasplante son:

1. Fallo constante del tratamiento insulínico intensivo para establecer un control glucémico razonable y para evitar complicaciones secundarias.
2. Problemas clínicos y emocionales incapacitantes con el tratamiento con insulina exógena.

No existe acuerdo sobre el beneficio en la supervivencia del trasplante de páncreas aislado debido a la morbilidad y mortalidad asociadas, a la necesidad de inmunosupresión y a interrogantes sobre si se evitan complicaciones secundarias. En la mayoría de los centros, sólo consideran el procedimiento en pacientes diabéticos con episodios hipoglucémicos inconscientes graves o con importantes complicaciones secundarias de la diabetes sin disfunción renal. La opción del trasplante de islotes en estos pacientes se expone más adelante en este mismo capítulo.

EVALUACIÓN DE LA CANDIDATURA A TRASPLANTE DE PÁNCREAS

Tradicionalmente, el trasplante de páncreas se ha reservado como opción terapéutica para pacientes con diabetes mellitus de tipo 1 y nefropatía terminal. Se cree que la diabetes de tipo 2 se debe a una combinación de resistencia a la acción de la insulina y una respuesta secretora de insulina compensadora inadecuada. La reticencia a considerar el trasplante de páncreas en los pacientes diabéticos de tipo 2 se basa en la preocupación de que la resistencia a la insulina existente puede limitar los beneficios del aloinjerto pancreático. El grado de resistencia a la insulina varía ampliamente entre los pacientes con diabetes que se supone son de tipo 2 y no se ha caracterizado bien. Algunos de estos pacientes tienen péptido C detectable, no son obesos y pueden tratarse con fármacos orales, y requieren insulina sólo más adelante. Como se mencionó anteriormente, un pequeño porcentaje de la lista de espera para trasplante simultáneo está formado por pacientes diabéticos de tipo 2 no obesos que tienen un fenotipo clínico sugestivo de una mínima resistencia a la insulina y empeoramiento del control de la glucosa. En estos pacientes seleccionados, puede alcanzarse la homeostasis de la glucosa, que no es diferente a la de los diabéticos de tipo 1 trasplantados.

La selección del receptor y la evaluación previa al trasplante son elementos esenciales para evitar la aparición de complicaciones importantes relacionadas con el trasplante. Los candidatos en lista de espera se deben examinar de forma sistemática mientras esperan el trasplante de un órgano. Se deben repetir estudios específicos si el paciente permanece en la lista de espera durante un período prolongado.

Arteriopatía coronaria

Las complicaciones vasculares graves limitan el éxito del trasplante en los pacientes diabéticos. Estos pacientes suelen tener múltiples factores de riesgo cardiovascular, además del largo antecedente de diabetes mellitus.

Entre estos factores de riesgo se encuentran el tabaquismo, la hipertensión, la hiperlipidemia, los antecedentes familiares y la insuficiencia renal. Los pacientes diabéticos de tipo 1 tienen un riesgo particularmente elevado de enfermedad aterosclerótica coronaria prematura, hasta con un 35 % de fallecimientos por coronariopatía a los 55 años. La prevalencia de la arteriopatía coronaria aumenta significativamente con la edad, y se ha observado en la mayoría de los pacientes diabéticos de más de 45 años. El riesgo de muerte en estos pacientes se multiplica por 8-15 si también sufren nefropatía. No es sorprendente que casi la mitad de los receptores de trasplante diabético que fallecen en los 3 años siguientes al trasplante lo hagan por una complicación vascular, y en los receptores de trasplante de páncreas la ECV es la principal causa de muerte.

Los pacientes diabéticos con coronariopatía pueden no presentar los típicos síntomas de la angina de pecho, por lo que hay que tener en cuenta la posibilidad de una coronariopatía encubierta en todos los pacientes diabéticos evaluados para un trasplante de órgano. Todos los pacientes deben someterse a alguna forma de evaluación preoperatoria. La técnica de imagen con perfusión nuclear es el estudio de cribado que se realiza con mayor frecuencia, pero debido al escaso valor predictivo de las pruebas de imagen no invasivas en los candidatos a trasplante diabético, no existe acuerdo sobre el protocolo exacto que se debe usar y es específico de cada centro (v. Capítulo 8, Parte I). En general, los pacientes jóvenes que han sufrido diabetes mellitus durante menos de 25 años, no son fumadores y no presentan otros factores de riesgo cardiovascular pueden evaluarse sólo con pruebas de imagen de estrés. Un estudio inicial adecuado es la prueba de estrés nuclear en cinta sin fin con gammagrafía con galio o sestamibi o ecocardiografía. Sin embargo, muchos pacientes diabéticos con nefropatía terminal muestran una mala tolerancia al esfuerzo, y no son capaces de alcanzar una tasa del 85 % de su frecuencia cardíaca máxima prevista. Estos pacientes deben realizar una prueba de estrés nuclear con adenosina o una ecocardiografía de estrés con dobutamina destinadas a reproducir el efecto de estrés del esfuerzo físico sobre la función cardíaca.

Los resultados positivos o dudosos de estudios no invasivos van seguidos generalmente por una angiografía coronaria. Los pacientes con lesiones coronarias en los que puede realizarse *bypass* o una angioplastia con endoprótesis (*stent*) deben tratarse antes del trasplante. Si los pacientes requieren un ciclo de bisulfato de clopidogrel tras el procedimiento, es preferible que éste se complete antes de proceder al trasplante. El dilema al que se enfrentan los pacientes que no están todavía en diálisis pero requieren posiblemente radiocontraste nefrotóxico para la angiografía se expone en el capítulo 8. A los pacientes en lista de espera se les suele recomendar seguir la evaluación anual sistemática con pruebas de imagen de estrés no invasivas hasta el trasplante, aunque no se ha documentado el beneficio de esta estrategia habitualmente utilizada. Los pacientes con coronariopatía importante y que no son susceptibles de tratamiento quirúrgico ni cardiología intervencionista no deben considerarse candidatos a trasplante de páncreas.

El estado de riesgo cardíaco de los pacientes diabéticos no debe olvidarse tras un trasplante de páncreas y riñón realizado con éxito. Se debe continuar con la modificación de los factores de riesgo durante los períodos previo y posterior al trasplante, y ello debe incluir el uso de estatinas para el nivel elevado de colesterol-lipoproteínas de baja densidad y del colesterol total, con una modificación adecuada de la dosis en los pacientes tratados con inhibidores de la calcineurina (CNI) (v. Capítulo 6). Aún no se han comunicado datos de la experiencia en receptores de trasplante con los nuevos fármacos que reducen las lipoproteínas de baja densidad (LDL) dirigidos a la enzima PCSK9. Cuando es posible, los pacientes deben empezar con dosis bajas de betabloqueante si no tienen desconocimiento de la hipoglucemia ni otras contraindicaciones. Se prefieren los bloqueantes β_1 selectivos para evitar efectos secundarios adversos. Para el tratamiento de la hipertensión, se deben elegir antihipertensores que no agraven la sensibilidad a la insulina ni el metabolismo lipídico. Los bloqueantes β_1 sin acción simpaticomimética intrínseca son preferibles para los pacientes con diabetes e hipertensión y con cardiopatía isquémica asociada, mientras que los bloqueantes β_1 con acción simpaticomimética intrínseca, que ejercen una acción vasodilatadora, son útiles para los pacientes hipertensos diabéticos sin cardiopatía isquémica, porque no agravan la sensibilidad a la insulina ni el metabolismo lipídico. Además, se debe recomendar la administración diaria de ácido acetilsalicílico y ácidos omega-3 y omega-6 para promover la salud vascular.

Enfermedad cerebrovascular y vasculopatía periférica

La mayor predisposición de los receptores de trasplante diabéticos a sufrir enfermedad cerebrovascular y vasculopatía periférica obliga a prestar una atención especial a estos temas en la evaluación previa al trasplante. Aproximadamente el 4 % de los receptores de trasplante simultáneo de páncreas y riñón o sólo de riñón sufre un ictus o un accidente isquémico transitorio en los 4 años siguientes a la cirugía, y casi un tercio de estos episodios son mortales. Durante la evaluación del paciente, deben valorarse todos los antecedentes de episodios cerebrovasculares o de claudicación intermitente, o los hallazgos de soplos carotídeos o femorales, o pulsos periféricos débiles. Puede ser necesario consultar con un cirujano vascular.

Infecciones

En el momento del trasplante, los pacientes deben estar libres de infecciones importantes, como peritonitis, osteomielitis, o úlceras sin cicatrizar en los pies o en las extremidades inferiores. Se deben examinar cuidadosamente los pies y las extremidades inferiores en cada visita y cuando el paciente ingresa para el trasplante. Si se ingresa a un paciente para un trasplante y se encuentra una úlcera en una extremidad inferior, se debe descartar al paciente y se debe notificar al centro de trasplante cuando esté completamente curado. Las caries dentales significativas y la enfermedad periodontal se deben tratar antes del trasplante. Hay que informar al paciente de que si presentan complicaciones infecciosas mientras están a la espera de un trasplante, su candidatura puede ponerse «en espera» hasta que se hayan resuelto todos los problemas infecciosos.

Trasplante preventivo

Las ventajas del trasplante prediálisis, «preventivo», para candidatos a trasplante renal también se aplican a los candidatos para trasplante simultáneo de páncreas. El trasplante precoz puede evitar la necesidad de un acceso vascular temporal o permanente para la diálisis y la deformidad de las extremidades asociada a estos procedimientos, puede evitar episodios de insuficiencia cardíaca congestiva y sobrecarga de líquidos y puede corregir la hipertensión, lo que puede contribuir a una pérdida de visión más rápida en este grupo de pacientes. Algunos datos sugieren que el trasplante precoz puede enlentecer la retinopatía y corregir la neuropatía. El desarrollo de complicaciones diabéticas en la diálisis puede alterar la posible rehabilitación tras el trasplante.

Los candidatos a trasplante diabéticos antes de la diálisis que requieren una angiografía coronaria tienen riesgo de empeoramiento de la función renal y posible inicio de diálisis inducido por la exposición a contrastes yodados. Este riesgo de nefropatía inducida por contraste debe sopesarse cuidadosamente con los riesgos asociados a una arteriopatía coronaria no diagnosticada. La colaboración estrecha con un cardiólogo puede ser útil en cuanto a que la dosis de contraste intravenoso administrada durante la angiografía coronaria puede minimizarse para reducir el riesgo de precipitar una insuficiencia renal.

Necesidad de insulina

En el momento en que muchos pacientes diabéticos desarrollan una nefropatía avanzada o necesitan diálisis, a menudo disminuyen las necesidades de insulina. Los pacientes tratados con diálisis peritoneal pueden tener mayor necesidad de insulina debido al uso de dializados que contienen dextrosa. En los candidatos a trasplante de páncreas se debe obtener el nivel de péptido C para confirmar que están insulinopénicos; sin embargo, los antecedentes confirmarán el diagnóstico. En los pacientes diabéticos de tipo 1, un valor de péptido C debe ser indetectable o inferior a 0,5 ng/ml.

Puede resultar más difícil alcanzar unos niveles de insulina postoperatorios adecuados en pacientes receptores que tienen una elevada necesidad de insulina diaria. Los pacientes diabéticos de tipo 1 obesos también pueden haber desarrollado resistencia a la insulina, y puede ser útil contar con un estimado de la necesidad de insulina previa al trasplante para valorar la necesidad de insulina exógena tras el trasplante. Puede observarse cierta intolerancia a la glucosa en el período postoperatorio inmediato, debido a grandes dosis de corticoides, intolerancia a los carbohidratos, infusión de medicamentos preparados en solución glucosada al 5 %, mejoría del apetito y el uso de CNI que puede llevar a períodos de glucemia elevada y aumento de la necesidad de insulina. Los pacientes diabéticos de tipo 1 deben esperar poder quedar libres de la insulina exógena tras un trasplante eficaz. La liberación del uso de la insulina y de la disciplina estricta de la dieta son los beneficios más concretos del éxito del trasplante de páncreas.

SELECCIÓN DEL DONANTE

La selección adecuada del donante de páncreas es esencial para evitar complicaciones relacionadas fundamentalmente con trombosis vascular y fugas duodenales. El donante para el trasplante de páncreas es una persona típicamente de una edad comprendida entre 10 y 45 años, y con un mecanismo traumático como causa de la muerte encefálica. Los donantes cuya muerte se define por criterios cardíacos (v. Capítulo 4) no son adecuados para la donación pancreática del órgano completo. El donante no debe haber sido sometido anteriormente a cirugía pancreática alguna ni tener antecedentes de traumatismo pancreático, ni un diagnóstico de diabetes mellitus. Un nivel de $HgbA_{1c}$ antes de la obtención puede ayudar a valorar la intolerancia a la glucosa. La hiperglucemia es algo habitual durante el tratamiento de pacientes en muerte encefálica, y no representa una contraindicación para la donación del páncreas.

Cuando los donantes tienen más de 45 años o han fallecido por accidentes cerebrovasculares, se ha descrito una mayor incidencia de trombosis del aloinjerto y de pérdida del injerto. Los páncreas de donantes de edad avanzada han mostrado mayores tasas de infecciones intraabdominales, fugas anastomóticas o duodenales, nueva laparotomía y disminución de la supervivencia del injerto. Debido a ello, hay que tener precaución al aceptar y usar páncreas de donantes de más de 45 años. El peso y la masa corporal son también factores importantes a considerar. Aunque no existen criterios estrictos en cuanto al peso del donante, algunos centros consideran un límite inferior de 45 kg como peso del donante. Esto es así fundamentalmente por el problema del tamaño de la vascularización arterial pancreática para la construcción del injerto ilíaco en Y y el riesgo de trombosis arterial del injerto. Sin embargo, en algunos centros se usan de forma sistemática páncreas de donantes pequeños o incluso pediátricos con buenos resultados. Muchos centros evitan los donantes con un IMC mayor de 30, debido a un aumento de la incidencia de infiltración grasa y posterior aumento del riesgo de lesión por isquemia-reperfusión, infección, pancreatitis y trombosis del aloinjerto.

TRASPLANTE DE PÁNCREAS: TÉCNICA QUIRÚRGICA

El procedimiento quirúrgico puede dividirse en tres etapas: *1)* obtención del órgano, *2)* preparación del páncreas en la mesa de instrumental y *3)* trasplante de páncreas.

Obtención del órgano

El éxito y la ausencia de complicaciones en el trasplante de páncreas requieren una obtención meticulosa del aloinjerto y la atención detallada en la preparación del páncreas en la mesa de instrumental. Nada hay que sustituya a un cirujano con experiencia que examine el páncreas durante la obtención y que realice una valoración de la idoneidad del órgano.

Tras abrir el saco menor (transcavidad de los epiplones), se divide el ligamento gastrocólico, y se examina y se palpa cuidadosamente el páncreas. Se exponen la aorta y la vena cava, y después se procede a la división de los vasos pilóricos y gastroepiploicos derechos. En algunos centros, se realiza una descontaminación intestinal. Puede avanzarse una sonda nasogástrica en la segunda porción del duodeno, y se instilan 200 ml de solución salina o povidona yodada con anfotericina B. Se ligan las cortas arterias gástricas, se inmoviliza completamente el colon transverso y, a continuación, se divide el estómago, proximal con respecto al píloro. Se divide del mismo modo la cuarta porción del duodeno, justo antes de extraer el páncreas. Con la retracción cuidadosa del bazo, se seccionan cuidadosamente las fijaciones esplenorrenal y esplenofrénica. Se moviliza el hígado, y se aíslan la aorta, la vena cava y la vena mesentérica inferior. Se vacía la vejiga y se divide el conducto biliar. Se aísla la aorta supracelíaca y se administra heparina por vía i.v. Se colocan cánulas en la aorta y la vena mesentérica inferior. En coordinación con el equipo de cirugía cardiotorácica, se pinza la aorta, y se instila solución para conservación al mismo tiempo que se enfría la superficie con hielo triturado. Se obtienen a continuación los órganos torácicos, y después se extrae el hígado tras la sección de la arteria gastroduodenal, la vena porta y la arteria esplénica. A continuación, se extrae el páncreas con el bazo fijado (Fig. 16-3). El aloinjerto se mantiene enfriado en solución de conservación estéril hasta que está listo para prepararse en la mesa de instrumental.

Preparación del páncreas en la mesa de instrumental

La preparación del aloinjerto pancreático en la mesa del instrumental requiere una cuidadosa técnica quirúrgica, que puede dividirse en cuatro etapas. En primer lugar, se debe acortar el duodeno distal y proximal hasta la longitud adecuada. Esto se realiza sondando el conducto biliar en la ampolla para asegurar que no se ve comprometido durante el acortamiento duodenal. Generalmente, los extremos del duodeno se grapan y se suturan. Se liga el conducto biliar. Se debe enviar una muestra del duodeno extirpado para tinción de Gram, tinción fúngica, y cultivo bacteriano y fúngico. En segundo lugar, se requiere la reconstrucción arterial. Se usa un injerto arterial en Y con la bifurcación de la arteria ilíaca interna-arteria ilíaca externa-arteria ilíaca común del donante. La arteria ilíaca interna se anastomosa a la arteria

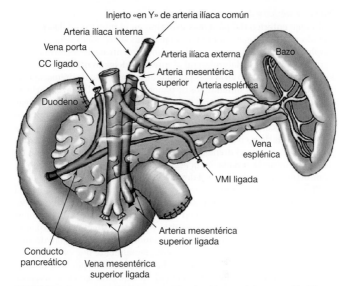

FIGURA 16-3. Anatomía de aloinjerto pancreático obtenido antes de la preparación. CC, conducto colédoco; VMI, vena mesentérica inferior. (De Lipshutz GS, Wilkinson AH. Pancreas-kidney and pancreas transplantation for the treatment of diabetes mellitus. Endocrinol Metab Clin North Am 2007;36:1015-1038, con autorización.)

esplénica, y la arteria ilíaca externa se anastomosa a la arteria mesentérica superior. Se liga la vena mesentérica inferior. La vena porta se debe separar del tejido circundante. Casi nunca se necesita un injerto de extensión, y se debe evitar. En tercer lugar, se elimina el tejido superfluo de la periferia de la glándula. Se diseca cuidadosamente el hilio del bazo, y se realiza la sección transversal de la arteria y la vena esplénicas, y se unen mediante suturan. Se sutura la vascularización mesentérica grapada. En cuarto lugar, se debe comprobar la integridad vascular de la glándula. Con una jeringa con un conector, se debe instilar cuidadosamente solución de conservación fría en la arteria ilíaca común, y hay que examinar detalladamente la glándula desde todos los aspectos, por si existe salida o fuga de la solución de conservación. Si es así, se debe identificar la fuga y ligar.

Técnicas de implante quirúrgico

Las principales controversias quirúrgicas sobre las técnicas de trasplante de páncreas se han referido al método de drenaje exocrino y de drenaje vascular. Para proporcionar la masa de islotes necesaria para producir insulina y tratar la diabetes, es necesario trasplantar tanto el páncreas exocrino como el endocrino. Durante el desarrollo inicial del trasplante de páncreas, se probaron procedimientos que incluían la ligadura del conducto y la creación de un botón duodenal para drenar secreciones exocrinas, pero estaban llenos de complicaciones, y son métodos que en general se han abandonado. Muchos estudios y un gran interés se han dedicado a la manipulación de las secreciones pancreáticas exocrinas. Las técnicas más usadas actualmente son el drenaje entérico y el drenaje vesical. Esta situación puede cambiar si el trasplante de islotes pancreáticos se convierte en una realidad clínica fácilmente disponible.

Drenaje entérico y drenaje vesical

El drenaje entérico del páncreas exocrino en el intestino delgado es el método más fisiológico para el drenaje de las secreciones exocrinas. Se trasplanta el páncreas entero, junto con un segmento de duodeno donante, con una anastomosis laterolateral al intestino delgado del receptor (Fig. 16-4). Se ha convertido en la más popular de las opciones de drenaje, y casi todos los trasplantes simultáneos de páncreas y riñón, y la mayor parte de los trasplantes de páncreas tras trasplante de riñón (PTR) y de páncreas aislado se realizan con este método. En algunos centros siguen refiriendo el drenaje vesical en el trasplante PTR y el de páncreas aislado, debido a las mayores tasas de rechazo del aloinjerto pancreático en estos dos grupos y a la opción de que el drenaje vesical proporciona la monitorización de la amilasa urinaria seriada en la evaluación del rechazo: este método de monitorización se pierde con el drenaje entérico.

El drenaje vesical de secreciones pancreáticas muy alcalinas con una concentración elevada de amilasa puede causar alteraciones hidroelectrolíticas (contracción de volumen y acidosis metabólica) y alteraciones urológicas (cistitis, uretritis, balanitis y pancreatitis por reflujo), que pueden tener un efecto importante en la morbilidad y la calidad de vida tras la intervención quirúrgica. Es fundamentalmente por estas razones por lo que la técnica de drenaje vesical ha sido sustituida por la de drenaje entérico. El principal peligro asociado al drenaje entérico es el riesgo de

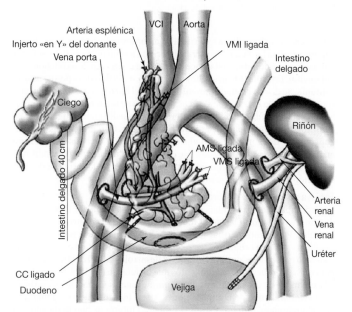

FIGURA 16-4. Injerto pancreático con drenaje entérico y venoso sistémico con riñón a la izquierda. (De Lipshutz GS, Wilkinson AH. Pancreas–kidney and pancreas transplantation for the treatment of diabetes mellitus. Endocrinol Metab Clin North Am 2007;36:1015-1038, con autorización.)

desarrollar una fuga duodenoentérica (que se produce típicamente en el período postoperatorio precoz), que puede provocar la pérdida del injerto y una sepsis intraabdominal. El peligro de una fuga duodenal puede ser algo menor cuando la anastomosis se realiza con la vejiga, y la fuga puede tratarse en ocasiones de forma conservadora mediante sondaje vesical.

Actualmente, son pocos los centros que eligen el drenaje vesical como método primario de drenaje, y cuando lo hacen, los aloinjertos pancreáticos se trasplantan típicamente con una duodenocistostomía pancreática latero-lateral (Fig. 16-4). Un inconveniente del drenaje entérico de las secreciones exocrinas es la imposibilidad de monitorizar la amilasa urinaria como medio para detectar el rechazo del aloinjerto pancreático. Sin embargo, con los protocolos inmunosupresores actuales, este inconveniente es leve.

Drenaje sistémico y drenaje portal

La mayor parte de los aloinjertos pancreáticos se trasplantan de forma heterotópica como los riñones en la pelvis usando la vascularización ilíaca (Figs. 16-4 y 16-5). Las ventajas de este método son las tasas menores de trombosis del aloinjerto, el acceso más fácil para la biopsia percutánea y la posibilidad de usar la vejiga o el intestino para el drenaje de las secreciones exocrinas. Con el drenaje venoso sistémico, los niveles de insulina sérica basal y periférico estimulado son dos a tres veces mayores que los normales, debido a que la insulina no sufre el efecto hepático de primer paso. Los pacientes pueden sufrir hiperinsulinemia periférica con hipoinsulinemia portal

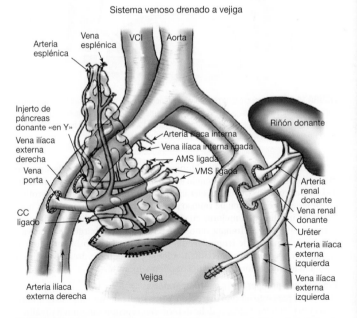

Sistema venoso drenado a vejiga

FIGURA 16-5. Injerto pancreático con drenaje vesical y venoso sistémico. Con riñón a la izquierda. (De Lipshutz GS, Wilkinson AH. Pancreas–kidney and pancreas transplantation for the treatment of diabetes mellitus. Endocrinol Metab Clin North Am 2007;36:1015-1038, con autorización.)

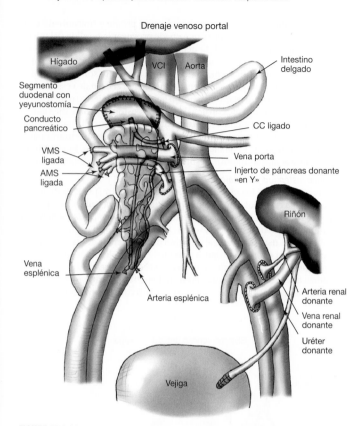

FIGURA 16-6. Injerto pancreático con drenaje entérico y venoso portal con riñón a la izquierda. AMS, arteria mesentérica superior; VMS, vena mesentérica superior. (De Lipshutz GS, Wilkinson AH. Pancreas–kidney and pancreas transplantation for the treatment of diabetes mellitus. Endocrinol Metab Clin North Am 2007;36:1015-1038, con autorización.)

e hipoglucemia posprandial, y algunos refieren que los niveles elevados de insulina del entorno, la resistencia a la insulina y el metabolismo alterado de las lipoproteínas pueden acelerar la progresión de ECV ateroesclerótica en los receptores. El drenaje venoso portal (Fig. 16-6) produce niveles normales de insulina con mejoras en el metabolismo de las lipoproteínas en comparación con el drenaje venoso sistémico. Sin embargo, se observan tasas más elevadas de trombosis del aloinjerto, y la biopsia percutánea, cuando es necesaria, es más difícil. Además, se requiere drenaje entérico debido a la colocación cefálica del duodeno donante.

Preparación preoperatoria e intraoperatoria
Una vez el paciente ha sido ingresado, y tras realizar una exhaustiva anamnesis y exploración física, se debe determinar el grupo sanguíneo y realizar una prueba cruzada, una radiografía de tórax y un electrocardiograma. En algunos centros se realiza una preparación intestinal o se aplican enemas para limpiar el colon de heces. Hay que preparar concentrados de hematíes

con leucorreducción para el paciente. En algunos centros se administra una dosis preoperatoria de ácido acetilsalicílico (si el paciente no está ya recibiendo este fármaco) y un antifúngico por vía oral. Se debe solicitar y preparar el tratamiento para la inmunosupresión intraoperatoria.

A la espera del trasplante, se debe administrar la mitad de la dosis normal de insulina, y los niveles de glucosa sérica no deben superar los 250 mg/dl por la posible aparición de academia intraoperatoria, que causa dificultades en el control intraoperatorio. Antes de la intervención, hay que controlar los niveles de glucemia cada 4 h, y se debe usar una escala gradual para dosificar insulina regular. Las formas de insulina de acción prolongada se evitan, permitiendo al cirujano evaluar la función del aloinjerto pancreático en el quirófano. Los pacientes deben tratarse con diálisis si existe una evidencia significativa de sobrecarga de volumen o hiperpotasemia.

Durante la intervención, generalmente los pacientes tienen colocada una sonda nasogástrica, y se obtiene una vía de acceso arterial y una vía venosa central. En algunos centros se ha abandonado el uso sistemático de sondas nasogástricas. Una función gastrointestinal deficiente puede comprometer la absorción de tratamientos inmunosupresores, y muchos centros usan fármacos de inducción intravenosos, disminuyendo así la necesidad de una función gastrointestinal precoz para absorber los inmunosupresores administrados por vía oral (v. «Inmunosupresión» más adelante). Tras el trasplante, la función intestinal puede reanudarse lentamente y, en ocasiones, puede necesitarse succión nasogástrica prolongada en casos de íleo persistente. Antes de efectuar la incisión cutánea, se administrará un antibiótico de amplio espectro (p. ej., piperacilina/tazobactam).

Complicaciones postoperatorias

A diferencia del trasplante renal aislado, en el que el aloinjerto se ubica típicamente en una localización retroperitoneal, la colocación del aloinjerto pancreático es intraabdominal. Debido a la larga duración de la intervención quirúrgica, y a la manipulación del intestino delgado y la anastomosis (ya sea con drenaje vesical o entérico), se debe esperar un íleo en el postoperatorio inmediato. Aunque los estudios no han demostrado diferencias significativas en cuanto a las complicaciones postoperatorias importantes entre los pacientes diabéticos y no diabéticos, especialmente en lo que respecta a complicaciones con la herida quirúrgica, tras el trasplante de páncreas son frecuentes el íleo, las náuseas y los vómitos postoperatorios. Debido al uso de altas dosis de corticoides con fármacos de inducción en algunos centros, es esencial la monitorización frecuente de la glucemia. Algunos centros usan una infusión de insulina en el postoperatorio inmediato. Otros no lo hacen porque el seguimiento de la glucosa sérica o en sangre entera es importante para valorar las complicaciones que pueden producirse en el postoperatorio precoz, sobre todo la posibilidad de trombosis del aloinjerto.

Fuga anastomótica

Las fugas del segmento duodenal en el receptor de un páncreas que drena en la vejiga se producen con mayor frecuencia en los 3 primeros meses tras el trasplante, y suelen manifestarse con el inicio agudo de dolor abdominal y elevación de la amilasa sérica. Puede establecerse el diagnóstico realizando una cistografía o mediante técnicas de imagen con radioisótopos. El tratamiento es no quirúrgico hasta en dos tercios de los pacientes, y suele necesitar un drenaje prolongado con una sonda de Foley uretral. Los casos resistentes pueden requerir la exploración y el cierre del punto de fuga o la conversión entérica.

El desarrollo de una fuga anastomótica es la complicación más grave de un trasplante de páncreas entero con drenaje entérico. La presencia de fugas de trasplantes de páncreas con drenaje entérico la sugiere el inicio repentino de dolor abdominal intenso, la elevación de los niveles de amilasa y creatinina séricas, y fiebre. Las fugas del segmento duodenal inicial tienden a producirse por rechazo, infección o isquemia de la línea de grapas. Las fugas no producen alteraciones de la función endocrina Sin embargo, los pacientes acuden con leucocitosis, dolor a la palpación del injerto y fiebre, y generalmente dan lugar a una fístula pancreaticocutánea o un absceso peripancreático, que son particularmente graves debido al vertido de jugo intestinal en el abdomen. La tomografía computarizada y el drenaje percutáneo suelen demostrar una infección mixta de bacterias y, con frecuencia, hongos. Son esenciales los antibióticos de amplio espectro, y se debe realizar sin demora una exploración quirúrgica. En la laparotomía, debe tomarse una decisión en cuanto a la extensión de la infección, su posibilidad de resolución y la necesidad de retirar el aloinjerto pancreático. Si el tratamiento de la infección no es el adecuado, provocará fallo del órgano, sepsis y, con frecuencia, la muerte del receptor. Hay quien ha convertido el aloinjerto en una rama en Y de Roux cuando se ha detectado la presencia de una fuga anastomótica; sin embargo, esto no siempre ha logrado salvar el aloinjerto.

Pancreatitis del injerto

La pancreatitis del aloinjerto es una complicación habitual en el postoperatorio, y puede producirse en diversos contextos. Suele resolverse espontáneamente y pronto en el curso del postoperatorio del paciente. Típicamente, se produce como resultado de lesión por reperfusión y almacenamiento isquémico en frío, o por manipulación durante la obtención del órgano. Suele inducir una ligera hiperamilasemia sin consecuencias clínicas importantes, que se resuelve espontáneamente con tratamiento conservador. En casos más graves, la lesión por isquemia-reperfusión puede ser la causa y puede conducir a la trombosis del aloinjerto, probablemente debido al efecto sobre la vascularización. Para evaluar la disfunción del injerto, son esenciales los estudios con ecografía Doppler, y un examen de las formas de onda arterial demostrará con frecuencia unos índices de resistencia muy elevados con picos arteriales agudos y colapso (pulsaciones en «martillo de agua/Corrigan») (Fig. 16-7). Esta característica debe llevar a pensar en una trombosis inminente del aloinjerto. Además de la heparinización, la administración de octreotida puede ser eficaz,

En los trasplantes de páncreas con drenaje vesical, se ha descrito la posible pancreatitis por reflujo de orina. Es más habitual en pacientes con vejigas neurógenas distendidas, y se trata fomentando la micción más frecuente, mediante drenaje con sonda o autosondaje para evitar grandes residuos urinarios. Los bloqueantes de receptores adrenérgicos α_1 como la terazosina pueden ser útiles en algunos casos. En los pacientes con pancreatitis por reflujo persistente se debe realizar la conversión entérica,

Trombosis

La trombosis del injerto es la causa precoz más frecuente de pérdida del aloinjerto pancreático. Se trata de una complicación devastadora que puede producirse hasta en el 10 % al 20 % de los receptores de trasplante pancreático. Es más habitual en el páncreas, en comparación con el trasplante renal, debido en parte a que el páncreas es un órgano con un flujo sanguíneo relativamente bajo. La mayor parte de las trombosis del injerto se producen en la primera semana tras el trasplante, y tanto factores del donante como factores del receptor aumentan el riesgo de que se produzca.

A

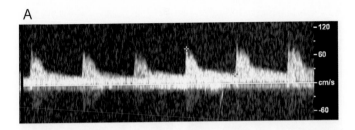

B

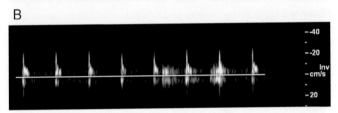

FIGURA 16-7. A. Forma de onda arterial normal con índice de resistencia bajo y buen flujo en la arteria esplénica de un aloinjerto pancreático. **B.** Pulsos «en martillo de agua» que se muestran en la forma de onda del Doppler, que indica un índice de resistencia elevado y flujo deficiente. Obsérvese la ausencia de flujo diastólico.

Los factores del receptor son los que disminuyen el flujo sanguíneo al aloinjerto, como la pancreatitis, la hipotensión, el rechazo agudo y la lesión por reperfusión. Los factores del donante son la edad avanzada (> 45 años), los tiempos prolongados de isquemia fría y la muerte del donante por un episodio cerebrovascular.

La trombosis de un aloinjerto pancreático puede producirse en el sistema arterial o en el venoso. La trombosis arterial puede suceder en la arteria esplénica o en la arteria mesentérica superior; en ocasiones, se produce en ambas. La trombosis de la arteria mesentérica superior causa la inviabilidad del segmento duodenal. En la exploración, el páncreas se percibe blando y pálido. En general, al principio el paciente no percibe dolor abdominal, y existe un aumento agudo de la glucosa sérica con una disminución de la amilasa sérica. Incluso con una arteria esplénica permeable, la extirpación quirúrgica es, generalmente, la medida más adecuada, porque la pérdida del aporte arterial de la arteria mesentérica superior afectará al segmento duodenal. En algunos casos, el extremo más distal de la arteria mesentérica superior o la arteria esplénica pueden trombosarse porque estos vasos se convierten en arterias terminales y no hay flujo de salida en el extremo distal. Aunque la trombosis en estas localizaciones puede dar lugar inicialmente a una hiperamilasemia transitoria, si las pruebas de imagen demuestran una buena perfusión del aloinjerto, es probable que estas trombosis distales no tengan una consecuencia a largo plazo (Fig. 16-8). Sin embargo, sería recomendable administrar antiagregantes plaquetarios de forma prolongada.

La trombosis venosa suele manifestarse como edema del injerto, lo que provoca dolor abdominal. En los pacientes se observa una elevación de la glucosa y la amilasa séricas. En la exploración abdominal, con frecuencia se observa el injerto aumentado de tamaño, de color azul oscuro

A

B

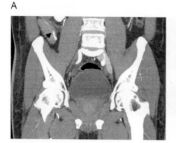 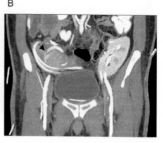

FIGURA 16-8. Angiografía con tomografía computarizada de un aloinjerto pancreático. La *flecha* muestra trombosis de la arteria esplénica distal (**A**) y de la arteria mesentérica superior del aloinjerto (**B**). Obsérvese que la glándula está bien perfundida por el flujo sanguíneo colateral.

y congestionado. Se recurre a la ecografía Doppler de forma sistemática para examinar el flujo vascular. Si existe trombosis venosa, se observa una gran resistencia en las arterias pancreáticas con ausencia de flujo en las venas pancreáticas. Se necesita una pancreatectomía.

La prevención y la posterior vigilancia son las principales medidas para abordar el riesgo de trombosis del aloinjerto. La anticoagulación y los antiagregantes plaquetarios son la principal medida para evitar la trombosis del injerto; sin embargo, con esto, aumenta el riesgo de hemorragia postoperatoria. Para cualquier indicación de disfunción precoz del injerto, se debe emplear la ecografía Doppler (como alternativa, la angiografía con tomografía computarizada [TC] o la angiografía con resonancia magnética).

Hemorragia digestiva

Puede producirse una hemorragia digestiva precoz tanto en el receptor de trasplante de páncreas con drenaje vesical como en el trasplante con drenaje entérico, y se debe, típicamente, al sangrado de la línea de sutura de la anastomosis duodenoileal o de la anastomosis duodenovesical. Las causas son la lesión por isquemia-reperfusión de la mucosa duodenal o un vaso que sangra en la línea de sutura de la anastomosis. Cuando se usa heparina o antiagregantes plaquetarios para disminuir el riesgo de trombosis del aloinjerto en el postoperatorio, la hemorragia puede ser evidente por un descenso del hematocrito o la aparición de heces melánicas. Además, en pacientes urémicos que tienen un retraso en la función del aloinjerto renal, la disfunción plaquetaria puede llegar a ser evidente y puede producir hemorragia. En ambos casos, la hemorragia tiende a cesar al interrumpir la anticoagulación, o con la transfusión de concentrado de hematíes y plaquetas, en el caso de uremia y retraso de la función renal. En los pacientes con drenaje entérico, la hemorragia suele resolverse con este tratamiento. Sin embargo, en los pacientes con drenaje vesical, puede ser necesaria la irrigación de la vejiga, y puede requerirse una cistoscopia para retirar coágulos de gran tamaño. En ocasiones, puede ser necesaria la cistotomía abierta con electrofulguración o ligadura de un vaso que sangra.

Absceso e infección

Las infecciones intraabdominales son mucho más frecuentes tras el trasplante de páncreas que tras el trasplante renal, y representan una causa importante de mortalidad si no se tratan adecuadamente. Las colecciones

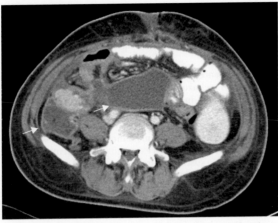

FIGURA 16-9. Tomografía computarizada que demuestra colecciones de líquido peripancreático.

líquidas peripancreáticas se pueden infectar, y suele ser adecuado un tratamiento conservador con drenajes percutáneos y antibióticos intravenosos (Fig. 16-9). Sin embargo, la persistencia o la falta de resolución harán que se considere la exploración y el drenaje quirúrgicos. En estas situaciones, puede plantearse la pancreatectomía. En los pacientes con absceso peripancreático, una complicación peligrosa y a menudo tardía es la aparición de un aneurisma micótico y hemorragia intensa y potencialmente mortal.

Vejiga neurógena e infecciones del tracto urinario
La vejiga neurógena es un factor frecuente de complicación tras el trasplante. Las infecciones de las vías urinarias también son más frecuentes en los receptores diabéticos debido a la mayor incidencia de una vejiga neurógena. En algunos pacientes, puede ser necesario el autosondaje crónico intermitente para evacuar completamente la vejiga, algo que para algunos puede resultar difícil debido a pérdida de visión. Se recomienda la profilaxis con trimetoprima-sulfametoxazol o ciprofloxacino.

Hipotensión ortostática
La hipotensión ortostática con hipertensión en decúbito supino es un resultado habitual de la neuropatía autónoma, y puede empeorar de forma transitoria tras un trasplante con éxito, sobre todo si el paciente tenía un estado hídrico positivo antes del trasplante. Esta afección puede ser difícil de tratar de forma ambulatoria. El tratamiento inicial es recomendar un aumento del aporte de sal en la dieta. Si no es eficaz, se debe prescribir la administración de bicarbonato sódico, hasta 1 300 mg por vía oral cuatro veces al día, y se debe añadir acetato de fludrocortisona, 0,1-0,2 mg/día. La mayoría de los pacientes responden a esta forma de tratamiento y, con el tiempo (normalmente, muchos meses después), puede disminuirse e interrumpirse la fludrocortisona, y se pueden reducir las dosis de bicarbonato sódico. Si esto no resulta eficaz, se puede añadir midodrina (un agonista de receptores adrenérgicos α), hasta 10 mg por vía oral tres veces al día. Algunos pacientes lo toleran mal porque suele producirse hipertensión en decúbito supino, que provoca cefaleas intensas. La clonidina puede mejorar la hipotensión ortostática, probablemente por

un efecto de venoconstricción periférica. La hipotensión ortostática se resuelve típicamente a medida que aumenta el hematocrito; este proceso puede acelerarse con inyecciones de eritropoyetina o transfusiones de concentrados de hematíes, si es necesario.

Rechazo del aloinjerto

La glucosa persistentemente elevada es un signo desfavorable y un hallazgo tardío en el rechazo del aloinjerto. Suele indicar que se ha estado produciendo rechazo durante un tiempo. El diagnóstico de rechazo del aloinjerto pancreático puede ser difícil de establecer, y sólo puede confirmarse mediante una biopsia percutánea. El rechazo del aloinjerto pancreático suele anunciarse por un aumento de la amilasa sérica, no de la glucosa. En efecto, el páncreas exocrino y un aumento de las enzimas séricas se usan como sustituto para diagnosticar el rechazo. En las fases iniciales del rechazo, los islotes se preservan, y la glucosa sérica permanece normal. Sólo más adelante, cuando se ha producido la inflamación y la destrucción de los islotes, se produce hiperglucemia. En ocasiones, los pacientes referirán un aumento agudo en los controles domiciliarios de glucemia tras largos períodos de no comprobar su glucosa. Sin embargo, es probable que el rechazo del aloinjerto se iniciara bastante antes, y que sólo en ese momento, al comprobar la glucosa, se detectó la hiperglucemia. En esta etapa, el rechazo suele ser irreversible. El rechazo debe reconocerse de forma más temprana, antes de que se desarrolle la hiperglucemia, para evitar la destrucción completa de los islotes.

En el trasplante simultáneo de páncreas y riñón, el aloinerto renal suele mostrar signos clínicos de rechazo antes que el aloinjerto pancreático. Esta situación viene anunciada por un aumento agudo de la creatinina sérica, que conduce a la realización inmediata de una biopsia. Aunque es posible que exista rechazo pancreático sin rechazo del aloinjerto renal cuando los receptores han recibido los órganos simultáneamente y del mismo donante, no es lo habitual, y probablemente se observa en menos del 5 % de los casos. Así, cuando es posible, se debe usar primero una biopsia renal para determinar la causa de disfunción del injerto y evitar una inmunosupresión innecesaria en estos pacientes. La biopsia renal percutánea suele considerarse un procedimiento más para los pacientes, debido a la localización intraabdominal del aloinjerto pancreático y al mayor riesgo de hemorragia tras el procedimiento. Si no es diagnóstica o no muestra rechazo ante una elevación de las enzimas pancreáticas exocrinas, se debe realizar una biopsia del aloinjerto pancreático, que suele efectuarse bajo guía ecográfica o con TC. Si es posible, antes de realizar la biopsia se interrumpirán todos los antiagregantes plaquetarios.

El diagnóstico de rechazo en el trasplante de páncreas tras el de riñón y en el de páncreas aislado es mucho más difícil. Un aumento de la amilasa o la lipasa séricas puede indicar rechazo u otro proceso inespecífico. La obtención de orina para determinar la amilasa y la presencia de eosinófilos es útil en los casos en los que el páncreas drena en la vejiga. Esto requiere realizar un seguimiento de la amilasa urinaria en las visitas ambulatorias habituales. Sin embargo, en estos casos, el diagnóstico también requiere una biopsia percutánea o una biopsia por cistoscopia de la cabeza del páncreas. Esta dificultad para el diagnóstico en estos grupos puede explicar, en parte, la peor supervivencia global del injerto en comparación con los receptores de trasplante simultáneo de ambos órganos, y la razón por la que algunos centros siguen usando el drenaje vesical en los pacientes con trasplante de páncreas aislado o de páncreas tras el de riñón.

El tratamiento del rechazo del aloinjerto pancreático suele necesitar antibioterapia (típicamente, globulina antitimocítica, v. Capítulo 6), que no debe, idealmente, administrarse salvo que se demuestre el rechazo en la biopsia. Un pulso de una dosis elevada de corticoides (5 mg/kg), aunque a menudo causa un descenso inicial de la amilasa y la lipasa séricas, puede ir seguido de rechazo de rebote porque este tratamiento aislado no es eficaz ni duradero.

INMUNOSUPRESIÓN

El tratamiento inmunosupresor en el trasplante de páncreas entero con trasplante simultáneo renal no es muy diferente del que se usa en el trasplante renal aislado (v. Capítulo 6). Las tasas de rechazo al cabo de 1 año han disminuido constantemente, y actualmente se sitúan en el 10 % al 20 %, dependiendo del tipo de trasplante y del tratamiento inmunosupresor. Casi todos los pacientes reciben alguna forma de inducción con anticuerpos, y la mayoría recibe tratamiento de mantenimiento con una combinación de tacrolimus-micofenolato mofetilo-corticoides en dosis baja. De los CNI, el tacrolimus se usa con mayor frecuencia que la ciclosporina, a pesar de que es el más tóxico de los dos para los islotes. Probablemente se prefiera el tacrolimus por la impresión documentada de que es más efectivo y «más potente».

Debido a la frecuencia de los episodios de rechazo agudo en el trasplante simultáneo de páncreas y riñón, la mayoría de los centros tienden a ser más agresivos con los protocolos de inmunosupresión empleados habitualmente como inmunosupresión triple en el postoperatorio. Aunque la combinación de tacrolimus, micofenolato mofetilo y dosis bajas de prednisona es la pauta más habitual después del trasplante, en algunos centros se han desarrollado protocolos con retirada de corticoides o sin ellos. En algunos centros, se ha usado sirolimus en su pauta de mantenimiento. Los escasos datos de la combinación tacrolimus-sirolimus han demostrado excelentes resultados a corto plazo, pero los intentos hasta la fecha (salvo en casos determinados) de evitar o minimizar los CNI han sido, en general, menos eficaces. Generalmente, se recomienda el mantenimiento de niveles más elevados de CNI en los receptores de trasplante de páncreas, en comparación con los pacientes con trasplante renal aislado.

Los receptores de trasplante de páncreas después del trasplante renal o de páncreas aislado tienen mayor riesgo de sufrir rechazo del aloinjerto que los que reciben un trasplante simultáneo de páncreas y riñón. Es probable que esto se explique, en parte, por no tener un riñón con compatibilidad HLA que pueda evaluarse para ayudar a determinar el estado del aloinjerto pancreático. Las pautas habituales en estos pacientes se basan en la inmunosupresión triple. En algunos estudios con retirada de corticoides y uso de sirolimus en estos pacientes, se han sugerido peores resultados.

EVOLUCIÓN DEL TRASPLANTE DE PÁNCREAS

Al comparar las probabilidades de supervivencia entre pacientes diabéticos con nefropatía terminal que reciben diferentes tratamientos de reemplazo, existen puntos complejos significativos. Se aconseja tener precaución al comparar grupos de trasplante y de diálisis, porque no son estrictamente comparables; los que presentan las manifestaciones menos graves de diabetes tienen más probabilidad de ser elegidos para trasplante de páncreas, mientras que los que muestran manifestaciones mórbidas y complicaciones secundarias graves suelen desestimarse. Esto se refleja en múltiples estudios que contemplan el beneficio o el perjuicio del trasplante de páncreas y renal frente al trasplante renal aislado en esta población de pacientes. Aunque tanto el trasplante renal primario como el repetido han demostrado proporcionar una mayor supervivencia en los pacientes diabéticos que en los no diabéticos, se han publicado artículos discrepantes en cuanto a si el trasplante simultáneo de páncreas y riñón proporciona un beneficio adicional a la supervivencia sobre el trasplante renal aislado.

Los datos del Scientific Renal Transplant Registry (SRTR) estadounidense complementados por los datos del Renal Data System estadounidense (USRDS) indican que los receptores del trasplante simultáneo pueden esperar vivir 15 años más que los diabéticos de tipo 1 que no fueron trasplantados y siguen en la lista de espera. Además, los receptores del trasplante simultáneo pueden esperar vivir 10 años más que si fueran diabéticos de tipo 1 receptores sólo de un riñón de donante cadáver. En general, el tiempo extra de vida previsto obtenido para todos los receptores de trasplante simultáneo es de 23 años; los de la cohorte de 18 a 29 años de edad, se prevé que obtengan hasta 49 años, mientras que en los de 40 a 49 años de edad se prevé que obtengan 19 años. Las tasas de mortalidad ajustada global para el trasplante simultáneo, receptores renales de donante vivo y receptores de donante cadáver eran de 40, 41 y 59 años, respectivamente, por 1 000-pacientes-años. Los resultados de este análisis sugieren que existe una mejora para la supervivencia con el trasplante de páncreas en todos los grupos demográficos salvo en los de edad igual o superior a 50 años en el momento del trasplante.

Sin embargo, con este aumento de la supervivencia, existe un riesgo añadido de un exceso de morbilidad y mortalidad precoz, fundamentalmente en relación con el procedimiento en sí y con el riesgo de complicaciones. Se calculó que los receptores de trasplante simultáneo de páncreas y riñón tienen el doble de riesgo de fallecer tras el trasplante. Además, su riesgo global de mortalidad también fue mayor. Al comparar con pacientes diabéticos de tipo 1 en lista de espera tratados con diálisis, se necesita unos 100 días más para los receptores de trasplante simultáneo en alcanzar el mismo riesgo relativo de mortalidad (riesgo de mortalidad inmediatamente tras el trasplante es > 1,3). Esto es casi el doble de los receptores de riñones de donante cadáver sólo (43 días) y 7 veces el de los que reciben un riñón de donante vivo (15 días). Sin embargo, a pesar de este riesgo elevado de mortalidad precoz con los trasplantes simultáneos, con los criterios de selección usados actualmente y el tratamiento postrasplante actual, los receptores diabéticos pueden esperar una mayor longevidad con el trasplante.

Los datos registrados sobre la supervivencia de los trasplantes de páncreas son menos fiables que los datos sobre la supervivencia renal. El fallo renal puede definirse claramente como un regreso a la diálisis, mientras que el fallo pancreático no tiene un criterio de valoración claro. Intuitivamente, el fallo pancreático podría definirse como el regreso a la necesidad de usar insulina, ya que esta necesidad es la indicación más potente para el procedimiento. En muchas publicaciones, el fallo pancreático se autodocumenta y puede representar diversos criterios de valoración «leves». En Estados Unidos, se ha aprobado una definición de fallo del aloinjerto pancreático que se basa en una serie de criterios que incluyen el uso promedio de insulina por kilogramo y día de un receptor: la definición aún no ha sido aplicada, pero cuando lo sea, se dispondrá de una definición más consistente y precisa de la supervivencia del aloinjerto pancreático.

En el trasplante simultáneo de páncreas y riñón, el fallo de estos órganos se produce en paralelo por procesos patogénicos similares en ambos. Si el riñón falla en primer lugar y el paciente regresa a la diálisis sin necesitar todavía insulina, se debe mantener la inmunosupresión para mantener el funcionamiento del páncreas. En estas circunstancias, la función pancreática suele deteriorarse, y la mejor forma de mantener su función es trasplantar otro riñón lo antes posible.

EFECTO DEL TRASPLANTE DE PÁNCREAS SOBRE COMPLICACIONES DIABÉTICAS

El objetivo del trasplante de riñón y páncreas en receptores diabéticos es restablecer la función renal, normalizar el metabolismo de los carbohidratos y establecer un estado de normoglucemia, al tiempo que se mejora la calidad de vida del receptor. El éxito del trasplante no sólo mejora la vida, sino que también salva vidas. Libera a los pacientes de la insulina exógena y de las restricciones en la dieta, así como de la carga emocional que todo ello conlleva. En el trasplante de páncreas con éxito, las mejoras en la calidad de vida consisten en una mayor satisfacción con la vida, la sensación de control e independencia, y mejores percepciones tanto de la salud física como de la salud mental. Si bien está claro el valor que tiene el hecho de lograr que los pacientes no dependan de la insulina, la eficacia de detener o revertir las complicaciones secundarias de la diabetes mellitus crónica.

Nefropatía

Los estudios han demostrado que los aloinjertos renales trasplantados a receptores diabéticos pueden mostrar signos de nefropatía diabética a los 2 años del trasplante. Se ha comparado el grosor de la membrana basal glomerular entre receptores diabéticos de un trasplante renal y pancreático simultáneo y receptores diabéticos de un trasplante renal aislado, y se ha observado que se encuentra dentro de los valores normales en el primer caso, mientras que está aumentado en la mayoría de los receptores de un riñón aislado. Aunque estas investigaciones tienen limitaciones, estos estudios sugieren que cuando los pacientes tienen normoglucemia prolongada, se evita la recurrencia de la glomerulopatía diabética.

Otros estudios realizados en pacientes con trasplante de páncreas aislado no muestran mejoría de las lesiones de nefropatía diabética establecida 5 años después del trasplante de páncreas; sin embargo, a los 10 años se observaba una regresión de la glomerulopatía diabética en los pacientes con aloinjertos pancreáticos con una buena función. La anchura de la membrana basal glomerular y tubular, que no variaba a los 5 años, disminuía después de 10 años, llegando a estar dentro de los límites normales en algunos casos. Las lesiones de Kimmelstiel-Wilson desaparecían, y se observó que los capilares glomerulares previamente comprimidos por la expansión mesangial se abrían de nuevo en algunos pacientes. Para situar esta información en su contexto, es importante señalar que el fallo de un trasplante renal aislado en pacientes diabéticos *no* se debe únicamente a la nefropatía diabética, sino que también se debe al mismo mecanismo patogénico que afecta a los riñones trasplantados en pacientes no diabéticos.

Al comparar la evolución renal de los receptores de trasplante renal y pancreático simultáneo y de trasplantes renales aislados de donante cadáver, hay que recordar que la calidad del riñón de los donantes para trasplante simultáneo tiende a ser mejor que la de los donantes de riñón únicamente. Es esta mejor calidad la fundamentalmente responsable de la mejor evolución renal de los receptores de trasplante simultáneo. Los pacientes suelen solicitar un trasplante de páncreas para «proteger» su trasplante renal. Si bien ésta es una solicitud intuitivamente lógica, es importante recordar a los pacientes que sigue siendo la calidad del riñón, en lugar de la presencia de un páncreas que funciona, lo que con mayor probabilidad determinará los resultados.

Enfermedad cardiovascular

La enfermedad cardiovascular (ECV) es la causa más frecuente de mortalidad en los diabéticos, por lo que el efecto del trasplante de páncreas sobre la ECV es una medida importante del resultado. En los receptores de trasplante diabéticos, la hiperlipidemia y otros factores de riesgo se deben tratar de forma enérgica, sobre todo si existe arteriopatía coronaria. La mejora de los niveles de glucemia reduce el riesgo de complicaciones microvasculares. Sin embargo, existen pocos estudios prospectivos con un gran número de pacientes que examinen la relación entre el restablecimiento de la normoglucemia en pacientes diabéticos de larga duración y una reducción de la mortalidad por causas cardiovasculares.

En general, los estudios indican que existe un efecto cardioprotector de la normoglucemia establecida tras un trasplante de páncreas eficaz. En los receptores de trasplante simultáneo de páncreas y riñón se ha observado una mayor disminución de la masa ventricular izquierda y una normalización de la disfunción diastólica, en comparación con los pacientes que recibieron un trasplante renal aislado. La progresión de la coronariopatía (usando la pérdida del diámetro del segmento medio en la angiografía) era más lenta en los que presentaban un injerto funcionante tras el trasplante simultaneo que en los que mostraban un fallo del injerto pancreático. La arteriopatía carotídea también parece avanzar más lentamente con el trasplante simultáneo de ambos órganos que con el trasplante renal aislado. Es probable que los episodios de vasculopatía y la mortalidad sean menores tras el trasplante de páncreas.

Retinopatía

En muchos estudios se ha examinado el efecto del trasplante de páncreas sobre la retinopatía diabética preexistente; en la mayoría de ellos el efecto ha sido escaso. Los receptores con una alteración importante de la visión pueden percibir una ligera mejoría, aunque algunos pacientes con enfermedad grave preexistente pueden llegar a la ceguera. Los estudios de mayor duración en pacientes con retinopatía menos avanzada y en aquellos con edema macular han sugerido que puede producirse una cierta mejoría tras el trasplante de páncreas eficaz. En algunos pacientes con retinopatía preproliferativa, se observó estabilidad o regresión tras el trasplante, y el edema macular mejoró. Sin embargo, la mejoría del edema macular y la posterior mejoría visual leve pueden, de hecho, estar relacionadas con la recuperación de un equilibrio hídrico normal proporcionado por el aloinjerto renal.

Neuropatía

Las neuropatías focales y las polineuropatías son complicaciones frecuentes de la diabetes mellitus. Afectan tanto al sistema nervioso autónomo como al somático. La polineuropatía es discapacitante, es la complicación neurológica más frecuente de la diabetes y es un factor que contribuye a las úlceras de los pies. Al igual que con otras complicaciones secundarias de la diabetes, pueden necesitarse períodos extensos de observación para recuperarse de anomalías patológicas que se desarrollaron durante los 20 años anteriores o más, desde el inicio de la diabetes mellitus en estos pacientes.

Los estudios prospectivos de pacientes con polineuropatía demuestran una tendencia general hacia la mejoría en los estudios de conducción nerviosa motora y sensitiva al cabo de 1 año, y de la función autónoma a los 5 años. Los pacientes con trasplantes simultáneo de páncreas y riñón, de páncreas tras el de riñón o de páncreas aislado mostraron mejoría a lo largo de un período de seguimiento de 10 años, lo que demuestra que el efecto no estaba sólo relacionado con la corrección de la uremia. La disfunción del sistema nervioso autónomo se asocia a una mortalidad excesiva. Algunos datos señalan que los pacientes con neuropatía moderada, pero no los que presentan una neuropatía grave, y que conservan un trasplante de páncreas funcionante tienen una mayor supervivencia que aquellos en los que la función pancreática se perdió. En los pacientes que fallecieron durante el período de observación, los resultados de las pruebas cardiovasculares autónomas se correlacionaban con la mortalidad.

Calidad de vida

Numerosos estudios han documentado una mejor calidad de vida en los receptores de trasplante simultáneo de páncreas y riñón que en los pacientes diabéticos que reciben un trasplante renal aislado Los pacientes refieren su satisfacción con la flexibilidad de la dieta y el control de la salud tras el trasplante de páncreas. Se sienten liberados de las estrictas restricciones de la dieta y de la carga emocional de la insulinoterapia y los frecuentes controles de la glucemia. Una proporción significativamente mayor de receptores de un trasplante de páncreas está trabajando, en comparación con los pacientes en lista de espera. Sin embargo, pueden persistir problemas sociales y relacionados con la diabetes, en parte porque un gran número de receptores tienen una lesión orgánica avanzada causada por la diabetes, como retinopatía y neuropatía, en el momento en que reciben el trasplante de páncreas.

A pesar de estos beneficios previstos, es esencial que los pacientes tengan una información realista de los riesgos y los beneficios relativos de las diversas opciones de trasplante y no trasplante disponibles para ellos. Los pacientes y sus familiares pueden tender a sobrevalorar los beneficios y a infravalorar los riesgos de los procedimientos. Es difícil cuantificar la sensación de liberación que sienten los pacientes diabéticos durante toda la vida cuando ya no tienen que autoinyectarse insulina ni controlar cada bocado que comen. Posibilitar a los pacientes esa esperanza, al mismo tiempo que se les enseña lo que supone conseguirla, ocupa el centro de un trasplante de páncreas con éxito.

ELECCIÓN DEL PROCEDIMIENTO

Los pacientes y sus médicos se pueden encontrar con un dilema difícil cuando eligen entre un trasplante renal aislado y un trasplante simultáneo de páncreas y riñón. Este dilema se refleja en los debates continuos sobre este tema en la bibliografía médica y de trasplante. El trasplante simultáneo se asocia a un aumento de la morbilidad precoz, pero puede ofrecer una mejor calidad de vida a largo plazo y la mayor posibilidad de estabilización y mejora de las complicaciones de la diabetes. En la mayor parte de los centros, se recomienda el trasplante renal aislado cuando se dispone de un donante vivo, porque esta opción ofrece la mejor supervivencia a largo plazo para el paciente y para el injerto a continuación, se podrá realizar un trasplante de páncreas tras el trasplante renal. Los pacientes que eligen entre un trasplante simultáneo y un trasplante renal de donante cadáver deben recibir información exhaustiva sobre los riesgos y beneficios comparativos de ambos procedimientos y, en particular, deben tener unas expectativas realistas del efecto del trasplante de páncreas sobre las complicaciones secundarias. Los pacientes también deben ser conscientes del hecho de que, en la mayoría de las regiones de Estados Unidos, el tiempo de espera para un trasplante simultáneo de páncreas y riñón es menor que el de espera para un trasplante renal aislado de donante cadáver, y que un período prolongado de diálisis puede exponerles a riesgos añadidos. Los pacientes que pretenden un trasplante de páncreas aislado con una función renal normal o casi normal (trasplante de páncreas aislado o trasplante de páncreas tras el trasplante renal) deben saber que algunos datos sugieren un inconveniente relativo de este procedimiento. Este inconveniente sobre la supervivencia es probablemente el reflejo de la excelente supervivencia de los pacientes diabéticos cuya función renal es buena. El fundamento para proceder con un trasplante de páncreas aislado se debe basar en el criterio de que la calidad de vida mejorará y que el inconveniente de la supervivencia se verá superado por el hecho de evitar la necesidad de insulina.

TRASPLANTE DE ISLOTES PANCREÁTICOS

El trasplante de los islotes de Langerhans es una alternativa atractiva e interesante al trasplante de páncreas entero, fundamentalmente por la disminución del riesgo de complicaciones quirúrgicas. Hay que recordar que el páncreas es predominantemente una glándula exocrina y que, dispersos por ella, se encuentran grupos de células endocrinas, los islotes. Estos islotes contienen las células β secretoras de insulina, que responden a la glucosa. La destrucción autoinmunitaria de estas células β es la causa de la diabetes mellitus de tipo 1. La reposición de la masa de células β proporciona la liberación del tratamiento con insulina que se disfruta tras el éxito del trasplante de páncreas, y el páncreas exocrino es innecesario para la independencia de la insulina. La separación de los islotes del páncreas exocrino permite el trasplante con técnicas mínimamente invasivas. Y los que es más importante: el trasplante de islotes no requiere anastomosis vascular y duodenal del aloinjerto, con lo que se evitan las principales fuentes de complicaciones quirúrgicas.

Hasta hace muy poco tiempo, el éxito del trasplante de islotes ha sido escaso, en comparación con el trasplante de páncreas entero.. El denominado protocolo de Edmonton generó un nuevo optimismo hacia el éxito del trasplante de islotes. Usando un protocolo de inmunosupresión sin corticoides (basado en sirolimus, tacrolimus y daclizumab), se logró la independencia de la insulina en un pequeño grupo de pacientes diabéticos de tipo 1, sin insuficiencia renal, que recibieron sólo un trasplante de islotes. Los receptores seleccionados para este ensayo tenían desconocimiento de la hipoglucemia o «inestabilidad metabólica». Los investigadores trasplantaron los islotes inmediatamente tras su aislamiento, mediante una técnica de infusión venosa portal transhepática, con guía radiológica. Además de la inmunosupresión sin corticoides, el éxito del protocolo de Edmonton depende claramente del trasplante de una masa adecuada de islotes, lo que con frecuencia necesita múltiples trasplantes con islotes aislados de dos a cuatro donantes. Desde la publicación original de este protocolo, algunos otros programas han documentado experiencias similares, y se ha comunicado que hasta el 80 % de los pacientes permanecen sin depender de la insulina después de 2 años. El seguimiento a largo plazo del programa de Edmonton ha sido algo decepcionante. De los siete pacientes originales seguidos hasta durante 12 años, sólo uno permanecía sin depender de la insulina, si bien el resto mostraban signos de continuidad de la función de los islotes. Se ha afirmado que con protocolos actuales basados en belatacept (v. Capítulo 6) el trasplante de islotes puede producir resultados similares al trasplante de páncreas aislado, y representa una opción clínicamente viable para alcanzar la independencia de la insulina a largo plazo en determinados pacientes con diabetes de tipo 1.

Situación actual

El conocimiento, la experiencia y los gastos necesarios para aislar un gran número de islotes humanos de calidad para trasplante son considerables.

La Food and Drug Administration (FDA) estadounidense considera que los islotes humanos aislados para trasplante son un producto biológico y exige una aprobación del Investigational New Drug Application and Institutional Review Board para que los investigadores dirijan estudios de investigación para el trasplante clínico de islotes. La FDA también demanda que los investigadores que aíslan islotes para trasplante usen Goog Manufacturing Proceses (GMP) actuales, como instalaciones con salas blancas, un control minucioso y controles de calidad. El trasplante de islotes sigue siendo, por tanto, una técnica experimental, y todavía no forma parte de los cuidados y tratamientos habituales de la diabetes. En los pacientes en los que los trasplantes de islotes fallan, pueden someterse con éxito a trasplantes de páncreas entero aislado.

Aislamiento de los islotes

Los pasos fundamentales del proceso de aislamiento de islotes son la obtención del páncreas de donante, el transporte al laboratorio para el aislamiento, la digestión enzimática del tejido glandular, la separación y la purificación de los islotes. En la mayoría de los laboratorios, pueden necesitarse uno a cuatro páncreas de donante para proporcionar suficientes islotes para que los investigadores los consideren la masa adecuada para un receptor. En un paciente que requiera tres trasplantes, por ejemplo, se pueden necesitar hasta 12 páncreas de donante para proporcionar una independencia persistente de la insulina. La asignación preferente de los páncreas de los mejores donantes para trasplante de órgano entero puede explicar los múltiples órganos necesarios para proporcionar islotes adecuados.

Puede mejorarse el éxito del trasplante de islotes mediante cultivo de los islotes tras el aislamiento hasta durante 72 h antes del trasplante, y esto puede permitir la independencia de la insulina con el trasplante de un solo donante. El período de cultivo puede mejorar el éxito al proporcionar el tiempo para medir la viabilidad de los islotes, tiempo del que no se dispone con los trasplantes inmediatos. No está claro si el cultivo realmente disminuye el número de aislamientos necesarios para el receptor. La selección rigurosa de receptor y donante también puede ser un factor responsable de alcanzar el éxito con un solo donante.

Selección del receptor

Al igual que sucede con otros aloinjertos, los receptores de trasplante de islotes necesitan tratamiento inmunosupresor para evitar el rechazo. Por tanto, se seleccionan pacientes para estudios clínicos según los riesgos de la inmunosupresión comparando con el tratamiento insulínico continuo para controlar la diabetes. Como en el trasplante de páncreas entero, más receptores que recibieron islotes antes del protocolo de Edmonton recibieron un trasplante renal antes o simultáneamente con el trasplante de islotes. Para estos pacientes, existe un mínimo riesgo adicional por la inmunosupresión para el trasplante de islotes más allá del necesario para el trasplante renal. Por esta razón, los investigadores siguen incluyendo pacientes diabéticos de tipo 1 con insuficiencia renal en ensayos clínicos de trasplante de islotes tras riñón y trasplante simultáneo de islotes y riñón.

En el trasplante de islotes aislado en pacientes no urémicoss, los investigadores buscan problemas graves o incluso potencialmente mortales con el control de la glucemia para equilibrar los riesgos de la inmunosupresión. El desconocimiento de la hipoglucemia es una indicación fácilmente documentada. La «inestabilidad metabólica» es un criterio de inclusión menos preciso para los estudios clínicos, pero un número limitado de pacientes con un cumplimiento total que trabajan diligentemente con un diabetólogo atento y amable manifiestan claramente este grave problema.

DIRECCIONES FUTURAS EN EL TRATAMIENTO QUIRÚRGICO DE LA DIABETES

La decreciente tendencia del uso de trasplantes de páncreas entero ya se ha comentado anteriormente. En un futuro próximo, es probable que el trasplante de islotes permanezca como un procedimiento limitado en este ámbito. El entusiasmo por su promoción se ha visto algo apagado por los resultados decepcionantes a largo plazo. La tolerancia al trasplante y la eliminación de la necesidad de inmunosupresión prolongada podrían permitir que los pacientes se sometieran a un trasplante de islotes en un momento más temprano de la evolución de su enfermedad, lo que proporcionaría una mejor calidad de vida y disminuiría el riesgo de sufrir complicaciones a largo plazo. La encapsulación de los islotes en un dispositivo que obstaculizara la respuesta inmunitaria, por ejemplo, evitando que las células inmunitarias del receptor contactaran con los islotes, es un medio tentador para lograr la tolerancia, pero hasta la fecha su éxito ha sido limitado. Desde el punto de vista puramente numérico, el trasplante de páncreas entero o de islotes nunca puede cumplir las necesidades de una población diabética inmensa. Existen estudios clínicos para empezar con un páncreas artificial, que consiste en una bomba de insulina con tubos que se introducen bajo la piel, un monitor de glucemia con un sensor con un cable colocado bajo la piel y un teléfono (*smartphone*) con un *software* que determina la cantidad de insulina necesaria según factores como la ingesta de alimentos, la actividad física, el estrés, el metabolismo y el sueño. Se ha esperado durante mucho tiempo el éxito con este avance tecnológico y podría finalmente sustituir a las opciones quirúrgicas habituales que se han expuesto en este capítulo.

Lecturas seleccionadas

Gruessner R, Gruessner A. Pancreas after islet transplantation: a first report of the international pancreas transplant registry. Am J Transplant 2016;2:688–693.

Humar A, Ramcharan T, Kandaswamy R, et al. Technical failures after pancreas transplants: why grafts fail and the risk factors—a multivariate analysis. Transplantation 2004;78:1188–1192.

Kandaswamy R, Skeans M, Gustafson S, et al. OPTN/SRTR 2014 Annual Data Report: pancreas. Am J Transplant 2016;(16, suppl 2):47–68.

Khairoun M, de Koning EJ, van den Berg B, et al. Microvascular damage in type 1 diabetic patients is reversed in the first year after simultaneous pancreas–kidney transplantation. Am J Transplant 2013;13:172.

King E, Kucirca L, McAdams-Dimarco M. Early hospital readmission after simultaneous pancreas–kidney transplantation: patient and center-level factors. Am J Transplant 2016;16:541–549.

Markmann J. Isolated pancreatic islet transplantation: a coming of age. Am J Transplant 2016;16:381–382.

Markmann JF, Bartlett ST, Johnson P, et al. Executive summary of IPITA-TTS opinion leaders report on the future of beta-cell replacement. Transplantation 2016;100:e25–e31.

Nagai S, Powelson J, Taber T, et al. Allograft pancreatectomy: indications and outcomes. Am J Transplant 2015;9:2456–2464.

Neiderhaus S, Leverson G, Lorentzen D, et al. Acute cellular and antibody-mediated rejection of the pancreas allograft: incidence, risk factors and outcome. Am J Transplant 2013;11:2945–2955.

Perkovic V, Agarwal R, Fioretto P, et al. Management of patients with diabetes and CKD: conclusions form a "Kidney Disease Improving Global Outcomes" (KDIGO) controversies conference. Kidney Int 2016;90:1175–1183.

Shapiro AM, Ricordi C, Hering BJ, et al. International trial of the Edmonton protocol for islet transplantation. N Engl J Med 2006;355:1318–1330.

Stratta RJ, Gruessner AC, Odorico JS, et al. Pancreas transplantation: an alarming crisis in confidence. Am J Transplant 2016;16:2556–2562.

Thabit H, Tauschmann M, Allen J, et al. Home use of an artificial beta cell in type 1 diabetes. NEJM 2015;373:2229–2140.

Vendrame F, Hopfner Y, Diamantopoulos S, et al. Risk factors for type 1 diabetes recurrence in immunosuppressed recipients of simultaneous pancreas–kidney transplants. Am J Transplant 2016;16:235–245.

Young B, Gill J, Huang E, et al. Living donor kidney versus simultaneous pancreas-kidney transplant in type 1 diabetes: an analysis of the OPTN/UNOS database. Clin J Am Soc Nephrol 2009;4:845–852.

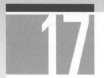

Trasplante renal en pediatría

Eileen tsai Chambers, Meghan H. Pearl
y Robert B. Ettenger

El trasplante renal se acepta universalmente como el tratamiento de elección en los niños con enfermedad renal terminal. Aproximadamente dos tercios de los pacientes pediátricos con nefropatía terminal reciben finalmente un trasplante renal. El trasplante con éxito en los niños y adolescentes no sólo mejora los síntomas urémicos, sino que también permite una mejora significativa del retraso del crecimiento esquelético, la maduración sexual, el rendimiento cognitivo y el funcionamiento psicosocial. El niño con un trasplante renal funcionante puede disfrutar de una calidad de vida que no puede alcanzar con ningún tratamiento con diálisis.

El éxito actual en el trasplante renal pediátrico se atribuye a las mejoras en la tecnología del trasplante, al tratamiento inmunosupresor y a la provisión de unos cuidados clínicos adecuados a la edad. El trasplante sigue produciendo una mejor supervivencia que la diálisis en los pacientes pediátricos de todas las edades. Las tasas de supervivencia a los 5 años en los pacientes trasplantados se aproximan al 95 %, mientras que en pacientes dializados las tasas de supervivencia son del 80 %. No obstante, el éxito del trasplante renal pediátrico sigue siendo una tarea difícil. Los niños y adolescentes crecen, se desarrollan y cambian constantemente. Cada etapa de desarrollo produce una serie de retos médicos, biológicos y psicológicos que deben abordarse adecuadamente si se quieere alcanzar unos resultados del injerto y una recuperación realmente eficaces.

Gran parte de los datos estadísticos revisados en este capítulo proceden de las bases de datos que han proporcionado un recurso incalculable para el avance en el trasplante pediátrico. Estas bases de datos han fomentado la evaluación y la extrapolación de datos de múltiples programas de trasplante renal en pediatría, que tienden a ser pequeños si se comparan con sus homólogos en los adultos. Las principales bases de datos a las que se alude son los *North American Pediatric Renal Trials and Collaborative Studies* (NAPRTCS), el *Scientific Registry of Transplant Recipients* (SRTR), y el informe anual del *United States Renal Data System* (USRDS), así como datos disponibles de la United Network for Organ Sharing (UNOS).

EPIDEMIOLOGÍA DE LA ENFERMEDAD RENAL TERMINAL EN LOS NIÑOS

Incidencia

La incidencia y la prevalencia de la nefropatía terminal pediátrica tratada han disminuido lentamente desde 2008. La tasa de incidencia en los niños de hasta 19 años fue máxima en 2003, y disminuyó a 14 por millón de niños estadounidenses en 2012. La incidencia de nefropatía terminal aumenta con la edad, con la mayor incidencia observada en niños entre 15 y 19 años de edad (23 por millón). Los adolescentes representan aproximadamente el 50 % de los pacientes pediátricos con enfermedad renal terminal.

Existe una amplia variación por grupos étnicos en las tasas de incidencia de nefropatía terminal tratada. La tasa de incidencia en la raza blanca es de

16 por 1 millón, comparada con 32 por millón en los niños de otras etnias. Los niños afroamericanos constituyen aproximadamente la mitad (15 por 1 millón) de las etnias diferentes a la raza blanca. Durante los últimos 20 años, las tasas de incidencia para pacientes pediátricos de raza blanca han permanecido constantes. Sin embargo, en pacientes afroamericanos y en otras etnias aparte de la raza blanca, las tasas de nefropatía terminal han aumentado a más del doble. La glomeruloesclerosis focal y segmentaria (GEFS) es más prevalente en niños afroamericanos (23 %), mientras que las anomalías congénitas/urológicas son más habituales en los de raza blanca y los hispanos (32 %). Los niños tienen una mayor incidencia de nefropatía terminal tratada que las niñas en todos los grupos de edad.

Etiología

Las enfermedades quísticas congénitas, hereditarias, suponen alrededor del 50 % y las enfermedades glomerulares el 20 % de los casos de nefropatía terminal en los niños (Tabla 17-1). Las tasas de incidencia en los pacientes con enfermedades glomerulares y en pacientes con enfermedades quísticas congénitas, hereditarias, siguen una tendencia al alza.

Los diagnósticos primarios más habituales siguen siendo el riñón aplásico, hipoplásico y displásico, y la uropatía obstructiva, cada uno de ellos presente en aproximadamente el 15 % de los pacientes. La GSFS es la tercera causa más frecuente (12 %) y sigue siendo la enfermedad renal adquirida más prevalente. A diferencia de los adultos, la nefropatía terminal causada por diabetes mellitus o hipertensión es inusual en los niños.

Acceso al trasplante

Entre 1987 y 2017, aproximadamente 12 000 niños recibieron más de 13 000 trasplantes en Estados Unidos. En el momento del trasplante, aproximadamente la mitad de los receptores pediátricos de trasplante renal tienen más de 12 años, el 33 % tienen entre 6 y 12 años de edad, el 16 % tienen entre 2 y 5 años, y el 5 % tienen menos de 1 año de edad. Alrededor del 60 % son varones, el 55 % son de raza blanca, el 17 % son afroamericanos y el 17 % son de origen hispano.

Los trasplantes pediátricos constituyen el 4 % al 7 % de todos los trasplantes en los niños en Estados Unidos. El número de trasplantes renales en los niños tuvo un máximo de 899 en 2005, y ha permanecido relativamente constante en aproximadamente 750 por año. Durante el mismo período, el número total de trasplantes renales en adultos ha permanecido relativamente estable, mientras que el número de candidatos en lista de espera sigue aumentando (v. Capítulo 1, Fig. 1-1).

Esfuerzos para priorizar a los niños en el trasplante

Con los años, se han producido cambios en la política de asignación de donantes de la UNOS, con la esperanza de mejorar su acceso a trasplantes de gran calidad y, por tanto, evitar la muerte y la morbilidad. Antes de 2005, la mayoría de los pacientes pediátricos recibían trasplantes de donante vivo, principalmente de los padres. En 2005, la asignación de trasplantes de donante cadáver se modificó para dar prioridad a los niños sobre los riñones de donante cadáver de donantes de «alta calidad» de menos de 35 años. De hecho, el número de estos riñones trasplantados a niños aumentó. Sin embargo, la modificación mostró el efecto no previsto de reducir la donación de donante vivo, de modo que el número total de trasplantes para niños permaneció esencialmente estable y se dispuso de menos riñones de donante cadáver para los adultos.

El principio de otorgar una ventaja a los niños para los riñones de donante cadáver de alta calidad se ha mantenido en el nuevo Kidney Allocation

TABLA 17-1	Incidencia de la enfermedad renal terminal en receptores de trasplante pediátrico según la enfermedad primaria, 2014*
Enfermedad renal primaria	**Incidencia (%)**
Enfermedad quística, hereditaria y congénita	**47,1**
Hipoplasia, displasia renal	15,8
Uropatía obstructiva congénita	15,3
Enfermedad poliquística	3,0
Enfermedad quística medular (nefronoptisis)	2,7
Síndrome de abdomen en ciruela pasa	2,5
Síndrome nefrótico congénito	2,6
Síndrome de Denys-Drash	0,5
Síndrome de Alport, otras enfermedades familiares	2,2
Cistinosis	2,0
Oxalosis	0,5
Glomerulonefritis (GN)	**20,7**
Glomeruloesclerosis focal y segmentaria	11,7
GN crónica	3,1
GN membranoproliferativa tipo I	1,7
GN idiopática en semiluna	1,7
Nefropatía por IgA	1,2
GN membranoproliferativa tipo II	0,8
Nefropatía membranosa	0,5
Nefritis intersticial, pielonefritis	**6,8**
Pielonefritis crónica, nefropatía por reflujo	5,1
Pielonefritis, nefritis intersticial	1,7
GN secundaria, vasculitis	**6**
Síndrome hemolítico urémico	2,6
Lupus eritematoso sistémico	1,5
Púrpura de Henoch-Schönlein	1,0
Granulomatosis de Wegener	0,6
Otras enfermedades inmunológicas sistémicas	0,3
Hipertensión	**1,3**
Otras afecciones	**0,7**
Neoplasias	0,5
Nefropatía falciforme	0,1
Diabetes mellitus	0,1
Otras	**10,9**
Etiología dudosa	**6,2**

*El estudio incluyó 11 186 pacientes de menos de 21 años.
Modificado del informe anual de NAPRTCS 2014 disponible en www.emmes.com/study/ped.

System (KAS) que se implementó en diciembre de 2014 (v. Capítulo 5). En este sistema, los pacientes pediátricos tenían un acceso prioritario a riñones de alta calidad de donantes con un índice KDPI inferior al 35 %. Sin embargo, los receptores adultos hipersensibilizados con un panel de anticuerpos reactivos calculado (CPRA) de más del 99 % o adultos con trasplantes multiorgánicos tenían prioridad sobre los receptores pediátricos. En los primeros meses tras la implementación del KAS, la porción de trasplantes a receptores pediátricos parecía descender, pero luego aumentó hacia el nivel previo al KAS. La rigurosa monitorización a largo plazo determinará si los niños tienen de hecho ventajas, en cuanto a la morbilidad y la mortalidad mediante estos cambios en la asignación.

Momento del trasplante

Se debe plantear el trasplante renal cuando esté indicado el tratamiento de sustitución renal. En los niños, puede necesitarse la diálisis antes del trasplante para optimizar las condiciones nutricionales y metabólicas, para lograr un tamaño adecuado en los niños pequeños o para mantener estable a un paciente hasta disponer de un donante adecuado. Muchos centros prefieren que un receptor pese al menos 10 kg, tanto para minimizar el riesgo de trombosis vascular como para acomodar un riñón de tamaño adulto. En lactantes con nefropatía terminal, puede no lograrse un peso objetivo de 10 kg hasta los 12-14 meses de edad. En algunos centros, el trasplante ha tenido éxito en niños con pesos inferiores a 10 kg o que tenían menos de 6 meses de edad.

El trasplante preventivo (trasplante sin diálisis previa) supone el 25 % de todos los trasplantes renales en niños. La principal razón mencionada por pacientes y familias sobre la decisión de intentar un trasplante preventivo es el deseo de evitar la diálisis. Los candidatos para este tipo de trasplante deben someterse a una evaluación psicológica detallada antes del trasplante, porque puede existir una mayor tendencia al incumplimiento en los niños que no han sido tratados con diálisis. No obstante, no parece existir un peor resultado del injerto en los receptores pediátricos que han sido sometidos a un trasplante preventivo, cuando se compara con los que han sido tratados con diálisis antes del trasplante, y los datos sugieren una mejor evolución del aloinjerto y del paciente. Se desconocen las razones para la mayor supervivencia del injerto y del paciente. Debido al tiempo de espera para donantes fallecidos, la mayor parte de los trasplantes preventivos son de donantes vivos.

Supervivencia del paciente y del injerto

Desde que el registro sistemático se inició en 1987, tanto la supervivencia del paciente como la del injerto han aumentado constantemente. La supervivencia del paciente tras el trasplante sigue siendo superior a la alcanzada por la diálisis en todos los grupos de edad pediátrica. Las tasas de supervivencia global del paciente al cabo de 1 año y al cabo de 5 años son actualmente del 99 % y del 95 %, respectivamente, para todos los trasplantes primarios, y son comparables a las de los receptores de donantes vivos y fallecidos. Aunque los pacientes menores de 2 años tienen menores tasas de supervivencia, su evolución mejora constantemente. La infección supone la causa del 28 % de las muertes, y otras causas son la enfermedad cardiovascular (15 %), las neoplasias malignas (12 %) y las complicaciones relacionadas con la diálisis (3 %). Casi la mitad de los niños que fallecen lo hacen con un injerto funcionante.

Las tasas de supervivencia de los injertos en los trasplantes pediátricos son algo mejores que en los trasplantes de los adultos. Las tasas de supervivencia del injerto al cabo de 1 año y de 5 años son del 94 % y del 83 %, respectivamente, en caso de receptores de donantes vivos, y del 88 % y el 71 %, respectivamente, para los receptores de donante cadáver. De los aproximadamente 13 000 trasplantes renales pediátricos realizados desde 1987, alrededor del 25 % han fallado. El rechazo crónico es la causa del 41 % de los fallos del injerto, y el rechazo agudo supone el 10 %. Otras causas son la trombosis vascular (7 %), la recidiva de la enfermedad original (8 %) y el incumplimiento del paciente (6 %). El rechazo crónico sigue siendo la causa más frecuente y creciente de fallo del aloinjerto. Aunque algunas causas de fallo del injerto, como la recidiva de la enfermedad original, han permanecido constantes durante los últimos 10 años, la pérdida por rechazo agudo y la trombosis del injerto ha disminuido. Los problemas técnicos siguen siendo una dificultad, y son una causa más frecuente de pérdida del injerto en los niños que en los adultos.

FACTORES PRONÓSTICO QUE INFLUYEN EN LA SUPERVIVENCIA DEL INJERTO

Los siguientes factores son importantes determinantes de la mayor supervivencia del injerto documentada en los pacientes pediátricos. La función renal a largo plazo es una consideración importante en el trasplante renal pediátrico debido a su efecto sobre el crecimiento esquelético.

Origen del donante

Las tasas de supervivencia del injerto y del paciente a corto y a largo plazo son mejores en los receptores de trasplante de donante vivo en todos los grupos de edad pediátrica. Los receptores más jóvenes son los que se benefician más del trasplante de donante vivo, y muestran una supervivencia del injerto un 10 % a un 20 % mejor 5 años después del trasplante. El tiempo de isquemia fría más breve, la mejor concordancia HLA, las menores tasas de rechazo agudo y la mejor preparación preoperatoria ayudan a explicar los mejores resultados. Se ha logrado una importante mejora en la supervivencia del injerto y el receptor de donante cadáver relacionada con la inmunosupresión, la disminución de las necesidades de transfusión y el menor uso de donantes fallecidos jóvenes.

Edad del receptor

Se ha invertido una tendencia de los niños más pequeños, especialmente de los menores de 2 años, a presentar menores tasas de supervivencia del injerto que los niños más mayores. Algunos estudios incluso sugieren que los riñones adultos trasplantados a lactantes, con una función inmediata del injerto, pueden tener las vidas medias más prolongadas de todos los tipos de trasplante renal. Los receptores renales menores de 11 años que reciben trasplantes de donantes vivos tienen actualmente tasas de supervivencia del injerto a los 5 años de aproximadamente el 85 %, igual que los receptores en grupos de edades superiores. Los resultados en receptores de donante cadáver también son mejores en este grupo de edad que en los adultos generalmente. Los receptores de 1 a 5 años tienen una tasa de supervivencia del injerto a los 5 años del 75 % y los receptores de 6 a 10 años tienen una tasa de supervivencia del injerto a los 5 años del 73 %.

Por otro lado, las tasas de supervivencia del injerto a largo plazo en los adolescentes no son tan buenas como las observadas en los niños más pequeños, aunque la evolución a corto plazo es similar. Las tasas de supervivencia del injerto al año y a los 5 años en los receptores adolescentes de riñones de donante vivo son del 94 % y del 79 %, respectivamente. Los adolescentes tienen los peores resultados a los 5 años de todos los grupos de edad, salvo los receptores de edad igual o superior a 65 años. Las tasas superiores de incumplimiento con la medicación, la pérdida de seguro médico durante la transición a la edad adulta y una elevada tasa de recidiva de la GEFS, que es la causa adquirida más frecuente de nefropatía terminal en este grupo de edad, se han mencionado como causas potenciales del menor resultado a largo plazo.

Edad del donante

En todos los receptores de donante cadáver, los riñones de donantes de 18 a 49 años de edad proporcionan una función y una supervivencia del injerto óptimas. Este grupo va seguido de cerca por donantes de 2 a 17 años, menores de 2 años y, a continuación, mayores de 50 años de edad. Los injertos de donantes menores de 2 años evolucionan peor, así como los de mayores de 50 años. Aunque los riñones trasplantados aumentan de tamaño a medida que crece el receptor, el trasplante con riñón de donante cadáver de donantes de menos de 6 años se asocia a una disminución de la supervivencia del injerto. La tasa de supervivencia del injerto a los 5 años en receptores de riñón de donante cadáver procedente de donantes menores de 2 años es de aproximadamente el 50 %, en comparación con el 68 % en los receptores de injertos de donantes de 2 a 17. Los riñones de donantes de 18 a 49 años de edad muestran la mejor supervivencia del injerto a los 5 años (alrededor del 73 %). Los niños menores de 5 años que reciben un riñón de un donante menor de 2 años tienen el mayor riesgo relativo de fallo del injerto.

Etnia

El grupo étnico afroamericano se asocia a una evolución peor. Cinco años después del trasplante, los niños afroamericanos tienen resultados del injerto del 61 % y el 73 % en receptores de riñones de donante cadáver y de donante vivo emparentado, respectivamente. En los receptores de raza blanca e hispanos, las tasas de supervivencia del injerto son del 74 % y del 70 %, respectivamente, en receptores de riñones de donante cadáver, y del 84 % en injertos de donante vivo. Los niños afroamericanos no sólo tienen peores supervivencias del injerto, sino que también tienen una función renal peor, en comparación con otros grupos étnicos.

Compatibilidad HLA en los niños

En el trasplante pediátrico, la mayor parte de los trasplantes de donante vivo proceden de los padres. La supervivencia del injerto a largo plazo es mejor cuando el donante es un hermano HLA-idéntico. Al considerar los trasplantes de donantes hermanos idénticos para haplotipos HLA, algunos estudios sugieren que el resultado es mejor cuando el donante y el receptor comparten «antígenos maternos no heredados», a diferencia de «antígenos paternos no heredados» (v. Capítulo 3). Además, algunos estudios sugieren que compartir antígenos HLA-DR y HLA-DQ puede disminuir el riesgo de rechazo mediado por anticuerpos y puede mejorar la supervivencia del aloinjerto a largo plazo.

Presensibilización

Las transfusiones de sangre repetidas exponen al receptor a una amplia serie de antígenos HLA, y puede provocar la sensibilización para estos antígenos, lo que conlleva mayores tasas de rechazo y fallos de injerto. La tasa de fallo del injerto aumenta un 20 % en los receptores con más de cinco transfusiones de sangre antes del trasplante, en comparación con los que reciben menos transfusiones. Las transfusiones de sangre son menos frecuentes desde que los estimulantes de la eritropoyesis han pasado a formar parte del tratamiento de le nefropatía terminal. Los niveles de hemoglobina en los niños en diálisis son menores que los niveles en sus homólogos adultos, y se apoya el tratamiento más agresivo de la anemia para evitar transfusiones. La sensibilización también puede deberse al rechazo y al fallo de un trasplante previo, y el riesgo de que el injerto falle aumenta hasta el 50 % en estos pacientes.

Factores inmunológicos

Los parámetros inmunológicos en los niños pequeños son diferentes de los de los adultos y niños mayores. Estas diferencias son: mayores cantidades de linfocitos T y B, mayor proporción entre linfocitos T CD4+ y CD8+, y aumento de respuestas blastogénicas. Estas diferencias pueden explicar la mayor respuesta inmunológica a antígenos HLA, y puede ser, en parte, responsable de las mayores tasas de rechazo que se han observado en los niños. Al mejorar el conocimiento y el tratamiento de la inmunosupresión en los pacientes pediátricos, estas tasas más elevadas de rechazo han disminuido significativamente.

Factores técnicos y función retardada del injerto

Las técnicas quirúrgicas de trasplante renal que se usan en los niños mayores son similares a las de los adultos (v. Capítulo 9). La colocación de la anastomosis vascular depende del tamaño del niño y de los vasos. Suele efectuarse un abordaje extraperitoneal, con las anastomosis venosas a la vena ilíaca común o externa, y las anastomosis arteriales a la arteria ilíaca común o externa. Estas anastomosis vasculares tienden a situarse en posición más cefálica que en los trasplantes en adultos.

Los niños pequeños presentan difíciles retos quirúrgicos. El relativamente gran tamaño del injerto puede dar lugar a tiempos de anastomosis más prolongados, tiempos de isquemia más prolongados y, consiguientemente, mayores tasas de disfunción precoz del injerto. Cuando es posible, el riñón trasplantado suele colocarse en una localización extraperitoneal, aunque en niños muy pequeños la colocación puede ser intraabdominal. Suelen usarse la aorta y la vena cava inferior para las anastomosis, con el fin de asegurar un flujo sanguíneo adecuado, pero pueden utilizarse vasos más pequeños. La anastomosis vascular puede ser problemática en un niño con un acceso para hemodiálisis previo colocado en las extremidades inferiores o con un trasplante renal previo. Hay que evaluar detalladamente a los niños antes del trasplante para identificar cualquier posible dificultad anastomótica. Las anomalías vasculares no identificadas pueden provocar tiempos prolongados de anastomosis y, posteriormente, mayores tasas de función retardada del injerto (DGF, *delayed graft function*) y trombosis del injerto.

En ocasiones, es necesaria la nefrectomía del riñón nativo en el momento del trasplante. Aunque es algo que puede realizarse de forma sistemática en los trasplantes de donante vivo en los que el tiempo de isquemia fría es breve, es preferible evitarlo, cuando se a posible, en receptores de trasplantes de donante cadáver. La nefrectomía del riñón nativo en el momento del trasplante prolonga el procedimiento quirúrgico y puede complicar el tratamiento con líquidos y contribuir a un aumento de la DGF.

La DGF se expone con detalle en el capítulo 10. Se produce en aproximadamente el 5 % de los trasplantes de donante vivo y en el 15 % de los de donante cadáver, y se asocia a una disminución de la supervivencia del injerto. En los niños con DGF, las tasas de supervivencia del injerto a los 5 años disminuyen hasta un 25 %. Los factores de riesgo de DGF en los niños son: más de cinco transfusiones de sangre previas, trasplante previo, diálisis previa, nefrectomía del riñón nativo, origen afroamericano, edad del donante superior a 49 años y tiempo de isquemia fría de más de 24 h.

Inducción con anticuerpos

La inducción con anticuerpos, con anticuerpos policlonales o monoclonales, se usa bien como profilaxis frente al rechazo o bien de un modo secuencial para evitar la nefrotoxicidad debida al uso precoz de inhibidores de calcineurina (CNI) (v. Capítulo 6). La base de datos NAPRTCS muestra una reducción de casi el 20 % en el riesgo proporcional de pérdida del injerto con el uso de inducción con anticuerpos en el trasplante de donante vivo eemparentado, pero sorprendentemente ninguna ventaja sobre la supervivencia en el trasplante de donante cadáver. No obstante, el uso de agentes de inducción sigue aumentando cada año. En los trasplantes pediátricos en Estados Unidos, se usan con mayor frecuencia los anticuerpos deplecionantes (v. Capítulo 6) como la globulina antitimocítica de conejo que los anticuerpos no deplecionantes (Fig. 17-1).

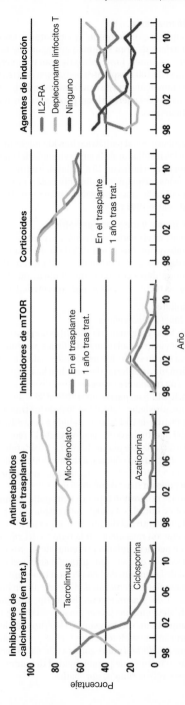

FIGURA 17-1. Uso de la inmunosupresión para tratamiento de inducción y mantenimiento en receptores pediátricos de trasplante renal, 1998-2012. (Reimpreso de Matas AJ, Smith JM, Skeans MA, et al. OPTN/SRTR 2012 Annual Data Report: kidney. Am J Transplant 2014;14 suppl 1:11-44, con autorización de John Wiley & Sons, Inc.)

Volumen del centro de trasplante

Se ha documentado que la evolución del trasplante en los centros de trasplante renal pediátricos de gran volumen es mejor que la observada en los centros de menor volumen. Los centros de gran volumen (definidos por la realización de más de 100 trasplantes pediátricos entre 1995 y 2005) documentaron una menor incidencia de trombosis del injerto y DGF, mejor supervivencia del paciente y del injerto a largo plazo, y un uso más frecuente de inducción con anticuerpos.

Año de cohorte

Los resultados del trasplante renal pediátrico han ido mejorando constantemente de forma que los resultados de la supervivencia del injerto al año y a los cinco años han mejorado hasta un 15 % en las dos últimas décadas. La evolución del injerto en los trasplantes de donante cadáver realizados entre 2005 y 2013 es equivalente a la supervivencia del injerto en el trasplante de donante vivo realizado entre 1996 y 2004.

Enfermedad renal recurrente y trasplante pediátrico

La enfermedad recurrente en el injerto renal explica la pérdida del injerto casi en el 7 % de los trasplantes primarios y en el 10 % de los trasplantes repetidos. Esto es más del doble de lo documentado en el trasplante en adultos. Tanto las enfermedades glomerulares como las metabólicas pueden recidivar, aunque la mayoría de las recurrencias son por enfermedad glomerular.

Enfermedades glomerulares

Glomeruloesclerosis focal y segmentaria

La glomeruloesclerosis focal y segmentaria (GEFS) es la causa más frecuente de pérdida de injerto por enfermedad recurrente. En los pacientes en quienes la enfermedad original era un síndrome nefrótico resistente a los corticoides o una GEFS confirmada, la enfermedad recidiva hasta en el 55 % de los pacientes sometidos a un trasplante primario. Cuando el primer trasplante se perdió por recidiva, la GEFS reaparece en el 70 % al 85 % de los que sufren un posterior trasplante. Alrededor del 15 % al 30 % de los trasplantes en los pacientes con el diagnóstico de GEFS fallan debido a la recidiva. El tiempo medio hasta el fallo del injerto desde la recidiva es de 17 meses.

La recidiva suele caracterizarse por proteinuria considerable, hipoalbuminemia y síndrome nefrótico con edema o anasarca e hipercolesterolemia. Puede manifestarse inmediatamente o semanas a meses después del trasplante. La DGF es a menudo un signo de recidiva inmediata. Los factores que predicen la recidiva son la progresión rápida a nefropatía terminal desde el momento del diagnóstico inicial (< 3 años), mala respuesta al tratamiento, edad más joven en el momento del diagnóstico, etnia no afroamericana y la presencia de proliferación mesangial en la biopsia del riñón nativo. Se ha aislado un factor de permeabilidad a proteínas de sueros de pacientes con GEFS, y se ha observado que su concentración se correlaciona con la recidiva y la gravedad de la enfermedad en el riñón trasplantado. Las moléculas del candidato asociadas a enfermedad recurrente en humanos son el receptor del activador del plasminógeno tisular tipo urocinasa soluble (suPAR) y un panel de siete anticuerpos como anti-CD40. En los ratones, la administración conjunta de suPAR y anti-CD40 provocó lesión de los podocitos y proteinuria, lo que sugiere que los factores circulantes pueden contribuir a un proceso *multi-hit* (multi-golpe) en la GEFS recurrente. La búsqueda de un factor o factores de permeabilidad definidos no ha dado resultado, y no existen ensayos clínicos aprobados.

El reconocimiento postrasplante precoz de la GEFS recurrente es importante porque la plasmaféresis (que puede reducir los niveles séricos de presuntos factores de permeabilidad de proteínas) y la administración de dosis elevadas de CNI pueden provocar una disminución significativa de pérdida de injerto por recurrencia. Los estudios *in vitro* que usan glomérulos de rata muestran que la ciclosporina o el tacrolimus, incubados con sueros de pacientes con GEFS, inhibirán el efecto proteinúrico de estos sueros. Puede usarse la administración de ciclosporina tres veces al día en dosis que mantengan niveles sanguíneos elevados (v. Capítulo 6), y se disminuye la dosis lentamente tras alcanzar la remisión del síndrome nefrótico y a medida que el colesterol disminuye o aparece toxicidad significativa. En algunos centros se ha usado una infusión intravenosa continua de ciclosporina en dosis elevada y se observa una mejoría similar, o han usado la administración de tacrolimus en dosis elevada o tres veces al día. También se ha documentado que la ciclosporina induce la remisión. El rituximab puede evitar la recidiva; sin embargo, los resultados han sido diversos, y su uso es más eficaz en los niños que en los adultos. El ofatumumab, un anticuerpo humanizado anti-CD20, se ha mostrado útil en una pequeña serie de niños con síndrome nefrótico que no responde al rituximab. Los inhibidores de la enzima conversora de la angiotensina (IECA) y los bloqueantes de receptores de angiotensina (BRA) se usan como complemento para disminuir la proteinuria. La plasmaféresis se usa generalmente con una frecuencia equivalente a la gravedad de la enfermedad, y se requiere en ocasiones semanalmente durante períodos prolongados. Se ha documentado que la plasmaféresis, en combinación con un inhibidor de la calcineurina en dosis elevadas, es superior a uno u otro si se administran en solitario. Además, la plasmaféresis de LDL usando una columna de adsorción, que se usó originalmente para tratar la hipercolesterolemia familiar, ha demostrado ser eficaz en una pequeña serie de niños con GEFS. El abatacept, un inhibidor coestimulador dirigido a B7-1 (CD80) en las células progenitoras (madre) glomerulares o mesenquimales alogénicas, se ha usado en informes de

TABLA 17-2	Protocolo para la glomeruloesclerosis focal y segmentaria del Mattel Children's Hospital de UCLA

- Identificar el paciente de alto riesgo
- Donación de donante emparentado vivo, si es posible (para permotir pretratamiento y evitar la necrosis tubular aguda, por lo que pueden usarse ciclosporina o tacrolimus en dosis elevada)
- Todos los pacientes con inhibidores de la enzima conversora de angiotensina o bloqueantes de receptor de angiotensina, según tolerancia
- Receptores de injerto de donante vivo
  - Diez intercambios de plasma pretrasplante (1,5 volúmenes con albúmina; plasma fresco congelado en pacientes con coagulopatía)
  - Tres intercambios de plasma postrasplante (puede ser necesario ampliarlo)
  - Tacrolimus 2-3 veces al día; intentar niveles valle de 12-15 ng/ml
- Receptores de injerto de donante cadáver
  - Diez intercambios de plasma postrasplante
  - Puede ser necesario ampliar el número de intercambios de plasma
  - Ciclosporina tres veces al día; intentar niveles valle de 200-500 ng/ml
- En casos que no respondan al régimen anterior, puede considerarse el uso de rituximab y/o ofatumab

casos. Aunque no existe actualmente acuerdo alguno sobre el tratamiento para la GEFS, el protocolo que se muestra en la tabla 17-2 representa una suma de la experiencia del Pediatric Transplant Program de la UCLA. En el trasplante de donante cadáver, la recurrencia es menor en los pacientes con ciclosporina en dosis elevada y plasmaféresis postrasplante. En el trasplante de donante vivo emparentado, el tacrolimus en dosis elevada es eficaz cuando se combina con más de cinco intercambios de plasma.

En algunos estudios se sugiere que los receptores de trasplantes de donante vivo emparentado sufren una tasa mayor de recurrencia. La evolución del injerto en los receptores de injertos de donante vivo con recurrencia de GEFS no es mejor que el observado en receptores de injertos de donante cadáver que no han sufrido recurrencia. Estos datos han provocado que algunos centros de trasplante pediátricos reduzcan o disminuyan el uso de la donación de donante vivo emparentado para pacientes con GEFS. Sin embargo, el contexto controlado del trasplante de donante vivo puede permitir determinados beneficios en caso de que la GEFS recidive. La menor incidencia de DGF en la donación de vivo puede permitir aumentar la dosis de CNI. Además, la planificación previa en la donación de vivo permite la plasmaféresis preoperatoria y postoperatoria precoz, un método que puede llegar a evitar o disminuir la gravedad de la enfermedad recurrente.

Síndrome de Alport

El síndrome de Alport, o glomerulonefritis hereditaria, es una enfermedad progresiva que se asocia a menudo a hipoacusia neurosensitiva y alteraciones oculares, como lenticono anterior y cataratas. El patrón de herencia puede ser ligado al cromosoma X, autosómico recesivo y autosómico dominante. La alteración en casi todos los pacientes se debe a mutaciones en las hélices α_3, α_4 o α_5 del colágeno de tipo IV. En más del 85 % de los pacientes, el síndrome de Alport se debe a mutaciones en el gen *COL4A5* en el cromosoma X.

En sentido estricto, el síndrome de Alport en sí no recidiva; sin embargo, se produce glomerulonefritis anti membrana basal glomerular (anti-MBG) aproximadamente en el 3 % al 5 % de los pacientes tras el trasplante, y puede desembocar en la pérdida del injerto. Los anticuerpos que causan la nefritis anti-MBG suelen ir dirigidos contra la cadena α_5 de la parte no colagenosa del colágeno de tipo IV en la MBG, pero también se han descrito anticuerpos contra la cadena α_3. El riesgo parece ser mayor en pacientes con mutaciones de *COL4A5* que impiden la síntesis de la cadena α_5.

La glomerulonefritis anti-MBG se manifiesta como una glomerulonefritis en semiluna progresiva con depósitos lineales de inmunoglobulina G (IgG) a lo largo de la mambrana basal, y suele conducir a la pérdida del injerto, con unas tasas cercanas al 90 %. Suele producirse en el primer año tras el trasplante. También se han documentado casos asintomáticos con depósitos lineales de IgG. El tratamiento consiste en plasmaféresis y ciclofosfamida o rituximab, pero la eficacia es sólo limitada. La repetición del trasplante se asocia a una tasa de recidiva elevada.

Glomerulonefritis membranoproliferativa

Las clasificaciones actuales de la glomerulonefritis membranoproliferativa se basan en la tinción inmunofluorescente en biopsias renales descritas como mediadas por inmunoglobulinas, medida por el complemento o sin inmunoglobulina ni complemento (microangiopatía trombótica). Los casos con inmunoglobulina (IgG) y depósito de C3 suelen estar activados por la vía clásica del complemento en el marco de una infección por el virus de la hepatitis B o de la hepatitis C, una enfermedad autoinmunitaria, una gammapatía monoclonal o causas desconocidas (idiopáticas). El riesgo de una recidiva postrasplante de una GNMP mediada inmunológicamente está significativamente disminuido cuando la primera afección se trata de forma eficaz o se encuentra en remisión. Las manifestaciones clínicas son la proteinuria y el deterioro de la función renal. Los casos con depósito de C3 se agrupan como glomerulopatía C3, y se subdividen en enfermedad por depósitos densos (EDD) o glomerulonefritis C3 (C3GN), según los hallazgos en la microscopia eletrónica. La EDD presenta unos característicos depósitos densos osmiofílicos intramembranosos y mesangiales, mientras que en la C3GN existen depósitos subendoteliales y mesangiales. En más del 70 % de los pacientes con pérdida del injerto, la glomerulopatía por C3 recidiva histológicamente hasta en el 50 % de los pacientes. La presencia de semilunas en la biopsia del riñón nativo y la proteinuria persistente pueden predecir la recurrencia grave que suele conducir a la pérdida del injerto. No existe un tratamiento demostrado para la recidiva de la glomerulopatía C3 en los niños. Algunos informes de casos describen la eficacia de dosis elevadas de corticoides, el micofenolato mofetilo o el intercambio de plasma. El eculizumab se ha usado en una pequeña cohorte prospectiva con un éxito parcial; sin embargo, son necesarios estudios a largo plazo. Los casos con microangiopatía trombótica (MAT) y sin inmunoglobulina ni complemento se han asociado a síndrome hemolítico urémico, púrpura trombocitopénica trombótica, síndrome de anticuerpos antifosfolipídicos, hipertensión maligna o nefropatía por radiación.

Nefropatía por IgA y púrpura de Henoch-Schönlein

La recidiva de la nefropatía por IgA y la púrpura de Henoch-Schönlein (PHS) tras el trasplante renal se producen con una frecuencia que oscila entre el 20 % y el 60 %. El tratamiento inmunosupresor puede afectar a la tasa de recurrencia con globulina antitimocítica asociada a una disminución de la frecuencia de la recidiva, mientras que la retirada de los corticoides se ha asociado a un aumento del riesgo. La mayoría de las recidivas son asintomáticas, pero puede producirse la pérdida del injerto, a menudo asociada a la formación de semilunas. En los niños, hasta el 10 % de los fallos de injerto se han atribuido a nefropatía por IgA recurrente o a PHS. No existe tratamiento inmunosupresor para la nefropatía por IgA recurrente. Los inhibidores de la ECA y los BRA se pueden usar para reducir la proteinuria y preservar la función renal.

La nefropatía terminal tanto en niños como en adultos se tiende a atribuir a menudo a una glomerulonefritis postestreptocócica, aunque ésta muy rara vez causa nefropatía terminal. La mayor parte de estos casos se deben probablemente a una nefropatía por IgA no reconocida, que puede manifestarse con el hallazgo de depósito de IgA en la tinción inmunofluorescente de muestras de biopsia del riñón trasplantado.

Síndrome hemolítico urémico

En los niños, el síndrome hemolítico urémico (SHU) constituye hasta el 3% de los casos de enfermedad renal primaria que desembocan en nefropatía terminal. Cuando se plantea el trasplante en pacientes cuya causa original de la nefropatía terminal es un SHU, la atención debe dirigirse a la forma de SHU que el paciente ha sufrido. Las clasificaciones actuales del SHU están evolucionando hacia SHU asociado a enfermedad o infección específica coexistente, frente al típico SHU asociado a una mutación en la vía alternativa del complemento. Las afecciones coexistentes que se asocian a SHU son: trasplante de médula ósea, trasplante de órgano sólido, neoplasia y/o quimioterapia antineoplásica, trastornos autoinmunitarios (LES, síndrome antifosfolipídico, esclerodermia, dermatomiositis), fármacos (inhibidores de calcineurina, sirolimus y agentes anti-VEGF), déficit de cobalamina C e hipertensión maligna. Además, hay algunas infecciones específicas que se asocian a SHU, entre ellas: infecciones víricas como infección por VIH, parvovirus, gripe (influenza) A/H1N1 y citomegalovirus (CMV), e infecciones bacterianas como las causadas por *Escherichia coli* productora de toxina (ECPT) y *Streptococcus pneumoniae*. Además, se debe descartar la presencia de un defecto en la metaloproteinasa de escisión del factor de Von Willebrand (ADAMTS13) con déficit congénito o bien con anticuerpos contra ADAMTS13).

El SHU atípico asociado a una disregulación anómala del complemento es el que tiene peor pronóstico, y en la era anterior al bloqueo anti-C5 (eculizumab) producía una recidiva de la enfermedad del 60 % y un fallo del injerto en más de un 70 % de casos. Los pacientes tienen defectos genéticos en factor H, factor I, proteína cofactor de membrana (MCP, *membrane cofactor protein*), factor B, C3, diacilglicerol-cinasa ε (DGKE) y trombomodulina. Se recomienda realizar un genotipado para estas mutaciones antes del trasplante. El riesgo de recidiva postraslante es máximo para mutaciones de factor H, factor B, factor I y C3, y es mínimo para mutaciones de MCP, trombomodulina y DGKE. El uso de CNI no parece desencadenar la recidiva del SHU, y evitarlos no parece evitar la recaída.

En estudios clínicos controlados aleatorizados, el eculizumab se ha mostrado eficaz para tratar la recidiva postrasplante al reducir el daño asociado a la anafilatoxina C5a e impidiendo la formación de completo de ataque a la membrana sobre superficies celulares. La profilaxis con eculizumab evita la recidiva postrasplante en los pacientes con el máximo riesgo basado en mutaciones del complemento. Además, la prevención de la infección meningocócica con vacunación y profilaxis antibiótica es esencial en los pacientes tratados con eculizumab. En algunos niños se ha observado un déficit adquirido de factor H a causa de la presencia de autoanticuerpos anti-factor H. Se puede usar el intercambio de plasma para eliminar anticuerpos anti-factor H, e inmunosupresión con esteroides y rituximab para reducir más la producción de anticuerpos. El trasplante hepatorrenal combinado es curativo en el SHU atípico asociado a mutaciones de Factor H, C3 y Factor B, que son factores sintetizados en el hígado, y puede considerarse en determinadas circunstancias. No se aconseja el trasplante de donante vivo en los pacientes con SHU atípico debido a las elevadas tasas de recidiva. Además, se ha observado que algunos portadores parentales de SHU atípico podrían no manifestar la enfermedad hasta más adelante a lo largo de la vida, y la donación de órganos conllevaría un riesgo excesivo para tales portadores.

Enfermedad por anticuerpos antimembrana basal glomerular

La enfermedad por anticuerpos anti-MBG es inusual en los niños. Se cree que un nivel elevado de anticuerpos anti-MBG antes del trasplante se asocia a una mayor tasa de recidiva. Por tanto, se recomienda un tiempo de espera de 6 a 12 meses con un título indetectable de anticuerpos anti-MBG antes del trasplante, para evitar la recidiva. La reaparición de estos anticuerpos en el suero del paciente puede estar asociada a una recidiva histológica. Ésta se ha documentado hasta en la mitad de los casos, con manifestaciones clínicas de nefritis en sólo el 25 % de los casos. El tratamiento de la recidiva consiste en: intercambio de plasma, ciclofosfamida y corticoides. En los casos que no responden al tratamiento, se ha usado rituximab como tratamiento de rescate (o de último recurso). La pérdida del injerto es inusual, y la afección puede resolverse espontáneamente.

Síndrome nefrótico congénito

El síndrome nefrótico congénito se produce en los 3 primeros meses de vida. Puede clasificarse por mutaciones en el gen de la nefrina (*NPHS1*), el gen de la podocina (*NPHS2*) o el gen supresor del tumor de Wilms (*WT1*). El síndrome nefrótico congénito tipo finlandés (SNCF) es una enfermedad autosómica recesiva que se produce como resultado de una mutación en el gen *NPHS1*. Aunque se observa con más frecuencia en pacientes fineses, también se encuentra en otros países. El gen *NPHS1* se localiza en el cromosoma 19, y tiene como producto génico la proteína *nefrina*. La nefrina es una proteína transmembrana que es miembro de la familia de inmunoglobulinas de moléculas de adhesión celular. Se localiza, de forma característica, en los diafragmas de filtración (o diafragmas de hendidura) de los procesos podocitarios epiteliales glomerulares. Se han identificado más de 200 mutaciones de *NPHS1* en el SNCF, pero más del 90 % de todos los pacientes fineses tienen una de dos mutaciones: las mutaciones denominadas Fin mayor y Fin menor.

Los lactantes con SNCF suelen nacer prematuramente, y presentan bajo peso al nacer y placentomegalia. El SNCF se manifiesta como proteinuria intensa, edema y ascitis, a menudo en la primera semana de vida y siempre a los 3 meses de edad. La histología renal es inespecífica, y muestra una expansión del mesangio glomerular y dilataciones de los túbulos proximales y distales. Si no se tratan, estos niños presentarán malnutrición, escaso crecimiento, infecciones frecuentes y complicaciones tromboembólicas. En la etapa media de la niñez existe ya invariablemente una enfermedad renal terminal. Los corticoides no mejoran el SNCF, pero en las formas leves puede ser eficaz la inhibición de la ECA, junto con la administración de indometacina. El mejor resultado terapéutico se ha logrado con diálisis precoz, nefrectomía y trasplante.

En el 25 % de los casos aproximadamente se ha documentado un síndrome nefrótico *de novo*, que se manifiesta con proteinuria, hipoalbuminemia y edema que puede empezar inmediatamente o no hacerlo hasta incluso 3 años después del trasplante. Se ha documentado que los pacientes con síndrome nefrótico postrasplante tienen el genotipo Fin mayor homocigoto. En la mayoría de los pacientes con síndrome nefrótico postrasplante se encuentran anticuerpos contra estructuras glomerulares fetales, y en más del 50 % se encuentran anticuerpos contra la nefrina. Aproximadamente la mitad de los pacientes con este síndrome nefrótico responden a los corticoides, y han demostrado ser complementos útiles la ciclofosfamida, el intercambio de plasma, el rituximab y el bortezomib, inhibidor del proteasoma dirigido a las células plasmáticas. En la base de datos NAPRTCS, se produce trombosis vascular y muerte con un injerto funcionante (principalmente, a causa de complicaciones infecciosas) en el 26 % y el 29 % de los casos, respectivamente, y es la causa de una mayor tasa de fallo del injerto en este grupo concreto.

Se han identificado casi 60 mutaciones en el gen *NPHS2* localizado en el cromosoma 1, y son autosómicas recesivas. La podocina es una proteína adaptadora necesaria para dirigir adecuadamente a la nefrina al diafragma de filtración. Los pacientes homocigotos para mutaciones de la podocina desarrollan un síndrome nefrótico resistente a los corticoides y de inicio precoz, habitualmente en la lactancia o la primera etapa de la infancia, y suele progresar a nefropatía terminal. La histología renal muestra una GEFS, Dado que la podocina es un componente estructural de la barrera de filtración glomerular, se propuso que el déficit de podocina era la causa de la enfermedad renal y que no se produciría recurrencia. Sin embargo, existen informes de recurrencia en receptores de padres que son portadores obligados de *NPHS2* y en pacientes con mutaciones de *NPHS2* heterocigotas. Los mecanismos siguen sin estar claros. La respuesta al intercambio plasmático ha sido favorable.

Aunque las mutaciones NPHS1 y NPHS2 explican la mayor parte de los casos de SNC (75%), las mutaciones en el gen *WT1* localizado en el cromosoma 11p13 explican algunos casos. El factor de transcripción *WT1* desempeña un papel esencial en el desarrollo embrionario del riñón y los genitales. Se expresa abundantemente en los podocitos y controla funciones celulares, como la expresión de la nefrina. Los pacientes con mutaciones *WT1* tienen proteinuria moderada, y la biopsia renal revela esclerosis mesangial difusa (EMD) de los glomérulos. Las mutaciones *WT1* pueden encontrarse en forma aislada o formando parte del síndrome de Denys-Drash. Este síndrome consta de enfermedad renal progresiva con síndrome nefrótico y EMD, tumor de Wilms y psudohermafroditismo masculino. Las mutaciones *WT1* también pueden asociarse a síndromes de Frasier y WAGR. El síndrome de Frasier consta de síndrome nefrótico con GEFS que progresa a nefropatía terminal en la adolescencia y la juventud, genitales externos femeninos normales, gónadas hipoplásicas (estrías gonadales), cariotipo XY y predisposición al gonadoblastoma. El WAGR consta de tumor de Wilms, aniridia, anomalías urogenitales y retraso. Aunque es raro, los pacientes con mutaciones *WT1* que han recibido trasplante renal pueden desarrollar un síndrome nefrótico.

Nefropatía membranosa

La nefropatía membranosa es inusual en los niños, y casi nunca se observa recidiva del trasplante. Con más frecuencia se produce nefropatía membranosa *de novo* y afecta hasta al 10% de los niños trasplantados. Suele manifestarse más tarde que la enfermedad recurrente, que suele hacerlo en los dos primeros años tras el trasplante. La aparición de una nefropatía membranosa *de novo* no parece afectar a la evolución del injerto en ausencia de rechazo.

Lupus eritematoso sistémico y vasculitis

En la bibliografía sobre el trasplante pediátrico, rara vez se observa recidiva del lupus eritematoso sistémico (LES). La recidiva en los adultos es más frecuente, y puede no manifestarse hasta varios años después del trasplante. En nefrología pediátrica, es más habitual observar el progreso de nefritis lúpica a nefropatía terminal en la adolescencia. Dado que la práctica habitual es demorar el trasplante hasta que el LES se ha vuelto clínicamente inactivo, es probable que el paciente pediátrico con LES que recibe un trasplante renal pueda no sufrir recidiva hasta la juventud.

Las glomerulonefritis con anticuerpos anticitoplasma de neutrófilos (ANCA) positivos pueden reaparecer en el trasplante renal. La granulomatosis con poliangeítis y glomerulonefritis pauciinmunitaria recidiva en un escaso número de pacientes, y puede causar pérdida del injerto. El tratamiento con corticoides y ciclofosfamida parece ser eficaz, y se debe controlar rigurosamente a los pacientes por si aparecen signos de recaída.

Enfermedades metabólicas

Hiperoxaluria primaria de tipo I

La oxalosis se produce por déficit de alanina-glioxilato-aminotransferasa (AGT) peroxisómica hepática. El déficit de esta enzima provoca el depósito de oxalato en todos los tejidos del organismo, incluyendo los riñones, el miocardio y los huesos. El trasplante renal aislado no corrige el déficit enzimático, y la pérdida del injerto es frecuente debido a la movilización de oxalato desde depósitos tisulares y el posterior depósito en el injerto. El tratamiento con un trasplante hepatorrenal combinado ha logrado un mayor número de éxitos (v. Capítulo 13). El hígado trasplantado corrige el déficit enzimático y, por tanto, impide la producción adicional de oxalato. El riñón trasplantado funcionante excreta el oxalato plasmático movilizado. El éxito de este enfoque lo facilita enormemente la función inmediata del injerto con una buena diuresis. Si es posible, el trasplante hepatorrenal combinado se realiza en los inicios de la enfermedad renal, preferiblemente antes de que la tasa de filtración glomerular (TFG) disminuya por debajo de 15 mL a 30 mL por minuto por 1,73 m^2. Esto sirve para optimizar el resultado y evitar la aparición de complicaciones graves de la enfermedad que puede conducir a una morbilidad irreversible.

Idealmente, se usa la hemodiálisis agresiva antes del trasplante para disminuir la carga de oxalato y asegurar los niveles y minimizar el depósito de oxalato en los tejidos. El nivel diana de oxalato plasmático es inferior a 50 mg/mL. En el trasplante, siempre que sea posible, se usa un riñón donante de gran tamaño, para permitir la excreción efectiva de la carga de oxalato. El uso precoz de CNI puede retrasarse hasta que la creatinina sérica disminuya a 1-2 mg/dL. Hasta que esto sucede, la inmunosupresión se logra con MMF, corticoides e inducción de anticuerpos. Si se produce una disfunción precoz del trasplante renal, se continúa la hemodiálisis diaria. Cuando se establece una buena función renal, se inicia el tratamiento con CNI. Además, el tratamiento postrasplante incluye piridoxina, fosfato neutro, citrato, magnesio y diuréticos no calciúricos.

Cistinosis nefropática

El trasplante en los niños con cistinosis corrige el defecto de transporte en el riñón, pero no en otros órganos afectados por la enfermedad. El hipotiroidismo, las alteraciones visuales y las manifestaciones del sistema nervioso central no se corrigen por el trasplante, y requieren tratamiento con cisteamina y hormona tiroidea. En el intersticio del injerto renal se pueden encontrar cristales de cistina en el interior de macrófagos del receptor. Esto no provoca la recurrencia del síndrome de Fanconi ni la disfunción del injerto.

Anemia drepanocítica (de células falciforme)

La tasa de supervivencia a largo plazo del injerto en los pacientes con anemia drepanocítica es escasa, y sólo en torno al 50 % de los injertos funcionan después de 3 años tras el trasplante. La mejoría del hematocrito da lugar a un aumento de hematíes anómalos, que provoca crisis falciformes en el injerto renal.

EVALUACIÓN PRETRASPLANTE

La evaluación y la preparación de un niño para un trasplante es esencialmente la misma que para los adultos (v. Capítulo 8), y las contraindicaciones absolutas para el trasplante renal pediátrico son escasas.

Las neoplasias metastásicas recientes y el fallo multiorgánico impide el trasplante. La administración de fármacos inmunosupresores a niños inmunodeprimidos como los que presentan seropositividad para el VIH requiere una consideración especial (v. Capítulo 12). Los pacientes con disfunción neurológica grave pueden no ser candidatos adecuados; sin embargo, se deben tener en cuenta los deseos de los padres, así como la posibilidad de la recuperación a largo plazo.

Evaluación del posible donante vivo

Como norma general, se puede considerar un donante adulto de casi cualquier tamaño para el trasplante a un niño, independientemente de su edad (v. Capítulo 7). La donación entre hermanos suele limitarse a donantes de más de 18 años, si bien los tribunales han autorizado que niños de menor edad donen en circunstancias extcepcionales.

Las consideraciones sobre la histocompatibiladno son diferentes para los receptores pediátricos de riñones de donante vivo que para los receptores adultos. Los trasplantes HLA-idénticos son los óptimos, y permiten el uso de la menor cantidad de inmunosupresión, con lo que se minimiza el uso de corticoides y también la aparición de otros efectos secundarios. El primer donante vivo para un niño suele ser uno de los padres, compatible para un haplotipo. Los hermanos pueden ser donantes cuando alcanzan la edad de consentimiento. Al considerar el trasplante de hermanos, los datos señalan que los riñones de donantes haploidénticos con antígenos HLA maternos no heredados funcionan mejor a largo plazo que los de donantes con antígenos HLA paternos no heredados (v. Capítulo 3). También pueden considerarse como donantes los familiares de segundo grado, los hermanos con compatibilidad para cero haplotipos y las personas no emparentadas biológicamente. Para mejorar la compatibilidad, especialmente en locus de HLA de clase II, y prolongar posiblemente la supervivencia del injerto, pueden incluirse parejas de receptor-donante en un programa de intercambio pareado.

Evaluación del receptor

La evaluación del posible receptor de trasplante pediátrico es similar a la que se realiza en los adultos, pero como hay determinados problemas que se producen con más frecuencia en los niños, la atención puede ser diferente. Es importante establecer la causa exacta de la nefropatía crónica en los niños siempre que sea posible. Puede necesitarse la corrección quirúrgica antes del trasplante de determinadas anomalías estructurales. También debe determinarse la causa precisa de la afectación glomerular o metabólica, debido a que puede recidivar tras el trasplante. A continuación, se exponen algunos temas habituales médicos, quirúrgicos y psiquiátricos de los niños candidatos a trasplante.

Desarrollo neuropsiquiátrico

Lactantes. Los lactantes con nefropatía terminal durante el primer año de vida pueden sufrir alteraciones neurológicas, entre ellas: alteraciones de la función mental, retraso neurocognitivo, microcefalia y fenómenos motores involuntarios, como mioclonía, ataxia cerebelosa, temblores, convulsiones e hipotonía. La patogenia no está clara, aunque se ha implicado a la toxicidad por aluminio, la uremia, la prematuridad, las crisis hipertensivas y las convulsiones relacionadas con la diálisis. El trasplante renal preventivo o la instauración de la diálisis ante los primeros signos de disminución del ritmo de crecimiento del perímetro craneal o retraso de desarrollo pueden mejorar el problema. Los estudios describen una mejora del retraso psicomotor en algunos lactantes con trasplante eficaz, con un porcentaje significativo de lactantes que recupera los hitos del desarrollo normal. Las pruebas de inteligencia global muestran aumento de las tasas de mejoría tras el trasplante eficaz.

Niños mayores. Con frecuencia, es difícil valorar hasta dónde la uremia contribuye al retraso y la alteración cognitivos en niños de más edad. La uremia tiene un efecto adverso, pero con frecuencia reversible, sobre el funcionamiento mental de un niño, y con frecuencia puede causar depresión psicológica. Puede ser necesario iniciar la diálisis y mejorar los síntomas urémicos antes de efectuar una valoración exacta de la función mental del niño. El inicio de la diálisis aclara con frecuencia el cuadro, y permite la progresión al trasplante en situaciones en las que, de otro modo, podría no haber parecido factible. Por otro lado, los niños con retrasos graves responden mal a las limitaciones de los cuidados que requiere nefropatía crónica. Un niño con un IC muy bajo puede no entender la necesidad de procedimientos que suelen ser confusos y molestos. En esta situación, la familia debe intervenir y apoyar la decisión de iniciar un tratamiento que no incluya diálisis crónica ni trasplante.

Crisis epilépticas. Hasta un 10 % de los niños candidatos a trasplante tienen un trastorno convulsivo que precisa tratamiento antiepiléptico. Siempre que se pueda, las crisis convulsivas deben controlarse antes del trasplante con fármacos que no interfieran en el metabolismo de los CNI, los inhibidores de mTOR o la prednisona (v. Capítulo 6). Los nuevos antiepilépticos, como el levetiracetam, la gabapentina, la pregabalina y la lacosamida son buenas opciones, porque no interfieren en la inmunosupresión. Se pueden usar benzodiacepinas cuando las circunstancias lo permitan. La carbamazepina reduce los niveles de CNI y prednisona, pero su efecto no es tan potente como el de la fenitoína o los barbitúricos. Si es necesario el uso de un fármaco que disminuya los niveles de los inmunosupresores, puede administrarse una dosis moderadamente aumentada de prednisona dos veces al día. El CNI y el inhibidor de mTOR pueden necesitar un ajuste de la dosis para lograr los niveles valle deseados, que deben controlarse rigurosamente.

Estado psicoemocional

Por sí mismos, los trastornos psiquiátricos y emocionales no son contraindicaciones para la diálisis ni el trasplante; sin embargo, es obligatorio que intervengan profesionales especializados en los cuidados de los niños afectados. Los problemas psiquiátricos primarios pueden abordarse con tratamiento farmacológico y asesoramiento simultáneo, y no deben descartar a los niños al considerar el trasplante. La experiencia con psicotrópicos, como los inhibidores selectivos de la recaptación de la serotonina (ISRS), ha sido muy positiva. Al igual que sucede con los anticonvulsivos, es importante saber que determinados fármacos pueden interferir en el metabolismo de algunos inmunosupresores. No se ha detectado que esto sea un problema importante con ISRS como el citalopram, el escitalopram y la sertralina (que se comenta en este mismo capítulo).

El incumplimiento es un importante problema en los adolescentes que reciben un trasplante. Los patrones de cumplimiento con la medicación y la diálisis se deben establecer como parte de la evaluación para el trasplante. En los casos de alto riesgo, se debe realizar una evaluación psiquiátrica. Si se identifica o se prevé un posible incumplimiento, hay que adoptar medidas antes de realizar el trasplante, entre ellas intervenciones sociales y psiquiátricas cuando sea posible. Se deben identificar y propiciar los sistemas de apoyo psicosocial. Si se va a recuperar al paciente hasta el punto de llegar a ser candidato al trasplante, es esencial un control riguroso y frecuente tanto médico, como psicológico como por parte de trabajadores sociales. Es particularmente importante que los equipos de trasplante y diálisis se mantengan en estrecha comunicación mientras se prepara al paciente para el trasplante.

Enfermedad cardiovascular

Es poco probable que los niños y adolescentes tengan una enfermedad cardiovascular manifiesta que requiera un estudio diagnóstico invasivo. La hipertensión y la sobrecarga crónica de líquidos durante la diálisis predisponen a la aparición de hipertrofia ventricular izquierda (HVI), miocardiopatía hipertensiva e insuficiencia cardíaca congestiva. La HVI puede observarse hasta en un 75 % de los receptores de trasplante pediátricos, y la resistencia periférica suele estar elevada. Al igual que en los adultos, en los niños el trasplante puede ser beneficioso para la función cardíaca. En ocasiones, el grado de afectación cardíaca es tan importante que el trasplante cardíaco debe acompañar al trasplante renal.

Nunca está de más recalcar la importancia del control de la hipertensión en los niños con nefropatía terminal. En la evaluación pretrasplante, se deben estudiar cuidadosamente los perfiles de presión arterial y el tratamiento con diálisis. En el niño que es hipertenso estando en diálisis, se deben realizar ecocardiografías anuales para valorar la hipertrofia ventricular y la competencia valvular. En los pacientes que necesitan múltiples fármacos antihipertensores, pueden requerirse nefrectomías bilaterales antes del trasplante.

La enfermedad cardiovascular prematura es una característica habitual de adultos que han sufrido enfermedad renal terminal en la infancia, y el hecho de prestar atención en la infancia a los factores de riesgo de enfermedad cardiovascular del adulto puede ayudar a minimizar la morbilidad y la mortalidad a largo plazo. Los vasos coronarios de los adultos jóvenes en diálisis tienen una incidencia importante de calcificación prematura (v. Capítulo 1), lo que puede anunciar la aparición de lesiones ateroescleróticas. El control del metabolismo del calcio y del fósforo en el período previo al trasplante es un posible método para mejorar la cardiopatía coronaria postrasplante. Pueden estar indicadas las estatinas, y la Kidney Disease Improving Global Outcomes (KDIGO) ha establecido las recomendaciones para su uso en los niños con nefropatía crónica.

Infección

Patógenos bacterianos frecuentes. Las infecciones del tracto urinario y las infecciones relacionadas con la diálisis peritoneal son los orígenes más habituales de infección bacteriana en los niños con enfermedad renal terminal. Una antibioterapia y una profilaxis agresivas de las infecciones de las vías urinarias en los niños pueden resolver eficazmente la infección, aunque en ocasiones se requiere una nefrectomía pretrasplante por infecciones refractarias en niños con reflujo. La peritonitis y las infecciones relacionadas con la diálisis peritoneal se exponen más adelante (v. «Niños tratados con diálisis peritoneal»).

Citomegalovirus. La incidencia de infección por CMV aumenta con la edad, y es poco probable que los niños pequeños hayan desarrollado seropositividad frente a este virus. En la evaluación pretrasplante, se deben obtener los niveles de IgM e IgG frente a CMV, y estos estudios se deben tener en cuenta al planificar la profilaxis postrasplante contra CMV.

Virus de Epstein Barr. Es importante establecer el estado de anticuerpos frente al virus de Epstein-Barr en los niños. Al igual que con el CMV, las infecciones por VEB y la seropositividad resultante aumentan con la edad. En un contexto de inmunosupresión potente, la infección primaria por VEB puede predisponer a una forma particularmente agresiva de trastorno linfoproliferativo postrasplante (PTLD, *post-transplantation lymphoproliferative disorder*).

Estado de vacunación. Siempre que sea posible, los niños deben estar completamente inmunizados antes del trasplante para minimizar el riesgo de enfermedades infecciosas que pueden prevenirse. Como los niños con nefropatía terminal tienen una respuesta inmunitaria subóptima, puede que se necesiten dosis iniciales mayores y monitorizar los títulos de anticuerpos con dosis de refuerzo de vacunas. En los pacientes inmunodeprimidos están contraindicadas las vacunas con virus vivos, como las de sarampión, parotiditis, rubéola y varicela, y deben haberse completado antes del trasplante. La vacunación del paciente inmunodeprimido puede no llegar a inducir una respuesta inmunitaria adecuada, especialmente con el uso de fármacos, como el MMF, que suprimen la producción de anticuerpos. Por tanto, pueden ser más eficaces las vacunaciones con agentes no vivos cuando los receptores están con bajos niveles de inmunosupresión de mantenimiento, aproximadamente 6 meses a 1 año después del trasplante. Se recomienda la vacunación anual inyectable frente al virus de la gripe (influenza).

Hemostasia

Alrededor del 7 % de los casos de pérdida del injerto en pacientes pediátricos se debe a trombosis del injerto. Por esta razón, es particularmente importante buscar en el paciente indicios de una tendencia a la hipercoagulabilidad, como la presencia de coagulación recurrente en el acceso vascular de la hemodiálisis. En los niños, el estudio completo de los factores de riesgo de trombosis son: tiempo de protrombina, tiempo de tromboplastina parcial, recuento de plaquetas, nivel de proteína S, nivel de proteína C, factor V de Leiden, nivel de antitrombina III, mutación de protrombina G20210A, nivel de homocisteína, mutación MTHFR T677, anticuerpos antifosfolipídicos, anticuerpos anticardiolipina β_1 1, nivel de glucoproteína β_1 1, nivel de lipoproteína A y nivel de factor VIII. Si el estudio de trombofilia es positivo o se están usando riñones pediátricos en bloque, puede usarse anticoagulación perioperatoria a largo plazo para minimizar la trombosis del injerto.

Pacientes con glomerulonefritis de etiología desconocida

Con frecuencia, los pacientes pediátricos se derivan para efectuar una evaluación pretrasplante sin haberse establecido el diagnóstico de enfermedad renal terminal. Como se señaló anteriormente, la recidiva de la glomerulonefritis o la glomerulopatía es un problema importante en los receptores pediátricos y adolescentes. Por este motivo, en todo paciente con hipertensión o proteinuria significativa acompañando a una enfermedad renal terminal debe realizarse un perfil serológico que pueda ayudar a clasificar el diagnóstico de dicha enfermedad renal, y que incluye: determinaciones de C3, C4, anticuerpos antinucleares, anticuerpos anti-ADN bicatenario, anti-MBG y ANCA.

Problemas urológicos

La uropatía obstructiva es la causa de nefropatía terminal en aproximadamente el 15 % de los niños trasplantados. Otras causas de enfermedad renal terminal que se asocian frecuentemente a anomalías del tracto urinario, como nefropatía por reflujo, vejiga neurógena, síndrome de abdomen en ciruela pasa y displasia renal, suponen otro 20 % de niños trasplantados. Debido a esta elevada frecuencia, siempre hay que tener en cuenta las anomalías urológicas como una causa de nefropatía terminal de etiología desconocida en niños y adultos jóvenes. Los antecedentes de alteraciones en la micción, enuresis, nicturia o infecciones recurrentes de las vías urinarias pueden ser el único indicio de un defecto urológico subyacente.

La presencia de una anomalía en el tracto urinario inferior no es una contraindicación para el trasplante, pero es mejor abordar los problemas urológicos antes de realizar éste. Se deben identificar las malformaciones y las alteraciones miccionales (p. ej., vejiga neurógena, disinergia vesical, problemas urológicos, restos de valvas uretrales posteriores, estenosis uretrales) y, si es posible, reparar. Los niños con patología urológica y displasia renal suelen necesitar múltiples intervenciones quirúrgicas para optimizar la anatomía y la función del tracto urinario. Estos procedimientos son: reimplante ureteral, para corregir el reflujo vesicoureteral; aumento o reconstrucción vesical; procedimiento de Mitrofanoff (creación de una fístula vesicocutánea usando el apéndice para proporcionar un sondaje intermitente continente y estéticamente aceptable) y la excisión de sistemas duplicados o ureteroceles ectópicos que pueden causar infecciones recurrentes.

Aumento vesical. Los estudios urodinámicos pueden proporcionar información importante sobre la capacidad y la función vesical, y contribuyen a definir las situaciones en las que se requiere un aumento vesical. Las vejigas con presiones intravesicales elevadas tienen riesgo de producir hidronefrosis graves en un riñón trasplantado. El aumento vesical suele necesitarse en pacientes con válvula uretral posterior y en algunos casos con capacidad vesical reducida. El aumento puede realizarse usando tejido ureteral dilatado, intestino delgado o intestino grueso. El aumento ureteral proporciona los mejores resultados porque la mucosa ureteral es idéntica a la mucosa de la vejiga urinaria. El aumento intestinal o colónico suele precisar irrigación vesical frecuente, y a menudo se complica por una secreción mucosa importante, que puede causar obstrucción intermitente del estoma vesical y provocar frecuentes infecciones del tracto urinario. El aumento usando tejido gástrico causa disuria grave debido a la acidez de las secreciones gástricas, y la mayoría de los centros lo han abandonado. Tras el aumento vesical, en la mayoría de los niños es necesario un sondaje intermitente crónico. En algunos centros, se usa la hidrodilatación enérgica como sustituta del aumento vesical, pero la mayoría de los médicos opinan que es muy dolorosa e inútil, sobre todo en los niños que esperan un trasplante de donante cadáver.

Si un niño tiene una vejiga neurógena, un aumento vesical u otra alteración de la micción, suele poderse enseñar a los padres o al propio paciente a realizar un autosondaje intermitente y aséptico, algo que puede realizarse con seguridad y de un modo eficaz en los receptores de trasplante. Sin embargo, cuando la técnica de sondaje es deficiente, se puede producir una infección del tracto urinario. Además, el incumplimiento del autosondaje puede provocar una obstrucción parcial y la posterior disfunción del injerto.

En algunos estudios, la evolución del injerto en niños con problemas urológicos es inferior a la de los niños con vías urinarias inferiores normales. Además, en los receptores que tienen una anomalía vesical, existe una mayor incidencia de complicaciones urológicas postrasplante y de infección de las vías urinarias. No obstante, en los centros con urólogos pediatras con experiencia, los niños con nefropatía terminal debida a malformaciones urológicas pueden ser trasplantados con éxito.

Osteodistrofia renal

En el período pretrasplante, es importante el diagnóstico y el tratamiento tempranos de déficit nutricional de vitamina D, acidosis metabólica, hiperparatiroidismo, osteomalacia y osteopatía adinámica. Puede que sea necesario el control del hiperparatiroidismo con análogos de vitamina D, agentes calcimiméticos en niños o adolescentes o incluso la paratiroidectomía. Además, cada vez se reconoce más el factor de crecimiento de fibroblastos 23 (FGF23) por su papel en el metabolismo mineral óseo y la enfermedad cardiovascular. Se están desarrollando fármacos dirigidos al FGF23, que pueden probarse en futuros estudios clínicos. Si no se puede optimizar la ostodistrofia renal antes del trasplante, se puede producir hipofosfatemia y limitar el crecimiento potencial de un receptor de un trasplante con éxito.

Niños tratados con diálisis peritoneal

En general, se acepta que los niños tratados con diálisis peritoneal tienen tasas de supervivencia del injerto y del paciente similares a las de los niños tratados con hemodiálisis, aunque pueden presentar mayor riesgo de trombosis del injerto, al igual que los niños que reciben trasplantes renales preventivos. La etiología de esta observación no está clara, por lo que, antes del trasplante, se debe considerar la realización de un estudio de coagulación completo. De hecho, la diálisis peritoneal puede facilitar la cirugía de trasplante, especialmente en los lactantes muy pequeños y jóvenes. Los ciclos repetidos de líquido peritoneal expanden el abdomen y se crea un espacio adecuado para la colocación extraperitoneal de un riñón adulto relativamente grande. Es deseable la colocación extraperitoneal del injerto, porque puede permitir continuar la diálisis peritoneal tras el trasplante en caso de función retardada del injerto, y los pacientes pueden tolerar alimentos y medicamentos por vía oral antes, debido a la mínima manipulación intestinal. Sin embargo, si llega a ser necesario, la colocación intraperitoneal del injerto no es una contraindicación absoluta para la diálisis peritoneal postrasplante.

Un episodio reciente de peritonitis o infección en el punto de salida del catéter en un niño que espera un trasplante no impide necesariamente el trasplante. Los posibles receptores de trasplante se deben tratar adecuadamente durante 10 a 14 días y tener un cultivo de líquido peritoneal negativo, sin tratamiento antibiótico, antes de considerar el trasplante. Además, el recuento celular peritoneal preoperatorio no debe sugerir la presencia de peritonitis. Si existe una infección crónica en el punto de salida del catéter en el momento de la cirugía, se debe retirar el catéter y hay que administrar antibióticos adecuados por vía parenteral. Una infección manifiesta del túnel se debe tratar antes del trasplante. La incidencia de infecciones relacionadas con la diálisis peritoneal postrasplante es baja. Sin embargo, la peritonitis y la infección del punto de salida se deben tener en cuenta en el diagnóstico diferencial ante cualquier niño con fiebre inexplicada después del trasplante, y se debe procurar obtener una muestra temprana del líquido peritoneal. Estas infecciones suelen responder al tratamiento antibiótico adecuado, aunque puede que sea necesario retirar el catéter en caso de infecciones recurrentes. Si no existen infecciones, se puede dejar colocado el catéter pritoneal hasta haberse establecido una buena función del injerto durante 2 a 3 semanas.

Síndrome nefrótico

En los niños con enfermedades glomerulares, la proteinuria suele disminuir a medida que se deteriora la función renal y se desarrolla enfermedad renal terminal. En ocasiones, puede persistir un síndrome nefrótico florido, sobre todo en los niños con glomeruloesclerosis focal y segmentaria. La persistencia de una proteinuria importante causa un estado de hipercoagulabilidad y aumenta el riesgo de trombosis del injerto y de complicaciones trombóticas en el momento de la cirugía. Esto dificulta la fluidoterapia, debido a la fuga de líquidos al espacio extravascular, lo que puede provocar un retardo en la función del injerto y afectar de forma adversa a la evolución de éste. Es importante controlar la proteinuria intensa antes del trasplante, algo que en ocasiones puede lograrse con inhibidores de prostaglandinas, aunque puede necesitarse embolización renal o nefrectomía bilateral laparoscópica.

En el niño con SNCF, suele realizarse una nefrectomía unilateral o bilateral al principio de la evolución de la enfermedad, para permitir un crecimiento esquelético mejor mientras está en diálisis, y para evitar la aparición de complicaciones infecciosas y tromboembólicas. El síndrome nefrótico asociado a mutaciones aisladas de *WT1* o asociado a síndromes de Denys-Drash, Frasier o WAGR suele necesitar una nefrectomía bilateral precoz como parte de la prevención y el tratamiento del tumor de Wilms.

Nefrectomía pretrasplante

Siempre que sea posible, se debe evitar la nefrectomía, porque el hecho de dejar los riñones *in situ* puede facilitar el manejo de líquidos durante la diálisis, algo importante en los niños pequeños, en quienes el balance hídrico puede ser frágil. La nefrectomía puede estar indicada en pacientes con hipertensión grave en quienes el control de la presión arterial no es óptimo pesar de la eliminación óptima de líquido y el uso de múltiples fármacos antihipertensivos. La infección del tracto urinario que no responde al tratamiento, en presencia de hidronefrosis o reflujo grave, también puede necesitar una nefrectomía antes del trasplante. En ocasiones, se necesita la nefrectomía para crear espacio adecuado para la colocación de un injerto renal adulto en un lactante pequeño. Esto sucede con frecuencia en la poliquistosis renal autosómica recesiva, en la que los riñones aumentados de tamaño ocupan la cavidad abdominal, y pueden alterar el movimiento del diafragma, causando dificultad respiratoria.

Hipertensión portal

Puede producirse hipertensión portal en algunas formas de nefropatía terminal frecuentes en los niños, como la fibrosis hepática congénita y la nefronoptisis. Las manifestaciones de fibrosis hepática congénita deben controlarse; las varices esofágicas requieren escleroterapia o derivación portosistémica. Si existe neutropenia y trombocitopenia a causa de un hiperesplenismo, a veces puede necesitarse una derivación quirúrgica, una derivación portosistémica intrahepática transyugular (TIPS, *transjugular intrahepatic portosystemic shunt*), una esplenectomía parcial o una embolización esplénica. A veces, está indicado un trasplante hepatorrenal combinado a causa de complicaciones graves de la hipertensión portal en pacientes con nefropatía congénita y fibrosis hepática congénita.

Neoplasias malignas previas

El tumor de Wilms es la neoplasia renal más frecuente y la principal causante de nefropatía terminal en los niños. Se ha descrito la recidiva postrasplante del tumor de Wilms hasta en el 6 % de los pacientes. Los pacientes con tumor de Wilms recurrente tienden a ser más jóvenes y a presentar un intervalo más corto desde el reconocimiento del tumor hasta el trasplante. Antes de éste, debe mantenerse un período libre de enfermedad de 1 a 2 años desde el momento de la remisión. El trasplante prematuro se ha asociado a sepsis arrolladora, que puede estar relacionada con la quimioterapia reciente. La presencia de una neoplasia maligna primaria no renal no es una contraindicación absoluta para el trasplante, si bien hay que mantener un tiempo de espera adecuado entre la eliminación del tumor y el trasplante (v. Capítulo 7).

Trasplante preventivo

Casi el 25 % de todos los trasplantes pediátricos se realizan actualmente sin instaurar previamente diálisis. El porcentaje es incluso superior en receptores de donantes vivos, y es mucho mayor que el documentado en adultos. La incidencia de trasplante preventivo es casi el doble en los niños caucásicos (31 %) en comparación con los niños afroamericanos (13 %) e hispanos (17 %). En los niños y en los adultos, existe una ligera mejoría en la supervivencia del paciente y del injerto en los pacientes que no han recibido diálisis antes del trasplante.

Nutrición

La alimentación deficiente es un signo importante de uremia en los niños. Es esencial que reciban un soporte nutricional óptimo. Con frecuencia, se usa la alimentación precoz con sonda nasogástrica o de gastrostomía, para mejorar el aporte calórico y fomentar el crecimiento, especialmente en los niños que iniciaron el tratamiento con diálisis a temprana edad. Debido a la dificultad técnica, el mayor riesgo de trombosis del injerto y una posibilidad de pérdida de éste, en la mayoría de los centros se usa un peso de 8-10 kg como peso diana para el trasplante. Este peso puede no llegar a alcanzarse hasta los 2 años de edad, incluso con las pautas nutricionales más agresivas. En algunos centros, se ha efectuado con éxito el trasplante en niños que pesan menos de 5-8 kg.

TRATAMIENTO PERIOPERATORIO DEL NIÑO RECEPTOR DE TRASPLANTE RENAL

Preparación para el trasplante

En los trasplantes de donante vivo, algunos programas inician la inmunosupresión en la semana previa a la fecha del trasplante. Se realiza una prueba cruzada final en el mes anterior al trasplante, y se realiza la evaluación clínica del paciente para asegurarse de su estabilidad médica. Las pruebas analíticas realizadas al ingreso permiten detectar anomalías metabólicas que requieren una corrección mediante diálisis. Se desaconseja la eliminación enérgica de líquidos en el preoperatorio inmediato para reducir el riesgo de una demora en la función del injerto. La inmunosupresión preoperatoria se expondrá más adelante.

Tratamiento intraoperatorio

Al iniciar la intervención quirúrgica, se administran por vía intravenosa 10 mg/kg de succinato sódico de metilprednisolona. Hay que prestar especial atención a la presión arterial y a la hidratación, para tratar de reducir la incidencia de función retardada del injerto. Típicamente, se introduce un catéter venoso central para monitorizar la presión venosa central (PVC) durante la cirugía. Para lograr una perfusión renal adecuada, se debe alcanzar una PVC de 12-15 cm H_2O antes de retirar los *clamps* vasculares; en el caso de un lactante pequeño que recibe un riñón de tamaño adulto, puede ser deseable una PVC superior. Suele iniciarse la administración de dopamina en el quirófano, a una velocidad de 2-3 µg/kg por minuto, y aumentar a demanda, y se continúa durante 24-48 h en el postoperatorio. Se usa para facilitar la diuresis y quizá para un efecto de vasodilatación renal. La presión arterial media se mantiene por encima de 65-70 mm Hg mediante una hidratación adecuada con una solución de cristaloides o albúmina al 5 % y, si es necesario, el uso de dopamina en dosis mayores. En receptores

TABLA 17-3	Protocolo de profilaxis frente a citomegalovirus en el Mattel Children's Hospital del UCLA Pediatric Renal Transplant Program	
Estado del donante para CMV	**Estado del receptor para CMV**	**Ganciclovir***
Positivo	Positivo	Sí
Positivo	Negativo	Sí
Negativo	Positivo	Sí
Negativo	Negativo	No

*El ganciclovir se administra inicialmente por vía intravenosa (2,5 mg/kg/día) hasta que se tolera la ingesta oral; la dosis del valganciclovir se muestra en la Tabla 17-4.

muy pequeños, puede necesitarse transfusión de concentrado de hematíes porque la hemoglobina pude descender por secuestro de 150-250 mL de sangre en el riñón trasplantado. Puede administrarse manitol y furosemida antes de retirar los *clamps* vasculares para facilitar la diuresis. El volumen de orina se repone inmediatamente con solución salina normal al 0,45 % o 0,9 %. En ocasiones, se usa un vasodilatador intraarterial, el verapamilo, para solucionar el vasoespasmo que puede alterar la perfusión renal.

Tratamiento postoperatorio

Debido al pequeño tamaño de los niños, el tratamiento hídrico puede resultar difícil. La diuresis debe reponerse mililitro a mililitro con solución salina normal al 0,45 % o al 0,9 % continua durante 24-48 h. Las pérdidas insensibles de agua se reponen con un cristaloide que contenga glucosa. Puede ser necesaria la reposición de potasio. No se añade glucosa a la solución de reposición, y sólo se usa como parte de la solución de reposición de la pérdida insensible de agua. La retirada de glucosa de las soluciones de reposición de la orina ayuda a evitar la hiperglucemia postrasplante y la diuresis osmótica. La falta de capacidad de concentración del riñón recién trasplantado explica la diuresis obligatoriamente elevada que puede observarse en los primeros días después del trasplante. A medida que la función renal mejora y los niveles de creatinina sérica disminuyen casi a valores normales, se recupera la capacidad de concentración de la orina, y la producción de ésta disminuye desde varios litros al día a cantidades que empiezan a equilibrarse con el aporte de líquido diario. En este momento, puede interrumpirse la reposición de la diuresis, y suele establecerse un aporte de líquido diario para proporcionar en torno al 150-200 % de las necesidades de mantenimiento diario normales, administrado preferiblemente por vía oral.

Suele aparecer hipertensión. El dolor es una causa importante de hipertensión en el postoperatorio inmediato, y puede que sólo se necesite una analgesia adecuada para controlar la presión arterial. La hipertensión casi nunca se corrige de forma agresiva en el postoperatorio inmediato para evitar oscilaciones repentinas de la presión arterial que puedan alterar la perfusión renal. Los trastornos electrolíticos que aparecen pronto en el período postoperatorio se exponen en otra sección de esta obra. La profilaxis contra las infecciones por CMV se expone en las tablas 17-3 y 17-4, y en el Capítulo 12.

PROTOCOLOS INMUNOSUPRESORES EN LOS NIÑOS

Para una exposición más completa sobre los fármacos y protocolos inmunosupresores en el trasplante, se remite a los lectores al capítulo 6, y a las tablas 17-5, 17-6 y 17-7. La elaboración del protocolo inmunosupresor para el trasplante pediátrico es similar a la del trasplante en adultos.

TABLA 17-4   Dosis de valganciclovir

Aclaramiento de creatinina (ml/min/1,73 m²), Fórmula de Scwartz	< 12,5 kg	12,5-22,5 kg	22,5-35 kg	35-50 kg	≥ 50 kg
≥ 60	14–16 mg/kg v.o al día	225 mg PO daily	450 mg v.o. al día	675 mg v.o. al día	900 mg v.o. al día
40–59	7-8 mg/kg v.o. al día	7-8 mg/kg .o. al día	225 mg v.o. al día	7-8 mg/kg v.o. al día	450 mg v.o. al día
25–39	7-8 mg/kg v.o. a días alternos	7-8 mg/kg v.o. a días alternos	225 mg v.o. a días alternos	7-8 mg/kg v.o. a días alternos	450 mg v.o. a días alternos
10–24	7-8 mg/kg v.o. dos veces al día	7-8 mg/kg v.o. dos veces a la semana	225 mg dos veces a la semana	7-8 mg/kg v.o. dos veces a la semana	450 mg v.o. dos veces a la semana

TABLA 17-5   Protocolo de inmunosupresión evitando los corticoides para trasplante renal pediátrico en el Mattel Children's Hospital en UCLA

Pretrasplante (1 semana en receptores de donante vivo únicamente)

- MMF: 600 mg/m²/dosis dos veces al día + famotidina 1 mg/kg/dosis dos veces al día (máximo, 20 mg dos veces al día; pueden usarse otros bloqueantes H_2, salvo cimetidina, o bloqueantes de la bomba de H^+)

Pretrasplante (6 a 24 h)

- Infusión de globulina antitimocítica de ratón 1,5 mg/kg x 4 dosis (dosis máxima 125 mg) durante 6 h (premedicación con metilprednisolona 10 mg/kg, difenhidramina, and paracetamol), MMF: 600 mg/m² v.o./i.v. durante 6 h

Intraoperatorio

- Metilprednisolona 10 mg/kg i.v. al inicio de la cirugía (dosis máxima de 1 g)*

Postoperatorio inmediato

- MMF: 600 mg/m²/dosis i.v. cada 12 h[†]
- Tacrolimus: 0,15-0,2 mg/kg/día v.o. divididos dos veces al día hasta alcanzar niveles de 8-12 ng/ml[‡] + famotidina o bloqueante H_2

Tratamiento de mantenimiento

- MMF: 600 mg/m²/dosis v.o. dos veces al día, hasta que los niveles de tacrolimus sean adecuados; a continuación, se puede cambiar a 300-450 mg/m²/dosis v.o. dos veces al día[§]
- Tacrolimus: dosis ajustada para alcanzar los niveles valle deseados (v. Capítulo 5, Tabla 5-8).

*Reducir la metidprednisolona para una retirada rápida: 10 mg/kg v.o. día 0, 2 mg/kg v.o. día 1, 1 mg/kg v.o. día 2, 0,5 mg/kg v.o. días 3-5
[†]El fármaco se administra por vía oral cuando el paciente tolera la ingesta oral.
[‡]Tacrolimus se inicia una vez establecida la diuresis y la creatinina sérica es inferior a 2 mg/dL or inferior al 50% del valor basal previo al trasplante.
[§]La dosis puede extenderse hasta una pauta de tres veces al día si aparecen pronto síntomas gastrointestinales.
H_2, histamina 2; MMF, micofenolato mofetilo.

TABLA 17-6	Protocolo inmunosupresor basado en corticoides en el trasplante renal pediátrico en el Mattel Children's Hospital en UCLA

Pretrasplante (1 semana en receptores de donante vivo únicamente)
- Prednisona: 0,5 mg/kg/día (mínimo = 20 mg/día)
- MMF: 600 mg/m^2/dosis dos veces al día[*]
- + Famotidina: 1 mg/kg/dosis dos veces al día (máximo = 20 mg dos veces al día; se pueden usar otros bloqueantes H2, salvo cimetidina, o bloqueantes de la bomba de H$^+$).

Pretrasplante (6 a 24 h)
- Basiliximab: < 35 kg: 10 mg
- ≥ 35 kg: 20 mg v.o. día 0 y v.o. día 4
- MMF: 600 mg/m^2 v.o./i.v. en 6 h

Intraoperatorio
- Metilprednisolona: 10 mg/kg i.v. al inicio de la cirugía (dosis máxima: 1 g)

Postoperatorio inmediato
- Metilprednisolona: 0,5 mg/kg/día i.v. (dosis mínima = 20 mg/d)[*]
- MMF: 600 mg/m^2/dosis i.v. cada 12 h[‡]
- Tacrolimus: 0,15-0,2 mg/kg/día v.o. divididos dos veces al día para alcanzar niveles de 8-12 ng/ml[†]
- + Famotidina o bloqueante H$_2$

Tratamiento de mantenimiento
- Prednisona: iniciar disminución gradual de la dosis 1 semana tras el trasplante y continuar hasta alcanzar una dosis de mantenimiento de 0,07-0,1 mg/kg/día durante 2-3 meses
- MMF: 300-450 mg/m^2/dosis v.o. dos veces al día con tacrolimus[‡]
- Tacrolimus: ajuste de la dosis para alcanzar los niveles valle deseados (v. Capítulo 5, Tabla 5-8).

[*] El fármaco se administra por vía oral cuando el paciente tolera la ingesta oral.
[†] Tacrolimus se inicia una vez establecida la diuresis y la creatinina sérica es inferior a 2 mg/dL o inferior al 50% del valor basal previo al trasplante.
[‡] La dosis puede extenderse hasta una pauta de tres veces al día si aparecen pronto síntomas gastrointestinales.
H$_2$, histamina 2; MMF, micofenolato mofetilo.

Debido a los efectos a largo plazo de los corticoides, muchos centros de trasplante renal pediátrico han optado por la eliminación o la retirada de los corticoides. Se ha calculado que aproximadamente el 60 % de los niños reciben corticoides. La tabla 17-5 representa una versión de un protocolo que evita los corticoides y que incluye globulina antitimocítica de ratón, tacrolimus, MMF y biopsias de protocolo frecuentes. Las tasas de rechazo con este protocolo son bajas, y el desarrollo y la función renal mejoran significativamente. Sin embargo, en algunos informes se ha mencionado un aumento de la incidencia del rechazo cuando se retira o se disminuye el MMF debido a sus efectos secundarios. A diferencia de los regímenes basados en corticoides, sigue sin estar claro si el MMF puede retirarse con seguridad sin administrar corticoides y, por tanto, se debe emplear otro agente, como un inhibidor mTOR o azatioprina, cuando no se tolera el MMF. Además, se ha asociado a este régimen un aumento del riesgo de viremia subclínica por CMV o BK. Se ha demostrado la eficacia de una pauta sin

TABLA 17-7	Directrices para la disminución gradual de la dosis de fármacos en los niños receptores de trasplante renal

1. Tacrolimus

En las primeras 4 semanas se realizan cambios mínimos o ninguno, para disminuir con más rapidez la prednisona

La reducción de la dosis no debe superar el 10 % al 20 %

No se deben disminuir las dosis de tacrolimus y prednisona el mismo día (riesgo de precipitar un rechazo agudo)

Hay que comprobar los niveles séricos de creatinina y tacrolimus 2-3 días después de cada cambio y antes de realizar el siguiente

2. Prednisona

Iniciar la disminución de la dosis 2-3 semanas después del trasplante si es estable y el nivel de tacrolimus se encuentra en los valores deseados

La disminución de la dosis inicial es de 2,5 mg cada vez, aproximadamente el 100 % (se pueden reducir 5 mg si la dosis total es > 2 mg/kg). Cuando se llega a una dosis de 10 mg, la reducción de ésta es de 1 mg cada vez

Deben pasar períodos prolongados de tiempo antes de disminuir más en el nivel inferior de dosis

No hay que disminuir el mismo día las dosis de tacrolimus y prednisona

Se deben comprobar los niveles séricos de creatinina y tacrolimus 2-3 días después de cada cambio y antes de realizar el siguiente

3. Micofenolato mofetilo

Sólo está indicada la reducción de la dosis si aparecen efectos secundarios hematológicos o gastrointestinales

La reducción de la dosis se realiza en incrementos del 30 % al 50 %

Puede retirarse con seguridad durante unos días o hasta durante 3-4 semanas por los efectos secundarios con pautas basadas en corticoides

corticoides que usa inducción con alemtuzumab seguido por tratamiento de mantenimiento con tacrolimus y MMF. También ha sido eficaz un protocolo con inducción con basixilimab, corticoides, CNI y MMF, y a continuación conversión a un inhibidor de mTOR y un CNI en dosis baja a las 4-6 semanas con retirada total de corticoides a los 6 meses. El tratamiento de inducción con un agente biológico se emplea aproximadamente en el 85 % de los receptores de trasplante (Fig. 17-1). Se puede usar timoglobulina para proporcionar una inmunosupresión inicial adecuada y permitir una introducción demorada del CNI en casos de función retardada del injerto, o para proporcionar inmunosupresión intensificada en el receptor de trasplante hipersensibilizado. Cuando se plantea el trasplante en un niño con una neoplasia maligna previa, se puede considerar una pauta con dos fármacos, o incluso monoterapia, para minimizar el efecto de recidiva de la neoplasia asociada a los inmunosupresores. En esta situación, el uso de inducción con anticuerpos suele evitarse, y se fomenta la donación en vida para proporcionar la mejor concordancia HLA.

Corticoides

Los protocolos que evitan el uso de corticoides han demostrado ser útiles y seguros en los niños. El principal efecto secundario de los corticoides es el retraso del crecimiento esquelético, y siguen preocupando otros efectos secundarios familiares, como la hipertensión, la obesidad, la diabetes mellitus, la hiperlipidemia, la osteopenia y la necrosis aséptica. Algunos efectos estéticos, como el acné y la facies cushingoide, pueden tentar a los niños y adolescentes a interrumpir la toma de los inmunosupresores. Los corticoides se usan en los niños en determinadas circunstancias, entre ellas el trasplante repetido, un PRA (*panel reactive antibodies*) elevado, enfermedad recurrente y uso anterior (Tabla 17-6). Sin embargo, las dosis se disminuyen rápidamente en los niños y, cuando es posible, se pasa a la administración de corticoides a días alternos, lo que minimiza sus efectos adversos.

Inhibidores de calcineurina

Existen algunas diferencias importantes en el uso de ciclosporina y tacrolimus entre adultos y niños. Los niños, sobre todo los menores de 2 años, pueden necesitar dosis mayores que los adultos cuando se calculan por miligramos por kilogramo de peso corporal. Se cree que la necesidad de dosis mayor se debe a una mayor tasa metabólica por el citocromo P-450 hepático, que provoca una eliminación más rápida. La dosificación basada en el área de superficie, o dosis tres veces al día, parece proporcionar unos mejores niveles terapéuticos en los niños más pequeños y en niños con un metabolismo acelerado (p. ej., pacientes tratados con determinados anticonvulsivos). El uso de la monitorización del nivel máximo de la ciclosporina (niveles de C2, v. Capítulo 6) que se ha recomendado para los adultos también se ha validado, de forma independiente, para los niños. Los niveles farmacológicos recomendados de ciclosporina y tacrolimus para los niños son similares a los recomendados para los adultos (v. Capítulo 6). Los estudios que comparan la eficacia de la ciclosporina y el tacrolimus en los niños han mostrado una tendencia a favor del tacrolimus en cuanto a incidencia tanto de rechazo agudo como de pérdida del injerto. En la base de datos NAPRTTCS, se observó escasa diferencia en cuanto a rechazo agudo y pérdida de injerto entre ambos fármacos cuando se usan en combinación con MMF; sin embargo, se observó una mejoría de la función del injerto al cabo de 1 y 2 años del trasplante con el tacrolimus. La preocupación generada por los datos obtenidos a finales de la década de 1980 en cuanto a una incidencia mucho mayor de PTDL en los niños tratados con tacrolimus ha disminuido considerablemente.

El perfil de efectos secundarios de los CNI en los niños es similar al que se observa en los adultos (v. Capítulo 6). El hirsutismo, la hiperplasia gingival y la tosquedad facial pueden causar problemas a los niños tratados con ciclosporina, sobre todo a los de origen afroamericano e hispano. En los adolescentes, especialmente en las chicas, estos efectos secundarios pueden ser terribles, causando un grave estrés emocional y, posiblemente, provocando un incumplimiento terapéutico peligroso. Puede ser útil cambiar a tacrolimus, si bien puede producirse caída del pelo. Las crisis epilépticas se observan con más frecuencia en los niños tratados con CNI que en los adultos. Los síntomas neurológicos tienden a ser más graves con el uso de tacrolimus. Al igual que los adultos, los niños tienen más probabilidad de presentar hipercolesterolemia e hipertrigliceridemia con la ciclosporina, y pueden ser candidatos a tratamiento con hipolipemiantes. La intolerancia a la glucosa es menos frecuente que en los adultos, y se observa en menos del 5 % de los niños; es más habitual con tacrolimus. En ocasiones, puede producirse una diabetes mellitus manifiesta. Se ha observado una tendencia constante hacia el uso de tacrolimus en lugar de ciclosporina en los niños (Fig. 17-1).

Micofenolato mofetilo y micofenolato sódico

El MMF se usa en más del 90 % de los receptores de trasplante renal pediátrico y ha sustituido ampliamente a la azatioprina (Fig. 17-1). La capacidad del MMF para reducir la incidencia de episodios de rechazo agudo con respecto a la azatioprina es similar en los niños y en los adultos

(v. Capítulo 6). Al igual que en los adultos, los efectos gastrointestinales y hematológicos pueden ser problemáticos en los niños y pueden responder a una reducción de la dosis. La conversión a micofenolato sódico con cubierta entérica proporciona una dosis equivalente y se ha propuesto para reducir los efectos secundarios gastrointestinales. Se ha solicitado la monitorización farmacológica terapéutica del MMF en los niños, pero no ha alcanzado un uso extendido. El MMF se ha utilizado con éxito en los niños para tratar el rechazo agudo resistente a los corticoides.

Inhibidores de mTOR

Cuando se usan, el sirolimus y el everolimus son contemplados en la mayoría de los centros como fármacos de segunda línea. La principal diferencia entre ambos es la vida media más corta del everolimus (v. Capítulo 6). La eficacia y los efectos secundarios documentados son similares a los observados en los adultos. En varios estudios, se han demostrado efectos beneficiosos de los inhibidores de mTOR en el trasplante renal pediátrico, entre ellos: estabilización de la tasa de filtración glomerular, buena supervivencia del injerto y un escaso número de rechazos cuando se usan en combinación con dosis bajas de CNI. Sin embargo, se debe evitar la inhibición de mTOR con dosis elevadas de CNI, ya que en un ensayo clínico patrocinado por NAPRTCS se observó un nivel inaceptablemente elevado de PTLD. Los efectos secundarios de inhibidores de mTOR, como la hiperlipidemia, la alteración de la cicatrización, la proteinuria, la alteración del crecimiento o la reducción de los niveles de testosterona es más probable observarlos con dosis mayores.

Inmunosupresores biológicos

Las indicaciones para el uso de inducción con anticuerpos se comentan en el capítulo 6, y no difieren entre adultos y niños. Más del 85 % de los niños se tratan con inducción con anticuerpos, sobre todo con agentes deplecionantes (Fig. 17-1). En el trasplante pediátrico de donante vivo, existe una ventaja del 5 % en la supervivencia del injerto a los 5 años cuando se usa la inducción con anticuerpos.

Los agentes deplecionantes han ido ganando popularidad, especialmente en los protocolos que evitan/retiran los corticoides o en pacientes hipersensibilizados. El que se usa con más frecuencia es la globulina antitimocítica (timoglobulina) de ratón. La timoglobulina causa la supresión de linfocitos T portadores' de CD3, CD4 y CD8 en los pacientes pediátricos, y tiene efectos anti-linfocitos B. El alemtuzumab, un anticuerpo monoclonal humanizado dirigido contra determinantes CD52 sobre la superficie de linfocitos T y B humanos, células citolíticas naturales (NK) y monocitos, es otro fármaco deplecionante que se utiliza en los niños. Los efectos de depleción linfocítica de ambos (timoglobulina y alemtuzumab) pueden durar muchos meses y predisponer a la aparición de infecciones víricas, por lo que se recomienda una rigurosa monitorización vírica. Además, en algunos estudios se documenta un aumento del riesgo de rechazo tardío mediado por anticuerpos con el alemtuzumab.

El anticuerpo monoclonal anti-CD25 que no provoca depleción linfocítica es el basiliximab, ya que el daclizumab ya no está disponible. El basiliximab se usa en pacientes de bajo riesgo y para la retirada de esteroides. Puede ser particularmente útil en los niños debido a su efectividad, la facilidad de administración y la ausencia de efectos secundarios.

RECHAZO AGUDO EN EL TRASPLANTE PEDIÁTRICO

En general, se han logrado mejoras significativas en la disminución de los episodios de rechazo agudo en el trasplante renal pediátrico. Suponen aproximadamente el 10 % de los fallos de injerto. Con el tratamiento inmunosupresor habitual, se produce un episodio de rechazo agudo en aproximadamente el 9 % de los receptores de trasplante de donante vivo y en el 14 % de los receptores de trasplante de donante cadáver. El origen afroamericano, la función retardada del injerto (DGF), la ausencia de inducción con anticuerpos y una escasa concordancia HLA pueden predisponer a la aparición de episodios de rechazo. Al igual que en los adultos, el rechazo agudo en los niños es el predictor aislado más importante de rechazo crónico. En más del 90 % de los casos precede al fallo del injerto del rechazo crónico. El fracaso crónico del injerto es la causa más frecuente de pérdida del injerto en los niños.

El diagnóstico de rechazo agudo en el receptor de trasplante de muy corta edad no siempre es sencillo, y requiere un alto índice de sospecha. Debido a que la mayoría de los niños pequeños reciben un trasplante renal de adulto, la elevación de la creatinina sérica puede ser un signo tardío de rechazo, a causa de la gran reserva renal en comparación con la masa corporal. Puede existir una disfunción importante del injerto sin que el nivel de creatinina sérica aumente o lo haga sólo ligeramente. Uno de los signos de rechazo más precoces y sensibles es la aparición de hipertensión junto con febrícula. En los niños, todo aumento de la creatinina sérica, especialmente si se acompaña de hipertensión, se debe considerar que se debe a rechazo agudo hasta que se demuestre lo contrario. El diagnóstico y el tratamiento tardíos del rechazo se asocian a una mayor incidencia de rechazos resistentes y de pérdida del injerto.

El diagnóstico diferencial de la disfunción aguda del aloinjerto es similar en los niños y en los adultos (v. Capítulo 10). La biopsia renal es el método esencial para el diagnóstico. Se ha demostrado que el procedimiento puede realizarse con seguridad en los niños, con una tasa de complicaciones escasa. En todos los niños con disfunción del aloinjerto, se recomienda la administración de DDAVP (0,3 µg/kg por vía intravenosa) una hora antes del procedimiento, para corregir cualquier posible tendencia hemorrágica. Para diagnosticar otras causas de disfunción del injerto, se utiliza: análisis de orina y urocultivo, control vírico, y ecografía y estudios con radionúclidos.

Tratamiento del rechazo agudo

Las técnicas usadas para tratar el rechazo agudo son similares en los niños y en los adultos (v. Capítulo 6). La resolución completa del rechazo agudo, determinada por el regreso de la creatinina sérica al nivel basal, se logra en aproximadamente la mitad de los niños; en algo menos de la mitad, se consigue una resolución parcial, y en el resto se produce la pérdida del injerto. La inversión completa del rechazo agudo es incluso menos probable si se producen posteriores episodios de rechazo o cuando el rechazo se asocia a anticuerpos donante-específicos (DSA).

Corticoides

En los niños, al igual que sucede en los adultos, los pulsos de altas dosis de corticoides constituyen el tratamiento de primera línea del rechazo agudo, y aproximadamente el 75 % de los episodios responden a él. Una vez efectuado el diagnóstico, se administra metilprednisolona intravenosa en dosis que oscilen entre 5 y 10 mg/kg/día durante 3 a 5 días. Tras completar el tratamiento, se reanuda la pauta de mantenimiento de corticoides previa al tratamiento, o se aumentan y luego se van disminuyendo hasta niveles basales durante unas semanas. En los pacientes con un protocolo sin corticoides, se debe considerar la conversión a corticoides de mantenimiento en dosis bajas. El nivel de creatinina sérica puede aumentar ligeramente durante el tratamiento, y puede no regresar al nivel basal hasta 3 a 5 días después de haberse completado el tratamiento.

Deplecionantes linfocíticos

La timoglobulina revierte hasta el 90 % de los episodios de rechazo agudo que no responden a los corticoides. La dosis habitual (estándar) de timoglobulina para el rechazo agudo es de 1,5 mg/kg/día durante 7 a 14 días, o puede dosificarse según los subtipos de linfocitos T. La administración a través de una vena periférica causa con frecuencia trombosis venosa o tromboflebitis. Por tanto, se recomienda colocar, antes de la administración, un catéter central de inserción periférica. Para evitar reacciones alérgicas, se debe medicar previamente al paciente por vía intravenosa con metilprednisolona y clorhidrato de difenhidramina 30 min antes de la infusión. Para controlar la fiebre, se debe administrar una dosis de paracetamol (adecuada al peso del paciente) antes y 4 h después de iniciar la infusión i.v. Hay que controlar las constantes vitales cada 15 min durante la primera hora de infusión, y a partir de ahí se hará cada hora hasta completar la infusión.

Los efectos secundarios de la timoglobulina son similares en los niños y en los adultos, y consisten en leucopenia y trombocitopenia, que deben controlarse con recuentos sanguíneos diarios. Se debe reducir la dosis un 50 % si el recuento de plaquetas es de 50 000 a 100 000/ml o si el recuento de leucocitos es inferior a 3 000/ml. Si los recuentos descienden más, se debe interrumpir la administración. Durante el tratamiento, se debe interrumpir la administración de azatioprina, MMF y sirolimus, ya que empeoran los efectos secundarios hematológicos.

Rechazo refractario

El rechazo refractario suele referirse a los episodios de rechazo agudo que no responden al tratamiento con dosis elevadas de corticoides y deplecionantes linfocíticos, o que aparecen de nuevo tras éste. Algunos casos pueden revertirse cambiando a tacrolimus o añadiendo MMF, si este fármaco no ha formado ya parte del protocolo inmunosupresor. Se necesitan dosis y niveles valle relativamente elevados. La conversión a sirolimus o CNI en dosis baja es una posible opción terapéutica. Si una biopsia renal muestra que el rechazo refractario tiene un componente de rechazo mediado por anticuerpos (manifestado por una tinción positiva para Cd4, DSA y/o cambios histológicos en la biopsia renal que incluye capilaritis peritubular), se puede usar (y ser eficaz) el tratamiento con inmunoglobulina intravenosa en dosis elevada, rituximab e intercambio de plasma. Además, para tratar el rechazo refractario mediado por anticuerpos, se pueden usar otros fármacos, entre ellos: bortezomib, eculizumab y tocilizumab, un bloqueante del receptor de IL-6, aunque la experiencia con niños es limitada. Siempre que se usa un tratamiento inmunosupresor tan agresivo, aumenta el riesgo de aparición de infecciones oportunistas y de linfoma postrasplante. Es esencial la profilaxis vírica, y la vigilancia y el control de la infección.

INCUMPLIMIENTO EN EL TRASPLANTE PEDIÁTRICO

El incumplimiento en el trasplante renal pediátrico es algo frecuente. En diversos estudios, la incidencia de incumplimiento entre los niños que reciben un trasplante renal es de aproximadamente un tercio. Entre los adolescentes de más de 10 años de edad, el porcentaje supera el 40 %. Por ello, el 23 % de los episodios de rechazo tardío y el 32 % de las pérdidas de injertos se asocian a incumplimiento. Los patrones de éste varían desde el cumplimiento parcial hasta el incumplimiento total y absoluto. El cumplimiento parcial oscila desde el olvido ocasional de la dosis hasta una dosis extra ocasional. Con mayor frecuencia se debe a olvido, incomprensión de un cambio o modificación de la dosis, o a la presencia de eventos que desembocan en la creencia de que esos medicamentos no le están ayudando. En los niños, el incumplimiento total suele deberse a estrés emocional o psicosocial subyacente.

Medir el cumplimiento

No existe actualmente un método normalizado para detectar el cumplimiento, si bien se han diseñado métodos indirectos y directos. El método indirecto más sencillo es preguntar directamente a los pacientes sobre ello; sin embargo, los pacientes tienden a decir a los médicos lo que quieren oír. Las valoraciones realizadas sobre el fallo de los pacientes en la toma de medicamentos suelen ser precisas, mientras que las correspondientes a la negación del incumplimiento no lo son. Otros métodos indirectos consisten en contar las pastillas y valorar las tasas de reposición de los fármacos prescritos. La medida indirecta de incumplimiento más validada es un dispositivo microelectrónico continuo, que se fija a la tapa de la botella de la medicación, registra cada apertura de la botella como una presunta dosis, y registra el momento y la frecuencia de la toma de la medicación. Los datos registrados pueden recuperarse y valorar así el cumplimiento. Las medidas directas, como la observación directa de la toma del tratamiento, la observación directamente por vídeo usando un móvil (celular), o la detección de un marcador electrónico añadido a la formulación del fármaco, pueden ser más exactas, pero o bien no pueden ponerse en práctica o bien están en los inicios de su desarrollo. Una medida directa de incumplimiento más práctica es el control del nivel del fármaco usando el coeficiente de variación o la desviación estándar para fármacos con farmacocinética estable, como los CNI o los inhibidores de de mTOR.

Predicción del cumplimiento

Es difícil predecir antes del trasplante el incumplimiento después de éste. Entre los factores de riesgo, se encuentran: estructura familiar desorganizada, insuficiente apoyo social/emocional, sexo femenino, adolescencia, escasa comunicación entre el paciente y el médico, coste elevado de la medicación y antecedente de pérdida de injerto previa como consecuencia del incumplimiento. En los pacientes que no cumplen con las indicaciones terapéuticas, se encuentran con mayor frecuencia problemas de personalidad relacionados con baja autoestima, trastornos psiquiátricos preexistentes y adaptación social deficiente. Los estudios señalan que el cumplimiento no tiene relación con la inteligencia, la educación de la memoria ni el número de fármacos que un paciente toma, aunque la frecuencia diaria de toma de medicamentos puede afectar considerablemente al cumplimiento terapéutico. Se ha demostrado que el aumento creciente del número de dosis al día produce una disminución lineal de las tasas de cumplimiento. Las visitas frecuentes a la consulta pueden mejorarlo. En los niños, se debe sospechar el incumplimiento cuando se produce una disminución sin causa aparente de los rasgos cushingoides, una pérdida repentina de peso, la aparición de DSA *de novo*, o cambios inexplicados en la función del injerto o los niveles valle de los CNI o los inhibidores mTOR.

Estrategias para mejorar el cumplimiento

Las principales estrategias son: educación, planificación de las dosis, programación clínica, comunicación e implicación de los pacientes en el tratamiento médico. El niño debe saber que el médico es su protector y que está interesado en cómo toma los medicamentos. Puede ser de gran ayuda proporcionar al paciente pistas o recordatorios específicos con los que relacionar la medicación. Estas pistas deben ser sencillas y, preferiblemente, formar parte de las actividades diarias del paciente, como las horas de las comidas, las rutinas diarias, momentos específicos, un programa de televisión concreto, los momentos para cepillarse los dientes o afeitarse, etc. En los adolescentes, el uso de la tecnología como alarmas de los móviles (celulares), páginas de redes sociales diseñadas para el trasplante o una aplicación para la medicación puede ser útil. Pactar con los pacientes pediátricos y recompensarles es otra estrategia para poder fomentar el cumplimiento. Finalmente, realizar las mismas preguntas sobre el cumplimiento en cada visita y explicar repetidamente las consecuencias de no seguir el tratamiento refuerza el mensaje y el interés del médico.

Intervención psicológica

Los programas de modificación de conducta y otros medios de intervención psicosocial pueden ser beneficiosos para algunos pacientes. En el período pretrasplante, debe emprenderse un programa continuo de asesoramiento con los pacientes de alto riesgo. Se deben establecer objetivos terapéuticos claramente definidos mientras el paciente está en tratamiento con diálisis, y se deben abordar los problemas familiares que se identifiquen en el período previo al trasplante antes de la activación en la lista de espera de trasplante o la programación de un trasplante de donante vivo. La presencia de, al menos, un cuidador con una gran motivación es un factor que ayuda al éxito del injerto a largo plazo.

La adolescencia trae consigo rápidos cambios corporales y comportamentales. El intenso deseo del adolescente por ser normal entra en conflicto con el recuerdo continuo de la enfermedad crónica que la toma de medicamentos genera; esta tendencia es particularmente evidente cuando los medicamentos se toman muchas veces al día y alteran el aspecto físico. La ambivalencia entre el deseo de protección parental y la autonomía, combinado con una creencia mágica de su invulnerabilidad, define la etapa de experimentación con el incumplimiento. Los adolescentes con problemas pisosociales o del desarrollo pueden usar el incumplimiento impulsivo durante episodios autodestructivos. Los equipos de trasplante deben conocer esos problemas del desarrollo, de forma que puedan iniciar una intervención psicológica adecuada antes de que empiece una conducta de incumplimiento significativa.

CRECIMIENTO

En los niños con insuficiencia renal crónica y enfermedad renal terminal el retraso del crecimiento esquelético es una constante. La gravedad de este retraso está directamente relacionada con la edad de inicio de la insuficiencia renal; cuanto más pronto sea el inicio, más grave será el retraso del crecimiento esquelético. En el desarrollo de este retraso del crecimiento se ha implicado a la osteodistrofia renal, la acidosis metabólica, trastornos electrolíticos, anemia, malnutrición proteica y calórica, retraso de la maduración sexual y acumulación de toxinas.

El retraso de crecimiento se valora típicamente con la *puntuación de desviación estándar* (SDS, *standard deviation score*) o la puntuación de déficit de altura (también conocida como *puntuación Z*). Miden la estatura del paciente en comparación con la de un niño no afectado y de una edad similar.

Determinantes del crecimiento postrasplante

El crecimiento mejora tras el trasplante; sin embargo, en la mayoría de los pacientes no se logra una recuperación completa. A continuación, se mencionan los factores que influyen de forma importante en el crecimiento postrasplante.

Edad

Los niños menores de 6 años tienen las puntuaciones de desviación estándar más bajas antes del trasplante, y estos niños muestran la mejor recuperación en su SDS tras el trasplante. Dos años después de éste, los niños menores de 1 año han mejorado en su SDS 0,7 desviación estándar (SD) en comparación con una mejoría de sólo 0,5 SD en los niños de 2 y 5 años de edad, y de 0,2 SD en los que tienen edades entre los 6 y los 12 años. Los niños mayores de 12 años no crecen más o el crecimiento es mínimo tras el trasplante. En ocasiones, los niños mayores siguen creciendo hasta la pubertad; sin embargo, el estirón que experimenta a esta edad la mayoría de los niños que están creciendo puede amortiguarse o perderse.

El hecho de que los niños de menor edad sean los que más se beneficien en cuanto al crecimiento en estatura del trasplante precoz proporciona un sólido argumento para acelerar el trasplante, en un intento por optimizar y quizá normalizar la estatura. Además, el trasplante precoz permite menos tiempo para que el crecimiento falle mientras están en diálisis y, por tanto, una necesidad menor de recuperación del crecimiento.

Dosis de corticoides

El mecanismo exacto por el que los corticoides alteran el crecimiento esquelético es multifactorial. Los corticoides pueden reducir la liberación de la hormona del crecimiento, la actividad del factor de crecimiento insulinoide (IGF), alterar directamente el cartílago de crecimiento, disminuir la absorción de calcio o aumentar la pérdida renal de fosfato. Las estrategias para mejorar el crecimiento son el uso de dosis diarias menores de corticoides, el uso de dosis a días alternos, la disminución gradual de la dosis hasta su retirada o la evitación. Se debe considerar la conversión a una pauta de dosis a días alternos en pacientes estables, seleccionados, en quienes se puede asegurar el cumplimiento terapéutico.

Lo ideal es retirar o evitar los corticoides. En dos estudios clínicos controlados y aleatorizados en los que se usó tratamiento inmunosupresor basado en tacrolimus, inducción con daclizumab, y retirada o evitación de corticoides, se observó una mejoría significativa en cuanto a la estatura, especialmente en los niños menores de 5 años. Y lo que es más importante, se consiguieron tasas comparables de rechazo agudo y pérdida del injerto a los 3 años tras el trasplante entre grupos con tratamientos basados en corticoides y grupos con retirada o evitación de éstos. Por tanto, pueden emplearse eficazmente los protocolos en los que se retiran o se evitan los esteroides; sin embargo, se necesitan estudios a largo plazo que usen formas alternativas de inducción incluyendo alemtuzumab, basiliximab o timoglobulina, puesto que no se dispone ya del daclizumab.

Hormona del crecimiento

El uso de hormona del crecimiento humana recombinante (rhGH) en niños receptores de trasplante renal mejora significativamente la velocidad de crecimiento y la SDS. La primera casi se triplica en el primer año tras iniciar el tratamiento con rhGH, con un ligero enlentecimiento en los siguientes 2 años de tratamiento. Algunos datos sugieren que la rhGH aumenta la respuesta inmunitaria alogénica, provocando rechazo agudo y pérdida del injerto, además de efectos adversos directos sobre la función de éste. El tratamiento con hormona de crecimiento se empieza generalmente en niños prepúberes al menos 1 año tras el trasplante, y se continúa hasta alcanzar un crecimiento normal o hasta que el niño llega la pubertad. Los niveles de ciclosporina pueden descender tras el inicio del tratamiento con rhGH; por tanto, los niveles de CSA deben controlarse rigurosamente y se debe aumentar la dosis un 10-15 % cuando sea adecuado.

Función del aloinjerto

Una tasa de filtración glomerular inferior a 60 ml/min/1,73 m^2 se asocia a un crecimiento deficiente y a unos niveles de TFG bajos; el crecimiento óptimo se produce con una TFG mayor de 90 ml/min/1,73 m^2. La función del injerto es el factor más importante, tras la dosis elevada de corticoides, en la génesis del insuficiente crecimiento tras el trasplante. Las propiedades inmunosupresoras de los corticoides necesarios para controlar el rechazo y preservar la función renal se deben valorar frente a la necesidad de minimizar los esteroides para maximizar el crecimiento. Así, una dosis excesiva de corticoides provoca la alteración del crecimiento y una dosis inadecuada provoca la alteración de la función renal. La administración de dosis elevadas de rhGH puede inducir la aceleración del crecimiento incluso en presencia de disfunción crónica del injerto, pero debe usarse con precaución.

Maduración sexual postrasplante

El restablecimiento de la función renal mediante trasplante mejora el desarrollo puberal, y esto es más probable que se produzca como resultado de la normalización de la fisiología de las gonadotropinas. En la insuficiencia renal crónica se observan niveles elevados de gonadotropinas y una reducida pulsatilidad de éstas, mientras que los niños con trasplantes renales funcionantes muestran una elevación nocturna y un aumento de la amplitud de la pulsatilidad de las gonadotropinas.

Las niñas púberes antes del trasplante presentan amenorrea durante la evolución de la insuficiencia renal crónica. La menstruación con ciclos ovulatorios suele regresar entre 6 meses y 1 año después del trasplante, y las adolescentes con posibilidad de ser sexualmente activas deben recibir información anticonceptiva adecuada. Las adolescentes receptoras de trasplante renal han tenido hijos normalmente; la única anomalía neonatal documentada uniformemente ha sido una mayor incidencia de prematuridad y bajo peso al nacer. En las receptoras de trasplante gestantes, se debe suspender la administración de MMF, ácido micofenólico e inhibidores de mTOR, debido a sus efectos teratógenos sobre el feto. Los corticoides, la azatioprina y los CNI pueden continuarse con seguridad. Los adolescentes varones deben saber que pueden tener hijos normalmente; sin embargo, se ha asociado al uso de inhibidores de mTOR una disminución de la espermatogénesis con la consiguiente infertilidad. No se ha documentado patrón alguno de anomalías en su descendencia.

Infecciones postrasplante

En el capítulo 12, el lector encontrará una exposición completa de las infecciones postrasplante. El espectro de infecciones y su presentación pueden diferir algo entre los niños y los adultos, y los siguientes apartados se centran en estas diferencias. La infección en el niño inmunodeprimido sigue siendo la principal causa de morbilidad y mortalidad tras el trasplante, y es la razón más frecuente para la hospitalización postrasplante.

Infecciones bacterianas

La neumonía y las infecciones del tracto urinario son las infecciones bacterianas postrasplante más habituales. La infección del tracto urinario puede progresar rápidamente a urosepsis, y puede confundirse con episodios de rechazo agudo. No suelen producirse infecciones oportunistas por microorganismos inusuales hasta después del primer mes tras el trasplante.

Infecciones víricas

Los herpesvirus (CMV, herpesvirus, virus de la varicela-zóster y VEB) suponen un problema especial por su frecuente aparición en los niños. Muchos niños pequeños aún no han sido expuestos a estos virus y, debido a la ausencia de inmunidad protectora, su predisposición a sufrir infecciones primarias graves es alta. La incidencia de estas infecciones es más elevada en los niños que reciben tratamiento de inducción y tras el tratamiento del rechazo agudo, y se aconseja tratamiento preventivo.

Citomegalovirus. La seronegatividad para CMV es del 65 % en los niños, en comparación con el 40 % en los adultos, lo que los sitúa en una categoría de alto riesgo. Cuanto más pequeño es el niño, mayor es la posibilidad que tiene de sufrir una infección grave cuando recibe un riñón de un donante CMV-positivo. La infección por CMV puede tener el mismo efecto en la evolución del trasplante pediátrico que en la del trasplante en adultos, y se han propuesto varias estrategias para minimizar su impacto. Se ha sugerido que los niños seronegativos reciban sólo riñones de donantes seronegativos; sin embargo, debido a la frecuencia de seropositividad en la población adulta esta restricción penalizaría a niños seronegativos con una espera prolongada para un trasplante en un período crítico de crecimiento. Son posibles opciones terapéuticas útiles: la globulina hiperinmune contra CMV, la inmunoglobulina estándar en dosis elevadas, el aciclovir oral en dosis elevada y el ganciclovir oral. El ganciclovir es un tratamiento eficaz para la infección por CMV demostrada en los niños. Se ha detectado que el valnaciclovir es efectivo como tratamiento preventivo en el trasplante pediátrico (Tabla 17-4).

Virus de la varicela-zóster. La manifestación más frecuente de la infección por el virus de la varicela-zóster en niños mayores receptores de trasplante es la enfermedad localizada a lo largo de la distribución dermatómica. Sin embargo, en niños más pequeños, la infección primaria por varicela puede dar lugar a una infección arrolladora y rápidamente progresiva, con encefalitis, neumonitis, insuficiencia hepática, pancreatitis y coagulación intravascular diseminada. Es importante saber el estado de los anticuerpos frente a este virus en el niño, porque los niños seronegativos requieren profilaxis con inmunoglobulina contra varicela-zóster (VARIZIG) en las 96 h siguientes a una exposición accidental. VARIZIG es efectiva para modificar favorablemente la enfermedad en el 70 % de los casos.

Un niño con un trasplante renal que presenta varicela debe empezar a recibir aciclovir parenteral sin demora; con la infección por zóster, existe una amenaza menor de diseminación, aunque también se debe usar aciclovir. En ambas situaciones, es prudente interrumpir la azatioprina, el inhibidor mTOR o el MMF hasta 2 días después de que el último nuevo brote de vesículas haya secado. La dosis de otros inmunosupresores dependerá de la situación clínica y de la respuesta al tratamiento.

Virus de Epstein-Barr. Aproximadamente la mitad de los niños son seronegativos para el VEB en comparación con el 10 % de los adultos. Los estudios de vigilancia prospectivos revelan que el 35-40 % de los niños que reciben un trasplante renal desarrollan viremia subclínica por VEB. La viremia por VEB suele preceder a infecciones por VEB y PTLD en los niños, por lo que se recomienda la identificación precoz de esta viremia.

Poliomavirus. La nefropatía por poliomavirus está emergiendo como una causa importante de disfunción del aloinjerto, y se expone en los capítulos 10, 12, 12 y 15. Se recomienda el control postrasplante del BK con determinación de BK en plasma y orina para evitar una nefropatía manifiesta. El tratamiento de primera línea consiste en reducción de la inmunosupresión, y es importante la monitorización de la función renal y del desarrollo de DSA. Otros tratamientos no demostrados incluyen: leflunamida, ciprofloxacino, IVIG y cidofovir.

Profilaxis antibiótica postrasplante

Los protocolos para la profilaxis antibiótica postrasplante en los niños varían según el centro. En la mayoría, se usa una cefalosporina intravenosa durante las primeras 48 h para reducir la infección de la contaminación del injerto y la incisión del trasplante. El uso de trimeptoprima-sulfametoxazol cada noche durante los 3 a 6 primeros meses actúa como profilaxis contra la neumonía por *Pneumocystis carinii* (PCP) e infecciones del tracto urinario. La pentamidina, la dapsona y la atovacuona son fármacos alternativos para la profilaxis de la PCP. La profilaxis con miconazol o fluconazol oral minimiza las infecciones fúngicas orales y gastrointestinales. Ya se ha comentado la profilaxis contra CMV. Los niños esplenectomizados o que van a tratarse con eculizumab deben ser vacunados contra neumococo y meningococo. Además, estos receptores deben recibir profilaxis postoperatoria para microorganismos tanto grampositivos como gramnegativos, ya que ambos pueden causar una sepsis devastadora.

Hipertensión y enfermedad cardiovascular postrasplante

La hipertensión persistente postrasplante es un problema grave en los niños, al igual que en los adultos. En ella se han implicado fármacos como los corticoides y los CNI, especialmente la ciclosporina, y muchos niños requieren múltiples fármacos para controlar la presión arterial. El diagnóstico diferencial es similar al de los adultos. Sin embargo, hay que destacar que la hipertensión de inicio tardío, especialmente cuando se acompaña de febrícula, suele ser el primer signo de rechazo agudo y puede existir antes de que se produzca cambio alguno en el nivel de creatinina sérica. Los niños suelen tolerar bien los antagonistas del calcio, que son los fármacos de elección para el control de la presión arterial; sin embargo, los inhibidores de la enzima conversora de la angiotensina (IECA) pueden proporcionar protección renal prolongada, y se deben tener en cuenta en los pacientes con función estable del aloinjerto.

La preocupación en cuanto a la morbilidad y la mortalidad cardiovascular a largo plazo se ha dirigido generalmente hacia la población adulta de más edad tras el trasplante. También debe tenerse en cuenta que los adultos jóvenes que desarrollan nefropatía crónica en la infancia tienen un alto riesgo de presentar morbilidad cardiovascular. Los factores de riesgo se deben abordar en los niños que probablemente crecerán con sus trasplantes hasta la edad adulta. Los niveles de colesterol sérico son frecuentemente superiores al nivel de riesgo de 189 mg/dl para los niños con trasplante. Las medidas dietéticas son adecuadas para reducir la hiperlipidemia y la calcificación cardiovascular. La KDIGO ha elaborado recomendaciones para el uso de estatinas en los niños.

RECUPERACIÓN DE LOS NIÑOS TRASPLANTADOS

El regreso a la escuela tras el trasplante exige la preparación coordinada del niño, la familia o los cuidadores, los compañeros de clase y el personal del colegio. Los efectos secundarios del tratamiento, las dificultades sociales y emocionales, los problemas académicos, los recursos escolares y las actitudes de los cuidadores desempeñan, todos ellos, un papel que debe abordarse.

Al año de un trasplante eficaz, la actividad social y emocional del niño y de su familia parece regresar a los niveles anteriores a la enfermedad. Sin embargo, los trastornos de personalidad previos al trasplante siguen manifestándose. En el año siguiente al trasplante, más del 90 % de los niños van a la escuela, y menos del 10 % no están integrados en un programa educativo o profesional. El seguimiento a los tres años demuestra que casi el 90 % de los niños se encuentran en un trabajo o escuela adecuados. Las revisiones de supervivientes a los 10 años del trasplante renal pediátrico documentan que la mayoría de los pacientes consideran que tienen una buena salud, participan de actividades sociales, educativas y sexuales adecuadas, y experimentan una buena calidad de vida.

Los niños llevan consigo hasta la vida adulta muchas de las consecuencias médicas de la enfermedad renal crónica. Casi la mitad de los adultos que recibieron un trasplante en la infancia tienen una estatura considerablemente baja y más del 25 % son obesos. Las tasas de hipertensión, problemas ortopédicos y cataratas son elevadas. Sin embargo, a pesar de estos problemas de salud, la mayoría de estos adultos «supervivientes» consideran que tienen una buena calidad de vida y que están recuperados.

Lecturas seleccionadas

Amaral S, Sayed BA, Kutner N, et al. Preemptive kidney transplantation is associated with survival benefits among pediatric patients with end-stage renal disease. Kidney Int 2016;90:1100–1108.

Barbour S, Gill JS. Advances in the understanding of complement mediated glomerular disease: implications for recurrence in the transplant setting. Am J Transplant 2015;15:312–319.

Bartosh SM, Leverson G, Robillard D, et al. Long-term outcomes in pediatric renal transplant recipients who survive into adulthood. Transplantation 2003;76:1195–1200.

Cochat P, Rumsby G. Primary Hyperoxaluria. N Engl J Med 2013;369:649–658.

Dharnidharka VR, Fiorina P, Harmon WE. Kidney Transplantation in Children. N Engl J Med 2014;371:549–558.

Holmberg C, Jalanko H. Congenital nephrotic syndrome and recurrence of proteinuria after renal transplantation. Pediatr Nephrol 2014;29:2309–2317.

Hooper SR, Gerson AC, Butler RW, et al. Neurocognitive functioning of children and adolescents with mild-to-moderate chronic kidney disease. Clin J Am Soc Nephrol 2011;6:1824–1830.

Hsiau M, Fernandez HE, Gjerston D, et al. Monitoring nonadherence and acute rejection with variation in blood immunosuppressant levels in pediatric renal transplantation. Transplantation 2011;92:918–922.

Kaidar M, Berant M, Krauze I, et al. Cardiovascular risk factors in children after kidney transplantation—from short-term to long-term follow-up. Pediatr Transplant 2014;18:23–28.

Kranz B, Vester U, Nadalin S, Paul A, et al. Outcome after kidney transplantation in children with thrombotic risk factors. Pediatr Transplant 2006;10:788–793.

Laster ML, Fine RN. Growth following solid organ transplantation in childhood. Pediatr Transplant 2014;18:134–141.

Loirat C, Fakhouri F, Ariceta G, et al. An international consensus approach to the management of atypical hemolytic uremic syndrome in children. Pediatr Nephrol 2016;31(1):15–39.

Neu AM. Immunizations in children with chronic kidney disease. Pediatr Nephrol 2012;27:1257–1263.

Ng YW, Manpreet S, Sarwal MM. Antibody-mediated rejection in pediatric kidney transplantation: pathophysiology, diagnosis, and management. Drugs 2015;75:455–472.

Pape L, Ahlenstiel T. mTOR inhibitors in pediatric kidney transplantation. Pediatr Nephrol 2014;29:1119–1129.

Ponticelli C, Moroni G, Glassock R. De novo glomerular diseases after renal transplantation. Clin J Am Soc Nephrol 2014;9:1479–1487.

Sarwal MM, Ettenger RB, Dharnidharka V, et al. Complete steroid avoidance is effective and safe in children with renal transplants: a multicenter randomized trial with three-year follow-up. Am J Transplant 2012;12:2719–2729.

Savige J, Gregory M, Gross O, et al. Expert guidelines for the management of Alport syndrome and thin basement membrane nephropathy. J Am Soc Nephrol 2013;24:364–375.

Smith JM, Vikas R. Viral surveillance and subclinical viral infection in pediatric kidney transplantation. Pediatr Nephrol 2015;30:741–748.

Suszynski TM, Rizzari MD, Gillingham KJ, et al. Antihypertensive pharmacotherapy and long-term outcomes in pediatric kidney transplantation. Clin Transplant 2013;27:472–480.

Tagliamacco A, Cioni M, Comoli P, et al. DQ molecules are the principal stimulators of de novo donor-specific antibodies in nonsensitized pediatric recipients receiving a first kidney transplant. Transpl Int 2014;27:667–673.

Trachtman R, Sran SS, Trachtman H. Recurrent focal segmental glomerulosclerosis after kidney transplantation. Pediatr Nephrol 2015;30:1793–1802.

Van Arendonk KJ, King EA, Orandi BJ, et al. Loss of pediatric kidney grafts during the "high-risk age window": insights from pediatric liver and simultaneous liver-kidney recipients. Am J Transplant 2015;15:445–452.

Wesseling-Perry K, Bacchetta J. CKD-MBD after kidney transplantation. Pediatr Nephrol 2011;26:2143–2151.

Wesseling-Perry K, Pereira RC, Tsai E, et al. FGF23 and mineral metabolism in the early post-renal transplantation period. Pediatr Nephrol 2013;28:2207–2215.

Zaman RA, Ettenger RB, Cheam H, et al. A Novel Treatment Regimen for BK Viremia. Transplantation 2014;97:1166–1171.

Aspectos psiquiátricos del trasplante renal

Akhil Shenoy e Itai Danovitch

En este capítulo se describen las implicaciones psiquiátricas del trasplante renal. Se abordarán consideraciones psiquiátricas para la evaluación del donante y del receptor, la perspectiva psicológica de conductas modificables como el incumplimiento, y el tratamiento de síntomas psiquiátricos en pacientes con nefropatía terminal y tras el trasplante.

INTRUDUCCIÓN

Los problemas psiquiátricos son habituales en las personas con enfermedades crónicas, y la nefropatía crónica no constituye una excepción. Un contexto inflamatorio y un importante estrés pueden contribuir a la aparición de trastornos del ánimo y de ansiedad. Al mismo tiempo, los antecedentes de problemas psicológicos se asocian negativamente a la evolución del trasplante.

A pesar del creciente reconocimiento de los trastornos psiquiátricos comórbidos en los pacientes con nefropatía terminal, la aplicación de tratamiento sigue siendo limitada. En los pacientes con nefropatía terminal es frecuente que exista cierto grado de depresión, si bien menos del 20 % de ellos realmente reciben tratamiento. Hasta el 40 % de los receptores de trasplante refieren síntomas depresivos. Aunque en muchos casos puede ser razonable que sea el equipo médico de atención primaria quien inicie el tratamiento, la complejidad de los problemas psiquiátricos en los receptores de trasplante suele requerir una atención subespecializada. Lo ideal es que las necesidades de salud mental de los receptores y donantes de trasplantes las proporcionen especialistas en psiquiatría del trasplante; no obstante, los psiquiatras generales con experiencia que atienden a pacientes con enfermedades médicas también están preparados para proporcionar esta atención.

EVALUACIÓN PSIQUIÁTRICA DEL CANDIDATO A TRASPLANTE

Objetivos

La evaluación psiquiátrica previa al trasplante tiene dos objetivos principales: el evaluador trata de optimizar los resultados del paciente, y ayuda al equipo de trasplante a determinar la asignación adecuada de un recurso que escasea en la sociedad. El objetivo de la evaluación es valorar las fortalezas y las vulnerabilidades psicosociales del candidato a trasplante, y usar esta valoración para informar sobre un plan de cuidados, así como para determinar la elegibilidad actual para el trasplante.

La evaluación psicosocial es una parte esencial de la evaluación de los candidatos a trasplante (v. también los Capítulo 8 y 21). La alteración cognitiva, la enfermedad mental, el antecedente de incumplimiento, el consumo de sustancias tóxicas y la falta de soporte social son problemas que necesitan reconocerse y abordarse, pero no son, por sí mismos, contraindicaciones absolutas para el trasplante renal. Cuando se detectan de forma proactiva, muchos de estos factores de riesgo pueden abordarse específicamente mediante intervenciones terapéuticas que mejoran la evolución tras el trasplante. Es imperativo que la evaluación pretrasplante no sólo identifique riesgos, sino que también recomiende servicios sociales, psicológicos o psiquiátricos específicos para mantener unos resultados óptimos del paciente.

Planteamiento

El psiquiatra evaluador debe comunicar los objetivos de la evaluación desde el principio. Es esencial una incorporación constructiva del médico o trabajador social de referencia del paciente. Para muchos pacientes, será la primera vez que acuden a un profesional de salud mental y pueden sentirse preocupados. Es útil que el paciente entienda que una evaluación psiquiátrica es un componente habitual de la evaluación previa al trasplante, que añadirá información colateral de múltiples profesionales y posiblemente de la familia, y que las recomendaciones se presentarán al equipo de trasplante. La información colateral la suelen garantizar el trabajador social, el coordinador clínico, el nefrólogo, los médicos de referencia y otros psiquiatras.

La evaluación psiquiátrica empieza con una evaluación biopsicosocial exhaustiva. El diagnóstico de un trastorno psiquiátrico tratable conlleva la evaluación de una amplia serie de síntomas de los dominios emocional, cognitivo y conductual. Sin embargo, más allá del diagnóstico, la evaluación psiquiátrica debe valorar la capacidad del paciente para adaptarse al estrés, para usar mecanismos de afrontamiento, y para sumarse a un complicado plan de tratamiento médico y comportamental. Se debe evaluar el conocimiento y la motivación del paciente para el trasplante, así como sus expectativas en cuanto a los cuidados y los resultados tras éste. Se deben revisar sus antecedentes sobre cumplimiento con la medicación, la diálisis y otras recomendaciones terapéuticas. La normalización de un cumplimiento no perfecto puede ayudar al paciente a abrirse a dificultades con las que se ha encontrado o estrategias que ha desarrollado para maximizar el cumplimiento. Se ha demostrado que el hecho de preguntar sobre el uso de medicamentos en las 2 semanas anteriores es una técnica útil para provocar la obtención de datos concretos. También es importante evaluar afecciones como problemas de salud mental o consumo de sustancias tóxicas, que pueden afectar indirectamente al cumplimiento. También se deben valorar los obstáculos para el cumplimiento, como el deterioro cognitivo, la depresión, la pérdida del cuidador y las disposiciones de vida estable. Debido a la prevalencia del estado confusional postrasplante y al riesgo de secuelas neuropsiquiátricas, también es importante establecer una valoración basal del estado cognitivo y de la capacidad para tomar decisiones. Se ha observado que la presencia de un apoyo social adecuado es un pronosticador uniforme del éxito tras el trasplante. Identificar factores pronósticos positivos como capacidades de afrontamiento y resiliencia (capacidad de recuperación) facilita el desarrollo de un plan terapéutico que refuerce las capacidades del paciente.

Herramientas

Las herramientas de cribado en la evaluación previa al trasplante pueden ser útiles en los programas de trasplante para identificar pacientes de alto riesgo para una intervención adicional. Dos de estas herramientas, la Psychosocial Assessment of Candidates for Transplantation (PACT) y la Transplant Evaluation Rating Scale (TERS), fueron desarrollos iniciales que han sido sustituidos por la Stanford Integrated Psychosocial Assessment for Transplant o SIPAT, que ha sido probada prospectivamente para la

TABLA 18-1	Componentes de la SIPAT (Stanford Integrated Psychological Assessment for Transplant)

A. Nivel de disposición del paciente
   Conocimiento de la enfermedad
   Conocimiento del trasplante
   Voluntad, deseo y motivación
   Conformidad/cumplimiento
   Estilo de vida (dieta, ejercicio físico, hábito)
B. Sistema de soporte social
   Sistema de soporte
   Funcionalidad del soporte
   Espacio habitacional y entorno
C. Estabilidad psicológica y psicopatología
   Psicopatología
   Alteración neurocognitiva
   Personalidad
   Veracidad y decepción
   Riesgo psicosocial global
D. Estilo de vida y efectos del consumo de sustancias tóxicas
   Antecedente de consumo de alcohol y riesgo de recaída
   Antecedente de consumo de sustancias tóxicas y riesgo de recaída
   Consumo de nicotina

evaluación pretrasplante. Abarca una serie amplia de temas psicosociales que se deben considerar en el trasplante (Tabla 18-1). Se ha demostrado que la SIPAT tiene una fiabilidad interevaluador excelente, y que las puntuaciones mayores predicen mayores tasas de descompensación psiquiátrica y de hospitalizaciones psiquiátricas. Las puntuaciones altas se pueden usar como un motivo para la derivación a una evaluación psiquiátrica más intensiva. Algunos programas también usan un cuestionario estructurado para valorar el cumplimiento con la diálisis.

DONACIÓN DE DONANTES VIVOS

El número de pacientes que se encuentran en lista de espera para trasplante renal supera con mucho el número de donantes fallecidos disponibles. Los donantes vivos pueden contribuir a satisfacer esta demanda a través de la donación directa tradicional o mediante redes de donación pareada (v. Capítulo 7). La colaboración psiquiátrica en un programa de trasplante renal debe potenciar la donación de personas vivas, pero también considerarse a sí mismos defensores del donante individual. La protección o defensa exigida, en forma de Independent Living Donor Advocate (ILDA), se comenta en los capítulos 7 y 21.

El pronunciamiento ético de «no hacer daño» es el principio rector en la evaluación del donante vivo. En paralelo al cribado médico exhaustivo, se deben identificar y abordar en consecuencia los factores de vulnerabilidad psicológica. Una entrevista psiquiátrica puede desvelar factores coercitivos sutiles que contribuyen a la decisión del donante. El donante puede estar motivado a modificar sus sentimientos de culpa o a reparar una relación conflictiva. Aclarar la experiencia del donante con el receptor y sus expectativas en cuanto a la futura relación es una característica esencial de la exploración completa de las motivaciones del donante. La ambivalencia antes de la donación se asocia a unas consecuencias psicosociales adversas tras ella. Aprender sobre cómo el donante llegó a tomar su decisión facilita la evaluación de su comprensión y sus fundamentos, requisitos ambos para el consentimiento informado. El donante motivado debe ser autónomo, estar informado, ser voluntario y entender perfectamente el proceso de la donación. En esta línea, el psiquiatra debe valorar el conocimiento que tiene el donante sobre la enfermedad renal y la cirugía de trasplante, sus expectativas sobre los resultados, y cualquier consecuencia económica, social o psicológica previstas del procedimiento. Se ha diseñado una Live Donor Assessment Tool (LDAT) para englobar los diversos problemas psicosociales de los donantes (Tabla 18-2).

También han sido útiles las pautas para dirigir la evaluación psicosocial de donantes renales vivos no emparentados, donde existe un mayor problema en cuanto a la naturaleza de su motivación. Los programas deben estar atentos ante posibles donantes que pueden ser explotados o coaccionados para donar. El equipo psicosocial puede determinar si estos donantes tienen unas expectativas no realistas sobre la experiencia de la donación y los resultados en los receptores. Los donantes de programas de donación renal pareada (KPD, *kidney paired donation*) deben pasar una revisión psicosocial especial (v. Capítulo 7) para ayudar a limitar las posibilidades de «echarse atrás». Los psiquiatras pueden opinar sobre la motivación del donante para donar, pero también pueden valorar la presencia de impulsividad y ansiedad importante, que pueden constituir obstáculos para cumplir como donante. Como su defensor, el equipo psicosocial debiera evaluar la ambivalencia en estos posibles donantes para ayudarles a tomar la decisión. Se ha demostrado que resolver esta ambivalencia mediante una entrevista motivadora antes de la donación mejora los resultados en el donante.

A medida que la donación de donantes vivos ha aumentado, también lo ha hecho el interés en los resultados psicosociales de los donantes. El optimismo y el bienestar físico tras la donación pueden predecir mejor una mayor satisfacción con la donación que la evolución del receptor. El dolor puede asociarse a una satisfacción menor. Sin embargo, en múltiples estudios se han documentado evoluciones psicosociales excelentes de la donación «altruista» tradicional. La incidencia de depresión es baja, y las

TABLA 18-2	Componentes de la LDAT (Live Donor Assessment Tool)

1. Motivación
   Motivación interna y externa, tipos de motivos
2. Conocimiento
   Conocimiento del proceso y diagnóstico del receptor
3. Relación con el receptor
4. Soporte social
5. Psicológicos
   Coacción, ansiedad, indecisión, impulsividad, ambivalencia
6. Expectativas
   Optimista/realista (para donante y receptor)
7. Estabilidad en la vida
   Juventud, relaciones, empleo, economía, factores estresantes, sueño
8. Temas psiquiátricos
   Síntomas, rasgos de personalidad, sinceridad
9. Consumo de sustancias tóxicas
   Alcohol, drogas, marihuana, nicotina

puntuaciones de la calidad de vida son altas. Un bien merecido efecto «de halo» puede potenciar la sensación de bienestar de la que los donantes disfrutan. Se observa lo contrario cuando se paga a los donantes en lo que son meras transacciones esencialmente comerciales, en lugar de médicas.

CONTROL DEL CUMPLIMIENTO POSTRASPLANTE CON UN EQUIPO MULTIDISCIPLINARIO

El incumplimiento terapéutico es la causa previsible más frecuente de rechazo en el trasplante de órganos. En comparación con todos los receptores de trasplante, los pacientes de trasplante renal presentan las mayores tasas de incumplimiento, lo que puede suponer un 25 % de pérdidas de injertos. La evaluación psicosocial previa al trasplante pretende prever los problemas de incumplimiento e iniciar un plan para abordarlos. Una gran parte de la preparación del paciente para el trasplante es fomentar su interés en la participación y colaboración con su equipo. El cumplimiento se define como el seguimiento de las recomendaciones terapéuticas (nutricionales, farmacológicas, de consultas). Fomentar y mantener una sólida alianza terapéutica entre el médico y el paciente es esencial para lograr el cumplimiento. Más recientemente, se ha usado el término «concordancia» para destacar este acuerdo.

Aunque el incumplimiento no puede predecirse de un modo fiable antes del trasplante, el antecedente de visitas regulares a la consulta y reposiciones de los fármacos constituyen una buena indicación de un futuro cumplimiento. Existen diferentes opiniones sobre el cumplimiento con la diálisis como un factor de predicción del cumplimiento con la medicación. Se ha demostrado que, tras el trasplante, el cumplimiento disminuye con el tiempo y, por tanto, la evaluación de éste tras los primeros años después del trasplante puede ser tan importante como durante el primer año. Explorar los hábitos en las visitas posteriores puede ayudar a identificar obstáculos no intencionados y del entorno para tomar los medicamentos. Un planteamiento de colaboración sin enjuiciamientos puede ser más fructífero en esta tarea. Si se sospecha que existe un incumplimiento no intencionado u otros factores psicológicos, será adecuado derivar al paciente al psiquiatra o al psicólogo. La insistencia en el tema del cumplimiento debe convertirse en una parte habitual y sistemática de cada visita clínica.

Los pacientes pueden reducirse ellos mismos la medicación a causa de los efectos secundarios, reales o temidos, de la inmunosupresión. Los problemas estéticos como el hirsutismo, la alopecia o el acné también pueden contribuir. Los pacientes pueden temer que aparezcan neoplasias malignas o tener otras creencias específicas que sienten que no pueden compartir con el personal médico. Las pautas farmacológicas postrasplante complejas pueden ser el origen de un estrés económico no manifestado y, por tanto, no abordado (v. Capítulo 21). El pesimismo, el uso de estrategias de afrontamiento de evitación y la creencia de que los medicamentos tienen un efecto negativo sobre el estado general de salud también se asocian al incumplimiento.

Los pacientes suelen mencionar el «olvido» como la razón principal del incumplimiento. El incumplimiento no intencionado puede deberse a olvido o desorganización, y las intervenciones del entorno pueden servir de ayuda. Los fármacos del trasplante pueden disponerse en envases o presentaciones que lleven un calendario, y también pueden ser útiles las aplicaciones de los móviles (celulares) destinadas a ayudar con este tema, si bien no se ha comprobado de forma sistemática su eficacia. Se ha demostrado que los grupos organizados para revisar la información específica y la conducta relacionada con la inmunosupresión mejoran el cumplimiento.

Se ha recomendado el uso de una técnica estandarizada para evaluar el incumplimiento. El Medication Level Variability Index (MLVI) puede ser un predictor sólido del rechazo tardío y una oportunidad para dirigir servicios para tratar de mejorar el cumplimiento. La evaluación del incumplimiento intencionado y no intencionado seguirá siendo importante mientras los fármacos inmunosupresores predigan el éxito del injerto.

TRATAMIENTO DE TRASTORNOS PSIQUIÁTRICOS EN CANDIDATOS Y RECEPTORES DE TRASPLANTE

A continuación se presenta una guía terapéutica basada en los síntomas. Con la excepción de la agitación aguda, en la mayoría de los casos, antes de iniciar el tratamiento se deben abordar factores médicos que pueden corregirse inmediatamente. Además, debido a la rápida evolución de los agentes farmacológicos, se deben comprobar los fármacos recientes por si existen interacciones con el resto de la pauta para cada paciente.

Confusión y agitación

Cuando la enfermedad grave sobrepasa la capacidad encefálica para mantener la homeostasis, se produce confusión, un síndrome agudo caracterizado por la alteración de la cognición, un nivel de conciencia fluctuante, falta de atención y regulación deficiente de la conducta. El psiquiatra puede ayudar al equipo de atención primaria a desarrollar un diagnóstico diferencial exhaustivo para la causa subyacente del síndrome confusional (Tabla 18-3). Las manifestaciones de este síndrome en la conducta pueden inclinar a algunos a sospechar la existencia de un trastorno psiquiátrico, pero es esencial no equivocarse. El tratamiento psiquiátrico del síndrome confusional se centra en controlar los síntomas, y se debe aplicar un tratamiento conductual, no farmacológico. Se ha demostrado que los antipsicóticos aumentan el riesgo de mortalidad por todas las causas; sin embargo, cuando la agitación aguda puede llegar a lesionar a los pacientes o sus cuidadores, los beneficios de un antipsicótico pueden ser mayores que los riesgos.

El síndrome confusional postoperatorio es bastante habitual en la población quirúrgica. Algunos medicamentos usados en el período postrasplante se asocian a efectos neuropsiquiátricos secundarios (Tabla 18-4). Se ha asociado a la ciclosporina, el tacrolimus y el sirolimus un síndrome específico de encefalopatía reversible posterior (PRES). En la resonancia magnética cerebral se observa un característico edema de la sustancia blanca en los lóbulos posteriores, pero puede observarse afectación del lóbulo frontal en el 50 % de los casos.

Estado de ánimo

La depresión es frecuente en los pacientes con nefropatía terminal y en los receptores de trasplante. Los trastornos del estado de ánimo pueden ser difíciles

T A B L A **18-3**	Causas frecuentes de síndrome confusional en los receptores de trasplante renal

Insuficiencia renal aguda
Toxicidad farmacológica
Abstinencia de drogas
Uremia
Infección
Ictus isquémico
Hemorragia intracerebral
Alteración metabólica

TABLA 18-4	Efectos neuropsiquiátricos adversos de fármacos habitualmente usados en el trasplante renal
Fármaco	**Reacción neuropsiquiátrica adversa**
Ciclosporina	Ansiedad, intranquilidad, confusión, alucinaciones visuales, parestesias, temblores, convulsiones, ataxia, ceguera cortical, alteración de la concentración
Tacrolimus, sirolimus	Insomnio, temblores, confusión, paranoia, mutismo acinético, alteración de la concentración, leucoencefalopatía
Penicilinas, fluoroquinolonas	Convulsiones, confusión, trastornos de la percepción
Lamivudina	Cefalea, insomnio, cansancio
Ribavirina	Irritabilidad, depresión, ideas suicidas, cansancio, insomnio, ansiedad
Aciclovir, valaciclovir	Confusión, depresión, trastornos de la percepción
Ganciclovir, valganciclovir	Cefaleas, convulsiones, pesadillas, trastornos de la percepción
Prednisona	Inestabilidad afectiva, que oscila de la depresión a la manía

(Adaptado de Hafliger S. A primer on solid organ transplant psychiatry. In: Wyzynski AA, ed. *Manual of Psychiatric Care for the Medically Ill.* Washington, DC: American Psychiatric Association; 2005.) véase también el Capítulo 6.

TABLA 18-5	Síntomas paralelos entre depresión y uremia
Depresión	**Uremia**
Escasa concentración	Encefalopatía urémica
Irritabilidad, ideas suicidas	Intranquilidad, acatisia, encefalopatía urémica
Somatización	Neuropatía, artropatía
Disminución de energía	Anemia, sobrecarga de volumen, uremia
Insomnio	Apnea del sueño
Disminución del apetito	Anorexia
Disfunción sexual	Enfermedad renal crónica

de diagnosticar debido a la superposición de síntomas neurovegetativos en la insuficiencia renal y depresión (Tabla 18-5). Dado que en la mayoría de los estudios clínicos con fármacos se descartan los pacientes con insuficiencia renal, existen pocos datos para la elección directa de los antidepresivos. Sin embargo, estudios realizados específicamente en la población con trastornos cardíacos han demostrado que los inhibidores selectivos de la recaptación de serotonina (ISRS) son superiores a los placebos y en general se toleran bien.

Al empezar el tratamiento antidepresivo en pacientes con enfermedad renal, y suponiendo que no existen interacciones conocidas, sigue siendo aconsejable, en general, reducir la dosis una tercera parte. Empezar con dosis bajas y aumentarlas lentamente minimiza la posibilidad de que aparezcan efectos adversos habituales, como náuseas, intranquilidad, cefalea, aturdimiento y disfunción sexual. Existe alguna evidencia en una población físicamente sana de que la mejoría en las 2 primeras semanas puede predecir un beneficio más sostenido en 4-6 semanas. Los pacientes con enfermedad médica suelen requerir finalmente mayores dosis para lograr un beneficio completo.

Ansiedad

La ansiedad es un síntoma prevalente en los pacientes con una enfermedad médica grave y tiene un importante efecto negativo sobre la calidad de vida. La ansiedad en sí es un síntoma, aunque cuando se combina con otra psicopatología y pérdida de función, puede formar parte de un trastorno psiquiátrico diagnosticable como un trastorno de angustia, un trastorno de ansiedad generalizada, un trastorno obsesivo compulsivo o un trastorno por estrés postraumático.

El asesoramiento, los grupos de apoyo y la psicoterapia son intervenciones psicosociales cruciales para reducir la ansiedad. En los pacientes con un trastorno de angustia (un diagnóstico habitual en la nefropatía terminal), existen pruebas sólidas de que tanto la terapia cognitiva conductual como la psicoterapia psicodinámica con orientación psicoanalítica son eficaces para lograr la remisión. El uso de un tipo de tratamiento u otro depende en gran medida de los recursos clínicos disponibles, de los recursos económicos y de la preferencia del paciente. El abordaje farmacológico de los trastornos de ansiedad se basa fundamentalmente en el uso prudente de ISRS. Lamentablemente, estos ansiolíticos basados en la serotonina requieren 4 a 6 semanas para llegar a ejercer sus efectos completos y, en ocasiones, durante ese intervalo en realidad empeoran la ansiedad. Una solución consiste en usar una «dosis puente» o una benzodiacepina para proporcionar un alivio inmediato de los síntomas. Con este fin, se prefieren las benzodiacepinas de acción prolongada, como el clonazepam (0,5 mg dos veces al día) porque su farmacocinética les hace ser menos reforzantes que las de corta acción, y su uso con una base constante minimiza la inclinación a automedicar una serie más amplia de síntomas. En la ansiedad fóbica aguda relacionada con procedimientos e intervenciones, el lorazepam (1 mg cada 8 h) es efectivo y favorable, porque su metabolismo es hepático, sin metabolitos activos.

Psicosis

En los comienzos de la historia del trasplante de órganos, los pacientes con trastornos psicóticos como esquizofrenia, trastorno esquizoafectivo y trastorno bipolar grave eran descartados, debido a la preocupación sobre su capacidad para cumplir con tratamientos complicados con fármacos inmunosupresores. Sin embargo, un subgrupo importante de pacientes en diálisis ha sido diagnosticado de un trastorno psicótico, y el reconocimiento de que muchos pacientes con trastornos psicóticos graves pueden cumplir perfectamente cuando se ponen en marcha los apoyos adecuados ha logrado un aumento cada vez mayor de asignaciones de órganos a esta población. El estrés fisiológico y psicológico de la nefropatía terminal hace que el paciente presente riesgo de sufrir una descompensación, pero una relación estrecha entre los equipos médico y psiquiátrico puede facilitar la consecución de un ciclo terapéutico tranquilo. En los pacientes con el antecedente de un trastorno psicótico, la aparición de un nuevo síntoma psicótico representa un estado confusional hasta que no se demuestre lo contrario, y se debe iniciar un estudio exhaustivo, que incluya técnicas de imagen cerebral y una evaluación de factores metabólicos, endocrinos, infecciosos, autoinmunitarios y farmacológicos. En los pacientes con antecedente de consumo de sustancias tóxicas, sobre todo el consumo de sustancias estimulantes, puede usarse un cribado toxicológico en orina para «descartar» trastornos psicóticos inducidos por sustancias tóxicas.

Insomnio

El insomnio es algo habitual en los pacientes con enfermedades médicas, y las numerosas molestias que sufren los pacientes con nefropatía terminal conducen frecuentemente a la aparición de una alteración del sueño. Sin embargo, el tratamiento del insomnio empieza enseñando a los pacientes la importancia que tiene la higiene del sueño. Se deben evitar los estimulantes como la cafeína después del mediodía, y hay que procurar un entorno relajante en la hora previa a irse a dormir. Si es posible, se debe procurar restringir el sueño durante el día. Se ha demostrado que el sol del mediodía aumenta la melatonina. Se deben identificar causas de insomnio psiquiátricas (depresión, ansiedad) y médicas (apnea del sueño, hipertiroidismo y síndrome de las piernas inquietas) porque sus tratamientos pueden resolver los síntomas.

Las benzodiacepinas y los fármacos similares a éstas suelen evitarse, porque alteran la estructura del sueño (causando una disminución del sueño restaurador de ondas delta) y pueden inducir dependencia. Sin embargo, son particularmente útiles en los pacientes con insomnio inicial (dificultad para dormirse, en lugar de para permanecer dormido), y si se usan con prudencia, pueden proporcionar un importante alivio de los síntomas. La mirtazapina y la trazodona se desarrollaron como antidepresivos. Su tendencia a causar una sedación importante en dosis bajas, junto con su tolerancia general, ha hecho que se usen para procurar un efecto sedante más que como antidepresivos (las dosis antidepresivas para estos fármacos son muchas veces mayores que las dosis para su uso como sedantes). Hay que advertir a los pacientes sobre los riesgos de aumento de peso con la mirtazapina, así como del riesgo inusual, pero importante, de priapismo con la trazodona. El síndrome de las piernas inquietas es una causa habitual de insomnio en los pacientes renales, y abordarlo es, con frecuencia, suficiente para mejorar el sueño.

Trastornos por consumo de sustancias tóxicas

La mayoría de los pacientes son descartados para el trasplante si son consumidores activos de drogas o alcohol (v. Capítulo 8). Muchos programas requieren pacientes con antecedentes de un trastorno por consumo de sustancias tóxicas para demostrar un período fijo (típicamente 6 meses) de sobriedad y demostrar elegibilidad, aunque existen escasos datos que fundamenten la especificidad del plazo requerido.

Algunos individuos previamente sobrios recaen tras el estrés del trasplante renal, y otros can en la automedicación de los síntomas con alcohol y drogas o con fármacos de venta con receta. Los estigmas asociados a la drogadicción llevan a muchos pacientes con el antecedente de un trastorno por consumo de sustancias tóxicas a esperar un juicio injusto por parte de los profesionales médicos y, lamentablemente, estas expectativas con frecuencia marcan la naturaleza de sus interacciones. A su vez, los profesionales sanitarios pueden llegar a desmoralizarse por su incapacidad para ayudar a estos pacientes, y buscar la forma de no tener que tratarles o minimizar la interacción con ellos. Así, se perpetúa un ciclo en el que estos pacientes enfermos reciben menos tratamiento en lugar de recibir más.

El tratamiento para el trastorno por consumo de sustancias tóxicas puede dividirse en tres grupos: autoayuda, terapias psicosociales e intervenciones psicofarmacológicas. Los grupos de autoayuda como alcohólicos anónimos (AA) son libres, universales y ofrecen soporte vital a los pacientes con suficiente automotivación. El asesoramiento o la terapia personal pueden ofrecer herramientas esenciales a los pacientes que han sido capaces de interrumpir por sí mismos el consumo de alcohol o de drogas. Para los pacientes cuyas vidas son caóticas o cuya ambivalencia impide la participación profunda en grupos de autoayuda, puede que sea necesario un programa ambulatorio intensivo estructurado o un tratamiento en un centro. Las intervenciones farmacológicas se usan en primer lugar para ayudar a la desintoxicación

TABLA 18-6	Psicotrópicos seleccionados y enfermedad renal							
Clase	Fármaco	Dosis típica (mg)	Dosis en nefropatía terminal (mg)	Vida media (horas)	Vida media en nefropatía terminal (h)	Fijación a proteínas (%)	Efecto de la diálisis	Comentarios
ISRS (inhibidores selectivos de la recaptación de serotonina)	Citalopram	10-60	10-60	33-37	43-49	80	Ninguno	Aumento de la prolongación de QT con dosis superiores a 40 mg
	Escitalopram	10-30	10-30	22-32	30-43	56	—	Riesgo de disminución del aclaramiento con alteración renal grave
	Fluoxetina	20-60	20-60	24-96	40	95	Ninguno	Puede aumentar la ciclosporina y el tacrolimus como inhibidor de P-450 3A4
	Paroxetina	20-60	10-30	17-25	11-55	95	—	Puede aumentar la ciclosporina y el tacrolimus como inhibidor de 3A4
	Sertralina	50-200	50-200	24-36	42-96	98	Se elimina mínimamente	Reducción de los niveles séricos en hemodiálisis, hipertensión
IRSN (inhibidores de la recaptación de serotonina y noradrenalina)	Venlafaxina	37,5-225	37,5-112	4	6-11	30	Ninguno	Reducción del 50 % de la dosis en la alteración renal moderada/grave
	Desvenlafaxina	50	25	11	23	30	Ninguno	50 mg a días alternos en la alteración renal grave
	Duloxetina	60-120	No recomendado	8-17	—	90	—	No se recomienda para pacientes con nefropatía grave (que requieren diálisis) ni alteración renal grave (CrCl <30 ml/min)

(*continúa*)

TABLA 18-6 Psicotrópicos seleccionados y enfermedad renal (*continuación*)

Clase	Fármaco	Dosis típica (mg)	Dosis en nefropatía terminal (mg)	Vida media (horas)	Vida media en nefropatía terminal (h)	Fijación a proteínas (%)	Efecto de la diálisis	Comentarios
ATC (antidepresivos tricíclicos)	Amitriptilina	25-100/8 h	25-100/8 h	32-40	32-40	—	Ninguno	Asociado a estado confusional
	Imipramina	25/8 h	25/8 h	6-20	—	—	Ninguno	Asociado a estado confusional
Otros antidepresivos	Bupropion	100-450	100-300	10-21	—	85	—	Se recomienda reducir la dosis
				20-40	—	85	—	Riesgo de convulsiones con niveles elevados
	Mirtazapina	15-45	7,5-22,5	20-40	—	85	—	Disminución del aclaramiento un 50 % en la nefropatía
	Vilazodona	10-40	10-40	25	—	90	Ninguno	Hay que tener precaución con sustratos de P-450 3A4, la dosis no debe superar los 20mg con inhibidores de 3A4 como la ciclosporina
	Trazodona	50-400	50-400	4-11	—	90	Ligera eliminación	Riesgo de priapismo
Psicoestimulantes	Metilfenidato	10-60	10-60	3	—	10-33	—	Sin metabolitos activos
	Lisdexanfetamina	10-70	10-30	9-11	—	—	—	El profármaco tiene una vida media inferior a 1h
	Modafinilo	100-400	—	7,5-15	22	60	—	Metabolizado por 3A4

							Comentarios
Estabilizantes del estado de ánimo	Ácido valproico	15-60 mg/kg	15-60 mg/kg	6-17	—	80-90	20 % eliminado	Niveles libres aumentados en la nefropatía crónica; usar niveles libres al determinar el nivel sanguíneo para la dosificación
	Litio	900-1.200	No recomendado	14-28	40	0	Sí	Administrar dosis única tras la diálisis (niveles séricos diana de 0,8-1 mmol/l)
	Lamotrigina	100-200	50-100	13-30	42.9	55-56	20 % eliminado	Debe ajustarse de nuevo a partir de 25 mg tras interrumpir tras cinco vidas medias
	Oxcarbazepina	300-600 c/12 h	150-300	9-11	—	40	Sí	No aprobado por la FDA para el trastorno bipolar
Antipsicóticos (antagonistas de la dopamina)	Clorpromazina	50-400	50-400	11-42	11-42	90-99	Ninguno	Metabolitos activos
	Haloperidol	1-2 c/8 h	1-2 c/8 h	14-26	14-26	90	Ninguno	Metabolitos activos
	Aripiprazol	10-45	5-15	75-146	—	99	—	Metabolitos activos · Importantes interacciones farmacológicas con 2D6 o 3A4
	Ziprasidona	20-80 c/12 h	20-80 c/12 h	5-7	4.2	99	Ninguno	Metabolitos inactivos
	Risperidona	1-3 c/12 h	0,5-1,5 c/12 h	3-30	25	90	—	Aclaramiento de metabolitos activos reducido hasta el 60 % en insuficiencia renal
	Olanzapina	5-20	5-20	32-38	32-38	93	—	Metabolitos activos
	Clozapina	12,5-450	—	8-12	—	97	—	Metabolitos activos
	Quetiapina	50-250 c/8 h	50-250 c/8 h	6	4.1	83	—	Metabolitos activos
	Lurasidona	20-120	20-80	18	—	99	—	Metabolitos activos

(continúa)

TABLA 18-6	Psicotrópicos seleccionados y enfermedad renal (*continuación*)						
Clase	Fármaco	Dosis típica (mg)	Dosis en nefropatía terminal (mg)	Vida media (horas)	Vida media en nefropatía terminal (h)	Fijación a proteínas (%)	Efecto de la diálisis	Comentarios
Benzodiacepinas (antagonistas GABA-A)	Lorazepam (oral, i.m., i.v.)	1-2 c/12-8 h	1-2 c/12 h	9-16	32-70	85	No se elimina	Sin metabolitos activos
	Clonazepam	0,25-1 c/12-8 h	0,25-1 c/12-8 h	18-80	—	85	No se elimina	Sin metabolitos activos
	Alprazolam	0,25-1 c/8 h	0,25-1 c/8 h	9-19	9-19	80	Eliminación mínima	Metabolitos activos y aumento de la fracción libre de fármaco fijado a proteínas plasmáticas en nefropatía terminal
	Temazepam	7,5-30	7,5-30	4-10	—	96	No se elimina	Sin metabolitos activos
	Diazepam (oral, i.m., i.v.)	5-40	5-40	92	37	98	No se elimina	Niveles séricos libres elevados; fracción libre aumentada de metabolitos activos tanto en nefropatía terminal como en paciente sano
Otro ansiolítico	Buspirona	10-30 c/12 h	10-30 c/12 h	2,4-2,7	2,7	95	No	Evitar el uso en insuficiencia renal grave
Agonistas de receptores de benzodiacepinas (α-1 selectivo para receptor GABA-A)	Zaleplón	5-20	—	1	—	60	—	No estudiado en nefropatía terminal
	Zolpidem	5-10	5-10	2-3	4-6	92	—	Aumento de fracción libre
	Eszopiclona	1-3	1-3	6	—	55	—	Aprobado su uso extendido por la FDA

Fármacos para el abuso de sustancias tóxicas							
Naltrexona	50-150	—	5-15 días	—	21 días	—	—
Disulfiram	250-500 c/8h	—	12	8-34	96	—	
Acamprosato	333-666 c/8h	333 c/8h	3,2-13	—	0		Requiere reducción de la dosis, pero está contraindicado en insuficiencia renal grave
Topiramato	100-200 c/12h	50-100 c/12h	18-24		15-20	Sí	Asociado a litiasis renal en el 1,5-2% de individuos
Buprenorfina	2-32	—	1,2-7,2		96	No	
Metadona	20-200	Menor	23-50		71-88	—	Puede haber prolongación de QT con dosis superiores
Gabapentina	100-900 tid	25-50 tid	5-7	6,5-52	0	Sí	Se debe ajustar la dosis en nefropatía crónica
							Necesita dosificarse tras la diálisis

CrCl, aclaramiento de creatinina.
(Adaptado de Micromedex 1.0. Disponible en: http://www.micromedexsolutions.com/ cited: 3/3/17).

y después para contribuir a los esfuerzos de los pacientes para mantener la sobriedad. En la tabla 18-6 se revisan los medicamentos aprobados por la Food and Drug Administration (FDA) para el trastorno por consumo de drogas y alcohol. Estos fármacos mejoran las tasas de sobriedad reduciendo la sensación de ansia, disminuyendo los efectos reforzantes del consumo de drogas o sustituyendo farmacológicamente la droga con una sustancia legal y menos peligrosa.

Al redactar este texto, las leyes que rigen el consumo de cannabis se encuentran en una situación de continuo cambio en Estados Unidos, con algunos estados que legalizan el consumo de esta sustancia y otros que permiten aplicaciones terapéuticas limitadas. Fumar cannabis puede exponer a los pacientes inmunodeprimidos a agentes infecciosos como *Aspergillus*, pero este riesgo no está bien documentado. La ingestión de cannabinoides por vía oral no se ha relacionado con unos resultados adversos en el trasplante, aunque teóricamente si el consumo aumenta hasta el grado de trastorno por consumo de cannabis, puede existir un mayor riesgo de incumplimiento. Si no existen datos claros que demuestren un riesgo, es prudente no considerar el consumo solo de cannabis como un criterio exclusivo para la candidatura al trasplante. En julio de 2015, el Gobernador Jerry Brown de California firmó la AB 258, Medical Cannabis Organ Transplant Act, que prohíbe la discriminación contra los pacientes médicos con consumo de cannabis en el proceso de trasplante de órganos, salvo que un médico haya determinado que el consumo médico de cannabis sea clínicamente significativo para el proceso de trasplante. Algunos otros estados han seguido el ejemplo.

Alivio del dolor

El tema del dolor se aborda aquí porque cuando se produce en el contexto de una situación actual o anterior de adicción puede presentar diversos problemas. Los pacientes que muestran una conducta de «tener que conseguir drogas» pueden sufrir al mismo tiempo dolor somático. De hecho, el término *pseudoadicción* se acuñó para caracterizar la aparición de un comportamiento de conseguir drogas entre pacientes que simplemente tienen un dolor que no está siendo tratado adecuadamente. Los profesionales sanitarios deben andar con pies de plomo y procurar no tratar de un modo insuficiente el dolor al abordar comportamientos de consumo manifiestos. Dejando a un lado las consideraciones éticas o morales sobre el consumo de drogas, los comportamientos de consumo excesivo son preocupantes porque conducen invariablemente a una vía de incumplimiento y la consiguiente disfunción y pérdida del injerto. El tratamiento del dolor y la adicción suele requerir un abordaje interdisciplinario, con un servicio de tratamiento del dolor que use explícitamente fármacos para el dolor, junto con un servicio psiquiátrico o psicológico que aborde los comportamientos de riesgo. Las intervenciones para ayudar a esta población son: maximizar el uso de analgésicos no opioides, uso mínimo de fármacos hipnóticos sedantes que inducen dependencia, uso preferente de opioides de acción prolongada en lugar de fármacos de acción corta, establecer un claro contrato terapéutico, y evaluar y tratar los trastornos psiquiátricos subyacentes que requieren la automedicación.

Dificultades interpersonales

El efecto psicológico del trasplante renal es profundo. Mientras que todas las formas de enfermedad debilitan la fantasía de invulnerabilidad que mantiene el «sentido de identidad», la importancia de un sistema orgánico que falla y requiere su sustitución por medio de la donación es un problema enorme para la psique, y uno de los más comprendidos en el marco del contexto psicológico, social, espiritual y cultural de un individuo.

El paciente con nefropatía terminal puede adaptarse psicológicamente mediante formas que producen consecuencias imprevistas. Por ejemplo, los que sufren enfermedad prolongada y discapacidad pueden adaptarse a estar enfermos con estrategias de afrontamiento inadaptadas que perpetúan una dependencia en el «papel de enfermo». Pueden tener dificultades con la transición a un estado de salud y con el manejo de las expectativas de sus familias y el equipo de trasplante. Los pacientes con enfermedades agudas pueden minimizar la gravedad de su enfermedad médica, lo que puede debilitar el cumplimiento del tratamiento médico.

La familia y los amigos pueden tener sentimientos confusos al encontrarse en el papel no previsto de «cuidador». El camino complicado desde la enfermedad renal a la insuficiencia renal, la diálisis y el trasplante está rodeado de estrés y decepciones. Incluso las relaciones más sólidas pueden flaquear frente a tales problemas, y las relaciones con problemas ya existentes suelen enfrentarse a un camino particularmente turbulento y difícil. Por tanto, los pacientes deben luchar con dificultades tanto intrapersonales (que tienen que ver con su vida emocional interna) como interpersonales (que tiene que ver con sus relaciones con otras personas). La evaluación psicológica pretrasplante pretende anticipar parte de estos problemas e iniciar un plan para abordarlos, aunque no existe una vía para solventar totalmente la carga que los pacientes deben asumir. La carga del cuidador puede seguir siendo elevada tras el trasplante.

La atención temprana a las reacciones psicológicas ante la enfermedad médica puede ser esencial. El temor a perder la función corporal puede provocar una actitud insensible y el rechazo de los cuidados. La desesperanza puede llevar a reafirmar la autonomía y a ejercer control sobre quienes proporcionan el tratamiento. La ira y el enojo pueden hacer que el paciente rechace las recomendaciones del equipo. Hace más de medio siglo, Kahana y Bibring definieron siete personalidades arquetípicas que siguen siendo útiles actualmente (v. Tabla 18-7). Estos estilos no son trastornos de personalidad, sino rasgos que pueden activarse ante situaciones de estrés médico y psicosocial. Independientemente de la conducta externa o de la personalidad manifiesta del paciente, el primer paso en la identificación y el tratamiento de un estilo es sentir empatía por la amenaza que el paciente puede estar experimentando. Se enumeran intervenciones adicionales para ayudar a abordar la conducta del paciente. Un nexo o vínculo psiquiátrico también puede ayudar a interpretar estas dificultades con el paciente.

PSICOFARMACOLOGÍA E INTERACCIONES FARMACOLÓGICAS

Para determinar los agentes psicotrópicos adecuados, se deben conocer los cambios farmacocinéticos y farmacodinámicos que se producen antes y después de recibir un riñón. Hay que tener en cuenta la excreción renal, el metabolismo, la capacidad de dializar la medicación, la fijación a proteínas, las inhibiciones competitivas y la inducción de sistemas P-450. Además, algunos fármacos anti-rechazo tienen importantes efectos adversos neuropsiquiátricos (v. Tabla 18-4 y Capítulo 6).

El uso de fármacos psicotrópicos previos al trasplante debe tener en cuenta la excreción renal. La paroxetina, la venlafaxina, la desvenlafaxina, el bupropión y la mirtazapina son antidepresivos que requieren ajuste de dosis en la nefropatía terminal. No se recomienda la duloxetina para pacientes con una alteración renal grave (CrCl < 30 ml/min). Hedayati esbozó un enfoque práctico para el tratamiento de la depresión en la nefropatía terminal (v. «Lecturas seleccionadas»). Los estabilizantes del estado de ánimo que se eliminan fundamentalmente por el riñón requieren ajustes

T A B L A **18-7**	Siete estilos de personalidad de Kahana y Bibring en el contexto médico, su significado e intervenciones	

Estilo de personalidad	Significado	Intervenciones
Dependiente, demanda excesiva (oral)	Intimidado por el abandono	Establecer pronto unos límites firmes. Proporcionar visitas cortas regulares, identificar las necesidades más importantes y plan de seguimiento
Ordenado, metódico, controlado (compulsivo)	Temor a perder el control y deseo de autocontrol	Ofrecer control y elección cuando sea posible. Dar elección entre dos opciones saludables en decisiones críticas
Dramático, exagerado, cautivador (histérico)	Requiere admiración y teme perder la atención	Empatizar con el temor del paciente de perder atención médica, pero establecer límites y corregir suavemente expectativas no razonables
Sufrido, sacrificado (masoquista)	Se siente inútil, inservible, y merecedor de castigo	Insistir en que la recuperación puede ser un proceso lento y constante, presentar la recuperación como un beneficio para otros; no abandonar
Cauteloso, precavido (paranoide)	Atracción y temor a ataque	Reconocer las quejas sin discutir ni ignorar; corregir distorsiones de la realidad, cuestionar suavemente ideas irracionales
Superioridad, despreciativo (narcisista)	Teme pérdida de autonomía y necesidad de ser invulnerable	No confundir la actitud superior del paciente con una seguridad real; comunicar las mejores intenciones para los cuidados del paciente
Ajeno, desvinculado (esquizoide)	Amenazado por la invasión o intromisión y deseo de privacidad	Aceptar la no sociabilidad del paciente; reducir el aislamiento del paciente según la tolerancia

(Adaptado de Nash SS, Kent LK, Muskin PR. Psychodynamics in medically ill patients. Harv Rev Psychiatry 2009;17(6):389-397.)

de dosis e incluyen el litio, la oxcarbamazepina y la lamotrigina. Ya que el litio se elimina ampliamente en la diálisis, necesita dosificarse tras cada sesión. También se requieren dosis menores de gabapentina, pregabalina, topiramato y acamprosato. Los antipsicóticos como la risperidona, la paliperidona y la lurasidona también necesitarán dosis menores.

Tras el trasplante, el profesional debe considerar las interacciones farmacológicas con los fármacos inmunosupresores. El sistema del citocromo P-450 hepático tiene dos isoenzimas, 3A4 y 2D6, que se necesitan para el metabolismo de la ciclosporina y el tacrolimus. Los inhibidores pueden causar rápidamente toxicidad por estos agentes. Los antidepresivos, enumerados según orden decreciente de inhibición de CYP3A4 incluyen la fluvoxamina, la nefazodona, la fluoxetina, la sertralina, los antidepresivos tricíclicos, la paroxetina y la venlafaxina. La introducción, los ajustes de dosis y la interrupción de estos fármacos requieren la monitorización del nivel de los fármacos inmunosupresores y la coordinación entre el psiquiatra que trata y el médico de trasplante.

En la tabla 18-6 se detallan los problemas y las consideraciones sobre las dosis de los fármacos psicotrópicos en pacientes con nefropatía terminal y en los que tienen un trasplante renal con una buena función.

RESULTADOS

El trasplante renal puede mejorar la salud mental en el más amplio sentido, y esto ya es una potente motivación para que muchos pacientes recurran a él. Los cuidados de salud mental son esenciales para ayudar a los pacientes a adaptarse a su nueva realidad postrasplante y contribuyen a mantener el cumplimiento. Los pacientes con un trasplante renal tienden a presentar menos tasas de alteraciones cognitivas, ansiedad y depresión que los pacientes en hemodiálisis o diálisis peritoneal. Los receptores de trasplante rinden mejor en el procesamiento de la atención, la memoria a corto plazo y las funciones ejecutivas que los candidatos a trasplante. Sin embargo, los pacientes de trasplante se enfrentan al constante fantasma del fallo del injerto. Algunos pacientes lucharán con la integridad corporal y la adaptación física a los efectos secundarios de la inmunosupresión como el temblor y la ataxia. Muchos pacientes necesitarán volver a definir su rol con miembros de la familia, y adaptarse al aumento de autonomía y el retorno de la actividad. La depresión puede llevar a un cumplimiento deficiente, mientras que la remisión de la depresión y la adaptación eficaz al trasplante han demostrado que mejoran los resultados tras el trasplante.

Los psiquiatras con formación en medicina psicosomática, o que han trabajado con pacientes trasplantados, son muy adecuados para tratar las necesidades de salud mental de pacientes tras el trasplante. La colaboración con los profesionales médicos, psicólogos, trabajadores sociales, enfermeras y, cuando es adecuado, con los familiares es esencial para proporcionar una atención psiquiátrica eficaz y bien integrada.

Lecturas seleccionadas

Baghdady NT, Banik S, Swartz SA, et al. Psychotropic drugs and renal failure: translating the evidence for clinical practice. Adv Ther 2009;26:404–424.

Brar A, Babakhani A, Salifu MO, et al. Evaluation of non-adherence in patients undergoing dialysis and kidney transplantation: United States transplantation practice patterns survey. Transplant Proc 2014;46:1340–1346.

Dew MA, DiMartini AF, DeVito Dabbs AJ, et al. Preventive intervention for living donor psychosocial outcomes: feasibility and efficacy in a randomized controlled trial. Am J Transplant 2013;13:2672–2684.

Dew MA, Rosenberger E, Myakovsky L, et al. Depression and anxiety risk factors for morbidity and mortality after organ transplantation: a systemic review and mat-analysis. Transplantation 2015;100:988–1003.

Garcia MF, Bravin AM, Garcia PD, et al. Behavioral measures to reduce non-adherence in renal transplant recipients: a prospective randomized controlled trial. Int Urol Nephrol 2015;47:1899–1905.

Hedayati S, Yalamanchili V, Finkelstein FO. A practical approach to the treatment of depression in patients with chronic kidney disease and end-stage renal disease. Kidney Int 2012;81:247–255.

Iacoviello B, Shenoy A, Braoude J, et al. The Live Donor Assessment Tool: a psycho-social assessment tool for live organ donors. Psychosomatics 2015;56(3):254–261.

Maldonado JR, Sher Y, Lolak S, et al. The Stanford Integrated Psychosocial Assessment for Transplantation: a prospective study of medical and psychosocial outcomes. Psychosom Med 2015;77:1018–1030.

Messersmith EE, Gross CR, Beil CA, et al. Satisfaction with life among living kid-ney donors: a RELIVE study of long-term donor outcomes. Transplantation 2014;98:1294–1300.

Ozcan H, Yucel A, Avsar UZ, et al. Kidney transplantation is superior to hemodialy-sis and peritoneal dialysis in terms of cognitive function, anxiety, and depression symptoms in chronic kidney disease. Transplant Proc 2015;47:1348–1351.

Rodrigue JR, Vishnevsky T, Fleishman A, et al. Patient-reported outcomes following living kidney donation: a single center experience. J Clin Psychol Med Settings 2015;22(2–3):160–168.

19

Legislación y ética en el trasplante renal

Alexandra Glazier

El trasplante de órganos se encuentra en la intersección de la vida y la muerte en el contexto de un recurso explícitamente racionado, por lo que crea un campo propicio para cuestiones legales y éticas. Aunque los problemas específicos cambian con el tiempo, a medida que la tecnología del trasplante evoluciona, las consideraciones legales y éticas primarias se concentran fundamentalmente en dos áreas principales: la permisividad o licitud de métodos diseñados para obtener órganos y aumentar la donación de éstos, y la estructura adecuada para asignar el trasplante. La urgencia por aumentar la disponibilidad de órganos junto con las innovaciones clínicas da lugar a los puntos éticos y legales actuales que constituyen el eje central de este capítulo. Las ramificaciones internacionales de estos temas se exponen en los capítulos 22 y 23, y en la página web www.declarationofistanbul.org.

DISPONIBILIDAD DE ÓRGANOS: CONSIDERACIONES LEGALES Y ÉTICAS

Existen tres formas principales de aumentar la disponibilidad de órganos, y cada una de ellas tiene su propia serie de consideraciones legales y éticas inherentes: aumentar el número de personas que dice «sí» a la donación, aumentar la reserva de posibles donantes adecuados (compatibles) y aumentar el número de órganos que se pueden trasplantar a partir de la reserva de donantes. En la siguiente sección se analizarán algunos temas específicos y actuales en este contexto.

Aumentar el número de personas que dice «sí» a la donación

Autorización de la donación de cadáver a través de registros de donantes
Una de las estrategias principales para aumentar el número de donantes en Estados Unidos ha sido el desarrollo y la promoción de registros de donantes. Este país ha trabajado siempre en un sistema de donación de «adhesión» explícita frente a «sistemas de exclusión» (o «presunto consentimiento»), donde los individuos son donantes salvo que se adopten medidas para negar esta cualidad. La estructura legal para el sistema de adhesión en Estados Unidos se detalla en el Uniform Anatomical Gift Act (UAGA): la ley que rige la donación de órganos que se ha aprobado en cada estado.

La UAGA establece la ley de la donación como una estructura legal para la donación de órganos. Es importante entender esta opción de estructura legal, ya que es diferente del paradigma legal del consentimiento informado con el que los profesionales sanitarios trabajan cuando atienden a sus pacientes. El consentimiento informado requiere al paciente o familiares la comprensión de los riesgos y los beneficios de un tratamiento o un procedimiento concreto. Desde el punto de vista legal, las necesidades para obtener un consentimiento informado derivan de la relación entre médico y paciente. Sin embargo, el principio legal del consentimiento informado es incongruente con la donación de cadáver, en la que no existen riesgos ni beneficios para el donante, *porque el donante está muerto cuando se produce la donación*. Además, la decisión de ser donante se toma completamente al margen de una relación médico/paciente. Por estas razones, la ley de la UAGA no usa un consentimiento informado y, en su lugar, sigue la ley de la donación.

Los fundamentos jurídicos de la UAGA, desde su primera aprobación en 1968, siempre han dado prioridad a la autorización en primera persona por encima de una decisión de donación sustituta, realizada por un familiar. Sin embargo, alejándose de documentos tradicionales como las tarjetas de donante hacia designaciones electrónicas en registros de donantes en la web, asegura que las personas adecuadas (Organ Procurement Organizations: OPO) disponen de la información adecuada (registro de donantes) en el momento adecuado (cuando el paciente fallece); esto ha cambiado completamente la práctica de la donación.

Según la Donate Life America (www.donatelife.net), desde principios de 2017 más de 130 millones de personas estadounidenses se registraron como donantes, lo que representa más de la mitad de la población adulta. Esta cifra ha aumentado continuamente durante la pasada década, y con campañas de educación y de registro es probable que siga aumentando. El efecto sobre las tasas reales de donación es igualmente excelente, con un 50 % de donantes de órganos en 2016 que autorizaron su propia donación a través de un registro. Los esfuerzos adicionales para maximizar el registro de aquellos a quienes les gustaría ser donantes seguirán afectando positivamente a las tasas de donación consecuentes con el respeto a que las personas tomen sus propias decisiones sobre la donación.

Donación tras la muerte circulatoria: momento de acercarse a las familias
El registro como donante es un ejercicio de autodeterminación y constituye el consentimiento legal para la donación de cadáver. El registro del donante puede producirse décadas antes del fallecimiento, en comparación con el consentimiento familiar que se busca en el momento del fallecimiento. Esta variación en el tiempo del consentimiento para la donación necesita un examen de cómo y cuándo hay que abordar a las familias en los casos de una posible donación tras la muerte circulatoria o cardíaca (DCD, *donation after circulatory death*) (v. Capítulo 4). Como se recomienda en un informe de 2000 (2000 Institute Medicine Report), el abordaje tradicional requiere una «disociación o desvinculación» o separación de la decisión de la donación del resto de las conversaciones sobre el final de la vida. Al hacerlo así, se atenúan problemas éticos que una decisión sobre la donación de órganos podría precipitar la retirada del soporte. Separando en el tiempo estas dos decisiones, la disociación promueve un contexto ético para comprometer a los profesionales de cuidados intensivos en el apoyo a la donación de órganos. La desvinculación también ha logrado mayores tasas de consentimiento familiar.

Cuando se producía una lesión cerebral devastadora, se aplicaba inicialmente el método de desvinculación, porque se esperaba que las familias tomaran decisiones tanto de donación como de retirada de soporte. Debido a ello, la conversación sobre la donación no se iniciaba hasta que no habían tomado la decisión de retirar el soporte inútil (infructuoso), y asegurar así que se cumplía el principio de desvinculación. Sin embargo, la llegada de la autorización en primera persona cambia esa secuencia de actuaciones. Las personas que son donantes registrados ya han manifestado su consentimiento para la donación mucho antes de que se contemplen los cuidados terminales.

Según esto, en el caso de la autorización en primera persona, la decisión de la donación se efectuó mucho antes, y completamente independiente de la deliberación sobre la retirada del soporte. Por tanto, la decisión de la donación está, en los casos de autorización en primera persona, efectivamente desvinculada del proceso del final de la vida. Como esta autorización en primera persona proporciona un mecanismo para separar completamente estas decisiones, hay que volver a examinar el protocolo de acercamiento a las familias para exponer el tema de la donación sólo tras una decisión de retirar el soporte. Ya no es necesario retrasar esa conversación con la familia hasta haber tomado la decisión de retirar las medidas de soporte para mantener el principio de desvinculación.

El retraso en la conversación sobre la donación también puede estar injustificado porque impide cumplir el estándar de decisión sustituida (lo que el paciente desearía) como requisito legal central para efectuar una decisión sustituta de la retirada de las medidas de soporte. En los casos de autorización en primera persona, los pacientes ya han documentado su intención y deseo de ser donantes de órganos. La situación del paciente como donante registrado puede, de hecho, ser importante para la decisión de la retirada. Con el fin de respetar la decisión de donación del paciente, la retirada de las medidas de soporte debe realizarse dentro del período y el protocolo que permitirá el proceso de donación. Así, se puede argumentar que el estándar de decisión sustituida aplicable a la decisión sustituta para la retirada del soporte necesita una concienciación de la decisión de autorización en primera persona, por parte de la familia y el equipo de atención médica, en el momento en que se produce la conversación para la retirada de las medidas de soporte.

Neutralidad económica para donantes vivos

Uno de los debates más importantes en el ámbito de la donación del trasplante gira en torno al hecho de si se deben admitir incentivos económicos para la donación de órganos por personas vivas. En la National Organ Transplant Act (NOTA), la compra y venta de órganos es absolutamente ilegal. Sin embargo, se prevé que el pago por gastos razonables relacionados con la donación de órganos se sitúe aparte de la prohibición legal. Esto permite un reembolso a las OPO por los costes razonables de facilitar la donación de cadáver y también permite cubrir los gastos de los donantes vivos.

El punto hasta donde la ley permite el pago de gastos a donantes vivos se ha discutido continuamente desde una perspectiva tanto ética como legal. El principio de «neutralidad económica» para el donante vivo cuenta con un buen apoyo ético y práctico (v. Hays et al. y Delmónico et al., en «Lecturas seleccionadas»), pero en el contexto de un posible procesamiento criminal federal bajo la NOTA por quebrantamientos, se han realizado esfuerzos legislativos recientes para definir mejor lo que esto significa desde una perspectiva legal. Específicamente, la introducción de la *Living Donor Protection Act* en 2016 pretende prohibir la negativa a la cobertura o aumentar los seguros de vida o discapacidad para los donantes de órganos vivos; calificar la cirugía de donación de órganos como una afección sanitaria grave en la *Family Medical Leave Act* y actualizar los materiales educativos sobre los beneficios del trasplante de donante vivo en el proceso/resultados de la donación por personas vivas.

En paralelo a estos esfuerzos ampliamente apoyados, se producen continuos debates como, por ejemplo, si se debería suprimir la prohibición de la NOTA por un sistema de mercado que permitiera pagos directos por los órganos a los donantes vivos. El argumento ético que apoya el pago a donantes vivos oscila entre lo práctico (el pago por los órganos aumentará la disponibilidad de éstos, reduciendo la brecha entre el aporte y la demanda, y posiblemente eliminaría los fallecimientos en lista de espera por un riñón) y la normativa (los individuos deben tener el derecho de comercializar (vender) y dirigir el uso de las partes de su propio cuerpo). Los argumentos contra la suspensión de la prohibición legal se centran en torno a la importancia de los perjuicios sociales que produciría el desarrollo de un sistema que fuera coercitivo para las personas sin recursos, que se supone serán mucho más propensos a vender una parte de su cuerpo, y la repugnancia moral de permitir ese tipo de venta. Son también muchos los que creen que permitir el desarrollo de un mercado económico de riñones podría, de hecho, disminuir la disponibilidad de otros órganos, o incluso riñones, al disminuir las donaciones altruistas. Finalmente, la experiencia observada en todo el mundo es que las ventas de riñones (permitidas legalmente sólo en Irán) han conducido, de hecho, a violaciones de los derechos humanos en forma de tráfico humano, y han producido importantes riesgos médicos con resultados subóptimos tanto en el receptor como en el donante vivo.

Una alternativa para incentivar la donación, que es menos controvertida que los pagos monetarios, otorga una prioridad de asignación para los que se registraron como donantes. Esta alternativa se ha adoptado en Israel (v. Stoler et al., en «Lecturas seleccionadas». Proporcionar cierta medida de una posible prioridad de asignación futura a aquellos que están registrados como donantes (y sus familiares más cercanos) no es lo mismo (éticamente y legalmente) que pagar por un órgano. Esto se ha demostrado, por ejemplo, en Estados Unidos, a través del apoyo ético y legal a programas de intercambio renal pareado, y una prioridad garantizada a los donantes vivos si necesitaran un trasplante más adelante.

El pilar ético de equidad proporciona soporte a un sistema que vincula la regulación del consentimiento para la donación de órganos con la regulación del acceso al trasplante. Un país que solicita a su población que sea donante debe proporcionar un acceso justo a los órganos si se espera obtener el consentimiento. También se sostiene el punto recíproco. Aquellos que son candidatos a recibir un trasplante deben estar dispuestos a donar. Denominada «altruismo recíproco», existe una paridad (igualdad) ética sencilla y fácilmente comprensible para esta estrategia. Aparentemente, reduciría desigualdades y, al mismo tiempo, ampliaría el acceso, al aumentar con el tiempo los órganos disponibles para trasplante.

La equidad también exige la distribución equitativa de beneficios y cargas de un programa de obtención y asignación de órganos. Al otorgar cierta prioridad a los que están registrados como donantes para la asignación de órganos de cadáver disponibles se puede lograr esta sinergia. No se basa en el carácter moral de que algunos lo merezcan más que otros, sino que es el concepto de que el trasplante es un esfuerzo de la comunidad que requiere la obligación de la comunidad, porque tan sólo puede lograrse mediante la donación de órganos: sin ella, no puede existir el trasplante. Esto no pretende sugerir que el consentimiento y la asignación deben vincularse hasta el punto de invalidar factores esenciales como la necesidad y la utilidad médicas, sino que es un concepto para incentivar la participación en la creación de un recurso de la comunidad (órganos para trasplante) del que todos tendrán la oportunidad de beneficiarse.

Aumento de la reserva de donantes clínicamente adecuados: consideraciones éticas y legales

Proteger la opción de donación en un paciente en estado crítico

Seguir tratando a un paciente ante un beneficio médico dudoso, en parte con el fin de conservar la posible donación de órganos, plantea una serie de problemas éticos. Uno de ellos, con frecuencia expresado por los profesionales de cuidados intensivos es si tales prácticas presentan un conflicto de interés inaceptable al profesional sanitario, que puede tratar pacientes en un marco de inutilidad para ofrecer un posible beneficio para otros pacientes (los que esperan para trasplante). Al analizar este problema ético, se considera en primer lugar la definición de un conflicto. Un conflicto de interés se define generalmente como formado por tres elementos: 1) dos intereses incompatibles, 2) donde la posibilidad de beneficiar el interés de uno podría influir en el curso de la acción, 3) en detrimento del otro interés. A continuación, se analizará cada uno de estos tres elementos.

Dos intereses incompatibles. Los cuidados intensivos continuos proporcionados a los pacientes con una lesión cerebral devastadora pueden atender múltiples intereses, pero los dos intereses principales que se deben examinar son los del paciente y los posibles receptores de trasplante de órganos. En estos casos, los cuidados intensivos continuos atienden a dos objetivos separados, beneficiando posiblemente a pacientes diferentes. Los cuidados que beneficiarán a la donación también pueden beneficiar médicamente al paciente: ambos intereses pueden contemplarse como congruentes en lugar de como incompatibles o en conflicto. La ética que el médico debe al paciente es principal, pero no exclusiva para otros objetivos legítimos (como apoyar a la familia del paciente o proporcionar tratamiento al donante), hasta el punto de que ambos intereses pueden actuar de un modo compatible. La responsabilidad de los profesionales sanitarios de proporcionar cuidados que podrían no beneficiar médicamente al paciente no es algo exclusivo de la donación. Son ejemplos de ello el mantenimiento de un paciente con soporte mecánico a instancias de la familia, ya sea para satisfacer determinadas creencias o para permitir un viaje para «despedirse». Estas adaptaciones suelen ser cuestión de días, no de semanas ni meses como podría requerir el mantenimiento para la opción de la donación. Esto no se contempla como algo incompatible con la buena asistencia al paciente, sino más bien como algo coherente con ella.

La posibilidad de beneficiar al interés de uno puede influir en la forma de proceder. El segundo elemento en un conflicto de interés es la posibilidad de que el beneficio para el interés de uno pueda influir en un modo de actuar. Con frecuencia, los médicos manejan múltiples intereses, entre ellos intereses personales económicos (acuerdos con los pagadores) y la asignación de recursos del hospital (derecho a la última cama). No hay nada especial en equilibrar múltiples intereses cuando se considera un rumbo en la atención de los pacientes. El médico que continúa los cuidados intensivos de pacientes con lesiones cerebrales devastadoras no tiene una posible ganancia personal ni económica. El posible beneficio de la donación repercute en el paciente, la familia del donante, los receptores y la sociedad, no en el médico que le está tratando.

En perjuicio del otro interés. El elemento final en un conflicto de interés es si los dos primeros elementos conducen a un modo de proceder que va en detrimento de otros intereses. En lo que respecta a proporcionar tratamiento para conservar la opción de la donación, no existe un perjuicio claro para el paciente, porque abogar por la continuación de unos cuidados agresivos en lugar de ir reduciendo éstos paulatinamente puede proporcionar beneficio médico y, en los casos en los que el paciente esté registrado como donante, favorece los derechos de autodeterminación del paciente en cuanto a la donación de órganos.

Al considerar el derecho de un paciente a la autodeterminación en cuanto a la donación de órganos y los objetivos del tratamiento, es importante entender el amplio soporte para esa donación. Las tasas de autorización para la donación en Estados Unidos se sitúan actualmente en torno al 75 % y, como se mencionó anteriormente, más del 50 % de los adultos están registrados como donantes. Esto significa que casi la mitad de los pacientes adultos en una situación de salud crítica pueden haber tomado ya una decisión legalmente vinculante sobre la donación antes del ingreso en el hospital. Proporcionar cuidados intensivos a estos pacientes con el fin de conservar la posibilidad de la donación de órganos apoya los derechos de autonomía del paciente y maximiza la utilidad de su donación a través del trasplante.

Las consideraciones sobre la autonomía son igualmente convincentes cuando los pacientes no están registrados como donantes. Tanto la ley como la ética reconocen que los derechos de autodeterminación de un paciente no capacitado puede ejercerlos alguien que le sustituya. Los ejemplos son la capacidad de sustitutos para autorizar la retirada de los cuidados o para rechazar el tratamiento incluso aunque con ello se espere que el resultado sea la muerte del paciente. Los mismos principios se aplican para la donación de órganos. La ley proporciona una lista de posibles sustitutos para tomar decisiones sobre la donación, que es lo suficientemente amplia para asegurar que una decisión como ésta pueda tomarse. No sería éticamente adecuado impedir el ejercicio de autodeterminación del donante a través de un sustituto debilitando médicamente la posibilidad de la donación de órganos. La ley también reconoce este interés al requerir que no se retiren «las medidas necesarias para asegurar la idoneidad médica» de los órganos hasta haber planteado la donación a algún sustituto que pueda tomar la decisión.

Conservar la opción de la donación no es sólo un posible beneficio para el ejercicio de la autonomía del paciente. Existen beneficios que ayudan en la experiencia dolorosa de las familias de los donantes, y se deben tener en cuenta al evaluar los posibles beneficios. Por otro lado, en el caso de las familias que no desean autorizar la donación, el hecho de proporcionar la oportunidad para tomar esa decisión no supone perjuicio alguno.

Al analizar estos elementos y los principios éticos subyacentes, los principales intereses que están en juego al tratar de forma agresiva a un paciente con una lesión cerebral grave son compatibles, en lugar de estar en conflicto.

DETERMINACIÓN DE LA MUERTE: DEFINICIÓN LEGAL Y DEBATE ÉTICO

Históricamente, el modelo habitual para definir la muerte ha sido la ausencia permanente de respiración y circulación. Los avances en los cuidados médicos modernos permitieron mantener artificialmente determinadas funciones fisiológicas durante períodos prolongados; los respiradores mecánicos respiran por el paciente y los dispositivos de asistencia mecánica proporcionan circulación artificial. Por todo ello, los métodos tradicionales para determinar la muerte por ausencia de respiración y circulación ya no estaban claros ni eran satisfactorios.

Para enfocar los problemas concernientes a la definición de muerte, se estableció una Comisión Presidencial. En su informe de 1981, «*Defining*

Death: A Report of Medical, Legal and Ethical Issues in the Determination of Death» («*Definición de muerte: informe sobre problemas médicos, legales y éticos en la determinación de la muerte*»), se definió formalmente la muerte cerebral (encefálica). Esta comisión definió la muerte como «el cese irreversible de las funciones circulatoria y respiratoria, o el cese irreversible de todas las funciones encefálicas, incluyendo el tronco encefálico». Señalaron, además, que «una determinación de muerte se debe realizar de acuerdo con los estándares médicos aceptados». Esta definición de muerte fue revisada y aceptada por múltiples organizaciones nacionales, entre ellas la American Medical Association, la American Bar Association, la National Conference of Commissioners on Uniform State Laws, la American Academy of Neurology, la American Academy of Pediatrics, la Society of Critical Care Medicine y la Child Neurology Society. También se aceptó esta definición en la Uniform Determination of Death Act, y ha sido aceptada como ley en todos los estados que constituyen Estados Unidos.

Muerte encefálica: casos destacados

Cuando la muerte encefálica se compara con la lesión encefálica grave surge con frecuencia la confusión. Las descripciones inexactas de estas dos situaciones enormemente diferentes desde el punto de vista clínico y legal han conducido a malinterpretar la importante distinción entre cuándo los pacientes han fallecido y cuándo los pacientes tienen un nivel de conciencia alterado al que suele denominarse coma. Los pacientes con trastornos de conciencia por una lesión encefálica pueden permanecer en un estado vegetativo persistente o de coma. Es importante señalar que estos pacientes no cumplen los criterios legales para la declaración de muerte porque siguen manteniendo cierta capacidad de función encefálica, pero su nivel de consciencia no es normal. Son pacientes que pueden responder al entorno cuando son estimulados, pueden respirar por sí mismos o con la ayuda de un respirador mecánico, responden a estímulos dolorosos, y pueden presentar movimientos oculares, tos y otros reflejos primitivos. Esto es distinto a lo que sucede en el paciente con muerte encefálica, que carece totalmente de respuesta al entorno y a la estimulación, y no presenta actividad encefálica ni nivel de conciencia alguno.

Ante la ley, los pacientes que cumplen los criterios médicos de muerte encefálica han sufrido el cese irreversible de todas las funciones del encéfalo, incluyendo el tronco encefálico. Si existe evidencia de función neurológica, como reflejos de la tos y nauseoso, reactividad pupilar o movimientos oculares, respiración espontánea y signos de actividad eléctrica detectados en un electroencefalograma o de flujo sanguíneo detectado en un estudio del flujo sanguíneo cerebral con radionúclidos, el paciente no cumple la norma legal y no ha fallecido.

Se dice que «los casos extremos no propician buenas leyes». Existen ejemplos recientes de ello con respecto a la muerte encefálica, el más notable de los cuales es el caso de Jahi McMath. En 2014, Jahi McMath tenía 13 años de edad y le practicaron una amigdalectomía. Poco después de la intervención quirúrgica, McMath sufrió aparentemente una parada cardíaca que desembocó en una pérdida completa de la función encefálica, y fue posteriormente declarada muerta basándose en criterios neurológicos. Sin embargo, la familia de la paciente rechazó el diagnóstico de muerte encefálica y, finalmente, interpuso una acción judicial para impedir que el hospital le retirara la sonda de alimentación y el sistema de respiración. Aunque la segunda opinión médica solicitada por el tribunal confirmó el diagnóstico de muerte encefálica, el tribunal finalmente ordenó que el hospital mantuviera el soporte artificial durante un período determinado con el fin de permitir a la familia el traslado de la paciente fuera del estado, a un centro que estaba dispuesto a seguir con los cuidados médicos a pesar de la declaración sobre el estado de la paciente conforme a las normas médicas y legales.

Las acciones del tribunal permitiendo el soporte mecánico artificial de una paciente legalmente fallecida fueron preocupantes y estaban en conflicto con la ley. Una vez que se ha declarado la muerte, no existe obligación legal ni ética de continuar los tratamientos, incluyendo el soporte mecánico, salvo que se tenga prevista la donación de órganos. La ley nunca ha exigido a los profesionales sanitarios proporcionar tratamiento a «pacientes» fallecidos. Impulsar vías legales para mantener el cuerpo de un paciente fallecido con soporte mecánico artificial provoca difíciles problemas éticos sobre el uso adecuado de los recursos. También perjudica a la comprensión de la gente sobre la seguridad y certidumbre legal de la «muerte encefálica». No existe ambigüedad legal alguna: un paciente que ha sido declarado muerto basándose en el cese irreversible de todas las funciones de encéfalo conforme a las normas médicas aceptadas es un difunto ante la ley.

Sin embargo, hay algunos estados (fundamentalmente, Nueva Jersey y Nueva York) que proporcionan a las familias la opción de rechazar una declaración de muerte basada en criterios neurológicos si entra en conflicto con creencias religiosas honestas. Esta variación en la norma legal ha creado refugios en estos estados para situaciones como la del caso McMath. Debido a ello, existe un movimiento entre algunos expertos en ética para reconsiderar la suposición sostenida durante mucho tiempo de que se requiere una sola definición legal de muerte para disponer de una política pública prudente.

Debido a los casos recientes que se han producido y al reavivado debate ético sobre la definición de muerte, es prudente que los profesionales sanitarios tengan una planificación para futuros casos en los que exista desacuerdo entre la familia y el equipo médico en cuanto a la declaración de muerte basada en criterios neurológicos. Una segunda opinión u otro examen realizado por un médico especialista en la determinación de muerte basada en criterios neurológicos pueden ayudar a las familias a entender y considerar que la muerte se ha producido conforme a los requisitos legales. La comunicación de un mensaje coherente de que el paciente ha fallecido conforme a las normas legales al mismo tiempo que se muestra sensibilidad y comprensión hacia la familia que ha sufrido una pérdida es algo fundamental, pero finalmente puede no resolver diferencias profundas ni la comprensión de lo que constituye la muerte. Hay que señalar que el personal médico y del hospital no están en situación de riesgo si, a pesar de las objeciones familiares, siguen adelante con la donación de órganos de un donante registrado. El proceso de registro tiene el poder de una voluntad ejecutada legalmente.

Creciente número de órganos trasplantados por donante
Innovación clínica en la donación de cadáver

La mayor parte de los esfuerzos asociados a los avances clínicos en el ámbito del trasplante se han centrado en los receptores. Sin embargo, el futuro aumento del número de órganos trasplantables procederá, probablemente, de innovaciones centradas en los donantes que aumentan la viabilidad de los órganos donados para trasplante. El ámbito de la ciencia que rodea el tratamiento del donante o las intervenciones sobre órganos *ex vivo* está aún en sus inicios, pero tiene la posibilidad de aumentar enormemente la disponibilidad de órganos para trasplante maximizando cada oportunidad de donación.

La necesidad de la innovación en el ámbito del trasplante ha dirigido el interés hacia las consideraciones legales y éticas de realizar investigaciones sobre el tratamiento clínico de donantes fallecidos o sobre la reparación de los órganos de donante. La confusión profesional sobre el modo de aplicar principios bien entendidos para investigar en humanos vivos en el contexto de la donación de cadáver ha dado lugar a prácticas contradictorias, y se ha citado repetidamente como una barrera para realizar investigación clínica (v. Glazier et al., en «Lecturas seleccionadas»). Esto ha resultado particularmente complicado en Estados Unidos, debido a su ambiente legal y regulador. Los temas que es necesario abordar incluyen la autorización ética y legalmente adecuada para incluir donantes fallecidos en la investigación, la aplicación de leyes de privacidad y protección, el control y la revisión de la investigación en donantes fallecidos, y consideraciones sobre cuándo un receptor de trasplante de órganos que ha formado parte de un protocolo de investigación se convierte en sujeto humano. La realización con éxito de investigaciones clínicas en el ámbito de la donación de cadáver y el trasplante exige comprender los matices reguladores y legales, así como identificar los principales principios éticos, con el fin de sumarse a preservar la confianza del público y la transparencia, que son fundamentales para la donación y el trasplante. La facilitación de estos conceptos proporcionará finalmente el soporte público y profesional para la investigación innovadora diseñada para aumentar la disponibilidad de órganos para trasplante.

ASIGNACIÓN DEL TRASPLANTE

Son muchas las consideraciones éticas y legales relacionadas con la asignación. Los principios éticos fundamentales de esta asignación consisten en asegurar la equidad equilibrando la utilidad y la justicia. Aunque estos principios están bien establecidos, siguen los desacuerdos sobre cómo valorar mejor estos intereses. En términos prácticos, el debate sobre la asignación de riñones de donante cadáver en Estados Unidos se expresa en el sistema Kidney Allocation System (v. Capítulo 5) en vigor desde diciembre de 2014.

Un elemento actual de debate es el papel adecuado de la geografía en el sistema internacional de distribución de órganos. La NOTA exige específicamente que se usen sólo criterios médicos para asignar órganos, y las regulaciones acompañantes establecen que hay que minimizar las desigualdades geográficas. Con esta directiva federal, las políticas de asignación y distribución se han alejado, con el tiempo, de considerar la geografía local como una prioridad. Sin embargo, esto ha provocado que algunas zonas del país consideren la legislación que prohibiría el traslado de órganos fuera de los límites del estado, originándose una cuestión legal interesante sobre si la asignación de órganos es un tema de regulación federal o estatal.

El punto legal específico que está en juego es si la cláusula de prioridad explícita en las regulaciones federales de la NOTA (que invalida explícitamente leyes o regulaciones estatales incongruentes con respecto a la asignación de órganos) es constitucional. Un organismo federal puede impedir una ley estatal sólo si, y sólo cuando, está actuando dentro del ámbito de la autoridad delegada por el Congreso. Por tanto, el análisis legal depende de si el Congreso concedió a la administración de los Health and Human Services (HHS) «autoridad amplia y preferente» sobre la política de asignación de órganos. Aunque nunca litigados con éxito, se han establecido argumentos en causas judiciales anteriores en que el Congreso intentó, de hecho, conceder autoridad exclusiva a los HHS sobre la asignación de órganos, y que se expresa claramente en la historia legislativa de NOTA y la denominada

Final Rule (Normativa final), que en el año 2000 estableció un marco regulador para la estructura y las operaciones de la Organ Procurement and Transplantation Network (v. Capítulo 5).

La esencia de todo esto es entender que los órganos son un recurso nacional en lugar de un recurso local, algo que está apoyado por la directiva ética de maximizar la utilidad y la justicia ante el racionamiento explícito de un recurso que salva vidas. La mejor forma de cumplir esas directivas éticas (como se recoge en la ley federal) es elaborar pronto un criterio nacional sobre las limitaciones clínicas del transporte de órganos. Limitar la asignación a fronteras estatales o a áreas locales disminuye la eficiencia del sistema tanto en lo que respecta a las vidas salvadas (utilidad) como en lo relativo a la equidad e imparcialidad para los que esperan (justicia).

Lecturas seleccionadas

Capron AM, Delmonico FL, Dominguez-Gil B, et al. Statement of the Declaration of Istanbul Custodian Group regarding payments to families of deceased organ donors. Transplantation 2016;100:2006–2009.

Danovitch GM. The high cost of organ transplant commercialism. Kidney Int 2014;85:248.

Delmonico FL, Martin D, Dominguez-Gil B, et al. Living and deceased organ donation should be financially neutral acts. Am J Transplant 2015;15:1187–1191.

Glazier A, Heffernan K, Rodrigue J. A framework for conducting deceased donor research in the United States. Transplantation 2015;99:2252.

Guidelines for the determination of death. Report of the medical consultants on the diagnosis of death to the President's Commission for the Study of Ethical Problems in Medicine and Biomedical and Behavioral Research. JAMA 1981;246:2184.

Hays R, Rodrigue J, Cohen D, et al. Financial neutrality for living organ donors: reasoning, rationale, definitions, and implementation strategies. Am J Transplant 2016;16:1973–1981.

Ross L, Thistlewaite J. The 1966 Ciba symposium on transplantation ethics: 50 years later. Transplantation 2016;100:1191–1197.

Ross L, Veatch, Parker W, et al. Equal opportunity supplemented by fair innings: equity and efficiency in allocating deceased donor kidneys. Am J Transplant 2012;12:2015.

Souter MJ, Blissitt PA, Blosser S, et al. Recommendations for the critical care management of devastating brain injury: prognostication, psychosocial and ethical management. A position statement for healthcare professionals from the neurocritical care society. Neurocritic Care 2015;23:4.

Stoler A, Askenazi T, Kessler J, et al. Incentivizing authorization for deceased organ donation with organ allocation priority: the first five years. Am J Transplant 2016;16:2639–2645.

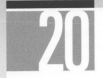

Nutrición en los candidatos a trasplante renal

Mareena George y Susan Weil Ernst

La nutrición desempeña un papel fundamental en la optimización de los resultados en los receptores de trasplante renal en las fases previa y posterior a éste. Las intervenciones de la dieta pueden impedir la aparición de patologías o mejorarlas si ya existen. A medida que se ha avanzado en el campo del trasplante, las recomendaciones sobre la nutrición siguen evolucionando. En las secciones siguientes, se expondrá el control de la nutrición a lo largo de las tres fases del trasplante: antes del trasplante, postrasplante inmediato y postrasplante prolongado o a largo plazo.

CONTROL DE LA NUTRICIÓN ANTES DEL TRASPLANTE

Mientras los pacientes permanecen en diálisis, suelen surgir comorbilidades, que afectan a la posibilidad de ser candidato a trasplante. Las comorbilidades preexistentes pueden persistir tras el trasplante. Hay que procurar corregir o mejorar los problemas relacionados con la nutrición, como la obesidad, la dislipidemia, la malnutrición y los trastornos minerales y óseos. La optimización del estado nutricional puede mejorar los resultados del trasplante renal.

Problemas relacionados con la nutrición
Obesidad
La obesidad se caracteriza por un exceso de grasa corporal. Se asocia a enfermedad cardiovascular, diabetes, hipertensión y otras afecciones crónicas. Si bien con frecuencia se usa el índice de masa corporal (IMC) para clasificar a los pacientes como obesos, éste no considera la distribución de la grasa corporal ni la musculatura. La expresión «paradoja de la obesidad» se refiere al hallazgo contradictorio de que en los pacientes con nefropatía crónica la obesidad parece proporcionar ventajas protectoras e incluso beneficios sobre la supervivencia, de modo que hay que tener una gran precaución en las recomendaciones de pérdida de peso en los candidatos a trasplante. Todas estas recomendaciones se deben realizar bajo la supervisión de un dietista especializado en nefropatías crónicas.

El IMC se usa, y quizá a veces se abusa, a menudo en la evaluación de los candidatos a trasplante renal. Y se trata de un tema controvertido. Aunque durante mucho tiempo se ha supuesto que las personas obesas (especialmente de clase II y III con un IMC > 35) presentan una evolución peor tras el trasplante, lo que puede ocurrir puede ser, de hecho, lo contrario. También se han descrito mejoras en la supervivencia de los pacientes obesos tras el trasplante.

Tras el trasplante, la obesidad se correlaciona con la aparición de infección y dehiscencia de la herida quirúrgica, hernia quirúrgica, mayor duración de la intervención quirúrgica, aparición de diabetes, mayor duración de la estancia hospitalaria, función retardada del injerto e hipertensión. Los posibles receptores de trasplante renal deben ser informados de los riesgos asociados a la obesidad, y se les debe asesorar en los cambios de estilo de vida para contribuir al control del peso.

Aunque el efecto de la obesidad en la evolución postrasplante es controvertido, parece claro que el IMC no debe ser únicamente un determinante de la idoneidad del trasplante, sobre todo en personas con una gran musculatura o masa magra corporal. La obesidad central y la distribución de peso también deben considerarse junto con la forma física y con factores de riesgo cardíacos. Para evaluar mejor la obesidad en los candidatos a trasplante se pueden usar las mediciones de la circunferencia de la cintura (perímetro abdominal), de la relación cintura/cadera o de la composición corporal. Un perímetro abdominal > 102 cm en los hombres o > 88 cm en las mujeres, y unas proporciones cintura/cadera > 0,95 en los hombres o > 0,85 en las mujeres se consideran factores de riesgo de aparición de eventos cardiovasculares. Probablemente, los límites fijados del IMC no están justificados como determinantes de candidatura a trasplante, aunque los pacientes con un IMC > 40 se deben aprobar selectivamente para éste. El tema se expone con más detalle en el capítulo 8.

Puede considerarse el recurso de la cirugía bariátrica como ayuda para adelgazar. Se ha demostrado que es el método más eficaz para perder peso, se ha estudiado en la población en diálisis y se ha considerado segura. La mortalidad a los 90 días tras la cirugía bariátrica antes y después del trasplante renal es comparable a la de la población general. Hay que señalar que preocupan las alteraciones en la farmacocinética en los pacientes sometidos a cirugía bariátrica. Se debe considerar la posible malabsorción cuando se elige un procedimiento bariátrico. Hay que vigilar rigurosamente los niveles de inmunosupresión.

Malnutrición y fragilidad

Cuando el paciente presenta malnutrición, los resultados del trasplante son peores. Al evaluar los efectos del IMC sobre los resultados del trasplante, se ha observado una curva en forma de J, que muestra resultados peores tanto en los pacientes con peso insuficiente como en los que presentan obesidad mórbida. Un IMC bajo (< 18,5 kg/m^2) se ha asociado a un aumento de la mortalidad y pérdida del injerto sin tener en cuenta la muerte. En 2012, la Academy of Nutrition and Dietetics and the American Society of Parenteral and Enteral Nutrition alcanzó un consenso para identificar la malnutrición. Ésta puede diagnosticarse si una persona cumple dos de los seis criterios siguientes: aporte energético insuficiente, pérdida de peso no intencionada, pérdida de masa muscular, pérdida de grasa subcutánea, acumulación localizada o generalizada de líquido que puede, en ocasiones, enmascarar una pérdida de peso, y disminución del estado funcional.

En las personas en diálisis crónicamente enfermas, se mide habitualmente el nivel de albúmina sérica como un marcador de la nutrición. Sin embargo, puede no ser un indicador fiable del estado nutricional durante la fase aguda de enfermedad, dado que su valor puede disminuir en caso de infección o inflamación. Se ha demostrado que el nivel de albúmina es un potente predictor de mortalidad y morbilidad en la población en diálisis, y en una gran cohorte de pacientes de trasplante cada 0,2 g/dl por encima del valor de la albúmina sérica pretrasplante se ha asociado a una mortalidad por todas las causas un 13 % menor, una mortalidad cardiovascular un 17 % menor, un riesgo combinado de muerte o fracaso del injerto un 7 % menor y un riesgo de función retardada del injerto un 4 % menor.

Al igual que sucede con la malnutrición, la «fragilidad» se refiere a una manifestación de pérdida de peso involuntaria, sarcopenia, debilidad, disminución de la actividad, agotamiento y deambulación lenta. Independientemente de la edad, la debilidad es un factor de riesgo de resultados adversos del trasplante renal, como: estancia hospitalaria prolongada, reingresos hospitalarios precoces tras el trasplante, función retardada del injerto y mortalidad. La fragilidad y la malnutrición se deben tener en cuenta cuando se evalúan posibles candidatos a trasplante (v. Capítulo 8). Hay que procurar optimizar el estado nutricional y funcional en el proceso de preparación del trasplante.

Trastornos minerales y óseos asociados a la nefropatía crónica

La nefropatía crónica causa alteraciones en el metabolismo de la vitamina D, la hormona paratiroidea (PTH) y minerales asociados. En los pacientes con nefropatía crónica, es frecuente observar trastornos minerales y óseos. Las calcificaciones de tejidos blandos y vasculares pueden causar dificultades vasculares durante la intervención quirúrgica. La calcificación vascular grave puede descartar pacientes como candidatos a trasplante debido a la ausencia de puntos viables para la anastomosis vascular. Además, tras el trasplante, el uso de corticoides e inhibidores de la calcineurina contribuye a disminuir la densidad mineral ósea. Junto con la osteodistrofia renal pretrasplante, puede empeorar el riesgo de fractura y osteopatía postrasplante. Para minimizar los resultados subóptimos, antes del trasplante hay que abordar los trastornos minerales y óseos.

Valoración de la nutrición en el candidato a trasplante

Un nutricionista o dietista debe efectuar una valoración nutricional de los candidatos a trasplante antes de realizar éste, siguiendo las directrices formales de los Centers for Medicare and Medicaid Services. El dietista se centra en los aspectos nutricionales del cuidado del paciente, como la malnutrición, la obesidad, la enfermedad ósea, los parámetros metabólicos y los problemas gastrointestinales.

Los siguientes aspectos deben incluirse en la valoración nutricional del candidato antes del trasplante:

- Anamnesis: afecciones comórbidas, fármacos, antecedentes dietéticos/aporte nutricional e idoneidad, problemas gastrointestinales, alergias alimentarias e intolerancias, evolución del peso y estado funcional.
- Hallazgos físicos antropométricos y centrados en la nutrición: peso corporal, variaciones en el peso, porcentaje de peso corporal estándar, altura, tamaño corporal, IMC, circunferencia de la cintura (perímetro abdominal), cociente cintura/cadera, distribución de la grasa, pliegue cutáneo en el tríceps, pérdida muscular y déficits de micronutrientes.
- Parámetros bioquímicos: albúmina, prealbúmina, proteína C reactiva, glucosa, hemoglobina A1c, saturación de transferrina, hemoglobina, PTH, 25-hidroxi vitamina D, calcio, fósforo, potasio, perfil lipídico.

Además, los factores como el cumplimiento con el tratamiento con fijadores de fosfato, restricciones dietéticas, restricciones de líquidos y tratamientos de diálisis puede ayudar a determinar el compromiso de un paciente con su régimen médico. Los datos analíticos del paciente, los aumentos de peso entre diálisis y los registros de presión arterial deben estar disponibles para poder revisarlos. El cumplimiento deficiente antes del trasplante puede ser una indicación de incumplimiento postoperatorio, lo que puede suponer un riesgo para el paciente y para la evolución del trasplante (v. Capítulo 8).

CUIDADOS NUTRICIONALES POSTRASPLANTE

Necesidades nutricionales en el postrasplante inmediato

El período postrasplante inmediato se refiere generalmente a las 6 primeras semanas tras el trasplante. Los requerimientos nutricionales durante este período agudo pronostican un aumento de las necesidades de proteínas debido al estrés de la cirugía, la administración de corticoides y la cicatrización de heridas. Las necesidades de micronutrientes y líquidos variarán dependiendo de la función del injerto y de los parámetros bioquímicos.

En esta sección, se presentan las recomendaciones por kilogramo de peso corporal real para personas con un peso deficiente y con un peso normal. Para las personas obesas, no es irracional usar un peso ajustado para estimar las necesidades nutricionales. En la tabla 20-1 se resumen las recomendaciones postrasplante de nutrientes en el período inmediato al trasplante.

Calorías

El aporte energético recomendado es de 30-35 kcal/kg de peso corporal o 1,3-1,5 × gasto energético basal, según la ecuación de Harris-Benedict. Se aconseja a los pacientes con peso deficiente el consumo del extremo superior del rango calórico, mientras que a los pacientes obesos se les aconseja el extremo inferior de este rango.

Proteínas

Para superar el efecto del catabolismo proteico observado con el uso de corticoides, se requiere un aumento del aporte de proteínas. Además, el estrés quirúrgico y la cicatrización de heridas demandan unas necesidades proteicas relativamente elevadas. Los estudios disponibles sobre las necesidades proteicas tras el trasplante renal son limitados.

TABLA 20-1	Necesidades nutricionales diarias recomendadas en el postrasplante inmediato
Nutriente	**Necesidad diaria recomendada en el postrasplante inmediato**
Calorías	30-35 kcal/kg de peso corporal o 1,3-1,5 × gasto energético basal
Proteínas	1,3-2 g de proteínas/kg de peso corporal
Carbohidratos	50-60 % de las necesidades energéticas diarias; limitar azúcares simples si existe hiperglucemia
Grasas	25-35 % de necesidades energéticas diarias o resto de calorías
Líquidos	Individualizados; en el paciente oligúrico con función del injerto retardada, diuresis + 500-700 ml para explicar pérdidas insensibles
Sodio	Individualizado; generalmente, 2-4 g/día
Potasio	Individualizado basado en los niveles séricos de potasio; generalmente 2-4 g/día
Fósforo	Individualizado basado en la función del injerto y los niveles de fósforo sérico; suele necesitarse suplementación
Calcio	Individualizado; generalmente 1 200-1 500 mg/día
Magnesio	Individualizado basado en niveles séricos de magnesio; pueden necesitarse suplementos

Con la experiencia con que se cuenta, es razonable concluir que 1,3-2 g de proteínas por kilogramo de peso corporal darán lugar a un balance nitrogenado neutro o positivo.

Hidratos de carbono

Las calorías procedentes de carbohidratos deben constituir alrededor del 50-60 % de las necesidades energéticas diarias. Los pacientes diabéticos o hiperglucémicos deben cumplir con modificaciones de la dieta que controlen el aporte de hidratos de carbono. Los receptores con diabetes controlada con la dieta o los que toman antidiabéticos orales antes del trasplante pueden requerir insulina tras la intervención quirúrgica. La diabetes postrasplante (v. Capítulo 11) puede producirse como resultado del tratamiento con corticoides, de la inmunosupresión, de una obesidad preexistente, de un aumento de peso postrasplante y por otros factores de riesgo no modificables, como el antecedente familiar de diabetes y la etnia (v. a continuación). Los pacientes con hiperglucemia persistente deben ser asesorados por un nutricionista titulado sobre una dieta con control de carbohidratos y pueden requerir tratamiento con insulina.

Grasas

Según las directrices del National Heart, Lung, and Blood Institute Adult Treatment Panel III, el 25 % al 35 % de las calorías totales deben proceder de las grasas. Y lo que es más importante, en el postrasplante a largo plazo, se aconsejan modificaciones dietéticas centradas en la dislipidemia. Los datos experimentales sugieren que la hiperlipidemia puede promover el rechazo al trasplante.

Líquidos

Las necesidades de líquidos dependen de la función renal. En términos generales, en un receptor normovolémico y con una buena función del injerto, un aporte mínimo de líquido de 2 000 ml/día es razonable. Los pacientes oligúricos con función renal retardada deben necesitar el volumen de la diuresis más 500-750 ml para considerar pérdidas insensibles. Se deben determinar las variaciones por volemia y presión arterial, típicamente erróneas en el lado positivo, como aumentos de diuresis.

Sodio

En las personas hipertensas y con una expansión del volumen del líquido extracelular, es adecuado limitar el aporte diario de sodio a 2 g/día. Aunque el aporte de sodio debe ser moderado, los receptores normotensos y sin edemas no requieren restricción de sodio. Se preguntará a los pacientes hipotensos, para aumentar el aporte de éste.

Potasio

Habitualmente se observa hiperpotasemia en los receptores de trasplante renal, y puede deberse a una disminución de la excreción de potasio asociada al uso de inhibidores de calcineurina, a la supresión de los niveles de aldosterona, a la alteración de la función renal, a la acidosis, o al uso de inhibidores de la enzima conversora de la angiotensina, diuréticos ahorradores de potasio o suplementos de fósforo que contienen potasio. Si existe hiperpotasemia, está justificada la restricción de potasio. La hipopotasemia se observa con menos frecuencia; sin embargo, puede aparecer con el uso de diuréticos ahorradores de potasio y en casos ocasionales de adenomas suprarrenales no diagnosticados.

Fósforo

La hipofosfatemia es un fenómeno habitual que se observa en el postoperatorio, especialmente en receptores de un injerto con una buena función. Como factores contribuyentes destacan la reducción de la absorción intestinal del fósforo, la disminución de la reabsorción tubular de fosfato, el aumento de la fosfaturia debido al aumento de los niveles del factor de crecimiento de fibroblastos 23 (FGF-23) y el hiperparatiroidismo persistente. La hipofosfatemia puede persistir incluso después de normalizarse los niveles de PTH, lo que apoya la idea de que la hipofosfatemia postrasplante puede deberse fundamentalmente al FGF-23, que se acumula en la nefropatía crónica. El FGF-23 disminuye la expresión del cotransportador de sodio-fosfato de tipo 1 en el túbulo proximal y acelera la fosfaturia. También inhibe la síntesis de calcitriol mediante la disminución de la expresión de 1-alfa-hidroxilasa.

En los pacientes con hipofosfatemia, se debe fomentar el aumento del consumo de alimentos que contengan fósforo. A veces se necesita suplementación oral, y en algunos casos repleción intravenosa de fosfato. En la tabla 20-2 se presentan algunas preparaciones disponibles para la suplementación de fósforo.

Cuando existe una función retardada del injerto con hiperfosfatemia, puede estar justificado el uso de fijadores de fosfato. Hay que señalar que existe una interacción entre los fijadores de fosfato basados en sevelamer y los basados en el calcio y el micofenolato, por lo que los niveles de ácido micofenólico pueden estar disminuidos. Por tanto, hay que tener precaución cuando se prescriben ambos fármacos.

Calcio

En el postoperatorio suele observarse una disminución del calcio sérico. A continuación, tiende a aumentar aproximadamente 1-2 semanas tras el trasplante. La hipocalcemia postrasplante puede deberse a la supresión mediada por FGF-23 de la síntesis de calcitriol, a la alteración de la función del injerto, a la supresión de la reabsorción de calcio, al escaso recambio óseo debido a bajos niveles séricos de PTH o a la expansión de volumen desencadenada por dosis elevadas de corticoides y múltiples transfusiones. En algunos casos, se necesita una repleción de calcio, ya que la hipocalcemia puede predisponer a la aparición de calambres musculares y arritmias en los pacientes. El aporte recomendado de calcio es de 1 200-1 500 mg/día.

TABLA 20-2	Preparaciones de suplementos de fósforo comercializadas		
Suplemento o preparación	Contenido en fósforo	Contenido en potasio	Contenido en sodio
K-Phos neutro (comprimido)	8 mmol (247 mg)	1,1 mEq (43 mg)	13 mg (298 mg)
Neutra-Phos (cápsula/sobre)	8 mmol (247 mg)	7,1 mEq (278 mg)	7,1 mEq (164 mg)
Neutra-Phos K (cápsula/sobre)	8 mmol (247 mg)	14,25 mEq (557 mg)	7,1 mEq (164 mg)
Fosfato potásico i.v. (ml)	3 mmol	4,4 mEq	0
Fosfato sódico i.v. (ml)	3 mmol	0	4 mEq

En los pacientes con hipercalcemia, la causa subyacente se debe determinar y tratar de forma adecuada. En estos pacientes, hay que evitar los suplementos de vitamina D.

Vitamina D
Cada vez son más los datos que muestran la existencia de una prevalencia elevada de déficit e insuficiencia de vitamina D en la población sometida a trasplante renal. Tras el trasplante, puede producirse una disminución de la densidad mineral ósea debido al uso de corticoides e inmunosupresores, así como al hiperparatiroidismo persistente. En la siguiente sección, se comentarán los trastornos minerales y óseos en el paciente tras el trasplante.

Magnesio
Tras el trasplante, suele producirse hipomagnesemia debido a la magnesiuria inducida por los inhibidores de calcineurina. Generalmente, se recomienda una suplementación oral cuando los niveles de magnesio son inferiores a 1,5 mg/dl, y una suplementación intravenosa cuando los niveles son inferiores a 1 mg/dl. Los suplementos de magnesio se deben administrar 2 h tras la administración de micofenolato, para evitar una interacción entre nutriente y fármaco. La hipomagnesemia se ha asociado a la alteración del metabolismo de la glucosa y a la diabetes postrasplante, que mejora tras la administración de suplementos.

Hierro
Los depósitos de hierro pueden reducirse an el período postrasplante debido a pérdida de sangre durante la cirugía, a obtención frecuente de muestras para laboratorio y el uso de los depósitos de hierro para eritropoyesis. La ferropenia (déficit de hierro) empeora la anemia en el postrasplante precoz. Está indicada la evaluación preoperatoria del estado del hierro y la corrección de su déficit inmediatamente después del trasplante para reducir la gravedad de la anemia. Como recomiendan las directrices KDIGO (Kidney Disease: Improving Global Outcomes), se debe administrar tratamiento con hierro intravenoso a los pacientes con saturación de transferrina inferior al 30 % y con niveles de ferritina inferiores a 500 ng/ml.

Otros micronutrientes
En los pacientes en diálisis, pueden perderse micronutrientes durante el proceso de ésta, caso en el que está justificada la suplementación. La eficacia de la suplementación sistemática de vitaminas hidrosolubles una vez que el paciente ya no requiere diálisis no está bien estudiada. Anteriormente, se ha prestado gran atención a la homocisteína, el ácido fólico, la vitamina B_{12} y la vitamina B_6 (piridoxina). Los niveles elevados de homocisteína se correlacionan con episodios cardiovasculares adversos. La hiperhomocisteinemia también se asocia a unos niveles bajos de ácido fólico, vitamina B_{12} y piridoxina, y la suplementación de estas vitaminas reduce los niveles de homocisteína, si bien no ha demostrado disminuir los episodios cardíacos adversos.

Soporte nutricional
El soporte nutricional comprende el tratamiento nutricional oral, enteral y parenteral para aquellas personas que no pueden mantener un aporte nutricional adecuado a pesar de comer y beber. En la evolución típica, sin complicaciones, del trasplante, el paciente se encuentra lo suficientemente bien como para ingerir alimentos sólidos en los días 1 a 2 del postoperatorio. La nutrición enteral y parenteral no están habitualmente indicadas inmediatamente tras el trasplante renal. En algunos casos, está justificado el aporte nutricional, especialmente en pacientes con malnutrición o en los

que presentan complicaciones, que pueden permanecer intubados o no ser capaces de hacer uso del tracto gastrointestinal.

Cuándo alimentar en el postoperatorio

Se ha observado que alimentar al paciente el día 1 del postoperatorio es inocuo y beneficioso. La alimentación postoperatria precoz (definida como la administración de alimentos líquidos o sólidos a las 24 h) tras la cirugía se asocia a un período más breve hasta la aparición de ruidos intestinales, aparición más precoz de flatos (ventosidades), disminución de la duración de la estancia hospitalaria, reducción de las complicaciones infecciosas y mayor satisfacción por parte del paciente. Junto con una alimentación precoz, puede ser útil un régimen adecuado intestinal, ya que muchos pacientes presentan en el postoperatorio estreñimiento inducido por opioides.

Elección del método de alimentación
Suplementos orales

En el postoperatorio inmediato las necesidades proteicas son elevadas, y la nutrición óptima es esencial para la recuperación. En los pacientes incapaces de completar las necesidades nutricionales únicamente con la dieta, puede estar indicado un suplemento nutricional oral que aumente el aporte. Los receptores con un injerto funcionante y valores de los electrólitos aceptables pueden usar un suplemento nutricional oral estándar. Los que presentan una función retardada del injerto, hiperfosfatemia y/o hiperpotasemia pueden necesitar un suplemento nutricional específico para la nefropatía, o un suplemento con menos potasio y fósforo. Las causas corregibles de un aporte oral inadecuado pueden ser: una dieta excesivamente restringida, una progresión innecesariamente lenta a una dieta con alimentos sólidos, o la interferencia de comidas debido a procedimientos, pruebas o tratamientos de diálisis.

Nutrición enteral

Aunque casi nunca se requiere la alimentación con sonda tras un trasplante renal, puede considerarse necesaria si es difícil mantener el aporte de proteínas y calórico adecuado por vía oral. Si el tracto gastrointestinal tiene una buena función, se debe usar la alimentación por sonda sobre la nutrición parenteral para mantener la integridad intestinal, evitar el sobrecrecimiento bacteriano intestinal y reducir el riesgo de infección. En los casos de función retardada del injerto, hiperpotasemia o hiperfosfatemia, puede ser adecuado proporcionar una fórmula enteral específica para nefropatías. Por lo demás, puede usarse una de las fórmulas estándar.

Las denominadas fórmulas «inmunomoduladoras» contienen arginina, glutamina, ácidos grasos omega-3 y antioxidantes. Se ha documentado que los inmunonutrientes reducen las complicaciones infecciosas en el perioperatorio en pacientes oncológicos, aunque no se ha comprobado su eficacia y seguridad en la población de pacientes con trasplante renal. No se recomienda su uso.

Nutrición parenteral

La incapacidad para absorber los nutrientes adecuados a través del tracto gastrointestinal durante un período superior a 5 días obliga a recurrir a la nutrición parenteral. Para una nutrición parenteral total (NPT), se necesita un catéter venoso central. Cuando se necesita la nutrición parenteral durante un período corto, inferior a 2 semanas, puede usarse la nutrición parenteral periférica o NPP. Para evitar la tromboflebitis, la osmolaridad de las mezclas de NPP no debe superar los 900 mOsm/l. Así, la NPP requiere un volumen importante para mantener una carga osmótica segura para la vena periférica. Las necesidades proteicas y energéticas dependen de diversos factores, como si el paciente presenta un estado catabólico, se encuentra bajo estrés físico o depende de la diálisis.

Problemas de la nutrición postrasplante

Interacciones nutriente-fármaco

Se deben evitar las posibles interacciones entre alimentos y fármacos. Las siguientes frutas interfieren en el metabolismo de los fármacos inmunosupresores: pomelo, naranja amarga, granada y fruta estrella (carambola). Se ha observado que los derivados de la furanocumarina que se encuentran en el pomelo y la naranja amarga inhiben la isozima citocromo P-450 CYP3A4 y la P-glucoproteína. Los contenidos de la granada y la carambola (fruta estrella) también tienen un efecto inhibidor sobre la actividad catalítica de CYP3A4. Por tanto, el consumo de estas frutas provocará unos niveles elevados de tacrolimus, ciclosporina o sirolimus. Además, la fruta estrella se debe evitar en las personas con alteración de la función renal, ya que su consumo se ha asociado a la aparición de síntomas neurológicos y muerte. En la tabla 20-3 se muestran los efectos secundarios nutricionales de los fármacos inmunosupresores.

Suplementos herbarios

El uso de suplementos herbarios con fines terapéuticos o medicinales ha llegado a ser algo habitual. En Estados Unidos, los suplementos dietéticos no necesitan la aprobación de la FDA antes de comercializarse, lo que supone

TABLA 20-3	Efectos secundarios nutricionales de los inmunosupresores
Fármaco	**Efecto secundario**
Corticoides	Polifagia, intolerancia a la glucosa, hiperlipidemia, osteoporosis, gastritis y enfermedad ulcerosa péptica, retención de líquidos, hipertensión, catabolismo proteico, alteración del estado de ánimo
Tacrolimus	Anemia, leucocitosis, hipertensión, hiperglucemia, hiperpotasemia o hipopotasemia, hiperuricemia, hipomagnesemia, náuseas, dolor abdominal, meteorismo, vómitos, anorexia, estreñimiento, diarrea, leucopenia
Ciclosporina	Nefrotoxicidad, neurotoxicidad, hipertensión, intolerancia a la glucosa, hiperlipidemia, hiperpotasemia, hipomagnesemia, hiperuricemia, hipertrofia gingival
Sirolimus	Hipertrigliceridemia, hipercolesterolemia, trombocitopenia, leucopenia, hipopotasemia, retraso en cicatrización (en dosis elevada); diabetógeno
Azatioprina	Leucopenia, trombocitopenia, anemia megaloblástica, náuseas y vómitos, disfunción hepática
Micofenolato mofetilo	Anorexia, náuseas, dolor epigástrico, meteorismo, diarrea, dolor abdominal
Timoglobulina	Escalofríos, fiebre, leucopenia, trombocitopenia, hiperglucemia (infrecuente), diarrea, náuseas, vómitos

un importante riesgo para los consumidores, ya que muchos productos que se encuentran comercializados carecen de seguridad y eficacia. Además de carecer de evidencia científica, los suplementos dietéticos pueden variar en cuanto a composición y concentración, y pueden estar contaminados o intencionadamente adulterados. Existen informes de hallazgos de metales pesados como plomo, mercurio y arsénico, así como fármacos, en algunos suplementos botánicos. Además, la mayor parte de los suplementos existentes no han sido bien estudiados en la población sometida a trasplante renal. Teniendo esto en cuenta, hay que aconsejar a los receptores de trasplante renal que eviten este tipo de suplementos.

Según un estudio de salud nacional, los 10 suplementos dietéticos más habituales son: aceite de pescado, glucosamina, equinácea, aceite de linaza, ginseng, ginkgo biloba, condroitina, suplementos de ajo, coenzima Q10 y fibra. Los estudios muestran que la mayoría de las personas no revelan el uso de suplementos dietéticos a los profesionales sanitarios. Esto es algo preocupante, ya que son muchos los suplementos dietéticos que pueden interferir en la acción de medicamentos. Por ejemplo, la hierba de San Juan (hipérico), que se usa para tratar la depresión, induce la CYP3A4 y aumenta la expresión de P-glucoproteína, con lo que produce niveles valle subterapéuticos de tacrolimus y ciclosporina. Se deben evitar los preparados herbarios con cantidades concentradas de furanocumarinas o diversos flavonoides como la naringina, la naringenina, las catequinas y la quercetina, ya que se ha demostrado que tienen efectos inhibidores sobre CYP34A.

En los receptores de trasplante renal, el uso de productos botánicos puede causar hiperpotasemia. Algunos de ellos son: zumo de noni, diente de león, ortiga, cola de caballo y alfalfa. El diente de león, la ortiga y la alfalfa pueden tener un efecto diurético. Además, se ha observado que la raíz de regaliz (*Glycyrrhiza glabra*) tiene un efecto similar al de la aldosterona, provocando retención de sodio y de líquidos.

En muchos suplementos comercializados se afirma que refuerzan el sistema inmunitario. En teoría, cuando los receptores de trasplante reciben una medicación inmunosupresora, está contraindicado tomar suplementos que estimulen el sistema inmunitario, por lo que se deben evitar hasta que otros estudios validen la seguridad y la eficacia del uso en los pacientes de trasplante.

Probióticos

Los probióticos han acaparado una gran atención en la década anterior, y el uso de pre y probióticos cada vez se ha extendido más. Los probióticos son microorganismos, que confieren beneficios de salud para el huésped como mejoras de la función de barrera gastrointestinal, mantenimiento de un pH óptimo en la barrera mucosa y regulación de la respuesta inmunitaria frente a microorganismos infecciosos. Los prebióticos son hidratos de carbono no digeribles que promueven el crecimiento de bacterias beneficiosas. En los pacientes que reciben un trasplante hepático, una combinación de prebióticos y probióticos antes o poco después del trasplante produjo una reducción importante de las tasas globales de infección.

Es importante señalar que existen numerosas especies y cepas de bacterias, y que hay que evaluar por separado la seguridad y la eficacia para cada cepa o combinación de cepas. Los datos siguen sin ser concluyentes, por lo que hay que tener muy en cuenta los riesgos y los beneficios cuando se considere el uso de un probiótico. Hay que tener precaución frente al uso de *Saccharomyces boulardii*, un hongo que no suele encontrarse en la microflora intestinal. Se han producido casos de fungemia tras el uso de *S. boulardii*, por lo que se debe evitar en el paciente inmunocomprometido.

Alcohol

Actualmente, no existen recomendaciones formales KDIGO en cuanto al consumo de alcohol en los receptores con trasplante renal. En la práctica, se aconseja a los receptores de trasplante renal que eviten el consumo de alcohol en el postrasplante inicial, para evitar posibles interacciones farmacológicas y para promover el cumplimiento con la pauta de medicamentos. Tras el trasplante renal es poco frecuente el consumo excesivo de alcohol. Un consumo moderado (10-30 g/día) se ha asociado a un menor riesgo de diabetes y a síndrome metabólico postrasplante. Las personas con hepatopatía deben evitar el alcohol, pero las cantidades moderadas de éste no son nefrotóxicas. Con frecuencia, los pacientes no están bien informados sobre los efectos tóxicos del alcohol, y no deben estar preocupados por su consumo moderado, si así lo desean. Hay que detectar posibles interacciones con el alcohol de los fármacos prescritos, y se debe aconsejar al receptor de trasplante sobre ello.

Seguridad alimentaria

Los receptores de trasplante renal inmunodeprimidos tienen un mayor riesgo de contraer enfermedades transmitidas por los alimentos. Los patógenos alimentarios, que pueden causar una enfermedad grave en los pacientes inmunodeprimidos, son: *Listeria monocytogenes, Salmonella, Campylobacter jejuni, Vibrio vulnificus, Cryptosporidium,* norovirus y *Toxoplasma gondii.* En casos graves de enfermedad potencialmente mortal, puede que sea necesario retirar la inmunosupresión. Para mitigar el riesgo, hay que enseñar a los receptores de trasplante cómo manipular los alimentos con seguridad, así como técnicas de preparación de éstos, el lavado de manos adecuado y cómo almacenar los alimentos. Además, hay que insistir en evitar los alimentos de riesgo elevado. Estos alimentos, que sirven de vehículo para patógenos, son: leche y quesos blandos no pasteurizados, carne cruda o poco cocinada, aves de corral, huevos y mariscos, fiambres curadas o procesadas que no han sido recalentadas, y verduras crudas. Es prudente que los receptores de trasplante sigan las prácticas de seguridad con los alimentos que describe el US Department of Agriculture. Se puede acceder a información sobre seguridad alimentaria en: http://www.fda.gov/downloads/Food/FoodborneIllnessContaminants/UCM312793.pdf

PTDM/NODAT

Los términos «diabetes postrasplante» (PTMD) y «diabetes que aparece tras el trasplante» (NODAT) se pueden intercambiar (v. Capítulo 11). Muchos de los casos de NODAT (pero no todos) tienen realmente evidencia de diabetes pretrasplante o factores de riesgo de diabetes. La NODAT se define usando los mismos criterios que en los pacientes sin trasplante (síntomas de diabetes más glucosa plasmática al azar ≥ 200 mg/dl, glucosa plasmática en ayunas ≥ 126 mg/dl, o glucosa plasmática a las 2 h ≥ 200 mg/dl durante una prueba de tolerancia oral a la glucosa). Las asociaciones adversas observadas con NODAT son: efecto negativo sobre la supervivencia del paciente, disminución de la supervivencia a largo plazo del injerto, aumento de infecciones y complicaciones diabéticas. Los factores de riesgo de NODAT no modificables son la edad, los antecedentes familiares, los orígenes afroamericanos o hispanos, donante masculino, enfermedad renal poliquística autosómica dominante, incompatibilidades HLA, antecedente de rechazo agudo, infección por virus de la hepatitis C e infección por *Cytomegalovirus.* Los factores de riesgo modificables son aumento de peso, obesidad, y uso de corticoides, inhibidores de la calcineurina (tacrolimus más que ciclosporina) e inhibidores de mTOR (v. Capítulo 6). En los estudios de registro del bela-tacept, la incidencia de diabetes postrasplante fue del 5 % en comparación con el 10 % para los tratados con ciclosporina (v. Capítulo 6).

Para el control glucémico es esencial el asesoramiento dietético. Se debe derivar a un dietista titulado y a un educador en diabetes. El control del peso, el ejercicio físico y el ajuste de la dosis de corticoides también son consideraciones importantes. Cuando no puede alcanzarse la euglucemia sólo con una dieta hipoglucémica y cambios en el estilo de vida, suelen estar indicados la insulina y los antidiabéticos orales.

Aumento de peso

Tras el trasplante, es frecuente que se produzca aumento de peso. El promedio de este aumento es de aproximadamente el 10 % del peso corporal en el primer año tras el trasplante, y se produce predominantemente por aumento del tejido adiposo en lugar de por masa muscular. Suele producirse un aporte calórico excesivo debido a un incremento del apetito relacionado con los corticoides, la liberación de las restricciones dietéticas y un aumento de la sensación de bienestar. Aunque el aumento de peso puede beneficiar a los pacientes con peso deficiente o malnutridos, se debe evitar en los receptores con sobrepeso u obesos. Como sucede con la población general, la obesidad puede contribuir a la dislipidemia, la enfermedad cardiovascular, la diabetes y la hipertensión.

Las intervenciones pueden consistir en asesoramiento dietético frecuente, un programa de ejercicio físico y modificación de la conducta. Hay que iniciar pronto las intervenciones en el estilo de vida y los consejos del dietista, y es imperativo un seguimiento frecuente para obtener resultados eficaces. Los pacientes con obesidad importante pueden plantearse la cirugía bariátrica. Las experiencias iniciales sugieren que es un procedimiento seguro y muy eficaz en los receptores de trasplante.

Osteopatía

En los primeros 12 meses tras el trasplante se produce una disminución de la densidad mineral ósea, siendo más rápida esta reducción en los 6 primeros meses. Los pacientes de trasplante renal tienen un mayor riesgo de fracturas óseas, en comparación con los pacientes en diálisis. Los factores que afectan a la densidad mineral ósea son: la enfermedad ósea preexistente, los glucocorticoides, los inmunosupresores, y las alteraciones en el calcio, la vitamina D y el fósforo. Los glucocorticoides pueden inducir la supresión de la formación ósea, aumentando la resorción de osteoclastos y la osteoclastogénesis, disminuyendo la actividad de los osteoblastos y reduciendo la absorción intestinal de calcio. La biopsia ósea sigue siendo el método de referencia para clasificar la osteopatía postrasplante. Aunque no siempre puede realizarse, es una consideración importante para ayudar a seleccionar el tratamiento adecuado, especialmente en personas con fracturas o hipercalcemia no explicada. La osteopatía adinámica es la alteración ósea que se encuentra con mayor frecuencia, y puede empeorar con la administración de bisfosfonatos.

Gran parte de la bibliografía sobre prevención de la pérdida ósea muestra un cierto beneficio del uso de vitamina D o análogos, con o sin suplementación de calcio, así como bisfosfonatos. Existen recomendaciones KDIGO y KDOQI (*Kidney Disease Outcomes Quality Initiative*) para la evaluación y el tratamiento de la enfermedad ósea en la población de pacientes de trasplante. Se anima a los receptores a obtener calcio y vitamina D a partir de la dieta para alcanzar las necesidades de aporte diario recomendadas, y se debe fomentar la realización de ejercicio físico. Se ha demostrado que el ejercicio de resistencia es eficaz para mejorar la densidad mineral ósea en los receptores de trasplante de órganos sólidos distintos al riñón; hasta la fecha no existen datos publicados en la población de receptores de trasplante renal.

Enfermedad cardiovascular/dislipidemia

La enfermedad cardiovascular sigue siendo la causa principal de mortalidad entre los receptores de trasplante renal. Como factores contribuyentes a la enfermedad cardiovascular destacan: dislipidemia, obesidad, diabetes, hipertensión, edad avanzada, sexo masculino y tabaquismo. La dislipidemia afecta a la mayoría de los receptores adultos, y se define como la presencia de uno o más de los siguientes: colesterol sérico total > 200 mg/dl, colesterol-LDL > 130 mg/dl, triglicéridos > 150 mg/dl o colesterol-HDL < 40 mg/dl. La dislipidemia puede verse influida por el uso de ciclosporina, sirolimus, corticoides, consumo excesivo de alcohol, obesidad, síndrome nefrótico, hepatopatía crónica e inactividad física. Puede hacer que el trasplante sea más propenso a sufrir episodios de rechazo.

Las intervenciones dietéticas deben ir dirigidas a la reducción del riesgo de enfermedad cardiovascular. Se ha observado que la inclusión en la dieta de cereales integrales, legumbres, nueces, hortalizas, frutas, ácidos grasos monoinsaturados, y la limitación de las grasas saturadas y trans, ayuda a reducir los niveles de colesterol y triglicéridos. Las recomendaciones de dieta con cambios terapéuticos del estilo de vida para adultos con nefropatía crónica sugiere que menos del 7 % de las calorías sean derivadas de grasa saturada, menos de 200 mg de aporte de colesterol al día, y que el 25 % al 35 % de las calorías deben obtenerse de la grasa. Esta dieta también destaca la incorporación de 20- 30 g de fibra, de la que 5-10 g proceda de fibra soluble. La actividad física es particularmente importante y es algo en lo que se debe insistir continuamente. Hay que intentar que las personas con sobrepeso adelgacen. La pérdida de peso puede reducir el colesterol total y el colesterol-LDL.

Hipertensión

La mayor parte de los receptores renales tienen hipertensión o siguen tratamiento antihipertensivo en algún momento en su evolución. La presión arterial elevada supone un riesgo de morbilidad y mortalidad cardiovascular, y de lesión crónica del aloinjerto. Se ha demostrado que la restricción de sodio en la dieta reduce la presión arterial en la población con nefropatía crónica, y el aporte de sodio se correlaciona positivamente con la presión arterial en esta población y en los receptores de trasplante renal. Por tanto, el control del aporte de sodio puede lograr mejorar la presión arterial en los receptores de trasplante. Las recomendaciones del aporte de sodio deben individualizarse, ya que no todos los receptores de trasplante requieren una dieta hiposódica. La dieta DASH (Dietary Approaches to Stop Hypertension), que fomenta el consumo de frutas, verduras, productos lácteos desnatados y cereales integrales, ha demostrado ser eficaz en la reducción de la presión arterial en la población no trasplantada, pero no lo ha demostrado en los receptores de trasplante renal a quienes se aconsejó esta dieta.

Progresión de la nefropatía en los pacientes con trasplante renal

No se ha estudiado la terapia nutricional en las personas con un trasplante renal que falla a largo plazo, aunque la bibliografía disponible sugiere que la restricción proteica puede reducir la proteinuria. Aunque sigue sin estar clara la cantidad ideal de aporte proteico para los receptores de trasplante renal a largo plazo, se ha sugerido un aporte diario de 0,6 g a 0,9 g de proteínas por kilogramo de peso corporal. Existen datos que indican que la carne roja puede aumentar el riesgo de nefropatía terminal.

Necesidades nutricionales postrasplante a largo plazo

Macronutrientes

Las necesidades calóricas se deben dirigir al mantenimiento de un peso corporal deseable. En las personas con sobrepeso que requieren una reducción de peso, un aporte calórico razonable sería de 25 Cal/kg de peso corporal ideal.

Sigue sin determinarse las necesidades proteicas ideales a largo plazo y se comentaron anteriormente. En las personas con progresión de la nefropatía, puede aconsejarse una restricción proteica.

Los hidratos de carbono de la dieta se deben obtener fundamentalmente a partir de hidratos de carbono complejos, ricos en fibra. Los alimentos ricos en fibra pueden ayudar a mejorar los niveles de glucosa y colesterol. Se aconseja la limitación de los azúcares simples (monosacáridos) para lograr un control glucémico óptimo, sobre todo en las personas con diabetes.

La grasa debe suponer hasta el 35 % de calorías totales. La limitación de las grasas saturadas y la evitación de las grasas trans pueden mejorar la dislipidemia. Las fuentes alimentarias óptimas de ácidos grasos incluyen ácidos grasos monoinsaturados y poliinsaturados. Las proporciones equilibradas de ácidos grasos omega-3 y omega-6 pueden reducir la inflamación.

Sodio

Como se mencionó anteriormente, la mayoría de los receptores de trasplante renal son hipertensos. Estos pacientes deben limitar la ingesta de sodio a 2 g/día. En los receptores normotensos y sin edemas, no es necesaria una dieta hiposódica estricta. A medida que la función renal disminuye, puede aconsejarse una dieta con restricción de sodio. A los pacientes con hipotensión crónica, sin cardiopatía o hepatopatía graves ni proteinuria en el rango nefrótico, se les debe aconsejar una dieta con sal abundante o pueden preferir sal en comprimidos.

Potasio

Las personas hiperpotasémicas deben limitar el aporte de potasio a 2-4 g/día. Por lo demás, el potasio no suele restringirse. A este respecto, siguen aplicándose las recomendaciones de potasio en «Necesidades nutricionales en el postrasplante inmediato».

Calcio, fósforo, vitamina D

El aporte de calcio recomendado oscila entre 800 mg/día y 1 500 mg/día. Esta cantidad incluye la dieta y los suplementos. Se deben medir los niveles de calcidiol, o 25-hidroxivitamina D, y se debe tratar de forma adecuada tanto la insuficiencia como la deficiencia. Sigue sin estar claro el tipo de vitamina D. Es razonable usar calcitriol en los pacientes con una TFG inferior a 30 ml/min. Pueden persistir tanto la hipofosfatemia como la hipercalcemia. Aunque no totalmente explicado por los niveles de PTH, se debe tratar el hiperparatiroidismo residual. En la nefropatía crónica del aloinjerto, se debe tratar la hiperfosfatemia y otras manifestaciones de trastornos minerales óseos de origen renal usando las normas para la nefropatía en estadio 3 o 4.

Magnesio

La pérdida renal de magnesio debido a la inhibición de la captación de éste en el túbulo contorneado distal es la causa más potente de hipomagnesemia. Puede persistir a largo plazo tras el trasplante y puede necesitar suplementos. Como se mencionó anteriormente, la hipomagnesemia se ha asociado a la alteración del metabolismo de la glucosa.

Vitaminas

Se carece de datos para sugerir un suplemento multivitamínico sistemático en el paciente de trasplante renal. La mayor parte de la bibliografía sobre micronutrientes en esta población estudia el efecto de la vitamina B_{12}, el ácido fólico y la piridoxina sobre los niveles de homocisteína, así como el efecto de los suplementos de la vitamina D en los trastornos minerales y óseos. Como se mencionó anteriormente, los suplementos de vitamina B_{12}, folato y piridoxina disminuyen los niveles de homocisteína, pero no se reducen los resultados cardíacos adversos. Hay que insistir en fomentar una dieta variada y bien equilibrada que incorpore todo un conjunto de micronutrientes. Los pacientes que se han sometido a cirugía bariátrica deben continuar con un aporte multivitamínico para evitar posibles déficits de micronutrientes.

Ejercicio físico

El ejercicio físico puede reducir el riesgo de morbilidad cardiovascular, controlar el peso y mejorar la presión arterial, la sensibilidad a la insulina y los lípidos. En la población general, se recomienda una actividad física diaria de 30 min de ejercicio moderado a intenso 5 días a la semana. Actualmente, no existen unas normas específicas para el ejercicio físico en los receptores de trasplante renal. Los estudios indican que la mayoría de estos pacientes no cumplen estas recomendaciones. Los profesionales de la salud deben fomentar la actividad física habitual, ya que ha demostrado ser la estrategia más efectiva.

RECOMENDACIONES NUTRICIONALES PARA LA RECEPTORA DE TRASPLANTE GESTANTE

El aporte calórico recomendado para la receptora de trasplante gestante es de 25-35 Cal/kg de peso corporal más 300 Cal/día en el segundo y el tercer trimestre. El aporte proteico debe ser de 1-1,2 g/kg de peso corporal más 10-25 g de proteínas al día. Las necesidades de micronutrientes son las mismas que las de la mujer gestante no sometida a un trasplante. Se aconseja la administración prenatal de vitaminas, especialmente al principio de la gestación. El aporte de ácido fólico debe ser de al menos 400 µg/día.

CONSIDERACIONES NUTRICIONALES DURANTE LOS EPISODIOS DE RECHAZO AGUDO

Durante los episodios de rechazo agudo, el principal problema nutricional es la provisión de un aporte proteico y calórico adecuado. Los corticoides en dosis elevadas producen un aumento (relacionado con la dosis) del índice catabólico proteico, lo que provoca catabolismo. Es adecuado un aporte proteico de 1,5 g/kg.

CONSIDERACIONES NUTRICIONALES PARA EL RECEPTOR DE TRASPLANTE RENAL SOMETIDO A CIRUGÍA BARIÁTRICA

Los procedimientos de cirugía bariátrica consisten en un *bypass* gástrico en Y de Roux, cirugía de manga gástrica, la banda gástrica y la derivación biliopancreática con cruce duodenal. La cirugía bariátrica es el método más eficaz para perder peso. Tras estos procedimientos, pueden aparecer déficits de micronutrientes, que dependen fundamentalmente del tipo de procedimiento. La mayor parte de las vitaminas y los minerales se absorben en el intestino delgado. El *bypass* en Y de Roux, en el que se evitan la mayor parte del estómago, el duodeno y gran parte del yeyuno, puede causar déficits de ácido fólico, vitamina B_{12}, hierro y calcio, entre otras vitaminas y minerales. El cruce duodenal crea una manga gástrica con una pequeña parte de duodeno intacta, mientras que se sortea gran parte del intestino delgado, lo que produce déficits de vitaminas liposolubles, así como de calcio y de hierro.

Tras la cirugía, puede producirse un síndrome de *dumping* (vaciamiento gástrico rápido), especialmente en el procedimiento en Y de Roux, ya que se evita el píloro. Para minimizar el riesgo de este síndrome, los pacientes deben evitar el consumo de monosacáridos (azúcares simples) y de alimentos ricos en grasas. Para evitar la deshidratación, hay que insistir en la ingesta de líquidos. Para evitar complicaciones a largo plazo de los déficits de micronutrientes, se deben controlar anualmente los niveles de vitaminas y minerales. Los profesionales deben estar atentos a la aparición de signos y síntomas de estos déficits en los pacientes con antecedente de cirugía bariátrica. Tras el trasplante renal, estos pacientes deben continuar recibiendo suplementos multivitamínicos diarios que incluyan el 100 % al 200 % de los valores diarios de micronutrientes.

Lecturas seleccionadas

Alshayeb H, Josephson M, Sprague S. CKD–mineral and bone disorder management in kidney transplant recipients. Am J Kidney Dis 2013;61:310–325.

Beindorff ME, Ulerich LM. Nutrition management of the adult renal transplant patient. In: Byham-Gray L, Stover J, Wiesen K, eds. A Clinical Guide to Nutrition Care in Kidney Disease. 2nd ed. Chicago: Academy of Nutrition and Dietetics, 2013:87–101.

Chadban S, Chan M, Fry K, et al. Nutritional management of dyslipidaemia in adult kidney transplant recipients. Nephrology 2010;15:S62–S67.

Chan M, Chadban S. Nutrition management of kidney transplant recipients. In: Kopple JD, Massry SG, Kalantar-Zadeh K, eds. Nutritional Management of Renal Disease. 3rd ed. London: Elsevier, 2013:563–580.

Corey R, Rakela J. Complementary alternative medicine: risks and special considerations in pretransplant and posttransplant patients. Nutr Clin Pract 2014;29: 322–331.

Dontje ML, de Greef MHG, Krijnen WP, et al. Longitudinal measurement of physical activity following kidney transplantation. Clin Transplant 2014;28:394–402.

Dounousi E, Leivaditis K, Eleftheriadis T, et al. Osteoporosis after renal transplantation. Int Urol Nephrol 2015;47:503–511.

Heng A, Montaurier C, Cano N, et al. Energy expenditure, spontaneous physical activity and with weight gain in kidney transplant recipients. Clin Nutr 2015;34:457–464.

Hirukawa T, Kakuta T, Nakamura M, et al. Mineral and bone disorders in kidney transplant recipients: reversible, irreversible, and de novo abnormalities. Clin Exp Nephrol 2015;19:543–555.

Jamal MH, Cocelles R, Daigle CR, et al. Safety and effectiveness of bariatric surgery in dialysis patients and kidney transplantation candidates. Surg Obes Relat Dis 2015;11:419–423.

Kalanter-Zadeh K, von Visger J, Foster C. Overcoming the body mass index as a barrier in kidney transplantation. Am J Transplant 2015;15:2285–2287.

Krishnan N, Higgins R, Short A, et al. Kidney transplantation significantly improves patient and graft survival irrespective of BMI: a cohort study. Am J Transplant 2015;15:2378–2386.

Lew Q, Jafar T, Koh H, et al. Red meat intake and risk of ESRD. J Am Soc Nephrol 2017;28:304–312.

McAdams-DeMarco MA, Law A, King E, et al. Frailty and mortality in kidney transplant recipients. Am J Transplant 2015;15:149–154.

Molnar MZ. Associations of pretransplant serum albumin with post-transplant outcomes in kidney transplant recipients. Am J Transplant 2011;11:1006–1015.

Molnar MZ, Naser MS, Rhee CM, et al. Bone and mineral disorders after kidney transplantation: Therapeutic strategies. Transplant Reviews 2014;28:56–62.

Obayashi P. Food safety for the solid organ transplant patient: preventing foodborne illness while on chronic immunosuppressive drugs. Nutr Clin Pract 2012;27:758–766.

Van den Berg E, Geleijnse JM, Brink EJ, et al. Sodium intake and blood pressure in renal transplant recipients. Nephrol Dial Transplant 2012;27:3352–3359.

Van Laecke S, Van Biesen W. Hypomagnesaemia in kidney transplantation. Transplant Rev 2015;29:154–160.

Wee PM. Protein energy wasting and transplantation. J Renal Nutr 2013;23:246–249.

Wissing K, Pipeleers L. Obesity, metabolic syndrome and diabetes mellitus after renal transplantation: prevention and treatment. Transplant Rev 2014;28:37–46.

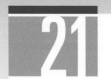

Aspectos psicosociales y económicos del trasplante renal

Mara Hersh-Rifkin

El diagnóstico de enfermedad renal avanzada cambia la vida, no sólo del paciente, sino también de los familiares. Pueden surgir numerosas preguntas y preocupaciones, que el trabajador social que interviene intensamente en la asistencia y el tratamiento del paciente puede abordar y orientar, entre ellas:

- ¿Qué opción terapéutica es mejor para mí?
- ¿Cómo cambiará mi vida a causa de mi enfermedad?
- ¿Cómo afectará mi enfermedad a mi familia?
- ¿Cómo podré pagar los tratamientos?
- ¿Podré seguir trabajando y retomar mis actividades diarias?

PAPEL DEL TRABAJADOR SOCIAL EN EL TRASPLANTE

Los trabajadores sociales, licenciados y con un grado de Máster en trabajo social, desempeñan un papel esencial antes y después del trasplante renal. Una vez que los pacientes son derivados al centro de trasplante, se les programa una evaluación pisocosial pretrasplante para proporcionar al paciente, al cuidador y a los familiares la oportunidad de obtener información suficiente para maximizar la posibilidad de que los resultados sean óptimos. En Estados Unidos, las normas de los Center for Medicare Services (CMS) para servicios sociales establecen que el centro de trasplante debe tener servicios sociales disponibles con trabajadores sociales cualificados para todos los receptores de trasplante, donantes vivos y sus familias.

El trabajador social dedicado al ámbito del trasplante valora factores psicosociales importantes que pueden afectar significativamente a la evolución del trasplante, entre ellos la idoneidad del apoyo social, el cumplimiento, los antecedentes de consumo de sustancias tóxicas, el estado psiquiátrico, el acceso a los recursos, y la capacidad para entender y afrontar los cambios en el estado de salud, el pronóstico y las opciones terapéuticas. Si un paciente tiene un problema psicosocial importante, puede no ser aprobado para el trasplante hasta que se aborde ese problema. En la tabla 21-1 se identifican las áreas que deben abordarse en una valoración psicosicial exhaustiva, y la disponibilidad de recursos de la comunidad.

Cuando se ingresa a un paciente en el hospital para el trasplante renal, el trabajador social del centro ayuda tanto al paciente como a la familia a afrontar los aspectos emocionales, psicosociales y económicos de los cuidados postrasplante. Una vez que se da el alta hospitalaria, se dispone de servicios de trabajo social ambulatorios para los pacientes y sus familiares. El trabajador social del ámbito del trasplante puede ayudar a los pacientes a entender y afrontar sus sentimientos, así como a adaptarse a una nueva forma de vida con un trasplante renal. También pueden ayudar a los pacientes a resolver temas relacionados con el trabajo, la economía y los seguros, el sexo y la intimidad, y preocupaciones sobre la muerte y el hecho de morir. En este capítulo, muchas de las recomendaciones específicas en cuanto a

TABLA 21-1	Principales áreas que aborda la evaluación psicosocial

Evaluación de la enfermedad

1. Antecedentes de la enfermedad y efecto sobre el funcionamiento, la comprensión, la reacción y la adaptación del paciente.

2. Conocimiento del trasplante por parte del paciente, proceso de derivación al centro de trasplante, comprensión del proceso de evaluación para la posibilidad de ser candidato, sentimientos sobre el trasplante

Evaluación del paciente
Personal
Edad, etapa del ciclo vital
Actividad física
Función intelectual
Función emocional
Función sexual
Principales acontecimientos estresantes
Forma y métodos de afrontamiento
Fe y creencias religiosas
Antecedente de consumo de sustancias tóxicas
Capacidad para cumplir con el tratamiento médico
Educativa
Nivel de formación alcanzado
Tipo de ocupación
Duración del empleo
Estabilidad del trabajo actual o reciente
Económica
Fuentes de ingresos y otros recursos, su idoneidad para el estilo de vida actual, y su idoneidad para las necesidades del trasplante y futuras necesidades médicas

Evaluación del sistema de soporte
Familia
Composición: cónyuge e hijos; edad, educación, ocupación; necesidades, disponibilidad
Estructura de roles: efecto de la enfermedad sobre los roles
Interacciones: patrones y calidad de comunicación
Funcionamiento: calidad de la vida familiar
Herramientas y métodos de resolución de problemas
Social
Familia ampliada: calidad de los contactos
Amigos, vecinos, compañeros: calidad de las relaciones
Otros: afiliaciones religiosas, culturales y sociales
Ambiental
Vivienda y transporte
Necesidad de traslado
Necesidad de alternativas de viaje

empleo, economía y seguros se relacionan con la atención a los receptores de trasplante que residen en Estados Unidos.

El trabajador social clínico del equipo de trasplante es un experto en recursos de la comunidad, y puede derivar a los pacientes y familiares hacia los recursos adecuados que puedan necesitar, como seguro de discapacidad o invalidez, Seguridad Social, reinserción profesional, equipamiento médico y de cuidados domiciliarios, grupos de apoyo y recursos económicos.

BENEFICIOS PSICOSOCIALES DEL TRASPLANTE

Aunque la cirugía del trasplante renal es una operación de cirugía mayor que necesita un tiempo de recuperación importante, si se compara con la diálisis continua, ofrece a los pacientes con insuficiencia renal una oportunidad para vivir durante más tiempo y para llevar una vida mucho más gratificante. Muchos pacientes que han permanecido en diálisis y reciben un trasplante refieren tener más energía y resistencia, así como menos comorbilidades, con el trasplante que si permanecieran en diálisis. Aunque la diálisis es un tratamiento que salva la vida a los pacientes, sólo realiza aproximadamente el 15 % del trabajo que realiza un riñón con plena función, y debido a su efecto sobre el organismo, puede causar lesión neurológica, enfermedad ósea y un aumento del riesgo de infección. El trasplante no sólo permite mejorar la salud física, sino que también alivia muchas de las barreras con las que se encuentran los pacientes en el trabajo, la educación y las relaciones interpersonales.

Un beneficio evidente del trasplante renal es la liberación de las limitaciones logísticas y de tiempo que supone la diálisis. El trasplante eficaz permite disponer de mucho más tiempo personal a un individuo que ya no necesita un tratamiento de diálisis de varias horas tres veces a la semana en un centro de diálisis, o hemodiálisis domiciliaria o diálisis peritoneal. Los avances logrados en la hemodiálisis domiciliaria han permitido que las personas tengan más libertad para efectuar la diálisis en sus domicilios con sus propias pautas, pero todos estos tratamientos siguen requiriendo tiempo. También existen importantes estresantes psicosociales asociados a la diálisis, entre ellos temas relacionados con la dependencia de una máquina, la capacidad para mantener un empleo a jornada completa, la pérdida de espontaneidad y la disminución del tiempo para realizar actividades en familia.

El trasplante permite una mayor flexibilidad, así como viajar sin la necesidad de disponer por adelantado los tratamientos de hemodiálisis en otras ciudades, lo que facilita que el paciente tenga libertad para planificar unas vacaciones o emprender viajes urgentes. Muchos pacientes refieren que no han realizado un viaje prolongado desde que iniciaron la diálisis, debido a los inconvenientes y a la preocupación de encontrarse demasiado alejados de sus centros de diálisis o a realizar ésta en un entorno con el que no están familiarizados. También existe una mayor flexibilidad de la dieta (v. Capítulo 20) tras el trasplante renal. Los pacientes en diálisis pueden considerar difícil seguir las restricciones dietéticas necesarias al permanecer en diálisis, que pueden incluir restricciones de líquidos, fósforo y potasio.

Sólo el tiempo ahorrado al no tener que estar en diálisis es de unas 600 h/año. Esto puede dar lugar a un aumento de los posibles ingresos económicos, y a un aumento del tiempo personal y familiar. Se pueden evitar las complicaciones a largo plazo de la diálisis (v. Capítulo 1), y muchos pacientes viven un trasplante como un símbolo de libertad y recuperación de la salud.

Lo ideal es que, tras recibir un trasplante renal, los pacientes puedan regresar a su actividad normal, volviendo al trabajo o la escuela, sin necesitar ya más pagos por discapacidad para mantener un hogar. Se anima a los pacientes a emprender su reinserción profesional mientras están en diálisis, porque el tiempo de espera para un trasplante de donante cadáver puede ser de años, y durante ese tiempo pueden completar cursos de especialización o programas escolares. La Seguridad Social ofrece programas de formación y laborales que los pacientes pueden aprovechar mientras reciben las ayudas por discapacidad, y ayuda a la inserción laboral para que los pacientes vuelvan a formar parte de la población activa cuando puedan hacerlo desde el punto de vista médico.

Beneficios económicos del trasplante

Con respecto a las personas que están afectadas de otras patologías médicas, los pacientes con una nefropatía crónica que necesitan diálisis o un trasplante reciben un tratamiento especial por parte del sistema sanitario de Estados Unidos. Desde 1972, los pacientes con insuficiencia renal han sido elegibles para recibir cobertura médica pública subvencionada, condicionada sólo por su estado de salud, independientemente de la edad, los ingresos o el estado funcional. Este programa federal de Medicare, que por lo demás proporciona cobertura sólo a personas ≥ 65 años y a los que presentan otras discapacidades como ceguera o cáncer terminal, también incluye a pacientes con nefropatía terminal en estadio V. Las personas que necesitan un trasplante renal tienen derecho a Medicare en el momento del trasplante, así como antes de éste si no están en diálisis. Medicaid, una aseguradora para personas con escasos ingresos, también se hace cargo de los costes de la diálisis y del trasplante, y con frecuencia es un complemento de Medicare en la población con nefropatía crónica y escasos recursos.

El trasplante renal eficaz es considerablemente menos costoso que la diálisis. El trasplante cuesta a Medicare un promedio de 106 400 dólares durante el primer año, y unos 17 000 dólares durante los años siguientes con un riñón que mantiene una buena función. Medicare gasta un promedio de 87 000 dólares al año por cada uno de los pacientes que realizan hemodiálisis en un centro, y 67 000 dólares por cada paciente que realiza diálisis peritoneal en el domicilio.

El éxito prolongado del trasplante renal requiere una cobertura de por vida con inmunosupresores. La cobertura farmacológica de Medicare para este tipo de fármacos finaliza a los 3 años, una política que difiere de la de los países más desarrollados que proporcionan cobertura farmacológica durante toda la vida a los receptores de trasplante. Los receptores de trasplante de edad inferior a 65 años y que ya no se contemplan como discapacitados pierden la cobertura de Medicare con el argumento de que los receptores más jóvenes recuperarán el trabajo y la energía, y adquirirán un seguro privado. A la larga, la continuación de las actuales limitaciones de la cobertura de los fármacos inmunosupresores está costándole realmente al sistema sanitario. Los estudios han demostrado que es mucho más rentable continuar con la cobertura de los inmunosupresores en los receptores de trasplante renal durante más tiempo que los 3 años actuales que pagar los gastos que supone reanudar la diálisis en la misma población.

En Estados Unidos, a pesar de décadas de historia legislativa y de datos clínicos que revelan la ausencia de cobertura para los derechos de la asistencia postrasplante, la prolongación de la duración de la cobertura para los fármacos inmunosupresores no se incluyó en el Affordable Care Act de 2010 (ACA). Sin embargo, empezando en 2014, los pacientes con un trasplante renal que ya no tenían derecho a los pagos de Medicare para su medicación inmunosupresora tienen acceso actualmente a una cobertura ampliada con planes de salud privados ACA, ofrecidos a través de intercambios para cubrir beneficios sanitarios esenciales. Las normas de referencia de 2012 exigen que todos los planes disponibles en intercambios cubran los fármacos inmunosupresores. Esto significa que posiblemente múltiples fármacos y productos anti-rechazo deban cubrirse mediante intercambios entre estados, entre ellos muchos inmunosupresores habituales usados por los receptores de trasplante renal. Los trabajadores sociales que trabajan en el ámbito del trasplante pueden desempeñar un papel esencial, ayudando a los receptores y a sus familias a afrontar el impacto económico que supone el pago de la medicación inmunosupresora. Dirigiéndoles a planes en estados concretos, que pueden ser los más beneficiosos para ellos, los trabajadores sociales colaboran positivamente en la vida de los pacientes que se enfrentan a una carga económica de copagos elevados para sus medicamentos. Además, estos trabajadores sociales pueden dirigir a los pacientes a diversos programas de ayuda económica para el pago o el copago de los fármacos. La expansión del programa Medicaid con la ACA permite que las personas sigan siendo económicamente elegibles para continuar con la cobertura durante el tiempo que sea necesario, aunque la mayoría debe optar por Health Maintenance Organizations (HMO), lo que constituye a veces un problema si su centro de trasplante está fuera de la red de las que proporcionan los servicios. Las amenazas a la ACA tras las elecciones presidenciales de 2016 en Estados Unidos deben contemplarse con enorme preocupación y vigilancia.

Riesgos psicosociales del trasplante

Al igual que sucede con la diálisis crónica, existen diversos riesgos y complicaciones psicosociales asociados al trasplante renal. El trabajador social de este entorno puede ofrecer apoyo al paciente, a la familia y a otras personas relacionadas, con temas que pueden tener un efecto negativo sobre los resultados del trasplante, como la reticencia a abandonar el «rol de enfermo» dependiente, y con preocupaciones que muchos receptores de trasplante tienen sobre volver a formar parte de la población activa. La aceptación del cambio del estado de salud es a menudo difícil para los familiares que han tenido que redefinir roles en la familia y reconocer las capacidades de autonomía del receptor del trasplante.

Aunque se instruye a los pacientes sobre los efectos secundarios de la medicación, no se sabe cómo lo afrontarán hasta que se enfrentan a ello. Los pacientes con antecedentes de ansiedad o depresión son particularmente propensos a sufrir un empeoramiento de sus síntomas cuando se inicia el tratamiento inmunosupresor, aunque los pacientes sin antecedentes de este tipo también están en situación de riesgo (v. Capítulo 18). Hay que confortar tanto a los pacientes como a los familiares, asegurándoles que estos síntomas suelen ser temporales y tratables. Los efectos secundarios físicos de algunos fármacos usados en el trasplante, como la diarrea, el insomnio y el aumento de peso, pueden afectar a la imagen corporal de un modo que no siempre se detecta fácilmente, y puede necesitarse un estudio riguroso. Tras el trasplante, los efectos secundarios son casi inevitables, y pueden provocar el incumplimiento con la medicación, sobre todo en los adultos jóvenes. Hay que preguntar sistemáticamente a los pacientes sobre su actitud ante sus efectos secundarios. Algunos de estos efectos secundarios de los fármacos pueden mejorar prestando una atención especial a la dieta y al ejercicio físico, y los miembros del equipo deben animarles y estimularles para ello, en lugar de promover una perspectiva de inevitabilidad.

En el receptor de trasplante se producen múltiples cambios en el estilo de vida. Puede cambiar su lugar dentro del sistema familiar y en el entorno laboral. Puede cambiar su capacidad para volver a la población activa después de muchos años. Pueden estar en riesgo de perder apoyo económico, como los pagos por discapacidad. Las relaciones personales pueden estar en situación de riesgo, y el estrés tras el trasplante puede llevar al divorcio y la separación. La actividad sexual puede variar tras el trasplante (v. Capítulo 11), y hacer surgir nuevas esperanzas y temores. La libertad recién recobrada tras el trasplante puede ser una amenaza para los pacientes cuya identidad se ha asociado a su «rol de enfermo» como paciente en diálisis. Algunos pacientes de diálisis crean una red social en sus unidades de diálisis y el trasplante puede romper esa conexión.

El cambio hacia la salud puede ser difícil y puede producirse una crisis de identidad, y para esa transición pueden ser de utilidad los grupos de apoyo y asesoramiento. La participación en actividades en la comunidad del trasplante, como la participación en los Transplant Games, o en carreras o maratones que consiguen fondos para la investigación del trasplante y para la ayuda a los pacientes, ofrece al paciente recién trasplantado una oportunidad para establecer nuevas relaciones. Esto puede facilitar la transición de los pacientes a un estilo de vida que no gira en torno a los tratamientos de diálisis; esto es algo especialmente importante para los receptores que pueden haber contado con escaso apoyo fuera de sus unidades de diálisis.

El trabajo tras el trasplante renal es un marcador importante de la recuperación de la salud. Se ha demostrado que el trabajo tiene una intensa asociación (independiente) tanto con la supervivencia del paciente como con la supervivencia del injerto. Los pacientes trasplantados suelen poder encontrar ayuda contactando con los City and State Personnel Departments/Job Service Centers, Federal Job Information Centers, Veterans Action Centers, Job Corps, and Local or Regional Offices of Vocational Rehabilitation (Rehabilitation Services Administration). Estos organismos pueden proporcionar ayuda directa para la búsqueda y la formación laboral, y ayudar a las personas que han estado fuera de la población activa debido a la enfermedad en la redacción de currículos y en la preparación de entrevistas con posibles empleadores. Los períodos laborales de prueba ofrecidos a través de la Seguridad Social pueden ayudar a los recién trasplantados a volver a la población activa sin perder las ayudas económicas durante un período de hasta un año. La reforma de la asistencia sanitaria ha posibilitado que los receptores de trasplante obtengan seguros médicos que no dependan del empleo, aunque sigue la preocupación relativa a la pérdida del apoyo económico tras un trasplante eficaz.

Muchos pacientes temen sufrir episodios de rechazo y que sus trasplantes fallen, o que aparezcan otras complicaciones catastróficas. Estos temores no son irracionales, si bien pueden ser exagerados; pueden enfocarse mejor mediante una conversación abierta y objetiva de la magnitud del riesgo en todas las fases del tratamiento. Los pacientes también pueden percibir sentimientos de culpa por haber recibido un riñón a expensas de otra persona. Hay que asegurar también a los pacientes que se trata de sentimientos habituales, y hay que recordarles que merecen beneficiarse de los deseos del donante y de todos los que le quisieron.

INCUMPLIMIENTO

El término *incumplimiento* se usa para indicar que los receptores de trasplante no se comportan del mejor modo para la función de su trasplante.

Los pacientes de trasplante renal deben seguir un tratamiento inmunosupresor de por vida para evitar el rechazo del injerto. El incumplimiento del tratamiento inmunosupresor es un tema habitual y multifactorial. La dosis y la programación de estos fármacos constituyen un elemento esencial. No tomar la medicación como se ha prescrito es un factor de riesgo para sufrir un rechazo agudo (tardío), fracaso/pérdida del injerto (tardío) e incluso de morir. El incumplimiento de los tratamientos médicos afecta a la evolución del tratamiento en la nefropatía crónica, así como en otras muchas enfermedades crónicas. Se ha relacionado una serie de variables al incumplimiento de la medicación (Tabla 12-2), y cada una de ellas es evidente en las pautas inmunosupresoras del trasplante. El incumplimiento ocasional y el «olvido» es algo muy extendido, aunque es difícil valorar su importancia clínica. Tanto los episodios múltiples como los episodios tardíos de rechazo agudo predicen la pérdida posterior del injerto (v. Capítulo 11), y el incumplimiento con la medicación aumenta significativamente el riesgo de ambos. También aumenta considerablemente el riesgo de pérdida del injerto y es un factor que contribuye en más de un tercio de los casos de pérdida del injerto.

Los estimados de la frecuencia del incumplimiento entre los receptores de trasplante renal varían ampliamente, pero se puede suponer que aproximadamente un tercio de todos los pacientes declararán este hecho cada año. Se ha demostrado que diversos factores relacionados con el paciente, con los profesionales médicos y con el programa están relacionados con el cumplimiento tras el trasplante renal. Es probable que el número y la frecuencia de los fármacos, así como la relación, la comunicación y la verdad entre los pacientes y los profesionales sanitarios, influyan en el cumplimiento. El incumplimiento es sobre todo un problema entre los receptores de trasplante adolescentes. Se ha observado también que las tasas de incumplimiento se relacionan con factores como el apoyo social, la educación y la situación socioeconómica. El incumplimiento antes del trasplante es un factor de predicción (independiente) de incumplimiento tras el trasplante.

Son pocos los pacientes que deciden comportarse así de un modo consciente. En la mayoría de ellos, la conducta de incumplimiento evoluciona gradualmente debido a múltiples variables que interactúan. Las principales barreras para la toma de los medicamentos eran no recordar reponer los medicamentos, y los cambios de prescripciones o dosis de los medicamentos, algo a lo que todos los pacientes recién trasplantados se deben enfrentar. El incumplimiento de la medicación es un problema habitual en los pacientes a quienes se trasplanta un órgano y tiene consecuencias graves para la salud del paciente. En algunos estudios de las actitudes sobre el incumplimiento de la medicación en el período siguiente a la hospitalización se ha demostrado que las intervenciones educativas en la recuperación ambulatoria han mejorado el cumplimiento. Los centros de trasplante, los nefrólogos y los trabajadores sociales deben valorar de forma sistemática si los receptores renales se encuentran ante nuevos obstáculos, y deben proporcionar la intervención adecuada, dirigida a ayudar al paciente a desarrollar estrategias para superarlos.

Algunas variables demográficas parecen afectar a la probabilidad de que se produzca un incumplimiento. Es menos probable que los pacientes diabéticos, acostumbrados a las exigencias de vivir con una enfermedad

T A B L A 21-2	Características de los tratamientos farmacológicos que aumentan el riesgo de incumplimiento

Múltiples fármacos
Duración prolongada del tratamiento
Intervalos de dosificación cortos
Sabor agradable o no de los fármacos
Efectos adversos definibles
Gasto económico
Creencias sobre la gravedad de la enfermedad
Falta de comprensión del régimen terapéutico
Intervalos cada vez mayores entre contactos con los profesionales médicos

(Adaptado de Cramer JA. Practical issues in medication compliance. Transplant Proc 1993;31(suppl 4A):7S-9S).

crónica, tengan problemas de cumplimiento tras el trasplante. Los pacientes más jóvenes, sobre todo los adolescentes, y los que tienen un nivel educativo limitado tienen más probabilidades de no cumplir con el tratamiento (v. Capítulo 17). La enfermedad psiquiátrica y el antecedente de consumo de sustancias tóxicas también aumentan el riesgo. Como se indica en la sección sobre los «Aspectos económicos del trasplante», la conducta de incumplimiento se puede atribuir con frecuencia a dificultades económicas o a la relativa imposibilidad de conseguir la medicación adecuada cuando no se dispone de recursos. Una situación socioeconómica deficiente es un potente predictor de incumplimiento y de peores evoluciones del trasplante renal a largo plazo. Sin embargo, conocer estos factores de riesgo sociodemográficos tiene sólo un beneficio limitado al tratar a pacientes concretos. Sirve de poco para facilitar la identificación del incumplimiento con la suficiente antelación como para poner remedio, ni proporciona información sobre cuál debe ser ese remedio.

Las intervenciones necesarias para alterar la conducta de incumplimiento varían según el paciente. Como mínimo, los receptores de trasplante deben poder acceder a los inmunosupresores, cuyo coste anual puede superar el de la vivienda para muchos pacientes (Tabla 21-3). Existe un riesgo importante de rechazo tardío y de pérdida de injerto en los pacientes que interrumpen el tratamiento inmunosupresor debido a dificultades económicas; cuando se proporciona los fármacos a los pacientes, los resultados mejoran espectacularmente. La extensión, de 1 a 3 años, de la cobertura de Medicare para los inmunosupresores demostró que reducía las diferencias relacionadas con los salarios en cuanto a la supervivencia del injerto a largo plazo. La introducción de la Health Care Reform y las provisiones en la ACA deben

TABLA 21-3	Costes de la inmunosupresión de mantenimiento asociados a las pautas terapéuticas típicas			
Fármaco	Dosis/día (mg)	Formulación	Precio al mayor/30 días ($)	Precio al mayor/año ($)
Azatioprina	100	Genérica	79	944
Belatacept	350*	Comercial	1.551	18.612
Ciclosporina, modificada	300	Comercial	736	8.832
		Genérica	495	5.940
Everolimus	1,5	Comercial	1.576	18.912
Micofenolato mofetilo	2.000	Comercial	2.057	24.684
		Genérica	942	11.304
Ácido micofenólico	1.440	Comercial	1.294	15.528
		Genérica	1.097	13.164
Prednisona	5	Genérica	22	264
Sirolimus	2	Comercial	5.225	62.700
		Genérica	3.150	37.800
Tacrolimus	8	Comercial	1.379	16.548
		Genérica	1.070	12.840
Tacrolimus, liberación prolongada	8 6	Comercial Comercial	1.142 840	13.700 10.083

*Administrado en forma de una infusión mensual (Red Book Online, acceso 10 de octubre, 2015). El precio se ha redondeado al dólar más próximo usando una forma de dosificación única. El precio al mayor es una medida del precio pagado por las farmacias minoristas para comprar productos farmacológicos a los distribuidores mayoristas. Los costes reales en centros o para el paciente pueden variar.

mejorar la supervivencia del injerto al proporcionar más opciones para la cobertura de los medicamentos para la población estadounidense que recibe un trasplante renal (se ofrecen más detalles en la sección sobre «Beneficios económicos del trasplante»).

Además de asegurar el acceso económico a los medicamentos adecuados, otras intervenciones podrían mejorar el cumplimiento por parte del paciente. Se deben simplificar las pautas farmacológicas, quizá considerando el cumplimiento óptimo un objetivo más atractivo que la farmacocinética óptima. Hay que ayudar a los pacientes a desarrollar rutinas diarias que potencien el cumplimiento. El uso de cajas para pastillas, alarmas horarias y recibir recordatorios de otras personas facilita el cumplimiento. La nueva tecnología y los menores costes han convertido en algo habitual el uso de los avisos a través del teléfono móvil (celular).

SEGURO DE DISCAPACIDAD PARA RECEPTORES DE TRASPLANTE EN ESTADOS UNIDOS

Seguro de discapacidad del estado

En algunos estados, se dispone del seguro de discapacidad del estado (SDI, *state disability insurance*) para pacientes que están trabajando y que pagan al estado impuestos sobre la renta. Los pacientes también tienen derecho si no pueden trabajar debido a discapacidades no relacionadas con el trabajo (p. ej., mientras reciben tratamientos médicos o se recuperan de enfermedades, cirugías o accidentes no relacionados con el trabajo). El derecho empieza 1 semana después de que el paciente deja de trabajar por cualquiera de las razones anteriores, y continúa durante un período máximo de 1 año, o hasta que el paciente puede volver a trabajar o hasta que se agotan los fondos del SDI (generalmente, hasta 12 meses). Los pacientes que siguen con incapacidad al cabo de 1 año necesitan que se les aplique la discapacidad prolongada. El beneficio económico máximo se basa en el mayor salario trimestral del paciente. Con frecuencia, se complementa con planes de discapacidad del empleador para acercarse al salario original.

En los receptores de trasplante, la estimación de la cantidad de tiempo sin poder trabajar es de 2-3 meses, aunque algunos pacientes pueden volver antes al trabajo. Debido a que estos pacientes requieren un seguimiento médico riguroso en los 2-3 primeros meses, suele recomendarse que no vuelvan a trabajar antes de 2 meses después del trasplante. Algunos pacientes no pueden afrontar los gastos con el SDI durante más de 1 mes, y solicitan regresar antes al trabajo. Hay que tomar una decisión en cuanto a si el paciente se encuentra médicamente estable y puede recibir la autorización para trabajar de nuevo.

Los familiares que cuidan a los receptores de trasplante durante su recuperación pueden considerarse para un período de baja de 12 semanas por año natural mediante baja médica familiar (FMLA); puede ser una baja remunerada o no, dependiendo del empleador, de si se paga en el SDI o si tienen un seguro privado de discapacidad. Se insiste en que las personas investiguen el derecho al SDI, los seguros privados y los beneficios del FMLA antes de realizar el trasplante renal, para que estén enterados y más preparados económicamente tras la intervención.

Seguro Social por Discapacidad

El Seguro Social por Discapacidad (SSDI, *Social Security Disabily Income*) es un programa a largo plazo para pacientes que se considera tienen una discapacidad «permanentemente» durante al menos 1 año. Los pacientes que agotan la discapacidad temporal y que ya pueden regresar al trabajo usan a menudo el SSDI, incluso 1 año antes de la discapacidad, ya que el proceso para la aprobación puede tardar varios meses.

Lo pagos del Seguro Social son mensuales y se basan en las ganancias concretas de un paciente en el trimestre de más ingresos. Los pacientes con nefropatía crónica que se encuentran en diálisis o que han sido trasplantados pueden optar al SSDI si han pagado los impuestos de la Federal Insurance Contributions Act (FICA, Ley federal de contribuciones de seguros). Se anima a los pacientes a seguir trabajando incluso tras iniciar la diálisis, porque pueden tener horarios flexibles o reducir su jornada laboral. Los pacientes pueden elegir la hemodiálisis domiciliaria o la diálisis peritoneal, de forma que no tenga que interrumpir su programa laboral por tener que acudir a un centro de hemodiálisis varias veces a la semana.

Algunos pacientes siguen con el SSDI, sobre todo si tienen afecciones incapacitantes además de la nefropatía crónica (p. ej., diabetes, retinopatía, ceguera u otras discapacidades físicas).

Ley de Conciliación Presupuestaria Consolidada de 1985

Cuando alguien pierde su seguro médico laboral, su antiguo empleador puede ofrecerle la continuación de la cobertura. La Ley de Conciliación Presupuestaria Consolidadad (Consolidated Budget Reconciliation Act, COBRA) de 1985 proporciona una ayuda adicional a los empleados y los que de ellos dependen que normalmente perderían la cobertura de su seguro sanitario por pérdida de empleo, divorcio, o la muerte o jubilación de un cónyuge. Se trata de una ley federal que requiere a las compañías de 20 o más empleados la extensión de la cobertura del seguro a los empleados y quienes de él dependen durante 18 meses (hasta 36 meses) cuando, de otro modo, los beneficios finalizarían. Aunque los pacientes pueden recibir la ampliación de la cobertura a través de COBRA, siguen siendo totalmente responsables del pago de las primas del seguro médico.

Un empleado con un plan de seguro médico puede continuar la cobertura durante 18 meses si dejó el trabajo voluntariamente o involuntariamente (por otras razones distintas a una conducta indebida), o las horas de trabajo se han reducido más allá de la cantidad mínima para dar derecho a los beneficios sanitarios. Los pacientes considerados discapacitados según las normas del Seguro Social en el momento en que se interrumpe el trabajo pueden elegir continuar su cobertura sanitaria durante hasta 29 meses, tiempo tras el cual pueden pasar a ser elegibles para Medicare. Para continuar la cobertura, deben demostrar que son asegurables. Si una persona deja el trabajo por discapacidad, puede mantener su política de seguro de vida si existe una exención por discapacidad. Hay que comunicarlo al asegurador y se debe proporcionar pruebas de la discapacidad. Según las disposiciones en la ACA (v. «Beneficios económicos del trasplante»), los pacientes que eligen no optar por la cobertura COBRA, pueden entrar, en lugar de ello, en un Marketplace Plan. La cobertura basada en la pérdida de empleo da derecho a un período especial que permite inscribirse durante 60 días en un plan sanitario, incluso fuera del período de inscripción (generalmente noviembre a enero).

Los receptores que ya estén integrados en COBRA tienen opciones en el mercado; dependerá del momento del año y si el beneficio de COBRA se está agotando.

Ley de Permiso Familiar/Médico

La Ley de Permiso Familiar y Médico (FMLA, *Family Medical Leave Act*) exige a los empleadores proporcionar hasta 12 semanas de permiso sin sueldo y sin pérdida del empleo a determinados empleados por determinadas razones médicas y familiares que imposibilitan que el empleado realice su trabajo. Los empleados pueden optar a ello si han trabajado para un empleador durante al menos 1 año (mínimo de 1 250 horas durante los 12 meses anteriores).

Puede pedirse al empleado que avise de antemano y que aporte certificación médica. El permiso puede denegarse si no se cumplen los requisitos. Normalmente, cuando el permiso es «previsible», el empleado debe notificarlo con 30 días de antelación. Un empleador puede solicitar una documentación médica (y puede requerir una segunda opinión, a cargo del empleador) para que apoye la solicitud de un permiso por un problema de salud grave. Mientras dure el permiso por la FMLA, el empleador debe mantener la cobertura sanitaria del empleado con cualquier «plan médico grupal». Tras regresar del permiso, la mayoría de los empleados deben retornar a los puestos originales o equivalentes, con equivalentes sueldos, beneficios y otros términos del empleo. El uso del permiso FMLA no puede dar lugar a la pérdida de beneficio alguno del empleo generado antes del inicio del permiso del empleado. El Department of Labor estadounidense está autorizado a investigar y resolver quejas o infracciones. Un empleado puede interponer una demanda civil contra un empleador por infracción.

Reinserción profesional

El éxito del trasplante renal aumenta la calidad de vida física y mental de muchas personas. Al mejorar la salud y la energía, los receptores de trasplante pueden estar más dispuestos a formar parte de nuevo de la población activa, incorporarse a un programa de reinserción profesional o regresar a la escuela. Muchos pacientes trasplantados no están trabajando en el momento del trasplante por diversos motivos de salud. Pueden incluirse en la reinserción profesional, ya que son pacientes que no pueden retomar su empleo anterior porque las responsabilidades de su trabajo están reñidas con las restricciones relacionadas con el trasplante.

La reinserción profesional es un servicio que proporciona a las personas con discapacidades las herramientas que necesitan para poder volver a trabajar, iniciar una nueva línea de trabajo, mantener el empleo o empezar a trabajar por primera vez. Tras el trasplante, es importante que el paciente entre en un programa de reinserción tan pronto como sea capaz de trabajar, con el fin de proteger su cobertura de discapacidad. La Administración de Seguridad Social (SSA, *Social Security Administration*) puede ayudar a las personas con discapacidad a conseguir los servicios de reinserción laboral que necesitan. Los receptores del SSDI tienen derecho a comprobar su capacidad para trabajar con un período de prueba laboral y a continuar recibiendo los beneficios completos, independientemente de si realizan más de lo que se considera la «actividad sustancial y lucrativa» durante un período de prueba laboral de 9 meses. En 2015, la Social Security Administration considera un mes de prueba labora cualquier mes en el que una persona tiene un ingreso mensual de más de 780 dólares. Si los pacientes son autónomos, cualquier mes en el que trabajen durante más de 80 horas (o ganen más de 780 dólares) se considera un mes de prueba laboral.

Existen otros servicios públicos y privados para ayudar a encontrar trabajo a los pacientes trasplantados. Algunos de estos organismos pueden ayudarles a decidir qué es lo que desean hacer, redactar un currículo y practicar una entrevista, de forma que se sientan más seguros y confiados. Entre ellos, se encuentran: Oficinas locales o regionales de reinserción laboral (Regional Offices of Vocational Rehabilitation [Rehabilitation Services Administration]), oficinas de empleo, bolsas de trabajo, etc. Los orientadores académicos en los colegios y universidades también pueden ayudar a los pacientes que han recibido un trasplante, y algunos organismos pueden ayudar a pagar la formación.

Lecturas seleccionadas

De Pasquale C, Veroux M, Indelicato L, et al. Psychopathological aspects of kidney transplantation: efficacy of a multidisciplinary team. World J Transplant 2014;4:267–275.

Faraldo MF, Garcia M, Bravin AM, et al. Behavioral measures to reduce non-adherence in renal transplant recipients: a prospective randomized controlled trial. Int Urol Nephrol 2015;47:1899–1905.

Ganji S, Ephraim PL, Ameling JM, et al. Concerns regarding the financial aspects of kidney transplantation: perspectives of pre-transplant patients and their family members. Clin Transplant 2014;28:1121–1130.

Garcia MF, Bravin AM, Garcia PD, et al. Behavioral measures to reduce non-adherence in renal transplant recipients: a prospective randomized controlled trial. Int Urol Nephrol 2015;47:1899–1905.

Gordon EJ, Gallant M, Sehgal AR, et al. Medication-taking among adult renal transplant recipients: barriers and strategies. Transpl Int 2009;22:534–545.

Greene GM. Description of a psychosocial assessment instrument and risk criteria to support social work recommendations for kidney transplant candidates. Soc Work Health Care 2013;52:370–396.

James A, Mannon RB. The cost of transplant immunosuppressant therapy: is this sustainable? Curr Transplant Rep 2015;2:113–121.

Purnell TS, Auguste P, Crews DC, et al. Comparison of life participation activities among adults treated by hemodialysis, peritoneal dialysis, and kidney transplantation: a systematic review. Am J Kidney Dis 2013;62:953–973.

Salter M, Gupta N, King E, et al. Health-related and psychosocial concerns about transplantation among patients initiating dialysis. Clin J Am Soc Nephrol 2014;9: 1940–1948.

Tielen M, Exel JB, Laging M, et al. Attitudes to medication after kidney transplantation and their association with medication adherence and graft survival: a 2-year follow-up study. J Transplant 2014;2014:675301.

Tzvetanov I, D'Amico G, Walczak D, et al. High rate of unemployment after kidney transplantation: analysis of the United Network for Organ Sharing database. Transplant Proc 2014;46:1290–1294.

22

Trasplante renal en los países en desarrollo

Elmi Muller y Rudolph A. García-Gallont

La promoción mundial de las actividades de donación y trasplante de órganos es consecuente con los principios establecidos en la Declaración de Estambul (v. Capítulo 23), la World Health Assembly Resolution on Human Organ and Tissue, y la Resolución de Madrid sobre la responsabilidad del gobierno para lograr la autosuficiencia en la donación y el trasplante de órganos (v. «Lecturas seleccionadas»). En este contexto, el término «autosuficiencia» se refiere a la necesidad de los países y regiones para satisfacer las necesidades de trasplantes de órganos sólidos de sus residentes a partir de sus propias poblaciones, en lugar de tratar de «exportar» esas necesidades a otros países cuyas propias poblaciones tienen típicamente necesidades que se ignoran.

El Global Observatory on Donation and Transplantation (GODT en www.transplant-observatory.org) y su publicación anual (v. «Lecturas seleccionadas») mantenido por la Organización Mundial de la Salud (OMS) y la Organización Nacional de Trasplante (ONT) española son recursos inestimables para la información mundial sobre actividades de trasplante. En la figura 22-1 se ilustran las grandes desigualdades en trasplante renal que, tanto de donante vivo como de donante cadáver, existen en todo el mundo.

Ejemplos de la Europa central y oriental y de Sudamérica han demostrado el efecto del liderazgo local en el desarrollo de los programas de donación y trasplante de órganos, e ilustran el papel de soporte que las sociedades profesionales pueden desempeñar en estos desarrollos. La South East Europe Initiative on Deceased Organ Donation (Macedonia, mayo 2011) y The Croatian Regional Health Development Centre in Organ Donation and Transplantation son dos de esos ejemplos de colaboraciones activas y eficaces entre médicos, gobiernos y sociedades profesionales, que podrían, a su vez, aplicarse a otros países en vías de desarrollo. Es el papel de las sociedades profesionales y los médicos dirigirse a los gobiernos, y abogar por estructuras legislativas adecuadas y por la asignación de recursos para el trasplante, especialmente en entornos en los que la disponibilidad de diálisis está superando rápidamente al desarrollo del trasplante renal.

NECESIDADES ESENCIALES PARA UN PROGRAMA DE TRASPLANTE EN EL MUNDO EN VÍAS DE DESARROLLO

Supervisión internacional

Para los sistemas de salud de la mayoría de los países desarrollados, el acceso al trasplante es algo que está disponible como parte de los servicios normales proporcionados a la población, pero eso no es así en los países en desarrollo. En muchos de estos países, incluso las necesidades básicas de salud pública siguen desatendidas, y el diagnóstico a tiempo y el tratamiento inicial del fallo orgánico pueden ser un problema. En la mayor parte de los países en vías de desarrollo, un bajo Índice de desarrollo humano (HDI,

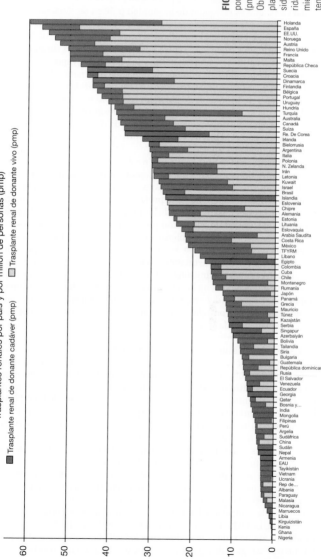

FIGURA 22-1. Trasplantes renales por país y por millón de personas (pmp). (Datos de WHO-ONT Global Observatory on Donation and Transplantation. Los datos de 2014 han sido proporcionados por las autoridades sanitarias de los estados miembros de la OMS cuando existen programas de trasplante.)

Human Development Index) (un estadístico compuesto por indicadores de esperanza de vida, educación y renta per cápita) se correlacionará con recursos sanitarios limitados y falta de disponibilidad de trasplante para esta población. En estos países, la mayor parte de la población no está cubierta por un seguro sanitario, por lo que dependen de un sistema de salud público que con frecuencia sigue priorizando recursos para otros problemas más acuciantes, como la alta mortalidad perinatal e infantil, la malnutrición y las enfermedades parasitarias/infecciosas relacionadas con las instalaciones sanitarias básicas. En la figura 22-2 se ilustra la relación entre el HDI y la actividad de trasplantes en Latinoamérica.

La OMS, que es el órgano de la sanidad pública de Naciones Unidas, interviene en cada región del mundo y trabaja para conseguir una postura global común en cuanto al trasplante a través de múltiples colaboraciones con entidades esenciales, entre ellas las autoridades sanitarias, las sociedades científicas y profesionales, y los expertos y especialistas. Con respecto al desarrollo de la práctica de donación de órganos de cadáver, la OMS apoya un proceso de cuatro pasos: (i) adopción de la Critical Pathway para la donación de órganos de personas fallecidas (v. Capítulo 4, Parte I); (ii) la elaboración de un proceso legal; (iii) el desarrollo de un modelo de un sistema nacional de donación de órganos de donante cadáver; y (iv) la colaboración con el gobierno y el sector privado para la implementación regional, subregional y nacional.

Finalmente, son los profesionales médicos quienes están en la confluencia entre donante, paciente y receptor. La práctica del trasplante, y especialmente del trasplante de órganos de cadáver, necesita un nivel de confianza en la transparencia y la profesionalidad del sistema sanitario. Además de las responsabilidades de los profesionales sanitarios, también existe una necesidad de educación pública para generar el apoyo social al trasplante. Por último, el gobierno desempeña un papel importante en cuanto al compromiso para la asignación de los recursos, la supervisión adecuada, y la creación de un entorno legal y normativo apropiado en el que pueda gestionarse y funcionar el trasplante. Por tanto, es adecuado que exista una implicación con las autoridades sanitarias desde las primeras etapas del desarrollo del programa. La actividades legales de trasplante deben examinarse y controlarse, por lo que resultan esenciales los registros para la vigilancia de las prácticas y los resultados desde el comienzo de la práctica del trasplante de órganos.

En los sistemas sanitarios en desarrollo, con frecuencia es necesario atraer al sector privado para el desarrollo de los servicios de trasplante; sin embargo, estos acuerdos obligan a una transparencia completa, y a una supervisión específica y efectiva por parte de las autoridades sanitarias. Actualmente, la cobertura sanitaria universal es un objetivo importante de la OMS, que hace hincapié en el acceso, la calidad y la protección económica para todos, basándose en sistemas de financiación diseñados para proporcionar servicios rentables que no exponga al usuario a costes desorbitados. Para alcanzar estos objetivos con respecto a la financiación del trasplante de órganos, es esencial el esfuerzo y el compromiso de los gobiernos.

A medida que la práctica del trasplante de tejidos, células y órganos se extiende por todo el mundo, es mayor que nunca la necesidad de contar con un gobierno mundial en el ámbito del trasplante, que defienda valores sociales de la protección del donante, la seguridad del receptor y la autosuficiencia. La OMS reconoce que deben existir Principios Rectores sobre Productos Médicos de Origen Humano (PMOH), basándose en estándares y un consenso globales, y apoyados por una vigilancia y estándares de

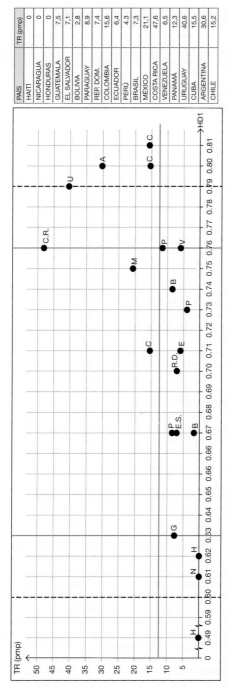

PAIS	TR (pmp)
HAITÍ	0
NICARAGUA	0
HONDURAS	0
GUATEMALA	7,5
EL SALVADOR	7,1
BOLIVIA	2,8
PARAGUAY	8,9
REP. DOM.	7,4
COLOMBIA	15,6
ECUADOR	6,4
PERÚ	4,3
BRASIL	7,3
MÉXICO	21,1
COSTA RICA	47,6
VENEZUELA	6,5
PANAMÁ	12,3
URUGUAY	40,6
CUBA	15,5
ARGENTINA	30,6
CHILE	15,2

FIGURA 22-2. La actividad de trasplante renal (TR) en zonas del mundo en vías de desarrollo (como ejemplo, Latinoamérica) se correlaciona en términos generales con el Human Development Index (HDI) de cada país, lo que refleja el presupuesto dedicado a programas de salud, acceso a servicios sanitarios y desarrollo de atención especializada a la población. El HDI creciente se acompaña de un aumento de la actividad de trasplante renal. Los datos son de 2015.

V. Cusumano et al., en Lecturas seleccionadas.

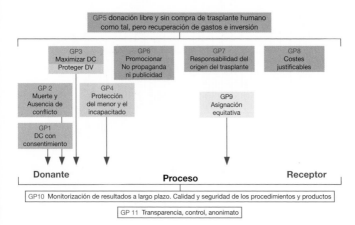

FIGURA 22-3. Principios rectores de la OMS sobre trasplante de células, tejidos y órganos humanos. (Cortesía de José R. Núñez M.D., Ph.D.). DC, donante cadáver; DV, donante vivo; GP, principios rectores (*guiding principles*).

información globales (v. Fig. 22-3 y Tabla 22-1). Existe espacio considerable para mejorar la vigilancia de los productos de origen humano, sobre todo en los sistemas sanitarios emergentes.

Para desarrollar un programa de trasplante eficaz en un país en vías de desarrollo, se necesita una estrategia nacional para la donación y el trasplante de órganos que: (i) promueva el tratamiento integral de la nefropatía terminal para la prevención de terapias de reemplazo renal; (ii) se base en la orientación existente y la colaboración multidisciplinaria con un equipo más avanzado, a través de un acuerdo a largo plazo entre instituciones y autoridades sanitarias; (iii) sea consciente de la necesidad de transparencia en estas actividades; (iv) identifique la donación de órganos tras el fallecimiento como un objetivo a largo plazo desde el primer momento; (v) lidere el desarrollo del sistema sanitario y la cobertura sanitaria universal; y (vi) use la donación y el trasplante como una oportunidad para crear dinámicas sanitarias, y como una interconexión entre el sistema sanitario y la comunidad.

Supervisión nacional y compromisos de los gobiernos locales

En varios países en vías de desarrollo, los ministerios de sanidad o funcionarios gubernamentales individuales han manifestado interés en promover el trasplante de órganos. En Etiopía, por ejemplo, el trasplante se encuentra en el programa del gobierno por el interés manifestado por ministros del gobierno en que se implantara el trasplante a nivel local, considerando la formación de profesionales locales como una primera prioridad. En Malawi, el vicepresidente fue la primera persona en recibir diálisis en el país, y se ha convertido posteriormente en un firme defensor del trasplante. El gobierno de Malawi aspira a lograr implantar el trasplante renal. El ministro de sanidad de Malawi se ha comprometido a mejorar las máquinas de diálisis, e interviene activamente en programas de cribado y prevención de la enfermedad renal en colaboración con la Sociedad Internacional de Nefrología (ISN, *International Society of Nephrology*). El gobierno también se ha comprometido al trasplante con fondos públicos en el futuro. Mientras tanto,

TABLA 22-1	Herramientas gubernamentales globales para productos médicos de origen humano

Una serie global de principios

1. La transparencia es indispensable para el control aunque la confidencialidad y el anonimato deben preservarse cuando es necesario
2. Prohibición de obtener beneficio económico del cuerpo humano y sus partes, y cuando no está prohibido (p. ej., plasma y gametos en algunos países) obliga a una total transparencia
3. La responsabilidad para la provisión de productos médicos de origen humano recae en las autoridades y, a través de ellos, en ciudadanos y residentes
4. Consentimiento real de donantes y receptores
5. Protección del menor y el incapacitado
6. Equidad como objetivo, en la responsabilidad de la donación y en la asignación de PMOH
7. Uso de PMOH justificado por la evidencia y ausencia de alternativa comparable
8. Seguimiento y responsabilidad obligatorias a lo largo del proceso, de donantes y receptores, incluyendo resultados a largo plazo y vigilancia y supervisión bajo el control de las autoridades gubernamentales nacionales
9. Obligación de optimizar constantemente la seguridad, la calidad y la eficacia de la obtención, el proceso y la aplicación clínica de los PMOH

Uso global de ISBT 128*

Función de gestión global con autoridades competentes nacionales
- Armonización global (Terminología global → Código global, etc.
- Identificador único de la donación
Permite: transferencia de información más fácil + seguimiento (rastreo) + interoperabilidad a través de PMOH, y entre países en rutina y emergencia + contención de costes**

Vigilancia y supervisión globales

Notificar el proyecto de Vigilancia y supervisión de productos médicos de origen humano
Colaboración global para V&S de PMOH
- Para apoyar la operación y el control
  - Selección y tratamiento (manejo) de donante
  - Manejo (tratamiento) de receptor
  - Sistema de calidad: valoración y control de riesgos
- Para establecer transparencia para obtener confianza

Un estándar global para identificar, clasificar y tranferencia de información de PMOH (productos médicos de origen humano).
Véase Warwick et al., en Lecturas seleccionadas.

el gobierno de Malawi intenta enviar pacientes a la India con un coste de 30 000 dólares por trasplante de donante vivo, y el paciente regresa a Malawi con una provisión personal de fármacos inmunosupresores.

En Camerún, se ha producido una rápida expansión de la disponibilidad de diálisis. El gobierno está ahora muy interesado en continuar con los trasplantes, empezando con una estructura legislativa. Actualmente, el gobierno de Camerún paga a los pacientes para someterse al trasplante fuera del país, y proporciona ayuda económica salvo que el paciente cuente con un seguro privado. Muchos pacientes se trasladan a Francia para el trasplante. La experiencia de Camerún sugiere que allí donde el gobierno ha emprendido la financiación de la diálisis, puede existir un mayor incentivo pal trasplante renal si éste puede demostrar que es económicamente rentable.

Existe una importante voluntad política para apoyar a los pacientes con nefropatía crónica en Zambia. Se están abriendo nuevas unidades de diálisis, y el gobierno está desarrollando un esquema de seguro sanitario que cubriría los costes de la diálisis y, posiblemente, el trasplante. También existe una intensa voluntad política para aprobar la legislación con respecto a la donación y el trasplante de órganos, lo que repercutirá en la financiación de futuros programas de trasplante.

Nigeria y Ghana representan buenos ejemplos de países en vías de desarrollo con abundantes recursos que se encuentra ante enormes retos económicos y políticos con una población cada vez más sofisticada cuyas necesidades de trasplante pueden quedar sin respuesta. Desde 2015, existían en Nigeria 10 centros que realizaban trasplantes de donante vivo. No existe una base de datos nacional de trasplantes y no se realizan trasplantes de donante cadáver. En 2014, se convirtió en ley un programa de salud nacional para proporcionar una estructura para el trasplante, pero aún no se ha aplicado. En Nigeria, al igual que en muchos países en vías de desarrollo, los pacientes con recursos económicos suelen viajar fuera del país para conseguir un trasplante, preferiblemente mediante un «viaje para trasplante» legal, pero en ocasiones, lamentablemente, a través de lo que se denomina «turismo legal» (v. Capítulo 13).

La experiencia de Túnez ilustra la escala de la transición desde proporcionar un trasplante de donante vivo a un trasplante de donante cadáver. A pesar de un programa bien desarrollado de trasplante de donante vivo en Túnez, establecido en 1986, todavía no se dispone de trasplante de donante cadáver. Los obstáculos para iniciar el trasplante de donante cadáver en Túnez se identificaron como una ausencia de legislación sobre la muerte cerebral y la falta de infraestructura, personal y capacidad de coordinación necesaria para sostener la donación de pacientes fallecidos. Mientras que el trasplante de donante vivo podría dirigirse con éxito por una persona motivada y un solo centro (organismo), el trasplante de donante de cadáver requiere programas de diálisis, centros de tipificación tisular y de pruebas cruzadas, y un programa para la obtención de órganos, un equipo quirúrgico de guardia (disponible), la capacidad para financiar esta infraestructura y una estructura legislativa adecuada. Además, se necesita un importante nivel de organización regional y nacional. La experiencia histórica de Estados Unidos fue que la donación de cadáver tomaba fuerza sólo cuando se apartaba del hospital y se ubicaba bajo una autoridad de coordinación independiente. También existe la necesidad de enfrentarse a la percepción pública de la donación de cadáver: será más fácil empezar este tipo de donación en el contexto de un programa de donante vivo establecido con resultados aceptables y uniformes en los receptores. Por tanto, en apoyo del trasplante de donante fallecido, se requiere conocer de un modo realista las necesidades con respecto a recursos, infraestructura, experiencia y capacidad de coordinación.

En Latinoamérica, las tasas de donación de órganos y las actividades de trasplante difieren enormemente entre las diversas regiones. Colombia, Brasil y Argentina tienen programas bien desarrollados, y más del 80 % de sus órganos trasplantados proceden de donantes fallecidos, mientras que en México, Bolivia y la región de Centroamérica la principal fuente de órganos son donantes vivos.

El principal problema en el mundo en vías de desarrollo es el número limitado de pacientes que pueden acceder a la diálisis y el elevado coste que supone mantener los programas de diálisis crónica. En muchos países, la diálisis no la financia el estado, y el hecho de que los pacientes paguen por la diálisis da lugar a una diálisis deficiente para éstos. En muchos aspectos, el trasplante proporcionará una buena calidad de vida y un mejor resultado clínico por el mismo importe o por un importe menor. Por tanto, hay que aconsejar a los países en desarrollo que elaboren programas de trasplante en lugar de programas de diálisis. Los países que inician programas de trasplante deben tener la posibilidad de dializar a estos candidatos a trasplante en el preoperatorio y en el postoperatorio inmediato como requisito mínimo.

Necesidades clínicas

Los recursos necesarios difieren entre los trasplantes de donante vivo y los de donante cadáver. En los países en vías de desarrollo, hay que abordar preguntas difíciles: ¿en qué momento es adecuado que un país en desarrollo considere el trasplante de órganos de donante cadáver? ¿Qué nivel de disponibilidad de diálisis es suficiente? ¿Se debe contemplar el trasplante de donante cadáver en paralelo con el desarrollo de trasplante de donante vivo? ¿En qué medida es necesario consolidar la experiencia con el trasplante de donante vivo antes de iniciar el trasplante de donante cadáver? ¿Cuáles son las necesidades mínimas en cuanto a camas de UCI y personal entrenado que permanecen en los planes en el mundo en desarrollo?

Para realizar un trasplante de órganos, existen determinados requisitos quirúrgicos básicos que son posiblemente equivalentes a los de la cirugía general o la cirugía ortopédica. Como mínimo, probablemente es esencial un separador de autorretención, pero aparte de este separador para facilitar el abordaje extraperitoneal, un trasplante renal habitual puede realizarse con un equipo de laparotomía general. Se ha recomendado la nefrectomía laparoscópica en el donante (v. Capítulo 7) como una estrategia para minimizar los costes económicos y de salud global para el donante vivo: disminución de la morbilidad, duración de la hospitalización y retorno más rápido al trabajo. Sin embargo, el coste del equipo usado en una técnica habitual puede ser prohibitivo, y la formación y la experiencia quirúrgicas, escasas. Cuando se dispone de procedimientos laparoscópicos de cirugía general, la formación especializada puede llevar a la introducción de la nefrectomía laparoscópica en el donante. Por ejemplo, la donación renal laparoscópica se practica actualmente de forma sistemática en la ciudad de Guatemala, tras la formación por un equipo quirúrgico de UCLA en Los Ángeles.

Es esencial contar con un anestesiólogo especializado, ya que necesita estar familiarizado con los relajantes musculares «favorables» para el trasplante, fármacos vasoactivos y anestésicos. En todos los centros debe disponerse de un equipo de monitorización esencial, equipo para manejo de la vía aérea, y catéteres intravenosos y de monitorización (más riguroso para el trasplante pediátrico). Es esencial un equipo de ultrasonidos (ecografía) y experiencia para evaluar la anatomía y la función del injerto (v. Capítulo 14).

Aunque los aspectos quirúrgicos del trasplante renal son evidentemente importantes, no es el factor limitante. Múltiples programas en países con recursos limitados han demostrado resultados iniciales excelentes; es el seguimiento a largo plazo (y los recursos necesarios) lo que supone un importante problema. Los programas que han tenido éxito han empezado con donantes vivos, y sólo tras el establecimiento de un programa eficaz han ido pasando lentamente a la donación de cadáver. La mayoría han empezado con cirujanos formados en grandes centros de trasplante con el apoyo continuo de una institución o centro «hermano» en el mundo desarrollado.

Necesidades de laboratorio

Las necesidades de laboratorio para el trasplante de donante vivo son significativamente diferentes a las necesidades para el trasplante de donante cadáver. En cuanto a las necesidades mínimas, la pregunta es si las personas son adecuadas para el trasplante, si presentan compatibilidad ABO y tienen anticuerpos HLA donante-específicos negativos o si deben ser HLA compatibles también. En la donación con donante vivo, la tipificación ABO y la histocompatibilidad son esenciales. En cuanto a la tipificación HLA, se dispone de una combinación de pruebas cruzadas y estudios en fase sólida, que probablemente sea lo ideal. Un factor que afectará a los resultados es la presencia de anticuerpos HLA donante-específicos: los donantes y receptores con una buena compatibilidad tienen evidentemente mejores resultados que pacientes completamente incompatibles. En el caso de donación de cadáver, estas pruebas deben realizarse a demanda. La tipificación de todos los donantes para A, B, Bw, C, CR y DQ mediante métodos moleculares, y la disponibilidad de estudios de fase sólida sería lo ideal en este contexto. Además, se debe disponer de una estrategia para optimizar la asignación de órganos y evitar un tiempo de isquemia prolongado: algo como un PRA calculado combinado con antígenos inaceptables. Esto significaría una prueba cruzada virtual, donde la presencia de anticuerpos donante-específicos predeciría una prueba cruzada positiva.

Muchos países en vías de desarrollo siguen sin contar con laboratorios para tipificación tisular, y no existen actualmente buenos programas de formación anatomopatológica. Sin embargo, en países que sólo realizan donación con donantes vivos emparentados, sería una opción establecer uno o dos laboratorios centrales de alto rendimiento basados en la colaboración regional, donde se compartieran expertos locales. Sería también una opción viable para países con un pequeño número de trasplantes. La tipificación tisular puede adaptarse al marco local, pero también sería posible aumentar la experiencia y aumentar gradualmente centros de tipificación tisular más amplios. La tipificación tisular básica podría realizarse localmente externalizando algunas de las pruebas más complicadas a centros más sofisticados del mundo desarrollado, sobre todo ante pacientes multíparas y con transfusiones frecuentes que pueden estar sensibilizadas.

Necesidades para enfermedades infecciosas

El control de la infección es esencial para lograr una buena evolución del trasplante en todas las circunstancias (v. Capítulo 12), pero es particularmente importante en el mundo en vías de desarrollo. Debe incluir cribado y vacunación antes del trasplante, y prevención de enfermedad después de éste. Las infecciones son las complicaciones postrasplante más frecuentes en estos países. No sólo se debe pensar en infecciones bacterianas y víricas habituales, sino también en reactivación de enfermedades como la tuberculosis. Existe también el tema de infecciones derivadas del donante, como la enfermedad de Chagas, estrongiloides, esquistosoma, malaria y babesia.

El cribado habitual comprende la infraestructura para realizar pruebas para: hepatitis B y C, CMV, sífilis, varicela, VEB, sarampión, parotiditis y rubéola, toxoplasmosis y tuberculosis en todos los receptores. Los donantes deben completar un cribado similar. En cuanto a la vacunación, se debe recomendar encarecidamente la vacunación preoperatoria frente a hepatitis B, neumococo, tétanos y fiebre amarilla. El tratamiento preventivo postoperatorio debe probablemente incluir antivirales, TMP/SMX y antifúngicos, así como profilaxis frente a la tuberculosis, estrongiloides y malaria.

Algunas enfermedades emergentes o reemergentes en África y Latinoamérica no pueden controlarse ni tratarse en el paciente inmunodeprimido, y en estos pacientes pueden producirse tasas elevadas de enfermedades parasitarias. La tuberculosis también es muy prevalente en muchos países en vías de desarrollo; por tanto, el cribado y la quimioprofilaxis para esta enfermedad debe ser una prioridad. La duración óptima del tratamiento profiláctico varía ampliamente, y debe adaptarse a cada región concreta. Las comorbilidades, sobre todo la diabetes, también aumentan el riesgo de infección y podrían ser más prevalentes en el mundo en desarrollo.

NECESIDAD DEL TRASPLANTE RENAL EN EL MUNDO EN VÍAS DE DESARROLLO

La demanda de cuidados médicos sofisticados en los países en vías de desarrollo está aumentando. El crecimiento económico y los correspondientes aumentos en gasto sanitario indican que seguramente se puede prever un aumento de la demanda de trasplante de órganos. La OMS tiene una función en promover estos desarrollos previstos conforme a los Principios rectores en el trasplante de células, tejidos y órganos en los humanos (v. Tabla 22-1).

Aunque la disponibilidad de terapia de reemplazo renal es menor en África que en cualquier otra región del mundo, se desconoce la verdadera magnitud de la necesidad por cubrir en cuanto al tratamiento de la nefropatía terminal. Idealmente, estudios basados en la población, datos de registros de fallecimientos, y registros de diálisis y trasplantes facilitarían la estimación cuantitativa de la carga subyacente de nefropatía terminal y sus factores de riesgo en la población. Sin embargo, aunque estos datos no están disponibles en gran medida, es probable que la magnitud de la nefropatía terminal en África supere la de los países con abundantes recursos: en primer lugar, porque se conoce que la prevalencia subyacente de factores de riesgo asociados a la insuficiencia orgánica es muy elevada, debido a las tasas crecientes de enfermedades no transmisibles en la región, en particular la diabetes y la hipertensión, combinado con una tasas que no han disminuido de nefropatías relacionadas con infecciones.

La naturaleza de las principales causas de nefropatía terminal y la capacidad limitada para la prevención secundaria en pacientes que viven en países en desarrollo provoca una progresión más rápida hacia la insuficiencia orgánica que la que se observa en los países con rentas elevadas. Las nefropatías glomerulares y la hipertensión son las causas principales de nefropatía terminal tratada en el África subsahariana. La diabetes es una causa de nefropatía terminal diagnosticada con menos frecuencia en el África subsahariana que en los países con rentas elevadas, aunque probablemente esto cambiará debido a las previsiones de que la cifra de adultos en África con diabetes se duplicará para 2030. La nefropatía relacionada con el VIH también es, probablemente, responsable de una cantidad importante de casos de nefropatía terminal en África. Se ha calculado que la hipertensión, la diabetes y la infección por el VIH en la región de África producen una incidencia anual de nefropatía crónica que puede llegar a superar los 900 casos por millón de adultos.

La estimación de la magnitud de la nefropatía terminal en el mundo en vías de desarrollo es una necesidad para promover de un modo efectivo la asignación de recursos para la donación y el trasplante de órganos. La «necesidad» puede definirse como «la capacidad de la población para beneficiarse del trasplante de órganos» y tiene tres aspectos: (i) el volumen subyacente de insuficiencia orgánica y sus factores de riesgo, independientemente de la disponibilidad terapéutica actual o los criterios de elegibilidad; (ii) el coste y la eficacia del tratamiento (el coste limitará el número de personas que pueden beneficiarse del trasplante, y los resultados del trasplante deben ser aceptables) y (iii) la comparación con la provisión existente de servicios.

Para los que se consideran médicamente adecuados para trasplante, la demanda de éste estará muy limitada por la disponibilidad de médicos y cirujanos especialistas, centros de anatomía patológica, capacidad para alcanzar unos resultados aceptables del injerto, posiciones culturales y religiosas hacia la donación de órganos, confianza en el sistema sanitario, y la medida en que los pacientes pueden costear la cirugía y la inmunosupresión continua. Los continuos cambios demográficos, epidemiológicos y económicos influirán en la futura incidencia de fracaso orgánico en el mundo en vías de desarrollo y en el grado de demanda de trasplantes.

FACTORES QUE LIMITAN LOS PROGRAMAS DE TRASPLANTE EN EL MUNDO EN VÍAS DE DESARROLLO

Diálisis como una opción terapéutica logísticamente más sencilla

El tratamiento de reemplazo renal no está ampliamente disponible en el mundo en vías de desarrollo, y con frecuencia la diálisis es un recurso limitado en estos países. La derivación de un paciente diagnosticado de nefropatía terminal a un centro de diálisis ofrece un beneficio inmediato para la supervivencia, y actualmente existe un importante aumento de unidades de diálisis en estos países. Se dispone de servicios de diálisis a través de compañías que establecen unidades completas casi sin inversión inicial para el proveedor sanitario, pero que están sujetas a un número mínimo de procedimientos a realizar por cada máquina al mes. Esto significa que con frecuencia se dispone de diálisis sin la opción de obtener el trasplante del órgano.

El aumento de la nefropatía terminal por causas conocidas (hipertensión, diabetes y entidades regionales como la «nefropatía mesoamericana») garantiza una gran llegada de pacientes a los centros de tratamiento, siendo la salud pública la que suele cubrir los gastos de los consumibles, incluso en países de extrema pobreza. Esta facilidad inicial de acceso al tratamiento con diálisis, no significa sin embargo un tratamiento óptimo, y numerosos pacientes se dializan de un modo insuficiente de forma crónica, y sufren constantes infecciones de catéteres y agotamiento de los puntos de acceso.

La carencia de una planificación técnica adecuada para pasos clínicos posteriores, como políticas para establecer accesos vasculares o la derivación a tiempo para trasplante, causa una acumulación enorme y una gran morbilidad y mortalidad en muchos programas de estos países. La relativa facilidad de acceso a la diálisis contrasta con el acceso limitado al tratamiento inmunosupresor tras el trasplante, donde la mayoría de los pacientes tienen que pagar el coste de su medicación.

Muchos países en vías de desarrollo también carecen de la organización necesaria para dirigir programas eficientes de donación de cadáver. En estas sociedades, donde puede existir escasa o ninguna información sobre la donación de órganos, y un rechazo frecuente para la donación de órganos tanto de donante vivo como de donante cadáver, la diálisis se ha convertido en una estrategia más sencilla y suele realizarse sin considerar el trasplante como una opción terapéutica. Los hospitales con capacidad limitada para formación o un presupuesto limitado tendrían menos motivación para identificar, comunicar o mantener un donante fallecido.

Debido a la escasez de camas de UCI, cirujanos escasos o sin formación, centros de trasplante limitados o centralizados, y una falta de transparencia y seguridad de los sistemas de asignación, el trasplante no suele estar disponible como una opción en los países en vías de desarrollo. Además, los laboratorios para tipificación tisular escasean, en ocasiones compartidos por dos o más países y disponibles sólo en días laborables, por lo que tienen una oportunidad limitada sólo para donación programada de donante vivo. En algunos países, la desconfianza en la distribución justa de los escasos órganos disponibles, debido a los casos publicitados de turismo de trasplantes y tráfico de órganos, contribuye todavía más a que las tasas de donación de cadáver sigan siendo bajas o inexistentes.

Muchos de los hechos anteriormente mencionados inclinan hacia la diálisis por encima del trasplante para el tratamiento de la nefropatía terminal. En los países en vías de desarrollo donde existen programas de trasplante renal, con frecuencia sólo ofrecen la donación de donante vivo como opción terapéutica. Las respuestas de las autoridades sanitarias a este problema están influidas por el nivel de desarrollo de sus sistemas sanitarios, las políticas que prefieren, la planificación adecuada o inadecuada, y la situación económica.

El trasplante no suele ser una opción disponible en áreas alejadas y rurales, y en muchos de estos países existen grandes diferencias entre las opciones clínicas para pacientes con nefropatía crónica que residen en núcleos urbanos que para los que viven en zonas rurales. Por ejemplo, en Brasil existe una gran actividad de trasplante en grandes ciudades como sao Paulo, pero no se dispone de ello en las áreas rurales.

Legislación sobre muerte cerebral

En todos los países en los que existen programas bien desarrollados de trasplante de órganos de donante cadáver se dispone de una legislación sobre la muerte cerebral (v. Capítulos 4 y 19), y un mecanismo nacional o regional para la obtención y la distribución de órganos (v. Capítulo 5). La falta de desarrollo de una importante donación de cadáver en los países en vías de desarrollo se atribuye a menudo a una actitud negativa de las personas y a barreras culturales para la donación de personas fallecidas, aunque el verdadero obstáculo es realmente la ausencia de legislación e infraestructura y la determinación gubernamental para abordar esta ausencia. La donación de personas vivas puede contemplarse entonces como una opción viable y más sencilla en muchos países. Cuando se inician nuevos programas, es un requisito esencial la protección y la defensa del donante vivo según los Principios de la Declaración de Estambul (v. Capítulo 23) y la práctica internacional habitual (v. Capítulo 7). Los países con tasas elevadas de donación de donante vivo han abandonado los requisitos más complejos para la donación de cadáver.

Una opción para estos países en vías de desarrollo que desean iniciar un programa de trasplante de donante cadáver, pero que tienen aún que introducir y aprobar la donación tras la muerte cerebral, es la donación tras la muerte circulatoria (DCD) (v. Capítulo 4, Parte I). Ya que la muerte determinada por criterios circulatorios es el modo más tradicional de determinar la muerte, puede ser más probable de aceptar que la muerte cerebral, y la DCD tiene menos necesidad de recursos comparado con la donación tras la muerte cerebral. El consentimiento familiar tiende a ser mayor para la CDC ya que los donantes en muerte cerebral siguen teniendo latido cardíaco, algo que es más duro y difícil de entender por la familia. En países con rentas altas, la CDC es complementaria a la donación tras la muerte cerebral, ya que cuentan con cantidades adecuadas de camas de UCI, un recurso improbable en el mundo en vías de desarrollo.

La experiencia actual en Ciudad del Cabo, en Sudáfrica, no incluye máquina de perfusión, y sólo se usan donantes de tipo III de Maastricht

(v. Capítulo 4). Si se obtiene el consentimiento de un familiar para una posible DCD, se interrumpe la ventilación una vez que el equipo ha preparado el escenario. El tiempo de isquemia caliente es de unos 20 min.

Distribución territorial de los centros de trasplante

No es sorprendente que la mayor parte de los centros de diálisis y trasplante en el mundo en vías de desarrollo, cuando existen, tiendan a estar ubicados en centros urbanos importantes o capitales, con las importantes implicaciones que conlleva para el acceso al tratamiento. En Nigeria, por ejemplo, se han hecho esfuerzos por organizar este tema. El tamaño y la diversidad del país indican que no se puede esperar que los pacientes viajen largas distancias para recibir tratamientos. Aunque 20 de 76 centros de diálisis están localizados en Lagos, también se han establecido centros en una serie de áreas geográficas. Los centros de trasplante localizados en varias regiones están realizando actualmente trasplantes renales de donante vivo; sin embargo, los volúmenes de cada centro son escasos. La dispersión de las actividades de trasplante en Nigeria destaca las posibles contrapartidas entre el acceso y el volumen para programas de trasplante emergentes.

Coste

Los problemas observados de colaboradores existentes con centros individuales en África y otros lugares incluyen la disponibilidad limitada de instrumentos quirúrgicos necesarios para los cirujanos visitantes (p. ej., instrumentos para cirugía microvascular), resultados deficientes a largo plazo de los trasplantes debido a la imposibilidad de costear la inmunosupresión de mantenimiento, la falta de monitorización y vigilancia de las evoluciones de los trasplantes («no se puede mejorar lo que no se puede medir»), la ausencia de un médico o cirujano «excelente» y la capacidad histológica.

Otro tema puede ser la dificultad para establecer atención terciaria en marcos en los que la práctica habitual es viajar a otro país para recibir unos cuidados médicos de alto nivel. La investigación sobre el terreno es un primer paso importante para establecer un hermanamiento, para determinar si es probable que esa relación tenga éxito, cuáles son los problemas importantes más probables, qué recursos se necesitan de forma prioritaria y cuáles son las necesidades de la población (p. ej., cuántos pacientes están en diálisis). Para que los programas de hermanamiento tengan éxito, también es importante que los equipos colaboradores se estrechen su relación y establezcan una buena camaradería.

El coste y la sostenibilidad de la inmunosupresión en los pacientes trasplantados sigue siendo un problema en muchos países en vías de desarrollo. Antes de poder iniciar programas de trasplante, debe contarse con un sistema en el que estos fármacos estén libremente disponibles a un precio razonable para el paciente. Dado que muchos de los trasplantes serán de donantes vivos de escaso riesgo inmunológico, con frecuencia es posible desarrollar protocolos de inmunosupresión de baja intensidad usando fármacos baratos, la mayoría de los cuales se encuentran actualmente disponibles como alternativas genéricas más baratas (v. Capítulo 6).

Lecturas seleccionadas

Busic M, Spasovski G, Zota V, et al. South East European Health Network Initiative for organ donation and transplantation. Transplantation 2015;99:1302–1304.

Cusumano A, Rosa-Diex G, Gonzalez-Bedat M. Transplant registry: experience and contributions to end-stage renal disease epidemiology. World J Nephrol 2016;5:389–397.

Garcia-Garcia G, Jha V. Chronic kidney disease in disadvantaged populations. Transplantation 2015;99:13–16.

García-Gallont R, Matesanz R, Delmonico FL. Organ donation and transplantation in Central America. Transplantation 2015;99:459–460.

Jha V, Arici M, Collins A, et al. Understanding kidney care needs and implementation strategies in low-and middle-income countries: conclusions from "Kidney Disease: Improving Global Outcomes" (KDIGO) controversies conference. Kidney Int 2016;90:1164–1174.

Katz I. International aid and medical practice in the less-developed world: doing it right, what can renal organizations learn? Kidney Int 2005;(68, suppl 90):S60–S65.

Moosa R. Kidney transplantation in the developing world. In: Morris P, Knechtle S, eds. Kidney Transplantation: Principles and Practice. New York, NY: Grune & Stratton, 2013: 643–676.

Muralidharan A, White S. The need for kidney transplantation in low- and middle-income countries in 2012: an epidemiological perspective. Transplantation 2015;99:476–481.

ONT Newsletter 2016. http://www.ont.es/publicaciones/Documents/NEWSLETTER%202016%20NIPO.pdf

Radhakrishnan J, Remuzzi G, Saran R, et al. Taming the chronic kidney disease epidemic: a global view of surveillance efforts. Kidney Int 2014;86:246–250.

Ready A, Nath J, Milgord D, et al. Establishing sustainable kidney transplantation programs in developing world countries: a 10-year experience. Kidney Int 2016;90:916–920.

Rizvi A, Zafar M, Jawad F, et al. Long-term safety of living kidney donation in an emerging economy. Transplantation 2016;100:1284–1293.

Ulasi I, Ijoma C. Organ transplantation in Nigeria. Transplantation 2016;100:695–697.

Warwick R, Chapman J, Pruett T, et al. Globally consistent coding systems for medical products of human origin. Bull World Health Organ 2013;91:314–314A.

23 Declaración de Estambul sobre el tráfico de órganos y el turismo de trasplantes

Gabriel M. Danovitch

INTRODUCCIÓN

El fenómeno del tráfico de órganos se reconoció por primera vez a principios de la década de 1990. Lo que originalmente fue una actividad oculta y limitada en las zonas deprimidas de una serie de países en vías de desarrollo, se convirtió posteriormente en una actividad extendida, y en ocasiones descarada, en la que posibles receptores viajaban a clínicas por todo el mundo para obtener un riñón de «donantes» con escasos recursos y mal pagados. En los primeros años del nuevo milenio, se convirtió en un fenómeno generalizado que, según las estimaciones de la Organización Mundial de la Salud (OMS: cuya función principal es dirigir y coordinar la salud internacional en el sistema de Naciones Unidas), suponía hasta el 10 % de los órganos trasplantados en todo el mundo. La OMS señaló la existencia de «puntos conflictivos» de actividad de tráfico de órganos en India, Pakistán, Egipto, Colombia y Filipinas, donde la fuente de órganos eran personas vivas, y China, donde los órganos se obtenían de presos ejecutados. Los principales «exportadores» de receptores de trasplantes, lamentablemente llamados «turistas de trasplantes», eran países ricos del Golfo Pérsico, e incluían también a Japón, Israel y otros países desarrollados.

En 2004, la World Health Assembly (WHA), el órgano de toma de decisiones de la OMS, publicó una revisión de sus «Principios rectores sobre el trasplante de órganos en seres humanos» de 1991, que dejaba claro que la compra y la venta de órganos para trasplante debía denunciarse y condenarse, y solicitó a los estados miembros que adoptaran medidas para que el fenómeno finalizara. La propia comunidad de trasplantes, cuya profesión y especialización se estaban usando en detrimento de los donantes explotados, no había manifestado aún de forma coordinada su respuesta a los problemas.

En mayo de 2008, las dos principales organizaciones profesionales internacionales de trasplante y nefrología, la Sociedad de Trasplantes (TTS, *The Transplantation Society*) y la Sociedad Internacional de Nefrología (ISN, *International Society of Nephrology*), convocaron una cumbre internacional sobre tráfico de órganos y turismo de trasplante en Estambul, que reunió a más de 150 profesionales de diversa formación de 78 países miembros de Naciones Unidas que ofrecían servicios de trasplante de órganos de algún tipo. Se eligió Estambul como sede porque combina tradiciones culturales y religiosas de Asia y Europa. El texto de la Declaración de Estambul sobre tráfico de órganos y turismo de trasplante (DoI) se publicó al mismo tiempo en varias revistas médicas internacionales, y se reproduce íntegramente tras esta introducción. La DoI consta de *preámbulo*, *definiciones* de términos esenciales (tráfico de órganos, mercantilismo de trasplante y turismo de trasplante), una serie de *principios* para guiar la conducta profesional y la política gubernamental, y una serie de *propuestas* que aplican estos principios a problemas particulares del trasplante. La DoI ha sido avalada por más de 130 organizaciones profesionales nacionales e internacionales, entre ellas el Consejo de Europa y el Vaticano, se ha introducido en la legislación de diversos gobiernos y ha influido en políticas de ministerios de sanidad. Se ha presionado con éxito a importantes revistas y organizaciones médicas internacionales para aplicar un «veto académico» a comunicaciones que incluyan datos obtenidos de trasplantes implicados en el tráfico de órganos o del uso de órganos de presos ejecutados en China.

Con el fin de promover y apoyar la DoI, se estableció el Grupo Custodio de la Declaración de Estambul (DICG, Declaration of Istanbul Custodian Group), compuesto por representantes de las organizaciones originales (TTS e ISN), y otras personas interesadas. Se desarrolló una web (www. declarationofistanbul.org) que contiene traducciones de la DoI a múltiples idiomas, un folleto educativo orientado al paciente (que se puede descargar) titulado «Pensando en comprar un riñón: STOP», en múltiples idiomas, una bibliografía de artículos pertinentes, y una sección de noticias y novedades relacionadas de la prensa internacional. Aunque la DoI trata fundamentalmente la donación de órganos de pacientes vivos, el DICG ha manifestado su firme oposición al pago a las familias de donantes fallecidos (v. Capron et al., en «Lecturas seleccionadas»). Si bien la DoI promueve específicamente la disponibilidad de un seguro sanitario para todos los donantes de órganos, hay que destacar que en los países en los que no se dispone de un seguro sanitario universal, la provisión del seguro sanitario general a los donantes debe estar relacionada con la donación en sí, y no aplicarse ampliamente de un modo que representara un incentivo económico importante y sus consiguientes complicaciones coactivas para donantes vivos sin seguro. El DICG permanece también alerta para contrarrestar las solicitudes recurrentes de una minoría ruidosa para que se permita el pago (excepto las requeridas para mantener la neutralidad económica), de un modo u otro, a los donantes de órganos o sus familias.

En los órganos transcurridos desde la DoI, se ha avanzado mucho y se han producido algunos contratiempos relacionados con esta misión esencial (v. Danovitch et al., en «Lecturas seleccionadas»). Colombia, un país que antes permitía que casi el 20 % de los órganos de donantes fallecidos se trasplantaran a extranjeros, ha interrumpido sustancialmente la práctica. Se han realizado progresos, aunque débiles, en Pakistán e India. Israel, antes un «exportador» de receptores de trasplantes, ha aplicado cambios radicales en su política (v. Capítulos 5 y 19) que han eliminado casi la práctica. Tras una intensa presión internacional, y la extendida aversión a su política de «donación por ejecución», China ha ilegalizado la práctica y parece estar sustituyéndola por prácticas de donación de cadáver éticamente aceptables. El tiempo dirá si las fuerzas progresistas en China aumentarán su influencia y acabarán con esta práctica horrible, permitiendo que el país sea recibido y bienvenido en la comunidad internacional de trasplantes. En el momento de redactar esta obra, Egipto continúa siendo un lugar importante de tráfico de órganos, y siguen llegando comunicaciones de esta actividad desde Pakistán, Turquía, India, Sri Lanka y Nepal.

Los cambios positivos que se han producido en Colombia e Israel, por ejemplo, son una manifestación del efecto de la combinación de la presión profesional, el apoyo gubernamental y la legislación. Se ha efectuado un llamamiento a la responsabilidad gubernamental para lograr la «autosuficiencia» en la donación y el trasplante de órganos de forma que cada país o región geográfica aborde la necesidad de su propia población desde su propia población. La «Resolución de Madrid» de 2011 articula procesos específicos mediante los cuales puede alcanzarse este objetivo. Madrid fue también la sede, en 2016, de una conferencia internacional destinada a ayudar a diferenciar entre el «viaje para trasplante» legítimo y els turismo de trasplante, y para definir mejor la respuesta «prospectiva» y «retrospectiva» al fenómeno. La conclusión de esta conferencia se publicó a finales de 2017.

En febrero de 2017, la Pontifical Academy of Sciences del Vaticano organizó una cumbre internacional sobre el tráfico de órganos y el turismo de trasplante, que manifestó la aversión hacia estas prácticas y sugirió una serie de respuestas. Se puede acceder al informe de esta cumbre en la página web de la PAS en http://www.pas.va/content/accademia/en/events/2017/organ_trafficking/statement.html.

Lecturas seleccionadas

Capron A, Delmonico F, Dominguez-Gil et al. Statement of the declaration of Istanbul custodian group regarding payments to families of deceased organ donors. Transplantation 2016;100:2006–2009.

Danovitch G, Delmonico F. A path of hope for organ transplantation in China? Nephrol Dial Transplant 2015;30:1413–1414.

Delmonico F, Martin S, Dominguez-Gil, et al. Living and deceased organ donation should be financially neutral acts. Am J Transplant 2015;15:1187–1191.

Delmonico F, Domínguez-Gil B, Matesanz R, et al. A call for government accountability to achieve national self-sufficiency in organ donation and transplantation. Lancet 2011;378:1414–1418.

Martin D, Van Assche K, Dominguez-Gil B, et al. Prevention of transnational transplant-related crimes-what more can be done? Transplantation 2016;100:1776–1784.

World Health Organisation (WHO). The Madrid Resolution on organ donation and transplantation. Transplantation 2011;91:S29–S31.

Texto completo de la Declaración de Estambul

PREÁMBULO

El trasplante de órganos, uno de los milagros médicos del siglo XX, ha alargado y mejorado la vida de cientos de miles de pacientes a nivel mundial. Los grandes avances científicos y clínicos de entregados profesionales de la salud, así como los numerosos actos de generosidad de los donantes de órganos y sus familias, han hecho que los trasplantes ya no sean sólo una terapia que salva vidas, sino también un brillante símbolo de solidaridad humana. Aun así, estos logros han estado manchados por numerosos informes sobre el tráfico con seres humanos que se utilizan para extraer órganos y sobre pacientes-turistas de países ricos que viajan al extranjero para comprar órganos a la gente con menos recursos. En 2004, la Organización Mundial de la Salud (OMS) hizo un llamamiento a los Estados miembros para que «tomasen medidas para proteger a los grupos más pobres y vulnerables del turismo de trasplantes y la venta de tejidos y órganos, y abordasen el problema más amplio del tráfico internacional de tejidos y órganos humanos» (1).

Para tratar los urgentes y cada vez mayores problemas de la venta de órganos, el turismo de trasplantes y el tráfico de los donantes de órganos ante la escasez mundial de órganos, se celebró en Estambul, del 30 de abril al 2 de mayo de 2008, una Cumbre en la que se reunieron más de 150 representantes de organismos médicos y científicos de todo el mundo, oficiales de gobierno, científicos sociales y eticistas. Un Comité Directivo, convocado en Dubai en diciembre de 2007 por la Sociedad de Trasplantes (TTS, por sus siglas en inglés) y la Sociedad Internacional de Nefrología (ISN, por sus siglas en inglés), se hizo cargo del trabajo preparatorio para la reunión. El borrador de declaración de dicho comité se divulgó ampliamente y revisó a continuación de acuerdo con los comentarios recibidos. En la Cumbre, el borrador revisado fue examinado por grupos de trabajo y finalizado en deliberaciones plenarias.

La presente Declaración representa el consenso de los participantes de la Cumbre. Todos los países necesitan un marco jurídico y profesional para administrar la donación de órganos y las actividades de trasplantes, así como un sistema normativo de supervisión transparente que garantice la seguridad del donante y del receptor y la aplicación de normas y prohibiciones sobre prácticas no éticas.

Las prácticas no éticas son, en parte, una consecuencia no deseada de la escasez mundial de órganos para trasplantes. Por lo tanto, cada país debería luchar tanto para garantizar la aplicación de programas que prevengan la carencia de órganos como para ofrecer órganos que satisfagan las necesidades de trasplantes de sus residentes a partir de donantes de su propia población o a través de la cooperación regional. El potencial terapéutico de la donación de órganos de personas fallecidas debería maximizarse, no sólo para los riñones, sino también para otros órganos, según las necesidades de cada país. La lucha por iniciar o mejorar los trasplantes de donantes fallecidos es esencial para minimizar la carga de los donantes vivos. Los programas educativos son útiles para hacer frente a las barreras, ideas falsas y desconfianza que impiden actualmente el desarrollo suficiente de la donación de órganos de personas fallecidas; para que los programas de trasplantes tengan éxito, también es esencial que exista una infraestructura de sistema sanitario pertinente.

El acceso a la asistencia sanitaria es un derecho humano, pero a menudo no una realidad. La proporción de cuidados a los donantes vivos antes, durante y después de la intervención, tal y como se describe en los informes de foros internacionales organizados por la TTS en Ámsterdam y Vancouver (2,3), no es menos importante que cuidar al receptor del trasplante. Un resultado positivo para un receptor nunca puede justificar el daño a un donante vivo; al contrario, para que el trasplante con donante vivo se considere un éxito, tiene que salir bien tanto para el receptor como para el donante.

La presente Declaración se basa en los principios de la Declaración Universal de Derechos Humanos (4). La amplia representación en la Cumbre de Estambul refleja la importancia de la colaboración internacional y el consenso mundial para mejorar las prácticas de donación y trasplantes. La Declaración se enviará a organizaciones profesionales pertinentes y a autoridades sanitarias de todos los países para su consideración. Las víctimas empobrecidas del tráfico de órganos y el turismo de trasplantes no deben ser el legado de los trasplantes, sino más bien una celebración del obsequio de la salud de una persona a otra.

DEFINICIONES

El tráfico de órganos es la obtención, transporte, transferencia, encubrimiento o recepción de personas vivas o fallecidas o sus órganos mediante una amenaza, uso de la fuerza u otras formas de coacción, secuestro, fraude, engaño o abuso de poder o de posición vulnerable, o la entrega o recepción de pagos o beneficios por parte un tercero para obtener el traspaso de control sobre el donante potencial, dirigido a la explotación mediante la extracción de órganos para trasplante (5).

La comercialización de trasplantes es una política o práctica en la que un órgano se trata como una mercancía, incluida la compra, venta o utilización para conseguir beneficios materiales.

El viaje para trasplantes es el traslado de órganos, donantes, receptores o profesionales del trasplante fuera de las fronteras jurisdiccionales dirigido a realizar un trasplante. El viaje para trasplantes se convierte en turismo de trasplantes si implica el tráfico de órganos o la comercialización de trasplantes, o si los recursos (órganos, profesionales y centros de trasplantes) dedicados a suministrar trasplantes a pacientes de otro país debilitan la capacidad del país de ofrecer servicios de trasplantes a su propia población.

PRINCIPIOS

1. Los gobiernos nacionales, que trabajan en colaboración con organizaciones internacionales y no gubernamentales, deberían desarrollar e implementar programas integrales para la revisión, prevención y tratamiento de la insuficiencia orgánica, que incluyan:
   a. El avance de la investigación clínica y científica básica;
   b. Programas eficaces, basados en pautas internacionales, para tratar y mantener a pacientes con enfermedades terminales, como programas de diálisis para pacientes con problemas renales, con el fin de minimizar la morbilidad y la mortalidad, junto con programas de trasplantes para dichas enfermedades;
   c. El trasplante de órganos como el mejor tratamiento de insuficiencias orgánicas para receptores adecuados desde el punto de vista médico.

2. Cada país o jurisdicción debería desarrollar e implementar legislación que regule la recuperación de órganos de donantes vivos y fallecidos y la práctica del trasplante, de acuerdo con la normativa internacional.

   a. Se deberían desarrollar e implementar políticas y procedimientos para maximizar el número de órganos disponibles para trasplantes, de acuerdo con estos principios;

   b. Las donaciones y los trasplantes requieren la supervisión y responsabilidad de las autoridades sanitarias de cada país para garantizar transparencia y seguridad;

   c. Para la supervisión es necesario un registro nacional o regional que registre los trasplantes de donantes vivos y fallecidos;

   d. Entre los componentes clave de programas eficaces se incluye la educación y la conciencia pública, la educación y formación de profesionales de la salud, y las responsabilidades definidas de todos los participantes en el sistema nacional de trasplantes y donación de órganos.

3. Los órganos para trasplantes deberían estar repartidos equitativamente en los países o jurisdicciones para los receptores adecuados, independientemente del sexo, el grupo étnico, la religión, o la posición social o económica.

   a. Las compensaciones económicas o ganancias materiales de cualquiera de las partes no deben afectar al cumplimiento de las reglas de distribución pertinentes.

4. Los cuidados médicos óptimos a corto y largo plazo deberían ser el objetivo principal de las políticas y programas de trasplantes para garantizar la salud de los donantes y los receptores.

   a. Las compensaciones económicas o ganancias materiales de cualquiera de las partes no deben anular la importancia primaria del bienestar y salud de los donantes y receptores.

5. Las jurisdicciones, los países y las regiones deberían luchar por conseguir la autosuficiencia en la donación de órganos suministrando un número suficiente de órganos procedentes del país a los residentes que lo necesiten o a través de la cooperación regional.

   a. La colaboración entre países no es incompatible con la autosuficiencia nacional siempre y cuando la colaboración proteja a los vulnerables, promueva la igualdad entre la población de donantes y receptores y no incumpla estos principios;

   b. El tratamiento de pacientes que no pertenecen al país o su jurisdicción se puede aceptar exclusivamente si no perjudica la capacidad de un país de ofrecer servicios de trasplantes a su propia población.

6. El tráfico de órganos y el turismo de trasplantes violan los principios de igualdad, justicia y respeto de la dignidad humana y deberían prohibirse. Puesto que los donantes con menos recursos económicos o más vulnerables son el blanco de la comercialización de trasplantes, se produce inexorablemente una injusticia y debería prohibirse. En la Resolución 44.25, la Asamblea de la OMS hizo un llamamiento a los países para evitar la compra y venta de órganos humanos para trasplantes.

   a. Entre las prohibiciones de estas prácticas, se debería incluir la prohibición de todo tipo de anuncios (incluido el soporte electrónico e impreso), solicitudes o mediaciones que se dirijan la comercialización de trasplantes, el tráfico de órganos o el turismo de trasplantes.

   b. Dichas prohibiciones también deberían penar las actuaciones (como las revisiones médicas de donantes, órganos u órganos para trasplantes) que ayuden, alienten o utilicen productos del tráfico de órganos o el turismo de trasplantes.

c. Las prácticas que induzcan a los grupos o individuos vulnerables (como las personas analfabetas y con pocos recursos económicos, los inmigrantes indocumentados, los presos y los refugiados políticos o económicos) a ser donantes vivos son incompatibles con el objetivo de combatir el tráfico de órganos y el turismo y la comercialización de trasplantes.

PROPUESTAS

De acuerdo con estos principios, los participantes en la Cumbre de Estambul sugieren las siguientes estrategias para aumentar el fondo de donantes y evitar el tráfico de órganos, la comercialización de trasplantes y el turismo de trasplantes, y para alentar los programas de trasplantes legítimos que salvan vidas.

Para responder a la necesidad de una mayor donación de las personas fallecidas:

1. Los gobiernos, en colaboración con instituciones sanitarias, profesionales y organizaciones no gubernamentales, deberían tomar las medidas necesarias para aumentar la donación de órganos de personas fallecidas. Se debería luchar por eliminar los obstáculos y la falta de incentivos en la donación de órganos de fallecidos.

2. Aquellos países que carezcan de un sistema establecido de donación o trasplante de órganos de fallecidos deberían promulgar leyes nacionales que inicien la donación de órganos de fallecidos y creen una infraestructura de trasplantes, con el fin de aprovechar el potencial de donantes fallecidos de cada país.

3. En todos los países en los que se ha iniciado la donación de órganos de personas fallecidas, se debería maximizar el potencial terapéutico de la donación o trasplante del órgano.

4. Se anima a los países con programas establecidos para los trasplantes de donantes fallecidos a compartir la información, los conocimientos y la tecnología con países que quieran mejorar sus esfuerzos en la donación de órganos.

Para garantizar la protección y seguridad de los donantes vivos, y el reconocimiento adecuado de su heroica actuación al tiempo que se lucha contra el turismo de trasplantes, el tráfico de órganos y la comercialización de trasplantes:

1. Los representantes del gobierno y los organismos de la sociedad civil deberían considerar el acto de la donación heroico y honroso como tal.

2. La determinación de si un donante vivo es apropiado desde el punto de vista psicosocial y médico debería guiarse por las recomendaciones de los Foros de Ámsterdam y Vancouver (2,3).

    a. Los mecanismos para el consentimiento informado deberían incorporar estipulaciones que evalúen la comprensión del donante; incluida la evaluación del impacto psicológico del proceso;

    b. Todos los donantes deberían someterse a una evaluación psicosocial de profesionales de la salud mental durante las revisiones.

3. El cuidado de los donantes de órganos, incluido el de las víctimas del tráfico de órganos, la comercialización de trasplantes y el turismo

de trasplantes, es una responsabilidad fundamental de todas las jurisdicciones que hayan permitido los trasplantes de órganos realizados con dichas prácticas.

4. Los sistemas y estructuras deberían garantizar la normalización, transparencia y responsabilidad del apoyo a la donación.

   a. Se deberían establecer seguimientos y mecanismos para conseguir la transparencia del proceso:

   b. Se debería obtener un consentimiento informado tanto para la donación como para los procesos de seguimiento.

5. El suministro de cuidados incluye las atenciones médicas y psicosociales durante la donación y para cualquier efecto a largo y corto plazo relacionado con la donación de órganos.

   a. En las jurisdicciones y países que carecen de seguros médicos universales, el suministro de seguros médicos, de vida y de incapacidad relacionados con la donación es un requisito necesario para ofrecer cuidados al donante;

   b. En aquellas jurisdicciones con seguros médicos universales, los servicios gubernamentales deberían garantizar que los donantes pueden acceder a los cuidados médicos adecuados relacionados con la donación;

   c. La cobertura de los seguros de vida y/o médicos y las oportunidades laborales de las personas que donan órganos no deberían verse afectadas;

   d. A todos los donantes se les debería ofrecer servicios psicosociales como un componente estándar de seguimiento;

   e. En el caso de que falle un órgano del donante, este debería recibir:

      i. Atención médica de apoyo, incluida la diálisis para los que sufran insuficiencia renal, y

      ii. Prioridad en el acceso al trasplante, integrado en normas de reparto existentes según correspondan al trasplante de órganos de donantes vivos o fallecidos.

6. El reembolso integral de los gastos documentados reales de donar un órgano no constituye el pago de un órgano, sino más bien es parte de los costes legítimos para tratar al receptor.

   a. Dicho reembolso de costes normalmente lo realizaría la parte responsable de los gastos del tratamiento del receptor del trasplante (tales como un departamento de sanidad del gobierno o una compañía de seguros médicos);

   b. Los gastos y costes pertinentes deberían calcularse y administrarse con una metodología transparente, de acuerdo con las normas nacionales;

   c. El reembolso de los gastos aprobados se debería hacer directamente a la parte que ofrece el servicio (como al hospital que suministró la asistencia médica al donante);

   d. El reembolso de la pérdida de ingresos y los gastos varios del donante debería administrarlos la agencia que se encargue del trasplante, y no que los abone directamente el receptor al donante.

7. Los gastos justificados que pueden reembolsarse si se documentan incluyen:

   a. El gasto de cualquier evaluación médica y psicológica de los donantes vivos potenciales que no pueden donar (p. ej., por tejidos médicos o inmunológicos descubiertos durante el proceso de evaluación);

b. Los gastos incurridos en la gestión y realización de las fases preoperatoria, perioperatoria y postoperatoria del proceso de donación (p. ej., llamadas telefónicas de larga distancia, viajes, alojamiento y gastos de manutención);

c. Los gastos médicos de la atención médica tras el alta del donante;

d. La pérdida de ingresos relativa a la donación (de acuerdo con la normativa nacional).

Referencias

1. World Health Assembly Resolution 57.18, Human organ and tissue transplantation, 22 May 2004, http://www.who.int/gb/ebwha/pdf_files/WHA57/A57_R18-en.pdf.

2. The Ethics Committee of the Transplantation Society. (2004). The consensus statement of the Amsterdam forum on the care of the live kidney donor. Transplantation 78(4):491-492.

3. Pruett TL, Tibell A, Alabdulkareem A, et al. The ethics statement of the Vancouver forum on the live lung, liver, pancreas, and intestine donor. Transplantation 2006;81(10):1386-1387.

4. Universal Declaration of Human Rights, adopted by the UN General Assembly on December 10, 1948, http://www.un.org/Overview/rights.html.

5. Basada en el Artículo 3a del Protocol to Prevent, Suppress and Punish Trafficking in Persons, Especially Women and Children, Supplementing the United Nations Convention Against Transnational Organized Crime, http://www.uncjin.org / Documents/Conventions/dcatoc/final_documents_2/convention_%20traff_eng.pdf.

Texto completo de la Declaración reimpreso de la Cumbre Internacional sobre turismo de trasplantes y tráfico de órganos. The Declaration of Istanbul on organ trafficking and transplant tourism. Kidney Int. 2008;74:854-859, con autorización de Elsevier.

ÍNDICE ALFABÉTICO DE MATERIAS

Los números seguidos por *f* indican figuras y los seguidos por *t* indican tablas.